西方医学针刺
Medical Acupuncture

基于西方科学的方法
A Western Scientific Approach

第2版

主　编　Jacqueline Filshie
　　　　Adrian White
　　　　Mike Cummings
序　言　John C. Longhurst
主　译　杜元灏

·北　京·

版权所有，侵权必究！

图书在版编目（CIP）数据

西方医学针刺 /（英）杰奎琳·菲尔希
（Jacqueline Filshie）主编；杜元灏主译 . —北京：
人民卫生出版社，2021.1（2024.3 重印）
ISBN 978-7-117-30379-8

Ⅰ. ①西… Ⅱ. ①杰…②杜… Ⅲ. ①针刺疗法
Ⅳ. ①R459.9

中国版本图书馆 CIP 数据核字（2020）第 163025 号

人卫智网	www.ipmph.com	医学教育、学术、考试、健康，购书智慧智能综合服务平台
人卫官网	www.pmph.com	人卫官方资讯发布平台

图字：01-2020-0577 号

西方医学针刺
Xifang Yixue Zhenci

主　　译：杜元灏
出版发行：人民卫生出版社（中继线 010-59780011）
地　　址：北京市朝阳区潘家园南里 19 号
邮　　编：100021
E - mail：pmph @ pmph.com
购书热线：010-59787592　010-59787584　010-65264830
印　　刷：北京汇林印务有限公司
经　　销：新华书店
开　　本：787 × 1092　1/16　印张：43　插页：4
字　　数：1046 千字
版　　次：2021 年 1 月第 1 版
印　　次：2024 年 3 月第 2 次印刷
标准书号：ISBN 978-7-117-30379-8
定　　价：268.00 元

打击盗版举报电话：010-59787491　E-mail：WQ @ pmph.com
质量问题联系电话：010-59787234　E-mail：zhiliang @ pmph.com

西方医学针刺
Medical Acupuncture

基于西方科学的方法
A Western Scientific Approach

第2版

主　编　Jacqueline Filshie

　　　　Adrian White

　　　　Mike Cummings

序　言　John C. Longhurst

主　译　杜元灏

译　者　庞　博　张晶晶　郝汇睿

　　　　杨田雨　杜元灏　徐梦瑶

　　　　贾蓝羽　李　晶　姜　涛

人民卫生出版社

·北　京·

ELSEVIER

Elsevier (Singapore) Pte Ltd.

3 Killiney Road

#08-01 Winsland House I

Singapore 239519

Tel: (65) 6349-0200

Fax: (65) 6733-1817

近年来不断听到来自西方的对于中国针灸产生挑战性的术语，诸如西医针刺、干针疗法、科学性针刺疗法，初听起来这些概念有些刺耳，但作为针灸医学的发祥地，我们中国针灸人不能视而不见。为了了解西医针刺的内涵，笔者认真阅读了这本由具有西医学教育背景的西方学者团队所编著的《西方医学针刺》，本书作者涉及了英国、德国、新西兰、加拿大、美国、瑞典、澳大利亚、瑞士8个国家，应该代表了西方主流的医学针刺观点，可以说是了解西医针刺的目前最权威的一部专著。阅读之后，我萌生了要将该部书译成中文的想法。

从本书的内容看，似乎西医针刺已初成体系。全书主要内容共分为七部分，第一篇概论，对西医针刺的定义、原理等进行了总体的介绍，并对西方针刺的发展历史进行了回顾。第二篇对针刺的作用机制从外周、中枢(脑)进行了阐述，并对慢性疼痛的神经生理学以及针刺与自主神经系统进行了介绍。第三篇重点介绍了西医针刺的治疗方法(选穴原则)，并对电针、耳针、自行针刺及针刺的安全性进行了讨论。第四篇介绍了针刺的相关技术，包括经皮神经电刺激、激光针刺。第五篇介绍了针刺研究的评价方法，主要包括针刺随机对照试验的评价方法和针刺系统综述的评价方法。第六篇针刺临床应用共包括21章，分别介绍了针刺治疗慢性疼痛、针刺镇痛的干预方法、针刺治疗胃肠疾病、针刺治疗恶心与呕吐、针刺在心血管医学中的应用、针刺治疗神经系统疾病、针刺在精神卫生中的应用、针刺治疗药物依赖与肥胖、针刺治疗泌尿生殖系统疾病、针刺治疗呼吸系统疾病、针刺治疗耳鼻及咽喉疾病、针刺治疗眼病、针刺治疗皮肤病、针刺在妇科和不孕症中的应用、针刺在产科的应用、针刺在癌症及姑息医疗中的应用、针刺在风湿病中的应用、针刺在运动医学中的应用、针刺在初级医疗中的应用、针刺在牙科学的应用以及针刺在兽医学中的应用。第七篇附录包含皮节/肌节图、经/脉图和十四经国际标准术语。

本书在许多方面为西医针刺的建立确实做了奠基性工作，可以说是国外针刺研究的集成创新。譬如，首次清晰地给出了西医针刺的定义为"是一种用毫针刺入的治疗模式；是应用现代解剖学、生理学、病理学知识和循证医学原则对中国针刺的改良"。这个定义给出了西医针刺的理论基础，同时又反映了作者尊重历史体现继承(即对中国针刺的改良)的科学精神。又如，系统地提出了西医针刺的选穴原则为"直接方法和间接方法"，直接方法包括局部选择肌肉和激痛点以及节段性选穴；间接选穴法包括相邻节段性和远端的非节段性选穴和整体性选穴；针对某些节段支配的一片区域，认为绝对的准确是不必要，只需刺激到正确的节段区域即可，也就是说以节段性支配选穴时，穴位是一个区域，并不是一个精确的点；调节特定的器官系统进行选穴时，一般选取与目标器官神经支配相对应的躯体节段，以及选择同一神经支配或者在上臂肘关节以下肌肉中与相应器官相关的外节段区域，以加强和延长中枢神经系统的效应，传统的穴位并不具有特异性，针刺相同神经节段支配的非穴点极有可能产生相似的效应等；这些概念确实与我们的经典针灸学内容有不同之处。尤其是在针刺刺激的外周组成、脑机制、镇痛机制以及自主神经调节规律、选穴原则方面已有比较清楚的规律总结，这可类似于我们传统针灸学的经络和腧穴部分内容，有关针感的认识、针刺层次的现代组织结构和特点与机制描述、手针与电针的刺激特点、参数等类似于刺灸部分内容，这两部分的日益建立会使西医针刺有了基本的理论框架。但我们也看到在临床应用部分，作者选择了大量的临床研究文献，进行了针刺治疗规律和机制的一些总结，然而，尚没有形成以西医针刺选穴原则指导下真正的治疗学内容，可能是由于文献主要选用中医针刺穴位的研究结果，这是本书尚不完全成熟的主要问题。书中部分作者的观点，也还需要进一步探讨和研究。

以我的理解，西医针刺是结构针刺，是建立在现代科学基础之上的，这是与我们建立在经验和经络、腧穴学说之上的经典针灸学的本质区别。如何处理西医针刺和中医针刺的关系，是个非常重要的学术问题。就像当我谈到要翻译《西方医学针刺》这本书时，有不少人认为我有点大逆不道，有人还说，针灸是我们的国宝，我们是世界针灸的霸主，有必要翻译这样的书吗？我认为有必要，我们要重视不同的学术观点，如果承认针灸学是一门科学，就要允许不同科学背景下发展模式的存在，在学术上我们没有理由拒绝用现代西医学去发展和创新针灸学，相反，这样会大大地促进针灸医学的发展。科学只有在不同的观点中不断地碰撞才能发展和有所创新。世界上没有永远的科学，任何科学都是一定时空下的规律认识，任何科学也必须不断发展，不发展的科学就会成为僵化的让人犯更多错误的认知。

动物的本能之一就是对外来刺激的反应，并具有奇妙而完善的自我调节功能，如果丧失这些本能便是该物种灭绝之时。从这种意义上讲，用针刺这种外来刺激而施加于动物种躯体上，激发和促进其发挥自身的调节功能实现疾病的向好转归，这种治疗方法可永远与延续的动物种共存。因此，针刺疗法具有自身独特的作用特点，顺势、自然而绿色，这正是其生命所在。不论是传统的中国针刺，还是所谓的西医针刺，从本质上而言都是在探讨针刺躯体一定部位对疾病的良性调节和干预的规律和方法，也许在认识这种规律方面可能有不同的视角。正如作者所云，在临床上许多情况下，按照中医针刺理论和西医针刺理论不同指导下，却都可能选择了同样的部位或穴位。实践证明在许多方面中医针刺和所谓的西医针刺都是殊途同归，其实近年来在针刺的作用机制研究方面，国内外可能都在技术和方法上应用了现代生物学、生理学、病理学和解剖学等知识，对针刺的作用机制进行了同样的解释，因此，可以说西方和中国在揭示针刺的作用机制上都走了同样的路，这是两者相通的基础。只是在中国的研究者思维上，多以传统的经络和腧穴学说为认识方法，更多地想阐释经络和腧穴的指导价值，但没有从现代的机制研究中反过来对针刺的规律从现代角度给予梳理和补充；物理学上有条公理就是内力不能改变物体自身的机械能，也许这种惯性思维的确也束缚了我们的视角；而国外的学者则更愿意从现代的机制研究中以其神经解剖学等现代科学的视角，对针刺的规律进行西方科学的思考和重建，这也许是针刺发展创新、补充完善的新领域。

日益飞速发展的现代科学，为我们研究和解释针刺的治疗规律提供了先进的技术支撑，不论是中医针刺还是西方针刺，应用先进的技术手段来使针刺的治疗规律更加明确、更加科学，更加容易掌握才是时代的要求。谁能将针刺的疗效推向极致，谁就在未来成为针刺医学的弄潮儿。我们要坚持科学精神，求实与创新并重。凡是科学的东西，应该是人类共同的文明，不应该狭隘地打上中西的标签；学者应该在学术的轨道上运行，不应该动辄就进行无意义的争辩。科学使我们少犯错误，学者的神圣职责就是不断修正错误使科学更加完善。为了发展针刺疗法，我们就需要从不同的视角进行科学研究，认识现象、总结规律、揭示本质，最终使针刺的临床疗效充分彰显,从而更好地服务于人类健康事业。这正是笔者翻译本书的初衷,目的就是为我们打开一个针刺疗法的新视角。最后感谢本书的译者们即我的研究生们为本书翻译所付出的辛苦。为了进一步提高本书的质量,以供我们将在今后再译或再版时修订完善,因而诚恳地希望各位读者、专家提出宝贵意见。

杜元灏

2020 年 10 月

1992 年我第一次到中国旅行的时候,亲眼看到了中医针灸医师们的针刺实践。当我问及这项古代技术所潜在的证据时,执业者们郑重地对我说,这种证据是不必要的,因为针刺已经被实践了几个世纪,经受了时间的考验,并且起到了良好的效果。作为一个美国的学院派医生,这种态度当然与我的循证医学价值观具有明显差异,这是潜在于我临床和教学信条中的一个基本原则。两年后,当我重返中国时,我被问及是否可考虑进行针刺的合作研究。我的最初反应是"不",但我未来的合作伙伴李鹏医生,是后来的教授和上海医科大学生理学系主任,给我看了一份他的简历,里面包含了在一些西方知名杂志上发表的有关针刺心血管作用潜在的中枢神经机制的文章。他的兴趣与我不谋而合,即心血管的自主神经科学。随后,我邀请李医生到我的加利福尼亚大学戴维斯实验室,至此我们踏上了揭示针刺在心血管动态平衡中发挥作用的发现之旅。

西医们经常会对针刺在疾病治疗中任何合理的作用持怀疑态度,包括在症状管理和潜在的病理生理学两个方面。他们的顾虑反映了对中医理论的怀疑,包括经络缺乏验证,像气的概念,过去针刺治疗在整体上缺乏基于证据的方法。此外,尽管一些临床试验显示针刺的额外益处超过无治疗或者标准的西医方法,但通常在对照试验中,假针刺(假定为反映安慰剂效应)和真实针刺之间似乎很少会有差异。而且,许多患者通常占人口的1/3,对针刺没有良好的反应。这些局限性与很少或根本不了解针刺作用潜在的机制结合在一起,在西医学中引发了对其作用的争论。然而,近年来产生了大量的证据支持针刺在临床医学中的作用,特别是在疼痛管理方面,它可以和标准的西医治疗相结合或者作为一种独立的疗法。在其他临床病变方面的功效也初露头角,如高血压。

第 1 版《西方医学针刺》在 1998 年出版,着重于针刺的科学基础,将现代西方方法和基于中医原理的方法做了清晰地区分。由于不严谨的临床文献如此之多,所以第 1 版强调了需要有更强的临床证据。

第 2 版《西方医学针刺》以第 1 版为基础。首先对所有的章节都进行了更新和扩展。例如,针对临床医学的章数扩增了 3 倍,从 7 章扩展到 21 章。这不仅仅代表了疼痛研究的激增,而且也表明人们对许多领域针刺所潜在的有益用途的重视。新的研究方法比如神经成像、针刺的中枢和外周神经的关键作用以及局部组织活动,都为新的针刺方法提供了视角,并反映了我们现代对针刺作用机制的了解。临床信息的扩展涵盖了广泛的多学科,从牙科学到兽医学,凸显了我们在临床医学诸多领域对针刺作用有了新的认识。更重要的是,这个新版本,包括了重要的讨论,不仅讨论了针刺辅助于标准的西方方法的临床有效性,而且也包括我们了解到的在缺乏现有信息和对某些患者无效方面存在的局限性。在我看来,对于许多所谓的标准西医方法的评论和分析方面,第 2 版通常会比现有评析更多。

我预言这本书将会在西医学领域产生重要的影响。也许,这本书对于新一代的医师会产生最大的影响,因为他们似乎对非标准方法治疗的态度最开放。我不能确定《西方医学针刺》对那些接受过培训并正在实践中医理论的针灸师的未来影响。这些人经常会结合舌和脉来诊断,以我的经验来看他们对于现代标准化的科学方法接受起来更为保守。无论如何,我确信第2版中涵盖的证据,至少能够提高所有读者的意识,以广泛了解我们当今所具有的针刺治疗以及针刺在医学治疗中已知的和新发现的作用。

John C. Longhurst, BS MD PhD
Professor of Medicine, Physiology and
Biophysics and Pharmacology
(Formerly) Director of Samueli Center
Samueli Center for Integrative Medicine
University of California, Irvine, USA

自 20 世纪 70 年代以来,在针刺从传统理念向理性的科学疗法的演变过程中,有许多人提供了帮助,编者对他们深表谢忱。我们特别认同两个早期的传播者:Felix Mann 的临床见解是针刺就是刺激,而不是穴位和经络,这是针刺的核心;Jisheng Han 作为开创者,使实验室研究迈进了中枢神经系统对这种刺激的反应。

我们特别要由衷地感谢真挚的朋友 John Thompson(在该版正逢准备之时而谢世)多年来对针刺界的突出贡献。John 思维清晰,他渊博的教学知识以及对针刺和经皮神经电刺激的临床应用和机制研究,启发了一代又一代的西医针刺学生,有助于使针刺日益被接受作为常规医学的一部分。

编者深深地感谢本书第 2 版每章的各位作者,他们是如此慷慨地将他们的时间、精力和专业知识奉献给了本项工作。我晓得全世界有许多其他人都有助于引导针刺走向科学的理解,但在本书中并没有出现,我们感谢他们对整个项目的贡献。

我们也深知英国医学针刺学会发挥的作用,许多官员和会员一直致力于古代技术的科学性评估过程中。我们学会的一些同事也作为作者在这里出现,另外其他众多人士(不胜枚举)为西医针刺运动也作出了其他一些重大的贡献。

我们感谢 Elsevier 的工作人员,是他们使本书新版成为可能,特别要感谢 Nicola Lally 和 Andrew Riley 的支持以及无微不至的出色工作。

Jacqueline Filshie MBBS FRCA DipMedAC
Consultant Anaesthetist and Honorary Senior Lecturer
The Royal Marsden NHS Foundation Trust
The Lister Hospital
London, UK

Adrian White MA MD BM BCh
Honorary University Fellow, Primary Care Group
Institute of Translational and Stratified Medicine
(ITSMED)
University of Plymouth, UK
(formerly) Editor, Acupuncture in Medicine

Mike Cummings MB ChB DipMedAc
Medical Director
British Medical Acupuncture Society
Royal London Hospital for Integrated Medicine
London, UK

Eric F Anders MD
Department of Pediatrics, Carl Gustav Carus
University Hospital, Dresden, Germany

G David Baxter BSc DPhil MBA MCSP
Professor and Dean, Centre for Health,
Activity and Rehabilitation Research,
School of Physiotherapy, University of
Otago, Dunedin, New Zealand

Anthony Campbell MRCP DipMedAc
Retired Consultant Physician, Royal London
Hospital for Integrated Medicine,
London, UK

Clare Donnellan MSc MCSP Dip Shiatsu
Specialist Neuro-Physiotherapist, Nottingham
University Hospitals NHS Trust,
Nottingham, UK

**Paul Farquhar-Smith MA MB BChir FRCA
PhD FFPMRCA FFICM**
Consultant in Anaesthesia and Pain Medicine,
The Royal Marsden NHS Foundation
Trust, London, UK

Leanne Field BAH BScN RN
Public Health Nurse, Middlesex London
Health Unit, London, ON, Canada;
(formerly) Medical Acupuncture Program
Coordinator, Hamilton, ON, Canada

Jens Foell MD MRCGP DFFP DipMedAc
Senior Honorary Clinical Lecturer, Queen
Mary University of London, Barts and
The London School of Medicine and
Dentistry, The Blizard Institute, Centre
for Primary Care and Public Health,
London, UK

Max Forrester MB ChB MSc WMA
Physician Acupuncturist, Taunton, UK

**Jonathan E Freedman MBBS MRCGP DCH
DRCOG DipMedAc PgCert WMA**
General Practitioner, St Albans, UK

David J Grant MA MBBS FRCPE
Consultant Physician in Medicine for the
Elderly, NHS Lothian, Edinburgh UK

Rajesh Gupta MBBS MD FRCA EDRA FFPMRCA
Consultant Anaesthesia and Pain
Management, Hillingdon Hospitals NHS
Foundation Trust, London, UK

Richard E Harris PhD
Associate Professor, Department of
Anesthesiology, University of Michigan,
Ann Arbor, USA

Gale A Harvey RGN BSc
Nurse Acupuncturist, Nottingham, UK

Simon Hayhoe MSc MBBS MRCA DA FICAE
Medical Acupuncturist, Pain Management
Department, University Hospital,
Colchester; Consultant Anaesthetist and
Medical Acupuncturist, North Essex
Partnership University NHS Trust,
Chelmsford, UK

Enoch Ho PT MPT CAFCI FCMAC
Clinical Assistant Professor, FHS, McMaster
University, Hamilton, Canada

Mark I Johnson BSc PhD
Professor of Pain and Analgesia, Faculty of
Health and Social Sciences, Leeds Beckett
University, Leeds, UK

Stefanie Joos MD PhD
Medical Director, Institute of General Practice and Interprofessional Care, Eberhard Karls Universitaet Tuebingen, Tübingen, Germany

Norman W Kettner DC DACBR DCBCN FICC
Chair, Department of Radiology, Logan University, Chesterfield, USA

Graham Leng MB ChB BSc Dip Pall Med
Consultant in Palliative Medicine, Hospice of the Good Shepherd, Chester, UK

Samantha Lindley BVSc MRCVS
Associate Lecturer, Glasgow University Veterinary School, Glasgow, UK

John C Longhurst BS MD PhD
Professor of Medicine, Physiology and Biophysics and Pharmacology; (formerly) Director of Samueli Center for Integrative Medicine, University of California, Irvine, USA

Iréne Lund RPT PhD
Lecturer, Department of Physiology and Pharmacology, Karolinska Institutet, Stockholm, Sweden

Thomas Lundeberg MD PhD
Senior Consultant, Pain Rehabilitation, Danderyds Hospital Stockholm, Sweden; Medical advisor, Medeon, Malmö, Sweden; Editor in Chief, Acupuncture and Related Therapies, Elsevier, Malmö, Sweden

Alexander Macdonald MBBS DLO
Medical Practitioner, Bristol, UK

David F Mayor MA BAc MBAcC
Visiting Research Associate (formerly Hon Research Fellow), Department of Physiotherapy, School of Health and Social Work, University of Hertfordshire, Hatfield, UK

Suzanne M McDonough PhD HDipHealthcare (Acupuncture) BPhysio
Professor of Health and Rehabilitation, Ulster University, UK; Advanced Member of Acupuncture Association of Physiotherapy

Vitaly Napadow PhD LicAc
Associate Professor, Martinos Center for Biomedical Imaging, Department of Radiology, Massachusetts General Hospital, Harvard Medical School, Charlestown, USA

Michele Orpen RGN BA MSc
Nurse Acupuncturist, Nottingham, UK

Florian Pfab MD PhD
Professor, Departments of Dermatology and Allergy and Sports Medicine & Rehabilitation, Technische Universität Munich, Germany

Mike Pullman MBBS FRCA
Consultant Anaesthetist, Department of Anaesthesia, Royal Hallamshire Hospital, Sheffield, UK

Hagen Rampes BSc MBChB FRCPsych
Formerly Assistant Professor Psychiatry, Department of Psychiatry, University of Toronto, London, UK

Edith Rom MBBS PhD DRCOphth FRCSG DPMSA DipHyp DipAT MSc WMA
Ophthalmologist & Medical Acupuncturist Wye Valley Trust, Hereford, UK

Patricia B Ronan PhD MSc PCMedEd RMN
Research Fellow, Complementary Medicine and Mental Health, Speldhurst, UK

Carolyn Rubens BA MBBS MRCGP DipMedAcu
General Practitioner and Medical Acupuncturist, Herstmonceux Integrative Health Centre, Sussex; Honorary Pain Specialist, Royal Marsden Hospital, London UK

Suzanne J Scott BSc DC RAc
Doctor of Chiropractic, Registered Acupuncturist, Cambridge, Canada

Caroline A Smith PhD MSc BSc LicAc
Professor, National Institute of Complementary Medicine, Western Sydney University, Sydney, Australia

Elisabet Stener-Victorin PhD
Associate Professor, Department of Physiology and Pharmacology, Reproductive Endocrinology and Metabolism, Karolinska Institutet, Stockholm, Sweden

Konrad Streitberger MD
Consultant Anaesthetist Head of Pain Therapy, University Department of Anaesthesiology and Pain Therapy, University Hospital of Bern, Bern, Switzerland

M L Tom Thayer BChD LDS RCS FDS RCPS MA MedEd FHEA

Consultant and Honorary Senior Lecturer in Oral Surgery, Liverpool University Dental Hospital, Liverpool, UK

John W Thompson MBBS PhD FRCP†

Emeritus Professor of Pharmacology, University of Newcastle upon Tyne, UK

Kien Vinh Trinh MD MSc FCFP FRSS Dip Sports Med

Clinical Professor and Chair, MD Admissions, McMaster University; Medical Director, Boxing Canada, Hamilton, Canada

Taras I Usichenko MD PhD

Professor, Department of Anesthesia, Micheal DeGroote School of Medicine, McMaster University, Hamilton, Canada

Linda Vixner PhD

Physiotherapist, and Senior Lecturer in Medical Science, Dalarna University Stockholm, Sweden

Lyn Williamson BM BCh MA MRCGP FRCP

Consultant Rheumatologist, Great Western Hospital, Swindon, UK

---

†Deceased

缩略语

CI	置信区间	confidence interval
EA	电针	electroacupuncture
GP	全科医生、一般医师	general practitioner
MA	手针	manual acupuncture
MRI	磁共振成像	magnetic resonance imaging
NICE	（英国）国家卫生与临床优化研究所	National Institute for Health and Care Excellence
NSAID	非甾体抗炎药	non-steroidal anti-inflammatory drug
OA	骨关节炎	osteoarthritis
QoL	生活质量	quality of life
RCT	随机对照试验	randomised controlled trial
SMD	标准化均数差	standardised mean difference
TCA	中医针刺	traditional Chinese acupuncture
TCM	中医学	traditional Chinese medicine
TENS	经皮神经电刺激	transcutaneous electrical nerve stimulation
VAS	视觉模拟量表	visual analogue scale
WMA	西医针刺	Western medical acupuncture

目　录

第一篇
概　论

本篇纲目

1

第一章 引 言

A. White ■ M. Cummings ■ J. Filshie

　　由于针刺对卫生保健事业的宝贵贡献,在全世界日益被接受,越来越多的证据表明针刺对患者具有持久的临床益处,而且安全、经济。一种被称为"西医针刺"(Western medical acupuncture, WMA)的方法日益为人们所认识,并为常规医学界所接受。我们汇编这部新一版的医学针刺,其目的就是为应用西医针刺方法提供一个基于科学的针刺机制、技术、临床实践及证据纲要。本书将在《医学针刺导论》(*An Introduction to Medical Acupuncture*)已有信息的基础上进行扩展,以作为该书更高级的手册。

西医针刺:原理

　　西医针刺是一种建立在常规医学科学基础之上的针刺方法,其定义如下(White et al., 2009)。

临床要点

　　西医针刺的定义
　　是一种涉及毫针刺入的治疗形式;是应用目前的解剖学、生理学、病理学知识和循证医学原则对中国针刺的改良。

　　词汇"西医的"(Western medical)被引入是为了与作为中医的一部分而应用的针刺(传统中医针刺, traditional Chinese acupuncture, TCA)形成对比,绝非意味着这种针刺方法局限于西方。针刺是中国人的重大发现,是将针具刺入机体并进行手法操作而产生治疗作用的。中国人对于针刺的认识是依据当时盛行的人们对机体工作原理(微观)的理解,以及机体是如何与外界(宏观)相联系的。尽管对机体的认识和了解在发展,但那些陈旧的观念仍未被摒弃却依然被吸纳,然而当代西方科学的传统则是随着新证据的出现(第二章)那些过时的概念会被取代。虽然,应用中医针刺和西医针刺的针灸师们所采用的方法根本不同,但两者实际的针刺操作却极为相似。尽管令人有些惊讶的是全球大部分针灸师依然应用中医针刺方法,然而随着针刺的应用,其作用则可通过日益所周知的机制而被认识。针刺显得越来越合理化。

针刺的作用模式,尤其是与疼痛控制相关的,都涉及对神经系统、肌肉系统和结缔组织的刺激。这些机制目前已有了较为详细的了解,因此,用全面描述外周机制(第三章)来作为本书主要内容的开篇是恰如其分的,随后将详细地讨论有关脑和自主神经系统的作用,同时也包括非常重要的目前对于慢性疼痛机制的认识(第四~六章)。

西医针刺中采用的技术相当简单,关于其安全性原则、有效的实践将在临床方法篇(第七~十三章)中予以介绍。

治疗通常是对刺入机体或耳部的针具用手针或电针方法操作一段时间;有时针具会被留置在体内1周左右。我们对于"干针(dry needling)"与针刺(acupuncture)两个术语不做区分。虽然在临床章节中总体考虑的仅是针具针刺的临床证据,但本书在内容上也包含了一些有关经皮神经电刺激(transcutaneous electrical nerve stimulation,TENS)(第十五章)和激光针刺(第十六章)的技术。书中未系统介绍压针及针刺穴位注射。

西医针刺的另一个特点是,强调质疑而不是轻信和所谓的合理性,绝不盲从一些信条。质疑让我们保持了对传统理论的怀疑,甚至在针刺的明显效果不能无疑地被解释之时。例如,当至阴(BL67)(位于足小趾)用于妊娠期可将臀位扭转成头位,但视乎没有这种作用的机制。因而,虽然目前的临床试验支持这一作用,但在该结果能被解释或作用的方式被发现之前,保持开放的态度是明智之举。

穴位与穴位特异性

传统针刺最本质的特征是"穴位"和"经络"。传统的针灸图上显示出了300余个小的被精确界定的"穴位",而且经典著作提出应用特定的穴位治疗特定的病变。西医针刺方法与之大不相同,将在第七~九章中明确列出。没有任何证据表明这些穴位有任何一致的、普遍的解剖结构,而且已知的生理学也无法解释"经络"。西医针刺的目的就是要对正确的结构给予合适的刺激。这可能是从皮肤、皮下组织、肌肉和其周围的结缔组织,以及向下直达骨膜的任何深度。肌肉则是常用的刺激靶位。针具必须要抵达某个部位,而事实上许多传统穴位都是为了针刺肌肉的方便定位——无论是健康的肌肉(通常刺激传入神经),或者是存在局部激痛点的肌肉。因此,没有必要限定针刺只有刺到"穴位"才是正确的,本书第八章将介绍一种几乎摒弃了穴位概念(除了为交流便利之用外)的方法,而是倾向于指治疗"区域"。

临床要点

按照科学知识的目前表述,穴位和经络的传统概念是未经证实的。

西医针刺打破传统的另一个方面就是"穴位特异性"概念——该理念认为特定的穴位或穴位组合对于机体的远端功能具有特异的、靶向的影响作用——如手上的某个穴位可以"明目",腿上的某个穴位可以"安神"。显然,针刺既具有对所在组织的局部作用,又对脑(第四章)或自主神经系统(第六章)具有更多的整体性作用,但是,远端作用由特定穴位所控制的概念似乎是牵强附会的,且缺乏已知的生理学基础。然而,某些穴位的组合对于血压的调节显示出比其他穴位更大的作用(第二十三章),因此,对外周神经的中枢联系还需要更多的了解。

临床要点

西医针刺强调对神经末梢进行适当的刺激,通常是躯体的深层组织。而中医针刺则强调精确的穴位定位及穴位特异性,有时使用穴位概念的目的是治疗感观上认为的潜在因素。

西医针刺的治疗是以完善的问题的常规诊断为基础(至少是基于解剖学基本原理),以确定何区域应该给予刺激,以及如何进行刺激。十分常用的传统穴位也被应用,因为这些被中国人发现的常用穴位给我们提供了最合适的位置。

针刺的复杂性

针刺的复杂性让每个针刺研究者都感到震惊。例如,何种治疗如何能够:①即刻缓解急性手术后疼痛;②减轻膝关节慢性疼痛与僵直症状达数周;③预防偏头痛的发作达数月;④又是如何缓解术后或化疗引起的恶心呕吐呢? 以上这些所有的效果均有证据可循,而且其中的机制大部分也有解释。

机制

针刺能在脊髓、脑干、边缘系统、下丘脑和皮层产生广泛的神经效应(第三章)。针刺能改变感觉、自主神经活动以及免疫应答。针刺也具有显著的局部组织效应。如果说针刺效应有一条基本原则,那就是恢复静息状态,激活脑的"默认模式"就是最佳的例证(第四章)。这些作用减轻了慢性疼痛(一种日益为人们所了解的症状)所产生的影响(第五章)。针刺对自主神经系统也具有调节作用,因此,对内脏器官也具有重要的影响(第六章)。

当前,针刺作用的纯粹物理模型已明确建立,针刺的心理成分机制正在受到重视(在第七章讨论)。这些可被表述为,针刺既有"安慰剂反应",又具有通过心理来改变特异性反应的能力。针刺的画面似乎变得超乎想象的复杂,但它为患者带来巨大的益处(然而在研究和公众的理解上仍蕴藏着巨大的难题)。

临床方法

临床方法篇叙述了一系列使刺激获得反应的技术。标准的方法已被完善地建立(第七章),相应的方法是强调识别治疗区域(第八章)、浅刺(第九章)、耳部刺激反射(第十章)以及加电刺激(第十一章)。在许多情况下,患者或其监护人可持续使用针刺而不需去诊所(第十二章)。在针刺与其他西医治疗相融合方面的实例将在第十三章中介绍。所有这些方法最根本的是要做到必须"以无损害为先"(第十四章)。针刺相关的其他刺激方式也在后面的章节介绍:包括经皮神经电刺激(第十五章)和激光针刺(第十六章)。

适应证

针刺机制和方法的复杂性主要体现在应用针刺治疗疾病的广泛性,这将在临床应用篇中介绍,从疼痛临床、精神病学、姑息医疗到兽医学等。

针刺作用的范围,可通过已知的针刺在疼痛通路、边缘系统、下丘脑和自主神经系统的作用模式得到阐释。一些针灸狂热者将针刺视为玄奥的、具有灵丹妙药特性的特殊治疗体系:对此我们强烈反对。虽然对针刺效应特别敏感的个体而言,针刺可能具有广泛的用途,但我们更应将它视为一种辅助的或补充治疗,而不是取代更为明确的常规医疗。

然而,在越来越多的特殊领域里,针刺可能有望与常规医疗相结合,甚至可作为一线治疗。现有的最佳证据是治疗各种疼痛类疾病(疼痛临床,第十九章;手术镇痛,第二十章;风湿病,第三十五章;以及运动医学,第三十六章);各种原因所致的恶心和呕吐(第二十二章);以及慢性头痛(神经病学,第二十四章)。在生殖泌尿医学(第二十七章)、耳鼻喉科学(第二十九章)、妇科学与不孕(第三十二章)和肠道内脏功能障碍(胃肠病学,第二十一章)等领域,针刺作用的证据也在不断地积累。

目前,源于严格的随机对照试验(RCTs)的正式证据还没有令人信服地支持临床经验认为针刺有价值于其他临床领域方面,包括心血管医学(第二十三章)、精神卫生(第二十五章)、药物依赖与肥胖症(第二十六章)、呼吸道疾病(第二十八章)、眼部疾病(第三十章)以及皮肤病(第三十一章)。这种结果是否是由于研究本身没有能揭示出针刺的真实效果,还是因为针刺本身在这些疾病中仅有情境效应,这只能由时间和未来的研究进行决断。然而,我们所能表明的是,无论针刺的机制如何,针刺在许多广泛的领域如产科(第三十三章)、癌症姑息医疗(第三十四章)、基层医疗(第三十七章)、牙科(第三十八章)以及兽医学(第三十九章)等,确实为众多患者提供了真正的益处。

西医针刺:面临的挑战

针刺为患者提供了可观的益处(见框 1.1)而深受欢迎,这得到了本书中所展示的证据的支持。针刺的缺点也是显而易见的,但相对较小——一些患者对针胆怯而拒绝,应用针刺治疗也很耗时,例如,与开处方相比。那么针刺为何没有被普遍接受呢?

框 1.1 西医针刺(WMA)的魅力

安全、有效、经济
应用范围广
通过很少的追加治疗能使疗效得以维持
在某些情况下患者自己可自行连续性治疗
可在一些并发症情况下应用
很少(即使有的话)与药物发生相互影响
对于其他的物理干预如运动是一种有益的辅助方法
是基于科学的和已知的作用方式
简单易学且应用器材便宜

西医针刺面临的主要挑战是针刺被视为难以置信,其临床反应被认为是安慰剂效应而遭到否定,而且临床研究也被严重地限制。这些挑战的根本原因正是针刺的复杂性,前文已讨论过,以及批评者不愿充分地听取必要的详细解释。让针刺从传统的渊源中解脱出来的开放思想是必要的,要认真地思考非药物研究以及医学的有效模型。

合理性

公众一般趋向于将"针刺"等同于中医针刺,并依据"平衡经络中的气流动"来解释。即使从字面理解,平衡气流动和经络的概念也令人难以置信,鉴于我们今天对机体的结构和功能已经有所了解。所以,对于循证医学而言,传统理论的应用尤其受到挑战(说得委婉一些)。西医针刺则提供了一种可接受的解决方法,迄今它已被广泛地理解,有关合理性的争论已无声息,尤其是由于有关针刺的解释并非简单的、线性的而是复杂的。

那些最为陈腐的和不可原谅的持怀疑主义说法的评论者,他们的态度是"它不可能有效,所以它无效"。这正是一种用过分简单化的否定原则对待一些其他有意义的医学发现的例证,在其机制被发现之前似乎是难以置信的:西医针刺与中医针刺,就好像地高辛与洋地黄,抑或像阿司匹林与柳树皮(洋地黄是洋地黄类药物的总称,地高辛则是洋地黄类药物的一种;阿司匹林又名柳酸,源于拉丁文中"杨柳"一词,因其可从柳树皮中提取而得名,作者的隐意是西医针刺源于中医针刺,但抽提其精华而更为科学—译者注)。针刺面临的挑战正是要让自身的解释更多地、广泛地被读懂和理解。

针灸师在增加患者对治疗的可接受度上发挥着重要作用,尽管部分人散布一些不理性的观点,或者为提升针刺的可信度而提出一些所谓的说法:在实验室中证明的机制或许与临床医疗不相关,并非每个被针灸师所称赞的反应都是源于针具刺激(作者的意思是,有些狂热的针灸师为了使针刺疗法神秘化,而提出一些神秘的说法,如治疗中的一些反应与针灸师本身的特异功能有关,如所谓的针灸师的气场、带气功针刺等,也就是说针刺的某些神奇疗法不是针刺本身所能及的,而在于有独特技术的针灸师-作者注)。本书将尽可能地将开放的思维方法与严格的研究相协调。

患者对针刺的反应

在科学界工作者与针刺从业者之间,观点存在着相当大的鸿沟,前者的一些人往往拒绝针刺,认为针刺疗效只不过是安慰效应;而坚信针刺的针灸师们却亲眼看到患者的反应,并非用安慰剂效应方式所能解释。临床上每个个体对针刺的反应毫无疑问也存在着不可预测性和假反应,但他们只是个例外,并非普遍情况。

每一种有效的医学干预都会产生安慰效应(也称为非特异性效应或情境效应)和特异性疗效。针刺的非特异性效应比其他干预措施的总效应要大:一项网络 Meta 分析了物理治疗与常规疗法比较治疗膝骨性关节炎疼痛的疗效,结果显示针刺疗法的疗效明显优于其他所有疗法(图 1.1 ;Corbett et al.,2013)。假针刺对骨性关节炎疼痛的干预效果明显优于热疗——然而热疗被推荐用于临床,针刺却没有被推荐(英国国家卫生与临床优化研究所,National Institute for Health and Care Excellence,NICE,2014)。针刺的这些巨大的非特异性效应可能要比其本身的特异性效应更大;这在临床实践中或者在针刺与其他疗法进行比较的对照研究中都不成问题,但是,对于那些运用十分严格的循证医学方法的决策者而言确实是个大问题。

有时患者对针刺的反应好似"魔法",即表现为即刻效应或出人意料的反应。心怀感激的患者们可能会对针刺如此神奇的疗效满腔热情地奔走相告,这样就为那些怀疑针刺仅为安慰剂效应而轻率拒绝针刺的人们提供了攻击的目标。这样的判断随后(逐渐地)就会以偏概全地用于对待整个针刺疗法。然而对于针刺比其他一些疗法更有可预期性和稳定的益处却鲜有有价值的报道。神奇的反应使患者受益,但是这种现象比较特殊且不可预测,对此情况进行研究也并非易事。本书坚持科学的方法,并引导大家不要抱有"神奇幻想"。

毫无疑问针刺具有的安慰剂效应作用是个问题——会使无对照的临床观察结果缺乏可靠性,以至于人们强调必须依赖高质量的随机对照试验研究。安慰剂效应已在针刺研究议程中占据了主导地位,从而成为在临床试验的设计和解释两方面引起主要问题的原因(见第十七~十八章)。

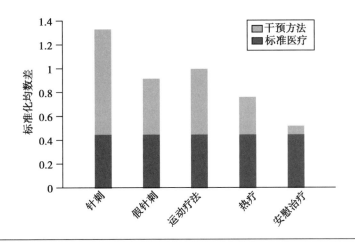

图 1.1　网络 Meta 分析比较了物理干预措施治疗膝骨性关节炎疼痛

解释:各种干预措施治疗膝骨性关节炎疼痛(淡绿色)的总体效果与标准治疗(深绿色)进行比较。SMD,标准化均数差(转自 Corbett,M.S.,Rice,S.J.C.,Madurasinghe,V.,et al.,2013.Acupuncture and other physical treatments for the relief of pain due to osteoarthritis of the knee:network meta-analysis.Osteoarthr.Cartil.21,1290-1298.)

针刺研究中的问题

针刺的临床疗效是显而易见的,因此,人们可能会认为它们在临床试验中很容易就能证明。当针刺与等待名单、常规治疗甚至是其他治疗相比较时,确实如此。但接踵而来的问题是当针刺与"安慰"针刺对照时:按照穴位具有特异性益处的中医针刺理念,安慰针刺的设置视乎很简单;但按照西医针刺的观点,安慰针刺的设置是困难的,甚至是不可能实现的。

"缺失的安慰剂"

在传统理论中,针具必须刺入到针刺穴位;因此,将针具置入任何穴位之外的部位都构成了"安慰针刺"。本书的读者可能晓得神经几乎遍及人体的任何部位,因此,实际上穴位之外的针刺与那些穴位上的针刺具有相近的作用(第十七章)。任何试图设计为无作用的"安慰针刺"都难以避免刺激神经系统,在某种程度上与针刺的特异性作用也没有太大的区别(MacPherson et al.,2014)。因此,事实证明要证实针刺的特异性作用是异常困难的,仍需做大量的研究。

这种"缺失的安慰剂"问题并非只是针刺,其他的物理干预方法(运动疗法、手法操作、手术、针刺)和心理学干预方法(认知行为疗法、心理咨询)也同样都面临这一问题。在这些疗法中,医患之间广泛的接触是固有的无法避免的。事实上,在医学研究的整个领域里,只有药理学的研究是个例外,能容易地获得简单的、无效的安慰剂。临床试验中完美而简单的安慰剂模型要求双盲,因此,在医疗政策的决策中起着主导作用。针刺的安慰对照试验是不可能实现的,因此,针刺的证据就不可避免地要接受这样的批评,即会受到偏倚的影响。然而,必须制定相关的策略,确实如此,这种策略应该是基于可获得的其他最佳证据。另外的决策者(医生和患者)对如何将针刺与最好的标准治疗方法相比较更为关注,在这一点上会有大量高质量的阳性证据呈现给大家。

其他制约因素

西医针刺面临的最大障碍是绝大部分临床研究一直是基于中医针刺的穴位特异性概念,而并非西方的神经刺激概念。这些大部分研究均声称是安慰剂对照,但实际上是真实针刺与较弱刺激剂量的对照。

由于针刺在主流上并没有被广泛接受,因此,研究没有获得充分的资源。一期临床试验几乎是空白,因此,我们对于针刺治疗的适应证以及最佳的刺激剂量/针刺预定计划等都没有系统地探索。研究是基于临床惯例,而非对照观察结果。当然,这个问题是一个循环论证式的:接受会为研究带来资源,更多的研究也会带来更大程度地接受。

许多临床研究都是由独立的临床医师完成,这些人热衷于临床上获得的成功,但却没有足够的能力借鉴熟练的研究方法来支持,尽管也有一些明显的例外情况。由于研究普遍地是过小的样本量和不完善的设计,便产生了"不确定"的答案和相应地对公众造成负面影响。

西医针刺:不断积累的证据

一个公认的事实是患者需要的是基于循证的最好医疗服务,而不是"基于名声"的医学。至少对于一些疾病,针刺研究已经克服了一些设计上的问题,而且已获得了大量需要提供的可靠证据。这类研究可概括为两种类型:即与假针刺比较和与其他的干预方法比较。

原理验证

就真实针刺与假针刺的比较而言,是为了检验在这个问题上是否针刺的结果产生了纯益处或者纯危害。这类研究要解决的问题是针刺是否具有特异性效果,是重要的验证原理的试验,由于人们似乎普遍认为没有特异性效果的干预方法是不应该获得公共资源的资助。

针刺具有特异性效果的证据是非常明确的。在生理学效应方面,有关针刺的实验室研究的综述令人信服地显示其具有镇痛效果(Zhao,2008 及第二章)。人体影像学研究证实,真实针刺产生的效应显然与假针刺截然不同(Huang et al.,2012 及第四章)。趋向于临床益处方面,应用病例资料的严格研究获得的针刺最高质量证据发现,针刺在治疗一些慢性疼痛病症方面效果明显优于假针刺(Vickers et al.,2012 及第十九章)。甚至更具说服力、最接近双盲法的研究是关于术后疼痛,研究过程中患者、医疗人员、评估者都实施了盲法。即使在如此严格的条件下,通过止痛药剂量和疼痛阈值检测,也显示出针刺比假针刺具有更为显著的疼痛控制效果(Ntritsou et al.,2014 及第二十章)。

临床益处的证据

在原理上针刺"能够"起效的证据并非意味着其本身在临床实践中能为患者带来益处。针刺在医疗中的地位取决于其与其他对疾病有效的治疗方法相比的临床试验,即在有效率、成本 - 效益以及安全性等方面相比的结果。

通过本书,我们将会看到针刺疗效方面(与非针刺比较)令人信服的证据,最明显的例证就是针刺治疗慢性疼痛的最高质量的证据(Vicker et al.,2012)。然而,针刺也必须与其他有效的治疗方法相比,例如,应用网络 -Meta 分析。膝骨性关节炎就是有足够证据的一个病种,已经证实针刺优于其他所有有效的保守的非药物疗法(Corbett et al.,2013)。

这种从试验所获得的严格证据也再次地证实了在临床环境中(即针刺与其他形式的常规治疗相结合)仔细观察所得的临床印象(第十三章)。由于基层的决策者与患者有更近的接触,他们似乎更愿意以"软"证据即来源于统计、临床报告和患者的言证为基础来做决策,当这种结果是一致的和可信的之时,而那些高层决策者却依然对此怀疑,甚至质疑科学的具有说服力的数据。

目前,有关针刺的安全性记录已提供了足够的证据,表明在训练有素的从业者手中操作针刺是安全的(第十四章)。最后需要说明的是,按照常规的医疗标准费用判定,针刺对大部分疾病包括背痛、骨性关节炎(第十九章)等的治疗花费通常是经济的,尽管不是所有的疾病,如变应性鼻炎(第二十九章)。

西医针刺:日益被接受

针刺在当地(局部地方)日益被接受和融合,并在一些卫生政策指南中被推荐(如英国的NICE CG88,2009 ;NICE CG150,2012 ;SIGN,2013)。然而,其他一些指南却并未推荐针刺(例如,NICE CG177,2014),做出这种决策是基于本类研究以假针刺为对照(译者注:由于真实针刺与假针刺比较结果无差异)。这似乎有这样的风险,即将统计学原则置于患者利益之上,但我们相信当一种治疗与其他有效的治疗相比较被确认为有效时,拒绝患者接受这种治疗并非最佳的服务,即使这种治疗与假治疗相比其有效性并非"毫无疑问"地被确立。由于金标准的限制,针刺的安慰对照试验,事实已经证明用它来提供针刺的确凿证据是异常困难的,这种理解无需争辩。

　　针灸师仍然面临的激烈挑战就是说服持怀疑态度的人，这些人认为将纤细的、实心的针具刺入机体的过程中不太可能会有助于病情。

　　我们坚信，本书中的证据将支持他们应对挑战，因为本书对针刺激活的机制范围提供了清晰的阐述，同时也有针刺真实益处的可靠性调查，并对毫无根据的说法进行了辨识，介绍了临床方法的一些有用细节。

　　本书中的作者在一些内容上难免出现重复，也并非所有作者都持有完全一致的观点。我们希望读者将来不断寻求刺激的新方法，鼓励进一步讨论，同时期待能获得更多相关的临床证据。

（杜元灏　译）

参考文献

Corbett, M.S., Rice, S.J.C., Madurasinghe, V., et al., 2013. Acupuncture and other physical treatments for the relief of pain due to osteoarthritis of the knee: network meta-analysis. Osteoarthr. Cartil. 21, 1290–1298.

Huang, W., Pach, D., Napadow, V., et al., 2012. Characterizing acupuncture stimuli using brain imaging with FMRI–a systematic review and meta-analysis of the literature. PLoS ONE 7, e32960.

MacPherson, H., Vertosick, E., Lewith, G., et al., 2014. Influence of control group on effect size in trials of acupuncture for chronic pain: a secondary analysis of an individual patient data meta-analysis. PLoS ONE 9, e93739.

NICE (National Institute for Health and Care Excellence), 2009. CG88 Low Back Pain: Early Management of Persistent Non-Specific Low Back Pain. National Collaborating Centre for Primary Care, London.

NICE (National Institute for Health and Care Excellence), 2012. CG150 Headaches. Diagnosis and Management of Headaches in Young People and Adults. National Clinical Guideline Centre, London.

NICE (National Institute for Health and Care Excellence), 2014. CG177 Osteoarthritis: Care and Management in Adults. NICE, London.

Ntritsou, V., Mavrommatis, C., Kostoglou, C., et al., 2014. Effect of perioperative electroacupuncture as an adjunctive therapy on postoperative analgesia with tramadol and ketamine in prostatectomy: a randomised sham-controlled single-blind trial. Acupunct. Med. 32, 215–222.

SIGN, 2013. Management of chronic pain. A National Clinical Guideline 136 (December).

Vickers, A.J., Cronin, A.M., Maschino, A.C., et al., 2012. Acupuncture for chronic pain: individual patient data meta-analysis. Arch. Intern. Med. 172, 1444–1453.

White, A., et al., 2009. Western medical acupuncture: a definition. Acupunct. Med. 27, 33–35.

Zhao, Z.Q., 2008. Neural mechanism underlying acupuncture analgesia. Prog. Neurobiol. 85, 355–375.

2

第二章　西方医学针刺史

A. Campbell

引言

对大多数人而言,"针刺"意味着一种古老的中医疗法,即将针具刺入特定的穴位,而这些穴位应该是位于所谓的经络上。在中国记载这种治疗形式的最早文献可以追溯到 2000 年前,但我们所知晓的它的名称是西方起源的,即源于拉丁语中"针"(needle)和"刺穿"(piercing)。本章所涉及的现代医学针刺,其含义是指近 300 年针刺在西方国家是如何发展的。总体上,这个历程呈现出四个阶段。我首先对这四个阶段进行集中概括,随后详细分述。

第一阶段(17~18 世纪)

最初将针刺传到西方,是以 1683 年荷兰医生 Willem ten Rhijne 的 *De Acupunctura* 一书的出版为标志的。

第二阶段(19 世纪)

在法国和德国,医生们应用针刺治病,但很少提及它的中国根源。19 世纪 20 年代,针刺在英国盛行,然而随后便基本上消失了。

第三阶段(20 世纪前半叶)

传统观念在欧洲大陆的针刺实践中广泛渗透。

第四阶段(20 世纪后半叶至今)

在英国,对针刺深感兴趣的 Felix Mann 使针刺获得复兴,他用现代术语对针刺进行了解释。随着针刺这种形式日益被卫生专业人员所接受,引起了许多国家开展针刺研究,从而使人们对针刺的机制也有了更好的理解。

第一阶段:17~18 世纪

在 17 世纪,虽然零散地提及针刺是造访中国的传教士的贡献,但首次将针刺详尽地介绍给西方是在 1683 年,这要感谢一位当时就职于荷兰东印度公司的荷兰籍医生 Willem ten Rhijne(图 2.1),在日本和爪哇他亲眼看到了日本医生用针刺治疗的过程。

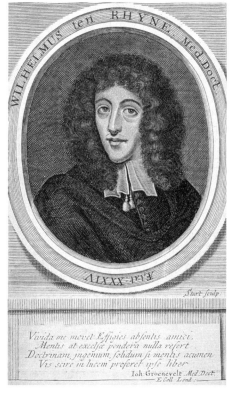

图 2.1　Willem ten Rhijne

Wilhelmi ten Rhyne M.D.&c.
Transisalano-Daventriensis
DISSERTATIO
DE
ARTHRITIDE:
Mantissa Schematica:
DE
ACUPUNCTURA:
ET
Orationes Tres,
I. De Chymiæ ac Botaniæ antiquitate & dignitate:
II. De Physiognomia:
III. De Monstris.
Singula ipsius Authoris notis illustrata.
LONDINI,
Impensis R. Chiswell Societatis Regalis Typographi ad insigne Rosæ Coronatæ in Cœmeterio D. Pauli. MDCLXXXIII.

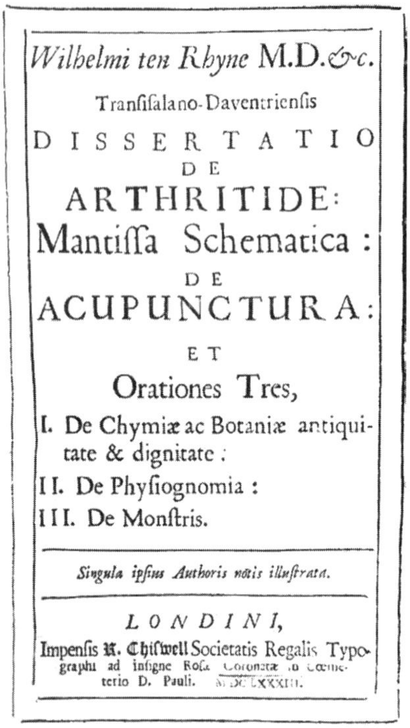

图 2.2　Willem ten Rhijne 的 *De Acupunctura* 卷首插图

他回国后用拉丁语记述了他的这些见闻,写了 *De Acupunctura*(图 2.1),并将这部分内容写入他的关节炎论文(*Dissertation on Arthritis*)中。此时"针刺"一词已被应用,但迄今为止其一直被用于指在治疗水肿或腹水时,用针具刺入来排出积液的方法(Barnes,2005)。几十年后,ten Rhijne 的继承人 Englebert Kaempfer 在爪哇对针刺作出了进一步的贡献,尽管资料很有限。

Willem ten Rhijne 获得了一些画有针刺经脉的图表,理解起来有些困难,不论是 ten Rhijne 本人还是那些阅读该图表的人都对它们的意义和说法深惑不解(图 2.2)。西方的医生注意到这些图表忽略了人体内在的解剖。它不仅仅是缺失内脏器官。在描绘身体的过程中这些蜿蜒曲折的线条被假定为象征着血管,但是,它们与西方解剖学家所了解的血管毫无关系。这被认为是无知的证据。而且,也没有肌肉的描述,这又是另一个突出的缺陷(图 2.3)。事实上,西方强调肌肉可以追溯到古典的希腊模型,而就像日本人和中国人忽视他们一样,这也是一种惯例(Kuriyama,1999),但这也确实反映出了西方和东方医生在认识人体上存在的一个巨大差异。

直到 19 世纪,中国人才确实认识到了肌肉及其功能的存在(Kuriyama,1999)。

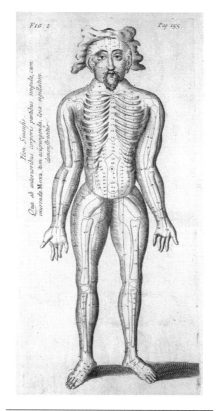

图 2.3　中国经络与穴位图(由 Willem ten Rhijne 复制)

　　尽管有这样的批评,但 18 世纪许多杰出的医学作者还是引用了 ten Rhine 和 Kaempfer 的著作,再次出版了 ten Rhijne 的插图,但此时在西方如果说有人试图将针刺用于临床实践,但也似乎寥寥无几。18 世纪针刺在中国本土也确实出现了衰退的景象,一位中国医生称其为失传的艺术(Barnes,2005)。无论如何,尝试解释针刺可能如何起效,至少有位作者是非常有远见之明的。1755 年,奥地利女皇玛丽亚·特雷莎的私人医生 Gerard van Swieten 对针刺提出了神经生理学解释,他说:"如果谁愿意花点心思去关注和研究这种奇妙的神经之间的联系,这将是一个非同寻常的有益的事业,即在某些神经分布的点上给予刺激时,就能对不同点上的疼痛起到止痛效果"(Bivins,2000)。这正是今天我们能够接受的最基本的解释。

第二阶段:19 世纪

　　直到 19 世纪初期,我们确实才发现在法国和德国有一些医生实际上在尝试针刺。此时,电刚刚被人们所了解,电与神经传导之间的联系也才开始被认识。对于众多医生而言似乎很自然地用电术语来解释针刺,而路易·柏辽兹(Louis Berlioz)则对针具的电刺激进行了尝试,他是作曲家埃克托·柏辽兹(Hector Berlioz)的父亲。或许他是法国第一个使用针刺的医生。他的第一位患者,据他描述是一个迷人而有魅力的 24 岁的白肤金发碧眼的女郎,实际上是在他的监督下患者对自己进行的治疗,获得了很好的疗效。随后柏辽兹做了重要的观察,发现当针刺产生极微或无疼痛的时候,其疗效较好(Tailleux,1986)。

19 世纪初期,零散的"针刺"资料开始在英国出现,直到 1821 年一位年轻的外科医生 John Morss Churchill 用英文出版了第一部有关该主题的专著,才引起了人们的关注。在他的《针刺疗法》(*A Treatise on Acupuncturation*)一书中,他引用了法国的研究,包括柏辽兹的研究,但几乎没有谈及针刺的中国起源,然而令人好奇的是他将针刺与印度的医疗实践相联系(Churchill,1821)。尽管源于他自身的经验,他坚信针刺有效,但他没有能对针刺治疗是怎样起效的提供解释。

Churchill 的专著深受欢迎,许多临床医生开始实践针刺。1826 年,*The Lancet* 杂志也为它做了广告宣传,尽管有批评之声,但众多尝试过针刺的人都留下了深刻的印象,尤其是对针刺产生的快捷反应。普遍认为针刺是安全的,当然人们也认识到具备良好的解剖学知识是必需的:Churchill 认为针刺应该由外科医生进行操作(这可能与当时的情况有关,由于当时在英国只有外科达到了学术界的认可,可和药物治疗相提并论)。Churchill 引用了法国医生的观点,即使用长 3 英寸的针具,认为针刺腹部的脏器及心、脑不会造成真正的风险,但是 Churchill 本人并不提倡这一观点。大概由于那个时期针具一直不消毒,因为直到本世纪后半叶,才出现了 Joseph Lister 介绍的外科消毒法,但是,我们也从未闻及听起来像感染之类的并发症。

针刺与其他外科操作规程如放血等的界限一直比较模糊,有些医师以非常奇特的方法在临床实践中应用针刺:举一个例子,如用针刺治疗绞窄性疝,疝明显地缩小而获得成功。正像人们所预料的一样,针刺被广泛用于治疗坐骨神经痛;这一技术包含有意地用针刺坐骨神经,当患有坐骨神经痛的患者死后,人们发现当时在患病部位的神经是红肿的,因此,针刺可通过放出积液而起效。

Churchill 的最早记述中包含了一些他自己的和其他来源的病例;1828 年在其专著之后续中,他又发表了大量新的病例(Churchill,1828)。他记述了 2 例有严重急性背痛的男性患者,通过对其腰部肌肉进行针刺治疗,疼痛症状得到即刻缓解,另有 2 例经药物治疗无效的"风湿痛"女性患者,通过针刺肋间肌肉后均获得了痊愈。

然而,针刺在英国医生中当初的热情并未持续很久。部分原因是包括 Churchill 在内,没有人能够对针刺可能如何起效给出解释。1828 年后,在英国我们几乎听不到这一话题,虽然针刺可能依然在某种程度上被应用,因为在伦敦医疗器械供应商一直在做针具的广告(Barnes,2005)。至少到 19 世纪 70 年代,无疑有 2 个中心在应用针刺——利兹医院和伦敦大学学院医院。

19 世纪,在欧洲盛行的针刺是建立在当时的医学知识背景之下,除了使用的针具外,与传统的中医针刺几乎没有任何联系。当时和现在的情况一样,针刺的主要用途是针对肌肉骨骼疼痛。因此,当时的针刺与今天的西医针刺有很多相似之处,虽然也存在一些差异,值得注意的事实是牵涉痛并没有用于作为指导治疗,而仅仅是将针刺入疼痛部位。针刺持续的时间各种各样,但针刺入后并不进行手动刺激,也只是简单地留针一段时间,留针时间长短不一,最短不到 1 分钟,长者可持续留针数小时或数天。尽管治疗本身可能有痛苦,但针刺后患者的疼痛通常能得到立刻缓解;与法国医生的观点确实不同,一些英国医生坚持认为针刺必须让患者感到疼痛才能有效。

第三阶段:1900—1960 年

20 世纪前半叶,针刺仍在法国持续应用,这让英国医学访问者偶尔会感到迷惑,因为当时针刺在英国几乎已经绝迹。但此时针刺的特征已发生变化,已远离常规科学,变成了更加传统的针刺。这多少有些令人惊讶的发展要归功于一位名为 George Soulié de Morant 的法国人(1878—1955),1901 年他来到中国,就职于一家银行。他对中医尤其是针刺产生浓厚兴趣。回国后,他开始了针刺实践,并把这一技术教给了医生以及没有经过医学培训的人们。同时,他还将许多中医教科书译成了法文。

Soulié de Morant 所普及的一些对针刺的观点依然持续影响至今。尤其是他将中医的"气"解释为"能量",他应用"经络"(meridian)一词来指代针刺的通道,这些观点都被广泛接受。他显然相信他的方法能使西方科学家更容易接受针刺,但如果说有任何影响的话,它已产生了相反的效果(Kendall,2008)。虽然如此,他的这些观点还是得到了广泛的传播,不仅在法国而且也在欧洲一些国家和美国,他的观点被越来越多的对针刺感兴趣的卫生专业人士所接受。与此同时,针刺却在英国或多或少地销声匿迹了,至少在卫生专业人员中,因此,Soulié de Morant 的观点在英国几乎没有产生任何影响。

第四阶段:1960 年至今

在 20 世纪前半叶,任何一位想学习针刺的英国医生,都必须出国学习,因为在国内根本找不到任何学习针刺的地方。在 20 世纪 50 年代,有一位做了此事,他就是 Felix Mann 博士(1931—2014),正是他对英国的针刺进程起到了决定性影响。他先后师从慕尼黑的 Anton Strohl 博士、维也纳的 Johannes Bischko 教授以及蒙彼利埃的 van Nyha 博士(Baldry, 2005)。后来他又寻求汉学家的帮助学习中文,以便能够阅读中国古代和现代教科书。他也访问过中国。据他后来解释说,在此期间他学会了传统中医针刺,其余的任何事情我们不得而知(图 2.4)。

1959 年,他回国后,在伦敦西区开始了针刺的实践 - 当时可谓迈出了勇敢的一步,因为当时在英国针刺几乎无人了解。他很快就被针刺良好的疗效所鼓舞,他坚持针刺医疗,并开始给医生教授针刺,尽管起初来学习者仅有数人。在 1959—1964 年间,他曾出版了四部针刺专著。这些书都是为西方从业者提供帮助,疾病采用了现代术语,但给予适应证的治疗则应用了传统穴位术语。

20 世纪 60 年代中期,Mann 的思想发生了根本性变化。他总是对他所做的事情进行批判性思考,他的一些观察结果导致了对他所传授的有关针刺的传统观点的正确性产生质疑。在将针刺入"错误"的地方进行了试验,结果发现与他应用规定的部位相比疗效毫无差异。他发现针刺并不必要像传统派所认为的那样精确。他确定以区域术语来考虑将更好,而不是穴位,区域可以是相当大的;对于某些患者,在其相关肢体的任何部位针刺都可能起效,没有必要非常精确。由于自己的试验结果,他开始确信至少传统上所构想的针刺穴位和"经络"是不存在的。最终,他发展了自己的针刺观点,在本质上是基于现代的一种观点,即针刺是通过调节神经系统的功能而发挥作用的(Mann,2000)。

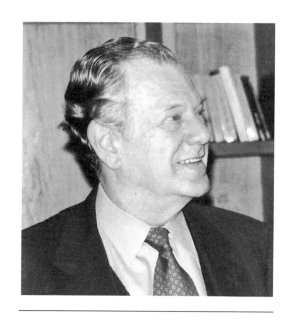

图 2.4　Felix Mann(1931-2014)博士

他以"针刺的穴位不存在,经络不存在"的表述将针刺带入科学的时代

　　自从脱离了传统体系的概念束缚之后,Mann 对针刺作出了许多重要的贡献。其中之一就是他获得了一大批患者——对针刺产生"强烈反应者"的认可,这些人对针刺有特别惊人的效果。他们需要的强化治疗比平均水平要低,即使给予他们轻微的治疗,这些患者的反应也是异常得好:有时对于过去针刺通常无效的疾病也会产生强烈的反应而获得帮助。Mann 认为治疗的强度(针数、针刺的持续时间、手动刺激的量)通常是关键性因素,通过多年的实践他趋向于越来越多地使用轻柔的刺激,而且几乎是对每一位患者。他认为有对针刺产生强烈反应的群体类别存在,目前在现代医学针刺中这种观点已被广泛接受。

　　Mann 总是寻找新的方法来治疗患者,他不断尝试不同的技术以求获得更佳的效果。他最重要的创新之一就是骨膜针刺法。他应用此法来治疗关节内部的疼痛,并且也更为广泛,因为该方法似乎有特广泛的疗效。例如,他说针刺颈部的关节柱确实能够治疗上半身的任何疾患;同样,在骶髂关节区域针刺骨盆的骨膜对下肢任何部位的牵涉痛都有用。

　　Mann 时常去许多国家进行学术演讲并提出他的观点,但人们对他报告中的观点看法不一。20 世纪 70 年代,在国内参加他的培训课程的医生数量越来越多,在那些年国内可能大多数学习针刺的医生都出于他的培养。他组建了一个非正式的医学针刺学会,正是 1980 年创立的英国针灸学会的前身(Baldry,2005),Mann 担任第一届主席。现如今该学会已经有2 000 多名会员。

　　Mann 对针刺的贡献众多,但最重要的是他使许多西方卫生专业人员对该学科的认识产生了重大的变化。在思想上发生决定性转变应归功于现代科学的起源,即始于大约 300 年前的欧洲启蒙运动。新观点就是从本质上持怀疑态度和打破旧习;是基于拒绝接受传统的权威,并善于对任何事情提出质疑。与之相反,传统针刺则属于启蒙运动之前的时代,它的特征是敬畏传统和确信所有重要的事情在遥远的过去都被发现了。Mann 对传统提出质疑，并寻求从神经生理学上解释针刺如何产生效应，可以说他为启蒙运动之后的针刺做了奠基性工作。

新发现之影响

20 世纪 60 年代后期，在英国针刺依然被大多数人，当然也包括大部分的医疗专业人员认为是外来的一种"非主流"形式的治疗或者替代医学。但是，到 20 世纪 70 年代时，由于某些原因，这种情况出现了转变。重要原因之一就是 1972 年尼克松总统访问中国。James Reston 是一位记者，陪同访问期间发生了阑尾炎，于手术后接受了针刺治疗，其疼痛和麻痹性肠梗阻得到解除。随后西方外科医生也来到中国，亲眼看到了在实施大手术的患者中针刺具有显著的镇痛效果。正是由于这些重要事件的发生，针刺取得了令人瞩目的声望。

在这一时期，有两项科学进展有助于人们对针刺的理解。1965 年前的几年，Melzack 和 Wall 提出了疼痛的门控理论。他们对痛觉的理解是基于兴奋和抑制的平衡，这种理论对如下的现象提供了一种解释，例如，在运动和战争中受伤的人并不感觉有痛，按照现代痛生理的理解，伤者的意念对痛觉产生了深刻的影响。它显然也为针刺可能起效提供了一种机制，Melzack 和 Wall 都如此评说（Melzack and Wall，1965）。

另外一项重要的科学进展就是 1974 年内源性阿片肽被发现。它们与针刺可能存在着的相关性显而易见，并且在动物和人体上开展了一系列研究。例如，针刺治疗疼痛后发现脑脊液中 β- 内啡肽水平升高，并且针刺的镇痛效果可被纳洛酮阻断（Clement-Jones et al.，1980）。尽管，现在看来内啡肽的释放只是部分情况，但这种解释有助于使西方的从业者们更好地接受针刺疗法。诸如此类的研究相继开展，为表明针刺具有可证实的生理学效应提供了基础，针刺技术也在英国的医院和疼痛诊所中有了更为广泛的应用。同时，其他国家的研究人员也在不断地扩展着针刺的科学基础，其中颇具深刻见解而为之作出贡献的研究者们包括瑞典的 Lundeberg 和 Andersson、中国的 Han 和日本的 Sato。

肌筋膜激痛点与针刺

20 世纪另一项重要的事件是源于主要由 Janet Travell 和 David Simons 所做的工作，即治疗肌筋膜疼痛。随后是 20 世纪 30 年代出自 Kellgren 所做的研究（Baldry，2005）。他将高渗盐水注射到志愿者的肌肉，发现会向远处放射。他将这种方法用于治疗疾病时发现，将局麻药注射到疼痛所牵涉到的部位，能减轻原先部位（痛源处）的骨骼肌疼痛。后来，他受医院临床研究中心主任 Thomas Lewis 的邀请，在伦敦大学学院医院开展了这项研究。可以想象这是 19 世纪针刺在那里早期应用所产生的反响，从而触发了 Lewis 对这项研究发生兴趣，尽管当时还没有明确地将此与针刺相联系。

Travell 后来和 Simons 一起提出了这一观点，并继续发展了肌筋膜痛综合征的概念（Travell and Simons，1999）。敏感的部位，主要在肌肉，但也在其他组织如韧带附着处都能在远离部位产生牵涉痛和其他感觉。他们将其称为肌筋膜激痛点（myofascial trigger points，MTrPs），认为是引起许多肌肉骨骼痛的病因。这些激痛点可以各种不同的方式被激活如过度使用，并且能持续很长时间。在治疗中，Travell 和 Simons 主要采用冷却喷雾剂，随后加拉伸,但他们也用局部麻醉剂注射于激痛点。一些医生则采取了合理的下一步,即简单地用针刺治疗而不注射任何药物,就是所谓的"干针",这也被认为是最好的作为对现代医学针刺的简单命名。

目前大部分现代医学从业者使用激痛点,至少在一定范围内,或多或少地把这种治疗与现代针刺等同对待。在这方面 Baldry 有杰出的贡献;他发现经典的针刺穴位定位与激痛点位置有很多相似之处,这些激痛点在西方文献中有记载,而"阿是穴"(指疾病状态下变得敏感的点位)和激痛点似乎是相同的事情(Baldry,1998)。另一位执业者是 Macdonald,他采用了一种大致相同的方法(1991)。

针刺的现状

20 世纪后半叶,在西方国家可以看到传统针刺的实践有了大量的增加,然而主要的从业者是没有常规医学背景的人员。随后,这种趋势促进了中国人开始为西方人提供培训,最初在中国本土进行,后来也到国外开展培训。这些发展并不是孤立发生的,而是成为被患者和常规医学从业者所接受的更为广泛的非常规医疗的一部分。今天在许多西方国家,现代与传统的观点都在应用。而不是将传统和现代观点截然地割裂开来,我们所看到的更像是光谱一样。有些从业者想要尽可能地坚持传统理论,虽然,这些人只占医疗从业者的一小部分。但是,即使那些自认为是现代主义者的人,也将一些传统概念的要素渗入了占主导地位的现代方法中。比如,有些人认为他们的针刺,在现代背景下具有合乎情理的一些生理学基础,但他们却可能首先选用传统的穴位;或者他们将"经络"解释为疼痛放射的常见模式。但也有其他一些从业者几乎全盘否定传统的理念。

按照定义,针刺指的是将针具刺入体内,这个定义使人难以知晓如何对治疗进行分类,如激光"针刺"并不使用针具,但却已经发展成为针刺的分支。经皮神经电刺激即通过导电垫,则是另一个不用针具的发展。然而,即便我们自己将针刺疗法的概念进行限制,而 20 世纪我们也看到了许多新的针刺种类的引入(或再引进)。19 世纪在针具上电的应用也沿用至今,并且得到十分广泛的应用。传统的针刺就是将针具刺入整个机体的不同部位,但许多新的针刺体系则采用身体局部地图。其中最为著名的是 Nogier 的耳针系统(耳针疗法)(Hsü,1992),也有其他一些方法出现,如 Yamamoto 的头皮针(Umlauf,1991)。

西方针刺的未来

针刺至少作为现代医学的种类,或许可作为一种非常规治疗形式,已经得到了医学界最大限度地认可。这主要是由于大量的人体研究显示,针刺具有可证实的生理学效应。这就为针刺是一种真正的神经生理学治疗的认识提供了基础。针刺能有所作为。然而,实践证明存在的更大困难是证实这些效果是针刺精确部位的特异性作用,或者的确是作为完全不同于其他形式的皮肤或者肌肉刺激的针具的使用。因此,我们可以说,在所有的以相同的方式发挥作用的一组疗法中,针刺是其中的一种方法,或许它们最终通过一个共同的路径,包括边缘系统(Campbell,1999)。

(庞 博 译,杜元灏 审校)

参考文献

Baldry, P.E., 1998. Acupuncture, Trigger Points, and Musculoskeletal Pain. Churchill Livingstone, Edinburgh.

Baldry, P.E., 2005. The integration of acupuncture within medicine in the UK; The British Medical Acupuncture Society's 25th anniversary. Acupunct. Med. 23 (1), 2–12.

Barnes, L., 2005. Needles, Herbs, Gods and Ghosts: China, Healing and the West to 1848. Harvard University Press, Cambridge, MA.

Bivins, R.F., 2000. Acupuncture, Expertise, and Cross-Cultural Medicine. Palgrave, Basingstoke.

Campbell, A., 1999. The limbic system and emotion in relation to acupuncture. Acupunct. Med. 17, 124–130.

Churchill, J.M., 1821. A Treatise on Acupuncturation. Simkins and Marshall, London.

Churchill, J.M., 1828. Cases Illustrative of the Immediate Effects of Acupuncturation. Callow and Wilson, London.

Clement-Jones, V.M., McLoughlin, L., Tomlin, S., et al., 1980. Increased beta-endorphin but not met-enkephalin levels in human cerebrospinal fluid after acupuncture for recurrent pain. Lancet 316, 945–947.

Hsü, E., 1992. The history and development of auriculotherapy. Acupunct. Med. 15 (2), 123.

Kendall, D.E., 2008. Energy-meridian misconceptions of Chinese medicine. Schweiz. Zscrhr. GanzheitsMedizin 20 (2), 112–117.

Kuriyama, S., 1999. The Expressiveness of the Body and the Divergence of Greek and Chinese Medicine. Zone Books, New York.

Macdonald, A.J.R., 1991. Acupuncture analgesia and therapy – part 3. Acupunct. Med. 9, 17–22.

Mann, F., 2000. Reinventing Acupuncture: A New Concept of Ancient Medicine, second ed. Butterworth-Heinemann, Oxford.

Melzack, R., Wall, P.D., 1965. Pain mechanisms: a new theory. Science 150 (699), 971–979.

Tailleux, P., 1986. Paper presented at the French Society for the History of Medicine on 22 February. http://www.biusante.parisdescartes.fr/sfhm/hsm/HSMx1986x020x002/HSMx1986x020x002x0145.pdf.

Travell, J.G., Simons, D.G., 1999. Myofascial Pain and Dysfunction: The Trigger Point Manual. (two volumes). Lippincott Williams and Wilkins, Philadelphia.

Umlauf, R., 1991. The influence of new scalp acupuncture according to Yamamoto on changes of pain threshold. Acupunct. Med. 9, 25–27.

第二篇
作用机制

本篇纲目

3

第三章 针刺刺激的外周组成——对针刺的特异性临床效应发挥着重要作用

T. Lundeberg　■　I. Lund

缩写词

5-HT	serotonin	5- 羟色胺
ACh	acetylcholine	乙酰胆碱
AMP	adenosine 5′-monophosphate	一磷酸腺苷
AMPK	AMP-activated protein kinase	AMP 蛋白激酶
ATP	adenosine 5′-triphosphate	三磷酸腺苷
BDNF	brain-derived neurotrophic factors	脑源性神经营养因子
Ca^{2+}	calcium ion	钙离子
cAMP	cyclic adenosine 5′-monophosphate	环磷酸腺苷
CGRP	calcitonin gene related peptide	降钙素基因相关肽
CNS	central nervous system	中枢神经系统
CT	C tactile	C 类触觉
CXC	Family of chemochines	趋化因子家族
DMN	default mode network	默认模式神经网络
DNA	deoxyribonucleic acid	脱氧核糖核酸
DRG	dorsal root ganglion	背根神经节
DRR	dorsal root reflexes	背根反射
eNOS	endothelial nitric oxide synthase	内皮型一氧化氮合酶
EPO	erythropoietin	红细胞生成素
FGF-2	fibroblast growth factor-2	成纤维细胞生长因子 -2
FSTL	follistatin-like	卵泡抑素样蛋白
GABA	gamma amino butyric acid	γ- 氨基丁酸
H^{+}	hydrogen ion	氢离子
HPA	hypothalamus-pituitary-adrenal	下丘脑—垂体—肾上腺
IL	interleukin	白介素
IML	intermediolateral column	中间外侧柱
K^{+}	potassium ion	钾离子
NE	norepinephrine	去甲肾上腺素
NGF	nerve growth factor	神经生长因子
NO	nitric oxide	一氧化氮
PAG	periaqueductal grey	导水管周围灰质
PG	prostaglandin	前列腺素
TGF-β	transforming growth factor beta	转化生长因子 -β
TNF	tumour necrosis factor	肿瘤坏死因子

引言

本章内容主要是重点阐述针刺刺激对机体外周组织、器官可能产生的作用,也就是针刺刺激的外周组成,以及随之对生理功能的影响。总体上,针刺刺激后的临床效应可以被描述为源于生理学和/或心理学机制,在此针刺激可代表对处于功能状态下的系统通过自然生物效应而获得的人工激活。

针刺所诱发的感觉刺激,即激活了被刺激组织的受体或者神经纤维,在人和其他哺乳动物身上似乎都引起了类似的效应,这意味着针刺能引起基本的生理学变化。我们可以假设性地认为,针刺对某些器官功能引起的这种生理学上相应的效应,原因在于伴有剧烈肌肉收缩的躯体运动。

在针刺刺激期间,将锋利而纤细的针具刺入机体特定的"针刺穴位",其位置可以通过体表解剖标志进行定位。组织学研究已表明,许多针刺穴位都有密集的神经分布,并且通常位于与骨骼肌、结缔组织直接相关之处,也与具有神经免疫调节作用的细胞相关(Li et al.,2004;图 3.1)。

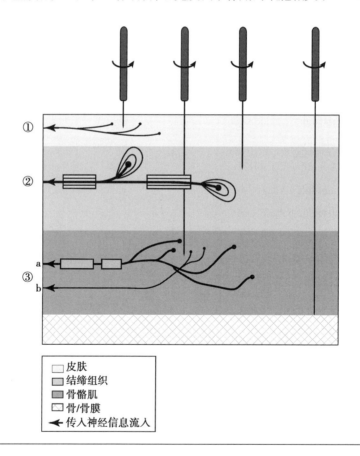

图 3.1 针刺操作过程中可直接或间接影响的组织层

①C 类触觉传入神经:调控来自裸露性神经末梢的触觉。②Aβ 传入神经:调控来自有髓鞘神经末梢的压力觉、触觉或振动觉。③a Aδ 传入神经:调控来自裸露性神经末梢(麦角感受器)的深压觉;③b C 类传入神经:调控来自裸露神经末梢的伤害性感受。

针刺刺激的外周组成——神经调节

外周感受器

针刺刺激与其激活不同的感受器密切相关，也就是皮肤和深层组织的脊髓背根神经节（dorsal root ganglion，DRG）神经元和三叉神经感觉神经元的神经末梢。这些感受器的性能以及其引起的相应感觉，在针灸过程中可被激活，包括 5 种主要的形式（Kandel et al.，2003；Olausson et al.，2002，2010；Schmelz et al.，1997；Sengupta and Garrity，2013）：

1. 机械性感觉（精细触觉、大小、形状、质感和运动）
2. 机械性感觉 / 本体感觉（静止位置和运动）
3. 温度觉（热 / 冷）
4. 伤害性感觉（疼痛）
5. 痒感觉（瘙痒）

外周感受器在外观上主要有两种类型：

1. 有被囊神经末梢——神经末梢通常被结缔组织"包裹"——调控触、压、振动觉和本体感觉。
2. 裸露神经末梢——神经末梢终止于周围组织——调控伤害性感觉 / 痛，痒，以及通过温柔抚摸的"富有情感性触摸"和温度觉。

机械感受器：皮肤和皮下

在光滑（无毛）的皮肤中有 5 类主要的机械感受器已被确定。其中有两种属于有被囊型，均位于皮肤的浅表层：Meissner（迈斯纳）小体和 Merkel（默克尔）圆盘感受器。另外两种感受器是 Pacinian 小体和 Ruffini 末梢，也属于有被囊型，研究发现两者均位于皮下及深层组织中（包括处于肌肉层和骨间膜上之间）。相似类型的机械感受器也在覆盖于大部分体表的多毛皮肤中被发现，包括对毛发移位产生反应的毛囊。第五种主要的机械感受器类型属于裸露型神经末梢，当抚摸多毛的皮肤时产生反应。

机械感受器：肌腱、关节和骨骼肌

研究发现在骨骼肌、肌腱和关节结构中有四种不同类型的机械感受器。它们的主要作用是感受自身的四肢和躯体的运动和位置觉（本体感觉），以及肢体运动的速度和方向感觉，此外还能维持人体的直立姿势（姿势的信息）和物品操作。（表 3.1）。

对于患有神经变性疾病的患者，或许用针刺结合运动来激活这些感受器可以提高治疗的效果。而且，运动和 / 或手法治疗技术的许多效果，可以解释为是对这些肌肉和关节传入神经的刺激所致。

肌肉收缩过程中产生的深压力能激活麦角感受器（Kniffki et al.，1981），或许当针刺引发"得气"感时也同样会产生这样的效果。因此，有人认为针刺的生理学作用就是运动（Andersson and Lundeberg，1995）。但是，麦角感受器也可被释放的 H^+、乳酸或 K^+ 等代谢刺激物激活，也就是说此时它起到了"代谢化学感受器"的作用。在麦角感受器中人们发现了一种神经递质,它同样也存在于传入神经纤维的一个亚组,Aδ 类纤维中,即降钙素基因相关肽(calcitonin gene related peptide,CGRP),肌肉运动和针刺刺激均能引起 CGRP 的释放(Jansen et al.,1989;Shinbara et al.,2013)。CGRP 是一种强有力的毛细血管床的血管扩张剂,在运动或静态肌肉负荷期间以及之后的缺血状态下,可恢复肌肉血流量,是局部自身调节机制的一部分。此外,CGRP 还可作为一种生长因子对内皮细胞起到营养作用,因而对于血管新生也具有重要意义。

表 3.1 肌肉、肌腱和关节结构的机械刺激感受器	
感受器类型	**产生反应的刺激形式**
肌梭感受器	肌肉拉伸
麦角感受器	压力和张力(肌肉收缩过程中的深压)
高尔基腱器官	肌肉施加的收缩力
关节囊感受器	关节屈曲、伸展和旋转

机械感受器:内脏器官

内脏器官一般不产生意识性感觉,尽管实际上内脏有 DRG 神经元的游离神经末梢分布,类似于皮肤上的机械性伤害感受器。然而,内脏的机械感受器对脏器肌肉的扩张和牵拉十分敏感,因此能引起痛觉。另一方面,对化学刺激敏感的神经末梢在监控内脏功能方面发挥着重要作用,为许多自主性反射提供了传入支,包括交感和副交感自主反射。覆盖内脏器官的身体前部皮肤,比背面皮肤可能有更为丰富的神经分布。这可能就是为什么针刺躯体的前部皮肤比背面皮肤更能引起强烈的躯体—内脏反射反应的原因之一。

温度感受器

人们发现温度觉有四种类型:冷、凉、温、热。这些感觉依靠温度感受器进行传导,温度感受器的激活是根据温度变化进行调制的。34℃的皮肤温度,是一个温度的中位区,被视为不冷不热的合适温度。有趣的是,冷感受器在皮肤温度处于 18~25℃时激活,而温感受器在45℃时最为活跃,但当温度达到 50℃时则中止激活。当温度高于或低于上述温度时,通过温或冷感受器的活动而传递,于是人们就会感知到热或冷痛。很有可能在艾灸、冲击波、高能激光和其他温 / 热刺激等物理疗法治疗过程中,温和 / 或热感受器会被激活。

伤害性感受器

如前所述,伤害性感受器能对外周组织的伤害性刺激做出选择性应答,在某些情况下可感受到疼痛。有时疼痛被感知并没有这种活动的存在,这可能是由于在更高级的脑结构中发生了致敏过程。伤害性感受器已被划分为数个类别,可根据其对不同类型刺激的应答进行界定(表 3.2)。

多觉型伤害感受器是最常见的伤害性感受器类别。在针刺强刺激、针压(痛性)或强劲的按摩时,机械性伤害感受器可能被激活而引起痛觉的轻微增加,但同时也增强了内源性疼痛抑制系统的活动。

表 3.2 传导伤害信号的外周感觉感受器的不同种类,伤害性感受器,以刺激形式分类	
伤害性感受器类别	**刺激 / 激活性刺激**
机械性伤害感受器	强机械性(疼痛性)刺激,如用利器刺入皮肤
热伤害性感受器	皮温 >45℃或 <10℃时分别激活热和冷伤害性感受器
化学伤害性感受器	从损伤组织释放的化学物质如缓激肽、P 物质(SP)、K^+、ATP、5-HT、乙酰胆碱、细胞因子和生长因子;组胺可引起瘙痒感
温度 / 机械性伤害感受器	强烈机械性刺激伴有温度 >45℃或 <10℃,激活热 / 机械性伤害感受器或冷 / 机械性伤害感受器
多觉型伤害感受器	强烈机械、温度(>45℃或 <10℃)和化学刺激,两种或两种以上类型的刺激相结合

痒感

瘙痒感受器被认为可能是伤害感受器大家族中的一个子集(Schmelz et al.,1997;Liu et al.,2009),其中在伤害性感受器整个组被激活时引起疼痛,而瘙痒选择性子集的激活只引起痒感。然而,痒或瘙痒不仅仅由外周组织所引起,更多的是与中枢相关,这也说明瘙痒的产生与多条神经通路有关(Misery et al.,2014)。

针刺与机械感受器

针刺能激活浅表皮肤和深层肌肉组织中的各类机械感受器(图 3.1 和图 3.2)。据报道,大部分针刺穴位处都含有丰富的游离神经末梢、有被膜皮肤感受器(Merkel、Meissner、Ruffini 和 Pacinian 小体,即默克尔小体、麦森小体、鲁菲尼小体、潘申尼小体)、肌层感觉感受器(肌梭和腱器官)、麦角感受器,以及它们各自的传入神经纤维。针刺的部位可分为三类:肌梭富集性针刺部位、皮肤感受器富集性针刺部位以及腱器官富集性针刺部位。在针刺实践中,往

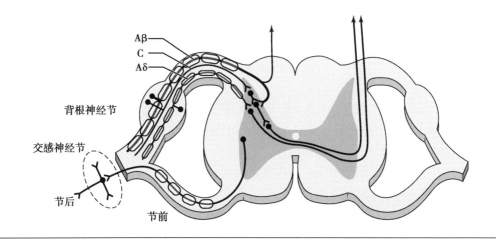

图 3.2 在不同神经纤维类型成分之间,传入神经的组成和相互作用的可能部位
在背根神经节中有两种不同功能类型的有胞体轴突初级传入纤维,在交感神经节中存在有胞体的交感节后纤维。初级传入纤维包括大直径有髓鞘(Aα、β 类)、小直径有髓鞘(Aδ 类)和无髓鞘(C 类)轴突。所有交感节后纤维都属于无髓鞘型。

往对刺入的针具进行手法操作,以达增强针感和治疗效应。而不同模式的刺激技术的运用(例如针刺深度的浅深、轻刺激或不刺激与提插和捻转)可能决定着何种感受器被激活。对刺入针具施行轻柔而反复的手法操作,有望会产生机械性压力和组织变形,进而激活机械感受器。同时,手法刺激还能引起远端效应,这是由于刺激产生的剪切力和压力诱导了组织发生移位所致。试验表明,所有类型的人工操作手法,刺激肌肉张力感受器比刺激皮肤机械感受器引发的远端效应更大;捻转手法对皮肤浅、深感受器和肌层张力感受器的远端效应强于其他手法。另外,外周末梢神经的敏感状态,即在疼痛状况下表现为正常或者敏感,将受感受器所处的外周环境影响,如存在的乳酸、K^+、NO 离子、趋化因子、细胞因子、肌肉因子等诸多其他因子。因此,同一刺激技术能产生完全不同的感觉效应,小到几乎无法察觉,大到会出现疼痛。

感受野

感受器及附近神经元兴奋所支配的外周区域被称为其感受野。体表和深部组织层的感受野大小和结构是不同的。分布于体表组织层的一个单 DRG 神经元接受一簇来自 Merkel 触盘感受器或 Meissner 小体的传入。与之相反,分布于皮肤深层组织的每根神经纤维则接受来源于单个的 Ruffini 末梢或 Pacinian 小体的传入,即这些感受器覆盖了皮肤的绝大部分,而且没有明显分界。一般而言,这些感受野都有一个单一的"最敏感点",即对触觉的敏感性最高,通常直接位于感受器之上。

适应性

机械感受器在适应性能上存在差异,总体上可分为慢适应型和快适应型。慢适应型感受器,如 Merkel 触盘感受器和 Ruffine 末梢,能以它们各自的平均冲动率传递压力和物体形状信号(刺激持续期间)。快适应感受器包括 Meissner 小体和 Pacinian 小体,能感知物体的运动。当一个刺激的位置发生变化期间,这些感受器则做出应答,而当刺激物停止移动时,它即进入静息状态。另外,这些快适应感受器还能感知垂直冲击(振动)和侧向运动(抚摸、摩擦或触觉)。

感觉阈

机械感受器的感觉阈就是产生动作电位所需的最小刺激强度,不同机械感受器的感觉阈也存在差异。快适应感受器比慢适应感受器的感觉阈更低。Pacinian 感受器是最敏感的机械感受器,它能够感知皮肤的摩擦位移。然而,由于 Meissner 小体对于物体形状的突然变化极为敏感,因此可以察觉小的隆起并对其进行定位,但是对于更加明显的突起和 / 或边界,则需要激活慢适应 Merkel 触盘感受器。当感受野被点状探针触及时,则可出现最强烈的应答,如刺激物像一根针刺用的针具,或者尖锐的物体。这就解释了为什么点状探针摸起来感觉相当锋利,而与之相反棉签的感觉是钝的。

传入神经纤维

所有来自四肢和躯干的躯体感觉信息,均通过各自的脊髓 DRG 神经元发出的外周传入神经纤维进行传递,每一条神经纤维对特定方式的刺激类型进行应答,这与其外周感受器的形态和分子专一性密切相关(Kandel et al.,2013)。颅内结构产生的躯体感觉信息通过位于脑干的三叉神经感觉神经元传递,它与脊髓 DRG 神经元在功能和形态上是相同的,能通过二级神经元将信息进一步传递到脑内更高级中枢。背根神经节的神经元和三叉神经的基本功能都是传导刺激,将编码的刺激信号传递到中枢神经系统的更高水平。从背根神经节水平开始,在不同刺激形式之间就存在着相互影响,即一种"交互作用"(表 3.3)。

表 3.3　外周感受器和相应神经纤维对不同刺激形式的反应所表现的活动概览

感受器类型 / 组织	神经纤维类型	刺激形式 / 感觉
机械刺激感受器 / 浅表 - 皮肤、深层 - 皮下		触摸
Meissner's 小体	Aα、β	抚摸
Merkel 触盘感受器	Aα、β	按压
Pacinian 小体	Aα、β	振动
Ruffini 末梢	Aα、β	皮肤牵张
头发	Aα、β、δ	抚摸
皮肤接触,C 类触觉	C	抚摸
机械刺激感受器 / 关节、肌腱、肌肉		本体感觉 / 运动
肌梭,初级	Aα/ Ⅰa 类	肌肉拉伸(长度)
肌梭,二级	Aβ/ Ⅱ类	肌肉拉伸
麦角感受器(压力敏感型)	Aδ/ Ⅲ类	肌肉收缩
高尔基腱器官	Aα/ Ⅰb 类	肌肉收缩
关节小体	Aβ/ Ⅱ类	关节角度
牵张敏感型游离神经末梢	Aδ/ Ⅲ类	被动拉伸、主动用力
温度感受器 / 浅表 - 皮肤、深层 - 皮下、关节 / 肌腱 / 肌肉		温度
冷感受器	Aδ/ Ⅲ类	温度 18~25℃ / 冷
温感受器	C/ Ⅳ类	温度 30~45℃ / 温
伤害感受器、单一性 / 多觉性 / 浅表 - 皮肤、深层 - 皮下、关节、肌腱、肌肉		伤害性感受、痒 / 痛 / 痒
冷伤害感受器	C/ Ⅳ类	温度 <10℃ / 冷
热伤害感受器	Aδ/ Ⅲ类	温度 >45℃ / 热
机械性	Aδ/ Ⅲ类	强烈机械性刺激 / 尖锐刺痛
热机械性	Aδ/ Ⅲ类	温度 >45℃,强烈机械性刺激 / 灼痛
冷机械性	C/ Ⅳ类	温度 <10℃,强烈机械性刺激 / 冷痛
化学性	C/ Ⅳ类	化合物释放
多觉性	C/ Ⅳ类	温度 >45℃,<10℃;强烈机械性刺激,化合物释放 / 深灼痛

新近研究又表明:躯体感觉刺激还可以不经过背根神经节而传递到孤束核。

机械感受器和本体感受器一般都受大直径有髓传入轴突支配,而温度感受器和伤害性感受器则具有小直径的有髓或者无髓轴突。粗纤维 Aα/ Ⅰ 类纤维,传导动作电位的速度为 70~120m/s;中等直径的 Aβ/ Ⅱ 类纤维,传导速度在 35~70m/s 之间;小直径的有髓 Aδ/ Ⅲ 类纤维,传导速度为 5~35m/s。而无髓传入神经纤维的传导动作电位速度为 0.2~2.0m/s。这种传导速度的差异可能归因于电流沿轴突流动时的内阻抗不同,包括因 Ranvier(郎飞)结间隔引起的跳跃式传导活动。轻柔、动态的触摸被特定的触觉类感受器进行编码,即 C 类触觉(CT)传入,人们发现这种感觉仅在有毛的皮肤中通过无髓传入神经传导。当以速度约为30m/ms、温度为标准皮温的轻柔接触方式抚摸皮肤时,C 类触觉传入就被激活(Olausson et al.,2002;Löken et al.,2009;Morrison et al.,2010;Ackerley et al.,2014)。

有报道指出,在针刺穴位处的皮肤、结缔组织和骨骼肌均分布有躯体传入和传出神经纤维。已研究过的许多针刺部位都有相当丰富的神经成分,尤其是神经纤维,与非穴位处比较,比例几乎是 1.4:1。研究发现,足三里穴上的有髓与无髓神经纤维的比例几乎高于其周围部位的 4 倍。还有研究发现,肌肉感觉感受器(肌梭和腱器官)以及它们的传入神经纤维,多集中在肌肉丰厚部位的穴位处,如胫骨前肌和股直肌(Li et al.,2004)。

大多数针刺部位的另一个重要神经组成,甚至在躯体的许多部位,那就是密集而细小的自主神经纤维,并且发现它们与感觉感受器和传入神经十分靠近。大多数的自主神经为去甲肾上腺素能交感神经纤维,但也发现有胆碱能副交感传出神经。躯体神经和自主神经成分的交互作用,在针刺刺激的穴位上有助于对穴位局部和传入信号进行调节。另外,感觉传入神经和自主传出神经纤维活动的交互影响,也可发生在 DRG 和脊髓节段水平,同样也存在于中枢神经系统的更多中枢区域(见图 3.2)。

传入神经的电刺激

前文已述,不同神经的传导速度差异可能是电流沿轴突流动的内阻抗所致。这也是为什么神经电刺激既可用表面电极如经皮神经电刺激(transcutaneous electrical nerve stimulation,TENS),也可将细针具与电刺激仪连接如电针的原因,应用低强度刺激,激活大直径的传入神经要比细传入神经更容易(Barlas and Lundeberg,2006)。当使用较高的刺激强度时,较细的感觉传入神经可被刺激激活(图 3.3)。

实际上由于电针(EA)能导致许多不同的传入神经的电激活,因此,不能将电针与手针等同看待(Napadow et al.,2005)。人们普遍认为,手针刺激能激活体表及深层 Aβ 和 Aδ 纤维,但大部分临床效应包括止痛和自主性调节,可能归因于深层 Aβ、Aδ 和 C 类纤维的激活(Andersson and Lundeberg,1995)。

"得气"感的外周基质

大量的临床经验和试验证据都已显示,在针刺刺激过程中,应该力求获得所谓的针感,即"得气"(图 3.4)。

虽然不同个体对针刺操作手法的针感感觉可能不同,但在刺入针具的周围深层组织中出现的这种独特感觉,一般以酸、麻、重、胀和痛为特征(Hui et al.,2010)。"得气"感也常会伴有针刺穴位的血流增加和温热感。同时,当患者出现得气感时,针灸师通常会感觉到对刺入的针具做进一步活动/手法操作时,有一种增加的阻力。因此,针感并不是一种单一的感觉,而是由于针刺激活了针刺部位不同的感觉感受器及其相应的传入纤维,引起的复合感觉。业已证明,针刺中产生的麻、重、胀感,与穴位深层组织的有髓 Aβ 和 Aδ 传入神经被激活密切相关,而痛和酸感的出现则与小直径的有髓 Aδ 纤维和无髓 C 类纤维的刺激有关。

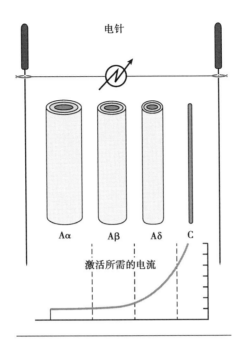

图3.3 神经纤维直径与引起兴奋所需刺激强度(电流／电压)的关系原理示意图

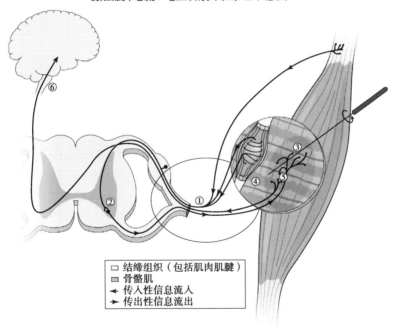

图3.4 从骨骼肌引发的"得气"感后情景原理示意图

事件的顺序：①针刺入皮肤、肌肉周围的结缔组织以及肌肉。②当针具被轻微捻转时，肌梭动态纤维被激活，"肌肉缩短"的信号通过 Aα、β 纤维传递到脊髓。③脊髓水平上引起的反射导致了 Aα 运动神经元被激活。④ Aα 运动神经元的活动引起了针具周围的肌肉收缩，作为局部阻力可被感知到。⑤通过针具的进一步刺激(捻转和提插)，引起局部麦角感受器被激活，通过 Aδ 纤维将它们的信息传递到脊髓，引起强烈的局部肌肉收缩。同时，麦角感受器也释放 CGRP(详见正文)。⑥脊髓水平的传入活动，进一步被传递到脑，可被感知为麻木、重和胀感或称"得气"。

针刺后局部感觉过敏或迟钝

据报道,针具刺入不同的组织后会引起抑制性或兴奋性介质的释放。兴奋性介质能够提高针刺部位传入神经纤维的兴奋性,包括各种细胞因子、前列腺素(PGs)、缓激肽和其他促炎因子。抑制性介质包括乙酰胆碱(ACh)、去甲肾上腺素(NE)、γ-氨基丁酸(GABA)、β-内啡肽、P物质(SP)、生长抑素、NO、ATP、环鸟苷磷酸腺苷和腺苷,能抑制针刺部位的受体和/或传入纤维的兴奋性。针刺的主要作用就在于提高抑制性介质的释放。此外,针刺还能刺激5-羟色胺(5-HT)和组胺的释放,但其作用效应更为复杂,因为它们既能发挥兴奋性作用,又能产生抑制性效应,这取决于其激活了何种受体。外周组织中局部介质的增加,部分是起源于非神经元细胞。针刺部位的局部机制可能在针刺镇痛作用中发挥重要作用,即通过提高抑制性介质的活动,以及激活以SP、CGRP自身受体为基础的针刺部位的负反馈,从而阻断大部分源自针刺穴位远端的伤害性信号传递(Zhang et al.,2012)。

节段性神经分布——皮节、肌节和骨节

由单个脊神经支配的皮肤区域称为一个皮节,相应的肌肉和骨骼组织的神经支配区域称为肌节和骨节(见附录1)。事实上,皮节、肌节和骨节并不像分布地图通常所显示的那样有明确的界限,因为构成一根脊神经的轴突来自不同的外周神经。同样,单个外周神经发出的轴突也可加入数个邻近的脊神经,这就导致了脊髓每个节段的神经支配区域均有重叠。

脊髓 / 三叉神经核 / 脑

DRG神经元的中枢突在进入脊髓和三叉神经核时发出分支,并投射到脊髓灰质和脑干的核团。脊髓灰质可分为三个不同的功能区:背角(Ⅰ~Ⅵ层)、中间带(Ⅶ层)和前角(Ⅷ~Ⅸ层)。Ⅹ层由围绕中央管的灰质组成。在中枢神经系统中通过特定的上行通路,DRG神经元的感觉专有特性得以维持。诸如伤害性刺激、重压、皮肤接触和温度等刺激形式都通过脊髓/三叉神经核中的突触传递到对侧的前外侧象限,在该部位由轴突上传到脑干和丘脑的前外侧系统。由触觉和本体感觉引起的神经冲动,在髓质中通过同侧的背侧柱,背柱—内侧丘系系统,被直接传递到它们的核团,继而传递到丘脑和更高级的大脑中枢。

脊髓水平的交互影响

脊髓背角是中枢神经系统中的一个重要区域,感觉信息在这里被接收、整合并被传递到更高级的大脑结构。初级传入神经在脊髓的终止形式与轴突直径、感受野和感觉方式有关。伤害性初级传入神经主要终止于背角的表面部分,特别是Ⅰ和Ⅱ层,而源自机械刺激感受器的有髓Aβ纤维的传入则终止于较深层,即Ⅲ/Ⅳ层。因此,在脊髓背角中触觉敏感性纤维一般终止于较深层,而伤害敏感性纤维则止于更表浅层。研究发现,在Ⅰ、Ⅱ和Ⅲ/Ⅳ层中均普遍含有兴奋性和抑制性的中间神经元。Ⅴ层的神经元则接受来自非伤害性感受Aβ纤维和伤害性感受Aδ以及C类纤维的汇集性兴奋传入,并将这种"最强"的刺激传递到CNS的更高级中枢。此外,大直径Aβ纤维通过激活Ⅰ/Ⅲ层的抑制性中间神经元来抑制Ⅴ层神经

元的放电频率。另一方面,Aδ 和 C 纤维能使 V 层神经元兴奋,但同时也抑制了 II 层抑制性中间神经元的放电,这个过程是通过 Aβ 纤维而被激活的。

一项研究采用交叉遗传操作以识别机械痛转导的一些确切成分,据报道外周机械性伤害感受器和 Aβ 机械感受器,与脊髓的躯体兴奋性神经元和强啡肽抑制性神经元共同形成了一个传导和门控机械痛的微环路(Duan et al.,2014)。

总之,非伤害性传入的关闭和伤害性传入开启了向中枢传递有害性输入之"闸门"。大约 30% 的背角浅层神经元对抑制性介质 GABA 和 / 或甘氨酸都具有免疫反应性。这些抑制性神经元都由低阈值的初级 Aβ 传入活动所驱动。然而,近期研究已经发现几乎所有含 GABA 的神经元也能接收来自高阈值 Aδ 和 / 或 C 类纤维的传入信号,这是疼痛门控理论无法预测的一个组合。另一方面,位于 II / III 层边界附近含有甘氨酸的抑制性神经元,可直接抑制一种酶,该酶是蛋白激酶家族的一个成员并参与多种细胞内信号转导通路,即蛋白激酶 Cγ+ 神经元,可关闭闸门。另外,II 层的一些神经元又能通过含 GABA 和甘氨酸的神经元来接收来自更高级脑区的紧张性下行抑制,这说明表浅的背角神经元通过两种形式被抑制,即时相性和紧张性,可能通过外周和中枢机制而被激活。依据疼痛性病变的治疗情况,针刺的短期效应可能通过时相性活动来调节,而长期效应则与紧张性活动的调节有关。前面描述的门控机制就是应用 TENS 来缓解疼痛的基本原理(Barlas and Lundeberg,2006)。

镇痛的机制具有部位上的特异性,也就是说,身体区域的疼痛调控在解剖学上与该区域伤害性和非伤害性传入神经终止的神经节段密切相关。这意味着感觉刺激应用于疼痛的同一神经节段(皮节、肌节或骨节)。此外,非伤害性传入神经的活动能够抑制脊髓VII层的交感性传出,而伤害性传入神经活动则会使之激活(例如针刺期间)。然而,长时间的针刺(20~40 分钟)可激活交感紧张性的中枢抑制。这种抑制在治疗结束后更加明显,并可持续数小时之久。甚至对伤害性感受产生更有效的拮抗,这是通过刺激导水管周围灰质(periaqueductal grey,PAG)区而调控的,这些灰质位于第三脑室和中央导水管周围。这种产生镇痛的刺激激活了下行疼痛抑制系统,从而抑制了脊髓背角的伤害性感觉神经元的放电。PAG 区几乎没有神经元能直接投射到脊髓背角。相反,它们与中缝大核的兴奋性神经元建立联系,尤其是 5-TH 能神经元。来自中缝大核的神经元通过外侧索背部投射到脊髓,并与背角 I、II 和 V 层的神经元建立抑制性联系。抑制脊髓伤害性神经元活动的其他下行抑制系统,起源于去甲肾上腺素能蓝斑,通过直接和间接地抑制作用阻滞 I 和 V 层神经元的信号输出。它们还能在背角与含阿片的环路发生相互作用。阿片制剂和阿片肽(内啡肽、脑啡肽、强啡肽)能通过不同的机制调节伤害感受的传递,这些机制之一就是在二级神经元中通过增加 K^+ 的电导率而产生突触后抑制,另一种机制是突触前抑制。阿片诱导的初级传入神经介质释放(谷氨酸和 SP)的降低,可因 Ca^{2+} 进入感觉神经末梢的减少而间接地引起,或者可能由 Ca^{2+} 电导率降低而直接地导致。

实验和临床研究都表明,针刺镇痛效应的一部分是通过这些下行系统的活动所调控的,这些系统可能也在自主活动调节中发挥着重要作用。另外,吗啡通过激活下行抑制系统产生镇痛的事实,已支持了阿片类物质具有的重要作用。

脊髓反射——背根、运动及自主性反射

研究已表明,下行抑制系统通过突触前抑制调控背根反射(DRR),因此,通过逆向性活动来抑制 A 和 C 类初级传入神经纤维,可引起 SP 和 CGRP 在外周末梢的释放,这就是所谓

的神经源性炎症。这种下行的 DRR 调控可见于 PAG 神经元的活化之后,并由 GABA 和 5-HT 所介导。GABA(A)受体在 DRRs 的发生中起到关键作用,但 5-HT 受体也有一定作用。

脊髓对躯体和内脏反射进行处理,并从中枢神经系统到效应器官(涉及内脏功能包括心血管调节)进行信号输出。由于脊髓交感神经核(即节段中间外侧柱,IML)中存在阿片类或类痛敏肽免疫反应,因此,有人认为针刺尤其是低频率(2Hz)电针也影响着脑干和 IML 之间的神经传递。令人关注的是,阿片类和痛敏肽降低了头端延髓腹外侧区诱导的交感性兴奋反应,这表明两种肽类可调节交感神经信号的传出。此外,传入性刺激可通过抑制兴奋性中间神经元直接调节交感神经活动。这些中间神经元似乎在参与自主性调控的脊髓回路中形成了重要的联系。总之,这提示了针刺通过调节躯体 - 自主反射来调整如肠道运动和膀胱活动,这种调节与器官 / 系统的生理 / 病理生理状态直接相关(Cortelli et al.,2013)。

如图 3.5 所示,针刺(手针或电针)过程中交感神经活动增加。刺激结束后的效应取决于刺激开始前的基础活动水平。针刺开始前活动性增加的受试者,在针刺后会出现交感性抑制,并可持续 12 小时。正常紧张性的患者,抑制作用则较小,且持续时间较短。活动性低的受试者,在针刺刺激结束后其活动会出现持续增加。副交感神经的紧张性也可受到影响,但幅度较小,然而可能出现较长的持续时间(可长达 72 小时)。总体的净效应是趋向"正常水平"的反应。

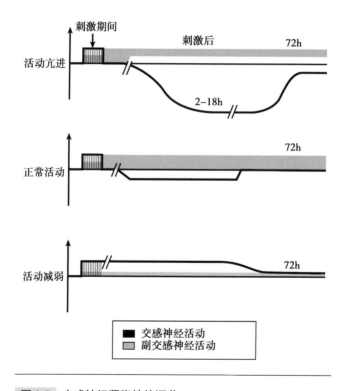

图 3.5 交感神经紧张性的调节
刺激期间和之后,针刺对交感和副交感活动影响的原理示意图

此外,已有研究表明针刺对脊髓水平的运动反射以及运动行为也具有调节作用,这种调节取决于所治疗的状况。例如,在健康受试者中,手针能提供足够的神经肌肉刺激以促进运

动单位总募集的即刻变化,而对最大力量输出上并没有影响,然而,脑卒中后患者手针治疗后在肌电活动和最大力量输出上均未出现显著的降低。一个常见的临床经验是针刺能减轻肌肉的压痛。这在一定程度上归因于针刺对骨骼肌运动神经元活动的抑制。对于健康人,在手指尖端掌侧应用振动刺激能诱导屈肌反射。通常在振动刺激期间,手指屈肌力随着振动开始出现,并进行性增加。这种反射被认为有两条反射弧,即脊髓短环和脊髓上长环。有趣的是,上肢的同侧节段性针刺刺激能抑制这两条环路的活动,而且脊髓上长环的抑制与短环相比会持续时间更长(起针后振动诱发的手指屈肌反射持续减弱被观察到)。这种运动神经反射抑制作用是由伤害性 Aδ 或 C 类纤维的激活所致,表明不同来源的伤害性和非伤害性传入神经之间存在趋同性,它们在 α- 运动神经元的节段性反射通路中都作用于相同的中间神经元。这将表明通过针刺的伤害性躯体感觉的输入,能够通过共同的中间神经元来抑制支配屈肌的运动神经元,针刺治疗可能是减轻肌肉痉挛的一种有用的干预方法,至少对上肢肌肉痉挛有用(Takakura et al.,2010)。因此,针刺对运动反射和运动控制的影响还需要进一步研究。

脊髓胶质细胞

在病理性和慢性疼痛中发现的超常现象,如痛觉过敏和痛觉超敏,脊髓星形胶质细胞已被认为是重要的影响因素。实验研究已表明,针刺刺激能抑制脊髓星形胶质细胞的活动以及炎症中的伤害性反应,这种抑制与脊髓 α_2- 肾上腺素能受体被激活有关。

背侧柱—内侧丘系系统

调节肢体、躯干触觉和本体感觉的神经元,其轴突的主要中枢分支在脊髓内从同侧背侧柱上行至延髓(Kandel et al.,2013)。在高位脊髓水平背侧柱被分为两簇(束)——薄束和楔束。位于内侧的薄束包含着来自同侧骶、腰和下胸节段的上行纤维;楔束位于外侧,包含来自上胸和颈节段的上行纤维。两束的轴突分别止于下延髓的薄束核和楔束核。两束的轴突交叉到对侧脑干,随后上行至丘脑的后外侧核。来自面部和头皮的机械性感觉信息则被传递到脑桥的三叉神经主核。

三叉丘系交叉后汇入内侧丘系的来自手臂和后头部的轴突。由于纤维在延髓和脑桥中进行交叉,因此,右脑接收来自左侧肢体和躯干的感觉传入,左脑则接受身体右侧的感觉传入。本体感觉的信息传入从丘脑直接或间接投射到躯体感觉皮质、额叶皮质、边缘结构和下丘脑。

前外侧系统

调控四肢和躯干的伤害性感受 / 疼痛、深压力、皮肤触觉和温度信息的神经元终止于同侧的脊髓背角。白质中细小且有大量分支的纤维形成背外侧束,终止于背角的最浅层。因此,边缘区(Ⅰ层)和胶状质(Ⅱ 和 Ⅲ层)的神经元几乎只对疼痛或热刺激做出反应。信息从背角上传至脊髓对侧的前外侧象限(图 3.6)。因此,前外侧通路由边缘区神经元、固有核(Ⅳ层)、背角深层(Ⅴ 和 Ⅵ层)和中间带(Ⅶ层)构成。前外侧束终止于丘脑,共包括 3 个上行通路:脊髓丘脑通路、脊髓网状通路和脊髓中脑通路。脊髓丘脑通路调控伤害性感觉 / 疼痛和热刺激的信息,并直接传递到丘脑的腹后外侧核。脊髓网状束的轴突能与延髓和脑桥网状

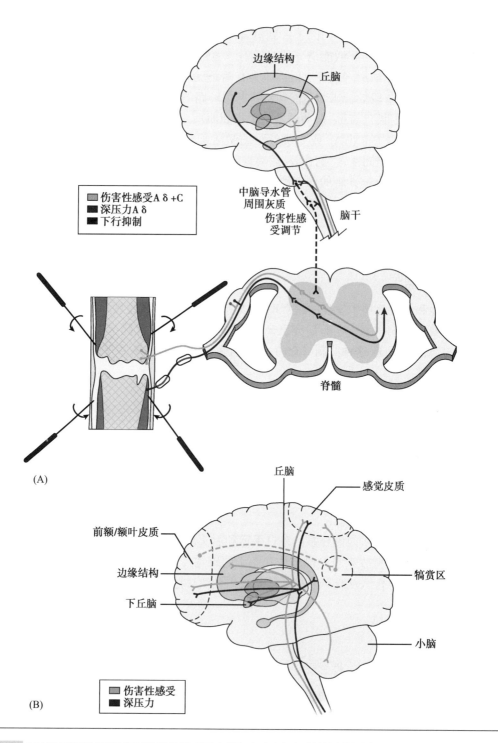

图 3.6 （A）脑干机制（下行抑制激活的原理示意图）。（B）中枢机制（针刺的中枢机制原理示意图）

结构的神经元构成突触，并将信息传递给丘脑的板内核和后核，以及间脑中的其他结构如下丘脑。

传输头面部伤害性感觉／疼痛和温度信息的三叉神经感觉传入神经，形成脊髓三叉束，并终止于延髓的三叉神经核。脊髓三叉神经核含有边缘区和胶状质，接收伤害性感觉信息和大细胞分裂，这是由机械感受器和对应的固有核所支配的。三叉神经元的轴突也在脑干中交叉，并从最前端脊髓节段汇入上行纤维。

对伤害性感觉／疼痛或热刺激十分敏感的丘脑神经元，可将这些信息投射到初级躯体感觉皮层、背侧前岛皮质和前扣带回。除了这些区域外，神经元活动还被传递到额叶皮质、边缘结构和下丘脑。

脑

应用 fMRI 评价针刺效应的研究已表明，针刺可引起脑功能网络的血流动力学变化。尽管脑对不同针刺穴位刺激的反应稍有不同，但在针刺刺激产生"得气"感时却能获得总体上类似的中枢效应。在这种情况下，针刺刺激引发了边缘 - 旁边缘 - 新皮层网络的失活（活动被抑制），这包括边缘系统以及大脑的躯体感觉区被激活。也有研究报道，大量的信号衰减主要分布在内侧颞叶、后扣带皮层、内侧前额叶皮层和大部分顶叶皮层。这些网络与默认模式网络（default mode network，DMN）相适应，而与任务正激活网络呈负相关（Hui et al.，2010）。杏仁核和下丘脑，特别是在针刺刺激过程中显示出活化降低，而这与 DMN 活动通常无关。另一方面，当诱发剧烈不适的疼痛时，观察到的不是去活化，反而是激活和唤起反应。

默认网络是机体在静息状态下起主导作用的功能网络，对于注意力、记忆、意识和自我参照过程发挥着重要作用。在疾病、疼痛和压力状态下，默认网络的活动会受到干扰而出现功能失调。当患者接受针刺时，据报道默认网络会得到重新设置，患者可能会回报说"他们的大脑功能恢复了"。同样，针刺但不是假针刺，也能引起 DMN 和感觉运动网络之间的联系增强。

此外，针刺也对脑和脊髓具有广泛的阻断作用—与自主神经有关的区域的内在一致性起到显著而持久的调节作用。针刺还能抑制额叶皮层的活动，从而调节焦虑反应和恐惧回避反应。近期有研究在两种不同的情境下（治疗和刺激）记录了针刺入机体后大脑的行为和功能反应。虽然两组应用的刺激完全相同，但给患者的口头信息不同：刺激组参与者事先获得的信息为针刺是一种疼痛性刺激，而治疗组参与者则被告知针刺是治疗方法的组成部分。与刺激组相比，针刺能使治疗组受试者的犒赏相关脑区（腹侧纹状体）产生更强的脑激活。另外，在治疗组中疼痛刺激反应引起的双侧第二躯体感觉皮层和右侧背外侧前额叶皮层的脑激活也显著减弱，但刺激组并非如此，这表明针刺实践中语境的影响力（Lee et al.，2014）。

临床要点

　　总之，针刺对感觉神经的外周效应可能是由于感受器及其传入神经的外周环境变化、脊髓水平的反射机制、下行调节通路的激活以及边缘 - 旁边缘 - 皮层网络去活化等所致。同时，针刺能引起前额叶脑区的去活化，以及下丘脑自稳调节介导的反应。

神经—免疫反射组成

轴突反射

感觉神经元的动作电位,除了从外周到脊髓和脑顺向性传入外,也能在分支点上逆向传递而返回到外周,从而构成了轴突反射。这些活动与局部持续的去极化引发了从外周轴突及末梢快速和局部地释放神经介质。

轴突反射——Aδ/Ⅲ类纤维

当传入神经强烈的逆向刺激足以兴奋细有髓 Aδ/Ⅲ类纤维时,可引起神经末梢范围的皮肤和肌肉的血流增加,如图 3.7 所示。血管舒张的幅度和时程取决于神经刺激的数量和频

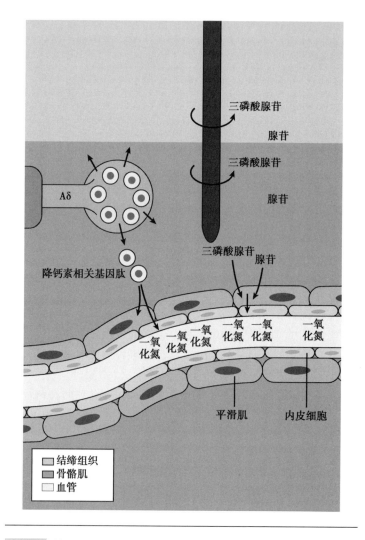

图 3.7 轴突反射
麦角感受器传入分支的逆向性动作电位刺激了麦角感受器释放 CGRP。

率。没有伴随血浆渗出的证据,这表明 Aδ/ Ⅲ 类传入神经纤维参与了轴突反射 / 轴突(Jansen et al.,1989;Shinbara et al.,2013)应答反应,且不会引发神经源性炎症(这包括 C 类传入神经纤维的激活,见后文)。这可解释针刺积极作用的一部分,当治疗缺血性病变时,即针刺刺激了麦角感受器,引起 CGRP 的释放并激活了 Aδ/ Ⅲ 类神经轴突反射,这又会引起血管舒张,以及主要在肌肉内的毛细血管血流增加。业已表明 CGRP 引起血管舒张有两条通路——NO- 内皮依赖性或非依赖性通路:

1. CGRP 与血管平滑肌细胞的 CGRP1 受体结合,诱导细胞内 CAMP 和蛋白激酶 A 的增加。这一级联反应引起 K^+ 通道开放和钙离子螯合,进而引起血管平滑肌松弛(血管舒张)。该通路是 NO- 内皮 - 非依赖性通路。

2. CGRP 与血管内皮细胞的 CGRP1 受体结合,诱导 NO 合酶合成 NO。NO 从血管内皮中释放出来,导致血管平滑肌松弛。该途径是 NO- 内皮 - 依赖性通路。

研究显示在正常大鼠中,CGRP 参与了手针(Shinbara et al.,2013)引起的局部肌肉血流的增加,而动脉血压没有变化,这在一定程度上支持在针刺引起血管舒张反应中 CGRP 发挥了外周作用。其他参与血管舒张反应的机制也被提出,如结缔组织释放腺苷磷酸盐化合物,或者通过细胞外基质增加机械信号转导。这些化合物可能通过与腺苷(A1 受体)和嘌呤受体(P2Y 受体)结合引发血管舒张效应。腺苷磷酸盐化合物与其受体在血管内皮细胞的结合又能引起 NO 的释放。NO 的释放也可能是一系列连续反应的结果,从交感活动发生变化开始,直至到 NO 生成。另一种解释可能是针刺期间血管内皮的机械刺激,即施加在血管壁上的剪切力,导致了 NO 的产生(Langevin et al.,2013)。

早期的研究结果提示,针刺可能通过诱导血管舒张而在周围组织环境中发挥着重要作用。NO 可能是针刺短期效应的最重要因素(逆转缺血状态),而 CGRP 可能对于长期效应更为重要,因为它对内皮具有营养作用,因此,能够促进血管新生。这一机制的相关性仍需在病理生理模型和临床疾病中进行阐明。

轴突反射——C/ Ⅳ 类纤维

针刺也能激活伤害感受器和 C 类纤维(Tjen-A-Looi et al.,2005)。伤害感受器神经元的动作电位的传递,可引起外周轴突和神经末梢快速和局部地释放神经介质,进而引起血管舒张、渗出和水肿,即"神经源性炎症"(图 3.8),这是一种免疫系统独立产生的炎症反应。研究已表明神经源性炎症在急性组织损伤情况下,具有保护作用,并能促进组织生理性修复。

神经源性炎症由 CGRP 和 SP 释放所介导,两者均能直接作用于血管内皮和平滑肌细胞。如前所述,CGRP 具有强大的血管舒张效应,而 SP 能增加毛细血管通透性,引起血浆渗出和水肿。神经介质如谷氨酸、NO 和细胞因子等从外周感觉神经元释放,又能直接诱导和激活固有免疫细胞(肥大细胞、树突细胞)和自适应性免疫细胞(T 淋巴细胞)。

细胞因子在免疫细胞与伤害感受器神经元之间的联络上起着关键作用。细胞因子受体激活后,感觉神经元的信号转导通路被激活,引起膜蛋白的下游磷酸化,包括色氨酸和电压门控通道。由此产生的伤害感受器敏化,意味着正常的无伤害性机械和热刺激此时也可激活伤害感受器。白介素(IL)-1β 和肿瘤坏死因子(TNF)-α 是两个重要的细胞因子,在炎症时可由固有免疫细胞释放,并能直接地被伤害感受器所感受,反过来又表达同源受体,诱导 p38MAP 激酶的活化,最终导致了感受器膜的兴奋性增高。神经生长因子(NGF)和 PGE_2 也是重要的炎症介质,它们由免疫细胞释放后能直接作用于外周感觉神经元,进而引发致敏作用。免疫因子引起的伤害感受器敏化的重要作用是能增加外周末梢神经释放神经肽,进一步激活免疫细胞,从而诱发正向反馈环路,启动和促进超敏反应。

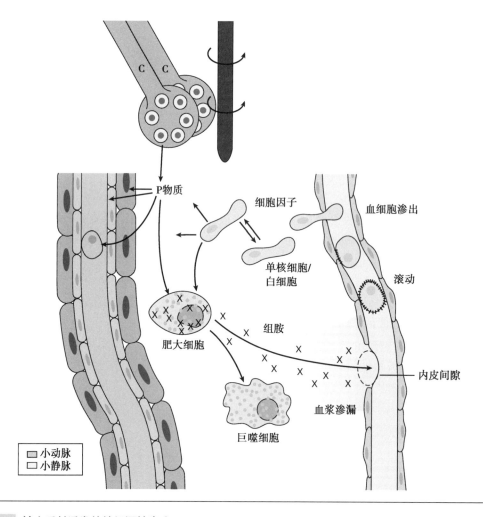

图 3.8 轴突反射诱发的神经源性炎症

伤害感受器传入分支的逆向动作电位刺激外周神经末梢释放 SP。这里包括 DRG,背根神经节;5-HT,5- 羟色胺;PGs,前列腺素;以及 BK,缓激肽

在炎症的早期阶段,感觉神经元将信号传递给组织所在部位的肥大细胞和树突状细胞,两者均为固有免疫细胞,对于启动免疫反应具有重要作用。在炎症的效应阶段期间,免疫细胞需要寻找各自的路径以到达特定的损伤部位。感觉神经元释放多种介质,如神经肽、趋化因子和谷氨酸,它们对中性粒细胞、嗜酸性粒细胞、巨噬细胞和 T 细胞都有趋化作用,还能增强内皮黏附性,从而促进免疫细胞回巢。此外,神经元可直接参与炎症反应的效应阶段,作为神经肽本身也具有直接的抗微生物功能。神经元衍生的信号分子,按照其对不同类型的自适应性免疫 T 细胞分化和特化作用的促成情况,也能直接控制炎症的类型。一个抗原侵入机体后,经过固有免疫细胞吞噬和处理后,迁移到最近的淋巴结,将抗原肽传递给幼稚 T

细胞。根据抗原的类型,固有免疫细胞上的协同刺激分子,结合特定细胞因子,幼稚 T 细胞成熟为特定亚型,以便尽力清除病源性刺激而在炎症中发挥最佳的作用。这种 T 细胞成熟过程很大程度上受感觉神经元介质的影响。

考虑到外周感觉神经纤维释放的信号分子不但对小血管有调节作用,而且还能调控免疫细胞的趋化、归巢、成熟和活化,因此,神经免疫相互影响的复杂性是显而易见的。此外,伤害感受器释放的信号分子的特异性结合,又对免疫反应的不同阶段和类型产生影响,而不是单个神经介质所致。这将提示,针刺的效应也是不同的,这取决于何时、何部位和如何应用针刺。

临床观察已经证实,针刺诱发的轴突反射在穴位处表现最明显,特别是在背部和腹部穴位。它以充血(潮红)为特征,可迅速(一般在 2~5 分钟内)扩散到针刺穴位以外 1~3cm 直径范围的皮肤(见图 34.1)。针刺部位的轴突 - 背根反射还可能与该部位密集分布的富含交感神经的动脉密切相关。

据推测针刺诱导的局部神经源性炎症可能在组织修复中发挥重要作用,如肌腱病。这进一步表明在适宜的部位(损伤部位)进行针刺对于这些特异性效应的产生至关重要。

自主神经反射

针刺和电针均能激活脑干的中间神经元,包括孤束核,进而诱导背外侧运动神经元发出神经信号。脑干产生的输出信号对先天免疫反应和炎症有抑制作用,可能通过以下途径:即通过迷走神经到达肾上腺髓质(迷走 - 肾上腺髓质反射),引起多巴胺的释放;或者通过肾上腺素能神经到达第五腰椎节段附近的血管(运动门控反射);或者通过迷走神经再经腹腔神经节、脾脏最终到达产生乙酰胆碱的(AChT$^+$)T 细胞(炎症性反射);或者它们诱发的局部轴突反射(参见前文)。B 细胞的搬运和抗体分泌也受神经的调控,从而影响着免疫应答。此外,输出的信号被传递到调控下丘脑 - 垂体 - 肾上腺(hypothalamo-pituitary-adrenal,HPA)轴功能的下丘脑核团,通过肾上腺引起糖皮质激素释放的增加,以抑制先天免疫反应。

迷走—肾上腺髓质反射

迷走神经的传出信号能诱导肾上腺髓质释放多巴胺,从而激活 D1 型多巴胺能受体,抑制全身炎症反应。电针激发的感觉信号传递到脑干并激活传出迷走神经信号的通路依然不清。但值得关注的是,在非可控性炎性疾病中,低于正常水平的迷走神经活动与发病率、死亡率的升高之间存在着显著的相关性。一个引人关注的可能性是,通过刺激迷走神经或许能逆转其低迷的功能状态,如采用电针刺激、有氧运动、沉思、音乐疗法和生物反馈训练。

炎症反射

在炎性反射(图 3.9)过程中,炎症代谢产物激活了传入神经的动作电位,继而通过迷走神经传递到孤束核,由此神经元信号再传递到下丘脑和脑干的其他脑核团(Watkins et al.,1995,1999;Gochler et al.,1997)。传出信号又经疑核及背侧运动核回传到迷走神经,最后终止于腹腔神经节(Berthoud and Powley,1996;Borovikova et al.,2000b)。迷走神经受到刺激又进一步激活了位于腹腔神经节的肾上腺素能脾神经元,进而进入脾脏终止于白脾髓内 T 细胞邻近的突触样结构(Rosas-Ballina et al.,2009)。脾神经元中释放的 NE 与 T 细胞亚群上

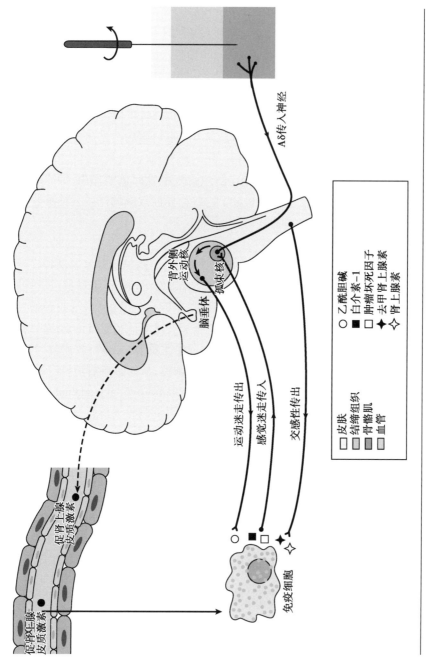

图 3.9 损伤组织中产生的炎性产物激活传入信号，被传递至神经孤束核；随后迷走神经传出活动的激活，通过胆碱能抗炎通路激活性反射）抑制细胞因子的合成

信息还可被传递到下丘脑和迷走神经背核簇，从而刺激 ACTH 的释放，因此激活了体液抗炎途径。通过逃跑还是战斗反应，或者疼痛，或通过直接的信号转导激活交感神经的传出，能增加肾上腺素和去甲肾上腺素的局部浓度，从而进一步抑制炎症。

表达的 α_2- 肾上腺素能受体结合,以表达胆碱乙酰化转移酶,即乙酰胆碱生物合成的限速酶。

　　通过逃跑 - 或 - 战斗反应或疼痛,或者通过直接的信号转导,可以激活交感神经传出,引起肾上腺素和去甲肾上腺素的局部聚集,从而进一步抑制炎症。迷走神经的解剖、功能和分子损伤会增加与非可控性炎症相关的细胞因子生成(Tracey,2007)。在基础状态下,迷走神经传递着抑制紧张性的活动,从而抑制了对病原体相关分子产物的先天性免疫应答活动(Rosas-Ballina et al.,2009)。手针或电针能增加脾神经肾上腺素能信号的产生,因此能提高对炎症反射活动的抑制作用(Borovikova et al.,2000a,b;Bernik et al.,2002;Metz and Tracey,2005;Tracey,2002;Vida et al.,2011)。脾肾上腺素能神经元的活动在功能上可由节前神经元通过交感链来调节,或通过迷走神经的信号来改变,因这些迷走神经的信号可抵达腹腔神经节的中间神经元,而这类中间神经元可调节来自交感链的信号。腿部电针使感觉性坐骨神经激活,通过坐骨 - 至 - 迷走神经环路来调节先天免疫反应,以抑制细胞因子的释放,同时改善了败血症实验模型的存活率(Torres–Rosas et al.,2014)。坐骨神经的信号会引发迷走神经传出活动,从而促进肾上腺髓质释放多巴胺(见前文)。

运动门控反射

　　具有调节 T 细胞募集进入中枢神经系统的肌肉收缩依赖性反射,或"运动门控反射"环路(Arima et al.,2012),由数个部分组成。在这个反射环路中,后肢产生的感觉信号将被传输到脊髓和脑干,然后下行进入交感链,并通过终止于内皮细胞的肾上腺素能神经元进行传递,从而调节趋化因子受体的表达(Tracey,2012)。一个类似的环路,被称为"运动加压反射",在运动过程中通过机械感受器刺激和骨骼肌中代谢敏感型麦角感受器而被激活(Kaufman and Hayes,2002)。来自肌肉的感觉传入信号到达脑干水平时增强了胆碱能神经元的活动,然后下行至同一节段水平的交感链,即它具有躯体定位组构。这表明电针通过感觉性坐骨神经刺激能启动抗炎性迷走神经信号的传出(Chavan and Tracey,2014)。

神经系统对 B 细胞转运及抗体分泌的影响

　　迷走神经电刺激能影响 B 细胞的转运和抗体的分泌。刺激迷走神经能引起肾上腺素能脾神经激活。这导致了 CD11[+] B 细胞在脾脏边缘区聚集以及减少了抗体的生成。另一方面,在从迷走神经到脾神经的信号传递减弱情况下,分泌 - 抗体的 CD11[+] B 细胞横跨边缘区,进入脾红髓,在此它们释放抗体进入血液循环(Mina-Osotio et al.,2012)。这种神经调节的净效应就是显著地降低了特异性抗原激发的抗体水平,从而影响自适应性免疫反应。

结缔组织

　　据报道,针刺刺激能在结缔组织中引发机械变形,使成纤维细胞产生机械刺激,从而引起自分泌嘌呤能信息转递,成纤维细胞状态的活性变化,各向异性组织运动以及小的组织损伤(图 3.10)。

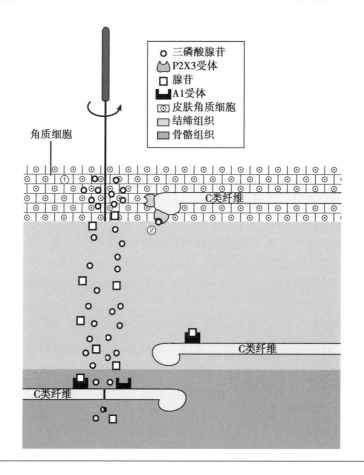

图 3.10 在针刺过程中,针具刺入机体并对其进行捻转操作可使皮肤发生机械性形变,引起皮肤角质细胞释放 ATP

① ATP 与皮肤感觉神经末梢的特异性受体结合,被称为 P2X3 和 P2X2/3 受体。②通过背根神经节将传导的信息传递到脊髓,继而通过中间神经元通路传递至脑干,脑干的运动神经元能调控肠道、肺、心脏、动脉和生殖器官的功能,所有这些都是针刺疗效的主要靶器官。信号还被传到皮质的疼痛中枢,进而释放抑制疼痛的信息

自分泌嘌呤能信号转导

针刺以及其他类型的机械刺激作用于成纤维细胞和其他类型细胞,与像 ATP 这样的嘌呤类物质释放有关(Burnstock and Verkhratsky,2009),ATP 则存在于所有类型细胞的细胞质中(Sawynok,2011)。机械刺激可能使细胞膜上的机械敏感型通道开放,从而使胞质内的 ATP 释放(Goldman et al.,2010;Takano et al.,2012)。

近期研究发现,针刺小鼠足三里能显著减轻同侧爪的慢性疼痛,并且能增加穴位组织细胞外的 ATP 和腺苷浓度。ATP 被公认为是一种细胞内能源,不但给生化过程供以动力,还被认为作为细胞之间的胞外信号分子。接受由 ATP 携带的信息的细胞表面的特异性受体被称为嘌呤受体,这是由于 ATP 属于嘌呤类。据报道,不同类型的细胞(如成骨细胞、成纤维细胞、上皮细胞和胶质细胞)可对不造成细胞损伤的轻微机械刺激做出反应,均可释

放 ATP。热和电刺激方法与针刺联合也能引起 ATP 的释放,以增强其效应。最近的证据也证实了皮肤的感觉神经末梢能被 ATP 激活或被腺苷抑制这一发现。有趣的是,局部使用 2- 氯 -N- 腺苷酸环化酶,腺苷 A1 受体激动剂能重复出针刺的镇痛作用。而且,局部抑制腺苷降解酶也能促进针刺引发的腺苷释放增加,并能增强针刺的抗伤害性作用。这些数据有力地证明了针刺引起的穴位局部组织 ATP 释放和代谢产物腺苷,能阻断来自针刺穴位远端部位的伤害性冲动(Goldman et al.,2010;Zylka,2010)。腺苷还能与内皮细胞结合引起 NO 的释放,从而出现明显的血管扩张。此外,在针刺引起轻微的组织损伤期间,当细胞膜损伤时由于 ATP 的漏出而导致细胞外液中的 ATP 增加。

另外或除此之外,局部细胞也能主动释放 ATP(Burnstock and Verkhratsky,2009)。针刺部位附近收集的样本结果显示,邻近刺激区域的组织中所含的嘌呤浓度增加(Takano et al.,2012)。作用较强的酶,存在于细胞间隙的核酸外切酶,能将 ATP 降解成二磷酸腺苷、单磷酸腺苷(AMP)和腺苷,它们都有各自的受体(Zimmermann,2000)。尤其是腺苷 A1 受体已被显示能通过激活外周痛觉纤维上的 A1 受体来抑制伤害性输入的传导(Lynch et al.,2003;Lnoue et al.,2004;Zylka,2010)。通过针刺可缓解疼痛的研究验证了 A1 受体在外周机制中具有关键作用,观察结果显示,A1 受体敲除小鼠并不能从针刺或局部注射腺苷 A1 受体激动剂中获得益处(Goldman et al.,2010)。

成纤维细胞形态变化

一系列的研究均表明针刺会对结缔组织产生影响。例如,有研究显示对刺入针具进行捻转能够通过将胶原纤维从外周拉向针具,而使邻近的结缔组织受到拉伸(Langevin et al.,2001)。另外,捻转针具还能使成纤维细胞的横截面积增大,这是由于其胞体出现了扩张和伸展(Langevin et al.,2005,2006a,b,2007)。组织拉伸与组织张力的瞬时增加有关,但组织自身的黏弹性又能使其在几分钟内恢复到预拉伸水平,这与成纤维细胞的细胞骨架主动重塑同时发生(Langevin et al.,2011)。成纤维细胞能够通过其黏附于胶原纤维来感知组织张力的变化(Tomasek et al.,2002)。而有趣的是,用 rho 激酶抑制剂(Zhou and Petroll,2010)或秋水仙碱(微管聚合抑制剂)进行预处理,组织受牵拉后所产生的静息张力增大 60%~80%,同时能防止成纤维细胞的扩展(Langevin et al.,2011)。这些观察结果提示机械刺激后引起的成纤维细胞重塑抑制了组织拉伸诱发的组织张力增加,从而对维持组织稳定的黏弹性发挥重要作用(Abbott et al.,2013)。因此,成纤维细胞的细胞骨架在动态组织重塑中发挥了重要作用。

位于针刺刺激部位附近的成纤维细胞,不仅受针具捻转所引发的组织张力变化的影响,而且也受 ATP 的影响。近期研究发现表明,嘌呤能受体的激活反过来会引发聚合肌动蛋白的瞬时分解,这种效应将有助于快速的细胞骨架重塑和组织牵拉诱发的细胞体扩展。因此有人提出,针刺诱导的嘌呤能信号(da Rocha Lapa et al.,2012;Nakav et al.,2008)能够诱发成纤维细胞骨架重塑以抑制纤维化,如形成瘢痕组织,而嘌呤能信号通过增加胞质 Ca^{2+} 可有助于这种肌动蛋白细胞骨架的动态变化(Goldman et al.,2013)。

各向异性组织运动

前期应用超声弹性成像技术在人体的研究已经显示,针刺操作能引起可检测到的组织向针具周围几厘米远的范围运动。针具刺入后施行的捻转,促进了针具与结缔组织之间的机械性偶联,使周围组织缠绕在针具上。这种机械信号(被动形变)被传递给结缔组织细胞,由于组织移位的增加而被放大。浅表组织的形变面积可达到 25mm²,或者更多的是用一根针同时会刺激到多个肌肉、肌腱感受器,以得气感的各种不同主观描述(痛、压、重或酸)为佐证。此外,研究表明,针刺能使所有蜂窝结缔组织中的成纤维细胞发生扩张,且横截面积增大(Langevin et al.,2006a,2007)。近期还观察到了针刺过程中的各向异性组织运动,这一运动可能对针刺后局部结缔组织细胞反应的空间分布产生影响(Fox et al.,2014)。这一反应说明对针具实施不同方向的捻转可能在同一部位上产生不同的效应。

众所周知,手针和电针都能产生局部和远端效应(参见后文)。电针刺激能兴奋针刺部位的皮肤机械性感受器和肌肉牵张感受器,从而产生远端效应,范围可达距离针刺点 25~45mm 左右。研究已观察到电针的强度依赖性远端效应,不但涉及皮肤浅表感受器,而且也有皮肤深层感受器和肌肉牵张感受器(Andersson and Lundeberg,1995)。一般而言,大多数伤害感受器都受薄髓 Aδ 和 C 类神经纤维支配,而大部分躯体机械感受器则受 Aβ 神经纤维支配。因此,机械感受器及其 Aβ 传入纤维的激活可能在针刺部位的生物物理反应中起着主导作用,特别是在肌肉 - 肌梭丰富的针刺部位。

骨骼肌

骨骼肌是人体最大的器官,主要与运动密切相关。而且,最近的证据表明,骨骼肌还作为一个分泌器官释放"肌细胞因子",即骨骼肌可产生、表达和释放细胞因子和其他肽类,尤其在肌肉收缩过程中(Pedersen et al.,2007)。这也为解释针刺是如何通过激活骨骼肌而与被刺激肌肉和机体的其他外周部分器官发生联系提供了基础(图 3.11)。

近十年来,骨骼肌细胞已被证实作为一种细胞能够产生数百种介质、肌细胞因子,包括 ILs、生长因子以及包括激素在内的调节因子。其中的一些肌细胞因子都能在手针和电针过程被释放(Lundeberg,2014)。另外,针刺的疗效已被归因于肌肉剧烈地收缩所诱发,针刺对器官功能的影响与长期的运动锻炼所活动的效果十分相似(Andersson and Lundeberg,1995)。多项预试验显示,对肌肉组织进行反复的低频电针刺激所产生的有益作用部分来自 DNA 甲基化(基因体和基因间区)和基因表达的显著改变。DNA 甲基化的变化趋势又与基因表达的改变呈负相关,而基因表达变化与生物的表型适应相一致,也就是说肌肉与活动相适应。这将提示电针、低频 TENS 或者其他类型的肌肉电刺激方法,可用于减轻因缺乏活动如可见于术后固定等所引起的不良后果。

白介素

低频电针引发的肌肉收缩反应可能会促进 IL-6 的释放并进入血液循环(Pedersen and Febbraio,2008)。运动后基础血浆的 IL-6 浓度可升高到 100 倍,而电针刺激后的升高幅度可能更小一些,只有 10 倍左右。运动诱导的血浆 IL-6 的升高呈指数型,并且在运动结束后或之后不久即达到峰值水平(Fischer et al.,2004;Ostrowski et al.,1998;Pedersen,2000;Rosendal et al.,2005)。IL-6 的生成量与参与运动的肌群量相关。有趣的是,IL-6 在收缩的骨骼肌中的浓度水平比血液循环中的水平高 5~100 倍(Bergfors et al.,2005;Hirose et al.,2004;Nosaka and Clarkson,1996)。另外研究也显示,在运动期间 IL-6 不仅在收缩的肌纤维

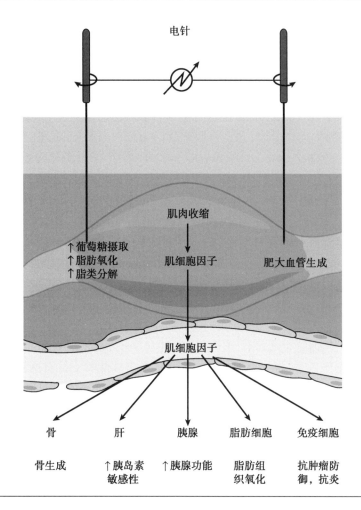

图 3.11 针刺刺激骨骼肌纤维过程中,在肌肉中释放的肌细胞因子进入血流

LIF、IL-4、IL-6、IL-7 和 IL-15 促进肌肉肥大。肌肉生长抑素抑制肌肉肥大,运动能刺激肝脏释放肌肉生长抑素抑制剂和卵泡抑素。BDNF 和 IL-6 参与 AMPK 介导的脂肪氧化,IL-6 促进胰岛素激发的葡萄糖摄取和促进肝脏输出葡萄糖,但只在运动过程中出现。IL-6 能刺激脂肪分解,IL-15 能刺激内脏脂肪分解。IL-6 能促进胰岛素激发的葡萄糖摄取;还能通过诱导肠 L 细胞表达 GLP-1 从而增加胰岛素分泌。IL-6 能抑制 TNF 的生成,刺激 IL-1ra 和 IL-10 的生成,从而起到抗炎效果。此外,IL-6 能刺激皮质醇的生成从而导致中性白细胞增多和淋巴细胞减少。IL-8 和 CXCL 可能参与血管生成。IGF-1、FGF-2 和 TGF-β 均参与骨形成,卵泡抑素相关蛋白 1 能改善内皮功能,促进缺血血管的再生。鸢尾素和镍纹样蛋白对白色脂肪组织 "转化为棕色" 脂肪组织发挥重要作用。IGF-1 和 FGF-2 参与骨形成,卵泡抑素相关蛋白 1 能改善内皮功能和促进缺血血管的再生。鸢尾素也在白色脂肪组织 "转化成棕色" 脂肪组织发挥作用。缩写:AMPK,磷酸腺苷激活蛋白激酶;BDNF,脑源性神经营养因子;FGF-2,成纤维细胞生长因子;FGF-21,成纤维细胞生长因子 -21;FSTL-1,卵泡抑素相关蛋白 -1;GLP-1,胰高血糖素样肽 -1;IGF-1,胰岛素样生长因子 -1;IL,白细胞介素;IL-1ra,白细胞介素 -1 受体拮抗剂;LIF,白细胞抑制因子;TGF-β,转移生长因子 -β(转自 Pedersen,B.K.,2013.Muscle as a secretory organ.Compr.Physiol.3,1337-1362.)

中,而且也在组织间隙中都会出现聚集(Jonsdottir et al.,2000)。肌肉释放的 IL-6 具有运动传感器的功能(Hoene and Weigert,2008;Pedersen,2000;Ruderman et al.,2006)。因此,提高葡萄糖的利用率和训练适应性能够减弱血浆中 IL-6 浓度的运动敏感性增高(Fischer et al.,

2004）。肌肉收缩可通过肌浆网释放 Ca 离子,以激活活化的 T 细胞核因子,进而激活 IL-6,最终诱导 IL-6 的基因转录(Holmes et al.,2004)。研究发现经过训练的肌肉对于 IL-6 更为敏感,且胰岛素抵抗的个体也显示出 IL-6 抵抗,这也支持 IL-6 在局部葡萄糖代谢中发挥着重要作用(Scheele et al.,2012)。这就能够解释为什么已有的报道发现肥胖和缺乏身体活动会伴有 IL-6 循环水平的升高,也就是说这可作为一种代偿机制。这表明与许多研究显示的IL-6 能促进葡萄糖的生成和摄取,并通过腺苷酸活化蛋白激酶(AMPK)增强细胞因子信号传递的结果是一致的(Pedersen and Febbraio,2012)。似乎 IL-6 激活骨骼肌中 AMPK 是通过增加 cAMP 的浓度,其次是增加 AMP∶ATP 的比值(Kelly et al.,2009)。也有报道已发现,IL-6 能促进骨骼肌的脂解(Petersen et al.,2005),在肌细胞生成中发挥作用,并介导抗炎反应(Pedersen,2013)。

　　IL-7 是 T 细胞和 B 细胞发育所需的一种细胞因子。还有研究显示它可作为一种作用于卫星细胞的肌肉激素,从而参与肌细胞生成(Haugen et al.,2010)。

　　IL-8 是一种趋化因子,在肌肉收缩中会增加,以响应诸如跑步等消耗性运动,这种运动涉及肌肉的异常收缩(Nieman et al.,2001,2002,2003；Suzuki et al.,2003)。IL-8 具有中性粒细胞化学诱导活性,能通过 CXC(趋化因子家族)受体 1 和 2、CXCR1 和 CXCR2 激活微血管内皮细胞,从而参与血管生成过程(Kim et al.,2010；Li et al.,2003)。

　　IL-15 是一种细胞因子,属于 IL-2 超家族,并且由于其能够支持自然杀伤 T 淋巴细胞增殖而最初被分离出来。在多种非淋巴组织中都能表达 IL-15,且已被证实其作为一种同化因子在骨骼肌中高表达(Grabstein et al.,1994)。此外,研究已表明 IL-15 在骨骼肌和胎盘中均有高表达,在肌肉 - 脂肪组织交互作用中发挥着重要作用(Argiles et al.,2005)。业已证实IL-15 在肌肉生长过程中具有同化功能(Furmanczyk and Quinn,2003)。由于 IL-15 能减少前脂肪细胞的脂质沉积和白色脂肪组织量,因此,似乎在减少脂肪组织量方面发挥着一定作用(Carbo et al.,2001；Booth et al.,2012)。

生长因子

　　神经营养因子是一类在结构上相关的生长因子家族,包括 NGF 和脑源性神经营养因子(brain-derived neurotrophic factor,BDNF),通过 Trk 受体酪氨酸激酶主要对神经元产生多种影响。电针刺激和运动后,BDNF 及其受体 TrkB 在脑和骨骼肌中均有表达(Huang and Reichardt,2001；Pedersen et al.,2009；Pedersen,2011)。或许这可以阐释针刺和运动对神经退行性疾病的治疗作用(Matthews et al.,2009)。在肌肉中,BDNF 可增加 AMPK 和乙酰辅酶 A 羧化酶的磷酸化,从而增强了脂肪氧化(Pedersen et al.,2009；Pedersen,2011)。这意味着骨骼肌中释放的 BDNF 在外周代谢、肌生成和肌肉再生过程中发挥着重要作用(Sakuma and Yamaguchi,2011)。成纤维细胞生长因子 -2(FGF-2)是一类受胰岛素调控的细胞因子,它能诱导 PGC-1α(一种能量平衡的重要转录调节因子)在肝组织中表达(Domouzoglou and Maratos-Flfier,2011)。另外,FGF-2 还能引起脂肪酸氧化、三羧酸循环通量和葡萄糖异生的相应增加。也有人认为 FGF-2 通过对损伤和病变肌腱的修复和愈合,而可能在肌肉 - 骨骼交互作用中发挥重要影响。胰岛素样生长因子 -1 是一种肌细胞因子,位于骨骼肌 Akt 信号转导的下游,在肌肉损伤后而被上调以促进肌肉再生(Pedersen,2012)。

TGF-β 超家族

肌肉生长抑素是转化生长因子 -β（TGF-β）超家族的一员，由骨骼肌产生并分泌进入血液循环中（Rodgers and Garikipati，2008）。它能抑制肌肉生长，并且参与脂肪组织功能和量的调节（Allen et al.，2008；Feldman et al.，2006；Guo et al.，2009；Lin et al.，2002）。在人类和动物中，有氧运动和阻力训练都能降低肌肉生长抑素（Allen et al.，2011）。卵泡抑素也是TGF-β 超家族的一员，是一种自然存在的肌肉生长抑素抑制剂，在急性运动和电针刺激过程中可从肝脏中释放（Walsh，2009）。另外，卵泡抑素样蛋白 1（FSTL-1）能够激活内皮细胞中Akt- 内皮一氧化氮合成酶（eNOS）信号转导，似乎具有心脏保护作用（Shimano et al.，2011）。FSTL-1 的过度表达能通过激活 eNOS，进而促进小鼠缺血诱发的血管再生。

鸢尾素

运动过程中，肌肉活动能使鸢尾素释放进入血液循环（Bostrom et al.，2012），或许电针也可能产生同样的效果。鸢尾素可驱动白色脂肪细胞向亮细胞转化，即白色脂肪细胞具有一种类似于棕色脂肪细胞的表型（Wu et al.，2012）。这已通过对白色脂肪组织中解耦联蛋白 1 的标记所证明，研究发现该蛋白的表达增加。血浆中鸢尾素的水平升高会引起体重下降，还能改善机体代谢的内在平衡（Lin et al.，2005；Wenz et al.，2009），这提示鸢尾素可作为针刺治疗肥胖效果的一个指标。

白血病抑制因子

白血病抑制因子（leukaemia inhibitory factor，LIF）是一种肌细胞因子，对血小板形成、造血细胞增殖、骨细胞形成、神经细胞存活及形成、肌肉卫星细胞的增殖和肝细胞急性期生成等起到促进作用（Hilton et al.，1988）。正常状态下，LIF 在 1 型肌纤维中呈低水平表达，而在机械性超负荷的肌肉中会大量表达，在去神经大鼠肌肉中显示内源性 LIF 的产生受影响肌肉活动的众多因子所调控（Kami and Senba，1998；Spangenburg and Booth，2006）。此外，LIF 能使增加负荷引起的肥大反应恢复（Spangenburg and Booth，2006）。LIF 的另一个功能是具有诱发成肌细胞增殖和抑制其分化成多核肌管的效能（Spangenburg and Booth，2002；Diamant and Tushuizen，2006；Sun et al.，2007）。

红细胞生成素

红细胞生成素（erythropoietin，EPO）是一种肾脏产生的激素，对红细胞生成具有独特的作用，它也可由骨骼肌产生，因此，它也被归属为肌细胞因子的一种（Hojman et al.，2009）。骨骼肌局部产生的 EPO 也具有多种代谢作用，并影响脂肪组织（Rundqvist et al.，2009）。

运动、针刺与肌细胞因子

肌细胞因子对于我们理解针刺期间或针刺之后，针刺如何在骨骼肌中诱发局部效应提供了一个概念基础，而且尤其是理解电针如何诱发肌细胞因子释放，并与其他器官进行沟通。这将提示运动和电针可能是一种有趣的治疗选择,对于那些患有与缺乏运动相关疾病的患者,诸如 2 型糖尿病、心血管疾病、乳腺和结肠肿瘤、绝经后问题、痴呆和抑郁,或许也可用于预防(Bays,2009;Giovannucci,2007;Whitmer et al.,2008;Xue and Michels,2007)。无疑在一些诊断之间存在着较多的重叠,这将使人们注意到这样一种可能性,即虽然这些疾病的显性表现大不相同,但它们却具有一些共同潜在的病理机制。

众所周知,缺乏身体活动和中心性肥胖(腹壁多脂症)与长期持续的系统性低水平炎症密切相关(Yudkin,2007;Festa et al.,2002;Handschin and Spiegelman,2008)。脂肪代谢障碍模型提示,当皮下脂肪发生炎症,脂肪细胞经历凋亡 / 坏死时,储脂能力受损,随后脂肪作为异位脂肪而堆积(Caron-Debarle et al.,2010)。对于皮下脂肪堆积的不同结局或作为异位脂肪的一种明晰的解释可能是当脂肪被储存在"错误的位置",它将激发炎症反应(Yudkin,2007)。有证据显示内脏脂肪比皮下脂肪更易发炎,而且成为全身炎症的一个重要来源。就这一点而言,值得关注的是针刺可能具有一定的抗炎作用,而且在预防与慢性炎症有关的疾病时,包括风湿性疾病,运动可作为一种推荐方法(Gleeson et al.,2011;Mathur and Pedersen,2008;Benatti and Pedersen,2015)。一个假定的设想可能是每一回运动或每一次电针干预都能诱发一次抗炎反应,因为肌肉分泌的 IL-6 抑制 TNF 的生成,以及刺激抗炎性细胞因子IL-1β 和 IL-10 的分泌。运动和电针或许对几乎每一个器官系统都有多向性的积极作用,并可能在炎性疾病中具有肌细胞因子介导的直接或间接的抗炎效应。作为运动的部分效果就是其具有局部性调节,局部针刺(如膝盖周围的肌肉点)和电针刺激,包括肉眼可见的收缩,当治疗低水平炎性疾病像膝骨性关节炎时,都应该提倡应用。这也提示远端针刺或手针都不是最佳的选择,而浅表针刺更不适宜。

结语

针刺总体的临床效应可被归因于:

- 通过轴突和背根反射在外周组织中释放腺苷酸、NO 和 CGRP。
- 调节交感神经紧张性以及脊髓节段的运动反射。
- 调节脊髓上中枢神经系统区域发出的下行疼痛抑制和易化系统的活动。
- 改变脑的功能连通性;抑制边缘结构和 HPA 轴;改变前额、额叶以及躯体感觉皮质的功能。
- 修复脑的默认模式连通性。
- 调节交感和副交感神经系统的平衡。
- 调节免疫系统功能。
- 激活结缔组织。
- 激活肌肉和肌细胞因子的释放。
- 情境依赖性效应,包括言语信息,与治疗师的非言语性交互影响(治疗师对患者富有同情心、调解移情和给予安慰)以及患者的期望。

综上所述,针刺具有的特异性外周效应(神经、肌肉、结缔组织和 / 或免疫的)可能具有治疗功能。为了获得如此效果,必须针对治疗的疾病选择合适的刺激技术和部位。

(庞 博 译,杜元灏 审校)

参考文献

Abbott, R.D., Koptiuch, C., Iatridis, J.C., Howe, A.K., Badger, G.J., Langevin, H.M., 2013. Stress and matrix-responsive cytoskeletal remodeling in fibroblasts. J. Cell. Physiol. 228, 50–57.

Ackerley, R., Backlund Wasling, H., Liljencrantz, J., Olausson, H., Johnson, R.D., Wessberg, J., 2014. Human C-tactile afferents are tuned to the temperature of a skin-stroking caress. J. Neurosci. 34, 2879–2883.

Allen, D.L., Cleary, A.S., Speaker, K.J., Lindsay, S.F., Uyenishi, J., Reed, J.M., Madden, M.C., Mehan, R.S., 2008. Myostatin, activin receptor IIb, and follistatin like-3 gene expression are altered in adipose tissue and skeletal muscle of obese mice. Am. J. Physiol. Endocrinol. Metab. 294, E918–E927.

Allen, D.L., Hittel, D.S., McPherron, A.C., 2011. Expression and function of myostatin in obesity, diabetes, and exercise adaptation. Med. Sci. Sports Exerc. 43, 1828–1835.

Andersson, S., Lundeberg, T., 1995. Acupuncture – from empiricism to science: functional background to acupuncture effects in pain and disease. Med. Hypotheses 45, 271–281.

Argiles, J.M., Lopez-Soriano, J., Almendro, V., Busquets, S., Lopez-Soriano, F.J., 2005. Cross-talk between skeletal muscle and adipose tissue: a link with obesity? Med. Res. Rev. 25, 49–65.

Arima, Y., Harada, M., Kamimura, D., Park, J.H., Kawano, F., Yull, F.E., Kawamoto, T., Iwakura, Y., Betz, U.A., Márquez, G., Blackwell, T.S., Ohira, Y., Hirano, T., Murakami, M., 2012. Regional neural activation defines a gateway for autoreactive T cells to cross the blood–brain barrier. Cell 148, 447–457.

Barlas, P., Lundeberg, T., 2006. Transcutaneous electrical nerve stimulation and acupuncture. In: McMahon, S.B., Koltzenburg, M. (Eds.), Wall and Melzack's Textbook of pain. fifth ed. Elsevier Churchill Livingstone, Philadelphia, PA, pp. 583–591.

Bays, H.E., 2009. "Sick fat", metabolic disease, and atherosclerosis. Am. J. Med. 22, S26–S37.

Benatti, F.B., Pedersen, B.K., 2015. Exercise as an anti-inflammatory therapy for rheumatic diseases-myokine regulation. Nat. Rev. Rheumatol. 11, 86–97. http://dx.doi.org/10.1038/nrrheum.193.

Bergfors, M., Barnekow-Bergkvist, M., Kalezic, N., Lyskov, E., Eriksson, J.W., 2005. Short-term effects of repetitive arm work and dynamic exercise on glucose metabolism and insulin sensitivity. Acta Physiol. Scand. 183, 345–356.

Bernik, T.R., Friedman, S.G., Ochani, M., DiRaimo, R., Ulloa, L., Yang, H., Sudan, S., Czura, C.J., Ivanova, S.M., Tracey, K.J., 2002. Pharmacological stimulation of the cholinergic antiinflammatory pathway. J. Exp. Med. 195, 781–788.

Berthoud, H.R., Powley, T.L., 1996. Interaction between parasympathetic and sympathetic nerves in prevertebral ganglia: morphological evidence for vagal efferent innervation of ganglion cells in the rat. Microsc. Res. Tech. 35, 80–86.

Booth, F.W., Roberts, C.K., Laye, M.J., 2012. Lack of exercise is a major cause of chronic diseases. Compr. Physiol. 2, 1143–1211.

Borovikova, L.V., Ivanova, S., Nardi, D., Zhang, M., Yang, H., Ombrellino, M., Tracey, K.J., 2000a. Role of vagus nerve signaling in CNI-1493-mediated suppression of acute inflammation. Auton. Neurosci. 85, 141–147.

Borovikova, L.V., Ivanova, S., Zhang, M., Yang, H., Botchkina, G.I., Watkins, L.R., Wang, H., Abumrad, N., Eaton, J.W., Tracey, K.J., 2000b. Vagus nerve stimulation attenuates the systemic inflammatory response to endotoxin. Nature 405, 458–462.

Boström, P., Wu, J., Jedrychowski, M.P., Korde, A., Ye, L., Lo, J.C., Rasbach, K.A., Boström, E.A., Choi, J.H., Long, J.Z., Kajimura, S., Zingaretti, M.C., Vind, B.F., Tu, H., Cinti, S., Højlund, K., Gygi, S.P., Spiegelman, B.M., 2012. A PGC1-α-dependent myokine that drives brown-fat-like development of white fat and thermogenesis. Nature 481, 463–468.

Burnstock, G., Verkhratsky, A., 2009. Evolutionary origins of the purinergic signalling system. Acta Physiol (Oxf.) 195, 415–447.

Carbo, N., Lopez-Soriano, J., Costelli, P., Alvarez, B., Busquets, S., Baccino, F.M., Quinn, L.S., Lopez-Soriano, F.J., Argiles, J.M., 2001. Interleukin-15 mediates reciprocal regulation of adipose and muscle mass: a potential role in body weight control. Biochim. Biophys. Acta 1526, 17–24.

Caron-Debarle, M., Lagathu, C., Boccara, F., Vigouroux, C., Capeau, J., 2010. HIV associated lipodystrophy: from fat injury to premature aging. Trends Mol. Med. 16, 218–229.

Chavan, S.S., Tracey, K.J., 2014. Regulating innate immunity with dopamine and electroacupuncture. Nat. Med. 20, 239–241.

Cortelli, P., Giannini, G., Favoni, V., Cevoli, S., Pierangeli, G., 2013. Nociception and autonomic nervous system. Neurol. Sci. 34 (Suppl. 1), S41–S46.

da Rocha Lapa, F., da Silva, M.D., de Almeida Cabrini, D., Santos, A.R., 2012. Anti-inflammatory effects of purine nucleosides, adenosine and inosine, in a mouse model of pleurisy: evidence for the role of adenosine A2 receptors. Purinergic Signal 8, 693–704.

Diamant, M., Tushuizen, M.E., 2006. The metabolic syndrome and endothelial dysfunction: common highway to type 2 diabetes and CVD. Curr. Diab. Rep. 6, 279–286.

Domouzoglou, E.M., Maratos-Flier, E., 2011. Fibroblast growth factor 21 is a metabolic regulator that plays a role in the adaptation to ketosis. Am. J. Clin. Nutr. 93, 901S–905S.

Duan, B., Cheng, L., Bourane, S., Britz, O., Padilla, C., Garcia-Campmany, L., Krashes, M., Knowlton, W., Velasquez, T., Ren, X., Ross, S.E., Lowell, B.B., Wang, Y., Goulding, M., Ma, Q., 2014. Identification of spinal circuits transmitting and gating mechanical pain. Cell 159, 1417–1432.

Feldman, B.J., Streeper, R.S., Farese Jr., R.V., Yamamoto, K.R., 2006. Myostatin modulates adipogenesis to generate adipocytes with favorable metabolic effects. Proc. Natl. Acad. Sci. U. S. A. 103, 15675–15680.

Festa, A., D'Agostino Jr., R., Tracy, R.P., Haffner, S.M., 2002. Elevated levels of acute-phase proteins and plasminogen activator inhibitor-1 predict the development of type 2 diabetes: the insulin resistance atherosclerosis study. Diabetes 51, 1131–1137.

Fischer, C.P., Plomgaard, P., Hansen, A.K., Pilegaard, H., Saltin, B., Pedersen, B.K., 2004. Endurance training reduces the contraction-induced interleukin-6 mRNA expression in human skeletal muscle. Am. J. Physiol. Endocrinol. Metab. 287, E1189–E1194.

Fox, J.R., Gray, W., Koptiuch, C., Badger, G.J., Langevin, H.M., 2014. Anisotropic tissue motion induced by acupuncture needling along intermuscular connective tissue planes. J. Altern. Complement. Med. 20, 290–294.

Furmanczyk, P.S., Quinn, L.S., 2003. Interleukin-15 increases myosin accretion in human skeletal myogenic cultures. Cell Biol. Int. 27, 845–851.

Giovannucci, E., 2007. Metabolic syndrome, hyperinsulinemia, and colon cancer: a review. Am. J. Clin. Nutr. 86, s836–s842.

Gleeson, M., Bishop, N.C., Stensel, D.J., Lindley, M.R., Mastana, S.S., Nimmo, M.A., 2011. The anti-inflammatory effects of exercise: mechanisms and implications for the prevention and treatment of disease. Nat. Rev. Immunol. 11, 607–615.

Goehler, L.E., Relton, J.K., Dripps, D., Kiechle, R., Tartaglia, N., Maier, S.F., Watkins, L.R., 1997. Vagal paraganglia bind biotinylated interleukin-1 receptor antagonist: a possible mechanism for immune-to-brain communication. Brain Res. Bull. 43, 357–364.

Goldman, N., Chen, M., Fujita, T., Xu, Q., Peng, W., Liu, W., Jensen, T.K., Pei, Y., Wang, F., Han, X., Chen, J.F., Schnermann, J., Takano, T., Bekar, L., Tieu, K., Nedergaard, M., 2010. Adenosine A1 receptors mediate local anti-nociceptive effects of acupuncture. Nat. Neurosci. 13, 883–888.

Goldman, N., Chandler-Militello, D., Langevin, H., Nedergaard, M., Takano, T., 2013. Purine receptor medicated actin cytoskeleton remodeling of human fibroblasts. Cell Calcium 53, 297–301.

Grabstein, K.H., Eisenman, J., Shanebeck, K., Rauch, C., Srinivasan, S., Fung, V., Beers, C., Richardson, J., Schoenborn, M.A., Ahdieh, M., 1994. Cloning of a T cell growth factor that interacts with the beta chain of the interleukin-2 receptor. Science 264, 965–968.

Guo, T., Jou, W., Chanturiya, T., Portas, J., Gavrilova, O., McPherron, A.C., 2009. Myostatin inhibition in muscle, but not adipose tissue, decreases fat mass and improves insulin sensitivity. PLoS One 4, e4937.

Handschin, C., Spiegelman, B.M., 2008. The role of exercise and PGC1[alpha] in inflammation and chronic disease. Nature 454, 463–469.

Haugen, F., Norheim, F., Lian, H., Wensaas, A.J., Dueland, S., Berg, O., Funderud, A., Skalhegg, B.S., Raastad, T., Drevon, C.A., 2010. IL-7 is expressed and secreted by human skeletal muscle cells. Am. J. Physiol. Cell Physiol. 298, C807–C816.

Hilton, D.J., Nicola, N.A., Metcalf, D., 1988. Purification of a murine leukemia inhibitory factor from Krebs ascites cells. Anal. Biochem. 173, 359–367.

Hirose, L., Nosaka, K., Newton, M., Laveder, A., Kano, M., Peake, J., Suzuki, K., 2004. Changes in inflammatory mediators following eccentric exercise of the elbow flexors. Exerc. Immunol. Rev. 10, 75–90.

Hoene, M., Weigert, C., 2008. The role of interleukin-6 in insulin resistance, body fat distribution and energy balance. Obes. Rev. 9, 20–29.

Hojman, P., Brolin, C., Gissel, H., Brandt, C., Zerahn, B., Pedersen, B.K., Gehlb, J., 2009. Erythropoietin over-expression protects against diet-induced obesity in mice through increased fat oxidation in muscles. PLoS One 4, e5894.

Holmes, A.G., Watt, M.J., Carey, A.L., Febbraio, M.A., 2004. Ionomycin, but not physiologic doses of epinephrine, stimulates skeletal muscle interleukin-6 mRNA expression and protein release. Metabolism 53, 1492–1495.

Huang, E.J., Reichardt, L.F., 2001. Neurotrophins: roles in neuronal development and function. Annu. Rev. Neurosci. 24, 677–736.

Hui, K.K., Marina, O., Liu, J., Rosen, B.R., Kwong, K.K., 2010. Acupuncture, the limbic system, and the anticorrelated networks of the brain. Auton. Neurosci. 157, 81–90.

Inoue, K., Tsuda, M., Koizumi, S., 2004. ATP- and adenosine-mediated signaling in the central nervous system: chronic pain and microglia: involvement of the ATP receptor P2X4. J. Pharmacol. Sci. 94, 112–114.

Jansen, G., Lundeberg, T., Kjartansson, J., Samuelson, U.E., 1989. Acupuncture and sensory neuropeptides increase cutaneous blood flow in rats. Neurosci. Lett. 97, 305–309.

Jonsdottir, I.H., Schjerling, P., Ostrowski, K., Asp, S., Richter, E.A., Pedersen, B.K., 2000. Muscle contractions induce interleukin-6 mRNA production in rat skeletal muscles. J. Physiol. (London) 528, 157–163.

Kami, K., Senba, E., 1998. Localization of leukemia inhibitory factor and interleukin-6 messenger ribonucleic acids in regenerating rat skeletal muscle. Muscle Nerve 21, 819–822.

Kandel, E.R., Schwartz, J.H., Jessell, T.M., 2013. Principles of Neural Science, fifth ed. McGraw-Hill, New York, ISBN: 0-8385-7701-6.

Kaufman, M.P., Hayes, S.G., 2002. The exercise pressor reflex. Clin. Auton. Res. 12, 429–439.

Kelly, M., Gauthier, M.S., Saha, A.K., Ruderman, N.B., 2009. Activation of AMP activated protein kinase (AMPK) by interleukin-6 in rat skeletal muscle: association with changes in cAMP, energy state, and endogenous fuel mobilization. Diabetes 58, 1953–1960.

Kim, G.Y., Lee, J.W., Ryu, H.C., Wei, J.D., Seong, C.M., Kim, J.H., 2010. Proinflammatory cytokine IL-1beta stimulates IL-8 synthesis in mast cells via a leukotriene B4 receptor 2-linked pathway, contributing to angiogenesis. J. Immunol. 184, 3946–3954.

Kniffki, K.-D., Mense, S., Schmidt, R.F., 1981. Muscle receptors with fine afferent fibers which may evoke circulatory reflexes. Circ. Res. 48 (Suppl. I), 125–131.

Langevin, H.M., Churchill, D.L., Cipolla, M.J., 2001. Mechanical signaling through connective tissue: a mechanism for the therapeutic effect of acupuncture. FASEB J. 15, 2275–2282.

Langevin, H.M., Bouffard, N.A., Badger, G.J., Iatridis, J.C., Howe, A.K., 2005. Dynamic fibroblast cytoskeletal response to subcutaneous tissue stretch ex vivo and in vivo. Am. J. Physiol. Cell Physiol. 288, C747–C756.

Langevin, H.M., Bouffard, N.A., Badger, G.J., Churchill, D.L., Howe, A.K., 2006a. Subcutaneous tissue fibroblast cytoskeletal remodeling induced by acupuncture: evidence for a mechanotransduction based mechanism. J. Cell. Physiol. 207, 767–774.

Langevin, H.M., Storch, K.N., Cipolla, M.J., White, S.L., Buttolph, T.R., Taatjes, D.J., 2006b. Fibroblast spreading induced by connective tissue stretch involves intracellular redistribution of alpha- and beta-actin. Histochem. Cell Biol. 125, 487–495.

Langevin, H.M., Bouffard, N.A., Churchill, D.L., Badger, G.J., 2007. Connective tissue fibroblast response to acupuncture: dose-dependent effect of bidirectional needle rotation. J. Altern. Complement. Med. 13, 355–360.

Langevin, H.M., Bouffard, N.A., Fox, J.R., Palmer, B.M., Wu, J., Iatridis, J.C., Barnes, W.D., Badger, G.J., Howe, A.K., 2011. Fibroblast cytoskeletal remodeling contributes to connective tissue tension. J. Cell. Physiol. 226, 1166–1175.

Langevin, H.M., Fujita, T., Bouffard, N.A., Takano, T., Koptiuch, C., Badger, G.J., Nedergaard, M., 2013. Fibroblast cytoskeletal remodeling induced by tissue stretch involves ATP signaling. J. Cell. Physiol. 228, 1922–1926.

Lee, I.S., Wallraven, C., Kong, J., Chang, D.S., Lee, H., Park, H.J., Chae, Y., 2014. When pain is not only pain: inserting needles into the body evokes distinct reward-related brain responses in the context of a treatment. Physiol. Behav. 140C, 148–155.

Li, A., Dubey, S., Varney, M.L., Dave, B.J., Singh, R.K., 2003. IL-8 directly enhanced endothelial cell survival, proliferation, and matrix metalloproteinases production and regulated angiogenesis. J. Immunol. 170, 3369–3376.

Li, A.H., Zhang, J.M., Xie, Y.K., 2004. Human acupuncture points mapped in rats are associated with excitable muscle/skin-nerve complexes with enriched nerve endings. Brain Res. 1012, 154–159.

Lin, J., Arnold, H.B., la-Fera, M.A., Azain, M.J., Hartzell, D.L., Baile, C.A., 2002. Myostatin knockout in mice increases myogenesis and decreases adipogenesis. Biochem. Biophys. Res. Commun. 291, 701–706.

Lin, J., Handschin, C., Spiegelman, B.M., 2005. Metabolic control through the PGC-1 family of transcription coactivators. Cell Metab. 1, 361–370.

Liu, Q., Tang, Z., Surdenikova, L., Kim, S., Patel, K.N., Kim, A., Ru, F., Guan, Y., Weng, H.J., Geng, Y., Undem, B.J., Kollarik, M., Chen, Z.F., Anderson, D.J., Dong, X., 2009. Sensory neuron-specific GPCR Mrgprs are itch receptors mediating chloroquine-induced pruritus. Cell 139, 1353–1365.

Löken, L.S., Wessberg, J., Morrison, I., McGlone, F., Olausson, H., 2009. Coding of pleasant touch by unmyelinated afferents in humans. Nat. Neurosci. 12, 547–548.

Lundeberg, T., 2014. Electroacupuncture Induces a Release of IL-6 in the Muscle and Circulation – Possible Physiological Implications. iSAMS, Tokyo.

Lynch, M.E., Clark, A.J., Sawynok, J., 2003. Intravenous adenosine alleviates neuropathic pain: a double blind placebo controlled crossover trial using an enriched enrolment design. Pain 103, 111–117.

Mathur, N., Pedersen, B.K., 2008. Exercise as a mean to control low-grade systemic inflammation. Mediators Inflamm. 2008, 109502.

Matthews, V.B., Astrom, M.B., Chan, M.H., Bruce, C.R., Krabbe, K.S., Prelovsek, O., Akerstrom, T., Yfanti,

C., Broholm, C., Mortensen, O.H., Penkowa, M., Hojman, P., Zankari, A., Watt, M.J., Bruunsgaard, H., Pedersen, B.K., Febbraio, M.A., 2009. Brain-derived neurotrophic factor is produced by skeletal muscle cells in response to contraction and enhances fat oxidation via activation of AMP-activated protein kinase. Diabetologia 52, 1409–1418.

Metz, C.N., Tracey, K.J., 2005. It takes nerve to dampen inflammation. Nat. Immunol. 6, 756–757.

Mina-Osorio, P., Rosas-Ballina, M., Valdes-Ferrer, S.I., Al-Abed, Y., Tracey, K.J., Diamond, B., 2012. Neural signaling in the spleen controls B cell responses to blood-borne antigen. Mol. Med. 18, 618–627.

Misery, L., Brenaut, E., Le Garrec, R., Abasq, C., Genestet, S., Marcorelles, P., Zagnoli, F., 2014. Neuropathic pruritus. Nat. Rev. Neurol. 10, 408–416.

Morrison, I., Löken, L.S., Olausson, H., 2010. The skin as a social organ. Exp. Brain Res. 204, 305–314.

Nakav, S., Chaimovitz, C., Sufaro, Y., Lewis, E.C., Shaked, G., Czeiger, D., Zlotnik, M., Douvdevani, A., 2008. Anti-inflammatory preconditioning by agonists of adenosine A1 receptor. PLoS One 3, e2107.

Napadow, V., Makris, N., Liu, J., Kettner, N.W., Kwong, K.K., Hui, K.K., 2005. Effects of electroacupuncture versus manual acupuncture on the human brain as measured by fMRI. Hum. Brain Mapp. 24, 193–205.

Nieman, D.C., Henson, D.A., Smith, L.L., Utter, A.C., Vinci, D.M., Davis, J.M., Kaminsky, D.E., Shute, M., 2001. Cytokine changes after a marathon race. J. Appl. Physiol. 91, 109–114.

Nieman, D.C., Henson, D.A., McAnulty, S.R., McAnulty, L., Swick, N.S., Utter, A.C., Vinci, D.M., Opiela, S.J., Morrow, J.D., 2002. Influence of vitamin C supplementation on oxidative and immune changes after an ultramarathon. J. Appl. Physiol. 92, 1970–1977.

Nieman, D.C., Davis, J.M., Henson, D.A., Walberg-Rankin, J., Shute, M., Dumke, C.L., Utter, A.C., Vinci, D.M., Carson, J.A., Brown, A., Lee, W.J., McAnulty, S.R., McAnulty, L.S., 2003. Carbohydrate ingestion influences skeletal muscle cytokine mRNA and plasma cytokine levels after a 3-h run. J. Appl. Physiol. 94, 1917–1925.

Nosaka, K., Clarkson, P.M., 1996. Changes in indicators of inflammation after eccentric exercise of the elbow flexors. Med. Sci. Sports Exerc. 28, 953–961.

Olausson, H., Lamarre, Y., Backlund, H., Morin, C., Wallin, B.G., Starck, G., Ekholm, S., Strigo, I., Worsley, K., Vallbo, A.B., Bushnell, M.C., 2002. Unmyelinated tactile afferents signal touch and project to insular cortex. Nat. Neurosci. 5, 900–904.

Olausson, H., Wessberg, J., Morrison, I., McGlone, F., Vallbo, A., 2010. The neurophysiology of unmyelinated tactile afferents. Neurosci. Biobehav. Rev. 34, 185–191.

Ostrowski, K., Hermann, C., Bangash, A., Schjerling, P., Nielsen, J.N., Pedersen, B.K., 1998. A trauma-like elevation of plasma cytokines in humans in response to treadmill running. J. Physiol. 513, 889–894.

Pedersen, B.K., 2000. Special feature for the Olympics: effects of exercise on the immune system: exercise and cytokines. Immunol. Cell Biol. 78, 532–535.

Pedersen, B.K., 2011. Exercise-induced myokines and their role in chronic diseases. Brain Behav. Immun. 25, 811–816.

Pedersen, B.K., 2012. Muscular IL-6 and its role as an energy sensor. Med. Sci. Sports Exerc. 44, 392–396.

Pedersen, B.K., 2013. Muscle as a secretory organ. Compr. Physiol. 3, 1337–1362.

Pedersen, B.K., Febbraio, M.A., 2008. Muscle as an endocrine organ: focus on muscle-derived interleukin-6. Physiol. Rev. 88, 1379–1406.

Pedersen, B.K., Febbraio, M.A., 2012. Muscle, exercise and obesity: skeletal muscle as a secretory organ. Nat. Rev. Endocrinol. 3, 457–465.

Pedersen, B.K., Akerstrom, T.C., Nielsen, A.R., Fischer, C.P., 2007. Role of myokines in exercise and metabolism. J. Appl. Physiol. 103, 1090–1093.

Pedersen, B.K., Pedersen, M., Krabbe, K.S., Bruunsgaard, H., Matthews, V.B., Febbraio, M.A., 2009. Role of exercise-induced brain-derived neurotrophic factor production in the regulation of energy homeostasis in mammals. Exp. Physiol. 94, 1153–1160.

Petersen, E.W., Carey, A.L., Sacchetti, M., Steinberg, G.R., Macaulay, S.L., Febbraio, M.A., Pedersen, B.K., 2005. Acute IL-6 treatment increases fatty acid turnover in elderly humans in vivo and in tissue culture in vitro: evidence that IL-6 acts independently of lipolytic hormones. Am. J. Physiol. 288, E155–E162.

Rodgers, B.D., Garikipati, D.K., 2008. Clinical, agricultural, and evolutionary biology of myostatin: a comparative review. Endocr. Rev. 29, 513–534.

Rosas-Ballina, M., Goldstein, R.S., Gallowitsch-Puerta, M., Yang, L., Valdés-Ferrer, S.I., Patel, N.B., Chavan, S., Al-Abed, Y., Yang, H., Tracey, K.J., 2009. The selective alpha7 agonist GTS-21 attenuates cytokine production in human whole blood and human monocytes activated by ligands for TLR2, TLR3, TLR4, TLR9, and RAGE. Mol. Med. 15, 195–202.

Rosendal, L., Sogaard, K., Kjaer, M., Sjogaard, G., Langberg, H., Kristiansen, J., 2005. Increase in interstitial interleukin-6 of human skeletal muscle with repetitive low-force exercise. J. Appl. Physiol. 98, 477–481.

Ruderman, N.B., Keller, C., Richard, A.M., Saha, A.K., Luo, Z., Xiang, X., Giralt, M., Ritov, V.B., Menshikova, E.V., Kelley, D.E., Hidalgo, J., Pedersen, B.K., Kelly, M., 2006. Interleukin-6 regulation of AMP-activated protein kinase: potential role in the systemic response to exercise and prevention of the metabolic syndrome. Diabetes 55 (Suppl. 2), S48–S54.

Rundqvist, H., Rullman, E., Sundberg, C.J., Fischer, H., Eisleitner, K., Stahlberg, M., Sundblad, P., Jansson, E., Gustafsson, T., 2009. Activation of the erythropoietin receptor in human skeletal muscle. Eur. J. Endocrinol. 161, 427–434.

Sakuma, K., Yamaguchi, A., 2011. The recent understanding of the neurotrophin's, role in skeletal muscle adaptation. J. Biomed. Biotechnol. 2011, 201696.

Sawynok, J., 2011. Caffeine and pain. Pain 152, 726–729.

Scheele, C., Nielsen, S., Kelly, M., Broholm, C., Nielsen, A.R., Taudorf, S., Pedersen, M., Fischer, C.P., Pedersen, B.K., 2012. Satellite cells derived from obese humans with type 2 diabetes and differentiated into myocytes in vitro exhibit abnormal response to IL-6. PLoS One 7, e39657.

Schmelz, M., Schmidt, R., Bickel, A., Handwerker, H.O., Torebjörk, H.E., 1997. Specific C-receptors for itch in human skin. J. Neurosci. 17, 8003–8008.

Sengupta, P., Garrity, P., 2013. Sensing temperature. Curr. Biol. 23, R304–R307.

Shimano, M., Ouchi, N., Nakamura, K., van, W.B., Ohashi, K., Asaumi, Y., Higuchi, A., Pimentel, D.R., Sam, F., Murohara, T., van den Hoff, M.J., Walsh, K., 2011. Cardiac myocyte follistatin-like 1 functions to attenuate hypertrophy following pressure overload. Proc. Natl. Acad. Sci. U. S. A. 108, E899–E906.

Shinbara, H., Okubo, M., Kimura, K., Mizunuma, K., Sumiya, E., 2013. Participation of calcitonin gene related peptide released via axon reflex in the local increase in muscle blood flow following manual acupuncture. Acupunct. Med. 31, 81–87.

Spangenburg, E.E., Booth, F.W., 2002. Multiple signaling pathways mediate LIF induced skeletal muscle satellite cell proliferation. Am. J. Physiol. Cell Physiol. 283, C204–C211.

Spangenburg, E.E., Booth, F.W., 2006. Leukemia inhibitory factor restores the hypertrophic response to increased loading in the LIF(−/−) mouse. Cytokine 34, 125–130.

Sun, L., Ma, K., Wang, H., Xiao, F., Gao, Y., Zhang, W., Wang, K., Gao, X., IpN, Wu. Z., 2007. JAK1-STAT1-STAT3, a key pathway promoting proliferation and preventing premature differentiation of myoblasts. J. Cell Biol. 179, 129–138.

Suzuki, K., Nakaji, S., Yamada, M., Liu, Q., Kurakake, S., Okamura, N., Kumae, T., Umeda, T., Sugawara, K., 2003. Impact of a competitive marathon race on systemic cytokine and neutrophil responses. Med. Sci. Sports Exerc. 35, 348–355.

Takakura, N., Yajima, H., Takayama, M., Kawase, A., Homma, I., 2010. Inhibitory effect of needle penetration on vibration-induced finger flexion reflex in humans. Acupunct. Med. 28, 78–82.

Takano, T., Chen, X., Luo, F., Fujita, T., Ren, Z., Goldman, N., Zhao, Y., Markman, J.D., Nedergaard, M., 2012. Traditional acupuncture triggers a local increase in adenosine in human subjects. J. Pain 13, 1215–1223.

Tjen-A-Looi, S.C., Fu, L.W., Zhou, W., Syuu, Z., Longhurst, J.C., 2005. Role of unmyelinated fibers in electroacupuncture cardiovascular responses. Auton. Neurosci. 118, 43–50.

Tomasek, J.J., Gabbiani, G., Hinz, B., Chaponnier, C., Brown, R.A., 2002. Myofibroblasts and mechanoregulation of connective tissue remodelling. Nat. Rev. Mol. Cell Biol. 3, 349–363.

Torres-Rosas, R., Yehia, G., Peña, G., Mishra, P., Thompson-Bonilla del Rocio, M., Moreno-Eutimio, M.A., Arriaga-Pizano, L.A., Isibasi, A., Ulloa, L., 2014. Dopamine mediates vagal modulation of the immune system by electroacupuncture. Nat. Med. 20, 291–295.

Tracey, K.J., 2002. The inflammatory reflex. Nature 420, 853–859.

Tracey, K.J., 2007. Physiology and immunology of the cholinergic antiinflammatory pathway. J. Clin. Invest. 117, 289–296.

Tracey, K.J., 2012. Immune cells exploit a neural circuit to enter the CNS. Cell 148, 392–394.

Vida, G., Peña, G., Deitch, E.A., Ulloa, L., 2011. α7-Cholinergic receptor mediates vagal induction of splenic norepinephrine. J. Immunol. 186, 4340–4346.

Walsh, K., 2009. Adipokines, myokines and cardiovascular disease. Circ. J. 73, 13–18.

Watkins, L.R., Goehler, L.E., Relton, J.K., Tartaglia, N., Silbert, L., Martin, D., Maier, S.F., 1995. Blockade of interleukin-1 induced hyperthermia by subdiaphragmatic vagotomy: evidence for vagal mediation of immune-brain communication. Neurosci. Lett. 183, 27–31.

Watkins, L.R., Maier, S.F., Ochani, M., Amella, C.A., Tanovic, M., Susarla, S., Li, J.H., Wang, H., Yang, H., Ulloa, L., 1999. Implications of immune-to-brain communication for sickness and pain. Proc. Natl. Acad. Sci. U. S. A. 96, 7710–7713.

Wenz, T., Rossi, S.G., Rotundo, R.L., Spiegelman, B.M., Moraes, C.T., 2009. Increased muscle PGC-1alpha expression protects from sarcopenia and metabolic disease during aging. Proc. Natl. Acad. Sci. U. S. A. 106, 20405–20410.

Whitmer, R.A., Gustafson, D.R., Barrett-Connor, E., Haan, M.N., Gunderson, E.P., Yaffe, K., 2008. Central obesity and increased risk of dementia more than three decades later. Neurology 71, 1057–1064.

Wu, J., Boström, P., Sparks, L.M., Ye, L., Choi, J.H., Giang, A.H., Khandekar, M., Virtanen, K.A., Nuutila,

P., Schaart, G., Huang, K., Tu, H., van Marken Lichtenbelt, W.D., Hoeks, J., Enerbäck, S., Schrauwen, P., Spiegelman, B.M., 2012. Beige adipocytes are a distinct type of thermogenic fat cell in mouse and human. Cell 150, 366–376.

Xue, F., Michels, K.B., 2007. Diabetes, metabolic syndrome, and breast cancer: a review of the current evidence. Am. J. Clin. Nutr. 86, s823–s835.

Yudkin, J.S., 2007. Inflammation, obesity, and the metabolic syndrome. Horm. Metab. Res. 39, 707–709.

Zhang, Z.J., Wang, X.M., McAlonan, G.M., 2012. Neural acupuncture unit: a new concept for interpreting effects and mechanisms of acupuncture. Evid. Based Complement. Alternat. Med. 2012, 429412.

Zhou, C., Petroll, W.M., 2010. Rho kinase regulation of fibroblast migratory mechanics in fibrillar collagen matrices. Cell. Mol. Bioeng. 3, 76–83.

Zimmermann, H., 2000. Extracellular metabolism of ATP and other nucleotides. Naunyn Schmiedebergs Arch. Pharmacol. 362, 299–309.

Zylka, M.J., 2010. Needling adenosine receptors for pain relief. Nat. Neurosci. 13, 783–784.

4

第四章 神经影像学：洞悉针刺效应的人脑机制之窗

V. Napadow ■ N. W. Kettner ■ R. E. Harris

引言

大脑发挥着控制机体内所有的功能性子系统（如心肺、肾、肌肉骨骼、内分泌等）的作用，有助于调节机体内在平衡状态。针刺对机体发挥着广泛的影响，而在临床病理学上概括其声称的疗效，可认为大脑能将针刺刺激转化为信号，旨在维持功能性子系统内部或相互之间的体内平衡状态。神经影像学方法如功能磁共振成像（functional magnetic resonance imaging，fMRI）、正电子放射断层扫描（positron emission tomography，PET）、脑电图（electroencephalography，EEG）、脑磁图（magnetoencephalography，MEG）和质子磁共振光谱（proton magnetic resonance spectroscopy，¹H-MRS），为探测脑功能和神经化学等脑机制提供了独特的方法，在人体上可揭示与临床相关的针刺效应。

然而，针刺的神经科学探索主要应用动物模型，大部分涉及的技术都有创伤性，无法在人体上进行。这极大地限制了我们了解针刺是如何发挥作用的。例如，尽管动物研究明确支持抗伤害性边缘系统和脑干网络在针刺镇痛中发挥着重要作用（综述请参阅 Han，1998；White，1999；Takeshige，2001），但人体的神经生物学行为表现得更复杂，因此，很难知道这些发现如何在人体中起作用。针刺可能不仅仅是通过针具给予的直接躯体感觉传入（通过神经系统将信息从外周传递到脑）。在医患关系情境中，患者如何预期、理解和再评价针刺，这正是它的突出特点即与行为相关，这些可能都是针刺疗效所潜在的关键组成部分。因此，对于解答这些问题进行人体研究是十分必要的，近年来，神经影像学的应用为在人体上洞悉针刺效应以证实针刺和更多复杂的整体疗效之脑机制，开启了一扇窗户（参阅综述：Dhond et al.，2007a，b；Beissner and Henke，2011；Huang et al.，2012）。

神经影像学跨越了很宽的技术范围，它能进行映射或功能定位、评估脑形态学以及研究神经递质的活动。功能性神经成像技术，如 PET、fMRI、MEG/EEG 和 ¹HMRS，为监测针刺对人脑的神经生理学效应提供了一种方法。诸如 fMRI 和 PET 技术对于皮质和皮质下(如丘脑、基底神经节、小脑和脑干)的脑活动定位最有用。相对而言,由于 EEG/MEG 技术有极佳的时间分辨率,因此,更适用于判定活跃的脑内活动的时间序列。最后要指出的是,PET 和 ¹HMRS 也能用于评估神经递质活动。这些成像方法具有互补性,因为它们从不同的方面对人脑进行评估,因而能够回答不同的研究问题。

本章将对神经影像学证据进行综述,为我们了解支持针刺疗法的脑机制提供信息。大量的针刺研究已证实了其止呕和止吐作用,而大多数针刺研究(包括动物和人体上的研究)都集中在针刺镇痛效应上。神经影像学的研究同样也集中在针刺的镇痛和抗伤害感受性作用方面。

本章将按照神经影像学方法(fMRI、MEG/EEG、PET 和 ¹HMRS)进行总结。每小节都将包括对相应成像技术的简要回顾,随后介绍它在针刺研究中的应用。了解每项技术的可能性和局限性,对于评价现有研究和设计今后的研究计划以及为我们理解针刺提供信息都是十分重要的。神经影像学已经被用于展示针刺所激发的脑反应特征,以及评估针刺疗法引起的脑活动的纵向变化。后一种方法已被称为"转化研究",由于它将机制研究融入临床试验类的框架之中,这样疗效问题可以与机制问题相结合来解答。

fMRI:针刺的脑反应映像

fMRI 是功能性神经成像最常用的方法,已在超过 100 多项的研究中用于评价针刺(Huang et al.,2012)。它借助于血流动力学的"血氧水平依赖"(blood oxygenation level dependent,BOLD)效应,能反映氧合和去氧血红蛋白的比值(Kwong et al.,1992;Ogawa et al.,1992)。BOLD 的反差则可用于推断大脑的哪些区域是活跃的,并可用于映射脑内表层和深部区域的反应。这包括边缘系统、小脑,甚至脑干区,都已被公认为参与了治疗性针刺效应。BOLD fMRI 有相当好的空间分辨率(1~3mm³),而且没有涉及到电离辐射的危险。但是,由于血流动力学反应存在延迟和时间扩展,一般认为在神经元活动后 4~5 秒才能达到峰值(Rosen et al.,1998),所以 fMRI 的时间分辨率受到局限。

不同类型的实验设计可结合应用 fMRI 检测。例如,事件相关性和区组设计经常用于评价针刺刺激的脑反应。近年来,fMRI 数据已经被用来分析脑区间的连通性,这方面已在特定的脑状态下进行了研究,比如在清醒的静息状态、睡眠、认知性作业执行,甚至针刺刺激状态下。前者(作业相关的激活作用)和后者(特定状态的连通性)的具体方式将在稍后涉及。

特征性研究已采用 fMRI 来评估针刺刺激的脑反应。脑对针具刺入的反应更难以评估,因为 fMRI 依赖于脑对多个事件反应进行平均,以获得一个有统计学意义的强大信号,然而,在一次实验过程中,实际上将一根针具刺入同一部位的次数是有限的。一般来说,针刺穴位的特异性从历史观点上看是传统针刺理论的一个重要方面。针刺穴位特异性的一种形式是存在于初级躯体感觉皮层[即第一躯体感觉区(SI)侏儒人]的躯体特定区的反应(Nakagoshi et al.,2005)。大脑该区域的神经元就是人们所熟知的能对来自身体不同区域的触觉刺激优先地发生应答。然而,fMRI 的空间分辨率(即 mm)是不可能对历史观点所定义的针刺穴位的精确度做出评价。换句话说,fMRI 可以用来区分 SI 区对背部与手部触觉刺激的反应,甚至是相邻的手指的触觉刺激反应(Napadow et al.,2006),但却不可能区分出对比如合谷与三间针刺穴位的刺激反应。除了 SI 区以外,还有一些 fMRI 数据显示,对传统的"视觉相关"的穴位给予针刺引起的活动主要在视觉(枕叶)皮层内(Cho et al.,1998;Li et al.,2003)。然而,这种穴位特异性一直存在争议,并且还没有被重复(Gareus et al.,2002;Parrish et al.,2005;Cho et al.,2006)。例如,一项研究显示,枕叶皮质对针刺刺激的反应并不是独特地针对视觉相关穴位,而是已知的大脑躯体感觉和视觉系统之间交叉知觉模式联系方式的反映(Kong et al.,2009a)。

临床要点

> 不同穴位的刺激可在多个皮质、皮质下 / 边缘系统和脑干区域内引起重叠反应。

一项 Meta 分析(Huang et al.,2012)纳入了 34 项研究,观察了针刺刺激的 fMRI 反应,结果发现尽管统计和方法上普遍存在欠缺,但与以前的一项综述结果一致(Beissner and Henke,2011),即脑对针刺刺激的反应以一种激活和去活化的共同模式为特征(图 4.1)。不同针刺穴位的刺激可在多个皮质、皮质下 / 边缘系统和脑干区域内引起重叠反应(Hsieh et al.,1998;Wu et al.,1999;Hui et al.,2000;Yoo et al.,2004;Napadow et al.,2005,2009 a,b;Pariente et al.,2005)。这包括初级和二级躯体感觉皮质(SI 和 SⅡ 区),它们有助于对躯体感觉刺激的特征进行最初的定位和早期的定性。边缘脑区(如下丘脑、杏仁核、扣带、海马)也参与其中。一般公认海马和杏仁核有助于学习和记忆,同时杏仁核也可在情感编码(即情绪)中发挥着主导作用(Zald,2003)。两者在结构上都直接与脑干以及下丘脑相连,下丘脑具有调控神经内分泌和体内自我平衡功能。杏仁核 / 海马与下丘脑之间的相互协调作用能对机体的觉醒和动机状态产生影响。一般而言,边缘系统的许多组成部分都对针刺的反应表现为功能被抑制(Wu et al.,1999;Hui et al.,2000,2005;Napadow et al.,2005),尤其是如果有得气感产生之时。

临床要点

> 脑边缘系统的许多组成部分都对针刺的反应表现为功能被抑制,尤其是当得气感产生之时。

此外,许多研究也证实针刺对前后脑岛以及前额皮质区(prefrontal cortex,PFC)具有调控作用。已经证实脑岛与内脏痛的感觉 - 辨识维度有关(Peyron et al.,2000),也可能在治疗性针刺中发挥一定作用(Pariente et al.,2005)。最后要提及的是,PFC 与边缘系统有多个分布式连接,可能在与疼痛处理调控相关的预期结果中发挥重要作用(Casey,1999)。前文提到的几个区域,特别是脑岛和扣带,都已被证实有助于针刺的外周自主反应(Beissner et al.,2012;Napadow et al.,2012b),同时背内侧前额区可能特别对得气感有作用(Napadow et al.,2009a,b)。虽然与假针刺比较并不常见,但 Huang 等人在他们的 Meta 分析中发现了这样的证据,即真实针刺与假针刺相比,前者在反应上表现为,脑岛和中扣带被激活越大,杏仁核的去活化就越大(Huang et al.,2012)。最终需要说明的是,了解脑区对针刺刺激所产生的激活和去活化反应,并基于我们广泛而不断增长的对不同脑区潜在活动的功能意义的认识,这将有助于形成更加明确的假说。

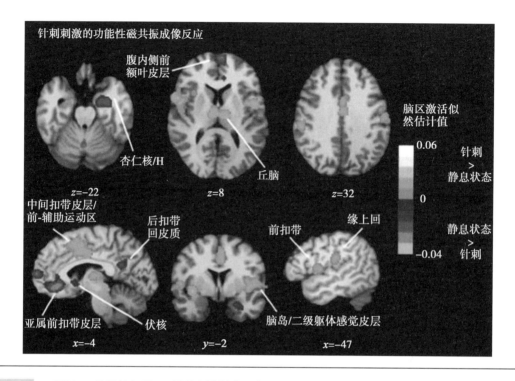

图 4.1 一项 Meta 分析纳入了 34 项观察针刺脑反应特征的 fMRI 研究,发现各研究间有一个相同的反应模式:躯体感觉区(S1 区、S2 区、丘脑)和对刺激有突显性(脑岛和中扣带)区域被激活,而情感性边缘系统(杏仁核、伏核、默认模式网络)区则去激活

(转自 Huang, W., Pach, D., Napadow, V., Park, K., Long, K., Neumann, J., et al.2012.Characterizing acupuncture stimuli using brain imaging with fMRI-a systematic review and meta-analysis of the literature.PLoS One 7(4), e32960.)(参阅文末彩版)

先前提到的很多"特征性描述"或"针刺与观察"的神经影像研究已经映射了针刺刺激期间的脑反应,其他研究已探讨了针刺刺激后的即刻效应,如脑对一个痛刺激的反应是如何被其先前的针刺刺激所改变。对健康成年人的研究表明,不论是对真穴位还是假穴位(非传统穴位),在针刺刺激后,于感觉丘脑、前扣带皮质和运动前区皮质内均类似地出现了疼痛的 fMRI 信号衰减(Cho et al.,2002)。另一项对健康受试者的研究发现,期望值能够调控潜在诱发针刺镇痛效应的脑环路。当受试者伴有高度的期望值时,不论是真实针刺还是假针刺均能产生类似程度的镇痛效果,但真实针刺在疼痛相关的脑区会出现更大的 fMRI 信号衰减(Kong et al.,2009b)。

其他一些研究发现,针刺对静息状态下的脑连通性也具有调节作用(Dhond et al., 2008b;Liu et al.,2009)。静息状态功能连通性磁共振成像(functional connectivity,fcMRI)由 fMRI 改良而来,用于检测脑的固有连通性——被定义为在静息基础状态下发生的持续性的神经和代谢活动。固有的脑连通性可能对于维持突触连接非常重要,由于它能调节不同脑区之间神经传导的效率和范围。神经成像方法所检测的固有连通性,遵循已知的结构上的单突触和多突触通路(Krienen and Buckner,2009;van den Heuvele et al.,2009),可反映出在已知的初级感觉、执行和相关网络中(Fox and Raichle,2007)有意义的神经生理活动(Raichle,2009)。fcMRI 的研究是受试者在扫描仪中仅仅处于静息状态下而完成的。在不同的患者人群中,如此特定状态下的检测已与神经认知表现,甚至与自发性疼痛(Napadow et al.,2010)紧密联系在一起。另外,研究已发现真正的针刺,而不是不透刺皮肤的假针刺,在针刺后能够即刻增加静息性默认模式网络(DMN)的连通性(Dhond et al.,2008a)。这个结果提示,即便在针刺过程之后也会对大脑活动产生持续的影响。实际上,脑区包含 DMN,如后扣带回、下顶叶,特别是内侧前额皮质,都与慢性(而非诱发的,实验性的)疼痛的感知相联系(Baliki et al.,2008;Napadow et al.,2010)。因此,针刺对 DMN 连通性的调控具有重要的临床意义,这可能是镇痛反应的一种潜在机制。

临床要点

针刺对 DMN 连通性的调控,可能与慢性疼痛的治疗相关。

重要的是,fMRI 还可用于纵向临床试验类的设计。在基线和临床针刺治疗数周的一个疗程之后可以进行评估。例如,对腕管综合征(carpel tunnel syndrome,CTS)患者的研究表明,在疼痛和感觉异常的同时会伴有感觉运动的超活化,且在 S I 区内与相邻手指有重叠或分界模糊不清的代表区(Napadow et al.,2006)。在 5 周一个疗程的针刺治疗后,患者的临床症状有改善,并部分地解除了超活化,不同的手指则表现出更明显的躯体特定投射代表区(Napadow et al.,2006)。SI 区手指代表区分离的改善与外周正中神经电生理指标的改善相关。在 CTS 中,脑对针刺刺激的反应与正中神经传导异常有关(Maeda et al.,2013a),这也被证明可用于预测刺激后的镇痛效果 - 可作为一种针刺神经的成像研究设计的预测性方法(Maeda et al.,2013b)。

其他例子,包括评价针刺疗法的一个纵向疗程前后静息 fMRI 的连通性。对于诊断为纤维肌痛症(fibromyalgia,FM)的慢性疼痛患者,在基线时于 DMN 和脑岛(图 4.2)(一个由实验性疼痛和针刺诱发而激活的脑区)之间表现为更强的静息连通性(Apkarian et al.,2005;Huang et al.,2012)。此外,在扫描时自发性疼痛越强,脑岛和 DMN 间的固有连通性就越大,两者之间具有相关性。Napadow 等对同一批 FM 患者的进一步研究,结果显示手针或假针刺(有躯体感觉)治疗一个纵向疗程,都能减轻疼痛,并且降低了 DMN-脑岛的连通性(Napadow et al.,2012 a,b)。前文提到,鉴于针刺对静息 DMN 连通性具有即刻效应(Dhond et al.,2008 a,b),故 DMN 与抗伤害性区域之间连通性的短时程增加是可能的,例如导水管周围灰质与疼痛处理区(如脑岛)长时程的 DMN 连通性减弱有一定关系。类似的实验设计应该继续应用,且已证明针刺在治疗慢性腰痛后有类似的 DMN 调控效应(Li et al.,2014)。该研究有望在临床患者人群中证实临床上所潜在的相关效应可能存在的脑机制。

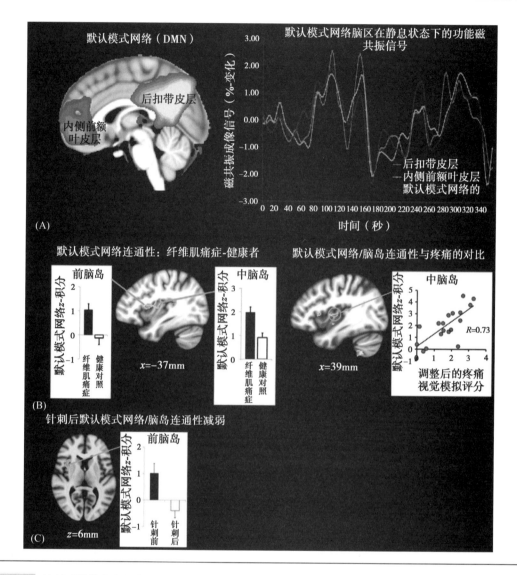

图 4.2 针刺对慢性疼痛患者静息状态脑连通性的调控
(A)功能磁共振成像(fMRI)可以用来评估不同脑区和网络内及其之间的静息状态下的功能连通性,如默认模式网络(DMN),fMRI 信号在内侧前额叶皮层(MPFC)和后扣带皮层(PCC)之间具有高度相关性。(B)患纤维肌痛症(FM)的慢性疼痛患者表现出静息 DMN 与脑岛的连通性增强,且扫描结果显示疼痛程度越高,这种连通性就越强(Napadow et al.,2010)。(C)研究发现针刺(包括假针刺和真实针刺)可以减轻疼痛,并减弱 DMN/脑岛连通性(Napadow et al.,2012a,b)。(参阅文末彩版)

MEG 和 EEG:针刺的时—空反应

脑电图(EEG)能够对不同工作状态下头皮表面上的电位变化进行测量。大脑皮层和大脑深层结构都能产生这样的电位,不论是大脑中的神经元和 / 或胶质细胞都可引起这种电活动(Nunez,1990)。相对而言,脑磁图(MEG)评估的仅仅是在颅脑外部检测的弱磁场变化。

这些区域被认为能反映皮质锥体细胞树突中的突触后电位(Hamalainen and Hari,2002)。由于神经元的磁场强度按照距离磁源的径向距离的函数而减弱,因此,MEG 对浅表的突触活动源比深层更为敏感。EEG 和 MEG 都有极佳的时间分辨率(毫秒),但空间分辨率相当有限(>1cm),由于它们存在不适定反问题[图像处理中不适定问题(ill-posedproblem)或称为反问题(inverse-Problem)的研究从 20 世纪末开始成为国际上的热点问题,成为现代数学家、计算机视觉和图像处理学者广为关注的研究领域。数学和物理上的反问题的研究由来已久,法国数学家阿达马早在 19 世纪就提出了不适定问题的概念:称一个数学物理定解问题的解存在、唯一并且稳定的则称该问题是适定的(well-Posed);如果不满足适定性概念中的上述判据中的一条或几条,称该问题是不适定的。译者注],使用仅仅来源于脑表面的数据来定位活动的精确空间位置(Dale and Halgren,2001)。

大多数 MEG/EEC 躯体感觉研究使用的范例就是在重复性感觉刺激试验中应用。因此,当进行计算平均值试验时,对刺激具有时间锁定的脑反应(也就是伴随每次刺激事件同时发生)与背景噪声相比就变得肉眼可见。频谱分析是另一种常见的 MEG/EEG 分析方法,以不同的频段(即 α、β、γ、θ、δ 等)下出现的"频率功率"量为基础,常用于对信号进行定量。两种方法都被应用于研究针刺,将稍后讨论。

MEG 和 EEG 的研究已经在评价针刺的躯体感觉成分的时间动力学方面作出了重要贡献。EEG 研究已证实了 EA 由于具有感觉性干预,故可调控正中神经的体感诱发电位(somatosensory evoked potentials,SEPs)(Yamauchi et al.,1976a,b)。MEG 研究也发现,对穴位内关进行 EA 和非刺入性轻叩后,所诱发的反应都定位于对侧的 SI 皮层区(Dhond et al.,2008a,b;Witzel et al.,2011)。然而,电针显示了对 β 频段去同步化有不同的调整作用,同时"非刺入性轻叩"的初始反应峰值出现了比电针(~20 毫秒)更长的刺激后潜伏期(~35 毫秒),这是由于机械性(与电刺激相比)刺激方式导致了时间离散所致。这些重要的区别也表明手针和 EA 之间存在着差异。

临床要点

手针和 EA 会引起不同的脑反应。

MEG/EEG 研究也观察了针刺对认知的影响,结果提示镇痛也可由注意机制介导或调节。例如,一项研究对比了芬太尼、一氧化二氮(N_2O)和低频 EA 刺激对实验性疼痛的影响,结果显示三种治疗方法都降低了 SEP P250 疼痛相关成分的振幅(Chapman et al.,1980)。作者因此认为注意机制可能是针刺镇痛的基础。然而,另一项不同的研究比较了低频 EA 和地氟醚麻醉对腹部伤害性刺激的影响,没有发现 EA 有任何显著性效果(Chernyak et al.,2005)。另一项 EEG 研究对异丙酚麻醉的受试者进行了真实电针和假电针的疗效比较,结果发现 EA 后 P260 疼痛 SEP 显著降低,而假 EA 却无此作用(Meissner et al.,2004)。作者于是推断,针刺镇痛可能与注意力的变化无关,因为两组都使用了镇静剂。发现中的这些可变性可能是由于刺激的强度、性质和区域以及应用的疼痛模型不同所致。此外,相对于临床疼痛情况下(即采用多次干预治疗慢性疼痛)针刺发生的镇痛效应而言,在急性实验性痛的情景下出现的针刺镇痛效应,或许是通过不同的机制来调控的。

PET 和 ^{1}H-MRS:针刺的脑映像和神经递质与受体反应

虽然 fMRI 和 MEG/EEG 方法提供了相当好的时间和空间分辨率,但它们对有关针刺和假针刺所潜在的神经化学和细胞过程所提供的信息却很少。对于解决这些问题,PET 和 ^{1}H-MRS 可能是更合适的工具。特别是 PET 可以用于评估人在有生命的觉醒状态下神经递质水平的变化以及受体结合特性。但是,PET 需要使用放射性分子(示踪剂或配体)来结合神经传递相关的特异性受体(例如 ^{11}C- 卡芬太尼与阿片受体结合、^{18}F- 氟代乙酯螺哌隆与多巴胺受体结合)。这种成像方式的一个巨大优势是依赖示踪剂,一种能探测特定的神经递质活动的方法。PET 被认为是"微创性",由于使用电离辐射,因此,同一个体的扫描次数是有限制的,可能要经过一段特定的时间。此外,虽然 PET 的空间分辨率很好,可达到 $8mm^3$,但其时间分辨率是按分钟来排序的,这显然过低以至于无法研究大脑的实时神经元机制(Aine,1995)。但是,用于探索针刺疗法在一次治疗后产生的镇痛效应峰值时间(如果不是数天)的脑反应(Price et al.,1984),PET 可能非常有优势,因为它能评价大脑活动的长时程或较缓慢地变化。

一个例子就是 Harris 等研究真假针刺对诊断为 FM 的慢性疼痛患者阿片样受体(mu-opioid receptor,MOR)结合的影响(Harris et al.,2009)。前期的大量动物实验表明,内源性阿片肽及其相关受体都参与了针刺镇痛过程(Pomeranz and Chiu,1976;Pert et al.,1981;He et al.,1985;Ho and Wen,1989;Chen et al.,1996)。其中大多数研究显示,针刺能促进阿片类神经递质的释放(Stux and Hammerschlag,2001)。然而对于阿片受体本身(例如 mu、kappa 和 δ- 阿片受体类)及其与临床效应的相关性却很少关注。由于安慰剂应用也能诱导阿片受体的激活,特别是 MOR 类(Levine et al.,1978;Benedetti and Amanzio,1997;Amanzio and Benedetti,1999;Zubieta et al.,2005),有人提出假说认为针刺可能确实部分地通过安慰剂机制(也就是说,在这种情境下通过患者的期望值)而发挥作用。

然而,通过 MOR 与放射性示踪剂 ^{11}C- 卡芬太尼结合方法,应用 PET 对动态变化进行成像,Harris 等证实真实针刺与假针刺对 MOR 结合的影响作用是不同的:假针刺导致 MOR 结合能力下降(与前期安慰剂研究结果一致),而真实针刺可使相同脑区的受体结合能力提高。此外,在真实针刺组中,MOR 结合能力上升较大的那些个体正是临床疼痛症状有所改善的那些患者。有趣的是,尽管真实针刺和假针刺组中,患者临床疼痛减轻的程度相似,但是在这里发生的 MOR 机制却明显不同。真实针刺对阿片类受体结合的类似效应也在动物模型(Gao et al.,1997)和另一项应用非特异性阿片受体放射性示踪剂地利洛非(Dougherty et al.,2008)的人体试验中得到证实。虽然这些发现颇具新意,但应该指出的是,这些 PET 研究中使用的样本量很小(n=20 或更少),这也是大多数神经成像研究存在的典型问题。进一步的研究也应该观察是否这些发现在其他疼痛状态下可以得到重复。

临床要点

研究表明,真实针刺能够增加阿片受体的结合能力,而假针刺则降低这种结合能力。

其他 PET 方法应用非特异性 PET 配体来评价脑对针刺的生理反应,其获得的数据与 fMRI 相似,即均将血流动力学作为神经活动的检测指标。一项有趣的研究使用了这种 PET 方法来探索脑对真实针刺与假针刺(Streitberger 针)的反应(Pariente et al.,2005),结果发现与假针刺相比,真实针刺在同侧脑岛引发了更强的脑反应。与前文提到的 fMRI 数据一致,此类神经成像研究将证实真实针刺和假针刺可能确实具有不同的脑机制,这意味着针刺和假 / 安慰针刺在生理水平上并不是简单的等同,甚至在随机对照试验中即使它们产生类似的临床结果(图 4.3)。

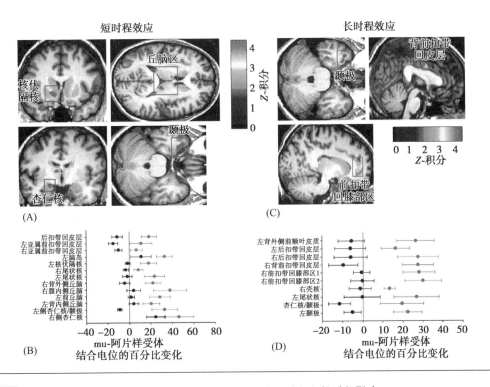

图 4.3　针刺和假针刺对 MOR 结合电位(BP)具有不同的短时程和长时程影响
(A)与假针刺治疗相比,针刺后关注区域 MOR BP 增加。左上:左核伏隔核(lNAC);右上:3 个丘脑区(THA);左下和右下:分别为左侧杏仁核(lAMY)和左颞极(ltmpole)。(B)所有识别区域 MOR BP 的短时程百分比变化。红色圆圈(TA,真实针刺)和黑色圆圈(SA,假针刺)代表各组均值和标准误差条。所有针刺都引起了 MOR BP 的增加,而假治疗主要表现为 BP 无变化或轻微降低。(C)与假治疗相比,针刺后关注区显示 MOR BP 的长时程增加。左上:颞极(ltmpole);右上:背前扣带回皮层(dACC);左下:2 个前扣带回膝部区(pgACC)。(D)所有识别区域 MOR BP 的百分比变化。红色圆圈(TA,真实针刺)和黑色圆圈(SA,假针刺)代表各组均值和标准误差条。所有针刺都引起了 MOR BP 的长时程增加,而假治疗产生的结果是无变化或者结合能力降低(参阅文末彩版)

另一种用于评估神经递质活性的神经成像方法是 ¹H-MRS,是一种非侵入性磁共振成像(magnetic resonance imaging,MRI)技术,可对活体的人脑内多种代谢产物的浓度进行定量,包括脑的主要兴奋性和抑制性神经递质,分别为谷氨酸和 γ- 氨基丁酸(GABA)。如同传统的 fMRI 和 PET,它并不能获得脑活动随时间进展的空间映像图,因为这种技术是通过兴奋具有特征性共振频率的质子产生了一种化学特异性光谱(de Graaf,1998)。由于 ¹H-MRS 方法能对关注的特定区域在不同的受试者之间进行识别和比较观察,也可对同一受试者在不同时间进行观察,因此它既适用于横断面研究,也适用于纵向研究。一旦 ^{1}H-MRS 光谱被获取,可对它们进行分析以确定不同中枢神经系统代谢产物的相对浓度。以往认为的这些代谢物包括:N- 乙酰天门冬氨酸、胆碱和肌酐,因为这些分子能显示一个良好信号与噪声的对比值(Provencher,1993;de Graaf,1998)。这些代谢产物浓度的异常与脑组织潜在的不同病理变化有关。^{1}H-MRS 已被广泛应用和更好地描述各种脑功能障碍特征,如抑郁症(Yildiz-Yesiloglu and Ankerst,2006a,b)、双向障碍(Yildiz-Yesiloglu and Ankerst,2006a,b)、精神分裂症(Marsman et al.,2011)和癫痫(Hetheringtor et al.,2002);然而,^{1}H-MRS 应用于慢性疼痛和干预方法的研究(如针刺)却一直是姗姗来迟。

谷氨酸是大脑的主要兴奋性神经递质,它通过与亲离子受体和亲代谢受体(Kandel et al.,2000)结合来发挥作用。我们了解到谷氨酸的神经传递对于疼痛症状起关键作用已经很长时间了。例如,在临床前模型中,神经病理性疼痛的进展被认为是中枢敏化或中枢可塑性的部分结果,涉及亲离子受体及亲代谢谷氨酸受体(综述见 Latremoliere and Woolf,2009)。令人关注的是针刺也被认为能够改变突触可塑性(Napadow et al.,2007;Xing et al.,2007),其中可能涉及谷氨酸系统的变化。Harris 等利用 ^{1}H-MRS 研究了谷氨酸以及结合型谷氨酸 +谷氨酰胺(GLx)的水平,尤其是经针刺治疗的 FM 患者的上述物质的水平变化(Harris et al.,2008)。在一项纵向试验中,患者接受真实针刺或假针刺治疗,证实了后脑岛皮层内的谷氨酸(和 Glx)变化,与实验性和临床性疼痛的变化之间具有显著的相关性:谷氨酸和 Glx 减少越多的患者显示出临床性和实验性疼痛结果改善越大。脑岛 Glx 的这些变化也与疼痛刺激引起的 fMRI 活动中伴随的变化有关,突显出的可能性就是 Gix 的变化与神经活动的变化密切相关。

临床要点

谷氨酸水平的变化与针刺治疗期间疼痛积分的变化具有相关性。

另一项研究探讨了利用 ^{1}H-MRS 对高身体质量指数(BMI)儿童的脂肪含量进行评估(Zhang et al.,2011)。这项开放性磁共振成像(magnetic resonance spectroscopy,MRS)试验发现,针刺可以显著降低腹部内脏和全身的脂肪。评估针刺在人体的机制还需要更多的研究,同时还需要更多的研究来检测针刺与假治疗相比对神经递质系统如谷氨酸和氨基丁酸的影响。

结语

综上所述,神经影像学已被证明是针刺研究的一种重要工具,在应用动物模型的侵入性基础科学研究和应用人类患者的临床试验之间架起了一座桥梁。通过将人脑的生理反应与临床结果相联系,神经影像学研究能有助于今后的动物试验研究选择更合适的机制模型来检验。人体神经影像学研究同样有助于未来的临床试验研究,例如,通过在基线上识别患者的生物标志物,能对某一特定疾病的针刺治疗反应进行预测。临床预测模型有助于我们在临床试验中筛选最佳的患者,并且使针刺剂量的效力最大化。未来的研究也将需要利用新颖的实验设计,以及多种神经成像技术的多模式应用,以进一步探求支持不同的治疗性针刺效应所潜在的脑机制。最后需要强调的是,将神经影像学数据与更加严格的计算模型相结合来研究针刺,包括混沌理论和非线性动力学,可能对于理解与脑动力相关的健康和疾病的多因素框架的复杂性提供一些重要的启示(Siegelmann,2010)。

(庞 博 译,杜元灏 审校)

参考文献

Aine, C.J., 1995. A conceptual overview and critique of functional neuroimaging techniques in humans: I. MRI/fMRI and PET. Crit. Rev. Neurobiol. 9 (2–3), 229–309.

Amanzio, M., Benedetti, F., 1999. Neuropharmacological dissection of placebo analgesia: expectation-activated opioid systems versus conditioning-activated specific subsystems. J. Neurosci. 19 (1), 484–494.

Apkarian, A.V., Bushnell, M.C., Treede, R.D., Zubieta, J.K., 2005. Human brain mechanisms of pain perception and regulation in health and disease. Eur. J. Pain 9 (4), 463–484.

Baliki, M.N., Geha, P.Y., Apkarian, A.V., Chialvo, D.R., 2008. Beyond feeling: chronic pain hurts the brain, disrupting the default-mode network dynamics. J. Neurosci. 28 (6), 1398–1403.

Beissner, F., Henke, C., 2011. Methodological problems in fMRI studies on acupuncture: a critical review with special emphasis on visual and auditory cortex activations. Evid. Based Complement. Alternat. Med. 2011, 607–637.

Beissner, F., Deichmann, R., Henke, C., Bar, K.J., 2012. Acupuncture – deep pain with an autonomic dimension? Neuroimage 60 (1), 653–660.

Benedetti, F., Amanzio, M., 1997. The neurobiology of placebo analgesia: from endogenous opioids to cholecystokinin. Prog. Neurobiol. 52 (2), 109–125.

Casey, K.L., 1999. Forebrain mechanisms of nociception and pain: analysis through imaging. Proc. Natl. Acad. Sci. U. S. A. 96 (14), 7668–7674.

Chapman, C.R., Colpitts, Y.M., Benedetti, C., Kitaeff, R., Gehrig, J.D., 1980. Evoked potential assessment of acupunctural analgesia: attempted reversal with naloxone. Pain 9 (2), 183–197.

Chen, X.H., Geller, E.B., Adler, M.W., 1996. Electrical stimulation at traditional acupuncture sites in periphery produces brain opioid-receptor-mediated antinociception in rats. J. Pharmacol. Exp. Ther. 277 (2), 654–660.

Chernyak, G., Sengupta, P., Lenhardt, R., Liem, E., Doufas, A.G., Sessler, D.I., Akca, O., 2005. The timing of acupuncture stimulation does not influence anesthetic requirement. Anesth. Analg. 100 (2), 387–392.

Cho, Z.H., Chung, S.C., Jones, J.P., Park, J.B., Park, H.J., Lee, H.J., Wong, E.K., Min, B.I., 1998. New findings of the correlation between acupoints and corresponding brain cortices using functional MRI. Proc. Natl. Acad. Sci. U. S. A. 95 (5), 2670–2673.

Cho, Z., Oleson, T., Alimi, D., Niemtzow, R., 2002. Acupuncture: the search for biologic evidence with functional magnetic resonance imaging positron emission tomography techniques. J. Altern. Complement. Med. 8 (4), 399–401.

Cho, Z.H., Chung, S.C., Lee, H.J., Wong, E.K., Min, B.I., 2006. Retraction. New findings of the correlation between acupoints and corresponding brain cortices using functional MRI. Proc. Natl. Acad. Sci. U. S. A. 103 (27), 10527.

Dale, A.M., Halgren, E., 2001. Spatiotemporal mapping of brain activity by integration of multiple imaging modalities. Curr. Opin. Neurobiol. 11 (2), 202–208.

de Graaf, R.A., 1998. In Vivo NMR Spectroscopy: Principles and Techniques. John Wiley & Sons, New York.

Dhond, R.P., Kettner, N., Napadow, V., 2007a. Do the neural correlates of acupuncture and placebo effects differ? Pain 128 (1–2), 8–12.

Dhond, R.P., Kettner, N., Napadow, V., 2007b. Neuroimaging acupuncture effects in the human brain. J. Altern. Complement. Med. 13 (6), 603–616.

Dhond, R.P., Witzel, T., Hamalainen, M., Kettner, N., Napadow, V., 2008a. Spatiotemporal mapping the neural correlates of acupuncture with MEG. J. Altern. Complement. Med. 14 (6), 679–688.

Dhond, R.P., Yeh, C., Park, K., Kettner, N., Napadow, V., 2008b. Acupuncture modulates resting state connectivity in default and sensorimotor brain networks. Pain 136 (3), 407–418.

Dougherty, D.D., Kong, J., Webb, M., Bonab, A.A., Fischman, A.J., Gollub, R.L., 2008. A combined

[11C]diprenorphine PET study and fMRI study of acupuncture analgesia. Behav. Brain Res. 193 (1), 63–68.

Fox, M.D., Raichle, M.E., 2007. Spontaneous fluctuations in brain activity observed with functional magnetic resonance imaging. Nat. Rev. Neurosci. 8 (9), 700–711.

Gao, M., Wang, M., Li, K., He, L., 1997. Changes of mu opioid receptor binding sites in rat brain following electroacupuncture. Acupunct. Electrother. Res. 22 (3–4), 161–166.

Gareus, I.K., Lacour, M., Schulte, A.C., Hennig, J., 2002. Is there a BOLD response of the visual cortex on stimulation of the vision-related acupoint GB 37? J. Magn. Reson. Imaging 15 (3), 227–232.

Hamalainen, M., Hari, R., 2002. Magnetoencephalographic characterization of dynamic brain activation: basic principles and methods of data collection and source analysis. In: Toga, A., Mazziotta, J. (Eds.), Brain Mapping: The Methods. Academic Press, San Diego.

Han, J., 1998. The Neurochemical Basis of Pain Relief by Acupuncture. Hubei Science and Technology Press, Hubei.

Harris, R.E., Sundgren, P.C., Pang, Y., Hsu, M., Petrou, M., Kim, S.H., McLean, S.A., Gracely, R.H., Clauw, D.J., 2008. Dynamic levels of glutamate within the insula are associated with improvements in multiple pain domains in fibromyalgia. Arthritis Rheum. 58 (3), 903–907.

Harris, R.E., Zubieta, J.K., Scott, D.J., Napadow, V., Gracely, R.H., Clauw, D.J., 2009. Traditional Chinese acupuncture and placebo (Sham) acupuncture are differentiated by their effects on mu-opioid receptors (MORs). Neuroimage 47 (3), 1077–1085.

He, L.F., Lu, R.L., Zhuang, S.Y., Zhang, X.G., Pan, X.P., 1985. Possible involvement of opioid peptides of caudate nucleus in acupuncture analgesia. Pain 23 (1), 83–93.

Hetherington, H.P., Pan, J.W., Spencer, D.D., 2002. ^{1}H and ^{31}P spectroscopy and bioenergetics in the lateralization of seizures in temporal lobe epilepsy. J. Magn. Reson. Imaging 16 (4), 477–483.

Ho, W.K., Wen, H.L., 1989. Opioid-like activity in the cerebrospinal fluid of pain patients treated by electroacupuncture. Neuropharmacology 28 (9), 961–966.

Hsieh, J.C., Cheng, F.P., Tu, C.H., Tsai, J.S., Huang, D.F., Lee, T.Y., Liu, R.S., 1998. Brain activation by acupuncture with de-qi: a PET study. J. Nucl. Med. 39 (Suppl. 5), 205.

Huang, W., Pach, D., Napadow, V., Park, K., Long, X., Neumann, J., Maeda, Y., Nierhaus, T., Liang, F., Witt, C.M., 2012. Characterizing acupuncture stimuli using brain imaging with fMRI – a systematic review and meta-analysis of the literature. PLoS One 7 (4), e32960.

Hui, K.K., Liu, J., Makris, N., Gollub, R.L., Chen, A.J., Moore, C.I., Kennedy, D.N., Rosen, B.R., Kwong, K.K., 2000. Acupuncture modulates the limbic system and subcortical gray structures of the human brain: evidence from fMRI studies in normal subjects. Hum. Brain Mapp. 9 (1), 13–25.

Hui, K.K., Liu, J., Marina, O., Napadow, V., Haselgrove, C., Kwong, K.K., Kennedy, D.N., Makris, N., 2005. The integrated response of the human cerebro-cerebellar and limbic systems to acupuncture stimulation at ST 36 as evidenced by fMRI. Neuroimage 27 (3), 479–496.

Kandel, E.R., Schwartz, J.H., Jessell, T.M., 2000. Principles of Neural Science. McGraw-Hill, New York.

Kong, J., Kaptachuk, T.J., Polich, G., Kirsch, I.V., Angel, M., Zyloney, C., Rosen, B., Gollub, R., 2009a. Expectancy and treatment interactions: a dissociation between acupuncture analgesia and expectancy evoked placebo analgesia. Neuroimage 45, 940–949. PMID: 19159691.

Kong, J., Kaptchuk, T.J., Webb, J.M., Kong, J.T., Sasaki, Y., Polich, G.R., Vangel, M.G., Kwong, K., Rosen, B., Gollub, R.L., 2009b. Functional neuroanatomical investigation of vision-related acupuncture point specificity – a multisession fMRI study. Hum. Brain Mapp. 30 (1), 38–46.

Krienen, F.M., Buckner, R.L., 2009. Segregated fronto-cerebellar circuits revealed by intrinsic functional connectivity. Cereb. Cortex 19 (10), 2485–2497.

Kwong, K.K., Belliveau, J.W., Chesler, D.A., Goldberg, I.E., Weisskoff, R.M., Poncelet, B.P., Kennedy, D.N., Hoppel, B.E., Cohen, M.S., Turner, R., et al., 1992. Dynamic magnetic resonance imaging of human brain activity during primary sensory stimulation. Proc. Natl. Acad. Sci. U. S. A. 89 (12), 5675–5679.

Latremoliere, A., Woolf, C.J., 2009. Central sensitization: a generator of pain hypersensitivity by central neural plasticity. J. Pain 10 (9), 895–926.

Levine, J.D., Gordon, N.C., Fields, H.L., 1978. The mechanism of placebo analgesia. Lancet 2 (8091), 654–657.

Li, G., Cheung, R.T., Ma, Q.Y., Yang, E.S., 2003. Visual cortical activations on fMRI upon stimulation of the vision-implicated acupoints. Neuroreport 14 (5), 669–673.

Li, J., Zhang, J.H., Yi, T., Tang, W.J., Wang, S.W., Dong, J.C., 2014. Acupuncture treatment of chronic low back pain reverses an abnormal brain default mode network in correlation with clinical pain relief. Acupunct. Med. 32 (2), 102–108.

Liu, P., Zhang, Y., Zhou, G., Yuan, K., Qin, W., Zhuo, L., Liang, J., Chen, P., Dai, J., Liu, Y., Tian, J., 2009. Partial correlation investigation on the default mode network involved in acupuncture: an fMRI study. Neurosci. Lett. 462 (3), 183–187.

Maeda, Y., Kettner, N., Lee, J., Kim, J., Cina, S., Malatesta, C., Gerber, J., McManus, C., Im, J., Libby, A.,

Mezzacappa, P., Morse, L.R., Park, K., Audette, J., Napadow, V., 2013a. Acupuncture-evoked response in somatosensory and prefrontal cortices predicts immediate pain reduction in carpal tunnel syndrome. Evid. Based Complement. Alternat. Med. 2013. Article ID 795906, 13 pp.

Maeda, Y., Kettner, N., Lee, J., Kim, J., Cina, S., Malatesta, C., Gerber, J., McManus, C., Im, J., Libby, A., Mezzacappa, P., Morse, L.R., Park, K., Audette, J., Napadow, V., 2013b. Acupuncture evoked response in contralateral somatosensory cortex reflects peripheral nerve pathology of carpal tunnel syndrome. Med. Acupunct. 25 (4), 275–284.

Marsman, A., van den Heuvel, M.P., Klomp, D.W., Kahn, R.S., Luijten, P.R., Hulshoff Pol, H.E., 2011. Glutamate in schizophrenia: a focused review and meta-analysis of ^{1}H-MRS studies. Schizophr. Bull. 39 (1), 120–129.

Meissner, W., Weiss, T., Trippe, R.H., Hecht, H., Krapp, C., Miltner, W.H., 2004. Acupuncture decreases somatosensory evoked potential amplitudes to noxious stimuli in anesthetized volunteers. Anesth. Analg. 98 (1), 141–147.

Nakagoshi, A., Fukunaga, M., Umeda, M., Mori, Y., Higuchi, T., Tanaka, C., 2005. Somatotopic representation of acupoints in human primary somatosensory cortex: an fMRI study. Magn. Reson. Med. Sci. 4 (4), 187–189.

Napadow, V., Makris, N., Liu, J., Kettner, N.W., Kwong, K.K., Hui, K.K., 2005. Effects of electroacupuncture versus manual acupuncture on the human brain as measured by fMRI. Hum. Brain Mapp. 24 (3), 193–205.

Napadow, V., Kettner, N., Ryan, A., Kwong, K.K., Audette, J., Hui, K.K., 2006. Somatosensory cortical plasticity in carpal tunnel syndrome – a cross-sectional fMRI evaluation. Neuroimage 31 (2), 520–530.

Napadow, V., Liu, J., Li, M., Kettner, N., Ryan, A., Kwong, K.K., Hui, K.K., Audette, J.F., 2007. Somatosensory cortical plasticity in carpal tunnel syndrome treated by acupuncture. Hum. Brain Mapp. 28 (3), 159–171.

Napadow, V., Dhond, R., Park, K., Kim, J., Makris, N., Kwong, K.K., Harris, R.E., Purdon, P.L., Kettner, N., Hui, K.K., 2009a. Time-variant fMRI activity in the brainstem and higher structures in response to acupuncture. Neuroimage 47 (1), 289–301.

Napadow, V., Dhond, R.P., Kim, J., LaCount, L., Vangel, M., Harris, R.E., Kettner, N., Park, K., 2009b. Brain encoding of acupuncture sensation – coupling on-line rating with fMRI. Neuroimage 47 (3), 1055–1065.

Napadow, V., LaCount, L., Park, K., As-Sanie, S., Clauw, D.J., Harris, R.E., 2010. Intrinsic brain connectivity in fibromyalgia is associated with chronic pain intensity. Arthritis Rheum. 62 (8), 2545–2555.

Napadow, V., Kim, J., Clauw, D.J., Harris, R.E., 2012a. Decreased intrinsic brain connectivity is associated with reduced clinical pain in fibromyalgia. Arthritis Rheum. 64 (7), 2398–2403.

Napadow, V., Lee, J., Kim, J., Cina, S., Maeda, Y., Barbieri, R., Harris, R.E., Kettner, N., Park, K., 2012b. Brain correlates of phasic autonomic response to acupuncture stimulation: an event-related fMRI study. Hum. Brain Mapp. 34 (10), 2592–2606.

Nunez, P.L., 1990. Localization of brain activity with electroencephalography. Adv. Neurol. 54, 39–65.

Ogawa, S., Tank, D.W., Menon, R., Ellermann, J.M., Kim, S.G., Merkle, H., Ugurbil, K., 1992. Intrinsic signal changes accompanying sensory stimulation: functional brain mapping with magnetic resonance imaging. Proc. Natl. Acad. Sci. U. S. A. 89 (13), 5951–5955.

Pariente, J., White, P., Frackowiak, R.S., Lewith, G., 2005. Expectancy and belief modulate the neuronal substrates of pain treated by acupuncture. Neuroimage 25 (4), 1161–1167.

Parrish, T.B., Schaeffer, A., Catanese, M., Rogel, M.J., 2005. Functional magnetic resonance imaging of real and sham acupuncture. Noninvasively measuring cortical activation from acupuncture. IEEE Eng. Med. Biol. Mag. 24 (2), 35–40.

Pert, A., Dionne, R., Ng, L., Bragin, E., Moody, T.W., Pert, C.B., 1981. Alterations in rat central nervous system endorphins following transauricular electroacupuncture. Brain Res. 224 (1), 83–93.

Peyron, R., Laurent, B., Garcia-Larrea, L., 2000. Functional imaging of brain responses to pain. A review and meta-analysis. Neurophysiol. Clin. 30 (5), 263–288.

Pomeranz, B., Chiu, D., 1976. Naloxone blockade of acupuncture analgesia: endorphin implicated. Life Sci. 19 (11), 1757–1762.

Price, D.D., Rafii, A., Watkins, L.R., Buckingham, B., 1984. A psychophysical analysis of acupuncture analgesia. Pain 19 (1), 27–42.

Provencher, S.W., 1993. Estimation of metabolite concentrations from localized in vivo proton NMR spectra. Magn. Reson. Med. 30 (6), 672–679.

Raichle, M.E., 2009. A paradigm shift in functional brain imaging. J. Neurosci. 29 (41), 12729–12734.

Rosen, B.R., Buckner, R.L., Dale, A.M., 1998. Event-related functional MRI: past, present, and future. Proc. Natl. Acad. Sci. U. S. A. 95 (3), 773–780.

Siegelmann, H.T., 2010. Complex systems science and brain dynamics. Front. Comput. Neurosci. 4.

Stux, G., Hammerschlag, R., 2001. Clinical Acupuncture: Scientific Basis. Springer, New York.

Takeshige, C., 2001. Mechanisms of acupuncture analgesia produced by low frequency electrical stimulation of acupuncture points. In: Stux, G., Hammerschlag, R. (Eds.), Clinical Acupuncture: Scientific Basis. Springer-Verlag, Berlin, pp. 29–50.

van den Heuvel, M.P., Mandl, R.C., Kahn, R.S., Hulshoff Pol, H.E., 2009. Functionally linked resting-state networks reflect the underlying structural connectivity architecture of the human brain. Hum. Brain Mapp. 30 (10), 3127–3141.

White, A., 1999. Neurophysiology of acupuncture analgesia. In: Acupuncture: A Scientific Appraisal. Butterworth-Heinemann, Oxford.

Witzel, T., Napadow, V., Kettner, N.W., Vangel, M.G., Hamalainen, M.S., Dhond, R.P., 2011. Differences in cortical response to acupressure and electroacupuncture stimuli. BMC Neurosci. 12, 73.

Wu, M.T., Hsieh, J.C., Xiong, J., Yang, C.F., Pan, H.B., Chen, Y.C., Tsai, G., Rosen, B.R., Kwong, K.K., 1999. Central nervous pathway for acupuncture stimulation: localization of processing with functional MR imaging of the brain – preliminary experience. Radiology 212 (1), 133–141.

Xing, G.G., Liu, F.Y., Qu, X.X., Han, J.S., Wan, Y., 2007. Long-term synaptic plasticity in the spinal dorsal horn and its modulation by electroacupuncture in rats with neuropathic pain. Exp. Neurol. 208 (2), 323–332.

Yamauchi, N., Asahara, S., Sato, T., Fujitani, Y., Oikawa, T., 1976a. Effects of electrical acupuncture on human somatosensory evoked potentials. Yonago Acta Med. 20 (3), 158–166.

Yamauchi, N., Okazari, N., Sato, T., Fujitani, Y., Kuda, K., 1976b. The effects of electrical acupuncture on human somatosensory evoked potentials and spontaneous brain waves. Yonago Acta Med. 20 (2), 88–100.

Yildiz-Yesiloglu, A., Ankerst, D.P., 2006a. Neurochemical alterations of the brain in bipolar disorder and their implications for pathophysiology: a systematic review of the in vivo proton magnetic resonance spectroscopy findings. Prog. Neuropsychopharmacol. Biol. Psychiatry 30 (6), 969–995.

Yildiz-Yesiloglu, A., Ankerst, D.P., 2006b. Review of ^{1}H magnetic resonance spectroscopy findings in major depressive disorder: a meta-analysis. Psychiatry Res. 147 (1), 1–25.

Yoo, S.S., Teh, E.K., Blinder, R.A., Jolesz, F.A., 2004. Modulation of cerebellar activities by acupuncture stimulation: evidence from fMRI study. Neuroimage 22 (2), 932–940.

Zald, D.H., 2003. The human amygdala and the emotional evaluation of sensory stimuli. Brain Res. Brain Res. Rev. 41 (1), 88–123.

Zhang, H., Peng, Y., Liu, Z., Li, S., Lv, Z., Tian, L., Zhu, J., Zhao, X., Chen, M., 2011. Effects of acupuncture therapy on abdominal fat and hepatic fat content in obese children: a magnetic resonance imaging and proton magnetic resonance spectroscopy study. J. Altern. Complement. Med. 17 (5), 413–420.

Zubieta, J.K., Bueller, J.A., Jackson, L.R., Scott, D.J., Xu, Y., Koeppe, R.A., Nichols, T.E., Stohler, C.S., 2005. Placebo effects mediated by endogenous opioid activity on mu-opioid receptors. J. Neurosci. 25 (34), 7754–7762.

5

第五章　慢性疼痛的神经生理学

R. Gupta　■　P. Farquhar-Smith

引言

　　疼痛是一种与实际的或潜在性的组织损伤相关的令人不快的感觉体验。对于急性痛转变成慢性痛的时间点存在争议,但大多数的定义规定为从疼痛开始之后的 3~6 个月。急性痛转变为慢性痛是受外周和中枢敏化以及神经功能改变的调控。持续痛会引起焦虑和抑郁,并影响生活质量。

　　伤害性感受信息由伤害性感受器传递到大脑皮层,并通过特定的通路进行处理:即伤害性感受通路。伤害感受系统由传递信息的通路组成,即伤害性信息由外周传递到背角,上行至中脑以及由此到达大脑皮层。下行通路也对该系统具有重要影响。这些通路受可改变其功能(可塑性)的多个水平的调控。

疼痛的分类

　　疼痛可能是伤害性的,也就是说由感觉性刺激激活相应的伤害性感受器所致。伤害性感受器也会因炎症或神经损伤(神经病理性疼痛)而变得高度敏感(Woolf and Costigan,1999a,b)。神经病理性疼痛由周围或中枢神经系统的损害或功能障碍引起,可能是躯体性或内脏性的。

　　疼痛也可以分为躯体痛或内脏痛(图 5.1)。躯体痛由组织(皮肤、肌肉、关节、骨骼和韧带)

引起,常为锐痛并且定位明确,然而某些躯体痛(例如肌肉疼痛)也可能表现为更加钝性的疼痛且定位不够明确。内脏痛由体腔内主要的脏器引起,例如心肌痛、胆绞痛。

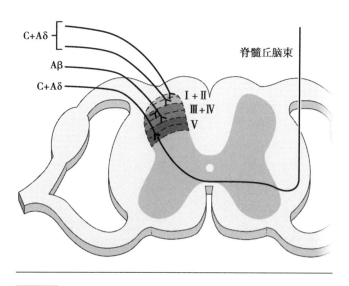

图 5.1 脊髓背角的初级传入神经末梢

痛觉通路的组构

疼痛及其调控的通路包括伤害性感受器和背角神经元、上行和下行通路,以及中脑和皮质大部分区域参与的"疼痛矩阵"。

伤害性感受器

伤害性感受器是参与最初疼痛感知的初级传入神经元,其位于皮肤、肌肉、关节(躯体的)和内脏(Willis and Coggeshall,1991)。根据痛感传递的类型或传导速度可将伤害性感受器进行分类(表 5.1)。

某些伤害性感受器通常处于静息状态(即不表现出活性),但炎症介质被释放后引起的继发性损害可使其活化。大部分内脏传入神经可能处于静息状态。内脏炎症可诱发这些感受器传入疼痛的传导活性大幅度上升。

表 5.1 躯体痛和内脏痛的特点

	躯体痛	内脏痛
定位	在皮肤的定位明确,在肌肉的定位欠佳	定位模糊
性质	锐痛(皮肤)	钝痛、弥散性疼痛、绞痛
自主神经症状	不常见	频繁
诱因	组织损伤,有时由缺血引起	缺血、炎症、收缩或扩张
牵涉痛	存在一牵涉到其他躯体部位	存在一但一般只牵涉到躯体部位

初级传入伤害性感受器与浅表的脊髓背角第二级神经元形成突触。背根神经节(dorsal

root ganglia，DRG）含有上述这些传入神经的胞体。

初级传入伤害性神经元可从生化特征上进行区分。一类是依靠神经胶质细胞摄取神经生长因子来发育，并表达 P2X3 嘌呤受体和 IB4 凝集素结合位点。该类传入神经终止于胶状质（板层 Ⅱ 内部）的深部（Silverman and Kruger，1988；Snider and Mcmahon，1998）。另一类则属于神经生长因子（nerve growth factor，NGF）依赖性，并表达肽类如降钙素基因相关肽（calcitonin-gene-related peptide，CGRP），并终止于背角浅层（板层 Ⅰ、Ⅱ 外部）（Averill et al.，1995）。

脊髓背角

脊髓灰质包含二级神经元的胞体，共分 10 个 Rexed 板层（Rexed，1952）。最表层称为边缘区或板层 Ⅰ，接收小直径传入纤维（Aδ 和 C 类纤维）的传入信号。板层 Ⅱ 或胶状质，与热感觉和痛觉有关。板层Ⅳ~Ⅴ形成深部的背角，接收来自粗直径的 Aβ 纤维和小直径的 C 类纤维的传入信号。见表 5.2。板层 Ⅴ 的大多数神经元都属于宽动态范围（WDR）细胞，由于它们对低阈值和高阈值刺激都有反应（Price，1988）。躯体信息在二级神经元传递，这些神经元以束的形式进行交叉后上传至大脑。内脏伤害性感受在许多区域被处理，包括板层 Ⅴ 和脊髓中央区即板层 Ⅹ。这些区域含有中间神经元和投射细胞，可与背柱核及其他传递内脏痛的脑区进行联系。内脏伤害性传入在背角的传递不交叉，而随后与交叉的内侧丘系纤维中继传递至丘脑（Willis et al.，1979）。兴奋性和抑制性中间神经元是伤害性感觉处理的局部调节的重要调控者（Chung et al.，1984）。

表 5.2　C 类纤维和 Aδ 类纤维的特性

形态学	C 类纤维（无髓，直径 <1.3μm）	Aδ 类纤维（薄髓，直径 1~5μm）
背根神经节（DRG）细胞	小	小
功能（Konietzny 等，1981；Ochoa 和 Torebjork，1989）	"慢"痛	多数为锐痛
刺激类型	多觉型	温度 / 机械性
传导速度（Gasse，1950；Boivie 和 Perl，1975）	<3m/s	5~30m/s

有数条上行通路都能将信息传送到脑干和更高级中枢。然而，也有脑区发出的下行通路能对脊髓水平疼痛处理的调节产生深远的影响。

上行通路

脊髓丘脑投射：神经元从背角投射出来并产生轴突，在外侧索内交叉、上行，形成脊髓丘脑束。神经元从该束投射到丘脑区，随后经第三级神经元投射到初级感觉的体感区。这一投射在对疼痛刺激的唤醒和激发反应中发挥着重要作用。神经元主要是 WDR 神经元，能对宽范围的刺激强度作出反应。此外，还有伤害感受特异性神经元，仅对疼痛刺激产生反应。

脊髓中脑束：在板层 Ⅰ、Ⅳ~Ⅵ 以及 Ⅹ 的神经元，通过脊髓中脑束投射至中脑（Wiberg et al.，1987）。神经元属于伤害感受性神经元。投射到导水管周围灰质（PAG）则可产生厌恶行为（Nashold et al.，1969）。

背柱通路：是由板层 Ⅲ~Ⅳ 以及部分 Ⅹ 层的二级投射神经元的轴突形成的。这些轴突投射到延髓的背柱核。该通路主要对来自肌肉、皮肤、关节和皮肤传入神经的信号传入作出反应，并将各种来自内脏的伤害性刺激信息传递到丘脑（如内脏在受到机械性和化学性刺激之后）（Al-Chaer et al.，1996a,b）。

脊髓边缘束：包括多个束支，能将有害性刺激传递到内侧丘脑，并由此继传至边缘系统。神经元能对伤害性机械刺激和内脏刺激做出反应。有些投射还与疼痛的情感成分相关（Burstein and Giesler，1989）。

下行通路

下行通路对疼痛的调节，不论是促进或抑制都依赖于与通路相关的神经递质。中脑 PAG 区是一个对情感和疼痛调控具有重要作用的中脑区域（Merker，2007）。该区的刺激能抑制伤害感受性背角神经元，包括通过延髓吻段腹侧区（rostroventral medulla，RVM）的脊髓丘脑束细胞，能在脊髓 5-HT 受体和 α_2 肾上腺素受体介导下产生明显的镇痛作用（Yaksh，1979）。PAG 接收来自丘脑、下丘脑和脑干的许多核团的传入信号。重要的投射是延髓吻段腹内侧部通路、蓝斑以及外侧网状核细胞群和孤束核。

RVM（延髓吻段腹侧区通路）的核团包括中缝大核及网状结构的某些部分。对痛刺激的敏感性增加（痛觉过敏）能激活 RVM（Ren and Ruda，1996）。该处理机制参与了神经病理性、中枢性及内脏痛的维持（Burgess et al.，2002）。电刺激中缝大核能产生强烈的抗伤害性效应，这种效应可被纳洛酮逆转（Oliveras et al.，1977）。根据对伤害性刺激的不同反应，该通路中参与的神经元可分为三种类型。"促痛细胞"可被伤害性刺激激活，而"抑痛细胞"表现为对刺激产生抑制作用（Heinricher et al.，1994），但中性粒细胞对刺激没有任何反应。

蓝斑位于网状系统附近，与脊髓有直接的轴突连接。该区的刺激可对伤害性躯体刺激反应产生抑制作用，这一过程主要由 α_2- 肾上腺素能受体所介导（Jones and Gebhart，1986）。其他重要的脑干区包括外侧网状核，对其刺激能抑制脊髓的伤害性反射（Gebhart and Ossipov，1986）。此外，孤束核对伤害性热刺激（Morgan et al.，1989）和其他 C 类纤维诱发的反应所致的疼痛具有调节作用。

中枢处理与"痛觉矩阵"

中枢处理过程在最终的伤害性刺激处理中是非常重要的，涉及脑干、下丘脑、丘脑和皮质。皮层和皮层下区域与疼痛处理有关。涉及的重要区域有前扣带回、脑岛、额皮质、初级和二级体感觉皮层及杏仁核。它们形成了"疼痛矩阵"（Ingvar，1999）。这个矩阵被分为内侧和外侧两个区域。外侧系统包括体感 Ⅰ 区和 Ⅱ 区，参与对疼痛刺激的位置和强度的感受（Kanda et al.，2000）。还有其他几个重要的脑干结构也被认为参与了疼痛处理，如网状结构（Bowsher，1976）、内侧网状系统的巨细胞和大细胞区（Kasey，1971）以及腹内侧核的后部（Craig，2003）。外侧丘脑核（接受伤害性传入）的损伤会导致对疼痛定位的严重损害（Ploner et al.，1999）。

前扣带皮层与疼痛的情感成分有关，而脑岛则与疼痛定位、情感动机和认知方面有关（Melzack and Casey，1968）。脑岛的损害并不影响痛阈（Berthier et al.，1988），但会造成疼痛的情感成分减少，被称为疼痛示意不能（指患者能感受疼痛刺激，但不能辨认出其疼痛性质。译者注）（Greenspan et al.，1999）。此外，功能成像也显示了痛觉与脑岛前部激活有关（Tolle et al.，1999）。扣带回也可能参与疼痛处理，并接受丘脑内侧核的传入信息（Sikes and Vogt，

1992）。杏仁核也在疼痛过程中起到一定作用（Bornhovd et al.，2002），尤其是与疼痛相关的恐惧、焦虑和抑郁有关。

海马位于内侧颞叶深部，对疼痛处理和学习相关的行为十分重要。它在慢性疼痛和慢性疼痛相关的回避行为中起重要作用（Ploghaus et al.，2000）。

疼痛处理的生化介质

化学介质也参与了疼痛的处理过程。兴奋性神经传导主要由兴奋性氨基酸介导，如谷氨酸和天冬氨酸。谷氨酸存在于大多数传入神经末梢的突触泡内。多种不同的其他神经递质也参与兴奋传导过程，包括 CGRP、P 物质和其他神经激肽。抑制性神经肽包括甘丙肽和生长抑素。

兴奋性氨基酸作用于配体激活型离子通道。主要包括三种类型：α- 氨基 -3- 羟基 -5- 甲基 -4- 异噁唑丙酸（AMAP）受体、N- 甲基 -D- 天冬氨酸（NMDA）受体以及海人藻酸（KA）受体。AMPA 受体的激活能增加 Na^+ 内流（Gouaux，2004），而 NMDA 受体无选择性，因此具有钠和钙通道通透性（Paoletti and Neyton，2007）。在急性调整期，AMAP 是主要的递质，但在中枢敏化发生之后，NMDA 受体的作用则变得更加重要。在外周敏化而引起刺激效应的增强，使镁离子释放之前，镁离子对 NMDA 受体则具有阻滞作用。KA 通道是配体激活型离子通道，通过调节 γ 氨基丁酸（GABA）的释放在疼痛处理中具有重要作用（Rodriguez-Moreno and Sihra，2007）。

P 物质分布于小直径初级传入神经，皮肤的伤害性刺激可使其释放（Harrison and Geppetti，2001）。它主要见于板层 I、II。它通过与 NK1 受体结合而作用于二级神经元，以影响细胞内 G- 蛋白相关的磷酸化，进而对获得的伤害性传递进行修饰。在持续的炎症状态下，P 物质和 NK1 能被激活，但在板层 I 的神经元中 NK1 受体有显著上调。这导致了 NMDA 通道的开放时间延长而使 Ca^+ 内流增加，进而增强了谷氨酸的传递，增强了中枢敏化（Yoshimura and Yonehara，2006）。

CGRP 是传入神经系统中常见的一种神经肽，在伤害性处理中发挥一定作用（Van Rossum et al.，1997）。它通过促进初级传入神经释放 P 物质和谷氨酸来调节伤害性感受反应，同时还能阻止 P 物质的代谢（Allen et al.，1999）。CGRP 能独立引起感觉神经元缓慢的膜去极化和通过电压门控性钙通道（VGCCs）的钙内流，从而促进敏化以及 NK1 和 NMDA 的激活。

5- 羟色胺（5-HT）：与伤害性感受相关的主要的 5- 羟色胺受体是 5-HT3，它是一种配体 - 门控离子通道（Farber et al.，2004）。局部损伤诱发的 5- 羟色胺释放可激活伤害性感受器，并能增强伤害性感受器对缓激肽的反应。5-HT2 受体大量表达于含有 CGRP 的小直径神经元，其激活能产生热痛觉过敏（Abbott et al.，1996）。5-HT2 介导的辣椒素敏感性 DRG 神经元去极化，降低了静息钾电导，并导致敏化（Todoriv and Anderson，1990）。

神经免疫交互作用

中枢性

参与疼痛处理的非神经元细胞包括免疫细胞，以及中枢神经系统（central nervous

system,CNS）相应的有关细胞,如星形胶质细胞和小胶质细胞。在组织损伤和炎症发生后,循环的细胞因子能够激活血管周围的星形胶质细胞和小胶质细胞。损伤和炎症将导致小胶质细胞和星形胶质细胞发生急性和慢性活化（Watkins et al.,2001）。细胞因子通过干预一氧化氮合酶（nitric oxide synthase,NOS）的生成调节一氧化氮（nitric oxide,NO）。星形胶质细胞能生成两种类型的NOS——诱导型和基本型,而小胶质细胞则生成诱导型NOS（iNOS）（Xiao and Link,1998）。肿瘤坏死因子 α（TNFα）和白细胞介素 -1β（IL-1β）对星形胶质细胞和小胶质细胞中 iNOS 的刺激具有控制作用。在某些类型的神经病理性疼痛的中枢/脊髓机制中,神经胶质细胞与之具有重要而密切的关联（Zhuo et al.,2011）。

外周性

炎症是通过识别受体的自然免疫激活方式而引发的,包括识别及与侵入病原体或内源性分子结合的 Toll 样受体从损伤细胞中释放,如热休克蛋白和高迁移率族 box1 蛋白（Guo and Chluesener,2007）。TLRs 在免疫细胞中表达,包括单核细胞或巨噬细胞和树突状细胞,以及与免疫相关的细胞,如角化细胞。与 TLRs 结合后会激活核因子 -kB 信号转导,从而释放炎性细胞因子。免疫细胞、肥大细胞和巨噬细胞在损伤后也会被激活,引起炎性细胞因子、趋化因子、补体级联（C3a 和 C5a）以及血管扩张剂（包括血管活性胺和缓激肽）的释放。血源性中性粒细胞、单核细胞和 T 淋巴细胞黏附于血管壁,渗出并聚集在损伤部位。上述免疫细胞通过释放可溶性因子,以及与伤害性感受器发生直接或间接的相互作用,从而促成了外周伤害性感受的敏化。

研究发现,肥大细胞十分靠近初级伤害感受性神经元,并在多种环境下促成了伤害性感受器的敏化。肥大细胞脱颗粒也能使 NGF 诱导的热痛觉敏化快速启动（Lewin et al.,1994）。肥大细胞不仅表达 trkA NGF 受体,而且脱颗粒可释放 NGF 以及许多其他的促炎性介质。组胺在介导肥大细胞诱导伤害性感受器活化过程中起到重要作用（Rudick et al.,2008）。

在损伤部位巨噬细胞会增加,并且参与机械性痛觉超敏的进展过程（Cui et al.,2000）。巨噬细胞通过释放一些介质来促成伤害性感受器的敏化。坐骨神经部分结扎后,巨噬细胞中的趋化因子,巨噬细胞炎症蛋白 1α 及受体 CCR1 和 CCR5 的表达有所增加,并促成神经病理性疼痛的发展（Kiguchi et al.,2010）。中性粒细胞迁移也与炎性疼痛有关（Ting et al.,2008）。淋巴细胞也参与外周伤害性感受器的敏化过程。在神经损伤后,T 细胞浸润到背根神经节,而缺乏 T 细胞的小鼠并不会出现痛觉过敏及痛觉超敏（Moalem et al.,2004）。补体系统在炎症性痛觉过敏和神经病理性疼痛中也有一定的作用。C5a 与神经病理性疼痛有关,因为在神经病理性疼痛中它能激活脊髓的小胶质细胞,且阻断脊髓的补体系统,可逆转神经病理性疼痛行为（Twining et al.,2005）。

其他介质

缓激肽参与疼痛信号的转导。缓激肽受体 B1 参与慢性痛过程,而 B2 受体则与急性炎症和疼痛有关（Couture et al.,2001）。组织损伤后释放缓激肽,且通过 B2 受体引起初级感觉神经元释放 P 物质和 CGRP。在炎性组织中,B2 受体拮抗剂能抑制缓激肽诱发的伤害性感受器兴奋（Banik et al.,2001）。与之类似,P 物质能促进组胺释放,可激活多觉型内脏伤害性感受器,从而增强伤害性感受器对缓激肽和热刺激的反应(Mizumura et al.,1995)。

伤害性刺激能诱导许多细胞因子的释放,包括IL-6、IL-1β和TNFα。它们通过直接或间接地影响伤害性感受器而对疼痛调节发挥重要作用。急性伤害期出现的敏化是由于与受体和离子通道相关的激酶被激活所致,而伤害性感受器的转录变化则主要见于慢性炎症(Kidd and Urban,2001)。TNFα通过降低伤害性感受器的机械性阈值引发伤害性传入纤维的异常活动,并激发了C类纤维的活动(Sorkin et al.,1997)。IL-6可使伤害性感受器对热刺激敏化(Obreja et al.,2002)。IL-1β能促进自发性放电和痛觉过敏,并扩大了机械刺激的外围感受野(Fukuoka et al.,1994)。

基质金属蛋白酶(matrix metalloproteinases,MMPs)是一类由胶原酶、基质酶和明胶酶组成的细胞外蛋白酶。TNFα是MMP基因表达的强有力诱导剂(Nagase,1997)。MMPs通过释放细胞因子参与伤害感受(Kobayashi et al.,2008)。抑制MMPs是一种治疗与细胞因子有关的神经病理性疼痛的重要方法。

疼痛处理机制

伤害性刺激可被转化为电信号(信号转导),即产生一个动作电位(转化)。丝裂原激活蛋白激酶被认为参与转导过程。机械信号转导涉及多个离子通道,包括瞬时感受器电位香草素型通道4(TRPV4)、酸敏感性离子通道3以及低阈值VGCC和CaV3.2。伤害性刺激之后会增加一些传感器的密度,同时增强转录后修饰。这提高了通道活性或敏感性,如此则导致传感器会被低强度的刺激激活。伤害性刺激还会导致动作电位阈值和锋电位改变,从而引起伤害性神经元兴奋性的增高。参与动作电位的主要离子通道是电压门控钠通道,即NaV1.6。神经损伤后,可出现钠通道增高,导致细胞膜不稳定,在慢性病变状态下可能会导致神经元成为异常活动的来源。

外周敏化

参与炎症变化的一个关键因子是NGF。NGF通过分泌趋化因子募集巨噬细胞。巨噬细胞介导的细胞因子IL-1β释放,又能提高NGF的表达,从而使伤害性感受器激活和敏化(Kanaan et al.,1998)。NGF也能通过改变受体和离子通道的基因表达及转录后修饰来激活敏化。从体循环给予动物模型NGF,可引起C类传入纤维的敏化,并产生疼痛行为(Thomson et al.,1995)。

敏化是伤害性感受器的一个典型特征,组织损伤不会引起非伤害性感受器的敏化反应。伤害性感受器的敏化可引起初级的痛觉过敏。伤害性感受器的敏化可通过转导通道的敏化或锋电位阈值下降所诱发(Devor,2006)。在神经病理性疼痛中,神经损伤会引起巨噬细胞浸润、T细胞活化以及促炎性细胞因子表达增加。TNFα能激活伤害性感受器,而TNFα阻断剂能减弱神经损伤后痛觉过敏的进展(Schafers et al.,2003)。这一过程能降低伤害性感受器的放电阈值,同时增加其自发放电(Li et al.,1999)。伤害性感受器的放电频率随着感受野的扩大而增加(Nurmikko,2000)。有关炎症和伤害性感受器敏化的机制见图5.2。

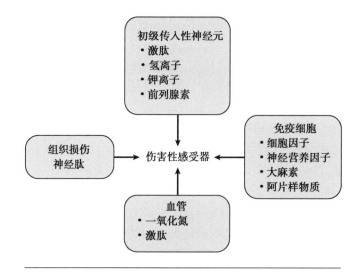

图 5.2 有关炎症和伤害性感受器敏化的机制

敏化是由可直接或间接激活伤害性感受器的介质过剩所介导的。伤害性感受器的特异性受体包括与热刺激相关的 TRPVI 和 TRPM8（瞬时受体电位阳离子通道亚家族 M 成员 8 或薄荷醇受体）。损伤后 NGF 表达增加，通过直接激活方式参与感受器的敏化。这个"炎症汤"里的许多成员都通过第二信使来间接地发挥其作用，如环磷酸腺苷（cAMP）、PKA 和 PKC（蛋白激酶 A 和 C），并能引起敏化变化，至少部分是通过离子通道所介导。这种初级敏化结果增加了对脊髓的传入性信息的输入。一连串传入信号的增加引发了诸多变化，引起中枢神经元兴奋性增高。伤害性感受器的敏化使许多背角神经元的敏感性增高，从而加强或促进突触传递（Dubner and Ruda，1992）。

中枢敏化

中枢敏化（又称二级敏化）会引起一些临床表现，包括非伤害刺激引发的疼痛（异常性疼痛）以及伤害刺激引起的疼痛反应增强（痛觉过敏）和时间持久（痛觉过度）。疼痛感受野的扩大也可见于触觉异常性疼痛，在损伤组织周围的未受损区域也会出现疼痛敏感性增强（Torebjorkn et al.，1992）。

中枢敏化可能涉及同源性突触或异源性突触机制。同源性突触机制是指从损伤部位直接传入刺激，而异源性突触机制则涉及来自未受损组织的传入神经的信息输入。两类敏化的发生都是由于递质释放的增加以及突触效能的增强所致。这些可见的变化是由于：

突触前机制：这是由谷氨酸的释放增加所引起。正常状态下，一些代谢型蛋白 G- 蛋白受体（如 u 型阿片受体）对谷氨酸具有突触前抑制作用。神经损伤引起 DRG 和脊髓中的 u 型阿片受体的下调（Kohno et al.，2005）和 VGCCs 的 α2δ 亚单位上调（Li et al.，2004），从而导致谷氨酸的释放增加。

突触后机制：外周敏化引起的传入性输入信息增加，以及脊髓水平的继发性变化可引起 NMDA 电压门控通道异常开放，进而导致钙内流增加（Duggan，1995）。正常状态下，NMDA 受体被镁离子阻滞，而当去极化发生时，谷氨酸取代镁离子，从而激活激酶级联以增强神经元纤维敏化。神经损伤后，浅层背角的其他谷氨酸活化受体出现表达增加，进一步促进敏化

(Harris et al.,1996)。

中间神经元的变化：伤害刺激后各种变化可见于中间神经元,包括抑制性受体表达降低以及 K-CI 通道转运体 KCC2 的表达下调。后者能引起痛觉过敏(Coull et al.,2003)。

中枢敏化的不同形式见于：

"加速效应"现象：这是同源性突触可塑性的一种形式,表现为背角神经元的动作电位输出进行性增加,被视为低频率 C 类纤维或伤害性刺激的结果(Mendell,1984)。这是神经肽P 物质和 CGRP 的大量释放激活了突触后 G 蛋白偶联受体,而导致突触后的去极化(Woolf and Salter,2000)。这些去极化进一步募集 VGCCS,从而引发了去极化和募集的一个周期循环。然而,"加速效应"现象是对重复刺激的一种特殊反应,不应将其与中枢敏化等同起来。

异源性突触敏化：这是一种即刻发生的,依赖于脊髓背角伤害性神经元兴奋性增加的活动(McMahon and Wall,1984)。这能使低阈值的感觉纤维通过轻微刺激而激活高阈值的伤害性神经元,也就是痛觉超敏。这种敏化作用在疼痛刺激后几秒内就能发生,且能持续数小时。这种敏化本身表现为需要引起疼痛的阈值降低,这是由于低阈值 Aβ 纤维输入的募集以及背角感受野范围的增加所致(Woolf and Salter,2000)。神经营养因子(如脑源性神经营养因子,brain derived neurotrophic factor,BDNF)和细胞因子像 TNFα(由神经胶质细胞释放)可增强突触传递(Watkins et al.,2001)。

NMDA 受体在背角表达,是诱导中枢敏化的必要条件。NMDA 受体功能增加以及钙内流/钙调蛋白依赖性激酶 II 和 AMPA 受体亚单位蛋白 GluR1 磷酸化的呈指数增加,引起AMPA 通道保持在高电导状态,从而引发长时程的增强效应(Malinow and Malenka,2002)。

与组织损伤相关的中枢敏化会造成初级感觉和背角神经元的转录发生变化,并导致其功能的长期改变(Woolf and Costigan,1999 a,b)。任何伤害性刺激和炎症都会增加背角神经元即刻早期基因 *c-fos* 和 *COX-2* 及延迟反应基因强啡肽原——NK1 和 TrkB 的表达(Hunt et al.,1987)。所有这些基因在启动子区域内都含有环磷酸腺苷反应单元位点,且ERK/CREB(细胞外信号调控激酶/cAMP 单元结合蛋白)通路可介导这些 ARE(cAMP 反应单元)所含基因的诱导过程。阻断 ERK 的活化则会逆转这些转录变化以及炎症后脊髓成分的迟发型超敏反应的进展(Ji et al.,2002)。在外周炎症和神经损伤后,一些背角神经元会出现表型转换,开始表达 P 物质和 BDNF(Neumann et al.,1996),从而更可能使中枢敏化。

敏化的另一种机制是突触联系的重构。周围神经损伤引起触觉机械性痛觉超敏,这一过程由低阈值的有髓 Aβ 纤维传入所介导(Campbell et al.,1988)。在中枢敏化过程中,存在Aβ 纤维向伤害感受特异性细胞传入信息的募集(Woolf and King,1990)。此外,周围神经损伤后,受损的有髓 Aβ 纤维的中央轴突在背角较深板层(II 层和IV 层),从其终末的正常位点出现芽生,并进入背角板层 II,违背了其投射到自身正常板层的形态结构,而进入到正常情况下只限于 C 类纤维和 Aδ 伤害性感受器终止的区域(Kohama et al.,2000)。神经损伤可引起神经胶质鞘的破坏,进而引起相邻神经元之间出现电和化学交叉连接(Amir and Devon,2000)。Aβ 纤维还能直接激活 C 类纤维,以至于非伤害性刺激也可产生疼痛。虽然这已经在动物模型中得到了有力的证明,但是关于这些过程是否同样在人体上会发生仍存在一些争议。

结语

随着基础科学的研究,疼痛生理学变得越来越清晰。这些研究也可能使我们对急性和慢性疼痛管理中所开发的新颖方法有所理解。我们可以以将疼痛系统视为一个复杂的系列通路和一个系统网络,但却能够发生许多神经可塑性变化,并持续影响着疼痛的处理过程。伤害性感受器及其连接部分(包括外周性和中枢性)的敏感性变化对疼痛的处理至关重要,并由大量的化合物和神经免疫交互作用所介导。"疼痛矩阵"概念的发展阐释了脑更高级中枢对疼痛处理的关键作用,以及不同区域(具有渲染疼痛的情绪反应、辨别、认知和整体感受)之间存在着相互影响。

(庞 博 译,杜元灏 审校)

参考文献

Abbott, F.V., Hong, Y., Blier, P., 1996. Activation of 5-HT2a receptor potentiates pain produced by inflammatory mediators. Neuropharmacology 35, 99–110.

Al-Chaer, E.D., Lawand, N.B., Westlund, K.N., et al., 1996a. Visceral nociceptive input into the ventral posterolateral nucleus of the thalamus: a new function for the dorsal column pathway. J. Neurophysiol. 76 (4), 2661–2674.

Al-Chaer, E.D., Lawand, N.B., Westlund, K.N., et al., 1996b. Pelvic viscera input into the nucleus gracilis is largely mediated by the postsynaptic dorsal column pathway. J. Neurophysiol. 76, 2675–2690.

Allen, B., Li, J., Menning, P., et al., 1999. Primary afferent fibers that contribute to increased substance P receptor internalisation in the spinal cord after injury. J. Neurophysiol. 81 (3), 1379–1390.

Amir, R., Devor, M., 2000. Functional cross excitation between afferent A and C neurons in dorsal root ganglion. Neuroscience 95, 189–195.

Averill, S., McMahon, S.B., Clary, D.O., Reichardt, L.F., Priestley, J.V., 1995. Immunocytochemical localisation of trkA receptors in chemically identified subgroups of adult rat sensory neurons. Eur. J. Neurosci. 7, 1484–1494.

Banik, R.K., Kozaki, Y., Sato, J., et al., 2001. B2 receptor mediated enhanced bradykinin sensitivity of rat cutaneous C fiber nociceptors during persistant inflammation. J. Neurophysiol. 86, 2727–2735.

Berthier, M., Starkstein, S., Leiguarda, R., 1988. Asymbolia for pain: a sensory-limbic disconnection syndrome. Ann. Neurol. 24, 41–49.

Boivie, J., Perl, E.R., 1975. Neural substrates of somatic sensation. In: Hunt, C.C. (Ed.), Neurophysiology. MTP International Review of Science, Physiology Series One, vol. 3. University Park Press, Baltimore, pp. 303–411.

Bornhovd, K., Quante, M., Glauche, V., et al., 2002. Painful stimuli evoke different stimulus response functions in the amygdale, prefrontal, insula and somatosensory cortex: a single trial of MRI study. Brain 125, 1326–1336.

Bowsher, D., 1976. Role of the reticular formation in responses to noxious stimulation. Pain 2 (4), 42–53.

Burgess, S.E., Gardell, L.R., Ossipov, M.H., et al., 2002. Time dependent descending facilitation from the rostral ventromedial medulla maintains, but does not initiate, neuropathic pain. J. Neurosci. 22, 5129–5136.

Burstein, R., Giesler Jr., G.J., 1989. Retrograde labelling of neurons in spinal cord that project directly to nucleus accumbens or the septal nuclei in the rat. Brain Res. 497, 149–154.

Campbell, J.N., Raja, S.N., Meyer, R.A., et al., 1988. Myelinated afferents signals the hyperalgesia associated with nerve injury. Pain 32, 89–94.

Chung, K., Kevetter, G.A., Willis, W.D., et al., 1984. an estimate of the ratio of propriospinal to long tract neurons in the sacral spinal cord of the rat. Neurosci. Lett. 44, 173–177.

Coull, J.A., Boudreau, D., Bachand, K., et al., 2003. Trans-synaptic shift in anion gradient in spinal lamina I neurons as a mechanism of neuropathic pain. Nature 424, 938–942.

Couture, R., Harrisson, M., Vianna, R.M., et al., 2001. Kinin receptors in pain and inflammation. Eur. J. Pharmacol. 429, 161–176.

Craig, A.D., 2003. Pain mechanisms: labelled lines versus convergence in central processing. Annu. Rev. Neurosci. 26, 1–30.

Cui, J.G., Holmin, S., Mathiesen, T., Meyerson, B.A., Linderoth, B., 2000. Possible role of inflammatory mediators in tactile hypersensitivity in rat models of mononeuropathy. Pain 88, 239–248.

Devor, M., 2006. Sodium channels and mechanisms of neuropathic pain. J. Pain 7, S3–S12.

Dubner, R., Ruda, M.A., 1992. Activity dependant neuronal plasticity following tissue injury and inflammation. Trends Neurosci. 15 (3), 96–103.

Duggan, A.W., 1995. Release of neuropeptides in the spinal cord. Prog. Brain Res. 104, 197–223.

Farber, L., Haus, U., Spath, M., et al., 2004. Physiology and pathophysiology of the 5-HT3 receptor. Scand. J. Rheumatol. Suppl. 119, 2–8.

Fukuoka, H., Kawatani, M., Hisamitsu, T., Takeshige, C., 1994. Cutaneous hyperal-gesia induced by peripheral injection of interleukin-1 beta in the rat. Brain Res. 657, 133–140.

Gasse, H.S., 1950. Unmedullated fibers originating in dorsal root ganglia. J. Gen. Physiol. 3, 651–690.

Gebhart, G.R., Ossipov, M.H., 1986. Characterisation of inhibition of the nociceptive tail flick reflex in the rat from the medullary lateral reticular nucleus. J. Neurosci. 6, 701–713.

Gouaux, E., 2004. Structure and function of AMPA receptors. J. Physiol. 554, 249–253.

Greenspan, J.D., Lee, R.R., Lenz, F.A., 1999. Pain sensitivity alterations as a function of lesion location in the parasylvian cortex. Pain 81 (3), 273–282.

Guo, L.H., Chluesener, H.J., 2007. The innate immunity of the central nervous system in chronic pain: the role of Toll like receptors. Cell. Mol. Life Sci. 64, 1128–1136.

Harris, J.A., Corsi, M., Quartaroli, M., et al., 1996. Upregulation of spinal glutamate receptors in chronic pain. Neuroscience 74, 7–12.

Harrison, S., Geppetti, P., 2001. Substance p. Int. J. Biochem. Cell Biol. 33, 555–576.

Heinricher, M.M., Morgan, M.M., Tortorici, V., et al., 1994. Disinhibition of off cells and antinociception produced by an opioid action within the rostral ventromedial medulla. Neuroscience 63, 279–288.

Hunt, S.P., Pini, A., Evan, G., 1987. Induction of c-fos like protein in spinal cord neurones following sensory stimulation. Nature 328, 632–634.

Ingvar, M., 1999. Pain and functional imaging. Philos. Trans. R. Soc. Lond. B 354, 1347–1358.

Ji, R.R., Befort, K., Brenner, G.J., 2002. ERK MAP kinase activation in superficial spinal cord neurons induces prodynorphin and NK-1 up regulation and contributes to persistent inflammatory pain hypersensitivity. J. Neurosci. 22, 478–485.

Jones, S.L., Gebhart, G.F., 1986. Characterisation of caerulospinal inhibition of the nociceptive tail flick reflex in the rat: mediation by spinal alpha 2 adrenoreceptors. Brain Res. 364, 315–330.

Kanaan, S.A., Poole, S., Saade, N.E., et al., 1998. Interleukin-10 reduces the endotoxin induced hyperalgesia in mice. J. Neuroimmunol. 86, 142–150.

Kanda, M., Nagamine, T., Ikeda, A., et al., 2000. Primary somatosensory cortex is actively involved in pain processing in human. Brain Res. 853, 282–289.

Kasey, K.L., 1971. Escape elicited by bulboreticular stimulation in the cat. Int. J. Neurosci. 2 (1), 29–34.

Kidd, B.L., Urban, L.A., 2001. Mechanisms of inflammatory pain. Br. J. Anaesth. 87, 3–11.

Kiguchi, N., Maeda, T., Kobayashi, Y., Kishioka, S., 2010. Macrophage inflammatory protein-1α mediates the development of neuropathic pain following peripheral nerve injury through interleukin 1 beta up regulation. Pain 149, 305–315.

Kobayashi, H., Chattopadhyay, S., Kato, K., et al., 2008. MMPs initiate Schwann cell-mediated MBP degradation and mechanical nociception after nerve damage. Mol. Cell. Neurosci. 39, 619–627.

Kohama, I., Ishikawa, K., Kocsis, J.D., 2000. Synaptic reorganisation in the substantia gelatinosa after peripheral nerve neuroma formation: aberrant innervation of lamina II neurons by A beta afferents. J. Neurosci. 20, 1538–1549.

Kohno, T., Ji, R.R., Ito, N., et al., 2005. Peripheral axonal injury results in reduced mu receptor pre and post synaptic action in the spinal cord. Pain 117, 77–87.

Konietzny, F., Perl, E.R., Trevino, D., et al., 1981. Sensory experiences in man evoked by intraneural electrical stimulation of intact cutaneous afferent fibers. Exp. Brain Res. 42, 219–222.

Lewin, G.R., Rueff, A., Mendell, L.M., 1994. Peripheral and central mechanisms of NGF-induced hyperalgesia. Eur. J. Neurosci. 6, 1903–1912.

Li, J., Simone, D.A., Larson, A.A., 1999. Windup leads to characteristic of central sensitisation. Pain 79, 75–82.

Li, C.Y., Song, Y.H., Higuera, E.S., et al., 2004. Spinal dorsal horn calcium channel alpha 2 delta-1 subunit up regulation contributes to peripheral nerve injury induced tactile allodynia. J. Neurosci. 24, 8494–8499.

Malinow, R., Malenka, R.C., 2002. AMPA receptor trafficking and synaptic plasticity. Annu. Rev. Neurosci. 25, 103–126.

McMahon, S.B., Wall, P.D., 1984. Receptive fields of lamina I projection cells move to incorporate a nearby region of injury. Pain 19, 235–247.

Melzack, R., Casey, K.L., 1968. Sensory, motivational, and central control determinants of pain. In: Kenshalo, D.R. (Ed.), The Skin Senses. Charles C Thomas, Springfield, IL, pp. 423–443.

Mendell, L.M., 1984. Modifiability of spinal synapses. Physiol. Rev. 64, 260–324.

Merker, B., 2007. Consciousness without a cerebral cortex: a challenge for neuroscience and medicine. Behav. Brain Sci. 30 (1), 63–81.

Mizumura, K., Minagawa, M., Koda, H., et al., 1995. Influence of histamine on the bradykinin response of canine testicular polymodal receptors in vitro. Inflamm. Res. 44 (9), 376–378.

Moalem, G., Xu, K., Yu, L., 2004. T lymphocytes play a role in neuropathic pain following peripheral nerve injury in rats. Neuroscience 129, 767–777.

Morgan, M.M., Sohn, J.H., Lohof, A.M., et al., 1989. Characterisation of stimulation produced analgesia from the nucleus tractus solitarius in the rat. Brain Res. 486, 175–180.

Nagase, H., 1997. Activation mechanisms of matrix metalloproteinases. Biol. Chem. 378, 151–160.

Nashold, B.S., Wilson, W.P., Slaughter, D.G., 1969. Sensations evoked by stimulation in the midbrain of man. J. Neurosurg. 30, 14–24.

Neumann, S., Doubell, T.P., Leslie, T.A., et al., 1996. Inflammatory pain hypersensitivity mediated by phenotypic switch in myelinated primary sensory neurones. Nature 384, 360–364.

Nurmikko, T.J., 2000. Mechanisms of central pain. Clin. J. Pain 16, S21–S25.

Obreja, O., Schmelz, M., Poole, S., et al., 2002. Interleukin-6 in combination with its soluble IL-6 receptor sensitises rat skin nociceptors to heat, in vivo. Pain 96, 57–62.

Ochoa, J., Torebjork, E., 1989. Sensations evoked by intraneural micro stimulation of C nociceptors fibers in human skin nerves. J. Physiol. 415, 583–599.

Oliveras, J.L., Hosobuchi, Y., Redjemi, F., et al., 1977. Opiate antagonist, naloxone, strongly reduces analgesia induced by stimulation of a raphe nucleus. Brain Res. 129, 221–229.

Paoletti, P., Neyton, J., 2007. NMDA receptor subunits: function and pharmacology. Curr. Opin. Pharmacol. 7 (1), 39–47.

Ploghaus, A., Tracey, I., Clare, S., et al., 2000. Learning about pain: the neural substrate of the prediction error for aversive events. Proc. Natl. Acad. Sci. U. S. A. 97 (16), 9281–9286.

Ploner, M., Freund, H.-J., Schnitzler, A., 1999. Pain affect without pain sensation in a patient with a postcentral lesion. Pain 81, 211–214.

Price, D.D., 1988. Psychological and Neural Mechanisms of Pain. Raven Press, New York.

Ren, K., Ruda, M.A., 1996. Descending modulation of Fos expression after persistent peripheral inflammation. Neuroreport 7 (13), 2186–2190.

Rexed, B., 1952. The cytoarchitectonic organisation of the spinal cord in the cat. J. Comp. Neurol. 96, 415–466.

Rodriguez-Moreno, A., Sihra, T.S., 2007. Metabiotropic actions of kainite receptors in the CNS. J. Neurochem. 103, 2121–2135.

Rudick, C.N., Bryce, P.J., Guichelaar, L.A., et al., 2008. Mast cell derived histamine mediates cystitis pain. PLoS One 3, e2906.

Schafers, M., Lee, D.H., Brors, D., et al., 2003. Increased sensitivity of injured and adjacent uninjured rat primary sensory neurons to exogenous tumour necrosis factor alpha after spinal nerve ligation. J. Neurosci. 23, 3028–3038.

Sikes, R.W., Vogt, B.A., 1992. Nociceptive neurons in area 24 of rabbit cingulated cortex. J. Neurophysiol. 68, 1720–1732.

Silverman, J.D., Kruger, L., 1988. Lectin and neuropeptide labelling of separate populations of dorsal root ganglion neurons and associated 'nocicpetor' thin axons in rat testis and cornea whole mount preparations. Somatosens. Res. 5, 259–267.

Snider, W.D., McMahon, S.B., 1998. Tackling pain at the source: new ideas about nociceptors. Neuron 20 (4), 629–632.

Sorkin, L.S., Xiao, W.-H., Wagner, R., et al., 1997. Tumour necrosis factor alpha induces activity in nociceptive primary afferent fibers. Neuroscience 81, 255–262.

Thomson, S.W.N., Dray, A., McCarson, K.E., et al., 1995. Nerve growth factor induces mechanical allodynia associated with novel A fiber evoked spinal reflex activity and enhanced neurokinin I receptor activation in the rat. Pain 62, 219–231.

Ting, E., et al., 2008. Role of complement C5a in mechanical inflammatory hypernociception: potential use of C5a receptor antagonists to control inflammatory pain. Br. J. Pharmacol. 153, 1043–1053.

Todoriv, S., Anderson, E.G., 1990. 5HT2 and 5HT3 receptors mediate two distinct depolarising responses in rat dorsal root ganglion neurons. Brain Res. 511, 71–79.

Tolle, T.R., Kaufmann, T., Siessmeier, T., et al., 1999. Region specific encoding of sensory and affective components of pain in the human brain: a positron emission tomography correlation analysis. Ann. Neurol. 45, 40–47.

Torebjorkn, H.E., Lundberg, L.E.R., Lamotte, R.H., 1992. Central changes in processing of mechanoreceptor input in capsaicin induced sensory hyperalgesiain humans. J. Physiol. 448, 765–780.

Twining, C.M., et al., 2005. Activation of the spinal cord complement cascade might contribute to mechanical allodynia allodynia induced by three animal models of spinal sensitisation. J. Pain 6, 174–183.

Van Rossum, D., Hanisch, U.K., Quirion, R., 1997. Neuroanatomical localisation, pharmacological characterisation and functions of CRGP, related peptides and their receptors. Neurosci. Biobehav. Rev. 21, 649–678.

Watkins, L.R., Milligan, E.D., Maier, S.F., 2001. Glial activation: a driving force for pathological pain. Trends Neurosci. 24, 450–455.

Wiberg, M., Westman, J., Blomqvist, A., 1987. Somatosensory projection to the mesencephalon: an anatomical study in the monkey. J. Comp. Neurol. 264, 92–117.

Willis, W.D., Coggeshall, R.E., 1991. Sensory Mechanisms of the Spinal Cord, second ed. Plenum Press, New York.

Willis, W.D., Kenshalo, D.R., Leonard, R.B., 1979. The cells of origin of the primate spinothalamic tract. J. Comp. Neurol. 188, 543–574.

Woolf, C.J., Costigan, M., 1999a. Transcriptional and posttranslational plasticity and generation of inflammatory pain. Proc. Natl. Acad. Sci. U. S. A. 96, 7723–7730.

Woolf, C.J., Costigan, M., 1999b. Transcriptional and posttranslational plasticity and the generation of inflammatory pain. Proc. Natl. Acad. Sci. U. S. A. 96 (14), 7723–7730.

Woolf, C.J., King, A.E., 1990. Dynamic alterations in the cutaneous mechano receptive field of dorsal horn neurons in the rat spinal cord. J. Neurosci. 10, 2717–2726.

Woolf, C.J., Salter, M.W., 2000. Neuronal plasticity: increasing the gain in pain. Science 288, 1765–1769.

Xiao, B.G., Link, H., 1998. Immune regulation within central the central nervous system. J. Neurol. Sci. 157, 1–12.

Yaksh, T.L., 1979. Direct evidence that spinal serotonin and noradrenaline terminals mediate the spinal antinociceptive effects of morphine in the periaqueductal gray. Brain Res. 160 (1), 180–185.

Yoshimura, M., Yonehara, N., 2006. Alteration in sensitivity of ionotropic glutamate receptors and tachykinin receptors in spinal cord contribute to development and maintenance of nerve injury evoked neuropathic pain. Neurosci. Res. 56, 21–28.

Zhuo, M., Wu, G., Wu, L.J., 2011. Neuronal and microglial mechanisms of neuropathic pain. Mol. Brain 30 (4), 31.

6

第六章　针刺与自主神经系统

E. Stener-Victorin

引言

　　自主神经系统（ANS）与内分泌系统一起都是重要的自我平衡系统，主要功能是调控内脏器官。ANS 由交感神经和副交感神经两部分组成。内脏器官的调节主要通过两条不同的途径（Sato et al.，1997）。首先，在为运动作准备时，情绪、意识或生理节律的变化会引起自主传出神经纤维的激活，可引起心率和血压升高、出汗以及骨骼肌血流的增加。其次，是通过外周感受器——内脏、躯体和颅脑感受器的反射介导了对内脏器官的调节。源于这些感受器的信息被传递到中枢神经系统（CNS），通过自主传出神经对器官的活动和功能进行调节。随着对所谓的躯体 - 自主神经反射调节知识的不断增长，也提高了我们对物理疗法机制的理解，包括针刺。重要的是，在脊髓和大脑都存在着躯体 - 自主反射中枢（Sato et al.，1997）。记住这一点十分重要，即不同的器官系统可能会有不同的反应，既可通过脊髓反射也可通过脊髓上反射，或者通过两者来共同调节。例如，膀胱主要是通过脊髓反射来调节，而心脏则主要是由脊髓上反射调节，尽管两种反射都依赖于神经节段性区域的刺激（Sato et al.，1997）。

　　必须强调的是，躯体 - 自主神经反射与内分泌系统之间有着非常密切的相互影响。例如，肾上腺交感传出神经的活动控制着肾上腺髓质对儿茶酚胺的分泌，而胰腺的交感和副交感传出神经的活动共同控制着胰腺分泌胰岛素（Higashimura et al.，2009）。此外，卵巢的交感神经参与了排卵及性激素分泌的调节（Barria et al.，1993）。

　　本章将以不同的器官系统为例，重点讨论针刺可能是如何调节自主功能的。

针刺调节自主神经功能的机制

将针具刺入肌肉内并进行刺激,会引发外周神经的一种特殊形式的传入活动(Kagitani et al.,2005)。据报道针刺刺激能够兴奋多种类型的神经纤维,包括粗有髓纤维(Aβ)、细有髓纤维(Aδ)以及更细的无髓 C 类纤维(Sato et al.,2002)。针刺入后,针具通过人工操作刺激和 / 或电刺激,即所谓的电针(EA),持续时间为 20~40 分钟。电针过程中,针具通过与电极相连以传导电流。研究已表明,能引起肌肉反复收缩的低频(1~15Hz)EA 所激活的生理过程与体育运动过程中出现的肌肉收缩十分相似(Andersson and Lundeberg,1995;Kaufman et al.,1984)。

针刺刺激肌肉组织中的穴位会引发大量神经肽的外周性释放,如 P 物质(substance P, SP)、降钙素基因相关肽(calcitonin gene related peptide,CGRP)、血管肠肽(vaso-intestinal peptide,VIP)和神经生长因子(nerve growth factor,NGF),即从外周神经末梢释放而进入周围区域。这种结果使骨骼肌的微循环增加(Sato et al.,2000),提高了葡萄糖的摄取,而后者很可能是在人工或电刺激过程中,通过肌肉抽搐的一种反射性反应(Higashimura et al., 2009)。

根据针刺的数量和位置,以及刺激的强度和类型,肌肉传入神经的激活也对脊髓(节段水平)和中枢神经系统的信号转导进行调控(stener-victorin et al.,2008)。通过交感性反射,在节段(脊髓)水平针刺可对与刺激穴位位于相同的神经支配区域的相应器官(如卵巢、膀胱和心脏)功能发挥调节作用(Sato et al.,1997)。同时,神经系统将信号传递到脑,脑产生反应会进一步影响器官功能。针刺的节段性(脊髓)和中枢性机制很可能都决定着针刺治疗的总体效果。由于中枢神经系统调控着脑垂体激素的释放,针刺也可通过对内分泌系统的调节,反过来对交感神经系统的活动产生影响。

尤其是低频 EA 能够引起中枢神经系统释放大量的神经肽、血清素、内源性阿片类物质和催产素,这视乎必然会引起不同器官系统的功能变化(Andersson and Lundeberg,1995;Han,2004;Stener-Victorin et al.,2008)。其中特别令人关注的是 β- 内啡肽,它是一种内源性阿片类物质,对 μ- 受体有很高的亲和力(Basbaum and Fields,1984)。中枢下丘脑内的 β- 内啡肽系统对多种功能具有调控作用,包括自主神经功能(Andersson and Lundeberg,1995;Eyvazzadeh et al.,2009)。下丘脑的弓状核以及脑干的孤束核都能产生和释放 β- 内啡肽,可投射到脑的许多部位,包括整个下丘脑区(Ferin et al.,1984)。β- 内啡肽是自主神经功能变化的关键介质,例如,对血管运动中枢的影响,能普遍降低交感神经张力,表现为对血压的调节和降低肌肉的交感神经活动(muscle sympathetic nerve activity,MSNA)(Andersson and Lundeberg,1995;Yao et al.,1982)。

β- 内啡肽也由下丘脑释放后经垂体前叶进入外周血液(Crine et al.,1978),这一过程由下丘脑室旁核分泌的促肾上腺激素释放因子(corticotropin-releasing factor,CRF)所调控(Chan et al.,1982)。CRF 能够促进 β- 内啡肽、促肾上腺皮质激素和黑素细胞刺激素前体(阿片 - 促黑素细胞皮质素原)的释放,并通过刺激其前体促阿片 - 黑素细胞皮质素原的合成以等摩尔量进入血流。血浆中的 β- 内啡肽被认为与高胰岛素血症反应(Carmina et al.,1992)和应激(Lobo et al.,1983)有关。已有研究证实,胰岛素能使交感神经传出冲动增加,这表明肥胖中的高胰岛素血症可能促成了交感神经过度活动(Gilchrist et al.,2006)。应激可使下丘脑 - 垂体 - 肾上腺轴(hypothalamic-pituitary-adrenal,HPA)的活动增加,同时会导致生殖功能下降等诸多问题。因此,HPA 轴的激素与下丘脑 - 垂体 - 性腺轴激素和交感神经活动密切相关。以多囊卵巢综合征(polycystic ovary syndrome,PCOS)为例,患病女性出现的月经紊乱和循环中的雄激素升高主要与交感神经系统的活动亢进有关;详见后文(Sverrisdottir et al.,2008)。

选穴原则

当调节特定的器官系统而进行选穴时,一般选取与器官相同的躯体区域。表 6.1 列举了一些器官的节前神经支配部位(Bonica,1990)。在西医针刺方法中,针具被置入与目标器官神经支配相对应的肌肉和躯体节段(表 6.1)。另外,在同一节段神经支配区域或者在上臂肘关节以下肌肉中与相应器官有关的超节段区域,可选双侧穴位以加强和延长对中枢神经系统的影响(Thomas and Lundberg,1994;Thomas and Lundeberg,1996)。虽然传统穴位并不是用来刺激神经系统的最合适部位,但它们的解剖位置和神经分布都有很好的描述,因此,也经常用于研究中。传统的穴位并不具有特异性,针刺相同神经节段支配的非穴点极有可能产生相似的效应。

表 6.1　器官的交感和副交感神经节前纤维的分布举例——通过针具被置入合适的躯体部位的针刺刺激很可能具有调节作用

器官	交感神经节前纤维分布	副交感神经节前纤维分布
心脏	T1~4(5)	运动背核,迷走神经(X)
肺脏和食管	T2~6(7)	运动背核,迷走神经(X)
胃肠道		
胃—十二指肠	T(5),6~9,(10),(11)	运动背核,迷走神经(X)
结肠—横结肠	T8~12,L1~2	运动背核,迷走神经(X)
降结肠—直肠		S2~4［迷走神经(X)］[a]
肝脏	T6~11	运动背核,迷走神经(X)
胰腺	T6~11	运动背核,迷走神经(X)
肾上腺	T(7)8~L1(2)	
肾脏	T10~12,L1~2	运动背核,迷走神经(X)
膀胱	T(11),12,L1~2	S2~4［迷走神经(X)］[a]
卵巢和子宫	T(6~9),10~12,L1~2	S2~4［迷走神经(X)］[a]

注:[a] 尚未完全证实

自主神经活动的检测

目前测量自主神经活动的最理想方法较少。用于人体的金标准方法是显微神经检查法,它能直接记录骨骼肌血管壁的交感神经活动,即所谓的肌肉交感性神经活动。神经活动可以量化,通常以每分钟的神经冲动次数来表示,或者将每分钟神经冲动的高度次数作为总体神经活动情况,或者将神经冲动的高度和次数作为总体神经活动来考虑(Vallbo et al.,2004)。虽然这是一种金标准测量方法,但其过程比较耗时,并且其操作过程和数据分析都需要有技能的人员来完成。

心率变异性(heart rate variability,HRV)指标是通过连续的心电图(ECG)从逐次心跳之间的间隔时间[作为识别窦房结去极化(R-R间期)]记录中而得出的。HRV是一种检测自主神经活动的间接方法,可通过不同的方法来进行评价,包括时域和频域变量。时域指标包括对逐次心跳间隔时间(心动间期)变化进行统计分析,并从5分钟到24小时所获得的心电图记录而对短时程(SDNN,NN间期的标准差,即24小时全部正常窦性心搏RR间期;用NN代替RR是为了强调实际上经过处理的心跳是“正常”心脏搏动;RMSSD,相邻NN间期之间的连续差的平方和的均值平方根)或长时程变异进行评估。时域参数与记录时间的HR的总体变异性大多相关,除了RMSSD,它与快速副交感神经变异性有关。SDNN反映了记录期间造成变异性的所有周期成分。在临床中,SDNN值表示在内/外环境变化中自主神经系统维持体内平衡的能力,以及对各种情感/生理学上的紧张性刺激和健康状况的积极应对能力。在频域检测指标中有3种不同的频谱成分——极低频、低频(LF)和高频(HF)。HF成分代表迷走神经对心率的控制,而LF成分以及LF与HF的比值则代表交感神经调控,尽管目前对于LF的波动仍存在争议(Pomeranz et al.,1985)。LF/HF比值用于表示交感神经和副交感神经张力的平衡状态,因此该值降低可能表明副交感神经张力增高或者交感神经张力降低。然而,对于HRV是否能作为自主神经调节的良好指标仍存在争议,且对于两者的生理学相关性目前尚不清楚(Parati et al.,2006)。

另外,交感神经活动的标志物,如NGF、肾上腺素受体和尿中去甲肾上腺素(NE)等都有一定价值,但是需要获取组织样本,因此,只能用于研究目的。

针刺对自主神经活动的影响

在健康受试者中已观察到,用不同类型的刺激会引起交感神经和副交感神经活动的显著变化(Haker et al.,2000)。例如,刺激手部第一背侧骨间肌(合谷)能引起心率下降(由交感神经纤维介导)(Haker et al.,2000)。最近一项关于针刺缓解偏头痛的研究显示,针刺后偏头痛发作次数减少了至少50%,且HRV的LF成分也出现降低,表明交感神经活动被减弱(Backer et al.,2008)。而且,在刺激过程中以及刺激之后,针刺刺激已显示出与提高副交感神经活动水平相关,LF/HF比值降低,这表明针刺有使机体回归正常水平的作用(Haker et al.,2000)。另一项研究评估了针刺对疲劳与非疲劳状态下患者HRV的影响,结果证实针刺后心率、LF功率、总功率和LF/HF比值均出现显著下降,表明自主神经活动发生了变化(Li et al.,2005)。

心脏病

心力衰竭患者会出现MSNA增高,而且患者交感神经活动越强,其存活期就越短(Cohn et al.,1984)。尽管关于针刺是否能降低心力衰竭患者的高水平交感神经活动的人体研究几乎没有,但动物实验研究显示,针刺能降低交感神经活动。令人关注的是,似乎针刺的这种效应在高血压动物模型中表现最强(Chao et al.,1999;Yao et al.,1982)。

一项研究观察了针刺对晚期心力衰竭患者的急性效应,主要的发现正是在精神紧张过程中交感神经反应活跃,而针刺合谷、内关和太冲后可予消除。但是,单独一次的治疗并不能降低心力衰竭的交感神经活动。在 2009 年,有研究采用中医方法进行针刺治疗 10 次,每次治疗 30 分钟且不对针具进行手法刺激,共持续 5 周,结果显示针刺能够增强亚极量运动能力、换气量和运动后的恢复(Barres et al.,2009)。此外,针刺后 HRV 提高,这是自主神经功能的积极效应。

交感神经活动增加和动脉压力感受器功能的改变可能是临床高血压发生的病理机制。在实验环境下,已证实针刺可降低高血压。

自发性高血压大鼠的低频针刺刺激,并采用刺激强度足以激活 Aδ 纤维,刺激 30 分钟的方法,结果发现在刺激过程中大鼠的血压明显升高,而随后出现长时程的血压降低,并通过显微神经检查法检测了内脏神经活动(Yao et al.,1982)。纳洛酮能部分逆转这一效应,这表明有内啡肽释放的参与。Longhurst 等团队进行了大量的高血压动物模型的实验研究,结果发现针刺的良性效应与交感神经传出活动的调节相关,可能还与内分泌系统的调节有关(de Lauzon et al.,2004)。但针刺治疗高血压的神经内分泌机制尚未完全了解。

主要存在的问题就是反复的针刺治疗是否可能产生持久的降压效果。一项规模最大的 RCT 研究比较了三种不同的针刺方案对高血压患者的疗效,患者共治疗 ≤ 12 次,每周 2 次,每次针刺 30 分钟,持续治疗 6~8 周(Macklin et al.,2006)。尽管不同方案之间没有明显差异,但三种方案均对高血压有改善作用,且效果维持了约 6 个月。有许多其他的研究,并有一项系统评价,结果均表明针刺对高血压有良性作用,但仍有必要进行更多的研究(Lee et al.,2009)。

肥胖和胰岛素抵抗

肥胖、胰岛素抵抗与交感神经活动存在一定联系(Gilchrist et al.,2006)。与非中心性肥胖患者个体相比,中心性肥胖患者个体会表现出交感神经传出活动增强。肥胖症出现的交感神经系统功能亢奋的潜在原因目前尚未完全清楚,但很有可能是多因素的。基础交感神经活动的慢性增高,最有可能是为了达到促进 β- 肾上腺素能的产热作用,以防止脂肪的进一步储存,但是,也可能会刺激脂质分解以增加非酯化的游离脂肪酸,这反过来又促成了胰岛素抵抗。脂肪组织本身能作为一个内分泌器官并且表达各种脂肪细胞因子,这可直接或间接地增加交感神经活动。交感神经传出活动的慢性增加会反过来干扰 β- 肾上腺素能信号转导,降低新陈代谢,并进入一个恶性循环,导致肥胖、胰岛素抵抗和目标组织的形态学变化。

研究已经证实,胰岛素能够增加动物的交感神经传出活动,这提示高胰岛素血症可能促成了肥胖患者交感神经系统活动增强。

针刺对肥胖症的临床效果没有很好地被证明,因此本章不做具体讨论。然而,关于脂肪组织中交感神经活动的变化,已经在双氢睾酮(dihydrotestosterone,DHT)诱导的 PCOS 大鼠上进行了研究。大鼠从青春期开始便给予雄性激素,与对照组大鼠相比,它们都出现了肥胖和胰岛素抵抗,肠系膜脂肪组织中肾上腺素能受体 β-3(beta-3 adrenergic receptor,ADRB3)、NGF 和神经肽 Y(neutopeptide Y,NPY)等交感神经活动标志物的 mRNA 表达均上调(Manneras et al.,2009)。在这个动物模型中,与未治疗的大鼠相比,反复的低频电刺激下调了肠系膜脂肪组织中 ADRB3、NGF 和 NPY 的表达(Manneras et al.,2009)。令人关注的是,这种调节作用与胰岛素敏感性改善同时出现,但对肥胖却没有影响。

低频 EA 诱发的肌肉收缩也能引起骨骼肌信号转导通路的变化,这种变化类似于运动引起的变化(Atherton et al.,2005 ;Johansson et al.,2010 ;Liang et al.,2011)。业已证明骨骼肌中葡萄糖转运蛋白 4 的表达增加,且主要表达于细胞膜,这提示发生了向细胞膜迁移(Johansson et al.,2010)。这些结果表明,针刺影响了骨骼肌信号转导通路,但是并不清楚这种作用是否通过交感神经传出活动的调控所介导。令人关注的是,业已证明将用于治疗的后肢传入神经切断时,电针刺激后引发的胰岛素反应增强现象消失,表明这种反应是由传入神经被激活所致,而并非由收缩本身所引起(Higashimura et al.,2009);因此,针具的人工刺激也可引起类似的反应。

多囊卵巢综合征

本病是育龄女性最常见的一种内分泌和代谢异常,与排卵功能障碍、高雄性激素和多囊性卵巢有关(见第三十二章)。代谢异常包括高胰岛素血症和 2 型糖尿病,而肥胖使各种问题恶化。PCOS 的主要病因尚未完全了解,尽管其患病率很高,但依然遗留了一个"先有鸡还是先有蛋"的神秘问题。

卵巢高雄性激素血症是最一致的内分泌特征,可能在本病中起着关键作用(Abbott et al.,2002 ;Gilling-Smith et al.,1997),但高胰岛素血症和胰岛素抵抗以及腹型肥胖也被认为是多囊卵巢综合征(PCOS)的重要病因(Barber et al.,2006 ;Dunaif and Thomas,2001)。此外,神经内分泌缺陷可导致黄体生成素脉冲式分泌频率持续加快和幅度增高,这会进一步促进卵巢雄性激素的生成(Blank et al.,2007)。

许多因素与 PCOS 有关 - 受到干扰的中枢和外周的 β- 内啡肽释放、高雄激素血症、高胰岛素血症和胰岛素抵抗,以及腹型肥胖和心血管疾病 - 也都与交感神经系统活动增强有关(Dissen et al.,2009a;Fagius,2003 ;Ojeda and Lara,1989 ;Reaven et al.,1996 ;Sir-Petermann et al.,2002)。PCOS 患者的多囊卵巢中儿茶酚胺能神经纤维密度较高,这也进一步支持交感神经系统参与了 PCOS 的病理过程(Heider et al.,2001 ;Semenova,1969)。卵巢交感神经活动增强可能通过刺激雄性激素分泌而促成 PCOS(Greiner et al.,2005)。患有 PCOS 的女性卵巢 NGF 产生增强(Dissen et al.,2009b),NGF 是一种交感神经活动的强标志物。这些结果均表明,卵巢 NGF 的过度生成是人体出现 PCO 形态的重要因素之一。在卵巢过度表达 NGF 的转基因小鼠模型上,血浆 LH 水平持续升高是形态出现异常所必需的因素(Dissen et al.,2009b)。一项采用显微神经检查法的研究用最强的证据证实了交感神经系统活动增强。研究显示,患有 PCOS 的女性都有较高的交感神经活动,可能与该综合征的病理生理有关(Sverrisdottin et al.,2008)。令人关注的是,睾丸激素是解释 PCOS 女性患者高交感神经活动的最强独立因素(Sverrisdottir et al.,2008)。

最近的研究表明,反复的低频 EA 刺激和体育运动能够降低 PCOS 女性的高交感神经活动。因此,通过低频 EA 治疗或体育运动来降低交感神经活动或许对 PCOS 女性有重要意义(Stener-Victorin et al.,2009)。

在动物实验研究中也发现了支持上述观察的结果。在戊酸雌二醇(oestradiol valerate,EV)诱导的 PCO 大鼠模型中,横断卵巢上神经能够降低类固醇反应,上调 β_2-肾上腺素能受体的表达至正常水平,还能恢复发情周期和排卵(Barria et al.,1993)。同时,内源性 NGF 的作用被阻断也能恢复 EV 诱导的卵巢形态变化,以及交感神经标志物 α_1- 和 β_2- 肾上腺素能受体、p75 神经营养因子受体、NGF- 酪氨酸激酶受体 A 和酪氨酸羟化酶的表达。

这些数据均证实,在类固醇诱导的 PCO 大鼠的病理机制中,NGF 和交感神经系统有密切的相互影响(Manni et al.,2005b)。与这些观察结果一致的是,许多研究发现反复低频 EA 能降低 EV- 诱导的 PCO 模型卵巢中 NGF(Stener-Victorin et al.,2000,2003b)、CRF(Stener-Victorin et al.,2001)和内皮素 -1(Stener-Victorin et al.,2003b)浓度的异常增高。在同样的 PCO 模型大鼠中,EA 还能同时调节下丘脑 β- 内啡肽浓度和免疫功能(Stener-Victorin and Lindholm,2004)。

为了验证反复低频 EA 治疗和体育运动对 EV- 诱导 PCO 大鼠的交感神经活动具有调控作用这一假说,我们研究了 α_{1a}-、α_{1b}-、α_{1d}- 和 β_2- 肾上腺素受体,p75 神经营养因子受体以及酪氨酸羟化酶的基因和蛋白表达情况。体育运动 4 周后,卵巢形态几乎接近正常(Manni et al.,2005a),并且 EA 和运动都能使 NGF、NGF 受体以及 α_1- 和 β_2- 肾上腺素受体的表达趋于正常水平(Manni et al.,2005a,b)。

此外,DHT- 诱导 PCOS 大鼠主要表现为生殖和代谢异常,低频 EA 和运动均能改善其卵巢的形态,这反映在与未治疗的 PCOS 相比,治疗组健康的腔卵泡比例更高,卵泡内膜细胞层更薄(Manneras et al.,2009)。同时,治疗组大鼠的发情周期也有改善。

低频 EA 也能增加卵巢血流。针刺腹部和后肢肌肉,这些部位与卵巢和子宫都由相同的躯体神经支配(Stener-Victorin et al.,2003a,2004,2006)。这种反应是由卵巢交感神经所介导的,作为脊髓上通路(即 CNS)控制的反射性应答(Stener-Victorin et al.,2003a,2006)。令人关注的是,卵巢上神经的电刺激能够影响卵巢的血流反应,降低卵巢雌二醇的分泌率,这是一种通过电针刺激 α_1- 肾上腺素能受体所介导的调节卵巢功能的效应(Kagitani et al.,2011)。

这些发现支持这样的理论,即交感神经活动增强对 PCOS 的进展和维持具有重要影响,EA 和体育运动的这种效果是通过调控交感神经传出到脂肪组织和卵巢的活动所介导的。PCOS 患者出现的交感神经活动增强可能是疾病相关的血管危险因素的重要原因。因此,以降低 PCOS 增强的交感神经活动为目的疗法仍需进一步研究。

膀胱

膀胱及括约肌受交感神经、副交感神经和躯体神经系统的支配(Kim et al.,2010;Thor and Donatucci,2004)。ANS 对于膀胱功能的调节具有重要的作用。因此,自主神经功能失调可干扰膀胱功能和括约肌活动,很可能是导致膀胱过度活动以及急迫性尿失禁(Kim et al.,2010;Thor and Donatucci,2004)和下尿路症状(Im et al.,2010)的病理机制。这种机制也被事实所证实,即膀胱过度活动的女性表现出显著的交感神经过度活动(Hubeaux et al.,2007,2011)。

实验研究已经证实,会阴部肌肉的针刺样刺激能够抑制膀胱的收缩,从而能使膀胱充盈(Sato et al.,1992,1997)。这些实验观察到的结果也被临床发现所支持,即针刺治疗已显示出能够改善急迫性尿失禁女性的膀胱容量、急迫感以及尿频(Bergstrom et al.,2000;Emmons and Otto,2005)。更多详细内容参见第 27 章。

胃肠道

胃肠(gastrointestinal,GI)道受肠神经系统的固有神经元的神经支配,以及外在的交感、副交感神经和内脏传入神经元的轴突支配(Phillips and Powley,2007)。交感神经支配起于椎前交感神经节,而其发出的去甲肾上腺素能纤维投射到胃肠道道壁(见表 6.1)。迷走(副交感)神经同时支配感觉(传入纤维)和运动(传出纤维)功能。

Sato 教授的团队对类针刺样刺激如何对内脏反射调节进行了系统地阐释。即对腹部和下胸部肌肉的手针刺激几乎总是抑制胃运动,而肢体的刺激则会促进胃动力,约 2/3 麻醉状态下的大鼠检测结果是如此的(Sato et al.,1993)。胃动力的这种抑制反应在切断双侧迷走神经后仍然持续存在,但在切断交感神经分布到胃的分支后则这种反应消失。因此,这种抑制反应是由脊髓反射被激活所致。而当脊髓横断后这种抑制反应能持续存在,提示脊髓是这种反应的必要条件(Sato et al.,1993)。这些实验数据表明针刺可能对肠道疾病有治疗作用,例如肠易激综合征(irritable bowel syndrome,IBS)。

目前 IBS 的发病机制尚不清楚。有人已提出这可能由于肠道和脑之间(脑肠轴)神经处理活动的上调,导致肠道运动、分泌和内脏感觉的改变(Mazur et al.,2012)。重要的是,ANS 对脑肠的交互作用具有调整作用,而自主神经系统的功能障碍,可能至少部分地是 IBS 的成因(Mazur et al.,2007,2012)。令人关注的是,针刺对 IBS 已经显示出在单纯常规医疗基础上可提供附加的益处,并且具有长期的持续效果(MacPherson et al.,2012)。常用穴位包括关元、下脘、中脘、天枢、太冲、公孙、三阴交,以上穴位都位于肠道的神经支配区域。更详细内容参见第 21 章。

唾液腺和泪腺

唾液腺和泪腺的功能与自主神经调节密切相关。主要的唾液腺包括腮腺、下颌腺和舌下腺,其主要生理功能是分泌唾液,在体内这对于润滑、消化、免疫和整体稳态的维持至关重要(Ferreira and Hoffman,2013)。唾液分泌是由副交感和交感自主神经支配而共同调控的(Ferreira and Hoffman,2013)。

副交感神经支配涉及Ⅶ和Ⅸ脑神经,交感神经支配则由颈交感神经通过内侧基底部下丘脑 - 垂体复合体构成。副交感神经纤维的神经递质是经典的乙酰胆碱以及 VIP 和 CGRP,都能增加唾液腺的血流和唾液分泌(Ekstrom et al.,2013;Ferreira and Hoffman,2013)。主要的交感神经递质包括经典的 NE 以及 SP 和 NPY,能够抑制血流并引起血管收缩。

侵犯唾液腺的一个常见临床病变是干燥综合征,为一种影响唾液腺功能的系统性自身免疫性疾病。干燥综合征的病因目前尚不清楚,但已有人提出存在神经引起损伤的参与,并且导致了继发性炎症反应。另一个引起唾液腺功能减退(口腔干燥症)的主要临床原因是头部和颈部癌症放疗后的损伤。放疗后口腔干燥症可能是永久性的,并且由多因素引起,涉及唾液腺上皮细胞、血管和相关神经的损伤(Ferreira and Hoffman,2013)。

研究显示干燥综合征患者采用手针或低频(2Hz)电针刺激治疗,通过激光多普勒血流计检测显示可升高局部血流量(Blom et al.,1993a,b)。提高唾液流速作用的可能机制是针刺增加了神经肽 VIP 和 CGRP 的分泌和释放(Dawidson et al.,1998,1999)。

研究已经证实针刺对放射治疗引起的口腔干燥症也具有一定的改善作用。在放疗同时进行针刺治疗,能够通过增加唾液流速减轻口腔干燥症,改善患者的生活质量(Meng et al.,2012)。与口腔护理教育相比,每周 8 次的针刺治疗减轻了患者的大部分症状,包括夜间需要饮水,改善慢性辐射诱发的口腔干燥症患者的吞咽功能(Simcock et al.,2013)。针刺治疗部位常用二间、迎香、局部穴位(位于腺体之上)以及耳穴。人工刺激和低频电刺激均可采用。

实验和临床研究都已证实,针刺可以减轻因放射治疗而引起的干燥综合征和口腔干燥症患者的口腔干燥症状。针刺的疗效很有可能是通过调节唾液腺的自主神经控制来实现的。

结语

越来越多的证据表明,针刺对内脏、内分泌和代谢功能的影响很大程度上是通过脊髓和中枢水平上的自主神经反射调节来完成的。这对于研究针刺(手针和/或电针)刺激对不同器官系统的作用具有重要意义,因为它可引起不同的效应。实验研究也表明,效应的差异取决于针刺部位和刺激方式。

(庞博、姜涛 译,杜元灏 审校)

参考文献

Abbott, D.H., Dumesic, D.A., Franks, S., 2002. Developmental origin of polycystic ovary syndrome – a hypothesis. J. Endocrinol. 174, 1–5.

Andersson, S., Lundeberg, T., 1995. Acupuncture – from empiricism to science: functional background to acupuncture effects in pain and disease. Med. Hypotheses 45, 271–281.

Atherton, P.J., Babraj, J., Smith, K., Singh, J., Rennie, M.J., Wackerhage, H., 2005. Selective activation of AMPK-PGC-1alpha or PKB-TSC2-mTOR signaling can explain specific adaptive responses to endurance or resistance training-like electrical muscle stimulation. FASEB J. 19, 786–788.

Backer, M., Grossman, P., Schneider, J., Michalsen, A., Knoblauch, N., Tan, L., Niggemeyer, C., Linde, K., Melchart, D., Dobos, G.J., 2008. Acupuncture in migraine: investigation of autonomic effects. Clin. J. Pain 24, 106–115.

Barber, T.M., McCarthy, M.I., Wass, J.A., Franks, S., 2006. Obesity and polycystic ovary syndrome. Clin. Endocrinol. (Oxf) 65, 137–145.

Barres, R., Osler, M.E., Yan, J., Rune, A., Fritz, T., Caidahl, K., Krook, A., Zierath, J.R., 2009. Non-CpG methylation of the PGC-1alpha promoter through DNMT3B controls mitochondrial density. Cell Metab. 10, 189–198.

Barria, A., Leyton, V., Ojeda, S.R., Lara, H.E., 1993. Ovarian steroidal response to gonadotropins and beta-adrenergic stimulation is enhanced in polycystic ovary syndrome: role of sympathetic innervation. Endocrinology 133, 2696–2703.

Basbaum, A.I., Fields, H.L., 1984. Endogenous pain control systems: brain-stem spinal pathways and endorphin circuitry. Ann. Rev. Neurosci. 7, 309–338.

Bergstrom, K., Carlsson, C.P., Lindholm, C., Widengren, R., 2000. Improvement of urge- and mixed-type incontinence after acupuncture treatment among elderly women – a pilot study. J. Auton. Nerv. Syst. 79, 173–180.

Blank, S.K., McCartney, C.R., Helm, K.D., Marshall, J.C., 2007. Neuroendocrine effects of androgens in adult polycystic ovary syndrome and female puberty. Semin. Reprod. Med. 25, 352–359.

Blom, M., Lundeberg, T., Dawidson, I., Angmar-Mansson, B., 1993a. Effects on local blood flux of acupuncture stimulation used to treat xerostomia in patients suffering from Sjogren's syndrome. J. Oral Rehabil. 20, 541–548.

Blom, M., Lundeberg, T., Dawidsson, I., Angmar-Mårtensson, B., 1993b. Effect of acupuncture on blood flow in patients suffering from xerostomia. Oral Rehabil. 73, 541–548.

Bonica, J., 1990. The Management of Pain, second ed. Lea & Febiger, Philadelphia, PA.

Carmina, E., Ditkoff, E.C., Malizia, G., Vijod, A.G., Janni, A., Lobo, R.A., 1992. Increased circulating levels of immunoreactive beta-endorphin in polycystic ovary syndrome is not caused by increased pituitary secretion. Am. J. Obstet. Gynecol. 167, 1819–1824.

Chan, J.S., Lu, C.L., Seidah, N.G., Chretien, M., 1982. Corticotropin releasing factor (CRF): effects on the release of pro-opiomelanocortin (POMC)-related peptides by human anterior pituitary cells in vitro. Endocrinology 111, 1388–1390.

Chao, D.M., Shen, L.L., Tjen, A.L.S., Pitsillides, K.F., Li, P., Longhurst, J.C., 1999. Naloxone reverses inhibitory effect of electroacupuncture on sympathetic cardiovascular reflex responses. Am. J. Physiol. 276, H2127–H2134.

Cohn, J.N., Levine, T.B., Olivari, M.T., Garberg, V., Lura, D., Francis, G.S., Simon, A.B., Rector, T., 1984. Plasma norepinephrine as a guide to prognosis in patients with chronic congestive heart failure. N. Engl. J. Med. 311, 819–823.

Crine, P., Gianoulakis, C., Seidah, N.G., 1978. Biosynthesis of beta-endorphin from beta-lipotropin and a larger molecular weight precursor in rat pars intermedia. Proc. Natl. Acad. Sci. U. S. A. 75, 4719–4723.

Dawidson, I., Angmar-Mansson, B., Blom, M., Theodorsson, E., Lundeberg, T., 1998. Sensory stimulation (acupuncture) increases the release of vasoactive intestinal polypeptide in the saliva of xerostomia sufferers. Neuropeptides 32, 543–548.

Dawidson, I., Angmar-Mansson, B., Blom, M., Theodorsson, E., Lundeberg, T., 1999. Sensory stimulation (acupuncture) increases the release of calcitonin gene-related peptide in the saliva of xerostomia sufferers. Neuropeptides 33, 244–250.

de Lauzon, B., Romon, M., Deschamps, V., Lafay, L., Borys, J.M., Karlsson, J., Ducimetiere, P., Charles, M.A., 2004. The three-factor eating questionnaire-R18 is able to distinguish among different eating patterns in a general population. J. Nutr. 134, 2372–2380.

Dissen, G.A., Garcia-Rudaz, C., Ojeda, S.R., 2009a. Role of neurotrophic factors in early ovarian development. Semin. Reprod. Med. 27, 24–31.

Dissen, G.A., Garcia-Rudaz, C., Paredes, A., Mayer, C., Mayerhofer, A., Ojeda, S.R., 2009b. Excessive ovarian production of nerve growth factor facilitates development of cystic ovarian morphology in mice and is a feature of polycystic ovarian syndrome (PCOS) in humans. Endocrinology 50 (6), 2906–2914.

Dunaif, A., Thomas, A., 2001. Current concepts in the polycystic ovary syndrome. Annu. Rev. Med. 52, 401–419.

Ekstrom, J., Godoy, T., Loy, F., Riva, A., 2013. Parasympathetic vasoactive intestinal peptide (VIP): a likely contributor to clozapine-induced sialorrhoea. Oral Dis. 20 (3), e90–e96.

Emmons, S.L., Otto, L., 2005. Acupuncture for overactive bladder: a randomized controlled trial. Obstet. Gynecol. 106, 138–143.

Eyvazzadeh, A.D., Pennington, K.P., Pop-Busui, R., Sowers, M., Zubieta, J.K., Smith, Y.R., 2009. The role of the endogenous opioid system in polycystic ovary syndrome. Fertil. Steril. 92, 1–12.

Fagius, J., 2003. Sympathetic nerve activity in metabolic control – some basic concepts. Acta Physiol. Scand. 177, 337–343.

Ferin, M., Van Vugt, D., Wardlaw, S., 1984. The hypothalamic control of the menstrual cycle and the role of endogenous opioid peptides. Recent Prog. Horm. Res. 40, 441–485.

Ferreira, J.N., Hoffman, M.P., 2013. Interactions between developing nerves and salivary glands. Organogenesis 9, 199–205.

Gilchrist, R.B., Ritter, L.J., Myllymaa, S., Kaivo-Oja, N., Dragovic, R.A., Hickey, T.E., Ritvos, O., Mottershead, D.G., 2006. Molecular basis of oocyte-paracrine signalling that promotes granulosa cell proliferation. J. Cell Sci. 119, 3811–3821.

Gilling-Smith, C., Story, H., Rogers, V., Franks, S., 1997. Evidence for a primary abnormality of thecal cell steroidogenesis in the polycystic ovary syndrome. Clin. Endocrinol. (Oxf) 47, 93–99.

Greiner, M., Paredes, A., Araya, V., Lara, H.E., 2005. Role of stress and sympathetic innervation in the development of polycystic ovary syndrome. Endocrine 28, 319–324.

Haker, E., Egekvist, H., Bjerring, P., 2000. Effect of sensory stimulation (acupuncture) on sympathetic and parasympathetic activities in healthy subjects. J. Auton. Nerv. Syst. 79, 52–59.

Han, J.-S., 2004. Acupuncture and endorphins. Neurosci. Lett. 361, 258–261.

Heider, U., Pedal, I., Spanel-Borowski, K., 2001. Increase in nerve fibers and loss of mast cells in polycystic and postmenopausal ovaries. Fertil. Steril. 75, 1141–1147.

Higashimura, Y., Shimoju, R., Maruyama, H., Kurosawa, M., 2009. Electro-acupuncture improves responsiveness to insulin via excitation of somatic afferent fibers in diabetic rats. Auton. Neurosci. 150, 100–103.

Hubeaux, K., Deffieux, X., Ismael, S.S., Raibaut, P., Amarenco, G., 2007. Autonomic nervous system activity during bladder filling assessed by heart rate variability analysis in women with idiopathic overactive bladder syndrome or stress urinary incontinence. J. Urol. 178, 2483–2487.

Hubeaux, K., Deffieux, X., Raibaut, P., Le Breton, F., Jousse, M., Amarenco, G., 2011. Evidence for autonomic nervous system dysfunction in females with idiopathic overactive bladder syndrome. Neurourol. Urodyn. 30, 1467–1472.

Im, H.W., Kim, M.D., Kim, J.C., Choi, J.B., 2010. Autonomous nervous system activity in women with detrusor overactivity. Korean J. Urol. 51, 183–186.

Johansson, J., Yi, F., Shao, R., Lonn, M., Billig, H., Stener-Victorin, E., 2010. Intense acupuncture normalizes insulin sensitivity, increases muscle GLUT4 content, and improves lipid profile in a rat model of polycystic ovary syndrome. Am. J. Physiol. Endocrinol. Metab. 299, E551–E559.

Kagitani, F., Uchida, S., Hotta, H., Aikawa, Y., 2005. Manual acupuncture needle stimulation of the rat hindlimb activates groups I, II, III and IV single afferent nerve fibers in the dorsal spinal roots. Jpn. J. Physiol. 55, 149–155.

Kagitani, F., Uchida, S., Hotta, H., 2011. The role of alpha adrenoceptors in the vascular and estradiol secretory responses to stimulation of the superior ovarian nerve. J. Physiol. Sci. 61, 247–251.

Kaufman, M.P., Waldrop, T.G., Rybycki, K.J., Ordway, G.A., Mitchell, J.H., 1984. Effects of static and rhythmic twitch contractions on the discharge of group III and IV muscle afferents. Cardiovasc. Rec. 18, 663–668.

Kim, J.C., Joo, K.J., Kim, J.T., Choi, J.B., Cho, D.S., Won, Y.Y., 2010. Alteration of autonomic function in female urinary incontinence. Int. Neurourol. J. 14, 232–237.

Lee, H., Kim, S.Y., Park, J., Kim, Y.J., Lee, H., Park, H.J., 2009. Acupuncture for lowering blood pressure: systematic review and meta-analysis. Am. J. Hypertens. 22, 122–128.

Li, Z., Wang, C., Mak, A.F., Chow, D.H., 2005. Effects of acupuncture on heart rate variability in normal subjects under fatigue and non-fatigue state. Eur. J. Appl. Physiol. 94, 633–640.

Liang, F., Chen, R., Nakagawa, A., Nishizawa, M., Tsuda, S., Wang, H., Koya, D., 2011. Low-frequency electroacupuncture improves insulin sensitivity in obese diabetic mice through activation of SIRT1/PGC-1α in skeletal muscle. Evid. Based Complement. Alternat. Med. 2011, 735297.

Lobo, R.A., Granger, L.R., Paul, W.L., Goebelsmann, U., Mishell Jr., D.R., 1983. Psychological stress and increases in urinary norepinephrine metabolites, platelet serotonin, and adrenal androgens in women with polycystic ovary syndrome. Am. J. Obstet. Gynecol. 145, 496–503.

Macklin, E.A., Wayne, P.M., Kalish, L.A., Valaskatgis, P., Thompson, J., Pian-Smith, M.C., Zhang, Q., Stevens, S., Goertz, C., Prineas, R.J., Buczynski, B., Zusman, R.M., 2006. Stop hypertension with the acupuncture research program (SHARP): results of a randomized, controlled clinical trial. Hypertension 48, 838–845.

MacPherson, H., Tilbrook, H., Bland, J.M., Bloor, K., Brabyn, S., Cox, H., Kang'ombe, A.R., Man, M.S., Stuardi, T., Torgerson, D., Watt, I., Whorwell, P., 2012. Acupuncture for irritable bowel syndrome: primary care based pragmatic randomised controlled trial. BMC Gastroenterol. 12, 150.

Manneras, L., Cajander, S., Lonn, M., Stener-Victorin, E., 2009. Acupuncture and exercise restore adipose tissue expression of sympathetic markers and improve ovarian morphology in rats with dihydrotestosterone-induced PCOS. Am. J. Physiol. Regul. Integr. Comp. Physiol. 296, R1124–R1131.

Manni, L., Cajander, S., Lundeberg, T., Naylor, A.S., Aloe, L., Holmang, A., Jonsdottir, I.H., Stener-Victorin, E., 2005a. Effect of exercise on ovarian morphology and expression of nerve growth factor and alpha(1)- and beta(2)-adrenergic receptors in rats with steroid-induced polycystic ovaries. J. Neuroendocrinol. 17, 846–858.

Manni, L., Lundeberg, T., Holmang, A., Aloe, L., Stener-Victorin, E., 2005b. Effect of electro-acupuncture on ovarian expression of alpha (1)- and beta (2)-adrenoceptors, and p75 neurotrophin receptors in rats with steroid-induced polycystic ovaries. Reprod. Biol. Endocrinol. 3, 21.

Mazur, M., Furgala, A., Jablonski, K., Madroszkiewicz, D., Ciecko-Michalska, I., Bugajski, A., Thor, P.J., 2007. Dysfunction of the autonomic nervous system activity is responsible for gastric myoelectric disturbances in the irritable bowel syndrome patients. J. Physiol. Pharmacol. 58 (Suppl. 3), 131–139.

Mazur, M., Furgala, A., Jablonski, K., Mach, T., Thor, P., 2012. Autonomic nervous system activity in constipation-predominant irritable bowel syndrome patients. Med. Sci. Monit. 18, CR493–CR499.

Meng, Z., Garcia, M.K., Hu, C., Chiang, J., Chambers, M., Rosenthal, D.I., Peng, H., Zhang, Y., Zhao, Q., Zhao, G., Liu, L., Spelman, A., Palmer, J.L., Wei, Q., Cohen, L., 2012. Randomized controlled trial of acupuncture for prevention of radiation-induced xerostomia among patients with nasopharyngeal carcinoma. Cancer 118, 3337–3344.

Ojeda, S., Lara, H., 1989. Role of the Sympathetic Nervous System in the Regulation of Ovarian Function. Springer-Verlag, Berlin.

Parati, G., Mancia, G., Di Rienzo, M., Castiglioni, P., 2006. Point: cardiovascular variability is/is not an index of autonomic control of circulation. J. Appl. Physiol. 101, 676–678. discussion 681–672.

Phillips, R.J., Powley, T.L., 2007. Innervation of the gastrointestinal tract: patterns of aging. Auton. Neurosci. 136, 1–19.

Pomeranz, B., Macaulay, R.J., Caudill, M.A., Kutz, I., Adam, D., Gordon, D., Kilborn, K.M., Barger, A.C., Shannon, D.C., Cohen, R.J., et al., 1985. Assessment of autonomic function in humans by heart rate spectral analysis. Am. J. Physiol. 248, H151–H153.

Reaven, G.M., Lithell, H., Landsberg, L., 1996. Hypertension and associated metabolic abnormalities – the role of insulin resistance and the sympathoadrenal system. N. Engl. J. Med. 334, 374–381.

Sato, A., Sato, Y., Suzuki, A., 1992. Mechanism of the reflex inhibition of micturition contractions of the urinary bladder elicited by acupuncture-like stimulation in anesthetized rats. Neurosci. Res. 15,

189–198.

Sato, A., Sato, Y., Suzuki, A., Uchida, S., 1993. Neural mechanisms of the reflex inhibition and excitation of gastric motility elicited by acupuncture-like stimulation in anesthetized rats. Neurosci. Res. 18, 53–62.

Sato, A., Sato, Y., Schmidt, R.F., 1997. The Impact of Somatosensory Input on Autonomic Functions. Springer-Verlag, Heidelberg.

Sato, A., Sato, Y., Shimura, M., Uchida, S., 2000. Calcitonin gene-related peptide produces skeletal muscle vasodilation following antidromic stimulation of unmyelinated afferents in the dorsal root in rats. Neurosci. Lett. 283, 137–140.

Sato, A., Sato, Y., Uchida, S., 2002. Reflex modulation of visceral functions by acupuncture-like stimulation in anesthetized rats. Int. Cong. Ser. 1238, 111–123.

Semenova, I., 1969. Adrenergic innervation of the ovaries in Stein-Leventhal syndrome. Vestn Akad Med Nauk SSSR 24, 58–62 (Abstract in English).

Simcock, R., Fallowfield, L., Monson, K., Solis-Trapala, I., Parlour, L., Langridge, C., Jenkins, V., Committee, A.S., 2013. ARIX: a randomised trial of acupuncture v oral care sessions in patients with chronic xerostomia following treatment of head and neck cancer. Ann. Oncol. 24, 776–783.

Sir-Petermann, T., Maliqueo, M., Angel, B., Lara, H.E., Perez-Bravo, F., Recabarren, S.E., 2002. Maternal serum androgens in pregnant women with polycystic ovarian syndrome: possible implications in prenatal androgenization. Hum. Reprod. 17, 2573–2579.

Stener-Victorin, E., Lindholm, C., 2004. Immunity and beta-endorphin concentrations in hypothalamus and plasma in rats with steroid-induced polycystic ovaries: effect of low-frequency electroacupuncture. Biol. Reprod. 70, 329–333.

Stener-Victorin, E., Lundeberg, T., Waldenstrom, U., Manni, L., Aloe, L., Gunnarsson, S., Janson, P.O., 2000. Effects of electro-acupuncture on nerve growth factor and ovarian morphology in rats with experimentally induced polycystic ovaries. Biol. Reprod. 63, 1497–1503.

Stener-Victorin, E., Lundeberg, T., Waldenstrom, U., Bileviciute-Ljungar, I., Janson, P.O., 2001. Effects of electro-acupuncture on corticotropin-releasing factor in rats with experimentally-induced polycystic ovaries. Neuropeptides 35, 227–231.

Stener-Victorin, E., Kobayashi, R., Kurosawa, M., 2003a. Ovarian blood flow responses to electro-acupuncture stimulation at different frequencies and intensities in anaesthetized rats. Auton. Neurosci. 108, 50–56.

Stener-Victorin, E., Lundeberg, T., Cajander, S., Aloe, L., Manni, L., Waldenstrom, U., Janson, P.O., 2003b. Steroid-induced polycystic ovaries in rats: effect of electro-acupuncture on concentrations of endothelin-1 and nerve growth factor (NGF), and expression of NGF mRNA in the ovaries, the adrenal glands, and the central nervous system. Reprod. Biol. Endocrinol. 1, 33.

Stener-Victorin, E., Kobayashi, R., Watanabe, O., Lundeberg, T., Kurosawa, M., 2004. Effect of electro-acupuncture stimulation of different frequencies and intensities on ovarian blood flow in anaesthetised rats with steroid-induced polycystic ovaries. Reprod. Biol. Endocrinol. 2, 16.

Stener-Victorin, E., Fujisawa, S., Kurosawa, M., 2006. Ovarian blood flow responses to electroacupuncture stimulation depend on estrous cycle and on site and frequency of stimulation in anesthetized rats. J. Appl. Physiol. 101, 84–91.

Stener-Victorin, E., Jedel, E., Manneras, L., 2008. Acupuncture in polycystic ovary syndrome: current experimental and clinical evidence. J. Neuroendocrinol. 20, 290–298.

Stener-Victorin, E., Jedel, E., Janson, P.O., Sverrisdottir, Y.B., 2009. Low-frequency electroacupuncture and physical exercise decrease high muscle sympathetic nerve activity in polycystic ovary syndrome. Am. J. Physiol. Regul. Integr. Comp. Physiol. 297, R387–R395.

Sverrisdottir, Y.B., Mogren, T., Kataoka, J., Janson, P.O., Stener-Victorin, E., 2008. Is polycystic ovary syndrome associated with high sympathetic nerve activity and size at birth? Am. J. Physiol. Endocrinol. Metab. 294, E576–E581.

Thomas, M., Lundberg, T., 1994. Importance of modes of acupuncture in the treatment of chronic nociceptive low back pain. Acta Anaesthesiol. Scand. 38, 63–69.

Thomas, M., Lundberg, T., 1996. Does acupuncture work? Pain clinic Updates 4, 1–4.

Thor, K.B., Donatucci, C., 2004. Central nervous system control of the lower urinary tract: new pharmacological approaches to stress urinary incontinence in women. J. Urol. 172, 27–33.

Vallbo, A.B., Hagbarth, K.E., Wallin, B.G., 2004. Microneurography: how the technique developed and its role in the investigation of the sympathetic nervous system. J. Appl. Physiol. 96, 1262–1269.

Yao, T., Andersson, S., Thoren, P., 1982. Long-lasting cardiovascular depression induced by acupuncture-like stimulation of the sciatic nerve in unanaesthetized spontaneously hypertensive rats. Brain Res. 240, 77–85.

第三篇
临床方法

本篇纲目

7

第七章　西医针刺——治疗方法

M. Cummings

引言

本章主要论述人们已有所了解的西医针刺在应用时的理论方法（White，2009）。该理论方法是以实验数据结果和感觉刺激的神经生理学机制诠释为基础,同时结合了源自东亚国家（主要为中国）的有关针刺方面的历史记录。

我们假定本书的读者已具有一般的针刺技术知识,由于这些内容在本章未做介绍,您可以参考相关教材《西医针刺入门》（*An Introduction to Western Medical Acupuncture*）（White et al.，2008b）。

本章首先从神经生理学角度介绍针刺的选穴原则,随后对每条原则进行详细论述,包括局部针刺、节段性针刺方法,以及为了获得整体效应而对身体任何部位针刺的相关特征性方法。

本章在最后部分还将讨论与治疗相关的其他潜在性效应,而并非针刺的直接生理刺激效应。后者被称为情景效应,在随机对照试验的假针刺或安慰针刺组中,可观察到部分效应与此类效应有关。

选穴原则

本节概括性提出应用西医针刺治疗身体局部病变时选取针刺部位的方法,通常为痛症,可以是直接性或间接性方法;随后将介绍一些针对更多的整体性病变治疗的其他间接性选穴方法。许多问题将在本章后面内容中进行更为详细地介绍。

直接方法

局部性

局部性针刺方法用于治疗躯体病变,通常是外周原因引起的肌肉骨骼痛。这种选穴方法通常用针直接刺入病变部位,或者在病变的几厘米范围内针刺,可通过不同方式产生效应。这种方法涉及对肌肉的直接针刺效应,可通过对激痛点的机械效应(见下一节),或者通过对肌张力的反射性抑制来完成(Graven-Nielsen et al.,2008;Mense and Gerwin,2010;Mense et al.,2001;Simons and Mense,1998)。局部针刺也可能通过对小直径感觉神经的逆向性刺激而对组织产生潜在性影响,因小直径的感觉神经能通过释放血管活性神经肽和生长因子而具有调节营养的作用(详见第三章)。此外,这种局部性针刺还可能引发一定的节段性效应,正如下文所述。

局部针刺点通常分为激痛点、压痛点(tender points,TePs)或(传统的)针刺穴位。一些医生还增加了一种按照组织和邻近部位选择的解剖学点位,也就是在某个肌肉区域内或骨膜区域上的任何部位进行针刺。

节段性(背侧和腹侧)

节段性效应是通过脊髓背角(感觉性)水平的刺激所介导的。一些效应可能通过与背角的直接连接而产生,但大多数都认为是通过与脑干的长连接以及来自脑干的调控。这些效应可通过针刺非常接近躯体病变的部位(局部针刺)所激发,或者通过刺激具有相同神经分布的任何深层的躯体神经,或者甚至是通过刺激对侧脊神经而产生。皮肤的浅表神经可能也引发效应,但这些效应或许更类似于对人体应用的经皮电神经刺激(transcutaneous electrical nerve stimulationn,TENS)的效应(见第十五章)。节段性针刺既适用于腹侧支,也适用于背侧支,但这种效应的大小可能不同,人们认为由腹侧结构引发的疼痛或者功能失调或许最好按照病变相应的腹侧节段进行治疗,反之亦然。

间接方法

相邻节段性

这种方法特别适用于神经病理性疼痛病变,此时直接针刺会产生强烈的不适感甚至可能导致病情的加重。这时可以在病变节段相邻的节段内选择针刺点位,通常在病变节段的上、下部位,但是,对侧的节段也可选用(White et al.,2008b)。

远端的非节段性和整体性(适用于中枢性或非局部性病变)

针刺对非节段性区域或与之相邻的节段性区域所产生的影响,主要是大脑的整体效应和通过脊髓来实现的。由于该法产生的效应不如直接针刺的效应强,因此,在这种情况下选择的刺激强度或总剂量(针具的)相对较大,除非这种方法仅简单地用于局部性和节段性方法的补充。针刺的精确部位对于引发这些效应似乎并不重要,尽管可能也存在区域性差异(在后文中讨论),而且四肢肌肉的穴位可能比躯干的穴位更有效。

微系统

在针刺领域中存在许多微系统,即应用一个局部的、易使用的解剖学部位来达到影响远端部位的效应。大概最为大家熟知的就是耳针和头皮针。其中耳针是首先被提出的。它的起源归功于法国医生 Nogier(Nogier,1972),他认为耳朵看起来像一个蜷缩起来的胎儿,耳垂对应胎儿的头,脊柱在对耳轮。自此以后,人们就想像在耳朵上存在着人体的躯体特定区位置地图,被易化的一个系统,单独针刺耳就可治疗该系统里的相关病变。另一个类似的系统就是山本(Yamamoto)在头皮上开发的系统(White et al.,2008b)。虽然两套系统的躯体特定区位置图都缺乏令人信服的证据,但已有合理的临床研究支持了耳针(见第十章)和头皮针的临床疗效,尤其对于疼痛病变(Asher et al.,2010;Usichenko et al.,2008),此外,耳针对于情境性焦虑也有一定疗效(Pilkington et al.,2007)。

肌筋膜激痛点

临床现象及术语

肌筋膜激痛点(myofascial trigger points,MTrPs)是骨骼肌可触知的紧绷带的中间纤维部分的敏锐压痛区(Travell and Rinzler,1952;Travell and Simons,1983)。它们之所以被称为"点",是因为其大小似乎要比检查者触诊用的指尖尺寸还小。因此,可找到一个压痛最明显的"点"。当使用一根细毫针作为检查探针时,探测的结果可能是不同的。这时其已不再是机械灵敏度最高的单个点,而是散在检查区域内的多个点,因为这是由局部运动反应(局部抽搐反应或在紧张带出现的局部抽搐反应,LTR)和针刺引起的肌电活动所决定的。

按压 MTPs(也可缩写为 TrP,即触发点)可以引起局部疼痛和引传痛,这是骨骼肌独有的特征(疼痛的特征性转移模式)(Simons et al.,1999)。对于一个有肌筋膜疼痛症状的个体来说,压力引起的疼痛可以认为就是患者个人所诉说的痛感(疼痛的识别)。通过对一个活跃的(有症状的)TrP 的纤维进行横向弹拨触诊,通常会引起显著而无意识地将躯体避开触诊手指的反应,这被称为"跳跃反射"。在这种横向 - 纤维触诊的形式中也能见到 LTRs,但大部分医生发现这些方法很难引出(Gerwin et al.,1997)。用针刺方法快速刺入 TrP 就能很容易引出 LTRs(Hong,1999)。值得一提而有趣的是,针刺这种刺激方式似乎是从紧张带上相当离散的区域而引出 LTRs,而且远离这个部位仅 5mm 以上都可能不会引出 LTRs。偶尔地针刺穿过肌筋膜外层时也能引出 LTRs,这一现象可能相当于电生理学家所称的"插入活动"(Chu and Schwartz,2002)。从生理学上推论,这可能是(针尖透皮时)浅表肌纤维变形和突然松解引起的局部牵张反射。这很可能与紧张带、个体痛识别相关的 LTRs 有所不同。

有活跃 TrPs 的肌肉,也就是能引起自发性疼痛的那些肌肉,一定与相应关节的运动范围降低有关,而针刺 TrPs 通常会立即恢复关节活动的范围。在针刺过程中 LTRs 的发生似乎与患者症状更完全的缓解以及活动范围的恢复相关联(Hong,1994),尽管这是一个临床印象,并不可避免地会受到观察者的偏见影响(框7.1)。

框7.1　肌筋膜激痛点的临床特征

压痛点(小压痛区)
紧张带(通常可触知)
疼痛的独特形式
有痛识别的跳跃反射
局部抽搐反应

MTrPs可以在大多数成年人的体位性骨骼肌中找到(Cummings and Baldry,2007;Sola et al.,1955),似乎它们是骨骼肌正常衰老现象的一种表现。在没有临床疼痛主诉或自发性疼痛(即疼痛并非外来压力引起)时,这些被称为潜伏性。在出现疼痛的患者中,于MTPs上进行手指触压或用针尖压触肌肉时,他们的疼痛就会再现,这时这些MTrPs则被称为是活跃的。在青年到中年成人中,MTrPs常常似乎是肌肉骨骼疼痛的主要来源(原发性肌筋膜痛或原发性MTrPs),而对活跃性MTrPs进行局部治疗,例如通过局部拉伸或按压(通过手或针具)或两者同时使用,通常可能出现即刻奏效(Cummings,1996)。然而,目前鲜有临床研究支持这个观察发现,或许是由于在RCT研究框架下很难招募到理想的受试者人群。招募慢性持久性局部疼痛病变的患者却更为容易,似乎这些患者一般既有MTrPs,同时还会有引起肌肉骨骼疼痛的其他来源。例如,初期的颈椎病变和骨性关节炎通常与肌肉痛密切相关(尤其是斜方肌),而很难确定这些病变共存或者是相互依存的程度。在许多情况下,MTrPs都被认为是中轴骨骼病变的继发性变化(继发性肌筋膜疼痛或继发性MTrPs),然而,由于后者很可能无论如何都会随年龄增长而发生,因此,MTrPs与中轴骨的变化可能并不都有直接关系。话虽如此,但无论是躯体(如骨性关节炎)还是内脏疼痛,经常会发现症状性MTrPs还可发生在另一个疼痛源的区域。这类继发性MTrPs还可表现为引传痛的某个部位,在这种情况下,它们被称为卫星激痛点(卫星激痛点是继发性激痛点的一个子集)。

临床要点

　　MTrPs可以是导致疼痛的主因,或者继发于其他疼痛性病变。

临床要点

　　经验表明,活跃性MTrPs对针刺主要是能做出快速反应。

其他组织中的激痛点

在Travell和Simons的原著《激痛点手册》(Travell and Simons,1983,1992)中,笔者在前文中已提到MTrPs被称为中央MTrPs,即它们位于肌肉纤维的一个中央区域,这个区域可能与终板区相吻合(Simons et al.,2002)。在几乎所有的其他躯体组织中也都发现存在激痛点,包括皮肤、筋膜、肌腱、韧带和骨膜。在这些情况下,触发点散在的位置是按照触诊的指尖和激发出的可识别的疼痛主诉来确定的。因此,这些作为潜在的外周疼痛发生器,通过在病变处的指尖触诊就能被识别,如肌腱病变。将这些点称为 TePs(扳机点)将更好,因为这一概念既能表示使常见的疼痛重现,又保留了收缩性骨骼肌终板区内中央型 MTRP 现象的激痛点术语。

治疗性针刺

尽管临床研究十分有限,但针刺刺激 MTrPs 显现出了很高的疗效,而且该项技术也在物理医学中非常流行(Cummings and White,2001；Kietrys et al.,2013；Tough et al.,2009)。当疼痛可被识别和 LTR 被引出后,针刺似乎能发挥更明显的效果,对于单纯的原发性 MTrPs 而无并发症的病例,刺入一针就足以奏效。

现象的机械学基础

在过去的大约 2 个世纪,关于离散性软组织痛发生原因的各种理论被相继提出,这些观点在 Travell 和 Simons 的《激痛点手册》中都有全面的叙述与回顾(Simons et al.,1999)。当时最主流的理论认为是周围肌节(骨骼肌收缩单元)中的运动终板功能障碍及局部能量危机(Simons,2008)。另一种替代性的理论更倾向于将重点放在肌肉纺锤体上(Partanen,1999；Partanen et al.,2010),但似乎该观点不能像前一理论那样对所有临床现象做出令人信服的解释。

肌动现象

首先,我们应该解释可触知的紧张带,因为这在成人骨骼肌中似乎无处不在,因而极有可能是活跃性 MTrP 的前体。紧张带有运动和感觉双重特点。它摸起来要比周围的肌肉组织硬得多,尽管在触按或治疗中它可发生变化,可能变得不易触及甚至完全消失。这意味着它是因肌肉收缩(即可调的张力)所形成,而非挛缩(即永久性缩短)(Graven-Mense et al.,1997,2008；Mense and Gerwin,2010；Mense et al.,2001；Simons and Mense,1998),虽然慢性MTrPs 确实表现为坚硬而持续性并可触及。通常最敏感或活跃的 MTrPs 并不在这些慢性硬带中,而在其邻近的稍微更柔性的带上。从组织学上看,并没有结构被确定而可用于解释这些肌肉中的慢性硬带,活检研究发现其横断面看起来与正常的肌肉组织相似,这很容易让人想到它们是 MTrPs 病理生理过程的晚期表现。由于可触及的硬带有时会在物理治疗后消失,或许可以理解为在肌肉活检时它们也消失了,因为肌肉已不再具有生理活性。然而,一些研究已经显示有异常的组织学发现(De Stefano et al.,2000；Glogowski and Wallraff,1951；Miehlke et al.,1960；Reitinger et al.,1996；Simons,1999；Simons and Stolov,1976)。

临床要点

> 肌肉中的可触及紧张带是由于持续的中间纤维收缩,而不是肌肉挛缩和"肌肉痉挛"。

当论及紧张带中肌动活动的生理学和病理生理学问题时,在我们的理论模型中有另外两种肌动现象需要能够做出解释。首先是 LTR(Simons et al.,1999；Travell,1955a,b；Weeks and Travell,1955)。这是一种紧张带内的收缩,可通过对 MTrP 施以横向快速触诊,快速地用针刺入,或者在实验环境下的钝性撞击,而产生突然的机械负荷引发。Hong 等人的实验研究表明,LTR 有一定潜伏性,与机械性撞击后出现的脊髓反射相同(Hong et al.,1995)。这可视为支持肌梭是 MTrP 的关键基板,然而,我认为还有另一种可能性(作者的理论),就是功能失调的运动终板受到机械性损伤后可能会引起一小部分肌纤维极其微小的收缩,随之继续对单个肌梭产生刺激,并且启动了相关运动单位或多个运动单位的脊髓反射性收缩,这将是肉眼可见的。

第二种肌动现象是在一个 MTrP 的肌纤维中央区域内可见的肌肉组织的局部性收缩。作者已观察到在少数存在活跃性 MTrPs 的非常瘦的人体中,对其斜方肌的上游离缘用钳夹快速触诊后会迅速出现这种现象。这表示中央肌节的收缩和同一肌纤维内的其他肌节的拉长。这种现象并不常见,也与通常的由运动神经、终板和肌细胞去极化引起的肌节协调性收缩完全不同。对该现象的一个可能解释是,触发点(可能位于终板区)受到机械刺激后引起肌浆网局部释放钙离子。这可能由于功能失调的终板附近发生了病理生理学改变,即膜电位长期不稳定 - 可能是肌浆网中的兰尼碱通道(RyR1)有漏洞(Andersson et al.,2011)。

肌电

MTrPs 自然被作为骨骼肌组织的一种病理生理状态,用肌电对其进行研究已经广泛应用了数年。虽然表面电极似乎不能捕捉到 MTrPs 的局部特异性异常情况,但可检测病变肌肉的更普遍的特征,如反应性增高、易疲劳性加快、恢复推迟以及松弛延迟(Simons et al.,1999)。针状电极,特别是同轴针电极可以捕捉到 MTrPs 的异常电活动。1957 年,Weeks 和 Travell 发现,与静息的邻近肌肉组织电活动相比,MTrPs 出现了高频尖峰放电(Simons et al.,1999)。1993 年,Hubbard 和 Berkoff 报道了类似的电活动,作为 MTrPs 的特征性表现(Hubbard and Berkoff,1993)。随后,Simons、Hong 和 Simons 通过增加放大率和扫描速度对这一现象进行了研究,并指出了电活动的两个组成成分:尖峰波和一个噪音样成分,他们将后者称为自发电活动(spontaneous electrical activity,SEA)(Simons et al.,1999)。然而,这种电活动与肌电记录仪描记的正常运动终板电位(endplate potentials,EPPs)非常相似(Wiederholt,1970)。更多的重点研究似乎显示,在 MTrPs 中观察到的 SEA 是正常 EPPs 的一种异常放大形式(Simons et al.,2002)。无论 MTrPs 的 SEA 被认为是异常的 EPPs 还是正常的 EPPs,不管怎样,这似乎进一步证明了这个理论,即运动终板是 MTrPs 临床本质的关键特征。

临床要点

MTrPs 的自发性电活动可能来自终板电位。

感觉现象

MTrPs 十分敏感,它们的压力疼痛阈值(pressure pain threshold,PPT)比周围肌肉更低。一条紧张带的中央、最活跃(即肌动活动,如 LTR,最容易被启动)的部分,对于压力的敏感性比该条紧张带上的其他部位更高,而且紧张带比周围正常肌肉也更敏感(Hong et al.,

1996)。值得注意的是,肌肉组织总体上比其他软组织更敏感(有较低的 PPT),其代谢也非常活跃,并且有丰富的感觉神经分布(Mense et al.,2001)。机械压力作用于肌肉会在局部区域产生隐隐的酸痛,如果机械压力持续,那么疼痛感就会不断增加,并以典型的牵涉模式进行传播,这在一定程度上似乎是所有骨骼肌的共有特点。这种牵涉痛模式最容易由活跃的 MTrPs 引发(Hong et al.,1997),但也可由潜伏的 MTrPs,甚至正常的肌肉而引发。牵涉痛现象的产生归因于中枢神经系统(CNS)对传入感觉的整合(Graven-Nielsen and Arendt-Nielsen,2008 ;Mense and Gerwin,2010 ;Mense et al.,2001 ;Simons and Mense,1998),而不一定是肌肉的特殊属性。因此,在某种意义上,MTrPs 的运动和感觉特征是有区别的,而且因人而异。紧张带的代谢活动增加以及血液循环的受损,可以为感觉神经末梢的敏化创造了条件。然而,这些敏化的神经末梢引起动物的痛感觉和苦楚程度还取决于 CNS 对传入感觉的放大或抑制趋势。因此,一些个体可能有明显的紧张带和关节活动范围受限,但并无剧烈的疼痛感;而其他一些人可能功能受限或可触及的异常体征很轻,但却感到重度的疼痛。

针刺效应

针刺在肌筋膜疼痛的评估和治疗中具有一些显著的有益作用。纤细的针刺针具,具有十分均匀光滑的针尖曲面,且没有标准皮下注射器针头那样的切割缘(刀刃)。当针具刺入机体时,通过对针尖的压力而施加一个机械负荷,进而引起某些组织的形变,这是由于组织对运动的针体产生的阻力所致,而这种运动阻力在将深深插入到肌层的针具退出时是最易觉察到的,但在对皮肤层进行提插操作时也可出现这种阻力。当针刺透过皮肤、筋膜层,以及抵达某个坚实的端点(肌腱起始点、骨膜和肌腱)时会出现阻力,施加于针尖的压力也需随之增加。在软组织层(皮肤、筋膜和肌肉)可通过增加透皮速度来减轻针尖部位的组织形变,这意味着一般而言针尖通过皮肤和筋膜层的速度越快,所产生的疼痛就越轻(Yin et al.,2011)。透刺阻力的变化取决于组织的性质和状态,以及针具的标准尺寸和针尖形状。使用优质细针(是就直径为 0.25~0.30mm 而言),通过阻力程度就可判断出皮下脂肪、肌肉、肌腱(或韧带)和骨膜之间的差异。这对于疼痛的评估十分有用,因为针具就好像是检查者手指的延伸,常有助于判定外周痛源的确切组织。

通过针具所施加的压力是一个因素,但另一个重要因素是组织内部的机械敏感性。后者在正常人和有疼痛病变的患者间存在很大差异。血管壁对于针尖压力的敏感性似乎相对一致地较高,同时产生的感觉性质是令人不愉快感。针刺透过筋膜层一般都会引起强烈的感觉,但是目前还不清楚这是否是由于组织的压力敏感性增加所致,还是由于组织对针尖刺入时产生的阻力更高(与肌肉和脂肪组织相比)从而增加机械负荷所致。肌张力正常的肌肉似乎具有一致的阻力和感觉,或者一致的缺乏这种阻力和感觉。对针刺的感觉和阻力的增加会伴随肌张力的升高,这样的推论似乎符合逻辑,即这与施加在针尖的压力增高密切相关。MTrPs 可能对针刺有高度的敏感性,同时其在紧张带内都会有一定程度的张力增高,但后者在针刺透入时一般觉察不到,因此异常的敏感性一定与组织的灵敏度增高有关。正如前文所述,敏感性增高已通过 PPTs 的检测得到证明,然而,对针刺的敏感性可能会出现在检查者用指尖触诊发现的"TeP,敏感点"(紧张带的)内的多个非常小的位点上。

临床要点

MTrPs 对针刺有高度的敏感性。

快速针刺 MTrPs 既可引起强烈的感觉（患者往往能感受到疼痛），同时也会出现明显的 LTR。快速针刺似乎往往比缓慢针刺更容易引出 LTR，这可能是由于快速针刺会对 MTrP 施加更高的机械负荷，或者减小了针刺轨迹偏离紧张带和 MTrP 的可行性（也就是说，快速进针提高了针具刺中紧张带和 MTrP 的准确轨迹，作者注），也有可能是两个因素的共同作用所致。

临床要点

快速针刺 MTrP 可能会引出 LTR。

已观察到的针刺或干针对肌筋膜疼痛的治疗效应需要作出解释，可能有多种机制，因为各种不同的技术方法与其产生的积极效果密切相关。有关疗效的证据十分有限，因此，所有的有关解释都还只是推测性的。针刺的方法可以分为直接性和间接性两种，前者是直接针对触发点所在的位置进行治疗，而后者则不是。

直接针刺方法

直接对触发点进行针刺时，可以采用比较轻柔的针刺类方式，在针刺部位并不引出 LTRs，或者通过更有力的反复快速刺入以引出 LTRs（Hong 和 Simons，1998）。后者通常被称为干针。不伴有 LTRs 的轻柔的直接针刺能激发脊髓对疼痛的调控或降低肌张力，或两者兼有。针刺的局部作用也可引起血流的改善，因而促进组织的氧化（Sandberg et al.，2003，2004，2005）。相对性缺氧和低 pH 是慢性肌痛的主要特征，因此血流量的短暂改善能够纠正这种有害环境，从而减轻了局部神经末梢的敏化作用。伴有 LTR 的快速针刺可能会产生类似效果（Hong and Simons，1998；Hong，1994），但此外快速针刺可能会对终板或肌纤维造成直接损伤，从而延长了修复和恢复时间。

临床要点

针刺对 MTrPs 的作用可能归因于对终板的创伤、增加局部血流量以及脊髓对疼痛的调节。

间接针刺方法

间接方法可以在触发点局部，也可以距离触发点一定距离。该方法可能通过脊髓的神经调节来发挥作用，其中局部方法通过节段性感觉调控，而远端方法的作用机制更类似于一种异位的伤害性刺激（Sprenger et al.，2011）（以前被称为弥散性伤害抑制性控制）。

节段性针刺

定义及简介

节段性针刺是指针刺与"目标"组织(也就是与患者主诉直接相关的组织或器官)位于同一脊神经支配区域内的躯体任何部位(Filshie and Cummings,1999)。大多数脊髓节段都与一个皮节(一个皮肤区域)、肌节(一个肌肉区域)、骨节(一个骨膜区域)和内脏节(一个脏器区域)相联系,这是基于它们由同一脊髓节段的共同神经所支配。只有在目标组织并不能直接进行针刺时,节段性针刺方法才有必要。因而治疗内脏病变时本方法最有意义,但是躯体的外周神经病变可能也需要采用这种方法,因为直接针刺局部区域会造成更加疼痛(White et al.,2008b)。

胚胎学—分节

在确定针刺的最佳位置时,有关躯体和内脏神经的节段性分布的一些相关知识是需要的。人类胚胎在第 19~21 天(第 9 阶段)出现分节(Muller and O'Rahilly,2003),由于肢芽的形成和随后的生长,以及脊柱背侧和腹侧的一些分化生长,原本整齐有序排列的体节随之发生扭曲。我喜欢用一个简单的蚯蚓作例子,蚯蚓是一种分节整齐的生物,每个末端都有一个孔,它没有肢体。其分节的发生是从前端的孔(嘴)到末端的孔(肛门)有序进行的。在简单的分节被前移的孔(就是胚胎出现一定程度的弯曲)破坏之前,人类胚胎在短时间内特别像一个扁平的蠕虫,肢芽形成并拖着它们的腹节形成肢体。最终形成的节段分布可以非常容易地通过观察皮节图查看(图 7.1)。

操作方法

针刺的主要目的在于刺激深层躯体组织中的神经,所以我们最应该关注的是肌肉的节段性神经支配,也就是肌节。针具穿过皮节但对皮肤产生的刺激只是短暂的效果,所以我们一般不将该节段作为治疗重点,除非选择使用留置针或电刺激仪持续进行刺激(TENS)。有时我们也会以骨膜为针刺靶点,然而骨节的节段性神经支配并不像我们所熟悉的皮节或肌节那样明确,因为皮肤或肌肉的损伤会引起功能的丧失,而依据皮肤感觉或肌乏力情况可进行客观地评估。而骨膜的情况却并非如此。图 7.2 展示了在同一区域内肌肉的节段性神经支配情况,可以作为节段性用途来进行针刺。需要注意的是,一些区域特别是腰部,皮肤的节段性神经支配与其下肌肉的神经支配(见图 7.1)存在很大差异。

临床要点

针刺通常通过刺激肌肉的神经而起作用,因此当应用节段性针刺方法时,肌节至关重要。

在对患者进行评估并确定其症状的可能来源时,医生首先需要从相关神经活动传导的节段水平来考虑。如果是内脏疾患,那么器官的自主神经支配一览表是非常有用的(表 7.1)。

背角是神经活动最明显的部位,可以通过躯体神经对其进行刺激,以期达到对疼痛或自主传出神经活动的调节,或两者同时兼有。通常我们需要考虑症状相关的几个节段,并且要明白针刺的每次刺激都是针对某些节段支配的一片区域,因此,绝对的准确是不必要的,我们只需刺激到正确的节段区域即可(可能 3~5 个节段的范围)。

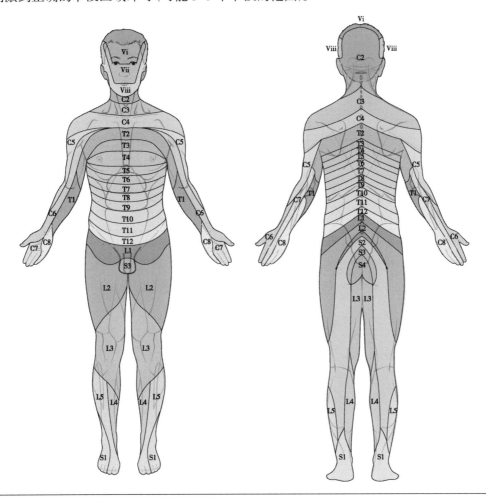

图 7.1　皮节图依据来自 Gray 解剖学(见文末彩插)

Vi,Vii,Viii= 第五对脑神经的第一、第二、第三分支,C= 颈,T= 胸,L= 腰,S= 骶

表 7.1　内脏节——内脏的自主神经分布及交感神经在躯体的分布,依据源自 Gray 解剖学(Gray et al., 1995;Standring,2005)		
内脏	**交感神经**	**副交感神经**
心脏	$T_1 \sim T_5$	迷走神经
支气管和肺脏	$T_2 \sim T_4$	迷走神经
食管(后部)	$T_5 \sim T_6$	迷走神经
胃	$T_6 \sim T_{10}$	迷走神经
小肠	$T_9 \sim T_{10}$	迷走神经
大肠至脾曲	$T_{11} \sim L_1$	迷走神经

续表

内脏	交感神经	副交感神经
脾曲至直肠	L_1-L_2	S_2~S_4
肝脏和胆	T_7~T_9	迷走神经
脾脏和胰腺	T_6~T_{10}	迷走神经
肾脏	T_{10}~L_1	迷走神经
尿道	T_{11}~L_2	迷走神经
肾上腺	T_8~L_1	迷走神经
睾丸和卵巢	T_{10}~T_{11}	可能为迷走神经
膀胱	T_{11}~L_2	S_2~S_4
前列腺	T_{11}~L_1	S_2~S_4
子宫	T_{12}~L_1	S_2~S_4
输卵管	T_{10}~L_1	S_2~S_4
躯体		
头颈部	T_1~T_5	4 对脑神经 / 无到躯体的
上肢	T_2~T_9	无
下肢	T_{10}~L_2	无

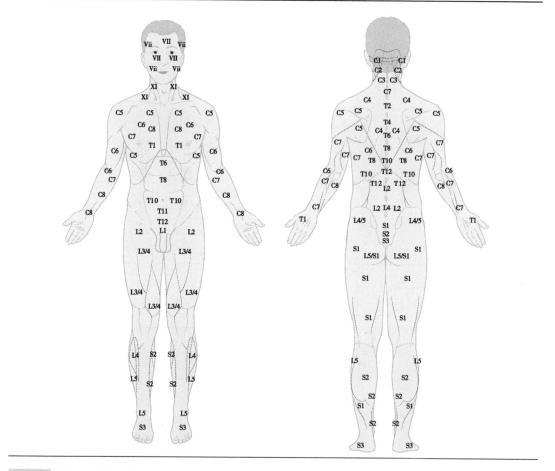

图 7.2 针灸师用的肌节图

本图展示了针刺肌肉组织时可能的肌节目标,并按照神经节段命名对肌肉组织所在的区域进行标识
VII= 第七对脑神经,Vii= 第五对脑神经的第二分支,XI= 第十一对脑神经,C= 颈,T= 胸,L= 腰,S= 骶

一般的躯体痛疾病

对于一般的肌肉骨骼疼痛病变很少考虑采用节段性针刺治疗,因为局部和区域的穴位就在相应的节段内。一些临床专家,尤其是在干针或肌筋膜痛领域内,提出应附加于病变相关水平(见后文多裂肌神经分布的讨论)的背侧节段性椎旁肌肉(多裂肌)。然而,这种方法在理论上可能有益处,但至今仍没有客观数据的支持。局部针刺肌肉骨骼痛源部位可能具有两个益处,即促进局部向愈反应和阻断痛觉的传导,同样也能产生一种调节性刺激,即对脊髓节段性疼痛和自主调节功能发挥调控。

躯体神经病理性疼痛

在小部分(约 5%~10%)的病例中,神经损伤可引起神经病理性疼痛。通常与神经分布范围相关的各自区域的皮肤敏感性增加(异常性疼痛、痛觉过敏)有关。在这种情况下,局部针刺疼痛部位往往会引起患者强烈的不适感。这种情况下最常使用的方法称为围节段方法(White et al.,2008b)。即指针刺病变相应节段的上方或下方节段,也可以选择躯体对侧的相应部位(镜像点)。在这些区域组织的敏感性是正常的,针刺可刺激下行的脊髓节段性调控,也可能会覆盖病变节段。这种方法似乎是最好的,也是患者最能忍耐的治疗方法。在某些情况下也可能会针刺感觉迟钝区,但一般对于感觉缺失区应避免针刺,因为从神经刺激角度而言这样可能是无益的。

内脏疾变

局部针刺治疗对于内脏一般是难以做到的,除非在手术中也许可以实现,但这样做的基础是有问题的(Xin et al.,2002)。因此,对于内脏疾患只能采取间接针刺的方法,而相比之下骨骼肌痛的局部治疗是直接性、节段性的方法。间接治疗可以是节段性的,也可以是非节段性的。这里我将介绍内脏病的间接性节段性方法。

以"膀胱过度活动症"为例,在对其进行合理诊断后,你首先需要回忆(或查找)脏器涉及的节段性神经支配,更具体来说,就是在治疗中需要确定与病变相关的感觉和自主神经活动最为活跃的脊髓节段水平,如表 7.1 所示。正是在这些水平上,针刺产生的调节性刺激是有针对性的。刺激区域的选择应该根据躯体神经分布的适当水平和解剖学知识,并且需要考虑到患者的舒适和方便。

每一个躯体节段依据初级支的分布都可分为背侧和腹侧两部分,即脊神经的一级分支进入背侧和腹侧的初级支。由于内脏属于腹侧结构,其位于背角的感觉网络与腹侧躯体(即腹壁的皮肤和肌肉)的联系可能比与背侧躯体(即脊椎和椎旁区的皮肤、肌肉和骨膜)的联系更紧密。这可能为调节性刺激提供了一个可充分利用的优势条件,即腹侧刺激可能对调节内脏感觉和活动有更好的效果。由 Akio Sato 教授领导的研究小组进行了相关实验研究,结果似乎证实了这一观点(Sato et al.,2002)。因此,对于膀胱疾患来说,通常最方便也可以说是最佳方法就是针刺下部的腹直肌以覆盖胸腰节段(T_{11}~L_2),以及涵盖 S_2 和 S_3 的腿部穴位(一般 S_4 覆盖不到,因为只有会阴与其有关联),见图 7.2。作为一种替代方法,用针刺背侧躯体的方法几乎能达到所有的肌节,尽管方便的多裂肌肌肉在大约 S_3 骶骨孔处逐渐消失。背侧方法通常选择多裂肌,因为其肌肉短,便利的经验法则表明它受最近的棘突水平的神经支配。这使选择正确的水平得到了简化,尽管多裂肌相对于大块的竖脊肌来说是一个更小的治疗靶点,但这简化了选择正确的水平,因为竖脊肌的神经支配与解剖水平可能偏离达 2 个节段。每条多裂肌都恰好受其上部椎体附着水平的神经支配(Bogduk,1997),并且与邻近肌肉部分重叠,因此,在任何确定的针刺水平上,几个节段都可能受到刺激。例如,针刺 L_3 棘突水平上正中线旁开一横指处,如果这三条肌束都能碰到的话,可由浅到深按序刺激到 L_3、L_2 和 L_1 的背侧肌节。为刺中预定节段水平的一种更加可靠的方法,而且的确在胸椎部从解剖学上而言也更加安全,就是将针朝向棘突的侧面倾斜刺入,这个部位的骨膜也受同名神经水平的支配。例如,L_3 脊神经背侧初级支的内侧支,从 L_3 和 L_4 椎体之间的椎间孔穿出椎管,L_3 棘突受该神经的支配。在该处的肌肉进行针刺,很可能就在多裂肌与上一个棘突尾部表面的连接处,即 L_2 的肌节。当论及在骶骨上针刺时,如果针刺的目标节段为骶骨,那么明智的做法是直接针刺骶骨表面,因为此处的肌肉自外到内是受 $L_3 \sim L_5$ 神经支配的(Bogduk,1997)。

临床要点

对于由神经前根支配的结构病变,在相应节段的腹侧区域进行治疗;同样,后根相关的病变则选相应节段的背侧区域。

附属细则及谬误

每当提到内脏疾病的治疗时,医师常常纠缠于对交感和副交感神经的传出神经进行功能区分。我们需要注意的是,针刺通过刺激传入神经而发挥作用,而传入神经的信号输入到脊髓水平与内脏活动方面的功能性结果之间并没有确定的联系。针刺可能对内脏活动最有效地调节在于刺激的节段水平,但是如果在这个水平上内脏活动未出现异常,那么针刺治疗就不可能产生任何特殊的结果。因此,最佳的方法就是选择所有可能有望调节内脏活动出现异常所涉及的节段,而不用考虑在其他水平上会发生任何情况。在这点上我认为提及"交感神经性穴位"或"副交感神经性穴位"对治疗没有任何帮助。

临床要点

针刺穴位可能调节了自主神经系统,而不是具有特定的"交感性"或"副交感性"作用。

本节最后的附属细则涉及躯体的交感神经分布。在某些慢性疼痛状态下,交感神经系统的活动可通过建立或持续这种状态而成为其病理生理学的一部分。在这些情况下,医师可选择增加一些节段水平来进行治疗,即自主神经纤维从该节段水平上发出并分布到相关区域。这些水平可能与正常的躯体节段大不相同。尤其值得注意的是,上肢的自主神经分布来自 $T_2 \sim T_9$ 节段。因此,在上肢慢性疼痛时,会涉及这些节段部位的异常的自主神经活动(如慢性区域性疼痛综合征),在治疗时除了选用节段性躯体区域(通常为上肢带肌)之外,也要增加胸段椎旁部位的针刺。这个观点是建立在纯理论基础之上的。

整体性方法（即非节段性针刺）

剂量的重要性

针刺或干针疗法的刺激强度主要根据患者的即刻反应进行调整。目的是通过针刺深层的组织产生某些感觉，或通过刺激触发点引出一个 LTR 和疼痛识别，但最理想的情况是不要引起不必要的不适感。刺激量的印象是从患者大范围的即刻反应或治疗效应中获得的，但是对于针刺中量—效关系的任何本质目前尚不明确（White et al.，2008a）。在实验室中，量 - 效关系往往比较清晰，似乎是刺激越强，效应越大，至少在痛域变化方面是这样的规律（Huang et al.，2002 ；Kawakita and Funakoshi，1982 ；Pomeranz and Paley，1979 ；Romita et al.，1997 ；Schliessbach et al.，2011 ；Toda，2002 ；Wen et al.，2007 ；Wu et al.，1974）。在人类的临床研究中，这种关系并非如此清楚，可能是由于在临床试验中假针刺组有相当大的作用。然而，我们有趣地注意到，在实验室的研究中一般却检测不到假针刺方法刺激所引起的镇痛效应。

临床要点

量 - 效关系的实验室研究证据要比临床试验的证据多。

我们的印象是不同的个体有不同的起效阈值，一些人比其他人需要相对更多的刺激。我还有这样一种印象，对于外周躯体的疼痛性病变，据患者的感觉选项来判断，电针（EA）比手针（用最小的针刺刺激量）的疗效更显著。在早期的一项关于针刺治疗慢性疼痛的系统评价中显示，应用 6 或 6 次以上治疗的试验则更可能显著地与阳性结果相关（Ezzo et al.，2000），但这一结论仍有待通过直接对比进行检验。而对于得气感的研究并没有得出明确的结果，这可能是由于这种现象的性质有多变的特点，而且对其的感知和描述也因人而异。一项患者个体大数据的 Meta 分析，对针刺治疗疼痛病变进行了 Meta 回归分析，结果显示治疗的特征与反应几乎没有相关性（Macpherson et al.，2013），但对针刺组与无针刺对照组的差异分析后发现，针刺时应用针具的数量具有重要意义，但研究并未与假针刺组进行比较。在敏感性分析中排除具有异常值（效应值比平均效应值大）的试验，结果发现与假针刺组相比，EA 的使用与疗效的大小密切相关。这两个因素都表明临床试验的剂量效应，但是现阶段这些结果仍只是推测性观点。

节段外体区的作用

刺激躯体不同的区域会产生不同的效果，尽管在这方面客观的数据有限。抚摸机体的有毛皮肤令人产生的愉悦感，与触摸无毛皮肤相比（通过 Aβ 传入纤维至躯体感觉皮层），处理的脑区部位是不同的（通过 C 类触觉传入纤维至边缘结构）（McGlone et al.，2012）。与抚摸侧胸或不接触相比，抚摸奶牛的颈部和肩隆（用于社会修饰行为的部位，）能减少其对人类的回避，同时增加了接近人类的反应（Schmied et al.，2008）。

在后部的岛叶皮质有一个对轻柔触摸进行处理（通过 C 类触觉传入神经）的躯体特定区组构（Björnsdotter et al.，2009）。抚摸的速度也有一定影响，最佳的速度大约为 3cm/s（Morrison et al.,2011),这个速度似乎在男性中更为一致。这种缓慢的触摸速度比快速触摸更能刺激机体自身所具有的感觉(Crucianelli et al.,2013)。

捏夹大鼠的前爪或后爪,同时梳理后肢 10 分钟,会引起细胞外乙酰胆碱释放显著地增加(大脑皮层顶叶),反之捏夹其面部或背部,同时梳理面部、前肢或背部则不会产生有意义的变化(Kurosawa et al.,1992)。细胞外乙酰胆碱的释放可能与脑血流有关(Kurosawa et al.,1989a,b),而且可以通过走路来激发(Kurosawa et al.,1993)。基线水平高度依赖于胆碱酯酶活性(Kurosawa et al.,1994)。这些数据可能与这样的观点相符,即步行活动引起的脑血流增加可能主要依赖下肢躯体感觉传入,这也许是我们观察到的经常步行似乎能延缓老年痴呆症发生的一种可能性机制的假说(Abbott et al.,2004;Vogel et al.,2009;Weuve et al.,2004)。

临床要点

针刺机体的不同部位可能在 CNS 会产生精细的不同反应。

从广义上讲,正是这些差异提高了针刺机体不同部位产生不同效应的可能性,这超出了用感觉神经节段性分布所做的相关解释。

穴位的相关性

出于针刺穴位的考虑……,在本章开始我提到 MTrPs 仅仅是"点",因为它们往往比检查者的指尖还小,然而,实际上在这些部位都存在着感觉或运动异常的多个散在点。针刺操作的目的是用毫针瞄准特定的解剖部位以获得一种特有的可感知的感觉(得气)。针刺的使用既要确定操作,也要强调重视透过皮肤的点。由于针具被作为一种工具来施加刺激,因此,穴位是存在的,但这句话反过来则不成立。没有针也就无所谓的穴位。这是一种简单而又富有深刻意义的说法,而人们未能意识到这一点,就导致了针刺研究中的巨大问题。

临床要点

"针刺穴位"没有任何固定的结构,但对于交流和教学而言是个有用的概念。

尽管针刺穴位的相关理论极为丰富,但在针刺穴位上并没有发现普遍的解剖学基础。神经束、穿筋膜的血管、运动点、触发点似乎都可以作为可选的针刺部位,但是,没有一个单一实体或联合体已被证实与穴位具有可靠的关联。目前已经得到证实的是上臂的经络和筋膜层之间存在着关联(Langevin and Yandow,2002),这一观点得到了历史文献记载的支持,据其所述,在中国古代对活体进行仔细触诊是医疗询查的一个重要方面(Hsu,2005;Kuriyama,1999;Lloyd and Sivin,2002)。似乎许多(但不是所有)穴位都是通过触诊发现的,而患者对针刺的反应可能是一个次要因素。

虽然一根针具确实会穿过一个个离散的点,但通过运动或改变角度针尖确实也能够触及更大的一个区域和组织体积。在触发点上诱发反应可能给人们的印象是穴位可以被精确地定位,因为如果数毫米的偏差就能引起差异,即针刺偏离触发点数毫米就会无感觉,而针刺准确时就能引发一个有痛识别的 LTR。然而,对慢性疼痛病变的临床研究显示,在引起效应方面针刺定位的准确性通常并不重要(Haake et al.,2007;Linde et al.,2009;Vickers et al.,

2012）。

　　所以，没有针就没有所谓的穴位。那么，我们为什么还要继续教它们呢？有些老师可能确实没有将这些教给学生（Campbell，1998；Mann，2000），但据我的经验，大多数卫生专业人士在开始应用针刺技术时，都是通过短期的研究生课程来学习针刺知识，而且只是从学习一点很有限的临床常用的经典针刺穴位而获益。相对而言，穴位命名法比解剖部位更容易记忆，比如与胫骨前肌中部相比，ST_{36} 记起来更方便。如果你将自己的实践最初就局限于大量的确定区域，这就减少了你需要复习或学习躯体解剖学的知识量。最后要提及的是，对于一些患者来说，针刺治疗的情境与某些穴位的使用有很强的关联，这种医疗情境具有强烈的效应，既可增强也可抵消治疗产生的特殊生理学效应（Benedetti et al.，1999；Bingel et al.，2011）。

情境因素

"情境效应" 的含义

　　情境效应可以定义为，源于各方面环境因素、患者的背景以及他们与治疗师间的互动所产生的治疗效果，除外被认为具有产生特异性疗效的干预措施。与药物治疗相比，这种效应在物理疗法中的界定没有那样明确。就针刺而言，其产生的生理效应（在任何躯体组织，不考虑使用的穴位）可以被认为具有特异性效应，而医疗的其他方面应考虑为情景因素。当然，针刺治疗可能包含有拉伸运动、生活方式和人体工学方面的建议，以及认知干预，这些都可被认为是具有特异性的治疗方法。情境效应与特异性干预无关，而与存在于医疗中的各个层面的因素有关，虽然可能会因医患互动和环境的不同而有所不同。而且，随着时间的推移，变化可能与疗法或者医疗情境不再相关，因此，在临床试验中设立无治疗对照组十分重要。病情的自然发展过程可随着时间的推移影响着变化。

　　情境效应可分为（为了能做一个简单的列表之目的）与环境相关的、与操作者相关的和与患者相关的情景效应（框 7.2）。

框 7.2　情境效应

- 环境
  - 物理环境
  - 时间
- 医生
  - 外表
  - 言语交流
    - 医生的期望值
    - 认知安慰
  - 非言语交流
    - 面部表情
    - 姿势
      行为
    - 触摸

续框

- ▪ 共情
- ▪ 同情
- ▪ 治疗配合
- ▪ 患者
  - ▪ 意识性
    - ▪ 期望值
    - ▪ 认知变化(通过医生的直接变化或间接地改变)
    - ▪ 对治疗的感觉辨别方面的关注
  - ▪ 无意识性
    - ▪ 条件作用
  - ▪ 各方面综合
  - ▪ 放松和焦虑

本表仅作为情境的不同方面的一个指南,显然存在着重叠和相互影响,在如此简单的形式中不可能很容易地表示出来。

环境

物理环境

医疗场所的物理环境似乎对患者的健康有一定影响,阳光、窗户、气味和座位安排通常在试验中会产生阳性效果(Dijkstra et al.,2006)。音乐也与总体的阳性效果相关,尽管相关数据并不完全一致(Biley,2000)。

时间(以及如何利用这一因素)

在普遍的实践中,患者所感知的咨询时长,并不是实际时间长度,而是与患者增加的满意度相关(Cape,2002 ;Lussier and Richard,2007)。在咨询时间上的小改变似乎与有益的医疗结局并不相关(Wilson and Childs,2006),在一些环境下,患者对时间获得的感觉可能比实际的咨询时间长度更重要(Pollock and Grime,2002)。因此,允许初始自然的谈话时间不受限制对患者也可能是有益处的(Langewitz et al.,2002)。

针刺治疗的咨询往往比一般治疗的咨询时间要长,在获得与咨询相关的结果方面,倾向于能减少压力,因此,单凭这一点就可能促进积极的影响,即能使患者放松和抗焦虑。

从业者

外表

在这方面大量研究主要围绕医生和白大褂。一般来说,正规的医疗服装与增加患者的信心密切相关(Gherardi et al.,2009 ;Gooden et al.,2001 ;Rehman et al.,2005),并且能够促进和改善医患之间的交互作用(Chung et al.,2012)。这个效果在东方和西方国家一般都很明显(Landry et al.,2013 ;Sotgiu et al.,2012 ;Yamada et al.,2010),但并不是在所有的环境下都显示出这种效果(Fischer et al.,2007)。它似乎也与行医的方式无关(Chang et al.,2011)。服装只是医师外表的一个方面,可能其他方面诸如医患之间的性别差异以及年龄差距等都对态度与交流产生影响,这些又都是医疗情景的重要方面。

言语交流

一项观察针刺治疗骨性关节炎的试验显示,医生(在交流过程中)的期望会影响治疗结果(Suarez-Almazor et al.,2010),尽管这是在针刺组中出现的与基线相比变化很小的情况。更多的数据来源于一项实用性随机对照试验(在常规医疗中针刺,ARC 研究)的分析研究,是(德国的)针刺示范计划(Modellvorhaben Akupunktur)的部分研究工作。四项 ARC 研究的数据共涉及 9 900 名患者和 2 781 名参与治疗的医生(Jena et al.,2008 ;Witt et al.,2006a-c),试验分为针刺组和常规医疗组,通过对数据的再分析来研究医生的期望对治疗结果的影响(Witt et al.,2012)。医生的高期望值在对多种患者特征调整之后,与更好的治疗结果有相关性,尽管影响很小。

认知上的安慰(提供解释和教育),而不是感情上的安慰,在最初的医疗咨询似乎与患者获得更高的满意度、支持和症状改善等密切相关(Pincus et al.,2013)。但在某种程度上,这将从医疗情境转变为特异性认知干预,然而,这可通过评估干预的参考点来判断。

非言语交流

针刺研究还发现了医生的一种显著效应,这一效应无法用言语交流的作用来完全地解释。

一项研究显示,这种医生的效应确实是咨询方式产生的效应的 2 倍(Kelley et al.,2009)。似乎表明这种效应与一些非言语(动物,边缘系统)交流(参见后文讨论部分)方式密切相关。

有研究显示,治疗性接触也有适度的效果,综述大部分认为是对疼痛的效果(Monroe,2009 ;Peters,1999 ;Winstead-Fry and Kijek,1999)。推测这种对疼痛的效果,其部分机制可能是通过靶向预期而起作用的(Benedetti et al.,1999),这将在后续内容中进一步讨论。

共情、同情和治疗配合

共情是指一种能设身处地体验他人处境而感受他人情感的能力,而同情是能够意识到他人的痛苦,并倾向于产生积极的支持。治疗配合是指医疗专业人员与患者之间的关系,旨在使患者的状态发生积极的变化。它们都是有效的"以患者为中心"医疗的相关方面,有证据表明其对医疗结局也有适度的影响(Elliott et al.,2011 ;Lelorain et al.,2012 ;Martin et al.,2000)。

在更年期症状(未发表的研究工作,源自 Borud et al.,2009a,b)、肠易激综合征[仅采用不透皮的假针刺(Kaptchuk et al.,2006 ;Kelley et al.,2009)]和骨关节病(White et al.,2012)的针刺试验中,发现临床结局中存在巨大的医师效应差异(多达 3 倍的差异)。甚至当对言语交流进行施控(增加与限制咨询)时,这些差异会更加显著(Kelley et al.,2009 ;White et al.,2012)。咨询形式的差异确实具有显著的影响(Kaptchuk et al.,2008),但医师效应(与咨询形式无关的)产生的影响可达前者的 2 倍(Kelley et al.,2009)。这意味着非言语方面的交流比这种环境下的言语交流可能更重要,就检测到的结果来看,我们值得考虑是否这种差异与新皮层(语言和分析)的参与有关,而非旧皮层(边缘系统,非语言,动物)。

患者

期望值

对干预效果的积极期望被认为是安慰剂效应的关键组成部分(Colloca and Miller, 2011)。同样,消极的期望可能会产生反安慰剂效应(Colloca et al.,2008)。一般反安慰剂效应会产生相对更强的作用,在一个著名的实验性研究中,静脉注入镇静剂产生的效果(在镇痛的药理作用和患者的积极期望或安慰剂方面),几乎完全被患者的负面期望(被告知注射已经停止)所抵消(主观评价和 fMRI 的变化)(Bingel et al.,2011)。

在针刺临床研究中,患者对结局的期望与更好的结果密切相关,但并非在所有情况下都如此。有人对源自德国的针刺示范计划项目(Cummings,2009)中的 4 项针刺随机试验的数据进行了分析,共涉及 864 名患有偏头痛、紧张型头痛、慢性腰痛或膝关节炎的患者,旨在探讨患者的期望(3 次针刺治疗之后进行评估)与临床结局之间的相关性(Linde et al.,2007)。结果显示,有积极期望的患者对治疗可能产生的反应是其他患者的 2 倍。但是存在一种局限性就是对针刺反应好的患者都是经过 3 次治疗之后,他们已经有这样的意识即针刺会有益处的。一项针刺和推拿治疗腰痛的研究显示,更高的期望与更好的功能结局之间存在相关性,期望从推拿中获得比针刺更大益处的患者,更可能会出现推拿的结局比针刺更好,反之亦然(Kalauokalani et al.,2001)。有趣的是,随后的一项来源于同一研究小组的有关针刺治疗背痛的试验,却没有发现期望或偏好对结果产生任何影响(Sherman et al.,2010),然而另一个研究小组在美国的试验却又的确发现了急性背痛患者的期望对功能结局有影响(Myers et al.,2008)。

在针刺研究领域之外,没有发现患者的期望对全膝 / 髋关节置换术有影响(Haanstra et al.,2012)。

导向性预期是在安慰剂机制的实验研究中被发现的(Benedetti et al.,1999)。在四肢注射辣椒素诱发的疼痛,当对单个肢体应用安慰剂麻醉膏后,该肢体的疼痛感会消失;而预先注射纳洛酮能够完全逆转这一效应。因此,阿片肽机制可能参与了这种导向安慰剂效应。在该研究中,当安慰药膏被使用时,阿片肽系统的躯体特定区域被激活的类似机制,在疼痛区域的局部应用针刺或假针刺时也可能同样会产生。

认知方面

毫无疑问,在患者对医疗过程相关的期望进展中,对设置和环境的认知分析可能是重要的因素。但是,也可能存在其他的有助于患者满意和支持的认知过程(Pincus et al.,2013)。

感觉辨别

将针刺入疼痛区域产生的另一方面体验是能判断出针感的空间位置以及辨别出不同针感之间的差别。医生在治疗中询问患者的针感并给予不同的针刺刺激,可能在无意间就引发了这方面的治疗。一项针刺治疗背部疼痛的试验对针刺干预过程中的感觉辨别训练作用进行了研究,证明在针刺过程中这种训练的增强方式,在干预后对运动相关性疼痛具有显著而即刻的影响(Wand et al.,2013)。

条件作用

条件作用的过程常被用于急性疼痛的安慰剂研究中以产生强烈的效应（Colloca et al.，2010），但似乎在常规的医疗实践中产生的治疗效果，条件作用也发挥着部分作用。不论针刺很小的特异性作用还是各种情境效应，可能都有助于患者对针刺治疗所经历的独特环境产生条件反射性的反应，因此，经过反复的治疗就会加强疗效。这可能就是假针刺治疗方法比安慰剂药丸更有效的原因之一（Kaptchuk et al.，2006；Linde et al.，2010；Lundeberg et al.，2007）。

放松和焦虑

前文讨论过的情境效应方面的大部分（不是所有）都与患者自身对所处环境的认知评价的一些形式有关，或者由其所介导。患者自身的这种评价可能会导致患者个人焦虑水平的提高或降低。研究表明，焦虑（如由于消极的期望产生的）可以拮抗阿片类物质介导的镇痛作用（Bingel et al.，2011），这可能是通过激活 CNS 胆囊收缩素（Benedetti，2008；Colloca and Benedetti，2007）所介导的。因此，机体对针刺镇痛的反应似乎受 CNS 的胆囊收缩素水平的影响，正像安慰剂的镇痛效应一样，它们可能具有相同的镇痛机制（Zhao，2008）。

结语

本章按照机制对各种针刺方法进行了介绍，这些都是西医针刺的基础。章节中大部分信息和建议都是基于基础科学和实验研究的解释。针刺的局部方法、节段关系和整体性方法等方面都在本章中有所介绍。最后关于情境效应的讨论，试图打破针刺治疗中临床互动的框架，并强调了不同的互动效应和叠加效应的巨大复杂性，这为针刺疗效的临床研究提出了挑战。出于实用主义的观点，临床医生手中使用的细针呈现出的是一种强有力的治疗方法，本章试图为读者提供一些指导和视角。

（庞博、姜涛　译，杜元灏　审校）

参考文献

Abbott, R.D., White, L.R., Ross, G.W., Masaki, K.H., Curb, J.D., Petrovitch, H., 2004. Walking and dementia in physically capable elderly men. JAMA 292, 1447–1453. http://dx.doi.org/10.1001/jama.292.12.1447.

Andersson, D.C., Betzenhauser, M.J., Reiken, S., Meli, A.C., Umanskaya, A., Xie, W., Shiomi, T., Zalk, R., Lacampagne, A., Marks, A.R., 2011. Ryanodine receptor oxidation causes intracellular calcium leak and muscle weakness in aging. Cell Metab. 14, 196–207. http://dx.doi.org/10.1016/j.cmet.2011.05.014.

Asher, G.N., Jonas, D.E., Coeytaux, R.R., Reilly, A.C., Loh, Y.L., Motsinger-Reif, A.A., Winham, S.J., 2010. Auriculotherapy for pain management: a systematic review and meta-analysis of randomized controlled trials. J. Altern. Complement. Med. 16, 1097–1108. http://dx.doi.org/10.1089/acm.2009.0451.

Benedetti, F., 2008. Mechanisms of placebo and placebo-related effects across diseases and treatments. Annu. Rev. Pharmacol. Toxicol. 48, 33–60. http://dx.doi.org/10.1146/annurev.pharmtox.48.113006.094711.

Benedetti, F., Arduino, C., Amanzio, M., 1999. Somatotopic activation of opioid systems by target-directed expectations of analgesia. J. Neurosci. 19, 3639–3648.

Biley, F., 2000. The effects on patient well-being of music listening as a nursing intervention: a review of the literature. J. Clin. Nurs. 9, 668–677.

Bingel, U., Wanigasekera, V., Wiech, K., Ni Mhuircheartaigh, R., Lee, M.C., Ploner, M., Tracey, I., 2011. The effect of treatment expectation on drug efficacy: imaging the analgesic benefit of the opioid remifentanil. Sci. Transl. Med. 3, 70ra14. http://dx.doi.org/10.1126/scitranslmed.3001244.

Björnsdotter, M., Löken, L., Olausson, H., Vallbo, A., Wessberg, J., 2009. Somatotopic organization of gentle touch processing in the posterior insular cortex. J. Neurosci. 29, 9314–9320. http://dx.doi.org/10.1523/JNEUROSCI.0400-09.2009.

Bogduk, N., 1997. Clinical Anatomy of the Lumbar Spine and Sacrum. Churchill Livindstone, Edinburgh.

Borud, E.K., Alraek, T., White, A., Fonnebo, V., Eggen, A.E., Hammar, M., Astrand, L.L., Theodorsson, E., Grimsgaard, S., 2009a. The acupuncture on hot flushes among menopausal women (ACUFLASH) study, a randomized controlled trial. Menopause 16, 484–493.

Borud, E.K., Alraek, T., White, A., Grimsgaard, S., 2009b. The acupuncture treatment for postmenopausal hot flushes (ACUFLASH) study: traditional Chinese medicine diagnoses and acupuncture points used, and their relation to the treatment response. Acupunct. Med. 27, 101–108.

Campbell, A., 1998. Methods of acupuncture. In: Filshie, J., White, A. (Eds.), Medical Acupuncture - A Western Scientific Approach. Churchill Livingstone, Edinburgh, pp. 19–32.

Cape, J., 2002. Consultation length, patient-estimated consultation length, and satisfaction with the consultation. Br. J. Gen. Pract. 52, 1004–1006.

Chang, D.-S., Lee, H., Lee, H., Park, H.-J., Chae, Y., 2011. What to wear when practicing oriental medicine: patients' preferences for doctors' attire. J. Altern. Complement. Med. 17, 763–767. http://dx.doi.org/10.1089/acm.2010.0612.

Chu, J., Schwartz, I., 2002. The muscle twitch in myofascial pain relief: effects of acupuncture and other needling methods. Electromyogr. Clin. Neurophysiol. 42, 307–311.

Chung, H., Lee, H., Chang, D.-S., Kim, H.-S., Lee, H., Park, H.-J., Chae, Y., 2012. Doctor's attire influences perceived empathy in the patient-doctor relationship. Patient Educ. Couns. 89, 387–391. http://dx.doi.org/10.1016/j.pec.2012.02.017.

Colloca, L., Benedetti, F., 2007. Nocebo hyperalgesia: how anxiety is turned into pain. Curr. Opin. Anaesthesiol. 20, 435–439. http://dx.doi.org/10.1097/ACO.0b013e3282b972fb.

Colloca, L., Miller, F.G., 2011. How placebo responses are formed: a learning perspective. Philos. Trans. R. Soc. Lond. B Biol. Sci. 366, 1859–1869. http://dx.doi.org/10.1098/rstb.2010.0398.

Colloca, L., Sigaudo, M., Benedetti, F., 2008. The role of learning in nocebo and placebo effects. Pain 136, 211–218. http://dx.doi.org/10.1016/j.pain.2008.02.006.

Colloca, L., Petrovic, P., Wager, T.D., Ingvar, M., Benedetti, F., 2010. How the number of learning trials affects placebo and nocebo responses. Pain 151, 430–439. http://dx.doi.org/10.1016/j.pain.2010.08.007.

Crucianelli, L., Metcalf, N.K., Fotopoulou, A.K., Jenkinson, P.M., 2013. Bodily pleasure matters: velocity of touch modulates body ownership during the rubber hand illusion. Front. Psychol. 4, 703. http://dx.doi.org/10.3389/fpsyg.2013.00703.

Cummings, T.M., 1996. A computerised audit of acupuncture in two populations: civilian and forces. Acupunct. Med. 14, 37–39.

Cummings, M., 2009. Modellvorhaben Akupunktur – a summary of the ART, ARC and GERAC trials. Acupunct. Med. 27, 26–30. http://dx.doi.org/10.1136/aim.2008.000281.

Cummings, M., Baldry, P., 2007. Regional myofascial pain: diagnosis and management. Best Pract. Res. Clin. Rheumatol. 21, 367–387. http://dx.doi.org/10.1016/j.berh.2006.12.006.

Cummings, T.M., White, A.R., 2001. Needling therapies in the management of myofascial trigger point pain: a systematic review. Arch. Phys. Med. Rehabil. 82, 986–992. http://dx.doi.org/10.1053/apmr.2001.24023.

De Stefano, R., Selvi, E., Villanova, M., Frati, E., Manganelli, S., Franceschini, E., Biasi, G., Marcolongo, R., 2000. Image analysis quantification of substance P immunoreactivity in the trapezius muscle of patients with fibromyalgia and myofascial pain syndrome. J. Rheumatol. 27, 2906–2910.

Dijkstra, K., Pieterse, M., Pruyn, A., 2006. Physical environmental stimuli that turn healthcare facilities into healing environments through psychologically mediated effects: systematic review. J. Adv. Nurs. 56, 166–181. http://dx.doi.org/10.1111/j.1365-2648.2006.03990.x.

Elliott, R., Bohart, A.C., Watson, J.C., Greenberg, L.S., 2011. Empathy. Psychotherapy (Chic.) 48, 43–49. http://dx.doi.org/10.1037/a0022187.

Ezzo, J., Berman, B., Hadhazy, V.A., Jadad, A.R., Lao, L., Singh, B.B., 2000. Is acupuncture effective for the treatment of chronic pain? A systematic review. Pain 86, 217–225.

Filshie, J., Cummings, T.M., 1999. Western medical acupuncture. In: Ernst, E., White, A. (Eds.), Acupuncture - A Scientific Appraisal. Butterworth Heinemann, Oxford, pp. 31–59.

Fischer, R.L., Hansen, C.E., Hunter, R.L., Veloski, J.J., 2007. Does physician attire influence patient satisfaction in an outpatient obstetrics and gynecology setting? Am. J. Obstet. Gynecol. 196, 186. http://dx.doi.org/10.1016/j.ajog.2006.09.043. e1–5.

Gerwin, R.D., Shannon, S., Hong, C.Z., Hubbard, D., Gevirtz, R., 1997. Interrater reliability in myofascial trigger point examination. Pain 69, 65–73.

Gherardi, G., Cameron, J., West, A., Crossley, M., 2009. Are we dressed to impress? A descriptive survey assessing patients' preference of doctors' attire in the hospital setting. Clin. Med. 9, 519–524.

Glogowski, G., Wallraff, J., 1951. Ein Beitrag zur Klinik und Histologie der Muskelhärten (Myogelosen). Z. Orthop. Ihre Grenzgeb. 80, 237–268.

Gooden, B.R., Smith, M.J., Tattersall, S.J., Stockler, M.R., 2001. Hospitalised patients' views on doctors and white coats. Med. J. Aust. 175, 219–222.

Graven-Nielsen, T., Arendt-Nielsen, L., 2008. Human models and clinical manifestationsof musculoskeletal pain and pain-motor interactions. In: Graven-Nielsen, T., Arendt-Nielsen, L., Mense, S. (Eds.), Fundementals of Musculoskeletal Pain. IASP Press, Seattle, pp. 155–187.

Graven-Nielsen, T., Svensson, P., Arendt-Nielsen, L., 1997. Effects of experimental muscle pain on muscle activity and co- ordination during static and dynamic motor function. Electroencephalogr. Clin. Neurophysiol. 105, 156–164.

Graven-Nielsen, T., Arendt-Nielsen, L., Mense, S., 2008. Fundamentals of Musculoskeletal Pain. IASP Press, Seattle, WA.

Gray, H., Bannister, L.H., Berry, M.M., Williams, P.L. (Eds.), 1995. Gray's Anatomy. Churchill Livingstone, London.

Haake, M., Müller, H.-H., Schade-Brittinger, C., Basler, H.D., Schäfer, H., Maier, C., Endres, H.G., Trampisch, H.J., Molsberger, A., 2007. German acupuncture trials (GERAC) for chronic low back pain: randomized, multicenter, blinded, parallel-group trial with 3 groups. Arch. Intern. Med. 167, 1892–1898. http://dx.doi.org/10.1001/archinte.167.17.1892.

Haanstra, T.M., van den Berg, T., Ostelo, R.W., Poolman, R.W., Jansma, E.P., Jansma, I.P., Cuijpers, P., de Vet, H.C., 2012. Systematic review: do patient expectations influence treatment outcomes in total knee and total hip arthroplasty? Health Qual. Life Outcomes 10, 152. http://dx.doi.org/10.1186/1477-7525-10-152.

Hong, C.Z., 1994. Lidocaine injection versus dry needling to myofascial trigger point. The importance of the local twitch response. Am. J. Phys. Med. Rehabil. 73, 256–263.

Hong, C.-Z., 1999. Current research on myofascial trigger points-pathophysiological studies. J. Musculoskel. Pain 7, 121–129.

Hong, C.Z., Simons, D.G., 1998. Pathophysiologic and electrophysiologic mechanisms of myofascial trigger points. Arch. Phys. Med. Rehabil. 79, 863–872.

Hong, C.-Z., Torigoe, Y., Yu, J., 1995. The localized twitch responses in responsive taut bands of rabbit skeletal muscle fibers are related to the reflexes at spinal cord level. J. Musculoskel. Pain 3, 15–33. http://dx.doi.org/10.1300/J094v03n01_03.

Hong, C.-Z., Chen, Y.-N., Twehous, D., Hong, D.H., 1996. Pressure threshold for referred pain by compression on the trigger point and adjacent areas. J. Musculoskel. Pain 4, 61–79.

Hong, C.Z., Kuan, T.S., Chen, J.T., Chen, S.M., 1997. Referred pain elicited by palpation and by needling of myofascial trigger points: a comparison. Arch. Phys. Med. Rehabil. 78, 957–960.

Hsu, E., 2005. Tactility and the body in early Chinese medicine. Sci. Context. 18, 7–34. http://dx.doi.org/10.1017/S0269889705000335.

Huang, C., Wang, Y., Han, J.S., Wan, Y., 2002. Characteristics of electroacupuncture-induced analgesia in mice: variation with strain, frequency, intensity and opioid involvement. Brain Res. 945, 20–25.

Hubbard, D.R., Berkoff, G.M., 1993. Myofascial trigger points show spontaneous needle EMG activity. Spine 18, 1803–1807 (Phila. Pa. 1976).

Jena, S., Witt, C.M., Brinkhaus, B., Wegscheider, K., Willich, S.N., 2008. Acupuncture in patients with headache. Cephalalgia 28, 969–979. http://dx.doi.org/10.1111/j.1468-2982.2008.01640.x.

Kalauokalani, D., Cherkin, D.C., Sherman, K.J., Koepsell, T.D., Deyo, R.A., 2001. Lessons from a trial of acupuncture and massage for low back pain: patient expectations and treatment effects. Spine 26, 1418–1424 (Phila. Pa. 1976).

Kaptchuk, T.J., Stason, W.B., Davis, R.B., Legedza, A.R.T., Schnyer, R.N., Kerr, C.E., Stone, D.A., Nam, B.H., Kirsch, I., Goldman, R.H., 2006. Sham device v inert pill: randomised controlled trial of two placebo treatments. BMJ 332, 391–397. http://dx.doi.org/10.1136/bmj.38726.603310.55.

Kaptchuk, T.J., Kelley, J.M., Conboy, L.A., Davis, R.B., Kerr, C.E., Jacobson, E.E., Kirsch, I., Schyner, R.N., Nam, B.H., Nguyen, L.T., Park, M., Rivers, A.L., McManus, C., Kokkotou, E., Drossman, D.A., Goldman, P., Lembo, A.J., 2008. Components of placebo effect: randomised controlled trial in patients with irritable bowel syndrome. BMJ 336, 999–1003.

Kawakita, K., Funakoshi, M., 1982. Suppression of the jaw-opening reflex by conditioning a-delta fiber stimulation and electroacupuncture in the rat. Exp. Neurol. 78, 461–465.

Kawashima, K., Sato, A., Yoshizawa, M., Fujii, T., Fujimoto, K., Suzuki, T., 1994. Effects of the centrally acting cholinesterase inhibitors tetrahydroaminoacridine and E2020 on the basal concentration of extracellular acetylcholine in the hippocampus of freely moving rats. Naunyn Schmiedebergs Arch. Pharmacol. 350, 523–528.

Kelley, J.M., Lembo, A.J., Ablon, J.S., Villanueva, J.J., Conboy, L.A., Levy, R., Marci, C.D., Kerr, C.E., Kirsch, I., Jacobson, E.E., Riess, H., Kaptchuk, T.J., 2009. Patient and practitioner influences on the placebo effect in irritable bowel syndrome. Psychosom. Med. 71, 789–797. http://dx.doi.org/10.1097/PSY.0b013e3181acee12.

Kietrys, D.M., Palombaro, K.M., Azzaretto, E., Hubler, R., Schaller, B., Schlussel, J.M., Tucker, M., 2013. Effectiveness of dry needling for upper quarter myofascial pain: a systematic review and meta-analysis. J. Orthop. Sports Phys. Ther. 43 (9), 620–634. http://dx.doi.org/10.2519/jospt.2013.4668.

Kuriyama, S., 1999. The Expressiveness of the Body and the Divergence of Greek and Chinese Medicine. Zone Books, New York.

Kurosawa, M., Sato, A., Sato, Y., 1989a. Stimulation of the nucleus basalis of Meynert increases acetylcholine release in the cerebral cortex in rats. Neurosci. Lett. 98, 45–50.

Kurosawa, M., Sato, A., Sato, Y., 1989b. Well-maintained responses of acetylcholine release and blood flow in the cerebral cortex to focal electrical stimulation of the nucleus basalis of Meynert in aged rats. Neurosci. Lett. 100, 198–202.

Kurosawa, M., Sato, A., Sato, Y., 1992. Cutaneous mechanical sensory stimulation increases extracellular acetylcholine release in cerebral cortex in anesthetized rats. Neurochem. Int. 21, 423–427.

Kurosawa, M., Okada, K., Sato, A., Uchida, S., 1993. Extracellular release of acetylcholine, noradrenaline and serotonin increases in the cerebral cortex during walking in conscious rats. Neurosci. Lett. 161, 73–76.

Landry, M., Dornelles, A.C., Hayek, G., Deichmann, R.E., 2013. Patient preferences for doctor attire: the white coat's place in the medical profession. Ochsner J. 13, 334–342.

Langevin, H.M., Yandow, J.A., 2002. Relationship of acupuncture points and meridians to connective tissue planes. Anat. Rec. 269, 257–265. http://dx.doi.org/10.1002/ar.10185.

Langewitz, W., Denz, M., Keller, A., Kiss, A., Rüttimann, S., Wössmer, B., 2002. Spontaneous talking time at start of consultation in outpatient clinic: cohort study. BMJ 325, 682–683.

Lelorain, S., Brédart, A., Dolbeault, S., Sultan, S., 2012. A systematic review of the associations between empathy measures and patient outcomes in cancer care. Psychooncology 21, 1255–1264. http://dx.doi.org/10.1002/pon.2115.

Linde, K., Witt, C.M., Streng, A., Weidenhammer, W., Wagenpfeil, S., Brinkhaus, B., Willich, S.N., Melchart, D., 2007. The impact of patient expectations on outcomes in four randomized controlled trials of acupuncture in patients with chronic pain. Pain 128, 264–271. http://dx.doi.org/10.1016/j.pain.2006.12.006.

Linde, K., Allais, G., Brinkhaus, B., Manheimer, E., Vickers, A., White, A.R., 2009. Acupuncture for migraine prophylaxis. Cochrane Database Syst. Rev. CD001218.

Linde, K., Niemann, K., Schneider, A., Meissner, K., 2010. How large are the nonspecific effects of acupuncture? A meta-analysis of randomized controlled trials. BMC Med. 8, 75. http://dx.doi.org/10.1186/1741-7015-8-75.

Lloyd, G., Sivin, N., 2002. The Way and the Word: Science and Medicine in Early China and Greece. Yale University Press, New Haven/London.

Lundeberg, T., Lund, I., Naslund, J., 2007. Acupuncture – self-appraisal and the reward system. Acupunct. Med. 25, 87–99.

Lussier, M.-T., Richard, C., 2007. Communication tips. Time flies: patients' perceptions of consultation length and actual duration. Can. Fam. Physician 53, 46–47.

Macpherson, H., Maschino, A.C., Lewith, G., Foster, N.E., Witt, C., Vickers, A.J., 2013. Characteristics of acupuncture treatment associated with outcome: an individual patient meta-analysis of 17,922 patients with chronic pain in randomised controlled trials. PLoS One 8, e77438. http://dx.doi.org/10.1371/journal.pone.0077438.

Mann, F., 2000. Reinventing Acupuncture: A New Concept of Ancient Medicine. Butterworth Heinemann, Oxford.

Martin, D.J., Garske, J.P., Davis, M.K., 2000. Relation of the therapeutic alliance with outcome and other variables: a meta-analytic review. J. Consult. Clin. Psychol. 68, 438–450.

McGlone, F., Olausson, H., Boyle, J.A., Jones-Gotman, M., Dancer, C., Guest, S., Essick, G., 2012. Touching and feeling: differences in pleasant touch processing between glabrous and hairy skin in humans. Eur. J. Neurosci. 35, 1782–1788. http://dx.doi.org/10.1111/j.1460-9568.2012.08092.x.

Mense, S., Gerwin, R.D. (Eds.), 2010. Muscle Pain: Understanding the Mechanisms. Springer, Berlin, http://dx.doi.org/10.1007/978-3-540-85021-2.

Mense, S., Simons, D.G., Russell, I.J., 2001. Muscle Pain: Understanding its Nature, Diagnosis and Treatment. Lippincott Williams & Wilkins, Philadelphia, PA.

Miehlke, K., Schulze, G., Eger, W., 1960. Klinische und experimentelle Untersuchungen zum Fibrositissyndrom.

Z. Rheumaforsch. 19, 310–330.

Monroe, C.M., 2009. The effects of therapeutic touch on pain. J. Holist. Nurs. 27, 85–92. http://dx.doi. org/10.1177/0898010108327213.

Morrison, I., Björnsdotter, M., Olausson, H., 2011. Vicarious responses to social touch in posterior insular cortex are tuned to pleasant caressing speeds. J. Neurosci. 31, 9554–9562. http://dx.doi.org/10.1523/ JNEUROSCI.0397-11.2011.

Müller, F., O'Rahilly, R., 2003. Segmentation in staged human embryos: the occipitocervical region revisited. J. Anat. 203, 297–315.

Myers, S.S., Phillips, R.S., Davis, R.B., Cherkin, D.C., Legedza, A., Kaptchuk, T.J., Hrbek, A., Buring, J.E., Post, D., Connelly, M.T., Eisenberg, D.M., 2008. Patient expectations as predictors of outcome in patients with acute low back pain. J. Gen. Intern. Med. 23, 148–153. http://dx.doi.org/10.1007/s11606-007-0460-5.

Nogier, P.F.M., 1972. Treatise of Auricular Therapy. Maisonneuve, Paris.

Partanen, J., 1999. End plate spikes in the human electromyogram. Revision of the fusimotor theory. J. Physiol. Paris 93, 155–166.

Partanen, J.V., Ojala, T.A., Arokoski, J.P.A., 2010. Myofascial syndrome and pain: a neurophysiological approach. Pathophysiology 17, 19–28. http://dx.doi.org/10.1016/j.pathophys.2009.05.001.

Peters, R.M., 1999. The effectiveness of therapeutic touch: a meta-analytic review. Nurs. Sci. Q. 12, 52–61.

Pilkington, K., Kirkwood, G., Rampes, H., Cummings, M., Richardson, J., 2007. Acupuncture for anxiety and anxiety disorders – a systematic literature review. Acupunct. Med. 25, 1–10.

Pincus, T., Holt, N., Vogel, S., Underwood, M., Savage, R., Walsh, D.A., Taylor, S.J.C., 2013. Cognitive and affective reassurance and patient outcomes in primary care: a systematic review. Pain 154, 2407–2416. http:// dx.doi.org/10.1016/j.pain.2013.07.019.

Pollock, K., Grime, J., 2002. Patients' perceptions of entitlement to time in general practice consultations for depression: qualitative study. BMJ 325, 687.

Pomeranz, B., Paley, D., 1979. Electroacupuncture hypalgesia is mediated by afferent nerve impulses: an electrophysiological study in mice. Exp. Neurol. 66, 398–402.

Rehman, S.U., Nietert, P.J., Cope, D.W., Kilpatrick, A.O., 2005. What to wear today? Effect of doctor's attire on the trust and confidence of patients. Am. J. Med. 118, 1279–1286. http://dx.doi.org/10.1016/j. amjmed.2005.04.026.

Reitinger, A., Radner, H., Tilscher, H., Hanna, M., Windisch, A., Feigl, W., 1996. Morphologische Untersuchung an Triggerpunkten (Morphologic study of trigger points). Man. Medizin 34, 256–262.

Romita, V.V., Suk, A., Henry, J.L., 1997. Parametric studies on electroacupuncture-like stimulation in a rat model: effects of intensity, frequency, and duration of stimulation on evoked antinociception. Brain Res. Bull. 42, 289–296.

Sandberg, M., Lundeberg, T., Lindberg, L.G., Gerdle, B., 2003. Effects of acupuncture on skin and muscle blood flow in healthy subjects. Eur. J. Appl. Physiol. 90, 114–119.

Sandberg, M., Lindberg, L.-G., Gerdle, B., 2004. Peripheral effects of needle stimulation (acupuncture) on skin and muscle blood flow in fibromyalgia. Eur. J. Pain 8, 163–171. http://dx.doi.org/10.1016/ S1090-3801(03)00090-9.

Sandberg, M., Larsson, B., Lindberg, L.-G., Gerdle, B., 2005. Different patterns of blood flow response in the trapezius muscle following needle stimulation (acupuncture) between healthy subjects and patients with fibromyalgia and work-related trapezius myalgia. Eur. J. Pain 9, 497–510. http://dx.doi.org/10.1016/j. ejpain.2004.11.002.

Sato, A., Sato, Y., Uchida, S., 2002. Reflex modulation of visceral functions by acupuncture-like stimulation in anesthetized rats. Int. Congr. Ser. 1238, 111–123.

Schliessbach, J., van der, K.E., Arendt-Nielsen, L., Curatolo, M., Streitberger, K., 2011. The effect of brief electrical and manual acupuncture stimulation on mechanical experimental pain. Pain Med. 12, 268–275.

Schmied, C., Boivin, X., Waiblinger, S., 2008. Stroking different body regions of dairy cows: effects on avoidance and approach behavior toward humans. J. Dairy Sci. 91, 596–605. http://dx.doi.org/10.3168/ jds.2007-0360.

Sherman, K.J., Cherkin, D.C., Ichikawa, L., Avins, A.L., Delaney, K., Barlow, W.E., Khalsa, P.S., Deyo, R.A., 2010. Treatment expectations and preferences as predictors of outcome of acupuncture for chronic back pain. Spine 35, 1471–1477 (Phila Pa 1976).

Simons, D., 1999. Diagnostic criteria of myofascial pain caused by trigger points. J. Musculoskel. Pain 7, 111–120. http://dx.doi.org/10.1300/J094v07n01_11.

Simons, D.G., 2008. New views of myofascial trigger points: etiology and diagnosis. Arch. Phys. Med. Rehabil. 89, 157–159. http://dx.doi.org/10.1016/j.apmr.2007.11.016.

Simons, D.G., Mense, S., 1998. Understanding and measurement of muscle tone as related to clinical muscle pain. Pain 75, 1–17.

Simons, D.G., Stolov, W.C., 1976. Microscopic features and transient contraction of palpable bands in canine muscle. Am. J. Phys. Med. 55, 65–88.

Simons, D.G., Travell, J.G., Simons, P.T., 1999. Travell & Simons' Myofascial Pain & Dysfunction. The Trigger Point Manual. second ed. In: Upper Half of Body, vol. 1. Williams & Wilkins, Baltimore, MD.

Simons, D.G., Hong, C.-Z., Simons, L.S., 2002. Endplate potentials are common to midfiber myofacial trigger points. Am. J. Phys. Med. Rehabil. 81, 212–222.

Sola, A.E., Rodenberger, M.L., Gettys, B.B., 1955. Incidence of hypersensitive areas in posterior shoulder muscles. Am. J. Phys. Med. 3, 585–590.

Sotgiu, G., Nieddu, P., Mameli, L., Sorrentino, E., Pirina, P., Porcu, A., Madeddu, S., Idini, M., Di Martino, M., Delitala, G., Mura, I., Dore, M.P., 2012. Evidence for preferences of Italian patients for physician attire. Patient Prefer. Adherence 6, 361–367. http://dx.doi.org/10.2147/PPA.S29587.

Sprenger, C., Bingel, U., Büchel, C., 2011. Treating pain with pain: supraspinal mechanisms of endogenous analgesia elicited by heterotopic noxious conditioning stimulation. Pain 152, 428–439. http://dx.doi.org/10.1016/j.pain.2010.11.018.

Standring, S. (Ed.), 2005. Gray's Anatomy. Elsevier Churchill Livingstone, Edinburgh.

Suarez-Almazor, M.E., Looney, C., Liu, Y., Cox, V., Pietz, K., Marcus, D.M., Street, R.L., 2010. A randomized controlled trial of acupuncture for osteoarthritis of the knee: effects of patient-provider communication. Arthritis Care Res. (Hoboken) 62, 1229–1236. http://dx.doi.org/10.1002/acr.20225.

Toda, K., 2002. Afferent nerve characteristics during acupuncture stimulation. Int. Congr. Ser. 1238, 49–61.

Tough, E.A., White, A.R., Cummings, T.M., Richards, S.H., Campbell, J.L., 2009. Acupuncture and dry needling in the management of myofascial trigger point pain: a systematic review and meta-analysis of randomised controlled trials. Eur. J. Pain 13, 3–10. http://dx.doi.org/10.1016/j.ejpain.2008.02.006.

Travell, J., 1955a. Referred pain from skeletal muscle; the pectoralis major syndrome of breast pain and soreness and the sternomastoid syndrome of headache and dizziness. N. Y. State J. Med. 55, 331–340.

Travell, J., 1955b. Factors affecting pain of injection. J. Am. Med. Assoc. 158, 368–371.

Travell, J., Rinzler, S.H., 1952. The myofascial genesis of pain. Postgrad. Med. 11, 425–434.

Travell, J.G., Simons, D.G., 1983. Myofascial Pain & Dysfunction. The Trigger Point Manual. In: The Upper Extremities, vol. 1. Williams & Wilkins, Baltimore, MD.

Travell, J.G., Simons, D.G., 1992. Myofascial Pain & Dysfunction. The Trigger Point Manual. In: The Lower Extremities, vol. 2. Williams & Wilkins, Baltimore, MD.

Usichenko, T.I., Lehmann, C., Ernst, E., 2008. Auricular acupuncture for postoperative pain control: a systematic review of randomised clinical trials. Anaesthesia 63, 1343–1348.

Vickers, A.J., Cronin, A.M., Maschino, A.C., Lewith, G., MacPherson, H., Foster, N.E., Sherman, K.J., Witt, C.M., Linde, K., 2012. Acupuncture for chronic pain: individual patient data meta-analysis. Arch. Intern. Med. 172, 1444–1453. http://dx.doi.org/10.1001/archinternmed.2012.3654.

Vogel, T., Brechat, P.-H., Leprêtre, P.-M., Kaltenbach, G., Berthel, M., Lonsdorfer, J., 2009. Health benefits of physical activity in older patients: a review. Int. J. Clin. Pract. 63, 303–320. http://dx.doi.org/10.1111/j.1742-1241.2008.01957.x.

Wand, B.M., Abbaszadeh, S., Smith, A.J., Catley, M.J., Moseley, G.L., 2013. Acupuncture applied as a sensory discrimination training tool decreases movement-related pain in patients with chronic low back pain more than acupuncture alone: a randomised cross-over experiment. Br. J. Sports Med. 47 (17), 1085–1089. http://dx.doi.org/10.1136/bjsports-2013-092949.

Weeks, V.D., Travell, J., 1955. Postural vertigo due to trigger areas in the sternocleidomastoid muscle. J. Pediatr. 47, 315–327.

Wen, Y.-R., Yeh, G.-C., Shyu, B.-C., Ling, Q.-D., Wang, K.-C., Chen, T.-L., Sun, W.-Z., 2007. A minimal stress model for the assessment of electroacupuncture analgesia in rats under halothane. Eur. J. Pain 11, 733–742. http://dx.doi.org/10.1016/j.ejpain.2006.11.003.

Weuve, J., Kang, J.H., Manson, J.E., Breteler, M.M.B., Ware, J.H., Grodstein, F., 2004. Physical activity, including walking, and cognitive function in older women. JAMA 292, 1454–1461. http://dx.doi.org/10.1001/jama.292.12.1454.

White, A., 2009. Western medical acupuncture: a definition. Acupunct. Med. 27, 33–35. http://dx.doi.org/10.1136/aim.2008.000372.

White, A., Cummings, M., Barlas, P., Cardini, F., Filshie, J., Foster, N.E., Lundeberg, T., Stener-Victorin, E., Witt, C., 2008a. Defining an adequate dose of acupuncture using a neurophysiological approach – a narrative review of the literature. Acupunct. Med. 26, 111–120.

White, A., Cummings, M., Filshie, J., 2008b. An Introduction to Western Medical Acupuncture. Churchill Livingstone, London.

White, P., Bishop, F.L., Prescott, P., Scott, C., Little, P., Lewith, G., 2012. Practice, practitioner, or placebo? A multifactorial, mixed-methods randomized controlled trial of acupuncture. Pain 153, 455–462. http://dx.doi.org/10.1016/j.pain.2011.11.007.

Wiederholt, W.C., 1970. "End-plate noise" in electromyography. Neurology 20, 214–224.

Wilson, A., Childs, S., 2006. The effect of interventions to alter the consultation length of family physicians: a systematic review. Br. J. Gen. Pract. 56, 876–882.

Winstead-Fry, P., Kijek, J., 1999. An integrative review and meta-analysis of therapeutic touch research. Altern. Ther. Health Med. 5, 58–67.

Witt, C.M., Jena, S., Brinkhaus, B., Liecker, B., Wegscheider, K., Willich, S.N., 2006a. Acupuncture for patients with chronic neck pain. Pain 125, 98–106. http://dx.doi.org/10.1016/j.pain.2006.05.013.

Witt, C.M., Jena, S., Brinkhaus, B., Liecker, B., Wegscheider, K., Willich, S.N., 2006b. Acupuncture in patients with osteoarthritis of the knee or hip: a randomized, controlled trial with an additional nonrandomized arm. Arthritis Rheum. 54, 3485–3493. http://dx.doi.org/10.1002/art.22154.

Witt, C.M., Jena, S., Selim, D., Brinkhaus, B., Reinhold, T., Wruck, K., Liecker, B., Linde, K., Wegscheider, K., Willich, S.N., 2006c. Pragmatic randomized trial evaluating the clinical and economic effectiveness of acupuncture for chronic low back pain. Am. J. Epidemiol. 164, 487–496. http://dx.doi.org/10.1093/aje/kwj224.

Witt, C.M., Martins, F., Willich, S.N., Schützler, L., 2012. Can I help you? Physicians' expectations as predictor for treatment outcome. Eur. J. Pain 16, 1455–1466. http://dx.doi.org/10.1002/j.1532-2149.2012.00152.x.

Wu, C.P., Chao, C.C., Wei, J.Y., 1974. Inhibitory effect produced by stimulation of afferent nerves of responses of cat dorsolateral fasciculus fibres to nocuous stimulus. Sci. Sin. 17, 688–697.

Xin, Y.L., Liu, D.R., Meng, X., 2002. Combined electro-acupuncture with liver artery intubation in treatment of massive liver cancer. Hepatobiliary Pancreat. Dis. Int. 1, 397–400.

Yamada, Y., Takahashi, O., Ohde, S., Deshpande, G.A., Fukui, T., 2010. Patients' preferences for doctors' attire in Japan. Intern. Med. 49, 1521–1526.

Yin, C.S., Kim, J.H., Park, H.J., 2011. High-velocity insertion of acupuncture needle is related to lower level of pain. J. Altern. Complement. Med. 17, 27–32.

Zhao, Z.-Q., 2008. Neural mechanism underlying acupuncture analgesia. Prog. Neurobiol. 85, 355–375. http://dx.doi.org/10.1016/j.pneurobio.2008.05.004.

第八章　没有穴位的针刺

A. Campbell

引言

　　或许最常见的问题就是针灸师会接到来自不论是初学者或更高级的从业者提出的问题即"你用哪些穴位？"这意味着针刺的位置是多么重要的事情。从此就很自然地转变到对"高级针刺"的看法，它大概取决于会应用不常用的穴位和不同穴位的复杂组合。依这种观点，要想成为一名针灸专家，主要的事情就是要学到越来越多的穴位，但这引出了一系列问题。

　　穴位的概念源于中国的传统理念，是假定存在的一些特定部位，针刺这些部位才能产生各种疗效。已有大量的尝试工作来研究穴位的科学性。包括组织学研究，但可能最普遍的方法是测量穴位上的皮肤导电率。用这些方法几乎没有获得具有说服力的结果，并且观察皮肤导电率变化的方法也受到诸多批评，理由是传统的穴位理应是位于组织内的一定深度，让人匪夷所思的是为什么覆盖在穴位上的皮肤应该出现如此变化。

针刺穴位存在吗？

　　我们有充分的理由怀疑传统描述的穴位存在。针刺一个规定的部位可以缓解特定的症状或者产生其他的生理效应，这一事实并不能证明穴位真实存在的问题，也不能证明其具有的特殊治疗性能在其他部位就不会同样有这种功效。这就需要证明针刺其他部位不会产生同样的疗效。但实际上，这是很难做到的。距离穴位多远是"不正确"的针刺？多深呢？对针具可应用任何方式来进行刺激，如果是这样，这如何在两个不同的部位上能做到相同呢？假设医生知道这些"正确"的部位，他又能如何在治疗操作中避免无意识的偏差呢？

　　尽管困难重重，但研究者还是在相信穴位存在的基础上开展了大量临床试验，旨在比较针刺传统穴位（真实的针刺，true acupuncture）与其他远离"正确"穴位的部位（即所谓的假针刺, sham acupuncture)的疗效(Witt et al., 2000；Linde et al., 2006；Scharf et al., 2006；Kim et al., 2011)。除了极少数例外, 此类研究几乎都没有发现两种针刺治疗之间有显著差异的证据。这大概意味着, 要么大多数针刺效应是由于非特异性因素引起的, 包括安慰剂效应；要么是针刺确实有治疗价值, 但常常显示出针刺部位的准确性并不会引起结果的显著差异。

许多临床医师都根据他们的临床经验, 确信传统的针刺穴位观点是不正确的。第一个发表这一结论的人是 Felix Mann。他作为传统派开始从事针刺行业, 但后来完全改变了最初的观点(Mann, 2000)。当他发现对于许多患者来说, 针刺部位的准确性并不重要, 以区域的方法思考针刺部位更好, 而不是传统的穴位, 最终他不再相信穴位的存在。为了力图摆脱传统术语, 所以他竟然创立了自己的一些术语用以描述针刺的部位, 例如, 他将太冲穴(LR3)重新命名为"足背/背侧骨间区"(缩写为 DPDI)。但这种相当烦琐的术语好像并没有被其他人广泛采用。

考虑到人们对于传统理论构想出的穴位存在有相当大的怀疑, 那么有何理由要求初学针刺的人们学习他们的定位呢? 一些完全坚持用神经生理学解释针刺的医师们认为, 还是有必要的(White et al., 2008)。据说, 在针刺穴位上引发得气通常更容易, 而且某些穴位反复地出现在传统的"处方"中, 并可用以治疗多种症状, 这表明它们可能有广泛的疗效。

Cheng 在最近的一项研究阐明了传统理念下的穴位(Cheng, 2011)。他没有把注意力放在单个穴位及所谓的效应上, 而是观察了中国传统文献中不同穴位群的分布情况, 以了解它们是如何与其治疗的躯体区域进行联系的。他发现了三类聚集群的证据。首先, 内脏器官倾向于以一种节段性的方式与躯干上的穴位相连。第二, 肌肉骨骼的效应由局部或区域性穴位所产生, 而非远端穴位。第三, 头颈部的穴位可用来治疗最邻近的器官疾患。这些发现似乎表明, 针刺位置的选择是基于局部、区域或节段性考虑, 而非单个穴位的精确位置。

或许主张保持穴位最强有力的论据, 就是它们对记录治疗很有价值。它们对已被针刺的或规定欲针刺的部位, 确实提供了一种速记的处方。当然, 这是指在"有命名"的部位针刺时才能这样做。事实上, 我认为对于频繁使用的针刺部位, 保留少量名称是很有价值的, 但是可能最多保留 360 多个穴位当中的 6 个, 通常给予列名。把大量的穴位教授给学生既不必要, 也会引起更多麻烦。他们面对的穴位越多, 针刺疗法就越显得复杂, 也就越大地诱惑他们认为, 要想成为有技能的针刺师就需要学习大量的穴位以及它们假定的功效。

诚然, "穴位"一词本身就具有误导性, 或许最好避免使用。它传达了这样一个印象：针刺治疗必须要非常精确地完成, 其实这只见于极个别情况。为了反对这种说法, 我更愿意用"针刺治疗区域"来描述。这一术语旨在鼓励人们以更加宽松的态度来看待针刺部位的定位。

没有穴位的针刺

习惯于穴位观点的人或许对于摒弃它存有几分不安感。如果不用这些穴位, 我们该如何决定施针的部位呢? 我认为对于针刺位置的选择可以总结为 4 条指导性原则 -4 个主要的方法可用于决定针具该放置的部位。可能应用的方法如下：

方法 1. 针刺病变部位(疼痛部位)本身。方法 2. 针刺骨膜(主要的但不是唯一针对关节痛)。方法 3. 针刺对病变区域有影响的远端部位。方法 4. 针刺产生中枢性的介导效应。

在此我将对这个总结给予扩展, 以解释在实践中如何使这套方案行之有效。需要注意的是,尽管在这四个标题下进行叙述可能很方便,但它们之间会有一些重叠,而且也没有理由认为不同方法之间不应该结合;实际上它们经常联合使用。

方法一:针刺病变区域本身

这是最简单的针刺方式,通常是所有针刺所需要的方法。针刺入组织会引起多种神经肽的释放,特别是降钙素基因相关肽,这是一种强烈的血管扩张剂,并且参与疼痛的传导(White et al.,2008)。最近,腺苷也被增加到了这一行列:它是一种具有镇痛特性的神经调质,且已有研究证实在针刺实验性疼痛模型小鼠时,可促使其释放。通过对上述模型直接注射腺苷 A1 受体激动剂能够复制出针刺的镇痛效应,而且可抑制腺苷降解酶的活性,增强针刺效应(Goldman et al.,2010)。

然而,尽管刺激产生的这些局部效应很重要,但并不一定意味着整个效应都是在局部产生的。例如,瘢痕痛通常通过在有压痛的部位直接针刺瘢痕而获治愈。这里的局部效应可能是有重要意义的,但对此更完整的解释或许应包括疼痛记忆现象。这意味着在这些情况下持续性疼痛,以及其他类型的慢性疼痛,是由于脊髓和大脑中枢的长时程变化所致。其中可能包括神经回路反射、神经元间新连接的形成或者新生神经纤维芽生。此外,长时程增强和长时程抑制之间平衡的改变也是一个重要因素(Sandkühler,2000;Ru-Rong et al.,2003;Sufka,2000;Malcangio and Lessmann,2002)。或许针刺治疗慢性疼痛起效的一个重要途径是通过改变痛记忆。因此,局部治疗虽然看似简单,但实际上却可能有复杂而深远的效应。

传统的针刺穴位与这种治疗方法关系不大。甚至当一个被治疗区域内包含有传统的穴位时,在治疗上有选择性地针刺这些穴位,也不会有特别的优势。例如,在治疗脊柱弥漫性疼痛,或许是由于强直性脊柱炎或骨质疏松症所致,没有必要选择传统的膀胱经上的经穴[或触发点(TrPs),就此而言]。这样做会有效,但结果显示如果针被简单地刺入椎旁肌,并以大约 2cm 的间距,并没有进一步力求精确的定位,其效果是一样得好。为了方便起见,可以采用 z 字形针刺方法(图 8.1)。

方法二:针刺骨膜

这个方法在传统体系中似乎一点也未涉及,而且与传统的穴位没有关系。它是由 Mann (Mann,2000)提出的,对于治疗内在的关节痛是一个好办法,如由骨性关节炎或炎症性或反应性关节炎(如果不是非常急性的)引起的关节痛。顾名思义,本法是对关节区的骨膜进行快速(2~5 秒)"雀啄"(针不应刺入关节内部,以防引起感染性关节炎)。不必寻找特异性敏感区。至于距离关节多远进行针刺才能保证不失疗效,目前尚不清楚,但可以肯定的是针刺不必与关节部位直接相邻。骨膜针刺往往会令患者产生一种位于深部的、相当不舒服的、疼痛感,但有些患者一点也没有这些感觉。对于这种针刺方法是如何起效的目前尚不清楚,但可能依赖于脊髓的中枢效应。

这种短暂的刺激方法,其效果可能令人感到惊讶,但其疗效得到了临床经验和(有限范围)的实验研究(Marcus,1994)所支持,尽管该研究的针刺部位是软组织,而非骨膜。

任何关节的病变都可以采用这种治疗方法,唯一的准则就是安全性。这种方法针刺直达骨膜,不要触及任何重要结构。本法应用的一个很好的例子就是,通过针刺内侧髁下的胫骨平坦区域来治疗膝关节问题。用于治疗踇趾关节炎的另一个常用部位就是第一跖骨;可以在背伸肌腱和旁侧、内侧的血管神经之间的区域进行针刺（图 8.2）。

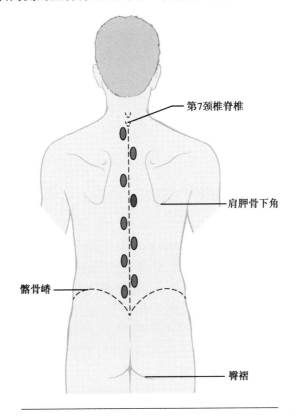

第7颈椎脊椎

肩胛骨下角

髂骨嵴

臀褶

图 8.1　椎旁区治疗部位

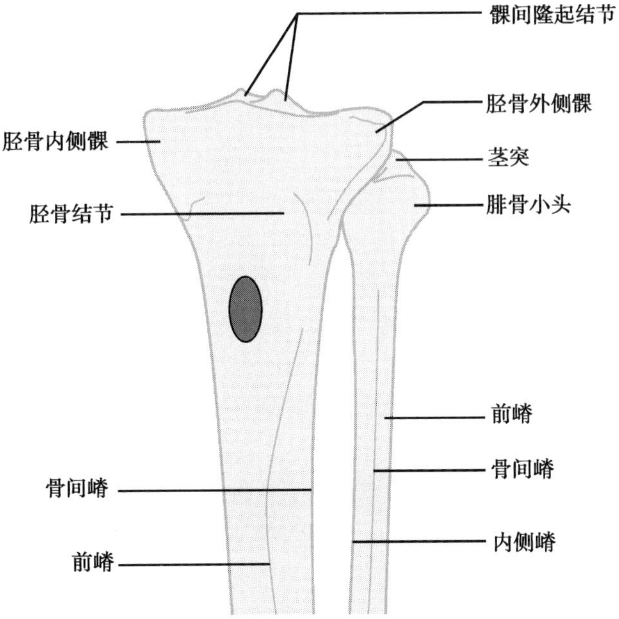

髁间隆起结节

胫骨外侧髁

茎突

腓骨小头

胫骨内侧髁

胫骨结节

前嵴

骨间嵴

骨间嵴

内侧嵴

前嵴

图 8.2　膝痛的骨膜针刺区

虽然骨膜针刺主要用于关节疼痛,但也可以用于其他用途,如治疗肌腱末端病变。例如,对于大多数足底筋膜炎患者来说,针刺跖腱膜与内侧跟骨结节的附着点往往能获得很好的反应。踝关节扭伤也同样能采用这种方法进行治疗:即针刺距腓前韧带的附着点。

某些骨膜部位会对躯体的广泛区域具有影响。例如颈部的关节柱对身体的上半部任何部位都有很好的影响,另外还有骶髂关节区可以用来治疗下肢的牵涉痛(Mann,2000)。偶尔,针刺骶髂区也可减轻阴囊疼痛和下腹象限内的疼痛,然而,在这种情况下很显然排除严重的器质性病变是必要的。针刺是一种对症治疗,事实上它缓解症状并不能说明机体已不存在严重的病理学变化。

骨膜针刺是一种非传统的治疗方法,与传统的穴位无关。

方法三:针刺可能会影响到疼痛区的远端部位

这种方法与传统针刺方法似乎有更多的相似之处,但我认为只有在非常有限的范围内才是如此。通过远端部位来治疗疼痛区域依赖于牵涉痛现象(在某些情况下,除了疼痛以外的其他症状如感觉异常,也是需要治疗的,但应用相同的原则)。导致牵涉痛的最常见原因是 TrPs(包括肌筋膜触发点,MTrPs)。在某些情况下传统的针刺穴位与已知的 TrPs 相对应,可能这就是一些传统穴位如何最初被发现的情况(Baldry,1998),但这并不意味着在这种情况下,应用传统的术语是合适的。对于这些针刺部位采用常规的解剖学描述方式,将更加有益,而且通常会更加准确。我们还可以在印制的身体轮廓图上标记出已针刺过的部位,但这种方式一般不够准确,而且通常也无法描绘出肌肉。

传统术语不能令人满意的一个好实例正如 GB30(环跳穴),在传统上用于治疗下肢牵涉痛(坐骨神经痛)。但其仅仅是一个表面标记,而我们真正要针刺的部位是位于深层臀肌内的 MTrPs,如梨状肌、臀中肌或臀小肌。这些肌肉的压痛可以通过触诊引出,而 GB30 这个表面标记没有增加任何有用的东西。

GB21(肩井穴)是一个被命名的穴位,这个例子的说服力可能会更强一点。其定位被描述为斜方肌中点上,几乎在所有人身上,这个点至少是一个潜伏性 MTrP;其常常被激活从而引起颈部或手臂疼痛。因此,有理由将肩井作为针刺部位的速记说明。如果不这么做,会让某些读者感到困惑,因为这是一个众所周知的传统穴位。但这样做存在一个风险,它可能使人们过度地注重这个特殊部位的精确性,然而真正重要的是识别 MTrPs,而在该区域可能存在着不止一个 MTrPs。在肩胛提肌的颈肩连接处常存在一个 MTrP,要通过斜方肌的肌纤维才能触及。这不是一个传统穴位,但是无论如何我们都值得了解,必要时可用于治疗。因此,如果把 GB21 作为一种简便术语来使用,我们要明白事实上它只是粗略地提示了针刺的部位,而不能把它作为一个刚性的指示。我们常常能在后三角的颈肌(头夹肌和颈夹肌)中找到 MTrPs,而这些都与传统穴位并不相符合。

并非所有的远端针刺方式都依赖于 TrPs。节段性针刺通过针刺相关的皮节、肌节或骨节,也构成远端针刺的一部分,在这种情况下有时使用传统术语可能很方便。例如 SI3(后溪穴)被推荐用于治疗上胸部疼痛,而且也确实显示有效。或许它能够达到如此的效果是由于该穴正位于 C_8 的皮节和 C_8/T_1 的肌节。

虽然大部分远端针刺可以从 TrPs 或脊髓节段的角度解释,但也并非总是如此就能解释得通的,在这种情况下大概存在着其他的中枢途径,但目前尚不明确。

方法四:针刺产生中枢介导性效应

针刺对一些患者可以产生广泛的治疗效应,这些反应可能通过中枢介导。虽然几乎其他任何部位的针刺都有这种效应,特别是那些对针刺有强烈反应的患者,在这方面针刺某些区域似乎会出现特殊的效应。这样的区域主要位于手和脚。合谷穴在这方面被临床广泛使用,但对该穴的刺激常会引起疼痛,有时还会出现不良反应,包括桡动脉血栓形成。我见过一个病例在这个部位针刺后引起拇指疼痛长达6个月。相对而言,太冲穴的安全性更高,产生的疼痛没有合谷那么强,而且可能更有效。

太冲被描述为位于足背第一个间隙中,但是这个位置有多么重要?针刺另一个不同的间隙会起到同样好的作用吗?脚上的任何位置行吗?膝盖以下的任何部位又如何?可能有些患者对他们针刺上述任何一个部位都有相类似的效应,这就可以解释为什么一些医生报道应用其他腿上的部位也能产生广泛的疗效,比如足三里。尽管如此,太冲这个名称,还是为我们提供了一个简便的描述方法,可能比像DPDI这样的新词更好用。治疗时可以选用双侧的部位,但在双侧之间经常会出现效果上的差异,由于多数患者感觉左侧的反应更强(这与左侧或右侧优势程度无关)。因此,在治疗时最好从右侧肢体开始,以防患者出现不希望的强烈反应。

在有些人中还可能出现非同寻常的效果。一定程度的放松是最常见的,继而可能发展成为明显的欣快感。据某些患者描述,他们在治疗后感觉一切事情好像都变得更光明。笑声或泪水可能会接踵而来。患者在针刺过程中偶尔会出现说话困难,有些患者有时还会产生其他奇怪的精神状态。至少其中一些症状可能由于边缘系统效应引起的(Campbell,1999)。

这种方法可以广泛用于治疗各种疾病,尤其可以用于反应强烈的患者。其中可能有效的疾病包括偏头痛(尤其如果在先兆之前)、慢性荨麻疹、多形性日光疹、更年期潮热,偶尔也可治疗支气管哮喘(尽管针刺对于哮喘一般无效,但在少数患者身上会出现明显的疗效,表现为峰流量持续增加——个案观察)。这种方法可以单独使用,也可用于加强其他部位的针刺效果。

限定条件

本章所提倡的治疗分类作为一个描述性的方案对于临床用途可能是有用的,但对它的理解不应太死板。对于内脏病相关的治疗分类存在困难。例如,下腹部皮下浅刺对于治疗腹部的疼痛及其他症状是有效的,包括由炎症性肠病引起的症状,尤其是溃疡性结肠炎。因为针刺的部位就在病变区域,因此我们可能认为它是局部治疗。但它也可以归属于节段性治疗的范畴,因为腹部肌肉和内脏器官都有脊神经的分支(Carlsson,2002)分布。第三种可能是中枢介导的神经体液效应。所以,这种治疗方法可以被视为采用了方法1或方法3,有时还可能涉及方法4(图8.3)。

在不同的情况下,如何选用哪一种方法或多种方法来应用,不在本节讨论的范围,但这个临床决策应该取决于对潜在问题本质的考虑。例如,关节疼痛可以由关节本身的疾病如关节炎引起,但也有可能由其他部位的病变引起。针对前者,方法2(骨膜针刺)可能是需要选用的,而方法 3 对于后者似乎更为合适,或许还需要确定相应的 MTrPs。

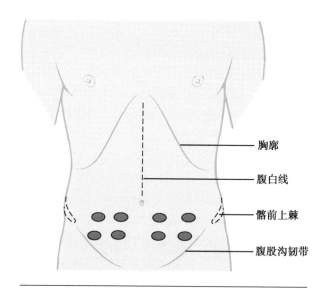

图 8.3 腹部问题应用的治疗区

胸廓

腹白线

髂前上棘

腹股沟韧带

结语

自 17 世纪末荷兰医生 Wilhelm ten Rhijne 首次记述针刺以来,其在西方已经有了很久的历史。在 19 世纪初,欧洲的内科医生和外科医生开始使用针刺,但此时的针刺几乎没有提及中国的针刺理念。大部分的针刺都是将针简单地刺入疼痛部位(方法 1)。在这一时期,许多临床医生都使用针刺疗法,它应该能够持续成为一种被接受的治疗形式而进入近代,但事实并非如此。原因是 20 世纪上半叶发生的观点转变,很大程度上归因于一个法国人 George Soulié de Morant(1878—1955)。1901 年,他去了中国,就职于一家银行,在此期间对中医产生了浓厚兴趣,尤其是针刺。回到法国后,他从事了针刺治疗工作,并满腔热情地提倡应用针刺疗法。他还翻译了一些教材,并给医生和没有常规医学背景的人们教授针刺方法。他的工作让针刺在西方更加传统化,强调穴位和其他的传统概念,包括“气”。

Soulié de Morant 推行的针刺观点,对西方人了解针刺方面功不可没。但是,对于近代的西方卫生从业人员而言,这当然使针刺显得深奥难懂和不科学。其结果是针刺被主流医学大量地忽视,而且这种状况一直持续到最近,但目前形势正在转变。今天,针刺越来越多地被认为是一种值得研究的疗法,并且可以结合进入临床实践。目前我们有丰富的临床经验支持它作为一种治疗方法来应用,而且质量不断提高的研究证据也在显示它是如何起作用的。我们没有更多的证据来证明穴位的特异性。因此问题出现了:正如 Mann 在 20 世纪 70 年代所为,是该抛弃穴位术语的时候了吗?

这样做有很多好处。对于初学者来说,它简化了学习针刺,但又没有过分简化。事实上或许这能让他们更深刻地思考应该做什么,因为这样就消除了他们信赖针刺处方或“针刺穴位配方”而产生的诱惑。他们会不再迷信在临床上处理困难问题时一定存在着一些神秘的选穴,而是必须从病理学和神经生理学角度来思考,这也可能会启示人们应用针刺的新方法,正如在 Mann 的例子中所做的那样,当时正是这种思路促使他提出了骨膜针刺。

在针刺现代化的进程中,抛弃神秘的穴位术语可能是合理的。这将加速其从补充疗法到主流治疗的进程,同时能够避免让人感到混乱的术语的必要性,如干针,似乎对传统和非传统针刺治疗形式进行了区分。所有涉及用实心针具刺入机体的治疗性干预都可称为针刺。摆脱根源于不同思维方式下的概念枷锁,这样临床医师和研究者们一定能取得新进展。

(庞博、姜涛 译,杜元灏 审校)

参考文献

Baldry, P.E., 1998. Acupuncture, Trigger Points, and Musculoskeletal Pain, second ed. Churchill Livingstone, Edinburgh.

Campbell, A., 1999. The limbic system and emotion in relation to acupuncture. Acupunct. Med. 17, 124–130.

Carlsson, C., 2002. Acupuncture mechanisms for clinically relevant long-term effects – reconsideration and a hypothesis. Acupunct. Med. 20 (2–3), 82–99.

Cheng, K.J., 2011. Neuroanatomical characteristics of acupuncture points: relationship between their anatomical locations and traditional clinical indications. Acupunct. Med. 29, 289–294.

Goldman, N., Chen, M., Fujita, T., et al., 2010. Adenosine A1 receptors mediate local anti-nociceptive effects of acupuncture. Nat. Neurosci. 13, 883–888.

Kim, D.I., Jeong, J.C., Kim, K.H., 2011. Acupuncture for hot flushes in menopausal and postmenopausal women: a randomised, sham-controlled trial. Acupunct. Med. 29, 249–356.

Linde, K., Streng, A., Hoppe, A., et al., 2006. The programme for the evaluation of patient care with acupuncture (PEP-Ac) – a project sponsored by ten German social health insurance funds. Acupunct. Med. 24 (Suppl.), S25–S32.

Malcangio, M., Lessmann, V., 2002. A common thread for pain and memory synapses? Brain-derived neurotrophic factor and trkB receptors. Trends Pharmacol. Sci. 24 (3), 116–121.

Mann, F., 2000. Reinventing Acupuncture: A New Concept of Ancient Medicine, second ed. Butterworth Heinemann, Oxford.

Marcus, P., 1994. Towards a dose of acupuncture. Acupunct. Med. 12, 78–82.

Ru-Rong, J., Kohno, T., Kimberly, A., et al., 2003. Central sensitization and LTrP: do pain and memory share similar mechanisms? Trends Neurosci. 26 (12), 696–705.

Sandkühler, H., 2000. Learning and memory in pain pathways. Pain 88, 113–118.

Scharf, H.P., Mansmann, U., Streitberger, K., et al., 2006. Acupuncture and knee osteoarthritis – a three-armed randomised trial. Ann. Intern. Med. 145 (1), 12–20.

Sufka, K., 2000. Chronic pain explained. Brain Mind 1 (2), 155–179.

White, A., Cummings, M., Filshie, J., 2008. An Introduction to Western Medical Acupuncture. Churchill Livingstone, Oxford. pp. 102–103.

Witt, C.M., Jena, S., Brinkhaus, B., Reinhold, T., et al., 2000. Efficacy, effectiveness, safety and costs of acupuncture for chronic pain – results of a large research initiative. Acupunct. Med. 24 (Suppl.), S33–S39.

第九章　浅　刺

A. Macdonald

引言

针刺总是需要深刺吗？这取决于针刺的位置。如果只是将针尖刺入皮肤而不行捻转或不在远离疼痛区域的部位施行进一步操作，几乎不会发生任何痛觉减退，正因为如此，有时会将其作为试验中对照组的"假针刺"方法来应用，按照中国的常规方法，干预需要将每根针具都刺入深部组织 1cm 甚至更深以兴奋神经成分（Dong et al., 1993），这些成分既有处于皮肤中的神经，也包括以"螺纹"状形式包绕在针体上相当大体积的深部组织中的神经（Langevin et al., 2001）。在此处操作者不仅要用旋转针柄的这种方式，而且也将针体进行上下提插运动以产生得气，得气是一个描述患者报告的一种或多种以下的不同寻常感觉的术语，被认为是一次成功的针刺治疗的至关重要的环节，包括："痛""酸""压""满""重""麻""刺痛""热""凉"和"钝或锐"痛（Hui et al., 2010）。

然而，在 20 世纪 70 年代中叶，作者有了一个意外的观察发现。如果在肌肉骨骼病变相关的异常敏感区的皮肤上，针刺深度不超过 4mm，不行捻转或进一步操作，一但将针拔出几分钟后——在针刺部位下的组织中会即刻发现，对其进行触诊时局部的压痛大大减轻，即便是该操作过程并未引出得气感。

为了发现这一现象可能发生的部位，需要用触诊以探明异常敏感区域的体表标志。在中国古代有一位伟大的医生孙思邈（公元 581-673），也强调了这种探查方法的重要性，他提出"以痛为腧"。压痛区不论是否在针刺穴位的附近区域，都被称为"阿是穴"或"阿是"，正是因为在按压此处时患者会喊叫出"阿是"，以告诉医生不要再用力按压（Lu and Needham, 1980）。确实像 Keelgren（1938）所描述的，当用加大的压力触诊敏感区域时，"痛感会急剧上升……引起患者躲避和叫喊"。

发现这样的敏感区域并非易事，特别是因为压痛如此主观。不过操作者可通过运用大约向下 1.5kg/cm^2 的压力来发现敏感区的位置（Dung, 1984；Macdonald, 1980；Travell, 1976）。

大部分医生都学会了通过一个固定的手指来运用向下的压力这种方法。建议在持续施以向下的压力的同时附加剪切力以便从敏感的深部组织引出反应。这是通过在皮肤上横向移动检查的手指直到敏感区的边界被查到来完成的(Macdonald,2011)。

当患者对施加的力有疼痛反应时,检查者的拇指应立即移开。一个重要的细节是修剪自己的指甲,否则在患者受到刮擦后会立即有痛感反应。通过从各个方向横向滑动检查的手指或拇指,这样可确定出患者声称有压痛的整个区域的体表标记范围。

异常敏感的区域常常出现在看似十分反常的位置。它们常在相反的区位被发现,而不是我们学到的认为最应该出现的地方。当做外扩展运动时出现疼痛,在内收肌局部区域可找到压痛。同样,如果做屈曲运动时出现疼痛,在伸肌的局限区域内可找到压痛。

这种情况的一种解释是这些区域的深部敏感筋膜被能引起疼痛的运动所拉伸。除此之外,在做被迫的抵抗动作时引起的肌肉等长收缩过程中,肌肉的体积会增加,深部筋膜受到拉伸,也易于引发疼痛(Macdonald,1980)。

作者观察到两种效应,通常在毫针浅刺进入异常敏感区域的皮肤后5分钟之内出现:这些效应就是血管的舒张(图34.1),以及当在相同的区域再次触诊时,深部筋膜的压痛显著减轻。

这两种现象都趋向于出现在局限的组织,其体表标志上表现为在针体周围呈较小的椭圆形向外延伸,该区域最长轴的长度可能仅有1cm或2cm。不过许多严重影响患者的异常敏感区延伸的区域较之更大。它们的表面标志有$50cm^2$或更大。由于一根针具浅刺的效应通常只在很小的区域产生作用,当发现敏感区域较大时,就需要刺入数根针具以产生一个连续性的整体效果。每一根针都按照相邻的彼此之间相距约2cm的方式刺入。这样就形成了覆盖整个敏感区域的浅刺形式。

韧带区域的压痛也可通过触诊来发现。当用浅刺的方法针刺韧带部位上的皮肤时,也能使局部的疼痛减轻。在治疗脊柱棘间韧带疼痛时,或者病变部位的关节应避免穿刺时,如以膝关节侧副韧带病变为例,希望减轻压痛,这种方法都特别有用。

虽然触诊的压痛会在大约5分钟之内显著减轻,但往往是在延迟几个小时之后患者(如果有效的患者)才能明显感觉到效果。没人知道为何会发生这种延迟。之后,在对治疗有反应的那些患者中,第一次治疗疼痛显著减轻了平均12小时。接下来的治疗产生了疼痛缓解期逐渐延长,如第二次治疗作用持续约24小时,第三次治疗后疼痛缓解持续了2或3天等。为了获得60%或更多的持续几个月的缓解,通常需要6次或7次治疗。当每次治疗之间间隔时间非常之长时,治疗作用本身就会非常短暂而微不足道,而为何疗效的持续时间以这种方式进行积累,原因仍不清楚。不过,如果在第三次治疗之后并未出现病痛缓解或每次治疗疗效仅仅持续几个小时,这预示着不会出现持续的效果,应停止疗程。

在治疗期间,当针刺入引起皮肤表面出现血管舒张而变得潮红时就该是出针的时刻了(见图34.1);这通常发生在5分钟之内。当然每一位患者情况都会不同,可能有些人的变化进展比此更快,有些人却比此更慢而逐渐地发生。一部分患者可能仅仅需要针刺入非常短的时间,或许1分钟甚至更短。需要注意的是,在任何情况下,如果对某一特殊的患者留针时间过长,治疗后的48小时之内状况可能变得更糟,并持续2天或3天。如果这样的反应出现了,下一次治疗留针时间应该更短些。应该告知患者会出现这种可能性,并教会他们如果发生这种更糟的情况就按压该区。

在发生这种情况期间,如果医生能给患者进行治疗,就将一根针具浅刺入最敏锐的疼痛区中心,在几分钟之内就足以使压痛显著地减轻。为什么会出现这种情况也是另一个谜题。

为了避免使这种状况变得更糟,两次治疗实施的间隔时间应该在 2 天以上,除非是患者一旦出现了状况更糟的情况,医生马上要给患者进行治疗。因此,治疗通常应该每周一次,或者如 Felix Mann 作为第一人所提出的建议,每 2 周 1 次的时间间隔。

当与深刺法相比较时,可以看到浅刺法也有很多缺点。

找寻异常敏感区域需要更多的时间,尤其是在意想不到的、患者也注意不到的部位,通常这些敏感部位只有通过特殊的触诊,即在距离牵涉痛区域相当远的部位进行触诊时才能被发现。

浅刺方法较之深刺通常需要使用更多的针具。这取决于敏感区域的大小,有时需要 20 根针具来进行浅刺。

浅刺的另一个缺点是针刺太浅而容易一起掉落,可能不得不将它们从衣服或地板上捡回。因此,需要非常小心地数清所有的针具数。

不过,浅刺较之深刺也确实有一定的优势。浅刺避免了深刺带来的风险,不会导致内脏、关节、大血管和神经干的损伤,不会产生像 Peuker 和 Gronemeyer(2001)、Zhang 等(2010a)和 Chou 等(2011)所报道的罕见但严重的事件。例如在颈部或胸部的敏感区治疗时,涉及有关穿透血管和其他重要的深部结构的情况,这种风险就会显著降低。

在 17 世纪,日本人在他们的浅刺治疗进展中,也发现了它能减轻患者对深刺操作方法的担忧和苦恼。

医生花时间来识别所有敏感区的大小和位置,通常会得到患者的赞赏,患者说第一次治疗时,任何医生都会经历这样的麻烦。如果在刺激之后立即再行触诊,压痛就会显著减轻,这就会给医生以欣慰,这意味着已经取得了一些成就,即便患者可能并未意识到将会有数个小时的获益。

浅刺的深度

无论什么样的深度,可以确定的是针尖要浅表地刺入,不能达到深部组织如覆盖肌肉的筋膜,此时位于其下的肌肉收缩或松弛不能改变针具的角度。与之相反,深刺总是要侵入深筋膜,以至于患者可能做出的任何动作都会使针刺区域发生运动而给针具施加机械力,可能有时会使针具发生弯曲甚至出现严重的畸形,以至于很难将针具移除。

当进行浅刺操作时,作者将针刺深度限制在 4mm 或更少,此深度的描述也见于 Ceccherelli 等(2011);不过在 Ceccherelli 等随后的研究中(2002)应用 2mm 的针刺深度。Sanderg(2004)指出如果针尖刺入 4mm 的深度,可能到达皮下层;因此这样的操作应该被称为"皮下针刺激"。同时,Baldry(2002)也主张浅刺方法,使用的针尖深度应在 5~10mm 之间。

尽管这种浅刺是通过一个引导管用指拍一下就能完成,不需要进一步的刺激,通常是无痛的,但仅仅是一根针具的展示就能引起血管迷走神经性晕厥,而且当针被定位在胸部之上或任何其他区域,这些部位在不经意间会将针具推进更深,其后果也是令人感到非常忧虑的,因此针具应该尽可能地平行于皮肤进行刺入。

浅刺与安慰治疗的随机对照研究

Macdonald 等(1983)开始判定这种伤害性刺激是否在减轻腰痛方面比安慰治疗更显著

有效,它将 30 号标准规格(直径 0.30mm)的无菌针具,浅表刺入皮肤和皮下层大约 4mm,不施行捻转和进一步的刺激,经过短期的每周 1 次治疗,这些患者都有持续 1 年或更长时间的腰痛病史,采用常规治疗措施后病情也未见缓解,根据他们病情的严重性需要从骨科或风湿科转诊到镇痛门诊。

通过触诊找到敏感区,安慰治疗使用的电极(在这种情况下用脑电图扫描仪电极)通过带有微孔的晶格置放在敏感区的皮肤上,与其下皮肤的间距为 2cm;通过导线与一台引人注目的设备相连接,8 通道的记录器约 2m 高,上面有刻度盘和灯,它的冷却系统会发出一种"旋转"的声音——但事实上它没有电流或任何其他形式的刺激。这个假电极作为安慰治疗来应用的想法,也是由 Melzack(1975)提出的。

接受针刺的患者,用针浅刺入异常敏感区的皮肤,并彼此间隔 2cm。

按照分层随机过程前瞻性地将患者(17 例)平均分为两组,并尽可能使两组患者的性别均等。第一组——6 例女性和 3 例男性——只接受安慰治疗;而第二组——6 例女性和 2 例男性——只接受浅刺治疗。

治疗前由独立的观察者对两组患者的年龄、疼痛持续时间、情绪积分、体征数和疼痛严重程度进行评估,并进行两组间的随机比较。

两组患者的治疗以每周 1 次为 1 个疗程进行反复治疗。每一例患者在第一次治疗时,均被告知治疗后疼痛减轻可能有望仅仅维持几个小时,但是每隔一周的随后治疗在持续延长疼痛缓解时间上是很有希望的,直到获得持久的疼痛缓解。在两次评估之间,治疗次数的最大数随意设定为 10 次。然而,如果治疗后疼痛未见改善或者疼痛继续加重,那治疗的次数将会减少。接受安慰表面电极的患者将被告知他们接受的是无针治疗,而是与他们不会感受到的高频率电刺激相连的一种治疗。

主观测量指标包括视觉水平模拟评分(0,无痛;10,剧痛)——以 7 天为一个观察时间点,在每次治疗前都在上一次治疗的第七天晚上测量一次。另外,在每次治疗前的晚上,应用相同的评分系统对下述的每一项活动进行评估——平地面行走,静站,坐在硬椅子上,从椅子上起来,走出浴缸,在床上翻身,穿短袜或长袜,举重,爬楼梯和屈身触膝。

客观观察方面,在每一个疗程的治疗前和完成之后的检测期间,由独立的检查者记录是否出现以下的临床体征:脊柱侧弯,骨盆倾斜,髋关节运动疼痛,交叉腿时疼痛,股牵拉试验,感觉或运动缺失和反射变化,脊柱前凸消失,步态障碍,脊柱活动度和直腿抬高情况。按照(1)"轻度",(2)"中度",(3)"重度",这些指标也能说明疼痛的严重性和患者遭受痛苦的程度。最后,通过这些患者主诉的疼痛区域记录出躯体疼痛的轮廓图。

在此项研究中存在一个最主要的缺点是单盲——而非双盲——不仅是因为医生(本文的作者)可能不自觉地想知道哪种治疗给哪一组患者,而且也不可能保证在第二次由独立观察者评估时,患者不会说出他们所接受的治疗方法。然而,在当时没有人知道以这种方式所实施的浅针刺是否就是安慰治疗,但每一次都尽可能努力做到保持不偏不倚的态度,以了解与安慰治疗相比浅刺的效果如何。

请牢记总结在表 9.1(注:按照版权合同要求保留原文)的这一调查结果,结果表明确切而强有力地支持浅针刺较安慰治疗在减轻慢性背痛严重程度的 5 项指标总体方面具有有益的效果。浅刺组的每一例减轻程度均优于安慰组,采用 Wilcoxon 秩和检验后,两组之间的差异除一项例外都具有显著性统计学意义。

表 9.1 浅刺与安慰剂对照的单盲随机研究结果 (Macdonald et al., 1983)

患者分组	每次治疗后疼痛缓解 (%)	平均减少百分比				
		疼痛积分减少 (%)	活动时疼痛积分减少 (%)	体征减少 (%)	严重程度和痛区减少 (%)	综合平均减少 (%)
针刺组，n=8	77.35	57.15	52.04	96.78	73.75	71.41
安慰剂对照组，n=9	30.14	22.74	5.83	29.17	18.86	21.35
差异显著性[a]	P<0.01	NS	P<0.05	P<0.01	P<0.01	P<0.01

注：[a] 显著性差异评价采用秩和检验。

作者的结论是,与安慰治疗相比,在慢性下背痛的这些测量指标方面,仅仅将针刺入异常敏感区域的皮肤就能达到显著的总体上的益处($P<0.01$),而并非总是需要将针刺入深部结构。

浅刺与深刺

在同一部位,将针仅刺入皮肤而不做进一步的操作,与针尖透过皮肤抵达深部组织,并随后行来回捻转或上下提插以求得气进行比较时,前者很少出现神经元刺激(Chae et al.,2011)。

另外,与浅部组织相比,当伤害性刺激应用于深部组织时,中枢神经系统的可塑性变化更可能发生并持续较长时间(Sluka,2002)。也有一些严格实施的研究表明,在同一部位浅刺与深刺的效果并无显著性差异,例如 Näslund 等(2002)在原发性膝关节疼痛缓解的研究中和 Ceccherelli 等(1998)在缓解辣椒素诱导的大鼠炎症的研究中所报道的结果。

在解释针刺试验中的假性干预问题尚有许多未解决的困难已有综述进行了回顾(Dincer and Linde,2003；Lund et al.,2009；Lundeberg et al.,2011；Zhang et al.,2010b)。这其中被 Lundeberg 等(2008)认为的最重要的问题,就是他所称的至少在一些情况下浅刺是有作用的,不能总认为是"假针刺";如果是这样的话,试验所产生的一些疑问就是,如果将浅刺作为"对照",但浅刺却可能使病痛减轻,那么深刺与其比较时可能不会显示出疗效上的差异。

皮肤刺激的非安慰效应

应用一些方法已经证实刺激敏感区皮肤能够减轻疼痛:例如通过表面应用抗刺激剂(Melzack et al.,1977)和用氯乙烷喷雾冷却皮肤(Travell,1952)。中国人自己常常也有一些限定在皮肤上的刺激方法,例如当他们应用艾炷的热刺激,或用拔罐引起血肿,或使用非常短的(梅花)针具。

当我们对如下概念进行反思之时,所有这些皮肤刺激的作用还能当做是安慰剂效应吗? 即:"安慰剂效应是一种真正的心理或心理作用,是人类或者动物在接受一种物质或者经历一种过程时所引起的作用,并不在于该物质或者过程所固有的力量"? (Stewart-Williams and Podd,2004)

当我们认为这种力量和对伤害性刺激的各种不同的反应,不仅存在于皮肤本身也存在于中枢神经系统之中,那么,认为浅刺可能在改变疼痛处理平衡上缺乏"固有的力量"的想法也就站不住脚了。

皮肤神经元反应的本质

皮肤的组成分为三层:最外层为角质层,中间一层为表皮层,最里面一层为真皮层。表皮层的组成又包括免疫细胞,如角化细胞、黑色素细胞和朗格汉斯细胞。

表皮层具有 C 类无髓神经纤维形成的三维网络,其分支不仅与朗格汉斯细胞和梅克尔细胞,也与角化细胞和黑色素细胞相联系(Roosterman et al.,2006)。梅克尔细胞是高效的机械感受器"盘",悬挂于角化细胞之间。一旦皮肤有向内移位时它们就会被兴奋,尤其是使用剪切力或者使皮肤缩进而呈现一处小凹陷时(Halata et al.,2003)。梅克尔细胞不仅与 C 类纤维相联系,也与 Aδ 和 Aβ 类纤维联系—每种类型的纤维在表皮真皮交界处都形成自身的密集的合胞体。因此,梅克尔细胞是一种理想的具备感受外部刺激的"多功能神经终末器官"(Reinisch and Tschachler,2005)。

身体健康时,皮肤上很少能检测到任何神经介质类物质。然而,当伤害性刺激作用于皮肤之后,表皮分布的神经会产生一系列的调节性神经肽、神经营养因子、神经递质和一氧化氮(Carlsson et al.,2006 ;O′Sullivan et al.,1998 ;Roosterman et al.,2006 ;Tachibana and Nawa,2005)。至于有关一氧化氮的作用,它是初级传入伤害性感受器,并具备一种现象是由 Sergio Ferreira 团队发现的,并将其称为一种电现象:一氧化氮从外周通过神经元快速扩散,几乎同时能够改变位于中枢神经系统的中央轴突的行为—如此快速的信号转导从伤害感受器神经元的一端到另一端是双向性的(Funez et al.,2008)。因此,皮神经在传入和传出方向上的"逆向性"是通过背根神经节而具有更高级的中枢参与,以协调对外来威胁的反应。

神经源性炎症

在短短几秒的针刺过程中,神经元网络的运行导致了皮肤的潮红,是由毛细血管前小动脉血管舒张引起的。针刺后皮肤血流确实有增加已被 Jansen 等(1989)记录到,Carlsson 等(2006)也有描述。

虽然这不涉及中枢突触,Bruce(1913)和 Lewis(1936)将此现象描述为"轴突反射"——一种传入神经末梢对伤害性刺激的反应,伤害性刺激能促进血管活性和促炎症神经肽的释放。皮肤以这种方式工作的能力将它变成了一个"外周的透镜",不仅可以观察而且也能对物理刺激在中枢处理之前就做出反应(Le Bars,2002)。Janscó 等(1967)将此现象用了另外一个术语,称为"神经源性炎症"。

皮肤中产生的促炎症和抗炎症物质之间存在着平衡。有一个实例就是炎症的内源性反向调节,被 Helyes 等(2002)称为皮肤感觉神经末梢的"感觉内分泌"功能。这里的抗炎症物质,如甘丙肽、血管活性肠肽、垂体腺苷酸环化酶激活肽和生长抑素,都是从被激活的感觉神经末梢释放出来的。然而,很多针刺效应都需要脊髓和中脑结构参与,但针刺皮肤可能会产生局部镇痛抗炎作用而不伴有中枢干预作用。例如,有一种抗炎剂——腺苷,在针刺后的组织中被释放(Goldman et al.,2010)。另外,针刺刺激能释放两种镇痛神经肽,能够通过抑制来自单核细胞和巨噬细胞的促炎症神经肽:生长抑素(Dong et al.,2005)和内源性大麻素(Chen et al.,2009)的释放来调节免疫系统。

局部循环的监测

评估轴突耀斑反应的体表标志区域最简单的方法就是使用摄影术(Nischik and Forster,1997)。数字照片的颜色密度能通过数字化调整来确定耀斑反应的程度。

当一根针具本身(在这种情况下使用 25 号标准规格的皮下注射器)被刺入无炎症的区域,深度为 10mm 时,不注射任何物质或不行手法或电刺激,也发生了血流的变化。Rayman

等(1986)首次使用激光多普勒血流仪记录浅表组织附近的微血管血流变化。他比较了正常受试者间的反应差异,并与 1 型糖尿病患者进行了比较。在健康受试者中,针刺入 15 分钟之内充血发生:局部皮肤血流增加到静息状态的 20 倍。接下来的 2~3 天逐渐减弱至恢复基线水平。这些反应在 1 型糖尿病患者中显然没有那么明显。

另一种使用的方法不只是一个光电探测器,也有红外线和绿色发光二极管,被称为光电容积描记:它的光学几何在于不仅可以监测皮肤血流,也可以监测深层肌肉的血流(Allen,2007;Hagblad et al.,2010)。光电容积描记已经被用于一系列研究以比较其效果:(1)深刺,即将一根针具在某个部位进行深刺;(2)浅刺,即在某个部位将三根针具浅刺入。在一项研究中,Sandberg 等(2005)对比了局部深刺和浅刺对斜方肌及其上皮肤的血流变化的影响,试验分为三组:(1)健康受试者;(2)被诊断为与长期工作相关的"肌痛",压痛仅位于身体一侧的斜方肌区域;(3)患有纤维肌痛的患者,表现为身体多部位的慢性双侧性疼痛。他们观察到无论深刺或浅刺,三组的皮肤和肌肉血流均有增加。不过肌痛组的皮肤和肌肉血流增加最少。肌肉血流的最大变化出现在健康受试者接受深刺时。在健康受试者中,与深刺相比,浅刺引起肌肉血流的增加较小,而在纤维肌痛的患者中,浅刺在引起肌肉血流增加方面即使不是更有效但同样有效。

可能解释浅刺的假说

为什么针刺皮肤会减轻位于其下的组织出现的压痛? 目前还没有答案。不过可以提供一种假设性解释。这就是"屈肌逃避反射"——一种高度有组织的中枢神经元对伤害性刺激的反应,从谢林顿(Sherrington)时期就做了研究。

刺激一个部位,即便是用最低程度地经皮针刺,也有可能对多个部位的肌张力反应产生深远的影响,尤其是直接在针刺部位下的肌肉区域,被针刺的机体部位以这种方式出现退缩,也可以这种方式"逃避"。

脊髓背角存在多感觉神经元,接受深部组织如肌肉的信息传入,但即便如此也有皮肤感受野,其边界不仅是波动性的,而且还常常位于肌肉远端的一个区域(Le Bars,2002)。所有的这些功能就是为了将适当的肌肉收缩和松弛协调地结合起来,因而身体的一部分能够逃避伤害性刺激。

Andersen(2007)刺激男性足部前内侧的皮肤观察到退缩反应。这就是胫骨前肌被兴奋,试图通过背屈来逃避。

然而,刺激足跟区会引起不同的肌肉兴奋,腓肠肌内侧头;这倾向于通过跖屈引起退缩。

人们不禁会注意到这一点,源于腓肠肌和胫骨前肌的牵涉痛位于像足这样的远侧区域(Travell and Simons,1983)。在"牵涉痛"现象中感受野是否可能也起着部分作用?

当用触诊在腓肠肌上发现有异常敏感区的患者说:"我足跟痛",但患者并没有说他有任何试图去进行背屈足或者将任何重量放到脚跟上,以增加腓肠肌筋膜的机械感受器活动。在这种情况下,伤害性刺激应用于足底区域可能会加重疼痛—由于这样的刺激是期望能增加与腓肠肌区域相关的神经活动。然而,如果以格架中的针具浅刺腓肠肌本身异常敏感的体表标志部位的表面皮肤,会产生益处,由于它趋向于诱导出退缩反射,膝伸肌被刺激而腓肠肌活动被抑制—所有这些都能使针刺区域产生逃避—以至于只要这些效果能持续下去,患者就能够恢复更加正常的步态。

日本的传统浅刺

在这个世界上很少有东西是完全崭新的。日本人已经进行了几个世纪的浅针刺实践（Kawakita et al.，2006）。

据 Kobayashi 等（2010）描述，日本的针刺实践是在公元 6 世纪从大韩民国传入的。自 1635 年以来，外界的影响一直被禁止达 2 个世纪。结果就发展出大约 30 种不同类型的针刺。在许多传统做法中，针刺的位置是通过医生指尖的感觉决定，即通过触诊找到患者身上的"问题点"。

1680 年，日本针刺之父，Sugiyama Waichi，10 岁时就失明，让 Goddess 向其讲解如何进行无痛进针。他斋戒了好几天。在离开寺院的那天，他摔倒在一块大石头上。当他逐渐恢复意识时，他发现了答案——他手里拿着一根竹竿，竿里有一根松针。因此，他发现了第一根导管。这个导管将一根针具包在其中，能防止针具过快刺入皮肤时发生屈曲或弯曲过大，仅仅通过向下弹按手柄而不需"捻转"，就能让非常"细的"针具顺利刺入，深受日本人青睐：它们的直径范围为 0.12~0.18mm。

在一些传统做法中，针尖可能仅仅允许与最外层的皮肤接触。另一方面，它可"超表浅"地刺入深度仅为 1mm 或更浅，或许可再深一点，允许针尖深度达 1~5mm。

Dann（2007）宣称："上工治皮毛，……中工治皮下组织……下工治肌肉和血管……"

仅仅接触皮肤或浅针刺，患者常常根本感觉不到疼痛。在对婴幼儿、精神紧张的成人和老年人进行治疗时这种方法尤其有用，正如 Kodo Fukushima 在 20 世纪 50 年代所言，"它可以对一只正在睡觉的猫进行治疗"。

（郝汇睿 译，杜元灏 审校）

参考文献

Allen, J., 2007. Photoplethysmography and its application in clinical physiological measurement. Physiol. Meas. 28, R1–R39.

Andersen, O.K., 2007. Studies of the organization of the human nociceptive withdrawal reflex: focus on sensory convergence site dependency. Acta Physiol. 189 (Suppl. 654), 1–35.

Baldry, P., 2002. Management of myofascial trigger point pain. Acupunct. Med. 20 (1), 2–10.

Bruce, A.N., 1913. Vaso-dilator axon-reflexes. Q. J. Exp. Physiol. 6, 339–354.

Carlsson, C.P., Sundler, F., Wallengren, J., 2006. Cutaneous innervation before and after one treatment period of acupuncture. Br. J. Dermatol. 155 (5), 970–976.

Ceccherelli, F., Gagliardi, G., Visentin, R., Giron, G., 1998. Effects of deep vs. superficial stimulation of acupuncture on capsaicin-induced edema. A blind controlled study in rats. Acupunct. Electro-Therapeut. Res. Int. J. 23, 125–134.

Ceccherelli, F., Bordin, M., Gagliardi, G., Caravello, M., 2001. Comparison between superficial and deep acupuncture in the treatment of the shoulder's myofascial pain: a randomized and controlled study. Acupunct. Electro-Therapeut. Res. Int. J. 26, 229–238.

Ceccherelli, F., Rigoni, M.T., Gagliardi, G., Ruzzante, L., 2002. Comparison of superficial and deep acupuncture in the treatment of lumbar myofascial pain: a double-blind randomized controlled study. Clin. J. Pain 18, 149–153.

Chae, Y., Um, S.-I., Yi, S.-H., et al., 2011. Comparison of biomechanical properties between acupuncture and non-penetrating sham needle. Complement. Ther. Med. 195, S8–S12.

Chen, L., Zhang, J., Li, F., et al., 2009. Endogenous anandamide and cannabinoid receptor-2 contribute to electroacupuncture analgesia in rats. J. Pain 10 (7), 732–739.

Chou, P.-C., Chu, H.-Y., Lin, J.-G., 2011. Safe needling depth of acupuncture points. J. Altern. Complement. Med. 17 (3), 199–206.

Dann, J., 2007. Staying superficial in order to go deep: Japanese acupuncture, classical energetics, and the superficial fascia. North Am. J. Orient. Med. 14 (39), 19–21.

Dincer, F., Linde, K., 2003. Sham interventions in randomized clinical trials of acupuncture – a review. Complement. Ther. Med. 11, 235–242.

Dong, Q., Dong, X., Li, H., Chen, D., Xian, M., 1993. The relations between acupuncture manipulations and responsive discharges of deep receptors. Zhen Ci Yan Jiu 18 (1), 75–82.

Dong, Z.-Q., Xie, H., Ma, F., et al., 2005. Effects of electroacupuncture on expression of somatostatin and pre-prosomatostatin mRNA in dorsal root ganglions and spinal dorsal horn in neuropathic pain rats. Neurosci. Lett. 385, 189–194.

Dung, H.C., 1984. Characterization of the three functional phases of acupuncture points. Chin. Med. J. 97 (10), 751–754.

Funez, M.I., Ferrari, L.F., Duarte, D.B., et al., 2008. Teleantagonism: a pharmacodynamic property of the primary nociceptive neuron. Proc. Natl. Acad. Sci. 105 (49), 19038–19043.

Goldman, N., Chen, M., Fujita, T., et al., 2010. Adenosine A1 receptors mediate local anti-nociceptive effects of acupuncture. Nat. Neurosci. 13, 883–888.

Hagblad, J., Lindberg, L.-G., Andersson, A.K., et al., 2010. A technique based on laser Doppler flowmetry and photoplethysmography for simultaneously monitoring blood flow at different tissue depths. Med. Biol. Eng. Comput. 48, 415–422.

Halata, Z., Grim, M., Bauman, K.I., 2003. Friedrich Sigmund Merkel and his "Merkel cell", morphology, development, and physiology: review and new results. Anat. Rec. A 271A, 225–239.

Helyes, Z., Szabó, A., Németh, J., et al., 2004. Antiinflammatory and analgesic effects of somatostatin released from capsaicin-sensitive sensory nerve terminals in a Freund's adjuvant-induced chronic arthritis model in the rat. Arthritis Rheum. 50 (5), 1677–1685.

Hui, K.K.S., Marina, O., Liu, J., et al., 2010. Acupuncture, the limbic system, and the anticorrelated networks of the brain. Auton. Neurosci. 157, 81–90.

Janscó, N., Janscó-Gábor, A., Szolcsányi, J., 1967. Direct evidence for neurogenic inflammation and its prevention by denervation and by pretreatment with capsaicin. Br. J. Pharmacol. Chemother. 31, 138–151.

Jansen, G., Lundeberg, T., Kjartansson, J., Samuelson, U.E., 1989. Acupuncture and sensory neuropeptides increase cutaneous blood flow in rats. Neurosci. Lett. 97, 305–309.

Kawakita, K., Shinbara, H., Imai, K., et al., 2006. How do acupuncture and moxibustion act? – focusing on the progress in Japanese acupuncture research. J. Pharmacol. Sci. 100, 443–459.

Kellgren, J.H., 1938. Observations on referred pain arising from muscle. Clin. Sci. 3, 175–190.

Kobayashi, A., Uefuji, M., Yasumo, W., 2010. History and progress of Japanese acupuncture. Evid. Based Complement. Alternat. Med. 7 (3), 359–365.

Langevin, H.M., Churchill, D.L., et al., 2001. Biomechanical response to acupuncture needling in humans. J. Appl. Physiol. 91, 2471–2478.

Le Bars, D., 2002. The whole body receptive field of dorsal horn multireceptive neurons. Brain Res. Rev. 40, 29–44.

Lewis, T., 1936. Experiments relating to cutaneous hyperalgesia and its spread through somatic nerves. Clin. Sci. 2, 373–421.

Lu, G.-D., Needham, J., 1980. Celestial Lancets: A History and Rationale of Acupuncture and Moxa. Cambridge University Press, Cambridge. pp. 117–119 and 192–193.

Lund, I., Näslund, J., Lundeberg, T., 2009. Minimal acupuncture is not a valid placebo control in randomised controlled trials of acupuncture: a physiologist's perspective. Chin. Med. 4, 1. http://dx.doi.org/10.1186/1749-8546-4-1.

Lundeberg, T., Lund, I., Näslund, J., Thomas, M., 2008. The Emperor's sham – wrong assumption that sham needling is sham. Acupunct. Med. 26 (4), 239–242.

Lundeberg, T., Lund, I., Sing, A., Näslund, J., 2011. Is placebo acupuncture what it is intended to be? Evid. Based Complement. Alternat. Med. 2011. http://dx.doi.org/10.1093/ecam/nep049. Article ID 932407.

Macdonald, A.J.R., 1980. Abnormally tender muscle regions and associated painful movements. Pain 8, 197–205.

Macdonald, A.J.R., 2011. Sliding pressure algometer, a development in eliciting pressure pain thresholds at the boundaries of surface markings of abnormally tender regions. Acupunct. Med. 29 (2), 131–134.

Macdonald, A.J.R., MacRae, K.D., Master, B.R., Rubin, A.P., 1983. Superficial acupuncture in the relief of chronic low back pain: a placebo-controlled randomised trial. Ann. R. Coll. Surg. Engl. 65, 44–46.

Melzack, R., 1975. Prolonged relief of pain by brief, intense transcutaneous somatic stimulation. Pain 1,

357–373.

Melzack, R., Stillwell, D.M., Fox, E.J., 1977. Trigger points and acupuncture points for pain: correlations and implications. Pain 3, 3–23.

Näslund, J., Näslund, U.-B., Odenbring, S., Lundeberg, T., 2002. Sensory stimulation (acupuncture) for the treatment of idiopathic anterior knee pain. J. Rehabil. Med. 34, 231–238.

Nischik, M., Forster, C., 1997. Analysis of skin erythema using true-color images. IEEE Trans. Med. Imaging 16 (6), 711–716.

O'Sullivan, R.L., Lipper, G., Lerner, E.A., 1998. The neuro-immuno-cutaneous-endocrine network: relationship of mind and skin. Arch. Dermatol. 134, 1431–1435.

Peuker, E., Grönemeyer, D., 2001. Rare but serious complications of acupuncture: traumatic lesions. Acupunct. Med. 19, 103–108.

Rayman, G., Williams, S.A., Spencer, P.D., et al., 1986. Impaired microvascular hyperaemic response to minor skin trauma in type 1 diabetes. Br. Med. J. 292 (6531), 1295–1298.

Reinisch, C.M., Tschachler, E., 2005. The touch dome in human skin is supplied by different types of nerve fibers. Ann. Neurol. 58, 88–95.

Roosterman, D., Goerge, T., Schneider, S.W., et al., 2006. Neuronal control of skin function: the skin as a neuroimmunoendocrine organ. Physiol. Rev. 86 (4), 1309–1379.

Sandberg, M., 2004. Acupuncture: The Effects on Muscle Flow and Aspects of Treatment in the Clinical Context (Medical dissertations no 867). Linköping University, Linköping.

Sandberg, M., Larsson, B., Lindberg, L.-G., Gerdle, B., 2005. Different patterns of blood flow response in the trapezius muscle following needle stimulation (acupuncture) between healthy subjects and patients with fibromyalgia and work-related trapezius myalgia. Eur. J. Pain. 9, 497–510.

Sluka, K.A., 2002. Stimulation of deep somatic tissue with capsaicin produces long-lasting mechanical allodynia and heat hypoalgesia that depends on early activation of the cAMP pathway. J. Neurosci. 22 (13), 5687–5693.

Stewart-Williams, S., Podd, J., 2004. The placebo effect: dissolving the expectancy versus conditioning debate. Psychol. Bull. 130 (2), 324–340.

Tachibana, T., Nawa, T., 2005. Immunohistochemical reactions of receptors to met-enkephalin, VIP, substance P, and CGRP located on Merkel cells in the rat sinus hair follicle. Arch. Histol. Cytol. 68 (5), 383–391.

Travell, J., 1952. Ethyl chloride spray for painful muscle spasm. Arch. Phys. Med. Rehabil. 33, 291–298.

Travell, J., 1976. Myofascial trigger points: clinical view. In: Bonica, J.J., Albe-Fessart, D. (Eds.), Advances in Pain Research and Therapy, vol. I. Raven Press, New York, pp. 919–926.

Travell, J.G., Simons, D.G., 1983. Myofascial Pain and Dysfunction: The Trigger Point Manual. Williams and Wilkins, Baltimore, MD.

Zhang, J., Shang, H., Gao, X., Ernst, E., 2010a. Acupuncture-related adverse events: a systematic review of the Chinese literature. Bull. World Health Organ. 88 (12), 915C–921C.

Zhang, H., Bian, Z., Lin, Z., 2010b. Are acupoints specific for diseases? A systematic review of the randomized controlled trials with sham acupuncture controls. Chin. Med. 5, 1–7.

10

第十章 耳 针

T. I. Usichenko ■ E. F. Anders

引言

耳针(auricular acupuncture,AA,通常也被称为耳郭疗法)是一种补充医学方法,最初是基于一种假设即整个人体都在外部耳郭上有代表区(图 10.1)。它的基本原理是认为人体器官的病理变化可引起外耳郭的各自代表区的变化。这些变化被认定为触诊时有关区域出现的压痛、组织密度降低,以及皮肤电阻抗(electrodermal resistance,EDR)减小。刺激与某个“病变”器官相联系的区域,被认为可改善该器官的功能或者减轻伴随的疼痛。人体在耳郭的代表区通常被称为躯体特定区,这类似于 Penfield 和 Rasmussen(1950)在实验研究基础上所描绘的人体大脑皮层内的运动、感觉躯体特定区。因此,AA 是基于反射疗法的理论,而不是认为沿着经络的能量循环的传统中医理论体系。

AA 常用于治疗的疾病,主要是影响中枢神经系统,如治疗急性和慢性疼痛,以及包括药物滥用在内的精神障碍。几乎所有的刺激方式都可用于耳郭疗法,包括针刺、针压法和电刺激。最常用的方法(与体针比较)是刺入半永久性针压法,这些针在原位保留数天甚至数周,可以通过患者自行按摩的方式来刺激。

历史

历史学家和考古学家所报道的最初的耳郭刺激形式,几乎在所有的古代文化中都会出现(Gori and Firenzuoli,2007)。此外,3000 年前在阿拉伯的某些部落中,烧灼部分耳郭的实践也很普遍。在古埃及,妇女用针刺外耳郭或用热烧灼来避孕。地中海水手们为改善视力而在耳垂中心佩戴耳环。古希腊医生刺破耳后静脉以治疗早泄问题。古代波斯医生在外耳郭上进行烧灼来治疗坐骨神经痛和性相关疾病。后来在欧洲,意大利解剖学家和外科医生 Antonio Valsalva 发表了他著名的 *Tractatus de Aure Humana*,其中他描述了用划破对耳屏来治疗牙痛(Valsalva,1704)。1850 年,法国杂志 *Journal des connaissainces medic-chirurgicales* 报道了采用"烙铁"烧灼外耳郭治疗 13 例坐骨神经痛患者的系列病例观察(Gori and Firenzuoli,2007)。除了一例外所有的患者都完全改善。

根据中医古籍,有少数几条针刺的经脉与外耳郭相联系;心脏器官与耳有直接的"能量"联系(Herget,1998)。中国古代的医生对耳的某些躯体特定区进行了区分:耳屏与鼻咽、肺相对应,耳甲腔代表心和脾,耳轮归于肝。

然而,在它最具高度分化的形式中(超过 100 个耳穴),耳郭疗法是由法国医生 Paul Nogier 所描述的,他常被称为"AA 之父"。Nogier 在他的患者中观察到,于外耳郭的一定部位烧灼后,腰痛减轻了,这是由非专业治疗师完成的。他用针代替烙铁,为此其他的适应证在临床上也取得了相当的成功。根据他自己的观察结果,Ngier 推测人体器官的病理变化导致了外耳郭各自区域的变化,并提出了外耳郭上的倒置胎儿地图的躯体特定区域概念,见图 10.1(Nogier,1957)。Nogier 的这一发现于 1957 年发表在 *German Journal of Acupuncture* 上,该杂志具有国际发行量。因此,在了解 Nogier 的躯体特定区域耳郭地图后,中国的原南

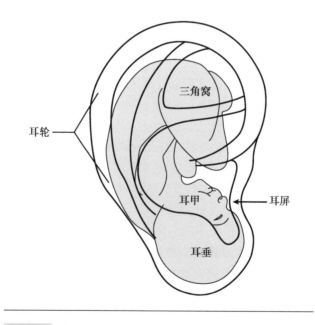

图 10.1 整个人体在耳郭上呈一个倒置胎儿的假设示意图

京军区耳针研究组,在 2000 多例患者的一项研究中验证了耳郭特定区域的临床疗效,并记录了耳穴对应的特定疾病(Huang,1974)。结果似乎证实了 Nogier 所提出的耳郭躯体特定区域地图。

后来加利福尼亚大学的 Terry Oleson,在一项双盲试验性调查中对所谓的耳郭躯体特定区域进行了评价。他在 40 例患有肌肉骨骼痛的患者中,检测了耳郭的皮肤导电性和压痛。在确定的医学诊断和耳郭诊断之间的一致性为 75%,似乎证实了该发现和 Nogier 的躯体特定区地图概念(Oleson et al.,1980)。

作用机制

虽然 AA 作为一种补充疗法被广泛用于治疗多种疼痛和精神疾病,但 AA 的治疗机制仍然未知,而且躯体特定区域地图也受到质疑(Ernst,2007)。目前,没有已知的神经解剖学途径能将"病变的"机体器官与外部耳郭相联系,以及能对 AA 的临床效果做出解释。

少数试验性调查研究证实内脏和耳郭皮肤具有功能性联系。因此,在诱导实验性腹膜炎而即刻进行手术后,大鼠耳的皮肤电阻抗(EDR)下降,并持续 7~14 天,当愈合几乎完成时又恢复到对照组的水平(Kawakita et al.,1991)。在另一项调查研究中,Ceccherelli 等(1999)通过将辣椒素注入大鼠的爪子而诱导神经源性炎症,观察到在外耳郭上出现了低皮肤电阻抗区域。在双侧这些耳穴应用经皮电刺激,但不是刺激耳郭的假穴位,结果使大鼠爪子的炎性水肿减轻,并有镇痛效果。

临床要点

几乎没有证据支持耳的躯体特定代表区域,但有一些证据支持耳郭皮肤变化与内脏之间有联系。

在另一项动物实验中,刺激与针刺穴位 MA-IC1(肺)相对应的区域,与刺激其他区域相比(接受其他来源的神经支配),前者引起血压和心率降低最为显著,并使胃压力增加(Gao et al.,2008)。这种效应可通过静脉注射毒蕈碱受体阻断剂阿托品,以阻滞迷走神经传递而被阻断。刺激针刺穴位 MA-IC(心)可引起动脉血压和心率降低,同时也伴随着孤束核的心脏相关神经元的激活。同样,这种反应可被阿托品所抑制(Gao et al.,2011)。这些结果并不能支持一个高度特异性的耳郭"躯体特定区域"地图理论,但有助于阐明 AA 的神经生理学机制。

在健康志愿者中用电刺激耳甲,检测脑对电刺激的血氧水平依赖性(blood oxygenation level dependant,BOLD)反应,Dietrich 等(2008)观察到,蓝斑核、丘脑、脑岛,以及迷走神经传入途径的一些其他更高级的序列中继核被激活。另一项 fMRI 研究证实了之前的结论,显示电刺激耳郭的耳甲时,在脑岛、前中央脑回、下丘脑中的 BOLD 信号增加(Kraus et al.,2007)。另外,在边缘脑区也看到了 BOLD 信号的减弱,包括杏仁核、海马回、海马旁回以及中上颞回。耳垂刺激作为一种假对照干预并没有表现出类似的效果。

临床要点

耳郭刺激激活了脑干核和边缘系统。

来自神经解剖学和生理学的数据支持观察到的效果，耳甲和耳郭的三角窝接受双重脑神经(三叉和迷走)的神经支配(图 10.2)，然而，耳郭外周区域 - 耳轮与耳舟 - 由 C_1~C_3 脊神经支配(Peuker and Filler，2002；Williams et al.，1989)。迷走神经的耳郭分支的传入纤维，通过使用辣根过氧化物酶跨神经节示踪方法显示，终止于脑干的核团(主要在同侧孤束核、主感觉核和三叉神经脊束核、后核区和楔束核)(Nomura and Mizuno，1984；Satomi and Takahashi，1991)。众所周知，孤束核和三叉神经脊束核参与内脏伤害性刺激的传递和处理，而迷走神经刺激的镇痛作用是通过孤束核包括内源性阿片系统来调控的(Aicher and Randich，1988；Randich et al.，1988)。在慢性疼痛患者中，电刺激耳穴也能缓解疼痛，并与脑脊液中的 β- 内啡肽增加有关(Clement-Jones et al.，1980)。

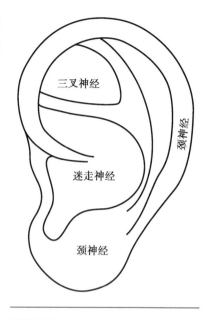

图 10.2 Peuker 和 Filler 提出的外耳郭神经分布

临床要点

耳甲和三角窝受脑神经支配，耳轮和耳郭的其他周围区域受颈神经支配。

除了像 AA 这样一些奇特的方法之外，迷走神经刺激(vagal nerve stimulation，VNS)是一种被 FDA 批准的用于癫痫和抗药性重度抑郁症的辅助治疗方法(George et al.，2007)。

VNS 是目前正在临床研究中作为一种潜在的治疗特发性震颤、睡眠障碍、阿尔茨海默病的认知障碍、焦虑障碍、肥胖和疼痛的方法(Groves and Brown，2005)。VNS 可能会影响抑郁成年人的疼痛感知；也有建议认为 VNS 在治疗严重的难治性头痛、顽固性慢性偏头痛和丛集性头痛中可能发挥作用(Multon and Schoenen，2005)。单独对迷走神经刺激在临床就能直接而显著地减轻疼痛(Kirchner et al.，2000)。

关于外耳郭神经通路的解剖学，以及对其刺激的生理学效应，除了临床数据外，也可以认为 AA 的机制至少可通过刺激脑神经以及随后脑干中部分核团的激活来解释。

耳针的命名法

AA 有几个命名系统。最常用的两个系统是 Nogier 命名系统和世界卫生组织(WHO)命名法。Nogier 最初描述他的命名法使用了 "对应" 器官和器官系统的名称，后来又增加了它们的数量(Nogier，1977)。按照该系统，比如穴位肺被编序为第 101，神门穴被命名为第 51 等。在首尔专家国际会议上，世界卫生组织的命名法被提议作为国际标准(WHO，1987)。例如，根据 WHO 的国际命名法，肺穴被标识为 MA-IC1，神门穴为 MA-TF1。后者命名法只使用了 43 个穴或区域，这不足以涵盖所有基于经验而 "发现的" AA 穴位。正因为如此，Nogier 的命名法依然更常在临床实践中应用。在这一章，我们将按照标准的 WHO 命名法来描述穴位，并按照 Nogier 命名法在括号内给出相应的名称。

耳郭诊断

在耳郭疗法之前,通常耳郭诊断已被确立。这意味着在治疗过程中拟被刺激的外耳郭穴位(或区域)要被识别,可使用这些方法如:(1) 检查;(2) 触诊;(3) 检测皮肤电阻抗(EDR)。在检查过程中要注意皮肤颜色变化,出现的丘疹,以及在针刺穴位 / 区域部位显露的毛细血管和脱屑,并进行记录。在 20 例肝功能异常的患者中,MA-SC5 区域(肝,图 10.3)显示,至少有一种前述的皮肤体征的发生率达74%,明显高于 25 例健康对照受试者(24%)(Cheing et al.,2009)。Nogier 介绍的耳穴压痛检查,也广泛地用于临床实践。正如前面所提到的,1980 年在肌肉骨骼疼痛的患者中,该方法被 Oleson 等人所验证。皮肤电活动检测是可用于探测 AA 穴位的最客观方法。Saku 等(1993)研究了冠状动脉疾病患者以及健康受试者的外耳郭 EDR 变化。作者观察到了在耳甲中央存在一个低 EDR 区域,在 AA 的经验模型中该区代表心和肺系统(见图 10.3)。在急性心肌梗死(myocardial infarction,MI)患者中,耳郭耳甲中央区出现低皮电阻抗穴位的频率是最高的;与健康受试者相比,老年 MI 和心绞痛的患者也表明低 EDR 穴位的出现率较

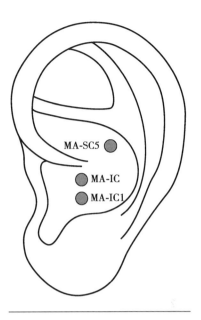

图 10.3 在 Cheing 等(2009)的研究中,肝功能障碍的患者 MA-SC5 穴(肝)常会被识别出。在患有冠状动脉疾病的患者中,针刺穴位 MA-IC(心)和 MA-IC1(肺)被认定为是皮肤低电阻区域,而在健康受试者中则无此现象(Saku et al.,1993)

高。Romoli 等(2010)对 78 例患者在选择性宫腔镜检查前后,其耳郭上伴有 EDR 降低的压痛区进行了研究。他们发现出现富含压痛点并伴有较低 EDR 的耳郭区域,与历史上的经验上定义的,中国和法国的外耳郭上子宫的"躯体特定"代表区相重叠。当宫腔镜检查后,被识别的穴位数目明显更高。

麻醉与疼痛治疗

在临床麻醉中,用耳郭刺激来治疗术前焦虑已有报道,显示可减少术中麻醉剂和镇痛药的需求量,并可减轻术后急性疼痛。

术前焦虑

使用留置半永久性 AA 针具以及用植物种子和金属球贴压的针压法进行耳郭刺激,被用于减轻术前出现的情景性焦虑。最近一项研究,对 182 名按计划接受牙科手术的患者进行了 AA 抗焦虑效果的观察,并将该干预方法与假针刺和无干预的对照组进行了比较(Michalek-Sauberer et al.,2012)。在本研究中刺激的 AA 穴位为 MA-L(脑点)、镇静点和放松点(图 10.4)。AA 在减轻焦虑状态(用 Spielberger 状态与特质焦虑量表测量)方面比假针刺和无干预对照组更有效。

对于临床医生来说,更感兴趣的是耳郭刺激替代苯二氮䓬类药物的可能性,而这类药物

在欧洲仍然作为手术前标准的术前用药法而广泛使用以治疗术前焦虑。1987 年,Lewis 和 Litt 已经在 90 例择期行全身麻醉手术的患者中,将口服地西泮与银球耳压法(用 MA-L 穴)和标准的心理放松方法进行了比较。耳郭针压法和放松法与术前应用地西泮具有同样的效果,并在某些方面优于地西泮:针压法的患者手掌出汗较少,回报的地西泮副作用会更少(过度镇静、烦躁不安)和对治疗有更好的满意度(Lewis and Litt,1987)。后来,Karst 等(2007)应用同样的情景性焦虑模式,在 67 例择期拔牙的患者中证实了这些结果。作者将 AA(应用的穴位是 MA-L,镇静点和放松点)、咪达唑仑鼻腔给药、安慰针刺和无治疗进行了比较。与安慰针刺组和无干预治疗组相比,AA 组和咪达唑仑组患者焦虑明显减轻。牙医对患者依从性评估显示,如果应用 AA 或鼻内给咪达唑仑,其依从性显著改善。

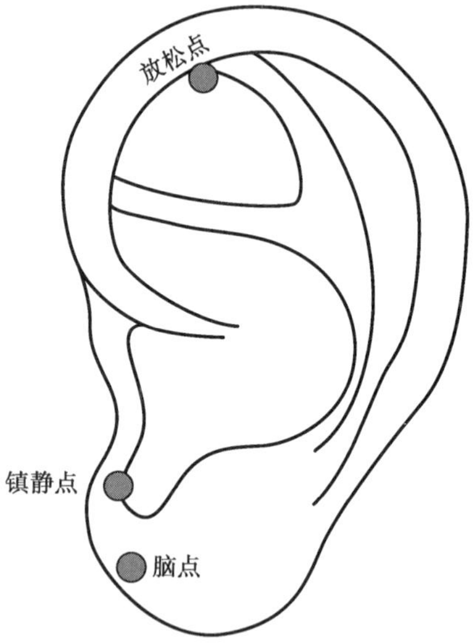

图 10.4 治疗术前焦虑方法中应用穴位为 MA-L(脑点)、镇静和放松点(Michalek-Sauberer et al.,2012)

术中药物的需求量

两项极佳的试验性调查研究表明,在健康招募者中用耳郭刺激能减少为预防伤害性电刺激引起的肢体运动所需的挥发性麻醉药地氟醚的剂量。这些研究的其中一项,针刺所用的穴位包括右耳上的 MA-TF1(神门)、MA-AT1(丘脑)、镇静点和 MA-L(脑点)(图 10.5)。在另一天,招募者麻醉时不用针刺(Taguchi et al.,2002)。在没有针刺的那天,招募者比针刺的当天需要更多的地氟醚来预防肢体的运动:地氟醚的浓度为 4.9(0.7;SD)比 4.4(0.8)体积 %(P=0.003)。

Greif 等(2002)对偏离对照穴部位进行双侧电刺激,即耳屏顶点前 3cm 的部位。在面部的主侧用 10mA、299Hz 的电流,而对侧用 149Hz。采用交叉设计,并与无刺激方法的结果进行了比较。结果显示,接受偏离对照穴部位电刺激的 20 名健康志愿者,麻醉剂的需求量减少了 11%(P<0.000 1)。

Wetzel 等(2011)研究了在全髋关节成形术(total hip arthroplasty,THA)过程中给予 AA,观察患者对术中镇痛剂的需求量。患者被随机分为针刺耳穴 MA-TF1(神门)、MA-AH4(髋)和 MA-IC1(肺)组和假治疗方法组(图 10.6)。固定的留置针放置于手术部位的同侧。患者接受地氟醚全麻,呼气末浓度恒定保持在 3.5~5.5 体积 %,以维持全身麻醉的深度在一个恒定的水平,使用脑电双频指数监测进行测量,保持在 40% 和 55% 之间(图 10.7)。要求麻醉师滴定芬太尼以维持心率和血压在基线值的 20% 之内。主要的结局指标是在手术过程中给予患者的芬太尼剂量。患者和麻醉师对分组并不知晓。在本研究中,患者和麻醉师实施盲法的成功情况也被记录。收集到 116 例患者对芬太尼需求量的数据做最终分析。结果显示 AA 组患者比对照组患者术中所需的芬太尼剂量少 15%;这种差异具有统计学意义,但无临床意义。

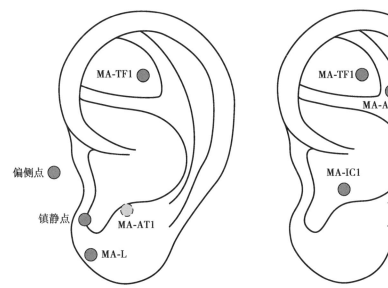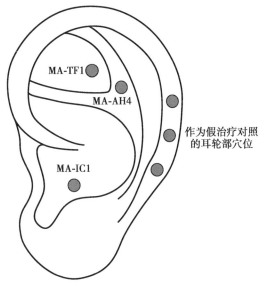

图 10.5　用于减少实验背景下健康志愿者的麻醉剂需求量的穴位为 MA-TF1（神门）、MA-AT1（丘脑）、镇静点、MA-L（脑点）以及偏侧点（Taguchi et al.，2002；Greif et al.，2002）

图 10.6　耳穴 MA-TF1（神门）、MA-AH4（髋）和 MA-IC1（肺）用于全髋关节置换术过程中麻醉患者的补充性镇痛。耳轮部的穴位被作为假治疗对照方法

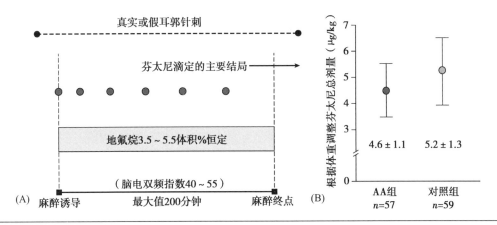

图 10.7　（A）研究中的标准化全身麻醉模式源自 Wetzel 等（2011）。全身麻醉采用复发性麻醉剂地氟烷；麻醉深度通过脑电双频指数检测。芬太尼滴定可以防止术中活动，并且确保心率和平均动脉压处于基线水平的 20% 之内。（B）术中芬太尼的总用量根据体重进行调整，以 μg/kg 体重给予，用均值 ±SD 表示；$P=0.008$，t 检验

局部麻醉的剂量需求

Kindberg 等（2009）直接将耳针作为唯一的疼痛缓解方法并与局部麻醉（local anaesthesia，LA）进行比较，患者为需要产后修复手术的妇女。助产士接受 2 小时的用耳针缓解会阴痛的亲自实践课程。总共 207 名妇女被随机分为分别接受耳针（105）和局部麻醉

(102)两组。接受 AA 的女性回报比 LA 组患者疼痛更多(3.5 比 1.5；$P<0.01$),需要更多的额外止痛剂,并且对缓解疼痛的方法不太满意。所以,在缓解会阴修复的疼痛方面,单纯的 AA 就不如 LA 的效果。

急性术后疼痛

两项随机对照试验(randomised controlled trials,RCTs)的系统评价,比较了耳郭刺激与假治疗、安慰剂或标准治疗在治疗疼痛中的效果,结果显示该疗法可能在治疗术后疼痛上是有效的(Usichenko et al.,2008；Asher et al.,2010)。其中一项研究重点关注了 AA 对术后疼痛控制的疗效,发现 9 项 RCTs 中的 8 项显示 AA 优于各种控制病痛的方法(Usichenko et al.,2008)。纳入系统评价的研究在结局指标上存在异质性(疼痛强度、术后止痛剂的需求量或两者),在 Meta 分析中无法进行数据的荟萃分析。

在术后期 AA 能对其中的一个指标参数产生影响,就是用于治疗术后疼痛的止痛剂需求量。因此,纳入系统评价中的一项代表性调查研究,采用留置固定针具的 AA 被用于治疗 THA 后患者的急性术后痛(Usichenko et al.,2005a,b)。这些患者被随机分配到接受 AA 或假治疗方法组。针刺应用的穴位分别是 MA-TF1(神门)、MA-AH4(髋)、MA-IC1(肺)和 MA-AT1(丘脑)(图 10.8(A))。以耳轮上 4 个非穴点作为侵入性假治疗方法。手术后将永久性按压式 AA 针具在原位保留 3 天。术后疼痛的治疗采用患者自控镇痛(PCA)泵,通过静脉注入哌腈米特(阿片受体激动剂,镇痛效能为吗啡的 0.7)。通过 PCA 的术后哌腈米特用量来评估术后的镇痛效果。54 例患者(29 例 AA 和 25 例对照)完成了这项研究。对于分组他们被充分地实施了盲法:关于患者对盲法成功的看法,组间的差异无显著性。AA 减少了 36% 的哌腈米特需求量($P=0.004$,见图 10.8(B))。这种效果不仅在统计学上具有意义,而且可能对临床实践产生影响。

临床要点

RCTs 的证据表明,对于术后疼痛 AA 具有阿片类药的集约效应。

检索共获得了 15 项耳郭刺激治疗术后疼痛的 RCTs(表 10.1)。其中只有 2 项显示没有迹象表明耳郭刺激具有益处,其中有一项是 Holzer 等(2011)报道的 40 例腹腔镜妇科手术后的患者,但在设计中显示了一些缺陷(White,2011)。在一项标准性调查研究中,He 等(2013)研究了耳郭针压法对全膝关节置换患者术后疼痛的影响。90 例退行性骨关节炎的患者被随机分为两组:针压法组在 4 个特定穴位上接受嵌入式王不留行籽:MA-AH3(膝关节)、MA-TF1(神门)、MA-AT1(丘脑)和 MA-AH7(交感),均为手术部位的同侧。对照组在耳轮上的 4 个非穴位点接受针压法(图 10.9)。在手术后 3、4、5、7 天,针压法组的疼痛评分更低。针压法组患者在手术后消耗镇痛药的剂量以及回报的镇痛剂相关性副作用比对照组更少。此外,AA 穴位上应用针压法也促进了患者更早康复。

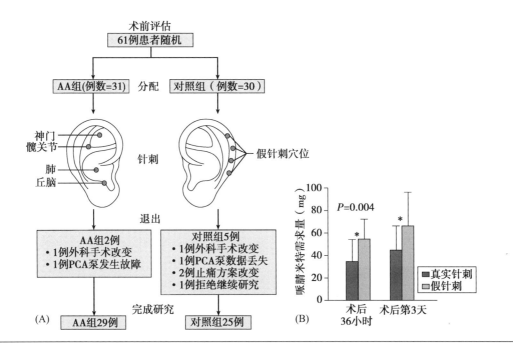

图 10.8 (A) Usichenko 等 (2005a,b) 的研究流程图。针刺穴位 MA-TF1 (神门)、MA-AH4 (髋)、MA-IC1 (肺) 和 MA-AT1 (丘脑),用于 THA 术后痛的控制。耳轮上的 4 个非穴点作为侵入性假对照方法。(B) 研究的主要结果:术后 36 和 72 小时患者自控镇痛剂,以均值和标准差来表示给予的术后哌腈米特需求量

表 10.1 耳针治疗术后疼痛效果的随机对照试验

参考文献	手术	患者例数	真实针刺方法 (患者例数)	对照方法 (患者例数)	主要结局	结果	JADAD 评分
Wang 等 (1988)	胸腔手术	36	EAA (19)	ST (17)	疼痛强度 阿片需求量 肺功能	在所有检测指标参数方面 EAA 好于对照组	1
Lewis 等 (1990)	烧伤	11	EAA (11)	安慰剂药丸 (11)	疼痛强度	EAA 期间减轻了疼痛强度	3
Mann (1999)	THA	100	AA (50)	ST (50)	镇痛剂需求量 疼痛强度	AA 比 ST 疼痛强度减轻,疼痛剂需求量减少	2
Usichenko 等 (2005a)	AKA	20	AA (11)	SA (9)	布洛芬需求量	真实针刺比假针刺的布洛芬需求量减少	3
Usichenko 等 (2005a,b)	TKA	61	AA (31)	SA (30)	阿片需求量	真实针刺比假针刺的阿片需求量减少	4

续表

参考文献	手术	患者例数	真实针刺方法（患者例数）	对照方法（患者例数）	主要结局	结果	JADAD评分
Sator-Katzenschlager 等 (2006)	卵母细胞抽吸术	94	EAA(32) AA(32)	无针刺和无电刺激(30)	阿片需求量 疼痛强度	疼痛强度和阿片需求量在对照(无干预)组最高	4
Michalek-Sauberer 等 (2007)	磨牙拔除	149	EAA(76) AA(37)	无针刺和无电刺激(36)	阿片需求量 疼痛强度	组间无差异	4
Usichenkoo 等 (2007)	AKA	120	AA(61)	SA(59)	布洛芬需求量	真实针刺比假针刺的布洛芬需求量减少	4
Likar 等 (2007)	LapNE	44	EAA(21)	AA 但无电刺激(20)	阿片需求量 疼痛强度	在真实针刺组和假针刺组中两个参数均减少	3
Kager 等 (2009)	扁桃体切除术	33	EAA(17)	EAA-安慰治疗	疼痛强度 镇痛剂需求量	EAA组疼痛减轻	4
Yeh 等 (2010)	脊椎手术	94	针压法(36)	无针压法	疼痛强度 镇痛剂需求量	没有差异	3
Holzer 等 (2011)	妇科手术	40	EAA(20)	安慰治疗	疼痛强度 镇痛剂需求量	没有差异	4
Tsang 等 (2011)	子宫切除术	48	TENS(16)	安慰治疗(16) 无干预方法(16)	疼痛强度	只有TENS组疼痛减轻	4
Chang 等 (2012)	TKA	62	针压法	假针压法	镇痛剂需求量 膝关节运动	针压法组阿片需求量更少，膝关节运动更好	3
He 等 (2013)	TKA152	90	针压法	假针压法	疼痛强度 镇痛药需求量 镇痛剂的副作用	针压法组疼痛减轻，阿片需求量以及镇痛剂的副作用更少	4

注:AA,耳针;AKA,动态膝关节镜检查;EAA,电耳针;LapNE,腹腔镜肾切除术;SA,假针刺;ST,标准疗法;THA,全髋关节成形术;TKA,全膝关节成形术

临床要点

针刺的阿片类药 - 集约效应类似于最好的非阿片类镇痛药效果。

在他们的有关耳针疗法对手术后镇痛药需求量影响的系统评价中,Asher 等(2010)评估了耳郭刺激的阿片类药物集约效应,在调查研究中手术后的阿片类药物是通过 PCA 泵而给予的。根据他们的评价,耳郭刺激可减少 40% 阿片类药物的需求量。耳郭刺激的阿片类药物集约效应的大小要大于常用的镇痛药对乙酰氨基酚(20%;Remy et al.,2005)、布洛芬(30%;Singla et al.,2010)的阿片类药物集约效应,以及与安乃近(二吡喃酮)的效果比较(Chaparro et al.,2012)见表 10.2 中。

表 10.2　术后疼痛治疗的阿片类集约效应

干预方法	对照情况	患者人数	阿片类集约效应(%)	参考文献
对乙酰氨基酚	P	265	20	Remy et al.(2005)
布洛芬	P	406	22	Southworth et al.(2009)
一种磺酰磺酸盐止痛剂	P	162	34	Chaparro et al.(2012)
耳针灸	S	61	35	Usichenko et al.(2005a,b)
耳针灸	S	90	20	He et al.(2013)

注:P,安慰治疗;S,假治疗

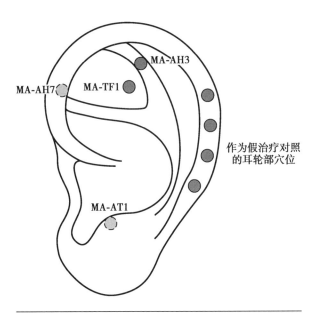

图 10.9　在 He 等(2013)的研究中,用王不留行籽作为针压法选用的穴位有 MA-AH3(膝关节)、MA-TF1(神门)、MA-AT1(丘脑)和 MA-AH7(交感)。耳轮上的 4 个穴点作为对照方法

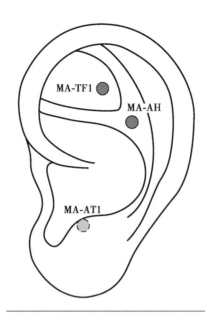

图 10.10 穴位 MA-TF1（神门）、MA-AT1（丘脑）、MA-AH（腰椎）采用电针用于治疗慢性腰痛（Sator-Katzenschlager and Michalek-Sauberer，2007）

慢性疼痛

在他们的关于耳针疗法用于疼痛管理的系统评价中，Asher 等检索到了用耳郭刺激治疗慢性疼痛的 5 项 RCTs（Asher et al.，2010）。其中 4 项报道慢性疼痛患者从耳针疗法中获益。尤其是在疼痛强度的总体变化方面显示，针刺治疗与对照组相比有显著的改善（SMD1.84，95%CI 0.60~3.07）。当低质量的研究被剔除时，结果仍然支持耳针疗法的效果。其中一项高质量的调查研究（Alimi et al.，2003）报道了在治疗癌性痛中使用 AA。在这项研究中，90 例接受标准镇痛药治疗的癌性痛患者被随机分成三组：一组在皮肤阻抗降低点上给予 AA，两个安慰组分别在安慰点上（通过正常的皮肤阻抗来确定）接受 AA 或于耳郭行植物种子固定法。针刺组在 2 个月时疼痛强度从基线降低了 36%，而接受安慰治疗的患者几乎没有变化（2%）。组别之间的差异有统计学意义（P=0.000 1），患者显然从耳针疗法中获得了具有临床意义的益处。

临床要点

有合理的证据支持使用 AA 来治疗慢性疼痛。

Ashert 等（2010）回顾了两项调查研究，即在 AA 穴上进行电刺激用于肌肉骨骼慢性疼痛患者的治疗。人们普遍认为针刺穴位的电刺激（电针，EA）可以增加针刺的效果。奥地利的几个研究团队报道，应用耳穴电针装置 P–Stim™ 治疗急性围术期疼痛和慢性肌肉骨骼疼痛（Sator-Katzenschlager and Michalek-Sauberer，2007）。在慢性颈痛、腰痛中，耳电针比常规的耳针更有效，并具有长期的医疗和经济益处。对于腰痛患者的治疗计划包括持续的耳电针,在病侧的 MA-TF1(神门)、MA-AT1(丘脑)、MA-AH(腰椎)上,用 1Hz、2mA 的双向恒流电流(图 10.10),与没有电刺激(假 -EA)组的效果进行比较。治疗每周 1 次共 6 周。在研究过程中以及随访期,与无刺激组相比,EA 组的疼痛缓解更好。同样的在 EA 组,心理健康、活动和睡眠都得到了改善,救援镇痛药的用量减少,更多的患者返回到了全职工作。

　　孕妇腰痛是妊娠期间休假的最常见原因之一(Norén et al.,2002),但这一时期为了安全原因止痛药物是受限制的。Wang 等(2009)提倡用 AA 来缓解女性妊娠相关性腰痛的疼痛和运动障碍。作者对孕妇的腰痛、后骨盆痛进行 1 周连续的 AA 治疗,并与假治疗方法、"等待名单"的效果进行了比较。针刺穴位为 MA-TF1(神门)、MA-SC(肾)和 MA-SC7(镇痛),使用留置针固定的方法(图 10.11)。所有 152 例患者被检测 2 周,与假针刺组和对照组相比,针刺组妇女回报疼痛显著减轻,功能状态显著改善。

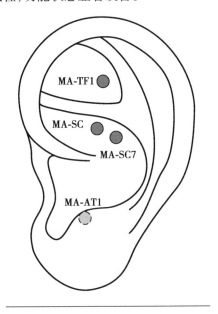

图 10.11 穴位 MA-TF1(神门)、MA-SC
(肾)和 MA-SC7(镇痛)用于治疗女性孕
期腰痛(Wang et al.,2009)

药物依赖

NADA 方案

　　Wen 和 Cheung 在中国香港成功使用耳电刺激,以缓解成瘾患者阿片戒断症状(Wen and Cheung,1973),见第 26 章(药物依赖和肥胖)。随后,基于 Wen 和 Cheung 的发现,没有电刺激的耳针被传入美国以治疗药物滥用。标准的模式是 5 个 AA 穴——MA-TF1(神门)、MA-SC(肾)、MA-SC5(肝)、MA-IC1(肺)和 MA-AH7(交感)(图 10.12)——为国家针刺戒毒协会(National Acupuncture Detoxification Association,NADA)草案接受的名称,此时它在该组织的治疗过程中已成为标准(Shwartz,et al.,1999)。之后,NADA 草案在世界范围内用于治疗可卡因、海洛因和酒精依赖。有关 AA 用于治疗可卡因和尼古丁依赖证据的最有影响力的报告随后将进行讨论。

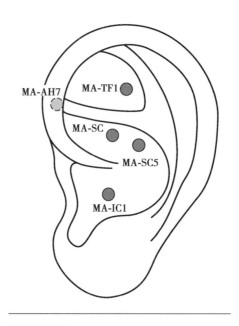

图 10.12 国家针刺戒毒协会（NADA）方案的选穴：MA-TF1（神门）、MA-SC（肾）、MA-SC5（肝）、MA-IC1（肺）和 MA-AH1（交感）

可卡因依赖

耶鲁大学的研究小组对 82 例可卡因成瘾患者应用 AA 治疗的效果进行了评估（Avants et al.，2000）。那些依靠美沙酮维持的患者被随机分为三组：按照 NADA 草案的 AA，针刺对照，以及无针刺的放松对照。治疗每周 5 次共 8 周。主要结局指标是可卡因的使用，用每周 3 次的尿液毒理学检测来评估。分析结果表明，相对于放松对照组（*P*=0.01）和针刺对照组（*P*=0.05）而言，针刺组患者更可能会提供可卡因阴性尿样。这些令人振奋的结果在同一研究小组随后实施的一项大型的多中心随机对照试验中并未能证实。620 例可卡因依赖患者被纳入一项相同的三臂研究设计，如前所述（Margolin et al.，2002）。虽然尿样分析显示，总体上可卡因的用量减少（*P*=0.002），但在针刺与两个对照组之间未见差异。

D'Alberto（2004）对应用 AA 治疗可卡因滥用的 RCTs 进行了系统评价。他检索到 6 项研究（包括前面引用的两项 RCTs），结论是现有的按照 NADA 草案的试验不能证实 AA 治疗可卡因滥用的有效性（D'Alberto，2004）。然而，针刺治疗药物滥用依然纳入 WHO 的记录中，并作为 42 个适合针刺治疗的医学问题之一（世界卫生组织图书馆，2003）。

戒烟

在一项文献回顾中，White 和 Moody（2006）研究了是否 AA 在外耳郭上应用"正确"的穴位优于"不正确"的穴位刺激。作者发现了 13 项研究，并作出结论认为 AA 戒烟可能有效，但效果可能不依赖穴位的位置。

Wu 等（2007）最近的一项 RCT，研究了同一个问题。作者将欲戒烟的 131 名成年人随机分成两组。治疗组接受 AA，选穴为 MA-TF1（神门）、MA-AH7（交感）、MA-IC5（口）和 MA-IC1（肺），治疗 8 周。对照组接受了假针刺，选取与戒烟无关的耳穴，MA-AH3（膝）、MA-

SF3(肘)、MA-SF4(肩)和 MA-L(眼)(图 10.13)。停止针刺治疗后,在编的受试者被每月随访 1 次,共持续 6 个月。在治疗结束时,两组的卷烟消耗量均有显著下降,但仅仅在治疗组尼古丁戒断症状评分显著降低。治疗结束时,戒烟率在治疗组(27.1%)和对照组(20.3%)间无显著差异。作者的结论是在未来的戒烟试验中,应将 AA 与行为咨询或尼古丁替代疗法相结合,以提高戒烟的成功率。

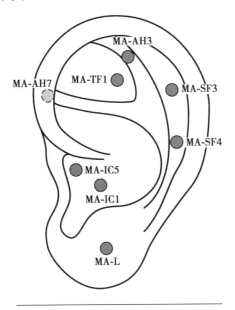

图 10.13 Wu 等(2007)用于戒烟的治疗穴位为 MA-TF1(神门)、MA-AH7(交感)、MA-IC5(口)和 MA-IC1(肺)

有关针刺戒烟的 Cochrane 评价,尽管显示针刺在总体上没有令人信服的效果,但发现在 14 项 RCTs 的一个亚组中,与假刺激相比,持续的耳郭刺激有短期疗效(White et al.,2014)。

风险比值为 RR 1.69(95% CI 1.32~2.16)。有趣的是,7 项应用针压法的研究亚组的荟萃结果为阳性,但应用半永久性针具针刺的 6 项研究并未出现如此结果。在 6~12 个月的随访时,这种效果只不过是一种无显著性意义的趋势。

失眠

在一项系统评价中,Chen 等(2007)总结了 6 项有关 AA 治疗失眠的疗效及安全性的 RCTs 结果,以确定最常用于治疗失眠的耳穴。频率分析显示,6 个常用的耳针穴是 MA-TF1(神门)为 100%,MA-IC(心)为 83%,MA-At(枕)为 67%,MA-AT1(皮质下)为 50%,脑和 MA-SC(肾)皆为 33%(图 10.14)。一项 Meta 分析显示,AA 的改善率高于地西泮($P<0.05$)。亚组分析发现,如果将 AA 用于延长睡眠时间至 6 小时时,发挥的作用最大($P<0.05$)。

Lee 等(2008)的另一项系统评价,检索到 10 项有关 AA 治疗失眠效果的 RCTs,证实先前一个 AA 对失眠症状治疗有效性的弱证据结论。两篇综述的作者都建议需要严格设计的试验来证实初步的结果,并在评价中进行了描述。

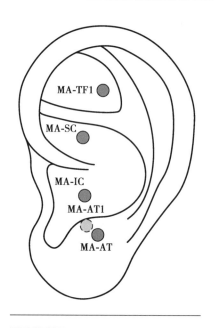

图 10.14　治疗失眠常用穴
MA-TF1（神门）、MA-IC（心）、MA-AT
（枕）、MA-AT1（皮质下）和 MA-SC（肾）

其他临床适应证

由于 AA 是一种操作简便且不良事件风险极低的干预方法,因此,它被推广到许多目前治疗效果不佳的疾病治疗中。或许是这种原因,近年来有关 AA 效果的研究通常实施的质量较差。例如,Zhang 等(2010)在其有关 AA 治疗过敏性鼻炎的系统评价中,检索到 5 篇 RCTs。但因为纳入的试验质量较低,耳针疗法的效果不能做出评估。Li 等(2010)在他们的关于 AA 治疗便秘试验的系统评价中,也得出了同样的结论。作者检索到了 29 篇相关的临床研究,均表明报道耳针疗法在便秘的管理上是有效的。然而,在针刺穴位、受试者对医嘱的依从性方面的描述不清楚,以及干预方案、治疗结局的判定标准的不一致性,致使在不同的研究中进行有意义的比较是不可能的。

与耳针有关的不良事件

AA 引起的严重不良事件很罕见(White,2004)。文献中描述的 AA 最常见的并发症就是由金黄色葡萄球菌(它作为一种皮肤上存在的腐生菌不会产生损害)引起的局部感染,需要局部和全身性抗生素治疗。诊断不明和不适当的治疗,出现持续性软骨膜炎和继之出现的不可逆的耳郭畸形,这些情况应该归入"最坏的情形"(Gilbert,1987)。然而,在病例报告中描述的严重的并发症像软骨炎(伴或不伴有耳郭的永久性畸形)是用耳钉刺入耳郭时对软骨造成创伤的后果(Allision and Kravitz,1975;Morgan 2008;Winter and Spiegel,2010)。刺透耳郭软骨的针具可能产生对软骨同样的损害。Baltimore 和 Moloy(1976)讲述了一位 54 岁的女性,在其耳郭的耳轮上将 4mm 长针具刺入后发生了软骨膜炎。从病损处分离出了金黄色葡萄球菌,随即将针取出并通过静脉给予抗生素治疗。该患者完全恢复且未留下瘢痕。

看了这种病例的报道,一定会注意到几乎所有的经历 AA 而出现感染并发症的患者都是 50 岁以上者,都伴有疾病或危险因素而危害到微循环(例如:糖尿病、吸烟等)。在一些前瞻性 RCTs 中,我们记录了 600 多例患者,他们均于手术前接受固定留置针式 AA,作为术中镇痛药的补充方法和术后疼痛的治疗,结果显示没有先前提及的不良反应(Usichenko et al.,我们自己的观察)。我们使用最长为 1.5mm 的固定留置针具,保留在原位 24~72 小时。

如何避免不良反应的建议

除了十四章(安全性)所提到的一般建议外,基于我们自己的经验以及针刺相关不良事件系统评价的积累(White,2004),当提供 AA 治疗时,以下的建议是有益的:

■ 针刺患者要有良好的支撑(例如,坐在扶手座椅上),由于迷走反射可能发生 - 在这种情况下,患者需要仰卧。

■ 确保针刺部位是"社会公认的"洁净的。

■ 避免针刺(选择针压法替代)那些有危险因素的患者:心脏瓣膜病、糖尿病、免疫抑制、血小板数量显著减少等。

■ 告知患者感染的风险,以及如何识别和安全地处理。

结语

耳郭刺激可用于治疗不同类型的疼痛,现存的最佳证据是耳针治疗手术后疼痛。由于现代药物疗法在治疗慢性疼痛的选择上有局限性,耳刺激疗法可以作为一种治疗慢性疼痛的补充性疗法或甚至可作为一种单独疗法。AA 是一种治疗手术前焦虑和失眠有前景的选择。在用 AA 治疗其他精神类疾病的适应证之前,如药物滥用和情绪障碍,尚待有进一步的证据。AA 是一种经济的干预方法,相关的不良事件风险甚低。

在治疗疼痛和精神障碍方面,AA 阳性临床效果的现存证据显示 AA 的可能机制在脑干水平上。这些机制包括脑神经和其核团,以及脑的内源性神经递质系统。未来研究存在的引人注目的问题就是对耳郭刺激的个体性反应。这在实验研究和临床研究中能够得到解决,不过实验室研究似乎对于将不同个体分类为"AA 有效者"或"无效者"以及探索这种现象的原因提供了更大的机会。

通过持续刺激模式(如固定的留置针或电流)能提高 AA 的临床效果。更加准确和合理地评估这种效果将需要大规模的设计良好的试验,研究者应该考虑引入一些新的客观性疼痛检测方法,如影像。

（徐梦瑶　译,杜元灏　审校）

参考文献

Aicher, S.A., Randich, A., 1988. Effects of intrathecal antagonists on the antinociception, hypotension, and bradycardia produced by intravenous administration of [D-Ala2]-methionine enkephalinamide (DALA) in the rat. Pharmacol. Biochem. Behav. 30, 65–72.

Alimi, D., Rubino, C., Pichard-Léandri, E., Fermand-Brulé, S., Dubreuil-Lemaire, M.L., Hill, C., 2003. Analgesic effect of auricular acupuncture for cancer pain: a randomized, blinded, controlled trial. J. Clin. Oncol. 21 (22), 4120–4126.

Allison, G., Kravitz, E., 1975. Letter: auricular chondritis secondary to acupuncture. N. Engl. J. Med. 293 (15), 780.

Asher, G.N., Jonas, D.E., Coeytaux, R.R., Reilly, A.C., Loh, Y.L., Motsinger-Reif, A.A., Winham, S.J., 2010. Auriculotherapy for pain management: a systematic review and meta-analysis of randomized controlled trials. J. Altern. Complement. Med. 16 (10), 1097–1108.

Avants, S.K., Margolin, A., Holford, T.R., Kosten, T.R., 2000. A randomized controlled trial of auricular acupuncture for cocaine dependence. Arch. Intern. Med. 160 (15), 2305–2312.

Baltimore, R.S., Moloy, P.J., 1976. Perichondritis of the ear as a complication of acupuncture. Arch. Otolaryngol. 102 (9), 572–573.

Ceccherelli, F., Gagliardi, G., Seda, R., et al., 1999. Different analgesic effects of manual and electrical acupuncture stimulation of real and sham acupuncture points: a blind controlled study with rats. Acupunct. Electrother. Res. 24, 169–179.

Chang, L.H., Hsu, C.H., Jong, G.P., et al., 2012. Auricular acupressure for managing postoperative pain and knee motion in patients with total knee replacement: a randomized sham control study. Evid. Based Complement. Alternat. Med. 2012. Article ID 528452.

Chaparro, L.E., Lezcano, W., Alvarez, H.D., Joaqui, W., 2012. Analgesic effectiveness of dipyrone (metamizol) for postoperative pain after herniorrhaphy: a randomized, double-blind, dose–response study. Pain Pract. 12, 142–147.

Cheing, G.L., Wan, S., Lo, S.K., 2009. The use of auricular examination for screening hepatic disorders. J. Acupunct. Meridian Stud. 2 (1), 34–39.

Chen, H.Y., Shi, Y., Ng, C.S., et al., 2007. Auricular acupuncture treatment for insomnia: a systematic review. J. Altern. Complement. Med. 13 (6), 669–676.

Clement-Jones, V., McLoughlin, L., Tomlin, S., et al., 1980. Increased beta-endorphin but not met-enkephalin levels in human cerebrospinal fluid after acupuncture for recurrent pain. Lancet 2, 946–949.

D'Alberto, A., 2004. Auricular acupuncture in the treatment of cocaine/crack abuse: a review of the efficacy, the use of the national acupuncture detoxification association protocol, and the selection of sham points. J. Altern. Complement. Med. 6 (10), 985–1000.

Dietrich, S., Smith, J., Scherzinger, C., et al., 2008. A novel transcutaneous vagus nerve stimulation leads to brainstem and cerebral activations measured by functional MRI. Biomed. Tech. (Berl.) 53 (3), 104–111.

Ernst, E., 2007. Auricular acupuncture. CMAJ 176, 1307.

Gao, X.Y., Zhang, S.P., Zhu, B., Zhang, H.Q., 2008. Investigation of specificity of auricular acupuncture points in regulation of autonomic function in anesthetized rats. Auton. Neurosci. 138 (1–2), 50–56.

Gao, X.Y., Li, Y.H., Liu, K., et al., 2011. Acupuncture-like stimulation at auricular point Heart evokes cardiovascular inhibition via activating the cardiac-related neurons in the nucleus tractus solitarius. Brain Res. 1397, 19–27.

George, M.S., Nahas, Z., Borckardt, J.J., et al., 2007. Vagus nerve stimulation for the treatment of depression and other neuropsychiatric disorders. Expert Rev. Neurother. 7 (1), 63–74.

Gilbert, J.G., 1987. Auricular complication of acupuncture. N. Z. Med. J. 100 (819), 141–142.

Gori, L., Firenzuoli, F., 2007. Ear acupuncture in European traditional medicine. Evid. Based Complement. Alternat. Med. 4 (Suppl. 1), 13–16.

Greif, R., Laciny, S., Mokhtarani, M., et al., 2002. Transcutaneous electrical stimulation of an auricular acupuncture point decreases anesthetic requirement. Anesthesiology 96 (2), 306–312.

Groves, D.A., Brown, V.J., 2005. Vagal nerve stimulation: a review of its applications and potential mechanisms that mediate its clinical effects. Neurosci. Biobehav. Rev. 29 (3), 493–500.

He, B.J., Tong, P.J., Li, J., et al., 2013. Auricular acupressure for analgesia in perioperative period of total knee arthroplasty. Pain Med. 14 (10), 1608–1613. http://dx.doi.org/10.1111/pme.12197.

Herget, H.F., 1998. Neuro- und Phytotherapie Schmerzhafter Funktioneller Erkrankungen, sixth ed. Pascoe, Giessen.

Holzer, A., Leitgeb, U., Spacek, A., et al., 2011. Auricular acupuncture for postoperative pain after gynecological surgery: a randomized controlled trail. Minerva Anestesiol. 77 (3), 298–304.

Huang, H., 1974. Ear Acupuncture. Rodale Press Emmaus, Pennsylvania, PA.

Kager, H., Likar, R., Jabarzadeh, H., et al., 2009. Electrical punctual stimulation (P-STIM) with ear acupuncture following tonsillectomy, a randomised controlled pilot study. Acute Pain 11 (3–4), 101–106.

Karst, M., Winterhalter, M., Münte, S., et al., 2007. Auricular acupuncture for dental anxiety: a randomized controlled trial. Anesth. Analg. 104 (2), 295–300.

Kawakita, K., Kawamura, H., Keino, H., et al., 1991. Development of the low impedance points in the auricular skin of experimental peritonitis rats. Am. J. Chin. Med. 19, 199–205.

Kindberg, S., Klünder, L., Strøm, J., Henriksen, T.B., 2009. Ear acupuncture or local anaesthetics as pain relief during postpartum surgical repair: a randomised controlled trial. BJOG 116 (4), 569–576.

Kirchner, A., Birklein, F., Stefan, H., Handwerker, H.O., 2000. Left vagus nerve stimulation suppresses experimentally induced pain. Neurology 55, 1167–1171.

Kraus, T., Hösl, K., Kiess, O., et al., 2007. BOLD fMRI deactivation of limbic and temporal brain structures and mood enhancing effect by transcutaneous vagus nerve stimulation. J. Neural Transm. 114 (11), 1485–1493.

Lee, M.S., Shin, B.C., Suen, L.K., et al., 2008. Auricular acupuncture for insomnia: a systematic review. Int. J. Clin. Pract. 62 (11), 1744–1752.

Lewis, G.B.H., Litt, M., 1987. An alternative approach to premedication: comparing diazepam with auriculotherapy and a relaxation method. Am. J. Acupunct. 15 (3), 205.

Lewis, S.M., Clelland, J.A., Knowles, C.J., et al., 1990. Effects of auricular acupuncture-like transcutaneous electric nerve stimulation on pain levels following wound care in patients with burns: a pilot study. J. Burn Care Rehabil. 11 (4), 322–329.

Li, M.K., Lee, T.F., Suen, K.P., 2010. A review on the complementary effects of auriculotherapy in managing constipation. J. Altern. Complement. Med. 16 (4), 435–447.

Likar, R., Jabarzadeh, H., Kager, I., et al., 2007. [Electrical point stimulation (P-STIM) via ear acupuncture: a randomized, double-blind, controlled pilot study in patients undergoing laparoscopic nephrctomyX]. Schmerz 21 (2), 154–159.

Mann, C.J., 1999. Analgetikabedarf bei Patienten nach Hüft- und Knie-TEP mit und ohne Ohrakupunktur mit Dauernadeln (Dissertationsschrift). Medizinische Fakultät der Ruhr-Universität Bochum, Bochum.

Margolin, A., Kleber, H.D., Avants, S.K., et al., 2002. Acupuncture for the treatment of cocaine addiction: a randomized controlled trial. JAMA 287 (1), 55–63.

Michalek-Sauberer, A., Heinzl, H., Sator-Katzenschlager, S.M., et al., 2007. Perioperative auricular electroacupuncture has no effect on pain and analgesic consumption after third molar tooth extraction. Anesth. Analg. 104 (3), 542–547.

Michalek-Sauberer, A., Gusenleitner, E., Gleiss, A., et al., 2012. Auricular acupuncture effectively reduces state anxiety before dental treatment—a randomised controlled trial. Clin. Oral Investig. 16 (6), 1517–1522.

Morgan, A.E., 2008. Pseudomonas aeruginosa infection due to acupunctural ear stapling. Am. J. Infect. Control 36 (8), 602.

Multon, S., Schoenen, J., 2005. Pain control by vagus nerve stimulation: from animal to man and back. Acta Neurol. Belg. 105 (2), 62–67.

Nogier, P.M.F., 1957. Über die Akupunktur der Ohrmuschel. Dt Ztschr Akup 6, 25–35. 58–63, 87–93.

Nogier, P., 1977. Introduction Pratique à L'auriculothérapie. Maisonneuve.

Nomura, S., Mizuno, N., 1984. Central distribution of primary afferent fibers in the Arnold's nerve (the auricular branch of the vagus nerve): a transganglionic HRP study in the cat. Brain Res. 292, 199–205.

Norén, L., Ostgaard, S., Johansson, G., Ostgaard, H.C., 2002. Lumbar back and posterior pelvic pain during pregnancy: a 3-year follow-up. Eur. Spine J. 11 (3), 267–271.

Oleson, T.D., Kroening, R.J., Bresler, D.E., 1980. An experimental evaluation of auricular diagnosis: the somatotopic mapping or musculoskeletal pain at ear acupuncture points. Pain 8, 217–229.

Penfield, W., Rasmussen, T., 1950. The Cerebral Cortex of Man. Macmillan, New York, NY.

Peuker, E.T., Filler, T.J., 2002. The nerve supply of the human auricle. Clin. Anat. 15 (1), 35–37.

Randich, A., Roose, M.G., Gebhart, G.F., 1988. Characterization of antinociception produced by glutamate microinjection in the nucleus tractus solitarius and the nucleus reticularis ventralis. J. Neurosci. 8, 4675–4684.

Remy, C., Marret, E., Bonnet, F., 2005. Effects of acetaminophen on morphine side-effects and consumption after major surgery: meta-analysis of randomized controlled trials. Br. J. Anaesth. 94 (4), 505–513.

Romoli, M., Allais, G., Bellu, D., et al., 2010. Ear acupoint detection before and after hysteroscopy: is it possible to clarify the representation of the uterus on the outer ear? Acupunct. Med. 28 (4), 169–173.

Saku, K., Mukaino, Y., Ying, H., et al., 1993. Characteristics of reactive electropermeable points of the auricles of coronary heart disease patients. Clin. Cardiol. 16, 415–419.

Satomi, H., Takahashi, K., 1991. Distribution of the cells of primary afferent fibers to the cat auricle in relation to the innervated region. Anat. Anz. 173, 107–112.

Sator-Katzenschlager, S.M., Michalek-Sauberer, A., 2007. P-Stim auricular electroacupuncture stimulation device for pain relief. Expert Rev. Med. Devices 4 (1), 23–32.

Sator-Katzenschlager, S.M., Wölfler, M.M., Kozek-Langenecker, S.A., 2006. Auricular electro-acupuncture as an additional perioperative analgesic method during oocyte aspiration in IVF treatment. Hum. Reprod. 21 (8), 2114–2120.

Shwartz, M., Saitz, R., Mulvey, K., et al., 1999. The value of acupuncture detoxification programs in a substance abuse treatment system. J. Subst. Abus. Treat. 7 (4), 305–312.

Singla, N., Rock, A., Pavliv, L., 2010. A multi-center, randomized, double-blind placebo-controlled trial of intravenous-ibuprofen (IV-ibuprofen) for treatment of pain in post-operative orthopedic adult patients. Pain Med. 11, 1284–1293.

Southworth, S., Peters, J., Rock, A., Pavliv, L., 2009. A multicenter, randomized, double-blind, placebo-controlled trial of intravenous ibuprofen 400 and 800 mg every 6 hours in the management of postoperative pain. Clin. Ther. 31 (9), 1922–1935.

Taguchi, A., Sharma, N., Ali, S.Z., et al., 2002. The effect of auricular acupuncture on anaesthesia with desflurane. Anaesthesia 57 (12), 1159–1163.

Tsang, H.C., Lam, C.S., Chu, P.W., et al., 2011. A randomized controlled trial of auricular transcutaneous electrical nerve stimulation for managing posthysterectomy pain. Evid. Based Complement. Alternat. Med. 2011. Article ID 276769.

Usichenko, T.I., Dinse, M., Hermsen, M., et al., 2005a. Auricular acupuncture for pain relief after total hip arthroplasty – a randomized controlled study. Pain 114 (3), 320–327.

Usichenko, T.I., Hermsen, M., Witstruck, T., et al., 2005b. Auricular acupuncture for pain relief after ambulatory knee arthroscopy – a pilot study. Evid. Based Complement. Alternat. Med. 2 (2), 185–189.

Usichenko, T.I., Kuchling, S., Witstruck, T., et al., 2007. Auricular acupuncture for pain relief after ambulatory knee surgery: a randomized trial. CMAJ 176 (2), 179–183.

Usichenko, T.I., Lehmann, C., Ernst, E., 2008. Auricular acupuncture for postoperative pain control: a systematic review of randomised clinical trials. Anaesthesia 63 (12), 1343–1348.

Valsalva, A.M., 1704. De Aura Humana Tractatus. Trajecti ad Rhenum, Utrecht.

Wang, F.H., Chen, C.L., Chen, M.C., et al., 1988. Auricular electroacupuncture for postthoracotomy pain. Zhonghua Yi Xue Za Zhi (Taipei) 41 (5), 349–356.

Wang, S.M., Dezinno, P., Lin, E.C., et al., 2009. Auricular acupuncture as a treatment for pregnant women who have low back and posterior pelvic pain: a pilot study. Am. J. Obstet. Gynecol. 201 (3). 271.e1–271.e9.

Wen, H.L., Cheung, S.Y.C., 1973. Treatment of drug addiction by acupuncture and 14 electrical stimulation. Asian J. Med. 9, 138–141.

Wetzel, B., Pavlovic, D., Kuse, R., et al., 2011. The effect of auricular acupuncture on fentanyl requirement during hip arthroplasty: a randomized controlled trial. Clin. J. Pain 27 (3), 262–267.

White, A., 2004. A cumulative review of the range and incidence of significant adverse events associated with acupuncture. Acupunct. Med. 22 (3), 122–133.

White, A.R., 2011. Acupuncture research update. Acupunct. Med. 29 (2), 154–159.

White, A., Moody, R., 2006. The effects of auricular acupuncture on smoking cessation may not depend on the point chosen – an exploratory meta-analysis. Acupunct. Med. 24 (4), 149–156.

White, A.R., et al., 2014. Acupuncture and related interventions for smoking cessation. Cochrane Database Syst. Rev. (1). Art. No.: CD000009, http://www.ncbi.nlm.nih.gov/pubmed/24459016 (accessed 03.02.14).

WHO, 1987. Third WHO Regional Working Group on Standardization of Acupuncture Nomenclature. WHO, Seoul.

WHO Library, 2003. Acupuncture: Review and Analysis of Reports on Controlled Clinical Trials. WHO, Geneva, ISBN: 92 4 154543 7 (NLM classification: WB 369).

Williams, P.L., Warwick, R., Dyson, M., et al., 1989. Gray's Anatomy. Churchill Livingstone, New York. p. 1189.

Winter, L.K., Spiegel, J.H., 2010. Ear stapling: a risky and unproven procedure for appetite suppression and weight loss. Ear Nose Throat J. 89 (1), E20–E22.

Wu, T.P., Chen, F.P., Liu, J.Y., et al., 2007. A randomized controlled clinical trial of auricular acupuncture in smoking cessation. J. Chin. Med. Assoc. 70 (8), 331–338.

Yeh, M.L., Tsou, M.Y., Lee, B.Y., et al., 2010. Effects of auricular acupressure on pain reduction in patient-controlled analgesia after lumbar spine surgery. Acta Anaesthesiol. Taiwan. 48 (2), 80–86.

Zhang, C.S., Yang, A.W., Zhang, A.L., et al., 2010. Ear-acupressure for allergic rhinitis: a systematic review. Clin. Otolaryngol. 35 (1), 6–12.

11

第十一章 电 针

D. F. Mayor

引言

电针(EA)被定义为出于治疗目的,利用一对(或多对)针具使脉冲电流通过机体组织的通路(White,1998),自 20 世纪 70 年代末期以来已被广泛应用。不过,它的历史可以追溯到更早,早在 19 世纪初西方就开始了针刺实践。

尽管欧洲出版物中记述有不同领域的针刺实践,而中医理论可以追溯到 17 世纪末,众所周知的第一个真正用针刺为患者治病的西方人是 Louis Berlioz 医生(作曲家之父),始于 1810 年(Barnes,2005)。但是他并没有遵循复杂而又隐晦的东方方法,而只是简单地将缝纫针直接刺入疼痛的部位,留针 4~5 分钟(Berlioz,1816)。6 年后,他提议用 Alessandro Volta 电池的直流电,通过增加刺激神经(Berlioz,1816)来增强针刺疗效。或许因为他的工作被巴黎的 Société Médicale 批判为"有些鲁莽"(Quen,1975),他自己似乎从来也没有这样做过,但是他的建议在 1823 年被其法国同事采用,一位更加引人注目的人,即 Jean-Baptiste Sarlandière,荣获普鲁士国王骑士勋章,蚂蟥机制的发明者,以及试验生理学家 Francois Magendie 的朋友(van Heiningen,2009)。

Sarlandière 的"电针"应用的是金针和银针,通过一个导管将针具刺入,留针 5~10 分钟。

他发现"合理强度"的直流电能够"改变疼痛、运动或毛细血管循环"（起初他也曾应用静电放电来作用于针具）（Sarlandière, 1973）。电针治疗的疾病包括风湿、痛风、哮喘、偏头痛、各种形式的麻痹、痛经和多种"紧张性的疾患"。他喜欢用电针刺激肌肉而不直接刺激神经，并且警告大家有严重炎症的部位禁用电针。

伴随着针刺的发展，19 世纪的 20~30 年代，电针在欧洲和美国流行起来，但是很快就被无侵入性电疗法的发展领域以及其他医疗狂潮如催眠术所取代。尽管电针时有使用，但是直到 20 世纪 50 年代才出现复兴，成为一种主要的治疗方法。据 Voll 所说（Rondé, 1998），在日本和西方，电针最初是一种电诊断的形式（Ryodoraku（Hyodo, 1975），这里对这个说法不再细究。但是在中国，事情可能截然不同。

在 20 世纪 50 年代中期，中国政府要求现代医生学习传统医学（Croizier, 1976）。于 1958 年，更加强调了两个系统的结合（Lucas, 1982），Joseph Needham 观察到在西安的一个诊所电针被用于治疗大约 70 种不同的疾病（Lu and Needham, 1980）就是明证。当时的中国并不富裕，例如全身麻醉剂并没有被广泛应用。因此，毫不奇怪的是，在同一年里，首先是针刺，紧接着是电针，因其止痛效果（以及尤其是术后痛）而闻名，也是第一次尝试在手术过程中应用针刺来缓解所经历的疼痛。最初，开发出的机器按照机械学原理对针具进行旋转，如此获得了类似的得气感（第 3 章），但随后这些（大部分）被电针设备所取代，因电针设备可对针体直接给予电刺激，而不需要机械性地旋转针体。这就是所谓的"针刺麻醉"或"针刺镇痛"（AA）的真正出处，或者更准确地说是"针刺减痛"，尽管也有一些针刺镇痛的动物实验已经在法国开展（Maric, 1979）。20 世纪 60 年代，作为随后许多电针仪的雏形，G-6805 刺激仪开始正式制造（Yang and Yang, 2010），直到现在有多种更新的模式依然可购到。

展示针刺镇痛，尤其是电针（EAA）的使用，对外部世界来说，是一种展现中国国家进步和科学发展的方式，许多研究进行了相关机制的探讨，尤其是自 1956 年在 Chang Hsiangtong（张香桐）带领下（Zhang, 1986）的上海生理学研究所（后来的上海脑研究所），以及自 1965 年韩济生（Han, 2009）带领下的北京针刺镇痛研究组。因为电针相对于传统手针（MA）可以提供更加容易可控和可测量的刺激，因而广泛应用于这些实验研究中。例如一项源于 PubMed 的检索显示，1975—2011 年发表的 3 344 项针刺动物实验中 48% 的实验在某种程度上都涉及到电针（每年，45.8 ± 15.8%）（Mayor, 2013）。

从 20 世纪 70 年代末开始，出现了许多中国作者编著的有关电针的出版物，自 1985 年前后以来的大多数年份里，它们在该领域占据了主导地位，至少在发表研究的单纯数量方面（图 11.1（A））。实验性的电针研究（关于机制或基础科学）也总是比临床上电针研究更多（图 11.1（B））。中国知网（China National Knowledge Infrastructure, CNKI）——中国学术期刊数据库中有关电针的第一篇研究（1956）是关于治疗头痛，而在大部分的早期出版物中，除了针对疼痛性疾病，很少强调在其他疾病的临床应用。现如今此种情况已经发生了改变，已经有越来越多的证据表明，电针像手针一样能够用于更广泛的疾病谱（图 11.1（C））（Mayor, 2013）。

本章对电针进行概述，其内容包括介绍电刺激的基本参数，简述电针与手针之间的差异，总结内啡肽模型。也提供一篇有关电针临床应用的综述，并对使用合适的针刺穴位与参数提出建议。也涉及了电针的注意事项、禁忌证以及实用性。本章最后，以一小段篇幅论述电针相比手针所具有的优势，以及电针有效治疗"剂量"的一些思考，并对电针今后的发展进行展望。

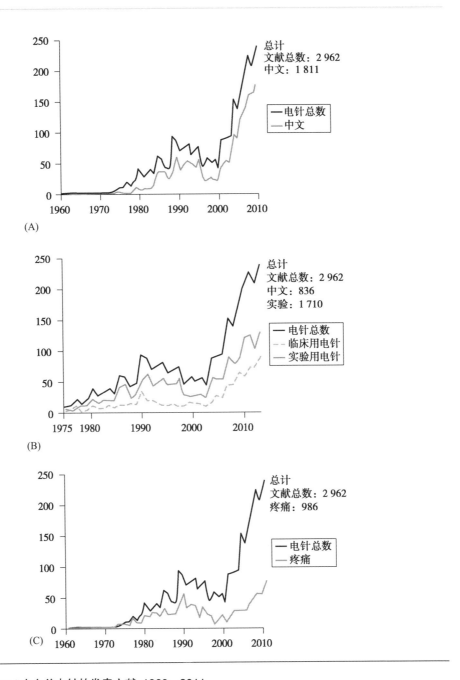

图 11.1 PubMed 中有关电针的发表文献, 1960—2011

（A）中国在电针研究领域占有优势（包括第一作者为中国人的研究）。（B）大部分发表的电针研究是实验研究而非临床试验。（C）早期电针研究以疼痛性疾病为主,但接下来的研究则是以非疼痛性疾病占主导（B 和 C, 转自 Mayor, D.F, 2013. An exploratory review of the electroacupuncture literature: clinical applications and endorphin mechanisms. Acupunct. Med. 31（4）: 409-415, 获得许可）

电刺激参数

临床使用电针之前,有必要—如同任何形式的电疗一样—知道一些关于电和电刺激的生理学效应。

电针使用的电流(电荷的流动)有多种特征:极性、频率、振幅/强度、模式、脉冲时长和波形。这些参数与早期开拓者们如 Sarlandière 所应用的已经大不相同,这是因为依托的技术在他们所处的那个时代还不具备。随后这些问题陆续得到解决。

电极

理想的电流应该是双相(正如交流电)而不是单相的(像直流电)。换言之,在两个针具之间,电流应该向一个方向流动,而随后又向另一个方向,而不是总以同一个方向流动(图 11.2)。

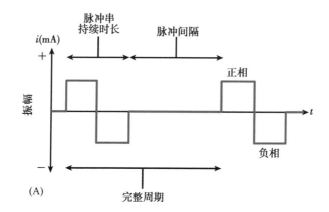

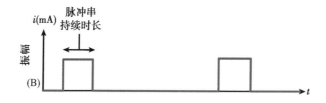

图 11.2 (A)双相方波电流。(B)单相方波电流

此图也展示了脉冲时长[改编自 Mayor, D.F. (Ed.), 2007a. Electroacupuncture: A Practice Manual and Resources. Churchill Livingstone, Edinburgh(光盘版),经许可]

另外,波型应该是"电荷平衡式",这意味着在每个方向传输的电荷总量都应该是相等的,脉冲之间的每个针具电极都保留着微小的残留电荷。如果使用直流电或单相电,或者刺激不是电荷平衡式,就有可能发生针具被电解破坏的危险,尤其是在针尖与皮肤上(Hwang et al., 2010),具有潜在性的不良反应(图 11.3)。

临床观点

电针装置所产生的理想波型应该是双相和电荷平衡式。

在这方面,电针不同于经皮神经电刺激(第十五章),对后者而言电荷平衡并非至关重要,由于其电极-组织接触的区域是非常大的(通常为 1 600~2 500mm²,而与之相比,一根直径为 0.25mm 的针具刺入 25mm 深所接触的区域仅为 20mm²),因此,电荷密度相当低。

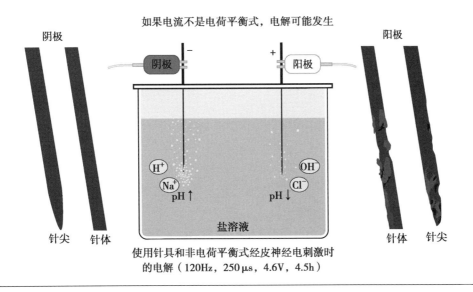

图 11.3 当检测电荷平衡装置时针具发生电解
注意正极所在的针尖处发生腐蚀(该处电流强度最大)而通过盐溶液表面的针体部位也发生了腐蚀(离子扩散的能力降低)(图片由 Riccardo Cuminetti 提供)

频率

频率(脉冲重复率或每秒脉冲输出的次数,不论是单相还是双相,如图 11.2)是用"赫兹"(Hz)或"周期/秒"来测量的。在电针中,"低频"(LF)是大约 2~4Hz,而"高频"(HF)为 50~200Hz。

传统的手针包括捻转或提插形式的操作,所能做到的事情仅能用低频。电针最初的设计是模仿这样的运动,起初模仿的这种运动-与西方的经皮神经电刺激不同,因为经皮神经电刺激常规上涉及的是高频刺激。

临床要点

电针治疗中最重要的频率可能是 2~4Hz。

振幅/强度

这取决于所使用的设备类型,设备输出(见图 11.2)的振幅可以是电流或电压的量度。电针的最大振幅约为 12mA 或 9V,不过这些数值取决于设备的设计,并有相对较大的变化,而作为特殊的设备应该考虑到安全性问题。为了舒适,现在使用的电刺激仪很多都是"恒流"设备,也就是说不管针具/机体接触面的阻抗(双相电流的阻抗)如何,输出电流都不会有波动。输出振幅的控制装置随之会对流过的电流大小给出指示。

患者所感受到的力度或强度,主要取决于振幅而不是频率。几乎所有的患者将 6mA 或以上的电流描述为"强"(Cummings,2011a)。有时候用强度来描述刺激的水平比用振幅更有意义,如:"感觉"(显而易见的,超过感觉阈的,大约 0.3~1.0mA),"肌肉运动"(如果针具接近运动神经,0.5~0.8mA 就可导致肌肉抽动,或在肌肉组织的其他部位则为 1.0~1.5mA(Cummings,2011a),或"伤害性"(难以忍受的疼痛感,大约 10mA)。不过这些感觉阈值因人而异。它们也取决于脉冲的持续时长和针尖的位置。

临床要点

用于治疗的电针,其常用的治疗强度是 1~3mA。

脉冲时长

单个脉冲(见图 11.2)的持续时间是一个重要变量,尽管大多数标准电针设备有其预先的设定。当使用低频时,通常在 200 微秒范围,而高频脉通常不超过 100 微秒。较细的传入神经纤维,例如薄髓鞘 A-δ 或无髓鞘 C(温度和痛觉)纤维,需要较长的脉冲持续时间来触发动作电位,而厚髓鞘神经纤维,如 A-α(运动)或 A-β(机械感受器,感觉)纤维则需要较短的脉冲持续时间。标准的强度—时长曲线表明,神经纤维的激活阈值取决于脉冲持续时间和电流振幅(Cramp and Scott,2008),换言之就是指每个脉冲的电荷(电荷 = 持续时间 × 振幅)。增加此值会引起更多的纤维参与。

模式

刺激可以是连续性的(CW)(如图 11.2A)、断续性的(脉冲串),"密 - 疏"[DD,高低频之间相互交替,通常分别为高于和低于 30Hz(Wang et al.,2010)],或其他调制式(图 11.4)。

在一个设定的频率下,应用断续"序列"或者成串的脉冲,如 2Hz(见图 11.4A),在相同频率下,需要能够激发一个神经元动作电位的脉冲电荷,要少于孤立脉冲所需的脉冲电荷。因此,脉冲序列可以作为有效的(且更加舒适的)刺激形式(Eriksson and Sjölund,1976)。

波型

我们通常认为"波"就是正弦波。不过,在电针中,每一个脉冲的上升时间必须尽可能短暂以引发一个动作电位,因此,目前主要使用方波(或矩形)脉冲,在此需要说明,虽然一些电针装置也产生尖峰或其他波型[一篇由 Mayor 提供的综述评论(2007a),以及来自中国的 Hong 和 Liu 的一篇更简要综述的观点(2006)]。

刺激范围

认真思考两种主要的刺激类型是有帮助的:低频 / 高强度 / 较长的脉冲持续时间(主观感觉较强,但仍可忍受)和高频 / 低强度 / 较短的脉冲持续时间(主观感觉轻柔而舒适)。不论是通过针具还是表面电极这两种刺激方法都得到了发展和研究—前者主要作为中国的电针,而后者主要在西方用于经皮神经电神经刺激—它们可以被认为是"类针刺样刺激"和"类经皮神经电刺激样刺激"。

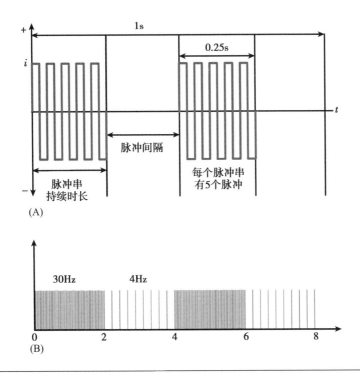

图 11.4 （A）2Hz 的断续（或"脉冲串"）电流,伴有一个 20Hz 的内置频率。（B）密 - 疏波模式（4/30Hz,DD）,每 4 秒重复一次[改编自 Mayor,D.F.（Ed.）,2007a.Electroacupuncture:A Practical Manual and Resource. Churchill Livingstone,Edinburgh（光盘版）,经许可]

在文献中低频脉冲有时被简单地描述为低频。其他的组合当然也是可能的,但是,以 DD 模式来进行交替的方式一起应用,这是最常使用的(尽管人们常常这样描述,但这仅仅是一种频率的交替而已,没有考虑振幅或脉冲时长)。

治疗时长

最佳的治疗时长通常是 20~30 分钟,治疗时间延长并不能获得更多的益处（Lundeberg,1984）,虽然在试验研究中,一些有效的结果报道显示是刺激 15 分钟（Toda et al.,1980）,甚至是刺激 10 分钟,如 Han 和其合作者们早期的许多报道（Han,1987）。

临床要点

治疗用电针的最佳治疗持续时间为 20~30 分钟。

手针与电刺激的异同

针刺本身（MA,手针）要求引出痛、酸、压、重和 / 或胀（满）等得气反应（Hui et al.,2007）,并且认为其主要激活 A-δ 纤维,尽管也可能会影响到 A-α、A-β 和 C 纤维（Carlsson,2002）,这也部分取决于使用的操作方法。A-α 纤维的激活可能导致肌肉抽动,A-β 纤维激活引起麻木感和刺痛(Hui et al.,2007),而 C 纤维激活则产生难以忍受的疼痛、热或冷感觉。激活 A-δ (和可能还有 C)纤维的一种方法是通过强烈反复的肌肉收缩(见第 3 章,神经生理学),这已经使一些研究者开始观察电针与体育运动在神经生理学方面的相似之处(Andersson and Lundeberg,1995)。另一方面,传统针刺概念的基础并不依赖于激活生理学反应(Li et al., 2012):因为手针的一些方法很少引起(Baldry,2005)或者对于部分患者甚至没有(Huang et al.,2008a)感觉和肌肉收缩,尽管这或许是人们所希望的,但电针并非必须如此(Nappi et al., 1982;Tougas et al.,1992)。

局部而言,组织损伤(Cabioǧlu and Cetin,2008)可能有助于针刺之后的效应,同时变化也由 A-δ 和 C 纤维所释放的血管活性物质和促炎神经肽所引起(Carlsson,2002)。初级传入神经本身与背角中的其他上行神经元形成突触(直接或通过中间神经元联系),引起许多复杂的脊髓和脊髓上机制的进一步激活(Bowsher,1998;White,1999)。反过来,大脑中许多不同的区域可能被手针激活或抑制(Hui et al.,2010)。其中的一些在脑干,也有助于自主调节(Lundeberg,1999)。手针的抗伤害性作用可以用一些下行抑制系统参与来解释(Bowsher, 1998;White,1999),而手针更多的整体效应是其参与了自主调节(Lundeberg,1999)。

电针使用之前,针具刺入后要求获得“得气感”(尽管并非所有的专家级医生强调这样做)。正如手针一样,针刺时应避免锐痛或使锐痛降到最低是很重要的,然而钝痛是可以被接受的(Hui et al.,2010)。另外这两种方法也存在一些差异:

- 电针提供的是有节律的刺激,而且持续时间更长。
- 电针的刺激强度通常比手针更大(但有时手针在短期内强度更大,这主要取决于手针操作的术式)。
- 电针的刺激频率可能与手针截然不同。
- 电针常常(但不是一定要)引起反复的局部肌肉收缩。

神经生理学:内啡肽模型

在 20 世纪 70 年代中期,意外的发现使针刺和内啡肽都成为了研究领域的热点问题,人们常常提到针刺使“内啡肽释放”。但是,针刺 - 内啡肽之间联系的大部分证据源于电针的研究,而不是手针(Hammerschlag and Lao,2001),为了更好地了解上述说法的意义,需要更加详细地研究。

为了这一目的,大量的探索都集中在针刺和内源性阿片机制的研究并有报道。当对这些研究进行分析时,发现 49% 的手针研究显示其对阿片类物质的释放没有效果,相较而言,电针 / 经皮神经电刺激(经皮穴位电刺激)仅有 17% 的研究没有发现此结果(Mayor,2013)。这暗示电针的作用较之手针更有可能是促进了阿片肽的释放。进一步地分析,表 11.1 展示了不同频率刺激的相应数据。

表中的数值反映了许多复杂的因素,例如性别差异(Bossut et al.,1991),反应的变异性(Raevskaia,1992;Sekido et al.,2003),情景语境[如压力(He,1987)或累计效应(Bossut and Mayor,1991;Liang et al.,2010;Liu et al.,2010;Stener-Victorin and Lindholm,2004)]。这里也存在一个很困难的问题,就是不论是对临床患者还是健康人,用主要基于实验性动物研究的结果来推断人类的可能有多大[尽管 Han 并不认为这是一个问题(Han,1987;Han,1998)]。

我们同时也应该考虑一个问题,关于阿片肽机制研究中电针具有的明显优势,可能有发表偏倚[例如,没有发表阴性结果或由于"政治正确性考量"(Chapman et al.,1983;Mayor,1997)],以及在处理所参与的多个神经环路时出现的错误和误解(Bossut et al.,1991)。即便如此,某些趋势是显然的。

表 11.1 阿片肽释放与刺激频率的关系:PubMed 中的一些电针/经皮穴位电刺激研究(2011 检索)显示的器官或组织中内源性阿片肽释放(圆括号中为阴性研究)

研究	脑	脊髓	血	其他组织	未指定	阴性(%)	治疗方法的 EOM 研究总计
低频(1~7Hz)	81(2)	27(3)	20(8)	6(0)	56(13)	14	190
8~10Hz	12(0)	6(0)	2(2)	0(1)	2(3)	27	22
14~17Hz	6(1)	2(0)	5(0)	0(0)	6(0)	5	19
20~30Hz	5(0)	1(0)	1(0)	3(0)	7(0)	0	17
43~50Hz	2(1)	0(0)	2(1)	0(0)	5(1)	33	9
高频(≥80Hz)	22(3)	11(3)	2(1)	1(0)	16(11)	35	52
疏密交替(2/15Hz[a])	15(0)	8(0)	2 ↓(1)	1(0)	5(0)	3	31
疏密交替(10/20Hz[b])	6(0)	0(0)	0(2)	1(0)	0(0)	29	7
疏密交替(低频/高频)	6(0)	3(0)	3[2↓](2)	2(0)	4(1)	17	18
疏密交替(不明确)	6(0)	1(0)	0(0)	0(0)	1(0)	0	8
其他	3(0)	1(0)	3(1)	0(0)	2(0)	11	9
参数不明	8(2)	2(1)	2↓(0)	0(0)	10(0)	14	22

注:↓表示对刺激的反应为血液中的 β- 内啡肽下降。

此表的完整版已经在其他地方发表(Mayor,2013)。

EOM 内源性阿片类机制。

[a] 包括 2/12 和 6/8Hz。

[b] 包括 6/25、5/30 和 10/30Hz。

在有关阿片肽方面,电针研究比手针研究更可能出现阳性结果,因为:

1. 不论是高频或低频电针,都会引起中枢神经系统(CNS)的内啡肽水平升高反应 - 较之血液中内啡肽水平升高可能更高,然而对手针而言情况可能不是这样。

2. 低频—尤其是针刺样刺激—涉及阿片类物质的释放相对一致,而高频(或类经皮神经电刺激)刺激,甚至是 45~50Hz 左右,也很少产生这样的结果。不过,在中频(如 8~10Hz)刺激时这种差异不太明显。

有一些因素可能使上述结论的强度有限,在其他地方对此有充分讨论(Mayor,2013)。有一个很好的证据证明手针和电针都能导致阿片肽的释放(Mayor,2007a),两者出现如此明显的差异或许是由于电针的"剂量"更大,研究之间在刺激的时间和持续时长方面存在着方法学差异,以及对阿片类受体拮抗剂反应的差异,对延长的刺激时间或过高的刺激频率出现了耐受性,这可以用内源性八肽胆囊收缩素(CCK-8)释放引起的结果来解释(Han,1995)。

显然,在电针研究中,针刺的效果更可能是由于中枢阿片肽的释放,而不是刺激了脑垂体。

总之,针刺样刺激通常的解释—多数基于动物研究—是由于激活多种内啡肽"长环"脊髓上通路(其中一些也有可能参与了手针的阿片类机制),也有脊髓中的 μ 或 δORs 参与(Chen and Han,1992b);高频或类经皮神经电刺激则被解释为促进了脊髓水平的强啡肽释放[疏密波,2/15Hz,可能同时涉及两种机制(Chen and Han,1992a)]。换言之,针刺样刺激效应的扩散同时具有空间性和时间性,具有的超节段和整体性效应需要时间来建立,但随后会持续而超过刺激期,然而类经皮神经电刺激具有更大的局限性,几乎都在节段内刺激,同时仅仅在刺激持续之时(Kim et al.,2014;Mayor,2007a;Silva et al.,2007)。然而,在实践中,低频电针最常用的是节段性刺激(见表11.4)。

手针和多种常用模式下的电针(低频、高频、疏密波等)之间,除了在阿片肽参与方面存在差异,也有许多 fMRI 研究已表明,它们还有不同的脑区激活或灭活模式(Kong et al.,2002;Zhang et al.,2003;Napadow et al.,2005),正像经皮穴位电刺激不同频率的结果(Jin et al.,2001)。因此,刺激的所有形式,不论是手针、电针或经皮穴位电刺激,都会引起脊髓上效应,即使这些效应有所不同。如果一种方法无效,就值得尝试另一种方法。

手针与电针效果的差异

从 PubMed 中获得的针对手针与电针的比较研究结果如表 11.2 所示。

忽略偏倚与研究质量问题,该结果至少表明电针的效应通常比手针更大(框 11.1)。

表 11.2 电针与手针比较的研究结果

	EA>MA	MA>EA	EA=MA	EA ≠ MA
实验性研究				
动物	13	5	13	2
人体	12	3	1	3
临床性研究				
人体	29[a]	2[b]	6	1

注:>,显著优于;=,没有差异;≠,效果在数量上没有可比性,但有差异。

[a] 这些研究中有一项,在手针中增加了电针而改善了结局。[b] 这些研究中有一项,在电针中增加了手针而改善了结局。

框 11.1 电针与经皮穴位电刺激的比较

如果电针激活的主要是 A-δ 纤维(但是也有 A-α、A-β,有时也有 C 纤维),那么经皮穴位电刺激激活的主要是 A-β 纤维(但是也有 A-α,如果刺激较强,动物也会有 A-δ 纤维激活,然而人类可能没有)。然而,很少能找到比较这些方法的随机对照试验。在瑞典同一研究小组的两篇关于脑卒中的论文(Johansson et al.,2001;Rorsman and Johansson,2006)中,结果具有可比性,就像他们在一项中国的混合型疼痛研究中的结果一样(Fang et al.,1999)。然而,在一项中国的脑卒中研究中显示,电针具有更大的效应(Huang et al.,2008b),同时在两个相关的研究中,将一种中国的新型经皮穴位电刺激装置与电针进行了比较,该装置(可预见的)似乎给出了更好的结果(Cui et al.,2009;Yang et al.,2009)。因此,临床结果尚无法确定,不过经皮穴位电刺激可能在成本-效益方面具有很好的优势,例如,如果患者自己使用就可以增加本来由医生提供的电针治疗。

电针的临床适应证

为了确定应用电针的主要临床适应证,针对使用电针研究设计的所有已发表的 RCTs 进行了一项系统评价,纳入论文截止到 2011 年。完整的结果可见于 Mayor(2013)的报道,重要的信息汇总在表 11.3 中。另外,图 11.5 表明,每年涉及电针范畴的 RCTs 论文发表率快速增加,文献中中国的研究也持续占主导地位。

表 11.3 电针治疗不同疾病的随机对照试验的主要特征汇总,1974-2012 年初

疾病	RCT 数	使用的穴位	使用的参数
成瘾性	13	9a 6m 5s ［3 sa］1t	4LF 5HF 4DD
减肥	14	5a 7m 9s 11t	7LF 2HF 4DD 1 × 20Hz
心血管疾病	8	1a 4m 1s 6t	2LF 2HF 2DD 1 × 20Hz
耳鼻喉科疾病	10	3a 6m 8s ［3 sa］4t	4LF 1HF 3DD 2 × 10Hz
周围性运动障碍	15	7m 15s ［1 sa］8t	8LF 1HF 4DD 1i
胃肠系统	32	2a 21m 20s 25t	9LF 5HF 10DD 4 × 10Hz 1r
肌肉骨骼系统	90	3a 20m 79s ［3 sa］21t	37LF 5HF 16DD 5 × 10Hz 4 × 15Hz 1 × 20Hz 3 × (30-50Hz) 3r
神经内科	47	1a 24m 42s ［23 sa］11t	16LF 13HF 6DD 1 × 10Hz 3 × 15Hz 1 × 20Hz 1r 2i
周围性神经痛	3	2m 3s	2LF 1HF 1DD
慢性 / 神经性疼痛(其他)	2	1m 1s	2DD
混合型疼痛	1	1m 1s	1LF 1HF
头 / 面痛	6	1a 1m 2s 3t	1LF 1HF 3DD
妇产科	32	1a 24m 25s 20t	10LF 3HF 14DD 1 × 10Hz 1 × 15Hz 1 × 20Hz 1 × 50Hz 1i
泌尿生殖系统	16	8m 16s ［3 sa］9t	9LF 1HF 3DD 2 × 10Hz 1 × 20Hz 1i
精神科	26	2a 4m 24s ［25 sa］7t	15LF 4HF 4DD 1r
呼吸系统	3	1m 2s 2t	1HF 2DD
术中镇痛与 C	32	3a 27m 22s ［1 sa］9t	12LF 9HF 14DD 1 × 10Hz 1r
术后镇痛与 C	32	5a 22m 19s ［1 sa］12t	11LF 7HF 5DD 1 × 10Hz 1 × 20Hz 4r
癌症医疗	1	1a 1m 1s 1t	1LF
内分泌与慢性疲劳	3	3m 2s ［1 sa］3t	1LF 1HF 1 × 20Hz 1 × 50Hz
皮肤病	3	1a 2s 2t	2DD 1r
动物研究	2	1m 2s 1t	2DD
总计	391	38a 191m 301s ［63 sa］156t	150LF 63HF 101DD 17 × 10Hz,等

注释:一些研究涵盖了几种疾病,其他的也有报道不止 1 次;这种重复没有剔除。使用的穴位类型被分为"a"(耳穴)、"m"(主要体穴,看文中)、"s"(节段性)、"sa"(头皮针,包括传统的头部穴位)以及"t",传统的 / 经络(大部分为非节段性)。这些穴位类别有一些会出现重叠,但实际上使用这些分组时不排除任何穴位。

使用的参数:LF,低频;HF,高频;DD,密疏波(交替频率);i,断续的;r,范围。大约 60% 的 DD 研究使用了 LF 和 HF 交替,但其他研究使用了不同参数的结合,如 LF/15Hz 或 LF/20Hz。

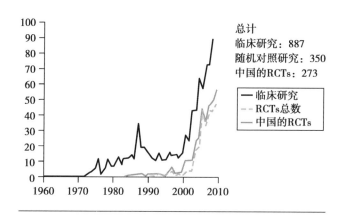

图 11.5 PubMed 中收录的电针临床研究的随机对照试验，1960—2011。中国的随机对照试验包括那些第一作者为中国人的西方研究小组

该系统评价给出了电针实践的适应证范围提示，以及普遍可接受的特点(有趣的是，在将近 200 年前被 Sarlandiere 认为是电针很好的适应证的那些疾病，至今依然具有很好的代表性)。然而，它并不能涵盖在个别的、通常更复杂的情况下所做的研究，从而忽视了大多数 RCT 的严格纳入标准。当使用电针的时候，这需要牢记于心：在患者 - 医生之间的反馈环节中，通过沟通所得的临床推论和认识，应该比刻板的方法更重要。基于这些原因，像其他形式的电针针刺应该在充分地训练之后才能使用，而不仅仅是从书本上学习。

表 11.3 总结了我们的评价结果，表中显示了每一组疾病的 RCTs 数目。使用的穴位和参数将会在下一节讨论。

电针：实践中使用的针刺穴位与参数

表 11.3 显示节段性的穴位是最常使用的(占研究中的 77%)，通常也将大家所熟悉的"主要"穴位作为候选，从中筛选一个或多个穴位与之联合应用(48.8%)。正如前面第 7 章所讨论的，很显然对于局部性或节段性明确的疾病，可在局部或节段内的远端穴位应用电针，而异位性地应用电针可能具有不同的效果，也就是说在不相关的节段内选穴，不论是选用远端的还是对侧的穴位。

常常使用的局部性节段内穴位，包括对压力(阿是)有反应的，在经络或者其他传统穴位上有反应的那些穴位，触发点(TrPs)，甚至是运动点(MPs)。

节段外的穴位很可能是远端的经穴或者也有触发点或运动点。然而，在临床实践中，常见的"主要"穴位的有限数量，是在传统实践中往往被使用的常见穴位，尤其是内关、外关、太冲、合谷、足三里和三阴交(其中的合谷和足三里也是运动点)。

对于非节段性的(例如全身的)问题，主要的穴位最常用。那些通晓中医辨证的医生们可能会添加其他的传统穴或经验穴，不过这些更常是按照传统方法的针刺，而不是使用电针的方法。

对于节段性和非节段性问题两者都明确存在的情况，"微系统"电针是可行的方法，最常使用的是耳穴或头皮穴(第 10 章)。后者常常用于神经性或精神性病变。

当然，不论生物医学或者中医模式都可用于临床推理，正像在治疗膝关节骨性关节炎中,一些团队以神经生理学和解剖学为基础来说明穴位选择的理由(Naslund et al.,2002),而同时其他团队却基于中医理论或经验选择了完全相同的穴位(Berman et al.,1999)。

至于治疗的电刺激参数,从表11.3可以看出,很显然低频电针(38.4%)比高频电针(16.1%)更常用—可能除了成瘾性—而疏密波刺激也很常用(25.8%),尤其(但并非仅仅)是在胃肠系统、肌肉骨骼和术中/术后,将疼痛作为主要关注问题的研究中。有趣的是,10Hz的电针也出现了,但并不常见(2.6%)。大部分(59.4%)的疏密波研究使用的标准是2/100Hz(高频),但是还有相当数量的研究(20.8%)更喜欢选择低频和"低—中"频范围(8~25Hz)的频率进行交替使用。

表11.4显示了我们所评价的研究中最常使用的穴位类型和刺激频率。许多研究包括多种不同的穴位种类,一些研究对不同频率的电针进行了比较,所以表中的计算不止一次有重复。电针的不同模式(针刺样/低频,经皮神经电刺激样/高频和疏密波)在前期已经做了介绍。另外,低-中范围频率(广泛应用的是大致上在8~20Hz,或25Hz,或者更具体地用10~15Hz)的使用可能比预期的要多。

一项开创性研究中发现,健康受试者采用节段内电针(不论低频还是高频)比节段外选用合谷(一个"主要的"穴位)的电针,对牙痛阈值的影响更有效(Lundeberg et al.,1989)。该数据表明,节段性的针刺穴位事实上最常用,其次才是主要的体穴。然而,具有高频成分的疏密波,在节段性穴位上应用要比在主要体穴上应用相对更少,对于节段性的刺激而言,低频电针显然比高频电针更多地被使用,尽管理论上支持后者,正如前面所概括的[而作为一项尚未得到支持的建议,认为反复的C纤维刺激(Gebhart and Jones,1998)所诱发的"加速"疼痛抑制效应,可能在用无伤害性的高频电针时也出现(Lin et al.,2002)]。

鉴于针刺样刺激较经皮神经电刺激有更广泛的效应,因此,电针首先被利用作为低频手针针刺操作的一个主要替代方法,这实际上也就不足为奇了。至于微系统电针,看起来头皮/头电针在中国的研究中更常见,而耳电针在中国之外的研究中更多见。其实,这是可以预期的,因为耳针起源于法国(Gori and Firenzuoli,2007),而头皮针起源于中国(Liu et al.,2012)。

框11.2展示了一些常见疾病"最常应用"的参数和穴位的一些范例。我们不可能在这里为更多的一些疾病提供治疗方案。对于其他的疾病,建议读者查阅其他资源(Mayor,2007a,c),也可以浏览杂志,如针刺医学(*Acupuncture in Medicine*)。

表 11.4　随机对照试验中所使用的电针针刺穴位及刺激频率,1974—2012,显示每个穴位类别的数目作为主要参数类型

参数	穴位数/参数	节段性/神经[a]	主穴[b]	传统穴	耳穴	头皮穴
LF(0.5~7Hz)	248	109(C62;CL2)	35(C10;CL2)	60(C32;CL3)	20(C3;CL1)	24(C20;CL1)
中低频范围(8~25Hz)	68	30(C17;CL1)	19(C9)	12(C7;CL1)	1(CL1)	6(C6)
HF(≥30Hz)	130	50(C41)	37(C25;CL1)	22(C19;CL1)	9(C4)	12(C12)

续表

参数	穴位数 / 参数	节段性 / 神经[a]	主穴[b]	传统穴	耳穴	头皮穴
DD（LF/HF）	125	40（C32；CL2）	37（C31；CL1）	40（C35； CL2）	5（C1）	3（C2；CL1）
DD（Mid/HF）	9	5（C2）	3（C2）	1（C0）	0	0
DD（LF/Mid）	65	25（C20）	18（C16）	17（C14）	0	5（C5）
范围	29	13（C5）	7（C2；CL1）	6（C3；CL1）	3（C1）	0
总计	674[c]	272	156	158	38	50

注：数目是大约数，由于在一些中国的研究中存在不精确的描述；剔除了 35 项研究（并非都在中国实施），由于刺激参数的信息不足。

C，中国作者；CL，研究的第一作者为中国人，但并不是在中国实施的研究。

[a] 两项中国研究提及了特定的神经通路，而非节段性分布。

[b] "节段性"类别通常包括"主要的"腧穴，在此并未分别列出（尤其如果是"局部的"以及"节段性"），但是"头皮"和"节段性"常常会重叠，"主穴"和"传统穴"也一样。

[c] 因为有重复，所以这个总数没有意义。

框 11.2 一些常见疾病"最常用的"参数和穴位举例

偏头痛（Mayor，2007d）

局部 / 节段性穴位：率谷，风池，头维，印堂，太阳

远端（主要）穴位：行间，太冲，合谷

参数：低频连续波，可以忍受，20 分钟

腰痛伴坐骨神经痛（Mayor，2008）

局部（节段性）穴位：肾俞，大肠俞，腰阳关，命门，华佗夹脊

远端（节段性）穴位：循病变经络（膀胱经，胆经，或极少数用胃经）

参数：低频连续波或疏密波，可以忍受，20~30 分钟

周围性面瘫（Mayor，2007b）

局部（节段性）穴位：阳白，地仓，颊车，下关；也有翳风，迎香，四白，太阳

远端（主要）穴位：合谷

参数：初期低频，低强度，15~20 分钟；后期强度更大（运动水平），20~30 分钟

膝关节骨性关节炎（伦敦皇家医院结合医学小组临床方案，Cummings 方案的改良）

局部（节段性）穴位：阴市，梁丘，犊鼻，足三里和阴陵泉，血海

参数：2/15Hz 的疏密波，可以忍受，30 分钟

慢性肩痛——粘连性关节囊炎或肩袖损伤肌腱病（Cummings 方案）

局部（节段性）穴位：肩髃，巨骨和肩髎，天宗（或冈下肌中天宗穴附近的触发点）

参数：2/15Hz 的疏密波，可以忍受，30 分钟的两对穴即

续框

外侧上髁痛（Cummings 方案）

局部（节段性）穴位：患侧的两对穴为曲池 - 手三里，以及一对针具刺在外上髁上部（针尖对准最明显的压痛点）

触发点也可用来替代手三里，常与曲池联合应用

参数：2/15Hz 的疏密波，可以忍受，30 分钟

盆腔脏器的病理生理性病变如易激性膀胱、痛经、稀发排卵性多囊卵巢综合征（从 Stener-Victorin 方案改良的 Cummings 方案）

节段性穴位：四对穴位，双侧的大巨，水道和三阴交，太冲

参数：2/15Hz 的疏密波，可以忍受，30 分钟

电针——注意事项及禁忌

这些评论是基于 Cummings（2011a）的一篇论文，特别适用于电针，我们假设读者对于手针的一般注意事项及禁忌是熟知的，正如在第 14 章中所讨论的。

针刺深度与角度

医生需要考虑到，针具在反复的肌肉收缩反应中可能会如何移动。如果针刺过深就存在器官损伤的风险，或者如果针具穿刺多个收缩不一致的肌层时就会有针具损坏的风险。

临床要点

需要考虑到，随着电针所引起的不随意的肌肉收缩，针具可能会如何移动。

针刺位置

原则上，针具不能直接置于心脏上方，否则会有电流流经胸腔（Wang et al.，2010）。尽管心室颤动的风险仅在大约 50mA 的电流下才会明显地出现（Ward，2006），而大部分患者都不能长时间地忍受约 6mA 以上的电流，如果刺激仪发生故障，更高的电流可能在不经意间被使用。如果在植入导线的附近刺入一根针具，也可能发生额外的风险。在一些特殊情况下，患者带有直接置入心脏的导线（例如：起搏器、心内除颤器，或一些类型的中央线 / 导管），对于这些导线使用低至 0.1mA 的电流也可能是致命的（Ward，2006）。尽管如此，在双侧上肢穴位（如内关或合谷）上电针和经皮穴位电刺激的研究已经在健康的试验受试者（Lundeberg et al.，1989）、患者（Feng et al.，2007；Ni et al.，2009；Shen et al.，2009）和动物（Wang et al.，2005a）中进行了实施，没有报道存在不良反应，有时还有显著的益处（Chenung and Jones，2007），甚至在心脏直视手术之后（Ng et al.，2011）。

临床要点

切勿在胸腔或置入导线附近施加电流。

人们通常说电针的使用不能从头的一边到另一边,也不能从耳的一侧到另一侧,因为担心电流会经过大脑(Wang et al.,2010)。然而,头皮组织的电阻抗比颅骨的电阻抗小得多,因此电流将会优先从头皮流过,而不是大脑,因此,对大脑造成不良反应的风险也非常小。例如,在百会和印堂两穴之间常用电针的事实就是最好的证据。尽管,一些中国作者依然不鼓励在任何头皮穴上使用电针(Lü et al.,2009)。

除了在胸部区域,来自相同输出的成对针具可以定位在脊柱两侧。如在一项慢性阻塞性肺病(chronic obstructive pulmonary disease,COPD)的随机对照试验(Lau and Jones,2008)中,经皮穴位电刺激的情况也是如此(Lau and Jones,2008)。

颈前三角应该是不适用于进行刺激的,还有在颈静脉窦上(例如天容穴),由于会对压力感受器反射,或者对支配喉肌的神经(例如在人迎穴)产生影响,因而有气道阻滞的风险,尤其在使用高频刺激时(Sanders et al.,1987)。通过一些穴位可刺激到迷走神经,如天容、人迎或水突,可能会诱发心动过缓。

要牢记在两个刺入的针具之间由电针引起的电位,可能会影响到相当广大的一个区域,这就是先前所建议的,针具不能刺入装有金属假体的两侧(Myklebust and Robinson,1989)。然而,大部分作者并不认为这是个问题(Bazin et al.,2008),当然来自相同输出的一对针具,能够安全地刺入假体的邻近部位,而输出相同的另一对针具可刺入远端。在这种情况下需要严格的清洁方法,以防假体部位的感染。

电流参数

如果使用的刺激仪不是电荷平衡的,就有发生针具电解的危险(Cummings,2011b;Yi et al.,2011)。由于经皮神经电刺激机器没有必要是电荷平衡的,因而在没有测试之前绝不能用于电针。一些电针装置产生低振幅和频率的电荷平衡电流,而不是更高的振幅和频率,所以应该相应地来选择使用[例如,KWD-808Ⅱ多用途医疗设备,中国制造(Mayor,2007a;Miao,2011)]。

另一个不能使用经皮神经电刺激仪器的原因是,其设计为从体表电极和皮肤来通过电流,而不是通过针具/组织界面,其电阻抗更低。它们产生的电流远高于电针所需的电流,常超过了50mA的安全水平。尽管一些双重用途的设备,加入了一个量程切换开关以确保在用于电针时装置的输出值保持在此水平之下。如果是这种情况,在用于电针时应做例行程序的检查,包括确保机器被设置在正确的范围。

大部分电针仪器是电池供电,但部分仪器配有适配器,当装置接通电源时就能进行治疗。只有在明确为医疗用途[有完全的隔离和患者泄漏电流≤10微安,或在单一故障情况下为50微安(英国标准协会,2006)]而设计的情况下才使用这种方法。否则,任何故障可能会引发潜在危险性的电源触电。

正如Sarlandière所指出的,强刺激可能会使已有的炎症或感觉过敏区症状加重(如一些神经痛、纤维肌痛或慢性区域性疼痛综合征,CRPS)。鉴于此原因,常常需要考虑每个患者个体的敏感性。

高频高振幅电针会诱发强直性肌肉收缩,大多数患者将难于长久地忍受。

与其他设备的交互影响

另一个需要特别关注的问题,就是当患者装有装置如戴有埋藏式除颤器(implantable

cardioverter defibrillator,ICD)或起搏器时电针的使用。这些装置对于电针中使用的电流水平可能是敏感的(Fujiwara et al.,1980;Lau et al.,2005;Graf and Pruvot,2007)。正如先前所讨论的(见针刺位置),针具应该刺入的部位是电流在装置或与心脏组织接触的任何置入导线附近的所有地方都不会有流动,如在腿部,而不是腰部以上(Rasmussen et al.,1988;Sliwa and Marinko,1996;Thompson and Cummings,2008),虽然腰部刺激可能是安全的(Vasilakos and Fyntanidou,2011)。

在一项有趣的研究中,电针与心-相关联的(中医学概念,非节段性)局部穴被用于治疗炎性腕关节痛,在一位全人工心脏(Gopalan et al.,2011)的患者身上应用没有出现任何问题。无论如何,如果有疑问的话,接受患者的心脏病专家的建议总会是明智的做法。

临床要点

> 如果患者有埋藏式除颤器或起搏器,最明智的做法是在使用电针前向患者的心脏病专家咨询。

潜在性的问题是与植入性装置发生的交互影响,如胰岛素泵和助听器,或与附近的高功率医疗微波或短波设备,但据我们所知,还没有这方面的报道,当然,在这些装置工作时,如果不用电针将会避免交互影响。

特殊情况

电针使用中,要避免接近癌症患者在头部或颈部的肿瘤,接近孕中的胎儿(Bazin et al.,2008),以及可能发生癫痫的患者,在此将进行讨论。

由于高强度/低频电针可能会引起局部血管舒张(Chen and Yu,1991;Lin et al.,2003),即便还未超过生理水平,也存在可能导致转移扩散的小风险。

已有报道表明,在某些情况下强烈的体感刺激可以诱发癫痫发作(Rosted,2001),尽管电针目前还用于癫痫的治疗(Cheuk and Wong,2008;Mayor,2007c)。一些心血管健康状况不佳的人,可以想象使用电针也可能诱发心律失常或高血压性发作。不过,据我们所知,在实践中目前还没有此类情况发生的报道,再说电针目前还用于治疗上述两种疾病(Kang and Xia,2009;Mayor,2007c;Wan et al.,2009)。显然,如果患者易于发作癫痫,有心脏疾患或经历过一次出血性脑卒中,就应该认真地进行监测。

对妊娠相关性恶心的患者使用经皮穴位电刺激的临床研究(Helmreich et al.,2006)以及对怀孕的动物应用电针(Guerreiro da Silva et al.,2011)的实验,已经得到了实施,尽管在头3个月内使用电针的后果并不清楚,但合理使用该方法似乎并没有可能产生伤害的生理学机制。然而,电针倾向于在妊娠后期使用,尤其用于催产(Lim et al.,2009)。

理论上针刺样刺激和阿片类药物之间可能有交叉-耐受性,也就是说接受针刺样刺激的人对此类药物可能不会有很好的反应,或用过阿片类药物治疗一段时间后也会对针刺样刺激反应不佳(Léonard et al.,2011)。相反,术后应用阿米替林可能是电针的一个有用的辅助方法,不论是低频或者高频(Fais et al.,2012a,b)。其他的药物-电针之间的交互影响也是可能的(附录3,见于Mayor,2007a)。

总之,许多有关针刺穴位电刺激应用的安全性意义都是理论上的。因此,执业者也不应该对使用电针丧失信心,而是应该运用他们的临床判断来考虑这里详述的有关问题。

文献中报道的与电刺激相关的严重不良事件,与针刺造成的创伤截然不同,这是 Zhang 等(2012)已经做出的系统评价,其得出的结论是大部分都是由于"不正确的操作"所致。它们包括死于脊髓损伤(颈部和枕骨下区域的针刺过深)和胸骨部位针刺后导致的心脏破裂。他们也报道了针刺安眠穴(翳风和风池之间)导致房室传导阻滞;过量的刺激导致股骨头骨折;腕关节脱位和几例神经损伤,其中包括一例神经麻痹性角膜炎。一例患者遭受电"灼伤",报道有两例患者电针后胃溃疡加重,尽管不一定是由电针引起的。

电针—— 一些实际问题

必要时如一种疾病在手针治疗数次后没效,就应该使用电针,同时一定要牢记前述的注意事项。

并非所有的患者都愿意接受电针。部分患者可能在过去接受过电休克,或者质疑电针不是传统的针刺方法。部分患者可能过于敏感(在这种情况下,他们可能不论如何都会对手针有很好的反应,尽管现代的设备可以按照每步 0.1mA 进行调节来控制电流,可用于任何患者身上且不会有过度刺激的风险);部分患者可能认为感觉过于怪异,因此不能给予强刺激(尤其是如果有肌肉收缩结果出现)。为了逐渐增加患者的信心,在获取患者的同意和开始治疗前,预期的治疗方法、目的和感觉应该要全部向患者讲清楚。

许多不同的电针刺激器都是可用的,每一种都有它的优缺点。大部分电针都是充足供应的,它们是有 CE 标志的(或 FDA 或 TGA 许可的),并以此为目的(不只是为经皮神经电刺激)而设计的,具有电荷 - 平衡性输出,能够被准确调节(在频率和振幅两方面),至少提供连续波(CW)和疏密波(DD)(或相当的)模式。不论使用哪种仪器,都应该定期地维修和保养,在仪器故障或发生不良反应时要通告供应商。要定期更换电池,因为电量过低可能会导致治疗无效。

针具应该是导电的,而且不能太细(0.25~0.30mm 是标准使用的合适直径,尽管较细的针具可以在面部或其他部位使用,可避免出血)。针刺入时,中国的研究中通常于每一个穴位上都要引起得气,尽管许多西医针灸师认为这或许是不必要的。然而,如果针刺入时针感的性质是锐利的刺痛,为了舒适针具应该重新定位,之后再用夹子将刺激仪导线夹到针具的清洁部位(皮肤上 2~3mm 或针柄是金属时接在其基地部)。导线或针柄可以贴在皮肤上,有助于预防针具刺入过深或在肌肉收缩时而脱落。一旦选择好参数,一个频率 / 几个频率设定后,就可以将振幅慢慢上调直到患者有刺激感觉 - 刚开始好像有一种刺痛或者听到嗡嗡声,可能紧接着会有其他感觉,通常被描述为"胀""麻"或"酸"(Wang et al.,2011)。告知患者感觉应该保持在"强烈但舒适",这是非常有帮助的。当患者的感觉已经变得很适应了,振幅可进一步增加。在第一次治疗时,可能振幅不能调至很高,不过复诊患者可能会忍受更强的刺激,尤其是如果给予的输出量能受到控制时(明确指令后)。根据患者的反应,应该经常注意对刺激量进行微调,而不能过快地增加振幅,因为输出量的控制可能是非线性的(尤其是比较廉价的仪器),即使轻微的增加也有可能使患者感觉不舒服甚至是痛苦。你可能希望让患者描述自己的感受,当他们感觉到很不舒适时应该随时告诉你(这在两次治疗之间可能会大不相同,甚至也取决于针刺选用的穴位)。

刺激应该持续 20~30 分钟(因此治疗开始之前,要确保患者是舒适的)。在大多数情况下,更长的刺激将是没有必要的。电针过程中,当患者没有某种方法与医生联系时不应将患者单独留下,如果患者过度紧张或者患有先前提到的一种疾病,也不应该让患者在完全没有人照顾的情况下而单独留下。如果不得不将患者单独留下,应该教会他们如何关掉电针设备。所有的设备设置都应该在病历中进行记录。

结语

一般而言,像电针这样的技术——不是灵丹妙药,可能起初看来会给医学针刺增加不必要的复杂性水平。然而,当恰当地使用时,它当然能改善结局,且通常能增强传统方法或干针的效果。

电针较之手针的优点包括:

1. 在一些情况下更有效。
2. 比反复针刺操作花费的时间更少。
3. 与传统的手针方法相比,在训练和实践方面对从业者的要求更低。
4. 当手针已经没有明显的益处时,用电针可能会出现良好的结果。
5. 允许更强、更加持续的刺激,但组织损伤更少。
6. 更容易控制,标准化和客观的可测量性。

使用电针中也有很少的一些缺点:与手针相比可能需要花费稍微长的时间来设置一个治疗程序,如果使用电针时没有充分的考虑,可能会有更多的过度治疗风险。常规使用也可能会对不同的治疗方法间微妙的交互影响产生抑制作用。不过最终,不论电针应用的优势与劣势是什么,也不论证据是什么,决定是否使用电针通常更多的是个人选择的事情而非其他任何问题。

尽管在理解方面有相当大的进步,但仍然具有争议,即电针参数在确立一个有效的治疗"剂量"时是最重要的问题,例如,不论频率(Han,1998)还是振幅(Barlas et al.,2006;Mayor,1997)。或许这仅仅是每次治疗中总单相电荷的一个简单问题,它是这两个变量的函数,也是脉冲和治疗时长的函数,虽然可能与刺激的穴位数目无关(Wang et al.,2005b;Zhou et al.,2005)。针对这个问题的研究结果进行比较,参阅如 Toda 等(1980)和 Cassu 等(2008),以及经皮神经电刺激的文献(Claydon et al.,2008)。在机体自身对不同刺激参数的生物电反应(例如,甚至在脑电图和心电图)方面也鲜有详细的知识。另外,在过去的半个世纪里电针的基本概念和技术几乎没有发生改变,而考虑到开发新的治疗方法和它们需支付的费用,这种情况不太可能会改变太快。在中国,电针更容易被接受和进行研究(截止到 2012 年,中国知网上收录的发表论文将近 15 500 篇,而相比之下 PubMed 中收录的所有国家的仅仅有 3 000多篇),情况迥然不同。尽管文化一致性是中国强大的传统,但在技术革新方面很少有官僚主义的约束,特别是在进步明显的现代化的地方。例如 SXDZ-100 经皮穴位电刺激装置,它的输出据称是从背角宽动态范围纤维对传统针刺操作的反应中收集的数据进行编码(Gao et al.,2012),"单穴"刺激的设计是为了避免需要刺入两根针具(Niu et al.,2009),音频(音乐)"脉冲宽度调制"经皮穴位电刺激是为了降低耐受性(Hong and Liu,2006;Xiong et al.,2011)。这些创新是否将会真正地使电针应用发生变革,还是仅仅是针刺历史中另一个有苗头的例子,只有时间才会给出最好的回答。

致谢

Nicolas Chadwick 和 Gerald Dennett 帮助翻译了俄罗斯文发表的研究中的技术细节，Hu Xiangyang 对中国的研究做了类似的帮助，许多作者回应了他们发表的工作中有关问题的咨询，在与 DNIC 的通信联系中 Frauke Musial 给予了帮助，图书管理员 John Moffett（李约瑟研究所，剑桥）和 Lynn Saliba（英国图书馆，伦敦）在查找甚至是最隐蔽的参考文献方面提供了帮助。

（郝汇睿 译，杜元灏 审校）

参考文献

Much of the earlier material referred to in this chapter is covered in greater detail in the extended version of the standard EA textbook (Mayor, 2007a, CD). However, this was only based on studies published up to and including 2001. Since then, as a PubMed search will show, the EA literature has more than doubled (1960–2001: 1337, 2002–2012: 1647).

Andersson, S., Lundeberg, T., 1995. Acupuncture – from empiricism to science: functional background to acupuncture effects in pain and disease. Med. Hypotheses 45 (3), 271–281.

Baldry, P.E., 2005. Acupuncture, Trigger Points and Musculoskeletal Pain: A Scientific Approach to Acupuncture for Use by Doctors and Physiotherapists in the Diagnosis and Management of Myofascial Trigger Point Pain. Churchill Livingstone, Edinburgh.

Barlas, P., Ting, S.L., Chesterton, L.S., Jones, P.W., et al., 2006. Effects of intensity of electroacupuncture upon experimental pain in healthy human volunteers: a randomized, double-blind, placebo-controlled study. Pain 122 (1–2), 81–89.

Barnes, L.L., 2005. Needles, Herbs, Gods, and Ghosts: China, Healing, and the West to 1848. Harvard University Press, Cambridge, MA.

Bazin, S., Kitchen, S., Maskill, D., Reed, A., et al., 2008. Guidance for the clinical use of electrophysical agents 2006. In: Watson, T. (Ed.), Electrotherapy: Evidence-Based Practice. 12th ed. Churchill Livingstone, Edinburgh, pp. 363–368.

Berlioz, L.V.J., 1816. In: Mémoire sur les maladies chroniques, les évacuations sanguines, et l'acupuncture, Chez Croullebois, Paris. Two volumes.

Berman, B.M., Singh, B.B., Lao, L., Langenberg, P., et al., 1999. A randomized trial of acupuncture as an adjunctive therapy in osteoarthritis of the knee. Rheumatology 38 (4), 346–354.

Bossut, D.F., Huang, Z.S., Sun, S.L., Mayer, D.J., 1991. Electroacupuncture in rats: evidence for naloxone and naltrexone potentiation of analgesia. Brain Res. 549 (1), 36–46.

Bossut, D.F., Mayer, D.J., 1991. Electroacupuncture analgesia in rats: naltrexone antagonism is dependent on previous exposure. Brain Res. 549 (1), 47–51.

Bowsher, D., 1998. Mechanisms of acupuncture. In: Filshie, J., White, A. (Eds.), Medical Acupuncture: A Western Scientific Approach. Churchill Livingstone, Edinburgh, pp. 69–82.

British Standards Institute, 2006. Allowable values of patient leakage currents and patient auxiliary currents under normal condition and single fault condition. BS EN 60601-1:2006, In: Medical Electrical Equipment – Part 1: General Requirements for Basic Safety and Essential Performance. British Standards Institute, London, p. 88.

Cabioğlu, M.T., Cetin, B.E., 2008. Acupuncture and immunomodulation. Am. J. Chin. Med. 36 (1), 25–36.

Carlsson, C., 2002. Acupuncture mechanisms for clinically relevant long-term effects – reconsideration and a hypothesis. Acupunct. Med. 20 (2–3), 82–99.

Cassu, R.N., Luna, S.P., Clark, R.M., Kronka, S.N., 2008. Electroacupuncture analgesia in dogs: is there a difference between uni- and bi-lateral stimulation? Vet. Anaesth. Analg. 35 (1), 52–61.

Chapman, C.R., Benedetti, C., Colpitts, Y.H., Gerlach, R., 1983. Naloxone fails to reverse pain thresholds elevated by acupuncture: acupuncture analgesia reconsidered. Pain 16 (1), 13–31.

Chen, X.H., Han, J.S., 1992a. All three types of opioid receptors in the spinal cord are important for 2/15 Hz electroacupuncture analgesia. Eur. J. Pharmacol. 211 (2), 203–210.

Chen, X.H., Han, J.S., 1992b. Analgesia induced by electroacupuncture of different frequencies is mediated by different types of opioid receptors: another cross-tolerance study. Behav. Brain Res. 47. (2), 143–149.

Chen, B.Y., Yu, J., 1991. Relationship between blood radioimmunoreactive beta-endorphin and hand skin temperature during the electro-acupuncture induction of ovulation. Acupunct. Electrother. Res. 16 (1–2), 1–5.

Cheuk, D.K., Wong, V., 2008. Acupuncture for epilepsy. Cochrane Database Syst. Rev. 4. Art. No.: CD005062.

Cheung, L.C., Jones, A.Y., 2007. Effect of Acu-TENS on recovery heart rate after treadmill running exercise in subjects with normal health. Complement. Ther. Med. 15 (2), 109–114.

Claydon, L.S., Chesterton, L.S., Barlas, P., Sim, J., 2008. Effects of simultaneous dual-site TENS stimulation on experimental pain. Eur. J. Pain 12 (6), 696–704.

Cramp, M., Scott, O., 2008. Sensory and motor nerve activation. In: Watson, T. (Ed.), Electrotherapy: Evidence-Based Practice, 12th ed. Churchill Livingstone, Edinburgh, pp. 67–84.

Croizier, R.C., 1976. The ideology of medical revivalism in modern China. In: Leslie, C. (Ed.), Asian Medical Systems: A Comparative Study. University of California Press, Berkeley, CA, pp. 341–355.

Cui, C.B., Yang, J.S., Rong, P.J., Zhu, B., et al., 2009. Observation on therapeutic effect of Hwato never and muscle stimulator on peripheral facial paralysis. Zhongguo Zhen Jiu 29 (5), 421–423.

Cummings, M., 2011a. Safety aspects of electroacupuncture. Acupunct. Med. 29 (2), 83–85.

Cummings, M., 2011b. Report of adverse event with electroacupuncture. Acupunct. Med. 29 (2), 147–151.

Eriksson, M., Sjölund, B., 1976. Acupuncturelike electroanalgesia in TNS-resistant chronic pain. In: Zotterman, Y. (Ed.), Sensory Functions of the Skin with Special Reference to Man. Pergamon Press, Oxford, pp. 575–581.

Fais, R.S., Reis, G.M., Silveira, J.W., Dias, Q.M., et al., 2012a. Amitriptyline prolongs the antihyperalgesic effect of 2- or 100-Hz electro-acupuncture in a rat model of post-incision pain. Eur. J. Pain 16 (5), 666–675.

Fais, R.S., Reis, G.M., Rossaneis, A.C., Silveira, J.W., et al., 2012b. Amitriptyline converts non-responders into responders to low-frequency electroacupuncture-induced analgesia in rats. Life Sci. 91 (1–2), 14–19.

Fang, J.Q., Bao, L.E., Mo, X.M., 1999. Observation and comparison of analgesia from transcutaneous electrical nerve stimulation and electroacupuncture. Zhēnjiǔ Línchuáng Zázhì (J. Clin. Acupunct. Moxibustion) 15 (1), 40–41.

Feng, B., Liu, L.Y., Xu, F.Z., Chen, J., et al., 2007. Thirty cases of obsession treated by point-stimulation and with small dose of chlorimipramine. J. Tradit. Chin. Med. 27 (1), 3–6.

Fujiwara, H., Taniguchi, K., Takeuchi, J., Ikezono, E., 1980. The influence of low frequency acupuncture on a demand pacemaker. Chest 78 (1), 96–97.

Gao, X.Y., Rong, P.J., Li, L., He, W., et al., 2012. An innovative high-tech acupuncture product: SXDZ-100 nerve muscle stimulator, its theoretical basis, design, and application. Evid. Based Complement. Alternat. Med. 2012, 626395.

Gebhart, G.F., Jones, S.L., 1988. Effects of morphine given in the brain stem on the activity of dorsal horn nociceptive neurons. In: Fields, H.L., Besson, J.M. (Eds.), Pain Modulation. In: Progress in Brain Research, vol. 77. Elsevier, Amsterdam, pp. 229–243.

Gopalan, R., Scott, R., Arabia, F., Chandrasekaran, K., 2011. Electro-acupuncture therapy in a patient with a total artificial heart. Acupunct. Med. 29 (4), 302–303.

Gori, L., Firenzuoli, F., 2007. Ear acupuncture in European traditional medicine. Evid. Based Complement. Alternat. Med. 4 (Suppl. 1), 13–16.

Graf, D., Pruvot, E., 2007. Inappropriate ICD shocks. Heart 93 (12), 1532.

Guerreiro da Silva, A.V., Nakamura, M.U., Cordeiro, J.A., Guerreiro da Silva, J.B., et al., 2011. The effects of so-called 'forbidden acupuncture points' on pregnancy outcome in wistar rats. Forsch. Komplementmed. 18 (1), 10–14.

Hammerschlag, R., Lao, L., 2001. Future directions for research on the physiology of acupuncture. In: Stux, G., Hammerschlag, R. (Eds.), Clinical Acupuncture: Scientific Basis. Springer, Berlin, pp. 211–219.

Han, J.S. (Ed.), 1987. The Neurochemical Basis of Pain Relief by Acupuncture, Beijing Medical University, Beijing. A collection of papers 1973–1987.

Han, J.S., 1995. Cholecystokinin octapeptide (CCK-8): a negative feedback control mechanism for opioid analgesia. Prog. Brain Res. 105, 263–271.

Han, J.S., 1998. The Neurochemical Basis of Pain Relief by Acupuncture, vol. 2. Hubei Science and Technology Press, Wuhan.

Han, J.S., 2009. Acupuncture research is part of my life. Pain Med. 10 (4), 611–618.

He, L.F., 1987. Involvement of endogenous opioid peptides in acupuncture analgesia. Pain 31 (1), 99–121.

Helmreich, R.J., Shiao, S.Y., Dune, L.S., 2006. Meta-analysis of acustimulation effects on nausea and vomiting in pregnant women. Explore 2 (5), 412–421.

Hong, W.X., Liu, H.Y., 2006. Mechanisms of electroacupuncture analgesia and pain relief. Yiliao Weisheng Zhuangbei (Chin. Med. Eq. J.) 27 (10), 52–54.

Huang, T., Kong, J., Huang, X., Xu, Y.H., 2008a. Some misunderstandings of *deqi* phenomenon: from historic review to experimental study. Zhongguo Zhen Jiu 28 (2), 105–109.

Huang, Y.L., Liang, F.R., Chang, H.S., et al., 2008b. Effect of acupuncture on quality of life in post-ischemic stroke patients with dysphagia. J. Acupunct. Meridian Stud. 28 (6), 505–508.

Hui, K.K., Nixon, E.E., Vangel, M.G., et al., 2007. Characterization of the "*deqi*" response in acupuncture. BMC Complement. Altern. Med. 7, 33.

Hui, K.K.S., Marina, O., Liu, J., Rosen, B.R., et al., 2010. Acupuncture, the limbic system, and the anticor-related networks of the brain. Auton. Neurosci. 157 (1–2), 81–90.

Hwang, H.S., Yang, E.J., Ryu, Y.H., Lee, M.S., et al., 2010. Electrochemical corrosion of STS304 acupuncture needles by electrical stimulation. J. Acupunct. Meridian Stud. 3 (2), 89–94.

Hyodo, M., 1975. Ryodoraku Treatment: An Objective Approach to Acupuncture. Japan Ryodoraku, Autonomic Nerve System Society, Osaka.

Jin, Z., Zhang, W.T., Luo, F., Zhang, K.L., et al., 2001. Frequency-specific responses of human brain to peripheral transcutaneous electric nerve stimulation: a functional magnetic resonance imaging study. Sheng Li Xue Bao 53 (4), 275–280.

Johansson, B.B., Haker, E., von Arbin, M., Britton, M., et al., 2001. Acupuncture and transcutaneous nerve stimulation in stroke rehabilitation: a randomized controlled trial. Stroke 32 (3), 707–713.

Kang, X.Z., Xia, Y., 2009. Acupuncture therapy for arrhythmia and other cardiac disorders: clinical and laboratory investigation. Zhen Ci Yan Jiu 34 (6), 413–420.

Kim, J.H., Min, B.I., Na, H.S., Park, D.S., 2004. Relieving effects of electroacupuncture on mechanical allodynia in neuropathic pain model of inferior caudal trunk injury in rat: mediation by spinal opioid receptors. Brain Res. 998 (2), 230–236.

Kim, S.K., Moon, H.J., Na, H.S., Kim, K.J., et al., 2006. The analgesic effects of automatically controlled rotating acupuncture in rats: mediation by endogenous opioid system. J. Physiol. Sci. 56 (3), 259–262.

Kong, J., Ma, L., Gollub, R.L., Wei, J., et al., 2002. A pilot study of functional magnetic resonance imaging of the brain during manual and electroacupuncture stimulation of acupuncture point (LI-4 Hegu) in normal subjects reveals differential brain activation between methods. J. Altern. Complement. Med. 8 (4), 411–419.

Lau, K.S., Jones, A.Y., 2008. A single session of Acu-TENS increases FEV_1 and reduces dyspnoea in patients with chronic obstructive pulmonary disease: a randomised, placebo-controlled trial. Aust. J. Physiother. 54 (3), 179–184.

Lau, E.W., Birnie, D.H., Lemery, R., Tang, A.S., et al., 2005. Acupuncture triggering inappropriate ICD shocks. Europace 7 (1), 85–86.

Léonard, G., Cloutier, C., Marchand, S., 2011. Reduced analgesic effect of acupuncture-like TENS but not conventional TENS in opioid-treated patients. J. Pain 12 (2), 213–221.

Li, L., Yau, T., Yau, C., 2012. Acupuncture and needle-stimulation, differences in concepts and methods. Chin. Med. 3 (1), 13–19.

Liang, X.N., 1981. Individual variation of acupuncture analgesia in rats and its connections with intracerebral opiate-like substance and serotonin level (author's transl). Zhonghua Yi Xue Za Zhi 61 (6), 345–349.

Liang, J., Ping, X.J., Li, Y.J., Ma, Y.Y., et al., 2010. Morphine-induced conditioned place preference in rats is inhibited by electroacupuncture at 2 Hz: role of enkephalin in the nucleus accumbens. Neuropharmacology 58 (1), 233–240.

Lim, C.E., Wilkinson, J.M., Wong, W.S., Cheng, N.C., 2009. Effect of acupuncture on induction of labor. J. Altern. Complement. Med. 15 (11), 1209–1214.

Lin, J.G., Lo, M.W., Wen, Y.R., Hsieh, C.L., et al., 2002. The effect of high and low frequency electroacupuncture in pain after lower abdominal surgery. Pain 99 (3), 509–514.

Lin, C.F., Liao, J.M., Tsai, S.J., Chiang, P.Y., et al., 2003. Depressor effect on blood pressure and flow elicited by electroacupuncture in normal subjects. Auton. Neurosci. 107 (1), 60–64.

Liu, J.L., Chen, S.P., Gao, Y.H., Meng, F.Y., et al., 2010. Effects of repeated electroacupuncture on beta-endorphin and adrencorticotropic hormone levels in the hypothalamus and pituitary in rats with chronic pain and ovariectomy. Chin. J. Integr. Med. 16 (4), 315–323.

Liu, Z., Guan, L., Wang, Y., Xie, C.L., et al., 2012. History and mechanism for treatment of intracerebral hemorrhage with scalp acupuncture. Evid. Based Complement. Alternat. Med. 2012, 895032.

Lü, S.J., 2009. Acupuncture in the Treatment of Musculoskeletal and Nervous System Disorders. Donica Publishing, Barnet.

Lu, G.D., Needham, J., 1980. Celestial Lancets: A History and Rationale of Acupuncture and Moxa. Cambridge University Press, Cambridge, UK.

Lucas, A.E., 1982. Chinese Medical Modernisation: Comparative Policy Continuities, 1930s–1980s. Praeger, New York.

Lundeberg, T., 1984. Electrical stimulation for the relief of pain. Physiotherapy 70 (3), 98–100.

Lundeberg, T., 1999. Effects of sensory stimulation (acupuncture) on circulatory and immune systems. In: Ernst, E., White, A. (Eds.), Acupuncture: A Scientific Appraisal. Butterworth-Heinemann, Oxford, pp. 93–106.

Lundeberg, T., Eriksson, S., Lundeberg, S., Thomas, M., 1989. Acupuncture and sensory thresholds. Am. J. Chin. Med. 17 (3–4), 99–110.

Maric, D., 1979. Elektroakupunktur-Anästhesie (Elektrostimulationsanästhesie unter besonderer Berücksichtigung der Körper-Akupunktur). Karl F Haug, Heidelberg.

Mayor, D.F., 1997. Bruce Pomeranz on acupuncture and pain. J. Acupunct. Assoc. Chartered. Phys, 18–25.

Mayor, D.F. (Ed.), 2007a. Electroacupuncture: A Practical Manual and Resource. Churchill Livingstone, Edinburgh. CD-ROM version.

Mayor, D.F., 2007b. Electroacupuncture: an introduction and its use for peripheral facial paralysis. J. Chin. Med. 84, 52–63.

Mayor, D.F. (Ed.), 2007c. Clinical Studies Database. www.electroacupunctureknowledge.com/mayor_database/home.htm (Accessed Sept. 2015).

Mayor, D.F., 2007–2008. Is electroacupuncture a useful approach for migraine and tension-type headache… Using the clinical studies database at www.electroacupunctureknowledge.com – parts I and II. Chin. Med. Times 2 (6). 3(1), www.chinesemedicinetimes.com (Accessed 23 Oct 2015).

Mayor, D.F., 2008. Electroacupuncture for Sciatica: a literature trawl using the clinical studies database at www.electroacupunctureknowledge.com. Deutsche Zeitschrift für Akupunktur 51 (4), 34–39.

Mayor, D.F., 2013. An exploratory review of the electroacupuncture literature: clinical applications and endorphin mechanisms. Acupunct. Med. 31 (4), 409–415.

Miao, E.Y., 2011. Skin changes after manual or electrical acupuncture. Acupunct. Med. 29 (2), 143–146.

Myklebust, B.M., Robinson, A.J., 1989. Instrumentation. In: Snyder-Mackler, L., Robinson, A.J. (Eds.), Clinical Electrophysiology: Electrotherapy and Electrophysiologic Testing. Williams & Wilkins, Baltimore, MD, pp. 21–58.

Napadow, V., Makris, N., Liu, J., Kettner, N.W., et al., 2005. Effects of electroacupuncture versus manual acupuncture on the human brain as measured by fMRI. Hum. Brain Mapp. 24 (3), 193–205.

Nappi, G., Facchinetti, F., Legnante, G., Parrini, D., et al., 1982. Different releasing effects of traditional manual acupuncture and electro-acupuncture on proopiocortin-related peptides. Acupunct. Electrother. Res. 7 (2–3), 93–103.

Näslund, J., Näslund, U.B., Odenbring, S., Lundeberg, T., 2002. Sensory stimulation (acupuncture) for the treatment of idiopathic anterior knee pain. J. Rehabil. Med. 34 (5), 231–238.

Ng, M.C., Jones, A.Y., Cheng, L.C., 2011. The role of Acu-TENS in hemodynamic recovery after open-heart surgery. Evid. Based Complement. Alternat. Med. 2011, 301974.

Ni, Y.F., Li, J., Wang, B.F., Jiang, S.H., et al., 2009. Effects of electroacupuncture on bispectral index and plasma beta-endorphin in patients undergoing colonoscopy. Zhen Ci Yan Jiu 34 (5), 339–343.

Niu, C.S., Hao, H.W., Lu, J., Li, L.M., et al., 2009. A novel uni-acupoint electroacupuncture stimulation method for pain relief. Evid. Based Complement. Alternat. Med. 2011, 209879.

Quen, J.M., 1975. Acupuncture and Western medicine. Bull. Hist. Med. 49 (2), 196–205.

Raevskaia, O.S., 1992. Nociceptive sensitivity of rabbits in varying localization of pain stimuli and naloxone administration. Patol. Fiziol. Eksp. Ter. 5–6, 7–9.

Rasmussen, M.J., Hayes, D.L., Vlietstra, R.E., Thorsteinsson, G., 1988. Can transcutaneous electrical nerve stimulation be safely used in patients with permanent cardiac pacemakers? Mayo Clin. Proc. 63 (5), 443–445.

Rondé, G., 1998. Dr Reinhold Voll 1909–1989, Arzt, Forscher, Lehrer: Elektroakupunktur nach Voll – ein ganzheitliches Diagnose- und Therapiesystem. Medizinisch Literarische Verlagsgesellschaft, Uelzen.

Rorsman, Ia., Johansson, B., 2006. Can electroacupuncture or transcutaneous nerve stimulation influence cognitive and emotional outcome after stroke? J. Rehabil. Med. 38 (1), 13–19.

Rosted, P., 2001. Repetitive epileptic fits – a possible adverse effect after transcutaneous electrical nerve stimulation (TENS) in a post-stroke patient. Acupunct. Med. 19 (1), 46–49.

Sanders, I., Aviv, J., Kraus, W.M., Racenstein, M.M., et al., 1987. Transcutaneous electrical stimulation of the recurrent laryngeal nerve in monkeys. Ann. Otol. Rhinol. Laryngol. 96 (1 Pt 1), 38–42.

Sarlandière, J.B., 1973. Mémoire sur l'Électropuncture considérée comme un nouveau moyen de traiter efficacement la Goutte, les Rhumatismes et les affections nerveuses et sur l'emploi du Moxa japonais en France, suivis d'un Traité de l'Acupuncture et du Moxa, principaux moyens curatifs chez les peuples de la Chine, de la Corée et du Japon. La Source d'Or, Marsat, France. Facsimile of 1825 edn published Chez Sarlandière and Mlle Delaunay, Paris.

Sekido, R., Ishimaru, K., Sakita, M., 2003. Differences of electroacupuncture-induced analgesic effect in normal and inflammatory conditions in rats. Am. J. Chin. Med. 31 (6), 955–965.

Shen, T.L., Cao, L.Y., Zhang, W., Li, Y., et al., 2009. Clinical study on acupuncture intervention time for treatment of peripheral facial paralysis. Zhongguo Zhen Jiu 29 (5), 357–360.

Silva, J.R., Silva, M.L., Prado, W.A., 2011. Analgesia induced by 2- or 100-Hz electroacupuncture in the rat tail-flick test depends on the activation of different descending pain inhibitory mechanisms. J. Pain 12 (1),

51–60.

Sliwa, J.A., Marinko, M.S., 1996. Transcutaneous electrical nerve stimulation-induced electrocardiogram artifact. Am. J. Phys. Med. Rehabil. 75 (4), 307–309.

Stener-Victorin, E., Lindholm, C., 2004. Immunity and beta-endorphin concentrations in hypothalamus and plasma in rats with steroid-induced polycystic ovaries: effect of low-frequency electroacupuncture. Biol. Reprod. 70 (2), 329–333.

Thompson, J.W., Cummings, M., 2008. Investigating the safety of electroacupuncture with a Picoscope. Acupunct. Med. 26 (3), 133–139.

Toda, K., Suda, H., Ichioka, M., Iriki, A., 1980. Local electrical stimulation: effective needling points for suppressing jaw opening reflex in rat. Pain 9 (2), 199–207.

Tougas, G., Yuan, L.Y., Radamaker, J.W., Chiverton, S.G., et al., 1992. Effect of acupuncture on gastric acid secretion in healthy male volunteers. Dig. Dis. Sci. 37 (10), 1576–1582.

van Heiningen, T.W., 2009. Jean-Baptiste Sarlandière's Mechanical leeches (1817–1825): an early response in the Netherlands to a shortage of leeches. Med. Hist. 53 (2), 253–270.

Vasilakos, D.G., Fyntanidou, B.P., 2011. Electroacupuncture on a patient with pacemaker: a case report. Acupunct. Med. 29 (2), 152–153.

Wan, W.J., Ma, C.Y., Xiong, X.A., Wang, L., et al., 2009. Clinical observation on therapeutic effect of electroacupuncture at Quchi (LI11) for treatment of essential hypertension. Zhongguo Zhen Jiu 29 (5), 349–352.

Wang, H., Tu, Q., Wang, Y.W., Liu, Y.X., et al., 2005a. The role of endogenous opioid peptides in paraventricular nucleus of hypothalamus in the antagonism to myocardial ischemia by electroacupuncture at acupoint "Neiguan" (PC 6). Zhongguo Zhen Jiu 25 (10), 720–724.

Wang, Y., Zhang, Y., Wang, W., Cao, Y., et al., 2005b. Effects of synchronous or asynchronous electroacupuncture stimulation with low versus high frequency on spinal opioid release and tail flick nociception. Exp. Neurol. 192 (1), 156–162.

Wang, P., Yang, H.Y., Hu, Y.E., 2010. Compilation experience of national standard Standardized Manipulation of Acupuncture and Moxibustion, Part II, Electroacupuncture. Zhongguo Zhen Jiu 30 (5), 413–416.

Wang, X.L., Fang, J.L., Zhou, K.H., Wang, Y., et al., 2011. Effect of acupoints with different tissue on electroacupuncture sensation. Zhongguo Zhen Jiu 31 (10), 905–909.

Ward, A., 2006. Biophysical Bases of Electrotherapy, CD-ROM, Elsevier, Oxford. http://web.squ.edu.om/med-Lib/ (accessed 30.04.12).

White, A., 1998. Electroacupuncture and acupuncture analgesia. In: Filshie, J., White, A. (Eds.), Medical Acupuncture: A Western Scientific Approach. Churchill Livingstone, Edinburgh, pp. 153–175.

White, A., 1999. Neurophysiology of acupuncture analgesia. In: Ernst, E., White, A. (Eds.), Acupuncture: A Scientific Appraisal. Butterworth-Heinemann, Oxford, pp. 60–92.

Wu, T., Li, Y., Bian, Z., Liu, G., et al., 2009. Randomized trials published in some Chinese journals: how many are randomized? Trials 10, 46.

Xiong, X., You, C., Feng, Q.C., Yin, T., et al., 2011. Pulse width modulation electro-acupuncture on cardiovascular remodeling and plasma nitric oxide in spontaneously hypertensive rats. Evid. Based Complement. Alternat. Med. 2011, 812160.

Yang, X.M., Yang, H.Y., 2010. Research on compound electroacupuncture waveforms by microcomputer control. Zhongguo Zhen Jiu 30 (4), 343–346.

Yang, J.S., Cui, C.B., Gao, X.Y., Zhu, B., et al., 2009. 44 cases of peripheral facial paralysis treated by the SXDZ-100 nerve and muscle stimulator. J. Tradit. Chin. Med. 29 (3), 182–185.

Yi, Y.Z., Li, S.M., Ruan, J.W., 2011. Analysis case of electrolysis phenomenon caused by electroacupuncture accident. Zhongguo Zhen Jiu 31 (8), 747–748.

Zhang, X.T., 1986. Research on Acupuncture, Moxibustion and Acupuncture Anesthesia. In: Chang, H.T. (Ed.), Science Press, Beijing.

Zhang, W.T., Jin, Z., Cui, G.H., Zhang, K.L., et al., 2003. Relations between brain network activation and analgesic effect induced by low vs. high frequency electrical acupoint stimulation in different subjects: a functional magnetic resonance imaging study. Brain Res. 982 (2), 168–178.

Zheng, W.K., Zhang, J.H., Shang, H.C., 2012. Electro-acupuncture-related adverse events: a systematic review. Med. Acupunct. 24 (2), 77–81.

Zhou, W., Fu, L.W., Tjen-A-Looi, S.C., Li, P., et al., 2005. Afferent mechanisms underlying stimulation modality-related modulation of acupuncture-related cardiovascular responses. J. Appl. Physiol. 98 (3), 872–880.

第十二章　自行针刺

M.Forrester

引言

自行针刺已经应用了几百年。自 1683 年 Willem Ten Rhijne（Carrubba and Bowers，1974）记述了第一例自行针刺以来，在该治疗领域就已经有了自我医疗的现象。虽然自行针刺的报道从文献中已大量消失，但在中国和日本的本土文化中依然存在。本章我们将探讨自行针刺的历史、现状、安全性、培训以及未来可能的发展方向。

定义

在我们开始探讨自行针刺之前，首先应该定义"自行针刺"的含义是什么。自行针刺被写成文字已经有很多次了（Bishop，2008；Campbell and Hopwood，2004；Cummings，2008；Fagan and Staten，2003；Filshie，2006；Filshie et al.，2005；Filshie and Hester，2006；Filshie and Rubens，2011；Foell，2011；Goole，2012；Orpen et al.，2004；Sandberg，2006；Teig et al.，2006），但是，最近才给予了定义（Dyer et al.，2013）。

由于在文献或互联网搜索中无法找到自行针刺的定义，一个同行组成的小组同意将下述的定义作为自行 / 家庭 - 针刺（self-/home-acupuncture，SHA）的定义：

自行针刺或家庭针刺是由患者或患者的针刺伙伴，在经过正规的医疗专业人员的评估和适当的培训之后所实施的针刺。

——Dyer et al.（2013）

历史

While Willem Ten Rhijne(1647-1700)在日本的荷兰东印度公司(1674—1676)做医生时,他目睹了自行针刺随后对此进行了描述(Ten Rhijne,1683)。翻译自拉丁文,写道:"在我被引到去宫廷的旅途中,一名日本天皇的驻军士兵,刚刚幸免于一场大屠杀,他热极了,喝了大量的凉水来解渴。一阵剧痛,但这是一种并未向两侧放射,而仅在胃部的疼痛……在我面前他用下列方法进行针刺治疗……平躺在地上,将针刺入左侧腹部幽门上方的 4 个不同部位……同时他用锤子敲打针具(因为他的皮肤相当坚韧),并且屏住了呼吸。当针被刺入一手指宽深度后,捻转针具的缠绕状针柄。用手指按压针刺的部位。然而,出针后并没有出现出血,只是留下了非常轻微的针刺痕迹。通过这样的操作,疼痛缓解而痊愈,并重获健康"(Carrubba and Bowers,1984)。

当 Louis Berlioz 医生(1776—1848)在 1810 年治疗一位年轻的女患者时,发现自行针刺在130 多年之后又重新出现:

一位 24 岁的年轻人,十分漂亮而迷人,当然是身材苗条、皮肤白皙,由一场严重的惊吓导致其患上了神经性发热已 2 年,……她先前尝试了所有的治疗方法。在第一次针刺过后,她奇迹般地得到了改善。她将针刺入自己的腹壁,收到了极好的尽管是短暂的效果。随后通过进一步地治疗,6 个月后她完全痊愈了(翻译,Anthony Campbell)。

——Tailleux(1986)

在现代两位有影响力的医生开创了自行家庭针刺。Campbell 就职于伦敦皇家顺势疗法医院时,从 1977 年以来他就一直教授自行家庭针刺(Campbell and Hopwood,2004)。在没有介绍资料的情况下,他制定并随后发布了针刺使用的说明书(Campbell,2001)。Filshie已经在癌症医疗领域教授自行家庭针刺长达 30 年,参与了用自行针刺作为癌症相关疲乏(cancer-related fatigue,CRF)的维持治疗的半随机对照试验(Molassiotis et al.,2012,2013),这些患者均是在治疗师传授针刺知识之后进行自行针刺。

Filshie 与 Hester 也制定并发布了一个说明书,大部分以 Campbell 的说明书为基础,尤其是针对癌症患者自我治疗疼痛与热潮红(Filshie and Hester,2006)。其他当代医学针灸师在许多领域,如慢性肌肉骨骼痛等应用并促进了自行家庭针刺。

应用自行家庭针刺的报道列举在表 12.1 中。

表 12.1 文献中报道的自行家庭针刺的应用		
系统	**疾病**	**参考文献**
全身症状	癌因性疲乏	Molassiotis et al.(2013)
	化疗引起的恶心	Adler and Hansen(2012)
	慢性疼痛	Teig et al.(2006)
	癌痛	Filshie and Hester(2006)
	术后或化疗引起的恶心呕吐	Filshie and Hester(2006)
	癌症患者的血管运动症状	Filshie et al.(2005)及 Filshie and Hester(2006)

续表

系统	疾病	参考文献
	失眠	Filshie and Hester(2006)
	疼痛	Orpen et al.(2004)
	他莫昔芬引起的血管运动症状	Towlerton et al.(1999)
	口干	Cheville and Basford(2006)
	花粉热	Fagan and Staten(2003)
耳鼻喉	美尼尔氏病	Fagan and Staten(2003)
	良性体位性眩晕	Fagan and Staten(2003)
呼吸系统	癌因性呼吸困难	Filshie and Hester(2006)
	慢阻肺疾病相关性呼吸困难	Filshie and Hester(2006)
胃肠系统	Oddi 括约肌功能障碍	Walter and Curtis(2013)
	放射性直肠炎	Filshie and Hester(2006)
	克罗恩病	Fagan and Staten(2003)
	溃疡性结肠炎	Campbell and Hopwood(2004)
泌尿生殖系统	痛经	Fagan and Staten(2003)
	逼尿肌不稳定	Fagan and Staten(2003)
肌肉骨骼系统	术后面痛	Dyer et al.(2013)
	手和膝的骨性关节炎	Fagan and Staten(2003)
	颈椎病	Fagan and Staten(2003)
	书写痉挛	Fagan and Staten(2003)
	髌股骨性关节炎	Fagan and Staten(2003)
	肱骨外上髁炎	Fagan and Staten(2003)
	拇指掌指关节骨关节炎	Fagan and Staten(2003)
	跟腱炎	Fagan and Staten(2003)
	肩袖损伤	Fagan and Staten(2003)
	肩峰下滑囊炎	Fagan and Staten(2003)
	术后颈部疼痛	Forrester(2005)
	背痛	Ewart(1972)
皮肤	溃疡	Filshie and Hester(2006)
神经系统	多发性硬化	Foell(2011)
	偏头痛	Fagan and Staten(2003)
	带状疱疹后遗神经痛	Fagan and Staten(2003)
精神病	蓄意自伤	Davies et al.(2011)

作者的经验

2002 年,在与一名令人难忘的患者(BB)讨论他在家中持续应用电针的可能性之后,作者开始对自行家庭针刺感兴趣,患者的妻子是一名退休的护士,他的电针治疗由妻子提供。2000 年,BB 因为颈椎神经根病变而行广泛的颈部手术,由于 C_8 神经根受压,在 C_7~T_1 进行了颈椎前路融合术。不幸的是,他遗留下了严重的残余痛。用电针在其 C_3~C_7 椎旁穴治疗,在连续治疗到7~15天时,疼痛得到了控制。电针治疗后,他"疼痛几乎完全缓解"。逻辑上讲,BB 需要的是每个疗程 7~15 天的电针治疗。但在标准的医院卫生服务的针刺临床资源范围内几乎是不可能的。那么,自行家庭针刺能作为满足需求的一种管理方法来应用吗(Teig et al.,2006)?

作者和BB为科学年会[英国医学针刺学会(British Medical Acupuncture Society,BMAS)(Forrester,2005)]准备了一张海报,针对任何一个关注自行家庭针刺的人应该考虑的话题,提出问题并激发对该问题的辩论(表 12.2)。

对于他们的回答进行评价,那次与会的大部分代表似乎太过担忧,以至于不接受自行家庭针刺的概念。不过,这项与BB的工作帮助了我自己和疼痛诊所,当时我正使用针刺作为慢性疼痛的管理,并写了一本临床指南(Priddle and Forrester,2007),由于在介绍任何新方法进入医院之前这都是必要的。

从那时开始,针刺行业对待自行家庭针刺的态度显然变得更加积极。

表 12.2 关于自行家庭针刺询问的问题	
患者选择	这种疾病适合自行针刺治疗吗?
	是有些患者比其他患者更适合教授自行针刺吗?
	患者应该被教授电针吗?
训练	安全的自行针刺的培训和监管的合适水平是什么?
	我们教授哪些针刺穴位和针刺类型才是安全的?
	我们教给患者或患者的亲属或照顾者有限的针刺治疗是安全的吗?
	如果患者不能进行自我治疗,有能做此事的其他某个人吗?
	他们进行自我治疗的频率应该是多少?
提供服务与随访	他们被随访应该多久一次?
	应该多久对他们或者他们亲属的操作进行监测或评估一次?
补充问题	自行针刺能使接受者达到了控制他们的疾病吗?
	自行针刺会剥夺治疗师的权利吗?
	将自行针刺引入到卫生服务应该被视为一种有意义的服务发展而被鼓励吗?
	关于自行家庭针刺发布的指南全面吗?

文献

有关提及或正式研究自行家庭针刺的文献有限。在 Willem Ten Rhijne 于 1683 年(Ten

Rhijne,1683）报道之后,没有发现进一步的参考文献,直到 Louiss Moss 描述了针刺自己的背部并发表在 *The Healing Needles*（治疗针）上（Ewart,1972）。Moss 和 Felix Mann 是同时代的人,也是医学针刺的先驱。

在 20 世纪 80 年代,Umeh（1988）写了一篇关于在耳部用半永久性针具针刺以及在尼日利亚的可接受度的文章。患者自己刺激他们的半永久性耳针,但文中并未明确提到他们是否也将针具自行刺入。

十年后,Campbell 在医学针刺（Filshie and White,1998,p.29）的一章中描述了自行针刺,提及其在患者中的使用,患者反应自行针刺"在很短的时间内……但是……获得了非常好的缓解"。Campbell 强调了患者和针刺位置选择的重要性。他提到太冲和下腹部（尽管对很瘦的人而言不安全）对患者而言是易于操作的部位,同样对培训其某一亲属来完成针刺也具有可能性。在 Filshie 部门工作的 Towlerton 等（1999）报道了一项新方法,即在最初的标准针刺课程之后,教给 12 名患有他莫西芬引起的血管运动症状的女性,在三阴交用半永久性（Acumedic）针具自行治疗。教会她们每 10~13 天更换半永久性针具。治疗持续了 4~36 个月（平均 13 个月）。除了两名女性无法忍受这种针刺方法外,其余均能很好地长期坚持这种针刺,12 例中有 8 例患者的症状完全或显著减轻。

Campbell（2001）在《针刺实践》一书中对他先前的工作进行了扩展,用一整章来介绍"针刺的自我治疗"。同年,Filshie 制作了自行针刺的工具包,普遍用于门诊的癌症医疗,以控制抗雌激素治疗引起的潮热症状。有用法说明书,并对皮肤清洁和安全的锐器处置都进行了介绍。

Fagan 和 Staten（2003）发表了在初级医疗中应用自行针刺的一项广泛性核查。他们建议手三里、合谷、中渚、太冲、血海、风市和昆仑作为自行家庭针刺可能有用的穴位。作为一个附录（p.31）发布,给患者的一个建议清单,包括:自行针刺的一般建议,锐器的处置,医疗电话联系信息,以及有关自行家庭针刺常规要求做到的和不应该做的事情。

随后,Orpen 等（2004）探讨了在二级医疗疼痛门诊设置中的自行家庭针刺,通过审核解决这样一个问题,即自行家庭针刺是否是一种能满足不断增长需求的安全方法。由于"对安全性和风险的担忧",常规针刺服务的扩展,以及其他中心缺乏自行家庭针刺的经验,业已建立的自行家庭针刺服务已经被撤销。但是,随着对针刺需求的不断增长,作者再次认为自行家庭针刺可作为一种满足患者需求的可行方法,但关于安全实践、患者选择、培训、监管、材料的供应、提供信息以及潜在的医学法律问题仍旧需要被解决。这篇文章引起了两家对自行家庭针刺持有相反观点的针刺权威机构的争论（Campbell and Hopwood,2004）。Campbell 发现在教给患者用毫针刺入解剖上安全的区域这点上是没有异议的。另一方面,Hopwood 坚决认为风险太高,有很好的选择来替代自行家庭针刺,而患者 - 治疗师的关系是极其重要的。

Filshie 等（2005）报道了一项在 194 例癌症患者中应用自行针刺治疗潮热的较大样本检测,治疗时间长达 6 年。提出了一种治疗方案,包括针刺的次数和半永久性图钉。作者得出结论:"这种治疗的副作用发生率很低,并且可能是目前非药物治疗中最安全的方式"（Filshie et al.,2005,p.178）。

Cheville 和 Basford（2006）,在一项关于口干的小样本研究（n=57）中,显示了如何轻松地和成功地教会其配偶（33）、父母（6）、兄弟姐妹（5）、朋友（2）甚至是子女（11）学会自行家庭针刺。也在同年,Teig 等（2006）在一家二级医疗的疼痛门诊中进行的一项检测中,观察了自行家庭针刺治疗慢性肌肉骨骼疼痛。检测结果提示,自行家庭针刺是有效的,且能改善患者的生活质量。安全性可能取决于患者的选择和良好的培训。自行家庭针刺可被视为在减少门诊候诊名单以及患者的预约时间方面是一个有潜力的方法。

Filshie 和 Hester(2006)发表了第一个为癌症患者提供针刺治疗的指南。包括用自行家庭针刺治疗疼痛和热潮红的指南和患者使用说明,大体上基于 Campbell 的建议(Campbell and Hopwood,2004)。主要教给的穴位是三阴交、太冲和颊车,可能还会包括在身体上添加一些其他部位,如果"认为患者能充分负责地去执行它,并且这些穴位位置不会对患者造成任何严重的伤害"。同年,Filshie 根据自己的临床经验(Edwards,2006),建议进一步观察自行家庭针刺与针刺对膀胱功能失调管理的关系。2007 年,本文作者发表了一个更加正规的临床指南(Priddle and Forrester)。

2008 年,关于自行家庭针刺的争论又在两个专业团体之间再次展开:英国医学针刺学会(BMAS)主要代表了受过医学专业培训而且从事针刺医疗的专业人员,而英国针刺委员会(British Acupuncture Council,BAcC)主要代表了未经额外的西医学培训的针刺师。Cummings(2008)说没有正式的 BMAS 管理自行家庭针刺的政策,以及解释自行家庭针刺使用的基本原理,也就是特定的适应证如症状控制(Filshie et al.,2005),即使它看起来对个体患者最有利,并且可以在适当的安全考虑下给予教授和提供(Campbell and Hopwood,2004)。英国针刺委员会的代表 Bishop 表述了一个困境:传统的培训似乎认为,建议患者自行针刺是不可思议的。有一些疾病通过实践也获得了英国针刺协会一定程度上的接受,也就是那些情况"特殊和控制良好"的疾病(Bishop,2008,p.52)。Bishop 说拒绝一个患者从自行家庭针刺中获得疼痛缓解将是不合理和苛刻的。

中断 3 年后,Filshie 和 Rubens(2011)重温了自行家庭针刺作为姑息医疗的文献。人们一致认为安全性是最重要的问题,随着患者从每次治疗中受益的程度持续下降,继续无限期地提供"追加"治疗是很重要的。这些问题通过各种方法已被克服,包括教给伴有热潮红的患者自行家庭针刺,依照患者的具体要求来进行个性化制定以适应他们的生活方式。Foell(2011)建议,当治疗慢性神经疾病、多发性硬化患者的症状时,自行家庭针刺加电针可作为一种"帮助那些你无法帮助的人"的方法。自行家庭针刺已被作为一种帮助那些蓄意自残的患者的治疗方案进行研究,显示出了巨大的成功(Davies et al.,2011)。

Adler 和 Hansen(2012)发布的海报显示,在患者的化疗疗程周期内,可以被教会他们在内关穴安全地使用自行家庭针刺治疗。一些证据表明,内关刺激的镇吐作用可以持续大约 8 小时。但大部分患者与经过专业培训的针灸师相比,并不能像他们操作能获得如此长的镇吐时间间隔。自行家庭针刺似乎可以减轻恶心的严重程度,并减少镇吐药物的使用。以肿瘤为主题,Molassiotis 等(2012,2013)针对乳腺癌患者化疗后出现的癌症相关性疲劳(CRF)进行了自行家庭针刺的研究,这也是该领域中第一个大型随机对照试验。他们发现自行家庭针刺对癌因性疲乏患者是易接受的、可行的和安全的维持性治疗,结果显示在减轻疲乏症状方面与非针刺组相比无显著性差异。

安全性

安全性是医疗实践中重中之重的问题,包括自行家庭针刺(Filshie and Rubens,2011;

Fagan and Staten,2003；Campbell and Hopwood,2004）。Hopwood（Campbell and Hopwood,2004）指出存在肝炎传播的风险,试验的患者,有一例裸露癣患者自行家庭针刺导致了损伤,另一例则导致了死亡（Schiff,1965），当自行家庭针刺存在危险因素时不鼓励使用。

对于一个自行针刺者而言,家庭针刺损伤导致的血源性感染的传播风险是非常小的,这也具有争论性（Butsashvili et al.,2011；Jason,2013；Kim and Lee,2013），而事实上也一直没有相关报道（White,2004b）。多年以来,人们已对针刺进行了实验（众所周知的多斑马鱼）（Keogh et al.,1988；Unruh et al.,2012），也用缝纫针（Schiff,1965）和针刺用针具来进行实验（Roy,1974）。甚至在日本自行针刺是法律禁止的,有 5 例（总数的 20%）颈髓与延髓损伤的案例被归咎于自行针刺（Miyamoto et al.,2010）。没有证据支持教授自行家庭针刺来鼓励患者进行自身针刺试验的这种观点。在一个受监管的医疗专业人员指导下,没有与自行家庭针刺相关的严重不良事件的主要案例报道:所有受损伤和死亡的案例,都是在自行家庭针刺没有受监督的情况下发生的,因而用这些案例来作为对自行家庭针刺潜在风险的争议是无益的。Campbell（Campbell and Hopwood,2004）也确实描述了一例在太冲穴发生断针,不得不在全身麻醉下移除。这个意外事故的发生与社会环境因素（译者注:环境因素指操作者、针具等问题）相关,而非由自行家庭针刺方法本身所致。该患者正在针刺太冲,这时有人突然跳到沙发上,将他抛向空中。

即便是专业的针灸师也有过伤害到自己的报道:“仅有的一个案例,在自行治疗中导致脊髓损伤,而患者本人就是一名有执照的针灸师”（Yamashita et al.,2001）。Schiff（1965）报道了一例关于自行针刺导致死亡的案例,据说其本人曾经是一名针灸师;令人关注的是她用的是缝纫针而不是用针刺针具来治疗自己的疾病。关于在胸部自行针刺问题,Cummings（2008）写道:在任何情况下我都不能想象这种方法可被推荐用于自行治疗。

临床经验强有力地证明,认真地培训他们执行有限的易重复的治疗作业,患者和 / 或他们的照顾者也能够像一些针灸师一样地进行熟练的针刺。

表 12.3 罗列了可减少自行家庭针刺一般风险的举措。

表 12.3 良好实施自体家庭针刺的基本原则

项目	参考文献
患者的选择	
确保患者及其亲人或同伴足够胜任和可靠	Campbell and Hopwood（2004）
确保患者适合于自身 / 照顾者来针刺而没有排斥他们的情况	Gratz（2001），Rossi et al.（1999），Tveskov and Angelo-Nielsen（1993），Talmar et al.（2006）和 White（2004a）
设置	
保证治疗环境是安全的	Campbell and Hopwood（2004）和 White（2004a）
减少风险	
讨论有监管的自我治疗益处	Yamashita et al.（2001）
确保针刺部位在解剖学上是安全的	Campbell and Hopwood（2004）和 Peuker（2004）
避免（解剖上）“禁刺穴”,如乳头或脐	Peuker et al.（1999）
治疗“低风险”,易触及的区域	Teig et al.（2006）

续表

项目	参考文献
强调针刺深度的重要性	Lee et al.(2005),Peuker(2004),Stack(1975),White (2004a)和 Willims(1991)
确保单用一次性针具的使用	Hayhoe et al.(2002)
细针断裂风险性增加的讨论	Hayhoe et al.(2002)
讨论导向套管的使用	Kobayashi et al.(2010)
自行针刺的针灸师如同其他患者一样都应该遵循同样的建议来避免风险	Yamashita et al.(2001)
专业活动	
有助于安全性的解剖知识	Rampes and James(1995)和 White(2004a)
具备解剖学工作知识并定期温习解剖学作为严格培训课程的一部分,规范和持续的专业发展(CPD)	Peuker and Cummings(2003),Peuker et al.(1999)和 White(2004a)
确保在初级和二级医疗中的所有医护人员之间的交流	Priddle and Forrester(2007)
并发症的处理	
讨论如何处理偶发的断针	Campbell and Hopwood(2004);Murata et al.(1990); Rampes and James(1995);Yamashita et al.(2001)
禁忌证和注意事项	
安全处置针具的安排	Filshie(2003),Priddle and Forrester(2007) 和 White (2004a)
讨论对症状和/或疗效变化反馈的需要	Campbell(2001)
孕期中可能要特别注意的事项	Forrester(2003),Smith et al.(2002)和 White(2004a)
糖尿病患者和免疫功能不全或正在使用抗凝药物的患者的特殊注意事项	Shah et al.(2002)和 White(2004a) White(2004a) Smith et al.(1986)和 White(2004a)
讨论电针的特殊注意事项	Murata et al.(1990),White(2004a)和 Cummings(2011)

培训

　　总的来说,患者以及他们的照顾者学会有效的自行家庭针刺技术是很快的。大部分人在 2 次或 3 次的培训课程中将能掌握针刺操作技术和穴位定位(Cheville and Basford, 2006),有些人只需要一次培训课程就能进行安全地针刺。这些学习自行家庭针刺的学员通常是医疗工作者,或之前有过针刺使用的经历,以及在美容疗法中应用过注射法或电解术(Dyer et al.,2013)。患者可以使用他们的移动电话拍摄针刺的位置,有助于以后的针刺实践。

　　针刺组织机构也应该在讨论自行家庭针刺的定义问题,制定自行家庭针刺实践指南共识,以及未来研究问题上发挥一定作用。Haas 等(2013)从一个慢性病的角度得出结论,"证据表明为文件编制制定标准化的流程,培训卫生专业人员合理地记录文件,以及使用依据当代实践指南的结构化和标准化形式,将能够改善文件编制,并最终可能会改善医疗质量"。同样的结论也适用于自行家庭针刺的实践。

节省费用

在一个标准的公共医疗卫生服务设置中,自行家庭针刺能减少在长期病变管理中的服务花费,因为这样能减少患者去看门诊,不论是在初级医疗还是二级医疗中,因此而提升了其服务能力。

在支付医疗部门费用方面,因为门诊就诊减少,自行家庭针刺将会减少治疗师的收益,但对患者而言预约的次数更少,减少了旅途时间及歇假时间,也会降低患者的费用,这可抵消自行家庭针刺设备的费用(针具、锐器盒、电针仪)。在大部分实践(Dyer et al.,2013;Walter and Curtis,2013)中,患者都更希望在他们持续地进行自行家庭针刺时为自己购买设备。

正如 Molassiotis(2013)所说,"关注减少花费和尽量减少不必要的访问治疗师及其治疗,这在医疗卫生系统中更有经济意义"。

有效性

自行家庭针刺可能仅仅是一个精心的治疗仪式"通过患者或患者的针刺伙伴来完成"(Dyer et al.,2013),但它可能具有极大的治疗效应(Dyer et al.,2013;Walter and Curtis,2013),也许就像治疗师用针刺一样以同样的方式,包括通过神经生物学机制来调节症状(Kaptchuk,2011)。

临床经验表明,自行家庭针刺在很多情况下和治疗师实施的针刺一样有效。当患者或他们的照顾者实施针刺,而不是针刺治疗师治疗之时,他们似乎也并没有感觉到治疗效果有任何下降(Dyer et al.,2013;Walter and Curtis,2013)。在针刺中治疗关系是重要而强有力的,在进行自行家庭针刺时也同样如此,事实上可以认为通过授权给患者或他们的照顾者,治疗关系在此过程中会不断得到增进。

持续管理

Campbell(Campbell and Hopwood,2004)结合自己的经验谈到,一些患者发现自行家庭针刺并不像治疗师的效果一样好,也会返回来偶尔追加一次治疗。他推测可能医生会有一些额外的贡献(Campbell,2000)。Hopwood 强调治疗灵活性的缺乏:"如果在每一次都使用同样的穴位治疗,这是低劣针刺的象征(p.143)",同时也强调针灸师和患者之间的治疗关系以及治疗师熟练的治疗手法都具有重要性,就像安全性一样是必要的。Filshie(个人交流)赞同一些临床治疗,如每个月 3 次可能是使治疗效果最大化所需的,或许应允许一个更高的针刺治疗剂量。另外,对于不容易掌握的穴位治疗或需要有特殊注意事项的针刺区域如胸壁,临床随访可能是必要的。

为了减少定期门诊或者家庭医生(GP)随访的需求,随访可以用短信、email、Face Time/

Skype（视频通话）（Walter and Curtis，2013），使用要注意安全性，应适合于临床环境，或者通过邮局通讯。可以以类似于国家癌症存活倡议的方式来协调同侪团体的支持（National Cancer Survivorship Initiative，2013）。

法律方面

一些治疗师已经注意到，在自行家庭针刺方面他们的医疗防御机构可能保护不了他们。情况似乎是"从业针灸师的主流观点"构成了自行针刺的行为准则，事实上患者／他们的照顾者在自行家庭针刺中已得到了充分的培训，也显示出了具有医疗责任感。保持良好的记录和留存适当的医疗程序协议，也将成为最好的做法（Campbell and Hopwood，2004）。

在某些情况下，针灸师需要查阅他们专业团体有关许可教授患者自行针刺技术的职业行为守则，这对于损失补偿的保险范围可能是必要的。

结语

自行家庭针刺可能仅仅是一种具有极大治疗效应的精心的治疗仪式，或许也包括与治疗师实施的针刺一样以同样的方式，即通过神经生物学机制来调节症状。自行家庭针刺对患者和许多针灸师而言似乎是安全而易接受的。在许多领域，如癌症存活者、慢性疼痛自我管理、精神卫生、姑息医疗和功能障碍，都存在着巨大的尚未满足的针刺需求，这可通过自我医疗这种方式来满足需求。

基于那些已经发表的文献，应该为不同个体情况制定正规的指南。对于教授者和患者／照顾者两方面而言，监管和支持都是需要的。用适当的共识性指南，这些可以就地安排。自行家庭针刺的使用被一些障碍因素所困扰，例如风险，能通过一种明智的方法管理，以及偏见和利益冲突。如果这些问题都能被克服，自行家庭针刺能够成为常规的针刺实践，毫无疑问这将对于我们的患者是最有利的事情。

（郝汇睿 译，杜元灏 审校）

参考文献

Adler, Z., Hansen, P., 2012. P02.69. Self administered acupuncture for treatment of chemotherapy associated nausea: a pilot study. BMC Complement. Altern. Med. 12 (Suppl. 1), 125.

Bishop, R., 2008. Self-acupuncture: a British acupuncture council position. J. Acupunct. Assoc. Chartered Phys. (Spring), 51–52.

British Acupuncture Council, 2013. Self-needling for migraine. http://www.acupuncture.org.uk/public-content/public-ask-an-expert/ask-an-expert-neuro-and-psycho-logical/ask-an-expert-headache/self-needling-for-migraine.html (accessed 21.11.13).

Butsashvili, M., Kamkamidze, G., Kajaia, M., Kandelaki, G., Zhorzholadze, N., 2011. Circumstances surrounding the community needle-stick injuries in Georgia. J. Community Health 36, 1050–1052. http://dx.doi.org/10.1007/s10900-011-9408-0.

Campbell, A., 2000. Acupuncture, touch, and the placebo response. Complement. Ther. Med. 8 (1), 43–46.

Campbell, A., 2001. Acupuncture in practice: beyond points and meridians. Butterworth-Heinemann, Oxford.

Campbell, A., Hopwood, V., 2004. Debate – patients should be encouraged to treat themselves. Acupunct. Med. 22 (3), 141–145.

Carrubba, R.W., Bowers, J.Z., 1974. The Western World's first detailed treatise on acupuncture: Willem Ten Rhijne's *De acupunctura*. J. Hist. Med. Allied Sci. 29, 371–398.

Cheville, A.M., Basford, J.R., 2006. Home-based acupuncture: a study in xerostomia. Focus. Altern. Complement. Ther. 11 (S1), 10.

Cummings, M., 2008. Self-acupuncture: a British medical acupuncture society position. J. Acupunct. Assoc. Chartered Phys. (Spring), 47–49.

Cummings, M., 2011. Safety aspects of electroacupuncture. Acupunct. Med. 29 (2), 83–85.

Davies, S., Bell, D., Irvine, F., Tranter, R., 2011. Self-administered acupuncture as an alternative to deliberate self-harm: a feasibility study. J. Personal. Disord. 26 (6), 741–754.

Dyer, L., Venton, K., Forrester, M., 2013. Home electroacupuncture for persistent postsurgical pain: a patient's report. Acupunct. Med. 31 (4), 425–429. http://dx.doi.org/10.1136/acupmed-2013-010421.

Edwards, J., 2006. Acupuncture for bladder disorders: Jackie Filshie. Point 22, 5–6.

Ewart, C., 1972. The Healing Needles, the Story of Acupuncture and Its Pioneer Practitioner Dr. Louis Moss. Elm Tree books, London.

Fagan, N., Staten, P., 2003. An audit of self-acupuncture in primary care. Acupunct. Med. 21 (1–2), 28–31.

Filshie J., 2001. Safety aspects of acupuncture in palliative care. Acupunct. Med. 19 (2), 117–22.

Filshie, J., 2003. Editors comment (p. 30) in: Fagan, N., Staten, P., 2003. An audit of self-acupuncture in primary care. Acupunct. Med. 21 (1–2), 28–31.

Filshie, J., 2006. Author's response: the dose of acupuncture. Acupunct. Med. 24 (2), 94–95.

Filshie, J., Hester, J., 2006. Guidelines for providing acupuncture treatment for cancer patients – a peer-reviewed sample policy document. Acupunct. Med. 24, 172–182.

Filshie, J., Rubens, C., 2011. Acupuncture in palliative care. Acupunct. Med. 29 (3), 166–167.

Filshie, J., White, A., 1998. Medical Acupuncture: A Western Scientific Approach. Churchill-Livingstone, Edinburgh.

Filshie, J., Bolton, T., Browne, D., Ashley, S., 2005. Acupuncture and self acupuncture for long-term treatment of vasomotor symptoms in cancer patients – audit and treatment algorithm. Acupunct. Med. 23 (4), 171–180.

Foell, J., 2011. Does acupuncture help in helping the ones you cannot help? The role of acupuncture in facilitating adaptive processes. Acupunct. Med. 29 (1), 61–64.

Forrester, M., 2003. Low back pain in pregnancy. Acupunct. Med. 21 (1–2), 36–41.

Forrester, M., 2005. Self acupuncture: self harm or self heal. In: Poster presented at The British Medical Acupuncture Society Autumn Scientific Meeting, Leeds.

Google: search terms "self acupuncture", 2012. http://www.google.co.uk/search?q=%22definition+of+self+acupuncture%22&hl=en&source=hp&gbv=2&gs_sm=e&gs_upl=22031l22341l0l12672l30l30l0l12l4l0l484l3517l2.10.4.1.1l1810&oq=%22definition+of+self+acupuncture%22&aq=f&aqi=&aql (accessed 18.01.12).

Gratz, K.L., 2001. Measurement of deliberate self-harm: preliminary data on the deliberate self-harm inventory. J. Psychopathol. Behav. Assess. 23 (4), 253–263.

Haas, L., Maryniuk, M., Beck, J., Cox, C.E., Duker, P., Edwards, L., Youssef, G., 2013. National standards for diabetes self-management education and support. Diabetes Care 36 (Suppl. 1), S100–S108.

Hayhoe, S., McCrossan, M., Smith, A., Ellis, D., Croft, S., Mei, M.F., 2002. Single-use acupuncture needles: scanning electron-microscopy of needle-tips. Acupunct. Med. 20 (1), 11–18.

Jason, J., 2013. Community-acquired, non-occupational needlestick injuries treated in US Emergency Departments. J. Public Health (Oxf) 35 (3), 422–430. http://dx.doi.org/10.1093/pubmed/fdt033.

Kaptchuk, T.J., 2011. Placebo studies and ritual theory: a comparative analysis of Navajo, acupuncture and biomedical healing. Philos. Trans. R. Soc. Lond. B Biol. Sci. 366, 1849–1858.

Keogh, B.E., Oakley, C.M., Taylor, K.M., 1988. Chronic constrictive pericarditis caused by self-mutilation with sewing needles. A case report and review of published reports. Br. Heart J. 59, 77–80.

Kim, T.-H., Lee, M.S., 2013. Is acupuncture a risk factor for hepatitis C virus infection? Acupunct. Med. 31 (4), 452–453. http://dx.doi.org/10.1136/acupmed-2013-010429.

Kobayashi, A., Uefuji, M., Yasumo, W., 2010. History and progress of Japanese acupuncture. Evid. Based Complement. Alternat. Med. 7 (3), 359–365. http://dx.doi.org/10.1093/ecam/nem155.

Lee, W.M., Leung, H.B., Wong, W.C., 2005. Iatrogenic bilateral pneumothorax rising from acupuncture: a case report. J. Orthop. Surg. 13 (3), 300–302.

Miyamoto, S., Ide, T., Takemura, N., 2010. Risks and causes of cervical cord and medulla oblongata injuries due to acupuncture. World Neurosurg. 73 (6), 735–741.

Molassiotis, A., 2013. Managing cancer-related fatigue with acupuncture: is it all good news for patients? Acupunct. Med. 31, 3–4.

Molassiotis, A., Bardy, J., Finnegan-John, J., Mackereth, P., Ryder, W.D., Filshie, J., Ream, E., Eaton, D., Richardson, A., 2012. Acupuncture for cancer-related fatigue in patients with breast cancer: a pragmatic randomized controlled trial. J. Clin. Oncol. 30, 4470–4476.

Molassiotis, A., Bardy, J., Finnegan-John, J., Mackereth, P., Ryder, W.D., Filshie, J., Ream, E., Eaton, D.,

Richardson, A., 2013. A randomized, controlled trial of acupuncture self-needling as maintenance therapy for cancer-related fatigue after therapist-delivered acupuncture. Ann. Oncol. 24 (6), 1645–1652.

Murata, K., Nishio, A., Nishikawa, M., Ohinata, Y., Sakaguchi, M., Nishimura, S., 1990. Subarachnoid hemorrhage and spinal root injury caused by acupuncture needle – case report. Neurol. Med. Chir. (Tokyo) 30, 956–959.

National Cancer Survivorship Initiative, 2013. http://www.ncsi.org.uk (accessed 21.11.13).

Orpen, M., Harvey, G., Millard, J., 2004. A survey of the use of self-acupuncture in pain clinics – a safe way to meet increasing demand? Acupunct. Med. 22 (3), 137–140.

Peuker, E., 2004. Case report of tension pneumothorax related to acupuncture. Acupunct. Med. 22 (1), 40–43.

Peuker, E., Cummings, M., 2003. Anatomy for the acupuncturist – facts & fiction 1: the head and neck region. Acupunct. Med. 21 (1–2), 2–8.

Peuker, E.T., Grönemeyer, D.H., 2001. Risk information and informed consent in acupuncture – a proposal from Germany. Acupunct. Med. 19 (2), 137–141.

Peuker, E., White, A., Ernst, E., Pera, F., Filler, T.J., 1999. Traumatic complication of acupuncture. Therapists need to know human anatomy. Arch. Fam. Med. 8 (6), 553–558.

Priddle, S., Forrester, M., 2007. Clinical Guideline: Pain Management Service. Home Acupuncture for Patients with Persistent Pain Provided by Self or Significant Other. Taunton & Somerset Foundation Trust, Taunton.

Rampes, H., James, R., 1995. Complications of acupuncture. Acupunct. Med. 13 (1), 26–33.

Rossi, M.A., Daniel, G., Alvarenga, M.D., Rovana, S., Agrizzi, M.D., 1999. Sewing needle transfixing the posterior wall of the left ventricle causes death. Circulation 99, 843–844.

Roy, J.B., 1974. Acupuncture needle in bladder. Urology 4 (5), 584.

Sandberg, M., 2006. Acupuncture procedures must be accurately described. Acupunct. Med. 24 (2), 91–94.

Schiff, A.F., 1965. A fatality due to acupuncture. Med. Times (London) 93, 630–631.

Shah, N., Hing, C., Tucker, K., Crawford, R., 2002. Infected compartment syndrome after acupuncture. Acupunct. Med. 20 (2–3), 105–106.

Smith, D.L., Walczyk, M.H., Campbell, S., 1986. Acupuncture needle induced compartment syndrome. West. J. Med. 144 (4), 478–479.

Smith, C., Crowther, C., Beilby, J., 2002. Pregnancy outcome following women's participation in a randomised controlled trial of acupuncture to treat nausea and vomiting in early pregnancy. Complement. Ther. Med. 10 (2), 78–83.

Stack, B.H., 1975. Letter: pneumothorax associated with acupuncture. Br. Med. J. 1, 96.

Tailleux, P., 1986. Louis Berlioz, pionnier de l'acupuncture. Hist. Sci. Med. 20 (4), 145–151.

Talmar, S., Subramaniam, K.G., Subramanian, A., Kothari, S.S., Kumar, A.S., 2006. Sewing needle in the heart. Asian Cardiovasc. Thorac. Ann. 14, 63–65.

Teig, S., Peacock, S., Stevens, L., Tordoff, K., Maguire, E., Watson, P., 2006. An audit of self acupuncture for chronic musculoskeletal pain. Acupunct. Med. 24 (2), 80–86.

Ten Rhijne, W., 1683. Dissertatio de Arthritide, Mantissa Schenatica de Acupunctura, Orationes Tres de Chymiae Etbotanicae Antiquitate et Dignitate, de Physiognomia, et de Monstris, second ed. The Hague, London. Leipzig, 1690.

Towlerton, G., Filshie, J., O'Brien, M., Duncan, A., 1999. Acupuncture in the control of vasomotor symptoms caused by tamoxifen. Palliat. Med. 13, 445.

Tveskov, C., Angelo-Nielsen, K., 1993. Late cardiac tamponade after self-injury with a needle. Eur. Heart J. 14, 1578.

Umeh, B., 1988. Ear acupuncture using semi-permanent needles: acceptability, prospects and problems in Nigeria. Am. J. Chin. Med. 16, 67–70.

Unruh, B.T., Nejad, S.H., Stern, T.W., Stern, T.A., 2012. Insertion of foreign bodies (polyembolokoilamania): underpinnings and management strategies. Prim. Care Companion CNS Disord. 14 (1), http://dx.doi.org/10.4088/PCC.11f01192.

Walter, W., Curtis, H.C., 2013. Self-administered electroacupuncture provides symptomatic relief in a patient with sphincter of Oddi dysfunction: a patient's report. Acupunct. Med. 31 (4), 430–434. http://dx.doi.org/10.1136/acupmed-2013-010437.

White, A., 2004a. A cumulative review of the range and incidence of significant adverse events associated with acupuncture. Acupunct. Med. 22 (3), 122–133.

White, A., 2004b. Towards greater safety in acupuncture practice – a systems approach. Acupunct. Med. 22 (1), 34–39.

White, A., Cummings, M., Hopwood, V., MacPherson, H., 2001. Informed consent for acupuncture – an information developed by consensus. Acupunct. Med. 19 (2), 123–129.

Willims, D., 1991. Possible complications of acupuncture. West. J. Med. 154 (6), 736–737.

Yamashita, H., Tsukayama, H., White, A.R., Tanno, Y., Sugishita, C., Ernst, E., 2001. Systematic review of adverse events following acupuncture: the Japanese literature. Complement. Ther. Med. 9 (2), 98–104.

第十三章　针刺在健康服务中的融合

S.Hayhoe　■　A.White and Contributors

本章纲目

引言

本章将介绍几个针刺融入常规卫生保健的例子,这里不论针刺是作为日常医疗的一部分,还是在专门的门诊中应用(为了方便,在这两种情况下都使用"门诊"来描述)。这些例子的选择仅仅是出于方便,在不同的国家、专业和环境下,还存在许多其他一些门诊。本章的目的之一是强调在卫生保健中,针刺门诊的经验是如何对针刺有效性总体证据基础有所贡献。针刺门诊通常是由信服针刺会对患者有益处的拥护者所建立,他们满腔热情地实现着他们的愿景,有时还必须克服一定程度上的异议。在他们获得广泛的接受之前,这是卫生保健中对待一个新方法常见的事情。关于针刺益处的个人报道通过社交网络传播,从而能建立起门诊的好声誉,因此,针刺门诊得以持续生存和扩展。有时甚至这种需求势不可挡。个体诊所的统计数据对于更正规的证据具有补充作用(如:Ross,2001;Blossfeldt,2004;Day and Kingsbury-Smith,2004;Freedman,2002;Harborow and Ogden,2004;Rosted et al.,2006)。

"基于医学的证据……将最好的外部证据与个人临床专业知识及患者的选择结合在一起"。

(Sackett et al.,1996)

源自结合应用针刺的门诊,在实践中取得成功结果的证据,可能在形式上仅仅被归类为奇闻和观察结果,但是,它在更高水平上对于更多理论上的临床研究具有增强和补充作用。因此,对于肌肉骨骼医学,从 Meta 分析中所纳入的 29 篇高质量的随机对照试验得出的强证据表明,对于多种疼痛病变针刺的疗效优于假治疗组(Vickers et al.,2012),对保守治疗膝关节骨性关节炎的严格网络 Meta 分析,纳入 25 项针刺试验,结果表明针刺是最有效的疗法之一(Corbett et al.,2013)。这些正规的研究最终证实并得出了一致的结果,即多年来在肌肉骨骼病诊所里所提供的针刺是成功的治疗。证据和经验的结合是令人信服的。另外,似乎所谓的奇闻和细心的临床观察结果最终引发了随后的临床研究,至少很可能其他一些疾病的证据也会遵循同样的过程,最终绘出一幅近似一致的画图。

本章将重点围绕患者从结合应用针刺中所获得的益处,同时也强调具有的其他优势:如有可能节省成本;执业者的工作满意度;扩展针刺的大量知识和应用的机会,这些都可通过报道临床观察结果而实现,对于患者和医生的利益,不论是正面的还是负面的,都要诚实地表明。病例史和审核可能在证据分级上处于低水平,但仔细地观察能打开最终通向明确随机的实用试验之路。

对某一特殊患者使用针刺,通常缺乏充足的证据,而是基于临床医师的判断和患者的意愿,但少数疾病采用针刺已被国家指南推荐,例如在英国有国家卫生与临床优化研究所推荐的背痛(NICE[CG88],2009)和头痛(NICE[CG150],2012)指南,在德国有卫生部推荐的背痛和膝关节骨性关节炎(Cummings,2009)指南。尽管针刺是一种相当低成本的资源,并且一直受患者的欢迎(Hayhoe,1981),但执业者仍需注意灵活掌握开明的管理者和管理对于诊所的成功建立和运行是至关重要的。

初级医疗

在不同的国家之间,初级医疗的咨询和资金提供的后勤管理差异很大,这对于提供针刺的能力具有重要的影响。在一些国家,患者希望全科医师能提供至少一种补充疗法,通常针刺作为他们医疗实践中一种可结合的部分方法。在英国,针刺依然受医疗行业中较为保守因素的一定程度的质疑,不重视日益增加的许多疾病的有效性证据基础。诚然,Wye 等(2009a)发现尽管大部分临床医师和管理者声称,研究证据对于他们在补充疗法上作出决定时具有指导意义,但他们的行为看起来是基于对证据的感性认识而不是事实性的知识。在初级医疗中,时间也被认为是愈显匮乏的资源,因此将时间花费在针刺上被批评为浪费一线工作的时间,甚至是自我放纵。

因此,成功的结合针刺需要努力通过非正式的和教育会议来促进人们对其的了解和接受,尤其是解释治疗可能会有效的疾病。患者可通过报告针刺治疗获得的成功来帮助其他医生和患者,这些新闻报道不可避免地经过医务界的筛选,以便能够增进人们对针刺的信心。

从业者所满意的是:我喜欢针刺不过作为一段新鲜的插曲,并不喜欢在疼痛诊所里将它作为一个陈旧而刻板的遥遥无期的疗程。

Jens Foell,GP.

许多全科医生／家庭医生将针刺融入他们的日常工作中——但是针刺必须适应初级医疗的限制,而不是反之。例如,在英国实行的标准预约时间为 10 分钟,只能允许简单的针刺,只有 1 或 2 次的后续治疗,这在治疗大量的急性、疼痛性,主要为肌肉骨骼疾病依旧是成功的(Freedman,2002)。英国的一种通常的做法是利用网络来促进针刺服务信息的传播:这加快了咨询的进程,不仅比印刷的多页传单更便宜,还更便于更新消息。一旦获得口头的同意就可进入针刺,剩余的时间就可用来处理其他事情,例如健康教育。一旦患者获得应有的疗效,就可以终止治疗,但如有必要,患者可选择返回进行进一步治疗。

可以看到需要长期治疗的患者(例如偏头痛、晚期关节炎的慢性疼痛、肠易激和经前期综合征)需在专门的针刺诊所,每周治疗 1 次,每个疗程为 4~8 周,最多可用 4 个房间并共用配备一名实习护士。同一诊所也用于急性病患者,但在正常的预约时间内需要获得 2 或 3 次以上的预约;在这种情况下根据需求进一步追踪是可行的,通过电话呼叫医生来做安排。这种针刺诊所部分来源于自愿捐款的支持,在公众视线的通告中建议每次治疗中有 15 英镑作为补贴,尽管从来没有患者这样直接要求(Freedman and Richardson,2005)。在英国这已经被证明是一种可接受的补偿费用的方法,但是在很多国家,卫生服务经费在这方面还存在很多问题。在澳大利亚针刺比标准的咨询报销水平还要低,因此全科医生采取将患者转诊给第三方(通常为物理治疗师)的针灸师进行治疗,或者换种说法声称用"干针"治疗,这样可敷衍地享受标准费用报销(Wardle et al.,2013)。

群组诊所

在伦敦(英国)每周去一家全科医生的针刺诊所,主要是通过转诊而不是广泛的广告,在一个大房间内拥有 2 张沙发、1 张按摩椅和 3 把随意的椅子就能满足需求,因此 4 个患者可以在 10 分钟的预约时间间隔中的重叠时间内进行治疗,当然要避免将不同性别的患者混杂在一起。一个相邻的房间也是可以的,但是不在视野内的患者容易将之忘记而可能增加风险。房间和屏风的使用是灵活的,因此屏障对于隔离视觉是必要的,但不能隔音。这可能干扰个人的评估和目标设定,但是能够让一些群体进行互动。尽管肌筋膜疼痛类疾病占主导,但对于治疗的疾病几乎没有限制,针刺门诊尤其针对那些对其他治疗方法没有反应或心理疾病的患者。必要时患者可以复诊,但是因为是初级医疗,根治疾病是困难的,尽管患者在 3 次治疗中可能没有反应,但在双方一致同意的情况下进行重新评估是必要的;患者也就很少会滥用医疗设施。

长期的疾病需要长期地维持治疗。为了更加经济地提供这种治疗,英国的另一种做法是在同一个房间同时治疗 6~8 个膝关节骨性关节炎患者。首诊对每个人分别进行,以便于病史采集和检查,接下来的治疗则以一个群组的形式进行。可劝说资金持有者,通过为患者提供持续的针刺治疗可以节省资金,可替代外科转诊和可能的膝关节置换。这种由护士主导的诊所,可在两个地方同时运行,已经取得了高度成功,甚至获得了一些小利润。这深受那些愿意参加社交互动和接受群组中他人的自助性温馨提示的患者们的欢迎(ASprey et al.,2012)。尽管标准的膝关节电针需要很少的皮肤暴露,但按照同性别进行分组仍是首选的方法。转诊的患者中 84% 接受针刺,2 年后 30% 的患者证实持续使用针刺且未行手术治疗。按比较符合实际的假设,作为当地试运行小组的费用结果,估计每年可以节约 10 万英镑(White et al.,2012)。

很好,在群组中治疗挺好的。因为你会这样想,其他人也有和你一样的问题,这样你就并不完全感到奇怪了。

膝病诊所患者(Asprey et al.,2012)

成本和资金

回顾荷兰国家保险公司 150 万例患者的数据库,Baars 和 Kooreman(2014)发现凡是经过接受补充疗法培训的全科医生治疗的患者,显著地减少了公共医疗卫生服务费用(减少

10%),主要是由于降低了医院和药房的费用。这也是英国个体全科医生使用针刺长期观察到的结果(Downey,1995;Lindall,1999)。因此,将针刺融入一般的医疗实践中似乎可证明具有成本效益,在一项服务审计的回顾中,Wye 等(2009b)发现初级医疗中的补充疗法服务在临床上是有效的,即"对健康状况评分有着中度~强度的影响"。

在英国,大部分专门从事普通针刺实践的门诊由慈善机构或患者资助(Luff and Thomas,1999)或包括现有资源的创新性使用(如辅助人员的预算),因为利用公共医疗卫生服务资金来新建一个诊所可能是令人沮丧的缓慢,并且充满困难。Wye 等(2008)在调查了受资助的诊所之后,提出了一个满足公共医疗卫生服务需求(但并不一定是针对患者或医生)的诊所模型(图 13.1)。该模型指定治疗应该限定在有证据存在和其他治疗无效的疾病,应该针对高度优先级的人群,目的是为了减少总的医疗服务成本(或许可通过免于手术,如上所述的在膝痛诊所中的情况),并解决了目前在卫生系统之外需要管理的患者所不能满足的需求。这种服务应该对于每个人具体的治疗次数有特定的限制,并应该严格监管转诊患者以避免过度需求。从业者(医生、护士或理疗师)必须经过适当的培训并熟练掌握针刺技术,定期的审核也必须证明是安全的,并持续具有临床和财政上的效益。一个符合这些挑战性需求的商业计划提供了一个合理的可被资助的机会(Lim,2010),但是,最终是否可行仍取决于说服资金持有者。

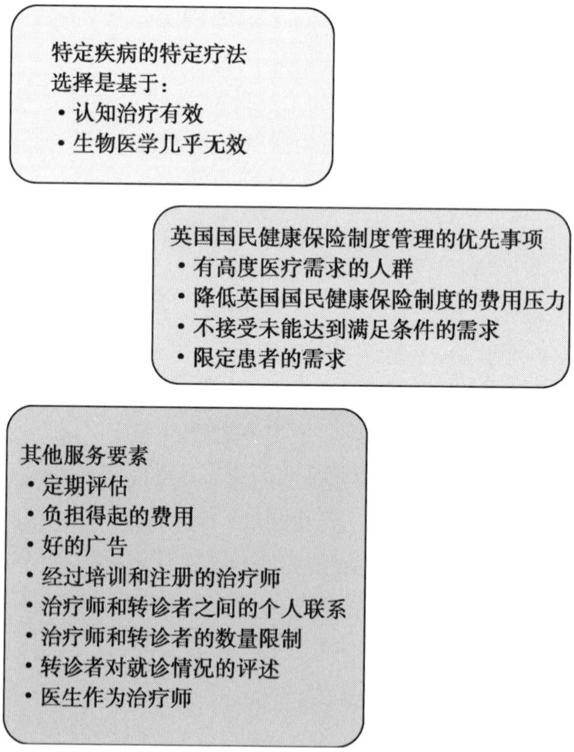

特定疾病的特定疗法
选择是基于:
• 认知治疗有效
• 生物医学几乎无效

英国国民健康保险制度管理的优先事项
• 有高度医疗需求的人群
• 降低英国国民健康保险制度的费用压力
• 不接受未能达到满足条件的需求
• 限定患者的需求

其他服务要素
• 定期评估
• 负担得起的费用
• 好的广告
• 经过培训和注册的治疗师
• 治疗师和转诊者之间的个人联系
• 治疗师和转诊者的数量限制
• 转诊者对就诊情况的评述
• 医生作为治疗师

图 13.1 "友好的英国国民健康保险制度"补充疗法的模型特征

[转载自 Wye,L.,Shaw,A.,Sharp,D.,2008.Designing a "NHS friendly" complementary therapy service:a qualitative case study.BMC Health Serv.Res.8,173(在知识共享下)。]

我认为所有补充疗法的引入都必须是非常严格的。因此，我们需要有非常清楚的协定来说明这就是那种情况，这就是那种我们通过这项服务将能满足的需求。而不是"对于所有人都可以"。

PCT（资金拥有者）经理（Wye et al.，2008）

由于转诊受卫生政策要求的限制，这种模式之间也存在一定的矛盾，大部分全科医生会选择的方式是安排具有最大益处的针刺，其中包括患者的疾病，大部分是肌肉骨骼系统疾病，而其中新发的疾病，通常因为发病时间太短而不能作出明确诊断。这些疾病对于临床研究而言要作出充分的确诊几乎不可能，据说这些疾病可能正是所有针刺应用中反应最好的。另外，全科医生有独特的资格来识别有心理障碍的患者，如焦虑和对压力的不良反应，可使用针刺来促进睡眠，改变疼痛感知，并对模糊的"生活质量"方面有改善，能让患者重新开始一个更加正常的生活方式。

遗憾的是，依赖于常规拨款的诊所很容易受到政治上施加的财政限制。在英国不论是在全科医疗还是医院中均已有大量的门诊，在紧缩银根时期这些地方的拨款常常被撤销。尽管如此，有限的针刺服务通常通过一种或多种本章所报道的策略而依然存活了下来，或者在正常的会诊时间内简单地给予针刺治疗，虽然时间很短暂。

二级医疗

针刺在专科医院科室的拨款比初级医疗中更简单一些。除了慢性疼痛的管理，很少需要一个专门的针刺门诊，大部分的会诊医生都有充分的自主权来提供任何适宜于患者的即刻服务，尤其是如果这种疗法本身并不昂贵，并在患者满意和不会有更高花费的治疗方法方面具有成本效益。专科会诊更加灵活，可以提供时间来融入较小的治疗，例如针刺。普通门诊患者的诊察室形式，以一间或多间配有检查沙发和治疗设施的卫星室是非常适宜的。这样一位患者针刺后可以留在治疗室，可能会使用电针，可由门诊护士照看，而同时专科医生可以继续在诊察室里诊治另一个患者。

依据不同的专业，针刺可能仅仅对有限的一部分患者是适宜的，但是，针刺可能会提供快速受益的好机会。然而，由于患者可能对针刺并不抱有任何期望，提供信息并获得（或记录）患者对治疗的同意是很重要的，以防止对突然强加的针刺治疗产生异议，尤其是治疗结果不成功时。

在常规治疗基础上已经成功地将针刺融入专科医疗的例子包括：风湿病（Alexander and White，2000）、整形外科、神经病学、癌症和姑息治疗（Filshie and Hester，2006）、儿童癌症、老年病学（Warne，2002）、耳鼻喉、急症医学（Zhang et al.，2014）、呼吸、皮肤病（Iliev，1994）、妇产科（Selva Olid et al.，2013）、戒烟服务（Chang et al.，2013）和药物康复（Cui et al.，2013）。在许多医学领域，医生的传统角色已经被扩展，甚至被专科护士和医师助理所替代。这在个体诊所部门的针刺治疗上已经出现，即在这些诊所里允许在限定的专业领域内应用半固定化的传统方法或触发点针刺等这些有效的治疗方法来解决特殊的问题。其中一个例子是助产士在产科中应用针刺治疗。

瑞典医院的产科

西医针刺已于 1984 年获得瑞典国家健康与福利委员会批准,由有执业资格的卫生人员使用——最初仅仅用于慢性疼痛,但自 1993 年以来则可用于任何具有有效临床证据的疾病。尽管如此,在初级医疗中针刺依然被理疗师大多数用于治疗疼痛类疾病,而在医院中并不太常用。

随着时间的推移,针刺在产科中的应用也已经发生了改变。瑞典助产士热衷于使用针刺,在其医院的经费支资下参加为期 3~4 天的课程培训,并在日常实践中应用:用于产前孕妇剧吐和骨盆不稳定期,分娩中的胎盘滞留和疼痛以及放松,分娩后的产后痛、乳汁瘀滞和尿储留(Martensson et al.,2011a)。将近 1/4 的女性在 20 世纪 90 年代用针刺治疗分娩疼痛。然而,到了 2011 年这个数字却下降到了 6%,可能是由于针刺的培训和应用都很严格,并不是只有热情而已。数据下降背后的原因是有教育意义的:培训课程不合标准且学术内容很少(Martensson et al.,2011b),继续教育的大量缺乏,制定的指南欠佳,有关最佳实践的描述不够详细(Schytt et al.,2011)。

物理疗法

大部分理疗科室提供针刺;这的确是一个真正融合了针刺的完美例子。针刺与拉伸、作业、软组织按摩、运动再教育、运动锻炼等结合起来应用,对于治疗各种各样的肌肉骨骼病变被认为是适宜的。另外,对于从针刺中获益的慢性疼痛患者还可同时提供疼痛教育方案。物理疗法的优点是针刺可以提供有用的非药物镇痛,并促进了非常重要的运动功能。它还改善了局部的血液循环,能够带走刺激性的运动代谢产物,有助于肌肉放松从而使其得以更充分的伸展,允许病变关节有更大的易动性,并可能改善病变区域的运动操控质量。因此,业已证明它受到理疗师和患者同样的欢迎,也就不足为奇。在任何一个忙碌的理疗科室里,通常情况下针刺都作为常规治疗的一部分而普遍应用,通常在一间大的房间里,用帘布形成小隔间,有几名理疗师在同时工作。针刺的应用无需做特别的安排。

我认为这是西医从业者将针刺融入一位患者的整体管理计划中的一种特殊优势,因此,将最有用的干预方法进行结合,可由在他们自己的学科中具有专门知识的从业者,以及利用一个充满专业知识的多学科团队来做出选择。

Clare Donnellan,神经科理疗师

举例说明如在一所大型的英国大学教学医院内的理疗科室中整个部门都普遍融入了针刺。疼痛管理是针刺最主要的适应证,但针刺对如情绪低落、焦虑和睡眠障碍等问题的干预也是有用的,这已被认识和重视。肌肉骨骼系统疾病团队的工作人员,包括慢性疼痛管理和职业健康理疗都使用针刺,在姑息治疗团队以及假肢和幻肢痛的截肢患者服务中理疗师也使用针刺。但是,一个格外新颖和成功的领域是神经康复。理疗师正是通过康复路径提供针刺治疗:包括住院部和门诊部,并在社区拓展治疗团队。经常采用针刺治疗的疾病包括:外伤性脑损伤、脊髓损伤、脑或脊髓肿瘤切除、吉兰 - 巴雷综合征、遗传性痉挛性截瘫、多发性硬化(Karpatkin et al.,2014)、帕金森病(Zeng et al.,2013)、脑卒中后期(Lim et al.,2015;Wu et al.,2010)以及转移性脊髓压迫症。针刺在多种相关的症状管理中是有益的,例如:疼痛、恶心、睡眠差和疲乏,缓解这些症状有助于患者坚持治疗,改善日常活动中的坐立平衡、

运动性和独立性。一个疼痛轻微且更加平静和放松的患者,可能会更加积极地配合语言治疗师和心理治疗师。

最初咨询师和多学科团队的其他成员并不清楚针刺是否有用,但却一致认为一种简便而又廉价的干预如果能提供一些较好的结果,将会大受欢迎。积极的反馈常常是在查房时从患者那里了解到的,很快地就能说明针刺是一种有用的选择,目前从门诊进行转诊和依据患者自己的要求已经形成了标准。当看起来针刺可能会对一个新患者有所帮助时,由他们的康复医学咨询师和团队的其他人员对此进行讨论,突出强调一些面临的特殊问题,如患者有失语症时是否有表达同意的能力,或者来自职业治疗师的对患者有关知觉或认知问题的判定信息,这些可能都会影响到治疗的选择。几乎在所有的场合下都要先作出决定,但是,在决定将针刺作为正规治疗计划的一部分时,需要通过讨论而对潜在问题有更广泛的了解,并包括多学科团队的所有成员参与。

这种安排的优点是针刺能够真正融入一系列的选择中,包括药物、医疗和物理再教育治疗。缺点是在员工短缺的时候,针刺治疗可能不得不临时取消。专门针刺的门诊有规律性,能保证针刺治疗的持续性,但没有灵活性,不能将多种方式的治疗方法所具有的益处和可能的协同作用进行融合和提供。

姑息治疗

在 59% 的临终关怀医院里提供针刺治疗(Leng,2012)。诊所有时是由患者的要求而开始进行针刺,其中一个例子是英国一家临终关怀医院,实施定期的每周 1 次针刺门诊。大部分咨询是在门诊,少部分是在日间医疗或在住院病房。转诊来自家庭医生、医院咨询师或麦克米兰(癌症)护士。人员配备由咨询师和专业的理疗师(他们也在家访时使用针刺)组成。护士有她们自己的任务,包括从事留置针每月的更换,留置针用于治疗的症状如憋气——据观察发现胸部针刺可达到 50% 的成功率(Bausewein et al.,2008)。

患者经历常规的姑息治疗,并在继续他们的药物治疗的同时还可使用针刺。目前的药物治疗需要继续维持,但是,通常较少剂量的增加性使用镇痛药是需要的,即便是常规的镇痛剂保持不变——尽管在某些情况下这种剂量也可能逐渐减少。正在经历积极的治疗如化疗或放疗的患者,也能接受针刺,然而留置针对有中性粒细胞减少症风险的患者不能使用。

经验表明针刺对那些尽管是常规用药但也有残留症状的患者尤其有效,如恶心、呕吐以及缺乏常规治疗方法的病变,例如口干、肌筋膜疼痛和神经病理性疼痛,也包括化疗所致的外周神经病变。在男性患者(前列腺癌)和女性患者(乳腺癌和妇科癌症)中,由于激素治疗而出现的热潮红、出汗都能看到了不错的结果,一些患者在针刺治疗后症状改善收到了意想不到的结果,因而避免了需要并停止使用激素治疗。这组患者似乎格外适宜在家里进行自行针刺(Filshie et al.,2005;Filshie nd Hester,2006;也见于第 34 章),由于他们通常预后良好,而且情况也相当好,但需要定期而持续的针刺治疗。

一项未发表的在临终关怀医院对 100 例患者连续记录的统计数据表明,伴有疼痛症状患者大约有 2/3,不伴有疼痛症状的患者约有 1/2,都报告了针刺具有良好的或极好的效果。有肌筋膜疼痛(Baldry,2004)、关节痛和伤疤疼痛(Fang,2014)的患者,大部分得到改善,同时也观察到若症状既不是直接由基础病所引起,也与之无关,或者是治疗的后果时,患者的反应会更好。

三级医疗——疼痛门诊

医院的针刺门诊能够很轻易地就被转诊患者而忙得不可开交,造成了过长的等待就诊名单。这不仅使在疼痛中等待的患者无法接受,而且如果疼痛变得难以处理时,这也减少了成功的机会。一种解决的方法是只接受从其他医院科室转诊的患者,或者甚至仅仅接受从疼痛团队成员转诊的患者。这种限制是令人遗憾的,但是这为转诊者提供了教育的机会,并将不合适的转诊降至最低。伴随着一个很长的等待就诊名单,存在的一个问题就是随着时间推移,第一次预约时间到来的一些患者可能已经忘记了,或者已不再需要治疗。电话或短信提醒可减少错过就诊的患者数量。

正常情况下预约是提前安排好的,因此,一个连续 6 次治疗的预约应该能避免中断治疗。这种方法确实缺乏灵活性,但是,一个规定的疗程就可能有机会将缓解疼痛的效果最大化,与患者建立起融洽的关系,提供教育和心理支持,当患者有慢性疼痛疾病时这是非常有益的。但是,这种类型的咨询耗费时间而且有劳动强度,虽然针具刺入和拔出只需要较少的时间,电针大约 20 分钟是必要的,手针需要 10 分钟。因此,预约将通常要持续 20~30 分钟。对于针灸师而言可以选择的替代方法就是和门诊护士协作,可允许几个患者在相同的时间内同时进行治疗。证据表明这种方法对临床结果不会产生不利影响,而且还确实缩短了患者候补名单的时间(Berkovitz et al.,2008),当然也更加有成本效益。

这位患者对结果绝对感到高兴,她仅仅抱怨的是"为什么 17 年前没有提供这种方法呢?"

Shanti Rajan,医疗针灸师,疼痛门诊(Rajan,1999)

初始疗程完成之后,适宜增加额外的治疗次数可能会干扰其他预约患者固定的就诊次序,会进一步延长等候名单,但尽管如此,仍会遗留下空缺的门诊空间。因此,每个患者的治疗限制(举例说)在 6 次预约可能是必要的,完成治疗后,如果合适的话,可以教他们在家里使用自行针刺(Campbell and Hopwood,2004;Teig et al.,2006;也见于第 12 章)或给予其他安排,如他们必须在其他地方安排治疗:在初级医疗部门或私人诊所,如果他们觉得为可能获得的额外益处而花费是值得的。这个规则可以相当地改善等候时间,但是,对于出院的患者,或者甚至从任何其他有限的医疗针刺诊所出来的患者,向他们推荐什么,这又带来了伦理和法律上的难题。

法律上关于转诊的情况,在不同国家有所不同(Gilmour et al.,2011a,b),但通常来说正规的转诊仅仅由法定机构管理的执业者(例如注册理疗师)做出。在这种情况下,假如他具有合适的专门知识,他可以承担起接管患者医疗的职责。向一个未受法定机构管理的治疗师转诊或推荐患者可能被视为委托,在那里治疗师事实上是"代表你"在提供治疗,在这种情况下,你可能被认为对治疗师的任何过失负有间接责任,除非你能够证实他经过充分的培训和具有经验(GMC,2006)。

除此之外,这里还有道德责任问题,你要确保你的患者不会从无资格的从业者那里接受治疗而受到伤害。因此,如果你建议他们通过企业名录或朋友的推荐找寻自己的针灸师,你应该给他们提供一些有关建议,即什么样的培训、行医方式以及国家针刺协会会员将是合适的可提供安全行医的治疗师。

外包

在诺丁汉(英国)医院的疼痛门诊,针刺服务在 2008 年进入投标,目前由三家供应商团体提供,其中的一家私人针刺公司是由护士经营。患者进入针刺门诊的途径是通过全科医生的直接转诊,按照采购组织制定的收费标准。将服务转移到社区中的私人供应商,已经使每次治疗节约费用 40% 左右。节省费用不是外包的唯一原因:转诊渠道更加简单,并减少了对慢性疼痛专科预约的需求,对患者而言则更加快捷和便利。团队可在整个城市的 7 个卫生医疗中心为当地患者提供服务(其他团队更进一步地提供了 3 个场所),门诊的预约安排在清晨或晚上进行,以适应白天上班族患者,在他们最初的 6 次针刺的疗程之后,根据需要可随后追加治疗次数,最多可达 1 年。出院后 1 年的患者就不会遇到诊所就医不通畅,以确保有持续的服务。

门诊使用的两个房间应该距离彼此较近,这样两名患者在 45~50 分钟的预约时间,包括 30 分钟的治疗时间内,可以同时被照看。管理包括电子转诊,联系患者预约时间,向全科医生定期反馈治疗情况和结果。短信提醒服务要按照严格的政策对不能前来就诊的患者取消预约,使失约率低于 5% 以下(医院门诊大约为 10%)。

1 年大约可以诊治 500 例新患者,统计结果表明对服务的总体满意度到达 98%。大多数转诊的患者是腰痛,但头痛、颈肩痛、膝关节疼痛和纤维肌痛也是经常来治疗的疾病。患者对他们的医生反馈的治疗成功报道越多,患者转诊也就越多,但先前的计划就出现问题,因为合同需要每年更新,因此,一个不确定的未来使得雇佣额外的员工或对计划进行扩展出现困难。

要点

总要点:针刺融合的益处
融合针刺广受患者的欢迎。
其他治疗无效的疾病有时针刺可能是有效的。
在首诊时针刺治疗可及时给予提供。
当诊断不明确时针刺可作为一种临床性试验来应用。
针刺可作为一个整体治疗计划的一部分而使用。
针刺可减少对二级医疗转诊的需求。
针刺能以最少的费用和管理来提供服务。
针刺可以简便地和其他医疗模式相结合。
针刺的融合为创新和观察发现提供了广阔的视野。
针刺的融合为临床医师提供了较高的满意度。

结语

将针刺融入医院或普通的医疗实践中广受患者的欢迎,看起来是提供了一个具有临床意义和经济的有效服务,虽然在筹集固定资金的管理工作上还差强人意。尽管如此,临床医生所感受到的高满意度不禁使人感慨,目睹患者所获得的益处就是对实现针刺融合的付出的最好回报。

一个明确的话题在前面的例子中是显而易见的:由于在卫生服务中融入了针刺的提供,这使得人们对护士和理疗师的信赖日益增加。尽管,对一些率先开展医疗针刺并努力使他们的同事接受针刺的医生而言,这令他们反感,然而不论在经济上还是在实用性方面,这种变化是必然的,但必须不断地通过高质量的医疗针刺培训课程来促进。

致谢

非常感谢下述人员:Clare Donnellan,Jens Foell,Jonathan Freedman,Gale Harvey,Graham Leng,Michele Orpen 和 Linda Vixner。

(杜元灏 译)

参考文献

Alexander, R., White, A., 2000. Acupuncture in a rheumatology clinic. Acupunct. Med. 18 (2), 100–103.

Asprey, A., Paterson, C., White, A., 2012. All in the same boat: a qualitative study of patients' attitudes and experiences in group acupuncture clinics. Acupunct. Med. 30 (3), 163–169.

Baars, E.W., Kooreman, P., 2014. A 6-year comparative economic evaluation of healthcare costs and mortality rates of Dutch patients from conventional and CAM GPs. BMJ Open 4, e005332.

Baldry, P.E., 2004. Acupuncture, Trigger Points and Musculoskeletal Pain, second ed. Churchill Livingstone, Edinburgh.

Bausewein, C., Booth, S., Gysels, M., et al., 2008. Non-pharmacological interventions for breathlessness in advanced stages of malignant and non-malignant diseases. Cochrane Database Syst. Rev. 2. Art. No.: CD005623.

Berkovitz, S., Cummings, M., Perrin, C., et al., 2008. High volume acupuncture clinic (HVAC) for chronic knee pain: audit of a possible model for delivery of acupuncture in the National Health Service. Acupunct. Med. 26 (1), 46–50.

Blossfeldt, P., 2004. Acupuncture for chronic neck pain – a cohort study in an NHS pain clinic. Acupunct. Med. 22 (3), 146–151.

Campbell, A., Hopwood, V., 2004. Debate: patients should be encouraged to treat themselves. Acupunct. Med. 22 (3), 141–145.

Chang, E., Fung, L.C., Li, C.S., et al., 2013. Offering acupuncture as an adjunct for tobacco cessation: a community clinic experience. Health Promot. Pract. 14 (5 Suppl.), 80S–87S.

Corbett, M.S., Rice, S.J.C., Madurasinghe, V., et al., 2013. Acupuncture and other physical treatments for the relief of pain due to osteoarthritis of the knee: network meta-analysis. Osteoarthritis Cartilage 21, 1290–1298.

Cui, C.L., Wu, L.Z., Li, Y.J., 2013. Acupuncture for the treatment of drug addiction. Int. Rev. Neurobiol. 111, 235–256.

Cummings, M., 2009. Modellvorhaben akupunktur: a summary of the ART, ARC and GERAC trials. Acupunct. Med. 27 (1), 26–30.

Day, A., Kingsbury-Smith, R., 2004. An audit of acupuncture in general practice. Acupunct. Med. 22 (2), 87–92.

Downey, P., 1995. Acupuncture in the normal general practice consultation: an assessment of clinical and cost-effectiveness. Acupunct. Med. 13 (1), 45–47.

Fang, S., 2014. The successful treatment of pain associated with scar tissue using acupuncture. J. Acupunct. Meridian Stud. 7 (5), 262–264.

Filshie, J., Hester, J., 2006. Guidelines for providing acupuncture treatment for cancer patients: a peer-reviewed sample policy document. Acupunct. Med. 24 (4), 172–182.

Filshie, J., Bolton, T., Browne, D., et al., 2005. Acupuncture and self acupuncture for long term treatment of vasomotor symptoms in cancer patients – audit and treatment algorithm. Acupunct. Med. 23 (4), 171–180.

Freedman, J., 2002. An audit of 500 acupuncture patients in general practice. Acupunct. Med. 20 (1), 30–34.

Freedman, J., Richardson, M., 2005. Introducing voluntary donations to fund primary care acupuncture: a user survey. Acupunct. Med. 23 (3), 137–140.

Gilmour, J., Harrison, C., Asadi, L., et al., 2011a. Referrals and shared or collaborative care: managing relationships with complementary and alternative medicine practitioners. Pediatrics 128 (Suppl. 4), S181–S186.

Gilmour, J., Harrison, C., Asadi, L., et al., 2011b. Hospitals and complementary and alternative medicine: managing responsibilities, risk, and potential liability. Pediatrics 128 (Suppl. 4), S193–S199.

GMC, 2006. Delegation and referral. In: Good Medical Practice (update 2009). General Medical Council, London. paragraphs 54–55.

Harborow, P.W., Ogden, J., 2004. The effectiveness of an acupuncturist working in general practice – an audit. Acupunct. Med. 22 (4), 214–220.

Hayhoe, S., 1981. Why not reconsider acupuncture? J. R. Coll. Gen. Pract. 31, 624.

Iliev, E., 1994. Treatment of lichen ruber planus with acupuncture. Acupunct. Med. 12 (1), 6–7.

Karpatkin, H.I., Napolione, D., Siminovich-Blok, B., 2014. Acupuncture and multiple sclerosis: a review of the evidence. Evid. Based Complement. Alternat. Med. 2014. Article ID 972935.

Leng, G., 2012. Use of acupuncture in hospices and palliative care services in the UK. Acupunct. Med. 31, 16–22.

Lim, J.H., 2010. Provision of medical acupuncture service in general practice under practice-based commissioning. Acupunct. Med. 28 (2), 103–104.

Lim, S.M., Yoo, J., Lee, E., et al., 2015. Acupuncture for spasticity after stroke: a systematic review and meta-analysis of randomized controlled trials. Evid. Based Complement. Alternat. Med. 2015. Article ID 870398.

Lindall, S., 1999. Is acupuncture for pain relief in general practice cost-effective? Acupunct. Med. 17 (2), 97–100.

Luff, D., Thomas, K., 1999. Models of Complementary Provision in Primary Care. Medical Care Research Unit, University of Sheffield, Sheffield.

Martensson, L., Kvist, L.J., Hermansson, E., 2011a. A national survey of how acupuncture is currently used in midwifery care at Swedish maternity units. Midwifery 27 (1), 87–92.

Martensson, L., Kvist, L.J., Hermansson, E., 2011b. National survey of how acupuncture education is organised for Swedish midwives. Midwifery 27 (1), 93–98.

NICE [CG150], 2012. Headaches: Diagnosis and Management of Headaches in Young People and Adults. National Institute for Health and Clinical Excellence, London.

NICE [CG88], 2009. Low Back Pain: Early Management of Persistent Non-specific Low Back Pain. National Institute for Health and Clinical Excellence, London.

Rajan, S., 1999. Post-radiotherapy acupuncture. Acupunct. Med. 17 (1), 64–65.

Ross, J., 2001. An audit of the impact of introducing microacupuncture into primary care. Acupunct. Med. 19 (1), 43–45.

Rosted, P., Bundgaard, M., Pedersen, A.M., 2006. The use of acupuncture in the treatment of temporomandibular dysfunction – an audit. Acupunct. Med. 24 (1), 16–22.

Sackett, D.L., Rosenberg, W.M., Gray, J.A., et al., 1996. Evidence based medicine: what it is and what it isn't. BMJ 312 (7023), 71–72.

Schytt, E., Halvarsson, A., Pedersen-Draper, C., et al., 2011. Incompleteness of Swedish local clinical guidelines for acupuncture treatment during childbirth. Acta Obstet. Gynecol. Scand. 90 (1), 77–82.

Selva Olid, A., Martinez Zapata, M.J., Sola, I., et al., 2013. Efficacy and safety of needle acupuncture for treating gynecologic and obstetric disorders: an overview. Med. Acupunct. 25 (6), 386–397.

Teig, S., Peacock, S., Stevens, L., et al., 2006. An audit of self acupuncture for chronic musculoskeletal pain. Acupunct. Med. 24 (2), 80–86.

Vickers, A.J., Cronin, A.M., Maschino, A.C., et al., 2012. Acupuncture for chronic pain: individual patient data meta-analysis. Arch. Intern. Med. 172 (19), 1444–1453.

Wardle, J.L., Adams, J., Sibbritt, D.W., 2013. Acupuncture in Australian general practice: trends in reimbursed acupuncture services from 1995 to 2011. Acupunct. Med. 31 (1), 45–50.

Warne, B., 2002. CAM launched in a Swedish geriatric unit. Acupunct. Med. 20 (2–3), 140–141.

White, A., Richardson, M., Richmond, P., et al., 2012. Group acupuncture for knee pain: evaluation of a cost-saving initiative in the health service. Acupunct. Med. 30 (3), 170–175.

Wu, P., Mills, E., Moher, D., et al., 2010. Acupuncture in poststroke rehabilitation: a systematic review and meta-analysis of randomized trials. Stroke 41 (4), e171–e179.

Wye, L., Shaw, A., Sharp, D., 2008. Designing a 'NHS friendly' complementary therapy service: a qualitative case study. BMC Health Serv. Res. 8, 173.

Wye, L., Shaw, A., Sharp, D., 2009a. Patient choice and evidence based decisions: the case of complementary therapies. Health Expect. 12 (3), 321–330.

Wye, L., Sharp, D., Shaw, A., 2009b. The impact of NHS based primary care complementary therapy services on health outcomes and NHS costs: a review of service audits and evaluations. BMC Complement. Altern. Med. 9, 5.

Zeng, B.Y., Salvage, S., Jenner, P., 2013. Current development of acupuncture research in Parkinson's disease. Int. Rev. Neurobiol. 111, 141–158.

Zhang, A.L., Parker, S.J., Smit de, V., et al., 2014. Acupuncture and standard emergency department care for pain and/or nausea and its impact on emergency care delivery: a feasability study. Acupunct. Med. 32 (3), 250–256.

第十四章　针刺的安全性

A.White　■　M.Cummings

引言

毫无疑问,在经过适当培训的从业者手中,针刺的确是一种非常安全的治疗方法。全球每年有上百万次的治疗,而严重的不良事件(adverse events,AEs)却鲜有报道,尽管微小的自限性的事件相当常见。

　　患者与日俱增的需求是具有安全性的治疗方法；事实上他们可能会因为听说针刺是安全的而寻求针刺治疗。对于同样的病变，针刺治疗总体上较之应用一些药物所引起的伤害更小，例如非甾体消炎药（non-steroidal anti-inflammatory drugs，NSAIDs）。少量的不良事件不可避免，但是经过训练和谨慎地操作可将不良事件的发生率降至最低。自满是常见的问题：安全实践需要成为一种安全文化，并为整个行业和个体从业者采用积极治疗方法时所普遍接受。

临床要点

　　愚者从自己的错误中学习。而智者则从别人的错误中学习。Otto von Bismarck

　　本章目的是通过选择相关的文献使医疗实践更加安全。早期有关安全性的报道已经有所总结（White，2004），已发表了一些系统评价（Zhang et al.，2010；Vohra et al.，2011；He et al.，2012；Zheng et al.，2012；Xu et al.，2013）。本章的意图确实想引起警示，但是不能因为讲述了一些严重的不良事件就退缩，包括死亡，在这里它们能为我们提供更重要的学习要点。本章所论述的是实际中曾发生的情况，并不能说是全面的。

　　表14.1呈现了一张自我检查表，描述了没有医学知识 - 诊断、预防和治疗，就不能安全地实施针刺 - 在这里这些问题都是假设的。针对更加安全的行医实践的系统性建议在其他地方也可找到（White et al.，2008）。

　　在讨论完证据、归因和不良事件的发生率之后，本章将在相关类别中描述不良事件，随后谈及特殊针刺技术和需要格外谨慎的患者。表14.2列出了所使用术语的标准定义。

证据和归因

　　在描述不良事件发生率之前，我们先描述确立证据的问题。

　　案例报道描述了不良事件，但是并未提供发生率的信息。这样的逸闻可能引人注目，并且可能产生危言耸听的媒体标题，但与它们重复出现的可能性完全不成比例（Kmietowicz，2012）。前瞻性调查对不良事件发生率可提供合理而准确的评估，但是也有局限性：少报（例如：为了保护他们自己而被医生隐瞒）、虚高报道（例如报告阈值低的患者）和误解定义的错误风险、错误报道等。

表 14.1　安全针刺实践自查问题表

知识域	自查问题
针刺	这个患者是不是因为某种原因而特别容易受伤？
医学	这个患者应该接受针刺吗，还是有不同的治疗方法？
针刺	我完全知道针具将要刺入什么组织吗？
针刺	这种特殊的方法是否会有带来任何额外的风险，例如电针？
医学	感染控制方法是否受到任何方面的影响？
管理	是否我的所有设备都是高质量的和状态良好的？
医学	我是否能够诊断和管理任何不良事件，包括如果必要时进行转诊？

表 14.2　本章所使用的标准安全性术语	
术语	**定义**
不良事件（adverse event，AE）	任何发生在针刺治疗期间或之后的不幸事件
严重的不良事件	那些导致死亡、住院或延长住院，或导致永久性残疾或丧失行为能力，或危及生命的事件
归因，因果关系	一个不良事件可能发生在针刺之后，但不一定准确地归因于针刺所致。请阅归因试验部分内容
不良反应	明确为针刺所致的一个事件，可能是不可避免的或者可避免的

　　"二手来源的"报告，通常的调查是询问医疗人员，他们可能回忆与针刺有关的不良事件，这是不太可靠的。临床试验也很少提供关于安全性的有用数据，因为它们的数量太少而无法提供小概率事件发生的数据。

　　不良事件和任何治疗（归因）之间的关系可进行归类来确定；或许/很可能、可能、不可能以及不可归类的。不良事件很少能"确定"归因于针刺所致：这要求时间关系似乎是合理的，一种可能的机制可找到，但是没有更好的解释可用（Edwards and Aronson，2000）。确定性的关键性试验是当干预方法重复时是否事件会重现，但在针刺情况下这种试验在临床上通常并不可取，或者在伦理学上也不允许。但是，Denmark 的一个案例，一位患有哮喘的 22 岁女性，接受针刺治疗皮炎，1 小时后哮喘发作。每次治疗时都会哮喘复发。在第四次治疗时因为症状太严重而放弃了针刺（Rosted，1996）。幸运的是，她的皮炎得到了治愈。

　　与针刺有因果关系的最明确的"确定性"证据就是发现了针具，如通过成像术或手术探查。

　　不幸的是，为了损害针刺的名声，严重的医疗事件可能被错误地归因于针刺。在一些情况下，针刺用于治疗病变的早期症状，而该病变已经处在进展之中。这种报告的典型特征是作者并没有调查研究和报道给予针刺的准确细节，这种情况需要确立归因问题。

不良事件的发生率

　　9 项早期的调查收集的数据来自捷克斯洛伐克、德国、日本、新加坡、希腊和中国台北（Ernst and White，2001）。最严重的 2 例事件是气胸，还有 2 例发生断针需要手术移除。不良事件的发生率在不同的调查中是有差异的，其中的原因将进行讨论。

　　英国一项关于 31 882 例针刺治疗的前瞻性调查研究，咨询了 78 位医生和理疗师，报道显示针刺的不良事件总体发生率在咨询中为 6.8%（White et al.，2011a，b）。没有严重的不良事件发生，但是 13 例不良事件干扰了日常活动，例如嗜睡或痛觉过敏。一名患者发生了抽搐，在下文中会进一步讨论。可避免的事件包括将患者遗忘，针具遗留在患者身上或针刺淋巴水肿部位后出现蜂窝组织炎和艾灸烧伤。一项类似的 34 000 例的研究，咨询了没有经过医学培训的从业者，也得出了非常相似的结果（MacPherson et al.，2001）。

　　德国医生记录的 229 230 例患者中的不良事件总计为 13 579 次，每例患者平均接受了 10 次针刺治疗——大约 220 万次（Witt et al.，2009）。不良事件总体发生率为 8.6%，超过 1/2

的为出血;2.2% 的患者经历的不良事件需要医生进行某些形式的治疗——大部分是按压止血。2 例患者出现气胸,其中一例需要住院。最长的事件持续了180天,是一例下肢神经损伤。结果显示不同程度的粗心大意所致的不良事件达到总数的0.1%。该研究的数据呈现在框14.1 中,以表明针刺的安全性。

在英国国民健康保险制度(National Health Service,NHS)中针刺被用于各种不同的地方,像所有治疗方法一样要通过向国家注册机构报告不良事件来监测。在 2 年内,该登记处收到了 370 万例患者的安全性报告,其中包括 325 例涉及针刺(Wheway et al.,2012)。这些事件包括 59 个事件是针刺后患者发现针具被遗留在针刺部位;41 个事件是患者被"遗忘"在治疗室,因而治疗时间较预期延长;99 个事件是眩晕或晕厥,但未失去意识,以及 63 个事件是发生短暂的意识丧失。8 例患者在针刺治疗期间或治疗后随即从沙发上掉了下来,4 例患者治疗后跌倒在诊所外。7 个事件是在针刺部位发生青肿或酸痛和引起一个小水疱。有 5 例可能发生气胸事件,其中 2 例得到了确诊;1 例归类为"严重性"。作者评论认为针刺"可能是一种低损伤的治疗"。然而,在改善治疗管理方面显然还存在空间。

总的来说,有充分的证据表明针刺是一种安全的治疗方法,严重的不良事件(例如气胸)发生率 <1/10 000,这被归类为非常罕见。最常见的不良事件就是出血。

框 14.1　医生记录的与 220 万例患者针刺治疗相关的不良事件发生率的分类(Witt 等,2009)

常见发生率:从 1:10 到 1:100
- 出血包括血肿

不常见发生率:从 1:100 到 1:1 000
- 针刺部位的炎症、肿胀或疼痛
- 局部肌肉疼痛
- 神经刺激或损伤
- 头痛,疲乏,眩晕和恶心

罕见:从 1:1 000 到 1:10 000
- 局部感染、发红和瘙痒
- 出汗
- 自主神经性症状包括血压的升高和下降、心动过速、呼吸困难
- 呕吐
- 使健康状况恶化,产生肌肉疼痛、运动受限和关节问题
- 冷感,情绪抑郁,焦虑,睡眠障碍,不安 / 紧张,视力障碍,耳鸣和无意识
- 月经问题

极罕见:<1:10 000
- 心悸,便秘,腹泻,胃痉挛,肠痉挛和循环障碍
- 体重下降
- 血管损伤
- 全身性感染
- 极度兴奋,噩梦,注意力不集中,失衡,言语错乱,定向障碍和颤抖
- 眼睛不适
- 落针或断针
- 气胸;其他器官损伤

数据基于 200 万例的咨询(Witt 等,2009)

小事件

小事件就是它们自身具有自限性,但是可能导致更为严重的并发症,例如嗜睡可能会引发事故。

出血

小血管的偶尔出血是不可避免的,报道的发生率也是大不相同,平常临床实践中的发生率为 3%~6%(Witt et al.,2009)。报道的发生率取决于是患者还是医生的报告,以及精确的定义使用情况。针刺方式和环境可能起一部分作用:尤其是高发生率的报道来自牙病患者的临床试验(List and Helkimo,1992)。发生率也取决于针刺的位置:面部穴位的治疗可能更常导致血肿,因暴露在外故此更易看到。

针刺疼痛

在一些情况下针刺疼痛是常见的:这里指的是锐痛,而不是得气,得气具有钝性、蔓延性特征,然而有时被描述为"疼痛性"。据报道针刺疼痛在日常实践中的发生率为 0.2%~13%,一般平均值大约为 1%(White et al.,2011a)。针刺操作的质量也与疼痛相关。用电子显微镜对针尖的检测发现部分针具会带钩(Hayhoe et al.,2002;Xie et al.,2014)。

症状加重

咨询中大约有 1% 也会发生症状加重。据说症状加重很可能是因为针刺刺激过强。

晕厥

咨询中针刺期间发生眩晕感的发生率为 0.3%~0.7%(White et al.,2011a;Witt et al.,2009)。完全性晕厥(一般是当患者直立位时)会带来缺氧性惊厥的危险。1 例 25 岁的健壮男性,因为肩痛进行了第一次针刺治疗,为了便于操作选择了坐位(Hayhoe,1987)。针轻轻刺入他的颈、肩部,最后在合谷行手法操作以引发得气。患者说他感觉眩晕,随即让患者仰卧,他全身僵直并发生了伴有尿失禁的癫痫大发作。他卧床一个早上才恢复过来,感觉身体不适 1 周。

临床要点

患者应该在床上进行治疗,最好取卧位,尤其是首次治疗时。出于一些原因而需坐位治疗的患者应该仔细观察,如果患者感觉有一点眩晕时,即应立刻让其仰卧。

嗜睡

昏睡和嗜睡常见于治疗期间或治疗后,患者的发生率高达 12%(MacPherson et al.,2001)。

一项研究报道 122 例连续治疗疼痛的患者,大约 1/3 针刺治疗后即刻感觉到极度的昏昏欲睡,并且被认为对公路交通事故存在巨大风险(Brattberg)。

临床要点

患者应该被警告,针刺后不要立即开车,直到他们确保这种昏睡已不会影响到他们。

皮肤和皮下组织

针刺引起皮肤问题的报告十分罕见。手针和电针之后出现的针刺部位皮肤色素沉着已有报道(Miao,2011)。针刺部位的局部炎症发生率大约为 0.3%(Witt et al.,2009)。一例 23 岁的东方女性,明确诊断为银屑病,用"七星梅花银质"针治疗 3 个月后发展为 6 个点滴状呈鳞片状病损,直径为 2~4cm,对称地沿着脊柱两侧向下分布(Kirschbaum,1972)。其他关于出现 Koebner 现象的病例已有报道(Wu and Caperton,2013;Zhu et al.,2013)。

一例 55 岁的日本女性,在针具刺入部位发生了火柴头大小的丘疹(Yanagihara et al.,2000)。活检后,在活检部位又出现丘疹。样本显示含硅树脂的巨细胞出现肉芽肿损伤,诊断为硅胶肉芽肿,这可能是一种迟发型超敏反应。

另有一例健康的 59 岁女性患踝关节扭伤,一年多来接受了几次针刺治疗。针刺部位发生了 2~5mm 的肉芽肿损伤,再次出现了对针具上的硅胶包膜材料发生反应(Alani and Busam,2001)。

一例 41 岁的背痛女性,在针刺穴位处开始出现扁平苔藓暴发,除了脸部、手掌和足底之外,很快地蔓延并波及全身(Fleming et al.,2011)。其他两位针灸师还报道了引起坏疽性脓皮病和扁平苔藓,归因于对针刺产生的免疫反应所致(Xu et al.,2013)。有报道显示 2 例患者在针刺部位发生了脂肪萎缩,正如药物注射后所见的情况一样(Drago et al.,1996)。他们的问题一年多才得到解决。有报道发现 2 例减肥的患者,在多次电针治疗后发生了人工性脂膜炎(Jeong and Lee,2009)。

其他自限性不良事件

德国的综合性研究报道了许多其他的不良事件(Witt et al.,2009),尽管将有些事件归咎于针刺是令人质疑的。头痛是更常见的不良事件之一,发生率高达 0.5%,随后就是恶心、呕吐和眩晕,这些可被归类为不常见的不良事件(≥ 1/1 000~ ≤ 1/100)。尽管出汗是显著的,但鲜有被报道。

非常偶然地,也有个案报告显示看到了一种个体性的反应。例如,女性患者在针刺治疗后发生了溢乳(Campbell and Macglashan,2005;Jenner and Filshie,2002)。一例报道患者发生了眼球震颤(Bradbury et al.,2006)。

临床要点

归因于针刺的大部分死亡和严重伤害事件主要由创伤所致。

创伤

几乎人体的每个器官被针刺针具刺穿时都会严重地伤害到宿主。在某些情况下,是由于针具太长或刺入错误的位置;另外的情况则是刺入到别处的针具发生断针和迁移。至少90%案例中的创伤都被视为是可以避免的;一种例外情况是可能对变异动脉血管造成穿孔。在他或她不能够回答这些问题(见表 14.1:"我能准确地知道这根针具将要刺入哪种组织吗?")之前,任何针灸师都不应该用针具进行刺入。

从 1956—2010 年中国报道的 26 例针刺导致创伤性意外死亡事故中所针刺的穴位呈现在表 14.3(He et al.,2012)。由经过培训的针灸师所致者相当罕见,大部分都是赤脚医生所为——一部分与直接将针隔衣刺入有关(原文如此说)。其他 9 例死亡由感染所致。技术上存在的主要错误描述如下:

- 针刺太深。
- 没有准确地定位穴位。
- 治疗期间患者运动。
- 应用了过强的电刺激。

很多严重的不良事件发生在急症病房,患者对通告用针刺治疗可能并不情愿(或者处于没有身体条件情况下);急症医疗工作者需要警惕针刺创伤的可能性。

表 14.3　在中国针刺导致致命性并发症所涉及的穴位位置,He et al.,2012(病例,若 >1)	
位置	穴位
颈	风池(6),风府(3),人迎,天鼎
肩区	肩井(3),压痛点
胸骨区和上腹部	天突,剑突,鸠尾
背和胸	肺俞(2),压痛点(4),期门

气胸

气胸是最常见的严重不良事件,也是针刺导致死亡最常见的原因。

临床要点

> 气胸是可以避免的。医生在胸部针刺时应该明智地选择穴位;要么与胸廓呈切线针刺在肋骨之上,要么斜向浅刺。

早期关于气胸的报道,发生在针刺肋骨或颈根部。但是,后来的气胸更可能发生在针刺治疗上背部疼痛,选择脊柱及椎旁穴位(Xu et al.,2013)时。这些病例通常是双侧性气胸。需要注意的是胸膜延伸紧贴脊柱。

气胸的症状可能进展较慢超过 48 小时,但偶尔也会出现可怕的迅捷,为挽救生命的治疗留下很少的时间。一例 72 岁女性,体重 53.3kg,进行颈、背痛的常规治疗。在出问题的那一天,她的背部刺入了 20~30 根针,当出针后,她说感到胸痛和呼吸困难,随即症状迅速恶化(Iwadate et al.,2003)。直接将她送往医院,发现已出现心肺骤停,从症状出现到死亡仅仅 90 分钟。尸检发现沿着脊柱两侧的胸膜壁层可见几处瘀斑。

对于消瘦、瘦弱的患者,针刺深度的错误空间很小,尽管针刺超重或肥胖患者也存在风险,因为针刺相关的较厚组织层的真正深度也很难做出判断。

心脏

心脏压塞可以相当可怕的速度进展。一例 40 岁的挪威女性因纤维肌痛在膻中进行针刺治疗(Halivorsen et al.,1995)。她感到胸痛和明显的濒死感;她出现衰竭并被送达医院,2 小时内宣告死亡。本案例中针尖透过了患者的胸骨下部裂孔,人群解剖学变异的发生率为5%~8%(Peuker and Cummings,2003)。罕见的异常现象,例如胸骨裂,在此部位针刺时也有可能造成风险(Toso et al.,2012)。

一例 62 岁的男性在胸骨下针刺而造成右冠状动脉分支“撕裂”(Her et al.,2013)。在心搏骤停复苏之后,他接受了对损伤动脉结扎而进行心脏搭桥手术。最终完全康复。

在前胸壁、胸骨和上腹部的任何部位针刺,都有可能造成心脏和心包的损伤。对胸骨裂孔及其变异性已经进行了广泛的宣传(Toso et al.,2012;Travan,2012)。但刺入其他部位的针具有可能迁移和嵌入心脏;一例 49 岁的女性因两侧肩部疼痛在韩国经针灸师治疗,开胸心脏手术时在室间隔内发现了两根针具(Ernst and Zhang,2011)。在这个案例中并不清楚针具是否有意地被留在原位,但在其他案例中嵌入的针具是迁移到心脏的,尤其是从颈部和肩部移动至心脏(这里指这些部位穴位针刺时发生的断针,作者注)(Xu et al.,2013)。尽管有这些警告,但对心脏的直接伤害也依然发生:在同样的回顾中 10 年内又发现了 5 例。

临床要点

针具刺入心前区时深度切勿超过胸骨表面或胸腔。

大血管

一例 43 岁的澳大利亚男性在坐下时突然发生了小腿疼痛和膝后部肿胀(Lord and Schwartz,1996)。他先前因为背痛已经在委中穴处进行了几周的针刺治疗。尽管反复地就诊和诊查长达 1 个月,医务人员也没有作出确诊。最终在探查术中去除了 800ml 血,确诊为假性动脉瘤。作者认为针具刺穿血管壁导致了血肿,该血肿形成后但与血管腔保持着联通,于是形成了一个假性动脉瘤。动脉瘤未破裂之前没有任何症状,但是,可以推测小的创伤可能会使其破裂,如在患者坐下时被撞到椅子而破裂。

针刺造成的假性动脉瘤发生在腹主动脉旁的情况也有报道。膝后的腘动脉最易受到损伤,还有几例动脉瘤和动静脉瘘的报道(White,2004)。

一例患者因为背痛进行针刺治疗,据描述用 150mm 长(原文如此)的一根针具刺入了患者的腹部,导致主动脉十二指肠瘘引起大量呕血,针刺 2 周后患者死亡(Chang et al.,2005)。

临床要点

应避免将针刺入腹腔内。

其他血管

几乎身体任何部位的较小动脉都可能发生出血,这可能是严重的,也可导致诊断上的困难。

一名 37 岁的妇女在针刺后 4 小时因腹痛和呕吐而入院,通过 CT 扫描后才最终得到确诊:针具已刺入腹壁动脉导致腹直肌鞘内出现一个巨大血肿(Cheng and Liu,2005)。未经特殊治疗 1 个月余血肿才完全吸收。一个类似的案例也发生在一例 71 岁的女性身上,最终通过动脉导管插管术,用氰基丙烯酸酯胶进行血管内栓塞术才得以解决(Moon et al.,2005)。

一例 72 岁的日本女性因巨大的腹膜后肿块累及肾脏,晕倒后而急诊入院(Matsuyama and Nagao,1998)。那天早些时候她因为腰痛在肾区行针刺治疗,针具刺入了肾组织导致出血。

一例 44 岁的中国男性,在针刺风府治疗颈部疼痛期间开始出现了严重的头痛、恶心和呕吐(Choo and Yue,2000)。他有假性脑膜炎的征兆,腰椎穿刺发现了血性脑脊液(CSF),计算机断层扫描(CT)显示第四、第三和侧脑室出血。

在中国的文献中,发现有 35 例出现蛛网膜下腔出血、脊髓硬膜外血肿(Zhang et al.,2010)。最频繁涉及的穴位有风池、哑门、风府、脑户和天柱。在数个案例中,针具被刺入的深度达 4~5cm,在一些较瘦小患者的中线部位上,这可能足够深以抵达硬膜外腔。

在一个封闭腔内的动脉出血压迫其他组织,有时非常危险。一例 68 岁的男性在针刺阳陵泉附近后,随即出现了胫部疼痛,并逐渐加重出现肿胀和变色(Smith et al.,1986)。第五天他被送往医院住院,行手术减压才挽救了腿。

一例 69 岁的男性,在针刺颈部后 2 小时因硬膜下血肿出现四肢无力(Park et al.,2013)。最初被认为是短暂性缺血发作。最终通过外科减压术患者完全恢复正常功能。

即使针刺最常用的穴位,如合谷也能引起手掌的掌部动脉明显出血。应该避免针刺过深,Wong(2013)报道在不同的书籍中合谷穴的定位可能不太相同,但远端部位可能比近端更加安全。

脑、脊髓和脑膜

一根针具可对脑和脊髓造成影响,如针刺创伤影响到血供(在前文中),以及造成感染(叙述见后文中)和穿透伤(White,2004;Xu et al.,2013)。这可直接发生在治疗期间,或由于断针的迁移或埋针所致,有时在很多年之后才发生。已有报道脊髓损伤导致横贯性脊髓病(Ilhan et al.,1995);伤及延髓;甚至小脑。手术去除断针残部是必需的,但这样的患者可能会无法恢复正常的感觉(Xu et al.,2013)。

一例 47 岁的日本男性因为头痛和颈项部僵硬而自行针刺颈部多年(Miyamoto et al.,2010)。一天他到医院报告说针具断裂:因为断针已经嵌入到髓质和小脑中,针具最终相当困难地用手术移除。一例中年女性用缝纫针刺入自己的颈部来治疗,但是无法将其拔出;最终只能通过手术移除（Anderson and Datta，2007）。

刺入脊髓通常会表现为感觉症状或运动无力。但一例患者表现为尿潴留，最终通过手术将针从颈 1/2 移除才得到解决（Gi et al.，1994）。

外周神经

超声成像试验表明，针具刺入正中神经而不引起任何症状，除了得气感的轻微疼痛（Kessler and Streitberger，2008）。这支持了神经损伤十分罕见的传统解释——针刺穴位时分离了神经束纤维，但并不切断它们。但是，腓神经麻痹及足下垂已有报道（White，2004），Xu 等还发现有腓神经（阳陵泉）、面神经（下关、头维）和正中神经（间使、郄门）损伤的报道，以及因腰部区域断针造成腰 5 神经根损伤（Xu et al.，2013）。

其他部位

在背部针刺治疗后，已有造成腹膜后腔气肿的报道（Hwang et al.，2008）。一例 72 岁的老年女性，在针刺治疗膝痛 2 天后，她的腿出现压痛、肿胀、发红和疼痛（Gray，1996）。初步诊断为深静脉血栓形成，等待成像结果期间她开始使用抗凝药，最终成像表明针刺使腘窝囊肿破裂。

5 篇文章报道了在中国的 6 例眼损伤，包括眼窝出血（3）、外伤性白内障（1）、动眼神经损伤（1）和视网膜穿刺伤（1）。一例伴有出血和创伤性白内障的视神经萎缩病例，最终导致视力损伤（Zhang et al.，2010）。早期病例中使用的穴位是睛明、球后（EX-HN7）和承泣。眼眶富含血管，因此即便是有经验的针灸师也很难避免出血，针刺过深还能损伤动眼神经、视网膜和邻近组织。这些危险在第 30 章中都有描述。

临床要点

针刺入眼眶应该只有眼科医师才能承担。

组织和器官感染

局部性

与在其他形式的医疗中出现的感染率日益增长一样，针刺相关的感染也在不断增加（Xu et al.，2013）。许多病例，尤其是严重的病例，具有一定的机会因素或特异体质，可能被认为是不可避免的。但是，所有的报告都提醒我们对患者进行易感性增加的筛查。2000—2011 年来自不同国家的局部感染病例的报道，涉及许多不同的器官已被进行了分类（表 14.4）。

最严重的局部感染是那些发展成为坏死性筋膜炎，具有 20%~30% 的死亡率。已有死亡的报道（White，2004），虽然在随后的综述中并没有发现（Xu et al.，2013）。

临床要点

针具不应该刺入受任何病理影响的皮肤。

表 14.4 按治疗部位对局部感染分类细目

治疗部位	诊断:微生物(n= 病例)
耳	蜂窝组织炎:铜绿假单胞菌(1),不确定(2)
膝关节	脓毒性关节炎:龟分枝杆菌(1)
	金黄色葡萄球菌(1)
	耐甲氧西林金黄色葡萄球菌[a](1)
	单核细胞增多性李斯特氏菌(1)
	粪链球菌(1)来自埋针,不确定(1[b])
脊柱	脓毒性关节炎:耐甲氧西林金黄色葡萄球菌(1),不确定(2)
	椎间盘炎:葡萄球菌(1)
腰	腹膜后腔气肿(1),无法明确是否由感染所致
	腰大肌脓肿:不确定(1)
	其他椎旁软组织:大肠埃希氏菌(1)
	耐甲氧西林金黄色葡萄球菌(1)
皮肤	面部丹毒:不确定(1)
	其他部位:结核分枝杆菌(各种不同属)(7)
多种其他软组织	蜂窝组织炎或脓肿:金黄色葡萄球菌(3)
	不确定(3-2[b],1> 骨髓炎)
	肺炎克雷伯菌(1)
腹部	腹腔内脓肿(1)
肩部	脓胸(1)
小腿	肌腱炎:链球菌(1)
其他	额骨骨膜下脓肿(波特氏头皮肿胀)(1)

[a]MRSA:耐甲氧西林金黄色葡萄球菌
[b] 坏死性筋膜炎
来源:徐等,(2013)

对于那些因为免疫状态或血液病变可能处于特殊风险的患者要特别关心,与他们之间必须进行良好的交流。有一例患者在其全科医生给予针刺后,并发腿部的局部感染,死于器官衰竭。由于该医生没有从医院获得患者的相关信息,患者发展为全血细胞减少症(Simmons,2006)。

临床要点

医生应该意识到肌肉疼痛可能是由于先前存在的感染。

感染源可能就是医生。韩国诊所报道有许多病例是结核分枝杆菌所致的皮肤感染;在一家诊所,它们的根源被追溯为是没有经过严格消毒的毛巾和背包被放置在针刺穴位上;在另一家诊所,用于清洁皮肤的使用液体准备不合格(Xu et al.,2013)。

葡萄球菌感染的散发性病例被频繁报道,但有 8 例出现甲氧西林耐药菌的系列病例,这被追溯到其治疗医生,他正是患者感染的同一克隆的携带者(Murray et al.,2008)。

针刺后的腰大肌脓肿已有报道。然而,腰大肌脓肿通常是自然发生的,因为针刺用于治疗背痛,似乎在针刺前已发展为脓肿至少是可能的(White and Cummings,2009)。

骶髂关节炎偶尔可见报道(Lau et al.,1998;Tseng et al.,2014)。

心内膜炎

在早期的一项综述中发现有 8 例报道针刺后出现心内膜炎(White,2004),其中包括 1 例人工瓣膜感染。2011 年,另一例心内膜炎发生在一位患有严重湿疹的 15 岁儿童,其放弃了常规治疗而选择针刺:针具被反复刺入膝关节周围发炎的皮肤,随后紧接着对针刺部位进行了按摩(Buckley,2011)。第 5 次治疗后 2 天,该患者出现双侧膝关节肿胀和发热,住院后病情恶化,诊断为心内膜炎,因感染导致了肺栓子和积脓症。从血中培养出了金黄色葡萄球菌。

临床要点

心脏瓣膜损伤的患者使用针刺时,应该执行临床上的清洁方法,要避免针刺发炎和不正常的皮肤;报道的心内膜炎病例涉及机会因素和特异体质。

软骨炎和软骨膜炎

耳是值得特别提及,由于它特别易于感染,且是针刺的常用部位。耳部感染是继肝炎之后第二常见的感染(White,2004)。感染可能需要外科干预,且可能导致永久性的耳廓畸形。

留置针具作为异物,代表了主要的感染风险。从风险的观点看,它们可能会掉落,传播肝炎或艾滋病,使用埋针时最明智的做法是要易于看到,并紧紧地粘贴在敷料上。

脑膜、脑和脊髓

任何类型的针刺后,这些组织都是感染的偶发部位:调查发现 8 例化脓性脑膜炎或脊髓脓肿与硬膜外、硬脑膜或椎间关节注射治疗背痛的药物制剂有关(Gaul et al.,2005)。

一例 80 岁的女性患有进展性四肢瘫痪 2 天,尿排空困难和发热(Yu et al.,2013)。在前一周她已经因脊髓问题接受了 5 天的针刺治疗。MRI 显示颈 3~7、腰 3~5 和腰 5~ 骶 1 有多个硬膜外脓肿,从这些部位分离到了金黄色葡萄球菌。

重要的感觉器官,与中枢神经系统构成整体,也是易受感染的。一例 67 岁的中国男性,在接受针刺后于第 2 和第 6 颈椎之间发生了硬膜外脓肿(Lee and Chee,2002)。他入院时已出现中毒症状,第二天因为感染扩散至玻璃体而突然失去了左眼的视力。尽管强化应用抗生素治疗和手术,但视力也没能挽回,尽管没有残留下其他的神经功能缺损。

全身性（系统性）感染

全身感染包括病毒传染性疾病和机会性细菌感染,主要源于患者自身致病菌类的接种。

肝炎

乙型肝炎作为针刺报道中最常见的严重不良事件,2003 年的文献综述中,有 94 例病例出现 4 次暴发,被确定为由污染的针具所致(Lao et al.,2003)。10 年后,同一研究组人员并未发现新的报道(Xu et al.,2013),这得益于对一次性针具使用的广泛宣传。必须认识到源于针刺引发的慢性乙肝的感染仍旧是一个公共卫生问题,正如在越南农村(Nguyen et al.,2007)和巴西的老年人(de Paula Machado et al.,2013)中已确定的情况。肝炎的意义在于它存在发展成肝硬化和肝细胞癌的风险。

流行病学研究发现,比病例报道更可靠的发病率指标提示,在某些地理区域和特殊人群中肝炎依然可能由针刺所引起。美国亚裔人口中,针刺是传播丙型肝炎的重大风险因素,仅次于血液传播(Kin et al.,2013)。针刺和丙型肝炎之间具有重要的相关性也被中国成都报道(He et al.,2011),但是在韩国并未发现(Seong et al.,2013)。

临床要点

> 使用一次性针具需要全球的努力。针灸师应该接种乙肝疫苗,因为通过针身的损伤或甚至是一滴血进入皮肤微小的破损,也有获得感染的风险。

艾滋病 / 获得性免疫缺陷综合征

与针刺相关的艾滋病传播有 4 例报道,最后 1 例发生在 2003 年(White,2004)。有 1 例发生在泰国,几乎肯定是由于共用了未消毒的针具所致。患者重复使用针具治疗显然存在风险。

败血症

在远离针刺部位出现的脓毒症,是确定是否由针刺所致疾病中最困难的一种。一例 48 岁的女性,因肩部感染和足部小损伤而入院,据患者陈述其中的一个部位是因她有慢性疲劳综合征而接受过针刺治疗(Maas et al.,2013)。从血液中培养出金黄色葡萄球菌,她对氟氯西林治疗有良好反应。毫无疑问,在一些易感患者中,针刺可以引起败血症(Pierik,1982)。注射针也有类似的偶发性、特异性败血症的风险。

预防感染

细菌感染似乎最可能通过患者自身皮肤污染的介入而发生(White,2004)。在心内膜炎的病例中已清楚地说明了这点(Buckley,2011)。

在外科手术条件下,完全的皮肤灭菌尚不可能,因此,无论如何在针刺实践操作中要求做到也是完全不现实的(Hoffman,2001)。从医生双手而来的外源性微生物的意外接种不太可能,但存在可能性,由于针刺操作过程是"干净的"而不是"无菌的"。然而,能够被针尖接种的微生物的数量可能不足以导致局部感染,因此,针刺后的感染鲜有报道。

在某些情况下,如糖尿病、免疫抑制或中性粒细胞减少症,也存在感染的更高风险,但是,局部或区域性因素可能也是相关的,例如淋巴水肿(Dupuy et al.,1999)或邻近皮肤表面的植入物存在(Laing et al.,2002)。在后者情况下,针刺的部位应改变以使感染的风险降到最低。

临床要点

> 医生需要对可能的风险因素或感染保持警惕,包括针刺位置(关节间隙、脑膜、耳和植入物周围),以及对患者身体状况(免疫抑制、心脏瓣膜疾病)的关注。

其他各种情况

意识丧失和抽搐

晕厥期间发生的抽搐已经在前面讨论过,各种与意识丧失水平改变相关的事件也已经描述过。

1 例 35 岁的男性患有背痛,在俯卧位治疗时癫痫发作(White et al.,2011a)。针刺入手部、背部肌肉和足部 1cm 深。未对针具进行刺激,也未引起疼痛。短短几分钟之内,患者发展至强烈的全身屈肌痉挛,出现意识丧失。意识丧失达约 3 分钟,意识恢复后患者感到恶心和疲乏。他咬伤了自己的舌头。进一步询问,患者曾在痛苦的膀胱镜检查期间而癫痫发作的病史。但当他后来献血时,仅仅有短暂的疲倦感。诊断可能是反应性缺氧性癫痫发作。

1 例患者在第一次针刺治疗后经历了 34 小时的神昏,第二次治疗时同样发生了神昏(Beable,2013)。他有特发性复杂性部分性癫痫发作的病史,已被控制;同样也有偶尔的找不出原因的"不寻常事件"。在第二次治疗时,针刺腓肠肌后不久他就说自己有异常感觉,且感到失去肌肉力量,之后的几分钟便出现没有任何反应,最终在 50 分钟之后完全恢复。作者评论认为,针刺、猝倒和复杂性部分性癫痫发作可能涉及相似的神经通路。她认为患者的病史并不能作为最初足以拒绝针刺的原因,但是在第一次治疗之后出现的"意识模糊的凝视发作"4 小时应该被认为是放弃针刺治疗的理由。

其他

1 例患有颈项疼痛的 26 岁女性,针刺 2 个月后出现了一些肿胀(Lee et al.,2013)。经脊柱旁肌肉活检诊断为骨化性肌炎。未经任何治疗患者逐渐恢复。

针刺工具和技术

设备

针具的质量随着时间的推移已经有了很大的改进,但是一定不能为了节约费用而降低其质量。由断针形成机体异物而必须移除的报道目前已罕见。

早期的一些一次性针具的针柄会变松,因为它们没有完全地与针体接触。电子显微镜已经显示了在中国和日本可广泛购买到的针具存在着针体与针柄的松弛不紧(Hayhoe et al.,2002;Xie et al.,2014)。附着或污染到不锈钢金属可能引起接触性皮炎。

电针仪器的输出必须满足其在说明书上所描述的所有频率和强度,在一次测试中有3个机器出现不符合情况(Lytle et al.,2000)。一种明智的预防措施是对每个机器分别测试,例如通过当地医院的物理学部门进行检验。另外,部分机器产生的波型和电流可能会引起肉眼可见的组织损伤。

特殊的仪器可能会带来特殊的风险:据报道有着平滑切割刃的"小针刀"已经作为传统的工具在亚洲一些国家广泛应用。有1例患者在颈部发生了针刀的部分断裂,潜在了3年,随后逐渐转移到硬膜外间隙,引起颈部疼痛和上肢出现神经病理,最后用手术移除(Liou et al.,2007)。

电针

电针的风险、注意事项及不良事件已经在第11章中介绍过。

艾灸

艾灸可能会引起烧伤因而可能导致瘢痕。文献中最常见的此类报道是粗心大意所致,这提示需要建立清晰的安全性常规。有意地诱发出瘢痕有时也作为治疗的一种方式。

留针

早期的治疗技术,现在已经在日本视为不合法,即将针具刺入皮下后即将针柄切断(okibari)。X线成像下仍可看到留在皮下的针具,但更为严重的是在反复的显示中发现针具可发生移动,且常常会对远距离的组织造成严重的损害,包括心脏(Hasegawa et al.,1991;Kataoka,1997)、延髓、腹膜腔、肝脏、结肠和膀胱(Gerard et al.,1995)。

其他关于"留针"事件的发生是因为治疗期间发生断针而被医生忽视。

临床要点

任何断针都应该考虑用手术移除。

耳软骨炎和软骨膜炎的风险已经在前面讨论过。

持续刺激的另一种形式是刺入羊肠线的缝合,已经因可能出现腰肌脓肿导致主动脉瘤而受到责备。

其他方面

自行针刺会不断增加风险,因此谨慎地培训和监管至关重要(见第 12 章)。未取得资格的操作者用缝纫针在心脏部位自行针刺是致命的(Schiff,1965)。在心脏部位行自行针刺的一些其他例子已有记录,要么出现意外,要么或与自残有关(Keogh et al.,1988),如试图自杀或精神障碍(Dwivedi et al.,1991),但无论如何不能认为这与针刺有关。

关于颈部自行针刺造成创伤早期已有报道(对脑和脊髓的损伤)。

针刺缓解骨折后疼痛也出现风险,即可能将一个闭合性骨折转变成为更加危险的开放性骨折(Kelsey,1998)。

特殊风险的患者

1 例 44 岁的女性经常在慢跑时出现腓肠肌疼痛。她接受了一次针刺治疗,用酒精棉签清洁皮肤,2 天后发展为红肿热痛,随后出现了与原发病不相称的疼痛而入院。感染出现了进展,因病情迅速恶化和影像学显示有深度水肿和积液,被确诊为葡萄球菌源性坏死性筋膜炎。最终她对保守治疗反应很好。患者就诊时并未说明自己患有再生障碍性贫血——而针灸师也没有询问(Hsieh et al.,2011)。

1 例 78 岁的男性使用 4 枚半永久性针具针刺来控制术后疼痛;补液后患者发展为稀释性血小板减少症,随后耳部和手术部位出现了血肿(Usichenko et al.,2006)。

心脏肥大增加了心脏直接损伤的风险(Zhang et al.,2010)。

抽搐病史作为针刺的一个风险因素先前已有讨论。

患有外周神经系统疾病的患者易于被艾灸烧伤。

儿科针刺

总计有 279 例儿童的不良事件被确定,其中有 25 例属于严重的不良事件(Vohra et al.,2011)。1983—1989 年,有 12 例来自中国门诊的有关拇指畸形的报道,如果不是全部的话,大多数也是在合谷针刺治疗后发生的。9 例患儿大鱼际肌纤维化,其他 3 例发生纤维化变性;所有患儿都接受了纠正性手术治疗。5 例患儿感染分别为:艾滋病(稍后介绍)、化脓性骶髂关节炎、腰椎小关节化脓性关节炎、胸椎化脓性脊椎炎和额骨出现波特水肿包块(骨膜下脓肿)。

1 例患有严重肺结核和心脏病的 9 岁中国男孩,死于隔着衣服进行针刺导致的心脏破裂。1 例 15 岁的法国女孩针刺后发生气胸。1984 年的 1 个案例报道了 1 例患有疲劳症的 16 岁日本男孩,共使用 70 根针具针刺治疗,其中的一根针嵌入颈椎导致肌肉无力和感觉丧失。手术治疗后,力量恢复但遗留下了感觉丧失。1 例发生外伤性蛛网膜下腔出血的 11 岁中国女孩:因为语言障碍接受治疗,一根针刺入甲状软骨上方过深(2 寸,5cm)所致。

1 例患有腹泻的 2 岁中国男孩,采用腹部针刺法治疗后因肠梗阻而病情恶化。探查术表明血肿阻塞了肠道,切除后该患儿才完全恢复。1 例植物状态下的患儿针刺后出现咯血,X 线影像显示一根针通过他的气管切开术部吸入。最终通过手术将其移除。一名 15 岁的加拿大男患儿侧卧位针刺治疗后无法唤醒；2小时后才自然恢复，第二次针刺治疗仍旧发生了上述不良事件。事后表明该患儿患有大脑后循环缺血，大脑缺血症状的出现是治疗时体位的问题所致，而不是治疗本身的问题。

来自有关儿童的随机对照试验数据表明，针刺不良事件的概率约为12%（Vohra et al.，2011）。

结语

针刺后不良事件的报道不应该偏离这样一个基本信息，即在训练有素的医生手中针刺是一种很安全的治疗方法。安全性取决于初始培训的质量以及通过反复地终生性实践而不断更新。为避免不良事件的发生，要把注意力放在更好质量的操作程序（观察患者的反应，清点刺入和拔出的针具数量），良好的解剖学和微生物学知识方面，增强风险意识和反复不断地注意感染的控制。执业者必须自愿并能够恰当地解决所遭遇的不良事件，包括知道何时请求援助是合适的。

患者需要了解的治疗风险方面的信息多少各有不同，应适当告知他们。

（郝汇睿　译，杜元灏　审校）

参考文献

Alani, R.M., Busam, K., 2001. Acupuncture granulomas. J. Am. Acad. Dermatol. 45, S225–S226.

Anderson, D.W., Datta, M., 2007. The self-pith. Am. J. Neuroradiol. 28, 714–715.

Beable, A., 2013. Transient paralysis during acupuncture therapy: a case report of an adverse event. Acupunct. Med. 31, 319–324.

Bradbury, A., Botancor, J., White, A., 2006. Nystagmus following acupuncture: a case report. Acupunct. Med. 24, 33–34.

Brattberg, G., 1986. Acupuncture treatments: a traffic hazard? Am. J. Acupunct. 14, 265–267.

Buckley, D.A., 2011. Staphylococcus aureus endocarditis as a complication of acupuncture for eczema. Br. J. Dermatol. 164, 1405–1406.

Campbell, A., Macglashan, J., 2005. Acupuncture-induced galactorrhoea: a case report. Acupunct. Med. 23, 146.

Chang, S.-A., Kim, Y.-J., Sohn, D.-W., et al., 2005. Aortoduodenal fistula complicated by acupuncture. Int. J. Cardiol. 104, 241–242.

Cheng, S., Liu, C., 2005. Rectus sheath hematoma after acupuncture. J. Emerg. Med. 29, 101–102.

Choo, D.C., Yue, G., 2000. Acute intracranial hemorrhage caused by acupuncture. Headache 40, 397–398.

De Paula Machado, D.F.G., Martins, T., Trevisol, D.J., et al., 2013. Prevalence and factors associated with hepatitis B virus infection among senior citizens in a southern Brazilian city. Hepat. Mon. 13, e7874.

Drago, F., Rongioletti, F., Battifoglio, M.L., Rebora, A., 1996. Localised lipoatrophy after acupuncture. Lancet 347, 1484.

Dupuy, A., Benchikhi, H., Roujeau, J.C., et al., 1999. Risk factors for erysipelas of the leg (cellulitis): case-control study. BMJ 318, 1591–1594.

Dwivedi, S.K., Gupta, L.C., Narain, V.S., 1991. Self inserted needle in heart – localization by cross-sectional echocardiography. Eur. Heart J. 12, 286–287.

Edwards, R.I., Aronson, J.K., 2000. Adverse drug reactions: definitions, diagnosis, and management. Lancet 356, 1255–1259.

Ernst, E., White, A.R., 2001. Prospective studies of the safety of acupuncture: a systematic review. Am. J. Med. 110, 481–485.

Ernst, E., Zhang, J., 2011. Cardiac tamponade caused by acupuncture: a review of the literature. Int. J. Cardiol. 149, 287–289.

Fleming, J., Diaz-Cano, S., Higgins, E., 2011. Eruptive lichen planus triggered by acupuncture. Arch.

Dermatol. 147, 361–362.

Gaul, C., Neundörfer, B., Winterholler, M., 2005. Iatrogenic (para-) spinal abscesses and meningitis following injection therapy for low BACK pain. Pain 116, 407–410.

Gerard, P.S., Wilck, E., Schiano, T., 1995. Images in clinical medicine: acupuncture-needle fragments. N. Engl. J. Med. 332, 1792–1793.

Gi, H., Takahashi, J., Kanamoto, H., et al., 1994. Spinal cord stab injury by acupuncture needle: a case report. No Shinkei Geka 22, 151–154.

Gray, P.A., 1996. Baker's cyst burst after acupuncture. Acupunct. Med. 14, 41–42.

Halvorsen, T.B., Anda, S.S., Naess, A.B., Levang, O.W., 1995. Fatal cardiac tamponade after acupuncture through congenital sternal foramen (letter). Lancet 345, 1175.

Hasegawa, J., Noguchi, N., Yamasaki, J., et al., 1991. Delayed cardiac tamponade and hemothorax induced by an acupuncture needle. Cardiology 78, 58–63.

Hayhoe, S., 1987. Case reports: complications of acupuncture. Acupunct. Med. 4, 15.

Hayhoe, S., McCrossan, M., Smith, A., et al., 2002. Single-use acupuncture needles: scanning electron-microscopy of needle-tips. Acupunct. Med. 20, 11–18.

He, Y., Zhang, J., Zhong, L., et al., 2011. Prevalence of and risk factors for hepatitis C virus infection among blood donors in Chengdu, China. J. Med. Virol. 83, 616–621.

He, W., Xue, Z., Li, Y., et al., 2012. Adverse events following acupuncture: a systematic review of the Chinese literature for the years 1956–2010. J. Altern. Complement. Med. 18, 1–10.

Her, A., Kim, Y.H., Ryu, S., et al., 2013. Cardiac tamponade complicated by acupuncture: hemopericardium due to shredded coronary artery. Yonsei Med. J. 54, 788–790.

Hoffman, P., 2001. Skin disinfection and acupuncture. Acupunct. Med. 19, 112–116.

Hsieh, R.-L., Huang, C.-H., Uen, W.-C., 2011. Necrotizing fasciitis after acupuncture in a patient with aplastic anemia. J. Altern. Complement. Med. 17, 871–874.

Hwang, J.K., Kim, J., Lee, B.J., et al., 2008. Pneumoretroperitoneum following acupuncture. J. Altern. Complement. Med. 14, 1299–1301.

Ilhan, A., Alioglu, Z., Adanir, M., Ozmenoglu, M., 1995. Transverse myelopathy after acupuncture therapy: a case report. Acupunct Electrother. Res. 20, 191–194.

Iwadate, K., Ito, H., Katsumura, S., et al., 2003. An autopsy case of bilateral tension pneumothorax after acupuncture. Leg. Med. 5, 170–174.

Jenner, C., Filshie, J., 2002. Galactorrhoea following acupuncture. Acupunct. Med. 20, 107–108.

Jeong, K.-H., Lee, M.-H., 2009. Two cases of factitial panniculitis induced by electroacupuncture. Clin. Exp. Dermatol. 34, e170–e173.

Kataoka, H., 1997. Cardiac tamponade caused by penetration of an acupuncture needle into the right ventricle. J. Thorac. Cardiovasc. Surg. 114, 674–676.

Kelsey, J.H., 1998. Letter: pneumothorax following acupuncture. J. Emerg. Med. 16, 224–225.

Keogh, B.E., Oakley, C.M., Taylor, K.M., 1988. Chronic constrictive pericarditis caused by self-mutilation with sewing needles. A case report and review of published reports. Br. Heart J. 59, 77–80.

Kessler, J., Streitberger, K., 2008. Perforation of the median nerve with an acupuncture needle guided by ultrasound. Acupunct. Med. 26, 231–233.

Kin, K.C., Lin, B., Chaung, K.T., et al., 2013. Less-established risk factors are common in Asian Americans with hepatitis C virus: a case-controlled study. Dig. Dis. Sci. 58, 3342–3347.

Kirschbaum, J., 1972. Koebner phenomenon following acupuncture. Arch. Dermatol. 106, 767.

Kmietowicz, Z., 2012. Risks of acupuncture range from stray needles to pneumothorax, finds study. BMJ 345, e6060.

Laing, A.J., Mullett, H., Gilmore, M.F., 2002. Acupuncture-associated arthritis in a joint with an orthopaedic implant. J. Infect. 44, 43–44.

Lao, L., Hamilton, G.R., Fu, J., Berman, B.M., 2003. Is acupuncture safe? A systematic review of case reports. Altern. Ther. Health Med. 9, 72–83.

Lau, S.M., Chou, C.T., Huang, C.M., 1998. Unilateral sacroiliitis as an unusual complication of acupuncture. Clin. Rheumatol. 17, 357–358.

Lee, S.Y., Chee, S.P., 2002. Group B Streptococcus endogenous endophthalmitis: case reports and review of the literature. Ophthalmology 109, 1879–1886.

Lee, D.-G., Lee, S.-H., Hwang, S.-W., et al., 2013. Myositis ossificans in the paraspinal muscles of the neck after acupuncture: a case report. Spine J. 13, e9–e12.

Liou, J.-T., Liu, F.-C., Hsin, S.-T., et al., 2007. Broken needle in the cervical spine: a previously unreported complication of Xiaozendao acupuncture therapy. J. Altern. Complement. Med. 13, 129–132.

List, T., Helkimo, M., 1992. Adverse events of acupuncture and occlusal splint therapy in the treatment of craniomandibular disorders. Cranio 10, 318–326.

Lord, R.V., Schwartz, P., 1996. False aneurysm of the popliteal artery complicating acupuncture. Aust. N. Z.

J. Surg. 66, 645–647.

Lytle, C.D., Thomas, B.M., Gordon, E.A., Krauthamer, V., 2000. Electrostimulators for acupuncture: safety issues. J. Altern. Complement. Med. 6, 37–44.

Maas, M.L., Wever, P.C., Plat, A.W., Hoogeveen, E.K., 2013. An uncommon cause of *Staphylococcus aureus* sepsis. Scand. J. Infect. Dis. 45, 722–724.

MacPherson, H., Thomas, K., Walters, S., Fitter, M., 2001. A prospective survey of adverse events and treatment reactions following 34,000 consultations with professional acupuncturists. Acupunct. Med. 19, 93–102.

Matsuyama, H., Nagao, K., 1998. Retroperitoneal hematoma due to rupture of a pseudoaneurysm caused by acupuncture therapy. J. Urol. 159, 2087–2088.

Miao, E.Y., 2011. Skin changes after manual or electrical acupuncture. Acupunct. Med. 29, 143–146.

Miyamoto, S., Ide, T., Takemura, N., 2010. Risks and causes of cervical cord and medulla oblongata injuries due to acupuncture. World Neurosurg. 73, 735–741.

Moon, S.W., Kim, K.H., Sang Won, M., Ki Hoon, M., 2013. Transcatheter arterial embolisation for haemorrhage from the inferior epigastric artery after acupuncture: a case report. Acupunct. Med. 31, 239–241.

Murray, R.J., Pearson, J.C., Coombs, G.W., et al., 2008. Outbreak of invasive methicillin-resistant *Staphylococcus aureus* infection associated with acupuncture and joint injection. Infect. Control Hosp. Epidemiol. 29, 859–865.

Nguyen, V.T.-T., McLaws, M.-L., Dore, G.J., 2007. Highly endemic hepatitis B infection in rural Vietnam. J. Gastroenterol. Hepatol. 22, 2093–2100.

Origuchi, N., Komiyama, T., Ohyama, K., et al., 2000. Infectious aneurysm formation after depot acupuncture. Eur. J. Vasc. Endovasc. Surg. 20, 211–213.

Park, J., Ahn, R., Son, D., et al., 2013. Acute spinal subdural hematoma with hemiplegia after acupuncture: a case report and review of the literature. Spine J. 13, e59–e63.

Peuker, E., Cummings, M., 2003. Anatomy for the acupuncturist – facts & fiction 2: the chest, abdomen, and back. Acupunct. Med. 21, 72–79.

Pierik, M.G., 1982. Fatal staphylococcal septicemia following acupuncture. Report of two cases. R. I. Med. 65, 251–253.

Rosted, P., 1996. Literature survey of reported adverse effects associated with acupuncture treatment. Am. J. Acupunct. 24, 27–34.

Schiff, A.F., 1965. A fatality due to acupuncture. Med. Times 93, 630–631.

Seong, M.H., Kil, H., Kim, Y.S., et al., 2013. Clinical and epidemiological features of hepatitis C virus infection in South Korea: a prospective, multicenter cohort study. J. Med. Virol. 85, 1724–1733.

Simmons, R., 2006. Acupuncture with significant infection, in a "well" patient. Acupunct. Med. 24, 37.

Smith, D.L., Walczyk, M.H., Campbell, S., 1986. Acupuncture-needle-induced compartment syndrome. West. J. Med. 144, 478–479.

Toso, F., Sabbadini, G., Saccheri, P., Travan, L., 2012. A keyhole-shaped sternal defect in an ancient human skeleton. Surg. Radiol. Anat. 34, 965–968.

Travan, L., 2012. Image of acupuncture. Acupunct. Med. 30, 160.

Tseng, Y.-C., Yang, Y.-S., Wu, Y.-C., et al., 2014. Infectious sacroiliitis caused by *Staphylococcus aureus* following acupuncture: a case report. Acupunct. Med. 32, 77–80.

Usichenko, T.I., Dinse, M., Pavlovic, D., Lehmann, C., 2006. Hemorrhage after auricular acupuncture due to postoperative thrombocytopenia. Anesth. Analg. 103, 1333–1334.

Vohra, S., Adams, D., Yasui, Y., et al., 2011. The safety of pediatric acupuncture: a systematic review. Pediatrics 128, e1575–e1587.

Wheway, J., Agbabiaka, T.B., Ernst, E., 2012. Patient safety incidents from acupuncture treatments: a review of reports to the National Patient Safety Agency. Int. J. Risk Saf. Med. 24, 163–169.

White, A., 2004. A cumulative review of the range and incidence of significant adverse events associated with acupuncture. Acupunct. Med. 22, 122–133.

White, A., Cummings, M., 2009. Psoas abscess and acupuncture. Acupunct. Med. 27, 48–49.

White, A., Hayhoe, S., Hart, A., et al., 2001a. Survey of adverse events following acupuncture (SAFA): a prospective study of 32,000 consultations. Acupunct. Med. 19, 84–92.

White, A., Hayhoe, S., Hart, A., Ernst, E., 2001b. Adverse events following acupuncture: prospective survey of 32 000 consultations with doctors and physiotherapists. BMJ 323, 485–486.

White, A., Cummings, M., Filshie, J., 2008. An Introduction to Western Medical Acupuncture. Churchill Livingstone Elsevier, Edinburgh.

Witt, C.M., Pach, D., Brinkhaus, B., et al., 2009. Safety of acupuncture: results of a prospective observational study with 229,230 patients and introduction of a medical information and consent form. Forsch. Komplementmed. 16, 91–97.

Wong, Y.M., 2013. An understanding of anatomy under the LI4 acupuncture point. Acupunct. Med. 31, 333.

Wu, J.J., Caperton, C., 2013. Images in clinical medicine. Psoriasis flare from Koebner's phenomenon after acupuncture. N. Engl. J. Med. 368, 1635.

Xie, Y.M., Xu, S., Zhang, C.S., Xue, C.C., 2014. Examination of surface conditions and other physical properties of commonly used stainless steel acupuncture needles. Acupunct. Med. 32, 146–154.

Xu, S., Wang, L., Cooper, E., et al., 2013. Adverse events of acupuncture: a systematic review of case reports. Evid. Based Complement. Alternat. Med. 2013, 581203.

Yanagihara, M., Fujii, T., Wakamatu, N., et al., 2000. Silicone granuloma on the entry points of acupuncture, venepuncture and surgical needles. J. Cutan. Pathol. 27, 301–305.

Yu, H.-J., Lee, K.-E., Kang, H.S., Roh, S.Y., 2013. Teaching neuroimages: multiple epidural abscesses after acupuncture. Neurology 80, e169.

Zhang, J., Shang, H., Gao, X., Ernst, E., 2010. Acupuncture-related adverse events: a systematic review of the Chinese literature. Bull. World Health Organ. 88, 915–921.

Zheng, W., Zhang, J., Shang, H., 2012. Electro-acupuncture-related adverse events: a systematic review. Med. Acupunct. 24, 77–81.

Zhu, L., Hong, Y., Zhang, L., et al., 2011. Needle acupuncture-induced Koebner phenomenon in a psoriatic patient. J. Altern. Complement. Med. 17, 1097–1098.

第四篇
相关技术

15

第十五章　经皮神经电刺激

M.I.Johnson　■　J.W.Thompson[+]

历史背景

　　自古以来人们就知道当人体的某一部位出现疼痛时,敲击、按摩或摩擦病变部位就是一种本能反应,由于这能减轻疼痛。换言之,局部刺激以某种方式对痛知觉产生了干预。当疼痛非常严重时,可能就需要非常强烈的刺激,当这种刺激所产生的自身疼痛达到一定程度之后,原来的疼痛就会出现一定程度的有效减轻。众所周知,电流能兴奋皮肤的神经,并影响机体其他组织的活动。将电用于治疗目的(电疗法),特别是缓解疼痛(电镇痛)也起源于古代,石刻中的证据可以追溯到埃及的第五王朝时代(c.,公元前2500年),已显示了使用电鱼(电鲶)来治疗疼痛性疾病(Gildenberg,2006)。2000多年后的希波克拉底(公元前400年)提及使用电鱼雷鱼放电来治疗此类疾病如头痛和关节炎。将刺激皮肤作为缓解各种疼痛性疾病的一种方法的其他技术也一直被使用,包括热包、冰、激光、按摩、作业和运动、振动、超声和针刺。上述的所有这些方法都是用刺激引发镇痛的实例。电镇痛便于应用,而且不同的刺激参数也容易控制。

电镇痛

　　在过去的 4500 年,人们一直保持着对电镇痛的兴趣和开发(表 15.1)。直到 20 世纪,人们认为进展主要表现在确定电镇痛有效的那些疾病以及电疗法所用设备的研发。电疗法历史的关键点发生在 1965 年,当时由 Melzack 和 Wall 提出了他们的疼痛闸门控制理论,从本质上表明了向大脑输入的疼痛信息在脊髓水平上受控于闸门机制,即疼痛信息本身受进入脊髓的非疼痛性信息的性质和强度的影响(Melzack and Wall,1965)。该假说易于验证,Wall 和 Sweet 很快就进行了检验(1967),他们发现高频率(50~100Hz)经皮神经电刺激缓解了慢性神经痛(Wall and Sweet,1967)。同一年,Shealy 和他的同事们进行了第一个背索植入术,并且能够显示出背索的电刺激对于缓解慢性疼痛同样有效(Shealy et al.,1967)。1969 年,Reynolds 发现了一个至关重要的问题(尽管并不是当时就认识到的),即电刺激大鼠中脑导水管周围灰质(periaqueductal grey,PAG)区域能产生手术麻醉效果(Reynolds,1969)。与此同时,经皮神经电刺激(transcutaneous electrial nerve stimulation,TENS)也正在被用于进行背索植入术的患者选择。很快 Long 和他的助手们就认识到单独使用经皮神经电刺激对于缓解慢性疼痛常常有效,因此,大大地避免了患者需要进行背索植入手术(Long et al.,1973；Long et al.,1979)。

　　理论上电刺激神经系统的任何部分都可能有效,但是实践中人们却发现只有在刺激特殊的部位时,才能出现疼痛缓解,这一点尤其适用于慢性疼痛的缓解(表 15.2)。电刺激主要的感觉神经或其一些支配机体某个部位疼痛的皮支可使疼痛缓解,就像摩擦某个疼痛部位一样。

　　这可通过使用黏附于未受损伤的皮肤表面的电极(即经皮神经电刺激),或使用插入皮肤的电极(例如电针和经皮神经电刺激)来完成。将电极置入到硬膜外间隙来刺激脊髓(即脊髓刺激),以及置入丘脑和脑室周围灰质(即深部脑刺激)中,已经显示出能缓解缺血和神经痛,并已被用于缓解其他疼痛治疗方法无效的难治性疼痛(Hamani et al.,2006；Simpson and Stannard,2005)。最近,无侵入性技术也已被用于刺激脑来缓解疼痛,有证据表明用经颅磁刺激运动皮层可产生短期的镇痛效应(O'Connel et al.,2010)。

表 15.1　电镇痛的一些里程碑		
公元前 2500 年	埃及第五王朝	石刻显示电鱼电鲶用于治疗疼痛性疾病
公元前 400 年	希波克拉底	使用电鱼治疗头痛和关节炎
1759	John Wesley 医生	在电力方面,一位人类和常识的爱好者使它变得简易和有用,他描述了坐骨神经痛、头痛、痛风、肾结石等的治疗
1965	R.Melzack 和 P.Wall	提出了疼痛的闸门控制理论
1967	P.Wall 和 W.Sweet	报道了使用高频(50~100Hz)经皮神经电刺激缓解慢性神经源性(神经病理性)痛
1967	C.N.Shealy 等	报道了应用脊髓背索刺激
1969	D.V.Reynolds	发现刺激大鼠中脑导水管周围灰质(PAG)区域产能能产生手术麻醉
1973	D.M.Long	报道了经皮神经电刺激的结果(TENS)
1979	M.B.E.Eriksson 和 B.Sjölund	报道了针刺样经皮神经电刺激(AL-TENS)与传统经皮神经电刺激相比能增加镇痛益处

表 15.2 用于缓解疼痛的电刺激部位和方法

神经系统分类	解剖学区域	电刺激方法
周围神经	皮肤	经皮(经皮神经电刺激,经皮神经电刺激样设备) 经皮 电针
	神经干	经皮(经皮神经电刺激,经皮神经电刺激样设备) 经皮 植入电极
脊髓	背索	植入电极 脊髓的经皮导入电刺激
大脑	丘脑(腹后外侧核) 脑室周围灰质 其他位置	植入电极 植入电极 植入电极

TENS 的原理

任何通过完整皮肤表面的输送电流以激活皮下神经的方法,严格地讲就是经皮神经电刺激(Johnson,2014)。然而,医疗专业人员使用的经皮神经电刺激术语,描述的是使用便携式的电池供电仪产生的脉冲电流,振幅达 60 毫安(mA)以缓解疼痛(图 15.1;框 15.1)。

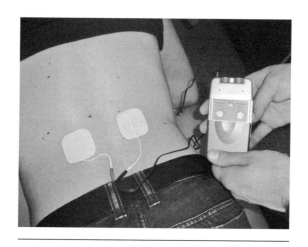

图 15.1 用标准的经皮神经电刺激仪在背部实施 TENS

框 15.1

经皮神经电刺激是通过完整皮肤表面的脉冲电流输送来刺激周围神经,主要用于疼痛缓解。

这些"标准的 TENS 设备"通常输送的电流,脉冲宽度(持续时间)为 50~500μs、脉冲率(频率)为每秒 1~250 脉冲(pps),并且具有各种脉冲型(模式),包括连续性(标准的)、断续性脉冲

（间歇脉冲串）和调制式幅度、频率和脉冲持续时间（图 15.2）。引线将电流中继到可重复使用的自粘式编织不锈钢电极片，通常为 50mm×50mm 的正方形电极片，粘贴到皮肤表面。标准的 TENS 设备在许多国家不需要处方就可从药店或互联网上购买（Chipchase et al., 2009）。TENS 被作为一种独立的治疗来使用，或者与止痛药结合用于缓解任何原因引起的疼痛症状（表 15.3；图 15.3），已显示可降低药物剂量、副作用和成本（Bjordal et al., 2003；Chabal et al., 1998）。TENS 已被成功地用于年仅 4 岁的儿童（Merkel et al., 1999）。各种形式的 TENS 也用于尿失禁（Hagstroem et al., 2009）、便秘（Clarke et al., 2009）、进展性痴呆（Cameron et al., 2003）、手术后恶心和呕吐（Ezzo et al., 2006）的管理，以及促进伤口和骨愈合（Gardner et al., 1999）。总体而言，在这些无痛性疾病方面成功的证据是有限的。

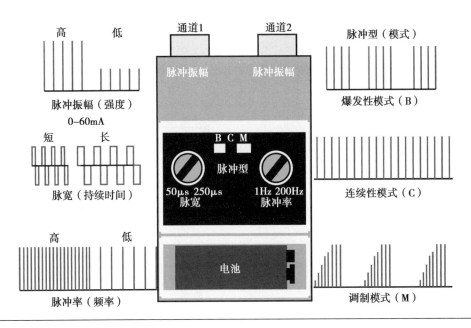

图 15.2 一台标准的 TENS 设备输出特征

表 15.3 用 TENS 已治疗过的急性、慢性疼痛性疾病实例

专业	系统	组织	急性	慢性
医疗	肌肉骨骼	肌肉	扭伤或肌肉酸痛,运动伤	肌筋膜痛、纤维肌痛
		骨骼	肋骨骨折	肋骨的癌沉积、骨性关节炎、风湿性关节炎
		关节	扭伤或韧带酸痛,关节炎运动伤	骨性关节炎、风湿性关节炎
	神经系统	周围性	带状疱疹,感染,急性椎体压缩性	脊神经卡压,灼性神经痛
		中枢性	急性脑卒中	脑卒中后疼痛(丘脑痛),多发性硬化
	心血管	心肌	心绞痛	雷诺氏病,静脉移植瘢痕

续表

专业	系统	组织	急性	慢性
	内脏	胰腺	急性胰腺炎	慢性胰腺炎
		肝	急性肝炎	癌性肝大
外科	皮肤	皮肤	外伤、手术伤口疼痛	痛性瘢痕
妇科	生殖	子宫	月经紊乱	盆腔痛、子宫内膜异位
		肌肉	产痛	
牙科	牙科	牙齿	牙髓感染	牙周病
		口颌面	急性口颌面痛	颞下颌关节病

本清单具有代表性，但并不详尽。

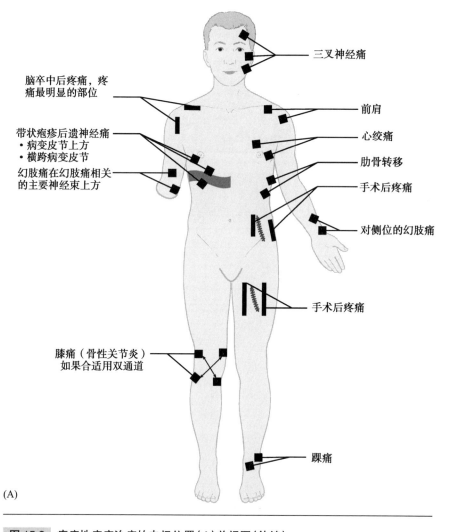

(A)

图 15.3 疼痛性疾病治疗的电极位置（A）前视图（待续）

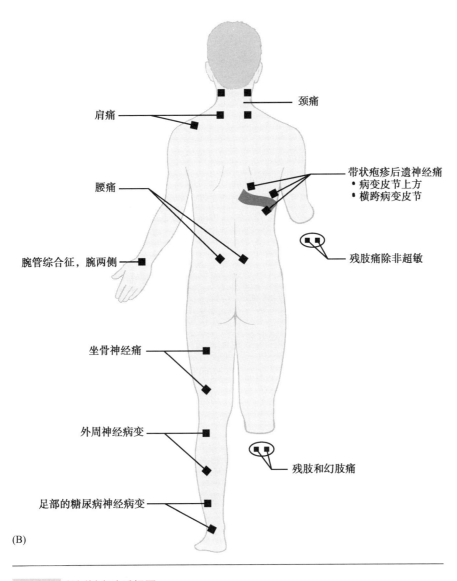

颈痛

肩痛

带状疱疹后遗神经痛
・病变皮节上方
・横跨病变皮节

腰痛

残肢痛除非超敏

腕管综合征，腕两侧

坐骨神经痛

残肢和幻肢痛

外周神经病变

足部的糖尿病神经病变

(B)

图 15.3（续前）(B)后视图

TENS 设备

TENS 设备主要由(i)刺激器(TENS 设备)、(ii)连接引线、(iii)电极组成(见图 15.1)。TENS 设备的制造是一个有利可图的生意，因此，市场上经常会推出新型号。这种情况使得对于不熟悉 TENS 设备的购买者感到困惑。在购买一台特殊仪器之前，潜在的购买者应该查看其包含的一些基本特征(表 15.4)。诊所可能希望备有一批不同类型的刺激器和电极，不同的刺激器非常值得一试，以确定哪一种更有效、可靠和经济，这是来自将要使用该设备的患者和工作人员的观点。由编织不锈钢制成的可重复使用的自粘式电极片很容易获得，并有多种多样的形状和尺寸。最近开发的有包括手套、袜子和带状电极(Cowan et al.，2009)。

表 15.4 标准 TENS 设备及其配件的技术规范和基本特征

设备的输出规格	特征	注意事项
脉冲振幅	大部分设备传送恒流电输出，在 1~50mA 之间可调，负荷为 1kΩ	开 - 关 / 振幅（强度）和频率控制（的开关）应该是适宜的尺寸和形状，易于调节，也要有充分的保护，以免意外的碰撞或干扰
脉冲频率（可调）	在 1~200pps 之间可调	阶梯式控制是有益的
脉冲持续时间	在 50~500μs 之间可调	阶梯式控制是有益的
脉冲模式	可调的连续性、爆发性（随机频率，调制振幅，调制频率，调制脉冲持续时间）	可用的脉冲模式：连续性（常规的）和脉冲调制式（爆发性）模式是强制性的。调制（斜坡式）模式是非常可取的，随机模式是一个额外优点
脉冲波形	对称或非对称的。双相或单相	这通常被制造商固定
通道	1 或 2	对于广泛性疼痛或治疗不止一个而同时出现的疼痛
预编程序设置	通常声称用于治疗特定类型	对于喜欢用有限定选择设备的疼痛患者，或者接受如何调节其他设备有困难的患者或许有用
预编程序设置	通常声称用于治疗特定类型	对于喜欢用有限定选择设备的患者，或者接受如何调节其他设备有困难的患者或许有用。没有强证据表明某个预编程序设置对于特定的疼痛类型会更好
定时器		当使用 TENS 助眠时有用
附加装置		
成本	15~150 英镑	
大小和重量	小装置 =6cm × 5cm × 2cm 大装置 =12cm × 9cm × 4cm（50~250g）	刺激仪应该是紧凑、重量轻、形状适宜，佩戴和操作舒适，结构坚固，易于附在腰带或口袋。大装置可能对于喜欢挑战而灵巧的患者有用
电池	PP3(9V) 或者 AA(2 × 1.5V=3V)	低电池消耗：这是必要的（即对于密集使用而言），刺激仪使用充电电池应该可以做到，因为用于电池充电器的一个兼容性、紧凑的电源能够得到
电极	自粘式	大部分现代的电极是自粘式。随着时间的推移它们会变质，因此定期更换是重要的。在使用前后，应用亲水薄膜可延长其保质期，存于随附的塑胶袋内及塑料板上，并置于冰箱内
	形状和大小	通常是 5cm × 5cm 正方形的电极。然而，较小和较大的电极也可得到。形状包括圆形（小的一种对针刺穴位非常理想）和蝶形（对于关节上有皮肤皱纹的部位非常理想）
	手套、袜子和带状电极	对于手、足和背部疼痛可能有用
引线		连接的引线应该是重量轻、有柔性，贴身戴着舒适，应该能与所有标准型电极能够连接
支持材料	附有 DVD 的使用说明书 网络支持材料 服务热线	简单、易懂和良好的图文并茂的操作说明书是必要的 服务热线和维修以及快捷的更换服务通过邮政或快递服务来进行

TENS 技术

至关重要的是,患者和工作人员应了解 TENS 疗法所涉及的适当技术的使用。国际疼痛研究协会(Charlton,2005,p.94)描述的主要 TENS 技术是:

■ 常规的 TENS(低强度、高频率)刺激的是来自与疼痛部位相关皮节的低阈值非伤害性机械敏感性传入神经(A-β 纤维),而不会同时激活高阈值的伤害性传入神经(A-δ 和 C 纤维)。

■ 针刺样 TENS(AL-TENS)(高强度、低频率)刺激的是来自皮肤和深部(肌肉)结构的高阈值机械敏感性传入神经(A-δ 纤维)。AL-TENS 是一种"过度刺激"形式,在疼痛部位、针刺穴位、激痛点和肌肉上实施。在临床实践中,为刺激更深层结构如骨骼肌中的高阈值纤维,大幅度的电流是必要的。然而,使用大幅度电流将导致疼痛,因为电场会刺激浅表结构中的皮肤伤害性感受纤维。因此,AL-TENS 通常用于刺激低阈值运动传出神经以在骨骼肌中产生相位收缩,这又会引起小直径骨骼肌传入纤维的活动。

在临床实践中,TENS 的实施是根据广义的原则而不是具体的处方(表 15.5)。在大多数情况下使用常规的 TENS,而 AL-TENS 则用于对常规 TENS 无反应的患者。临床经验表明,常规 TENS 对于主要表现为伤害感受性疼痛可能更好,即骨骼、椎旁和关节疼痛以及内脏牵涉性疼痛。AL-TENS 可能被发现对放射性神经病理性疼痛更好,特别是以感觉过敏和 / 或感觉迟钝作为突出特征,以及由深部结构引起的疼痛(Johnson,1998;Sjölund et al.,1990;Johnson and Bjordal,2011)。

在应用常规 TENS 期间,建议患者增加电流振幅以在疼痛区域内获得强烈的、非疼痛性的电感觉异常。强烈的非疼痛性的 TENS 感觉表明选择性地激活了非伤害性传入神经(A-β),它已被证明能通过节段机制减少脊髓和脑干内疼痛相关信息的传递(参见"TENS 的作用机制"部分;图 15.4)。尽管鼓励患者试用刺激器设置来保持在治疗时刻能有最舒适的刺激,但患者经常会使用 10~200pps 之间的频率和连续脉冲模式。

表 15.5　TENS 技术

特征	常规的 TENS	类针刺 -TENS
刺激目的	激活皮肤非伤害性周围传入神经(A-β)	通过 TENS 诱发肌肉抽动而直接激活肌肉传入神经
TENS 感觉	强烈的非疼痛性麻刺样 TENS 感觉(最小的肌肉活动)	强烈的非疼痛性脉动样 TENS 感觉同时伴有肌肉抽动
电极位置	跨疼痛部位 - 皮节。用主要神经束或对侧出现皮肤超敏或低敏的部位	疼痛部位的肌腹上的肌节或运动神经。用主要神经束或对侧出现皮肤超敏或低敏的部位 有时也用触发点或针刺穴位
脉冲振幅(强度)	足以达到非疼痛性 TENS 感觉(低强度)	足以达到非疼痛性脉动样 TENS 感觉或肌肉抽动(高强度)
脉冲频率(率)	高(10~200pps),根据患者的选择来确定	低[<5pps 或 <每秒 5 个脉冲(串)的高频率脉冲]
脉冲宽度(持续时间)	在 50~200μs,根据患者的选择来确定	在 100~200μs 之间。较低的脉冲宽度将产生较弱的 TENS 感觉,但依然产生肌肉抽动

续表

特征	常规的 TENS	类针刺 -TENS
脉冲型（模式）	首先用连续性,但随后由患者的选择来确定	首先用突发性或振幅调制式。如果输送低频单脉冲电流随后用连续性
剂量	不论何时需要止痛时使用。虽然每 1 小时左右要休息一下,但可全天使用	每次不超过 30 分钟,每天可使用数次,由于肌肉疲劳可能产生,导致第二天出现迟发性肌肉酸痛
止痛的时程	起效快而失效也快。止痛通过节段机制（即脊髓门控）	起效快而失效迟发。止痛通过脊髓门控和下行疼痛抑制通路相结合

经许可转自 Johnson,M.I.,Bjordal,J.M.,2011.Percutaneous electrical nerve stimulation for the management of painful conditions:focus on neuropathic pain.Expert Rev.Neurother.11,735-753.

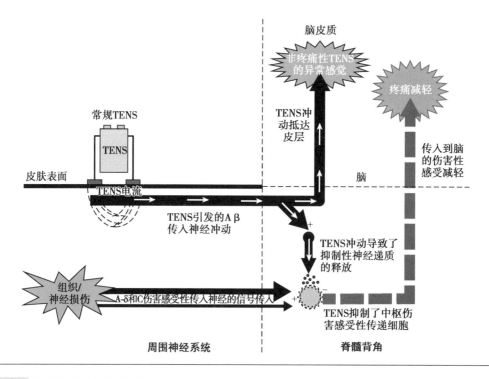

图 15.4 常规 TENS 的简要作用机制

A-δ 和 C 伤害性感受器的活动通过神经递质如 P 物质（皮肤伤害性感受器）或者血管活性肠肽（VIP,内脏伤害性感受器）,兴奋了(+)脊髓中的中枢伤害性传递细胞。中枢伤害性感受器传递神经元通过脊髓网状束、脊髓丘脑束投射到大脑,产生对疼痛的感知。常规 TENS 引发的 A-β 传入神经活动,通过释放抑制性神经递质如 γ- 氨基丁酸（GABA,黑色中间神经元）对中枢伤害性感受器传递神经元产生抑制（−）。常规 TENS 期间出现的感觉异常是通过背索传递到大脑的信息所产生的

在应用 AL-TENS 期间,使用较高强度的电流,输送低频单脉冲电流(例如 ≤ 5pps)或高频脉冲(例如, ≤ 100pps 的 5Hz 脉冲串)的低频率脉冲串。文献强调在应用 AL-TENS 期间

需要使用更高强度的电流。患者不愿忍受 TENS 的疼痛程度,所以大多数医生给予强烈而无疼痛性强度的 AL-TENS,通常与常规 TENS 所用的强度类似。然而,如果电极被定位于肌肉或运动神经之上,则在 AL-TENS 治疗期间使用的低频电流将产生肉眼可见的肌肉抽动。最初,AL-TENS 是作为产生肌肉抽动以缓解疼痛而开发的一种方法,然而,不确定性依然存在,即是否抽动是产生效应的先决条件(Francis and Johnson,2011;Johnson,1998)。使用单脉冲的 AL-TENS 可能令人不舒服,会产生痛苦的肌肉收缩,因此,通常使用低频率(突发型的刺激模式)的脉冲串进行高频率的反复刺激(Eriksson et al.,1979)。目前可用的刺激调制模式包括斜坡式的振幅,其中每组电脉冲形成一个增加强度的上升阶梯,产生抚摸样感觉,患者会更舒适。AL-TENS 已被证明能激活下行疼痛抑制通路,以减少脊髓和脑干中疼痛相关信息的传递(参见"TENS 的作用机制"部分,图 15.5)。

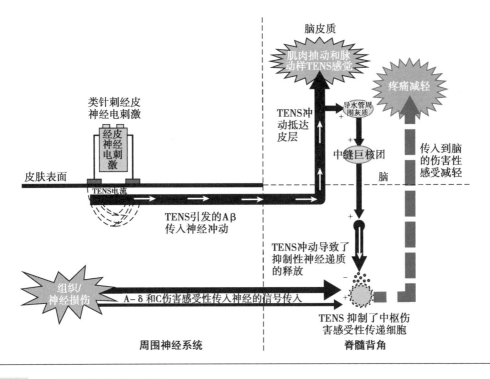

图 15.5 AL-TENS 的简要作用机制

A-δ 和 C 纤维伤害性感受器的活动会兴奋(+)中枢伤害性感受器的传递神经元,其投射到大脑有助于疼痛感知。AL-TENS 期间,小直径的肌肉传入神经(A-δ)的活动会引起脑干结构的激活,例如导水管周围灰质(PAG)和中缝巨核团(nRM),形成下行痛觉抑制通路,以兴奋(+)脊髓胶质中的抑制性中间神经元(-)。这些抑制性中间神经元释放甲硫脑啡肽(黑色中间神经元),降低了中枢伤害感受性传递细胞(带点的线)的活性。与肌肉抽动和脉动样 AL-TENS 相关的感觉是通过背索而传递到大脑

　　TENS 技术的其他建议包括"针刺 -TENS"是指应用宽范围的各种参数在针刺穴位上实施的 TENS(Brown et al.,2009),而"强化 -TENS"是指对于伤口敷料引起的变化、去除缝合线和静脉穿刺等出现的问题而给予短持续时间的高频疼痛性 TENS。自从引入 TENS 以来,持续的努力已经使疗效得到改善,而且近年来作为缓解疼痛的 TENS 类设备已经有了迅速增加(表 15.6)。TENS 类设备的生产通常受技术发展的驱动,而不是被证明有功效或具有生

物学原理,因此,首先试用标准的 TENS 设备是明智之举(Johnson,2001,2014)。

治疗计划

TENS 适应证

从本质上讲,TENS 可用于治疗任何伤害感受性、神经病理性或肌肉骨骼原因引起的局部疼痛。需要特别注意的是,某些中枢疼痛状态,例如臂丛撕脱损伤以及随后出现的脊髓损伤,可能对 TENS 反应良好,但是,经常需要很多次实验才能确定电极的最佳位置。TENS 也可用于治疗内脏起因的疼痛,如心绞痛和痛经。对于治疗主要为心理性原因引起的疼痛,TENS 的疗效通常是最差的。实际的情况是,并非每个患有相同类型疼痛的患者都会对 TENS 有反应。因此,对 TENS 的反应取决于患者的功能,而不是其疼痛本身。

表 15.6　TENS 类设备的特征	
设备	特征
动作电位刺激(APS)(Odendaal 和 Joubert,1999)	呈指数衰减的单相方型脉冲通过 2 个电极进行输送。脉冲宽度低(<25mA),持续时间长(800μs~6.6ms),频率固定在 150pps
Codetron(Herman et al.,1994)	脉冲方形波随机输送到 6 个电极之一。脉冲振幅低,持续时间长(1ms),频率低(2pps)
H- 波刺激(Blum et al.,2008)	通过 2 个电极输送呈指数衰减的"独特"双相波。脉冲振幅低(<10mA),持续时间长(固定在 16ms),频率低(2~60pps)
干扰波治疗(干扰电流)(Johnson 和 Tabasam,2003;Palmer 和 Martin,2008)	用 2 个异相电流相互干扰产生 1 个振幅调制波。传统上用 4 个电极进行输送;一些设备在设备内已有预先调制的调幅制波(2 个电极)。脉冲振幅低,调幅制频率 1~200Hz(载波频率 ~2-4kHz)
微电流,包括经颅刺激和"针刺笔"(Koopman et al.,2009;Tan et al.,2006)	改良的方型直流电,具有单相或双相脉冲,以固定的间期(0.4s)变换极性,通过 2 个电极输送。脉冲振幅低(1~600μA,没有异常感觉),频率依制造商而定(1~5 000pps)。存在许多变型(如经颅刺激用于偏头痛和失眠;针刺笔用于疼痛)
经皮脊髓电镇痛(TSE)(Palmer et al.,2009;Thompson et al.,2008)	通过定位于脊髓胸 1 和胸 12 或者跨越颈 3- 颈 5 的 2 个电极输送微分信号波。脉冲振幅高,依然不会产生异常感觉。脉冲持续时间非常短(1.5~4μs),频率高(600~1 万 pps)
Pain ®Gone(Asbjorn,2000;Ivanva-Stoilova 和 Howells,2002)	手持笔式装置,使用压电元件输送低安培高伏特单一单相尖峰脉冲(如,6μA/15 000V)。在疼痛部位或针刺穴位上通过给予 30~40 个单独的电击输送,以产生无害性到轻度有害性针刺样感觉 - 每当疼痛复发时,可重复使用
非侵入性的交互神经刺激(InterX®)(Biggs et al.,2012;Gorodetskyi et al.,2007)	高振幅,短脉冲宽度,动态波形,通过间距很近的金属电极在皮肤表面移动来输送。技术要求对组织特征性变化进行识别,以确定最佳治疗位置
Limoge current(Limoge 和 Dixmerias-Iskandar,2004;Limoge et al.,1999)	高频脉冲被重复的低频周期中断,通过 3 个电极(负极在眉毛和乳突后区的 2 个阳极之间)输送。常用于增强阿片剂的作用

续表

设备	特征
Salutaris TENS（Forst et al.，2004）	双通道刺激仪输送高（95Hz）和低（4Hz）频的脉冲电流，通过使用脉冲宽度为 100 或 280μs 来输送，电流输出高达 70mA（进入 1kΩ 的负载）。独特性似乎是采用了上升边缘校正电路"以减小每个脉冲的斜坡时间，改善治疗结果"
MC5-A Calmare（Calmare® 镇痛疗法治疗仪）（Smith et al.，2010）	一种载式的大型设备，使用表面电极通过"扰频疗法"可同时治疗多处疼痛部位。该设备的输出规格没有找到详细的说明。技术上要求采用人工造成的非痛信息（经皮电控痛预处理器）取代痛信息

经准许转自 Johnson，M.I.，Bjordal，J.M.，2011.Percutaneous electrical nerve stimulation for the management of painful lesions：Focus on neuropathic pain.Expert Rev.Neurother.11，735-753.

表 15.7　禁忌证和注意事项

情况	禁忌证	注意事项
活动的植入物（如，起搏器）	禁忌	特别适用于按需要可应变的起搏器。尽管如此，在 TENS 机器存在的情况下，还是有可能运行固定频率的起搏器。但这在没有咨询和得到有能力对患者负责的心脏专家的许可时，是不能做的，另外，如果必要时，要听取起搏器和 TENS 设备的制造商的建议
出血组织	禁忌	可能会增加血流
难以学会的患者，对于医疗电的应用不依从或者惧怕或根深蒂固的反对	禁忌	患者的安全性
妊娠	局部禁忌	勿在怀孕的子宫上进行刺激。当 TENS 用于产科镇痛时，电极用于后背部
恶性肿瘤	局部禁忌	勿刺激接近"可治疗的"局部癌变部位，因为理论上可能刺激生长。在临终患者中，TENS 可在肿瘤组织上应用，如果提供缓解疼痛和其他症状
儿童活跃的骨骺	局部禁忌	勿在活跃的骨骺上刺激，因为电流可能会影响生长活动。如果这种情况发生，很可能仅仅在高强度时而不是常规的 TENS 强度
癫痫	局部禁忌	应该在颈下部刺激
炎症、感染或其他不健康的皮肤	局部禁忌	将电极置于邻近的正常皮肤
颈前部	局部禁忌	这是为了避免刺激到颈动脉窦和喉神经，可能分别会产生低血压或喉痉挛
金属植入物	防范	虽然有报道显示 TENS 类设备造成皮肤灼伤，但无已知的有关 TENS 的不良事件

许多禁忌证和注意事项都是理论上的和有争议的，临床实践中出现后果的证据有限。这些指南都是来自一个出处，http://www.electrotherapy.org/contraindications 对此进行了讨论。

临床要点

关键信息:除非另有证明,否则任何疼痛都不应该被认为用 TENS 不能治疗。

TENS 治疗前的诊断

正如与所有其他形式的治疗一样,在试图治疗之前,诊断疼痛的原因是至关重要的。然而,在处理疼痛时,并不总是能作出精确的诊断,特别是在慢性疼痛的情况下。因此,必须要做的事情是确保这种疾病不需要某些其他形式的紧急和 / 或更彻底的治疗,例如在考虑使用 TENS 来控制癌症引起的疼痛时。不能过分强调的是,一些疼痛性疾病(包括肿瘤引起的)可能要求患者和治疗师两方面都需要相当多的时间和耐心,以确定最有效的电极位置。在这个研究阶段,同样重要的是确定 TENS 不会加剧疼痛性疾病;这种情况偶尔也会发生,当出现如此情况时则常常表明这种治疗形式不适合该患者。

TENS 治疗的禁忌证

在澳大利亚、英国和美国都有 TENS 安全指南,并在 http://ww.electrotherapy.org 提供了极好的网络资源。TENS 的禁忌证相对较少(表 15.7)。绝对禁忌证包括有活动的植入物,如起搏器和心室辅助装置,尽管有时医学专家授权在某些情况下使用。TENS 对体内心脏除颤器(Holmgren et al.,2008 年)和胎儿监测设备上的相关器具(Bundsen and Ericson,1982)可产生意外冲击。TENS 可以在妊娠期间使用,倘若其实施不接近受孕的子宫(Coldron et al.,2007),而且 TENS 也可用于癫痫患者,只要不在颈部或头部实施。有 TENS 在易受癫痫发作影响的个体中诱发癫痫的报道,这些患者是由于共存精神运动障碍或在脑卒中之后(Rosted,2001)。实施 TENS 不应靠近出血组织或活性骨骺,对于进行抗凝血剂治疗的患者应谨慎使用(Houghton et al.,2010)。除了姑息治疗情况外,TENS 也不应该用于局部癌性沉积物上(Johnson et al.,2008)。电极绝不能放置在前颈部,因为这可能会产生低血压反应、晕厥和喉痉挛。此外,电极绝不应放置在前后胸部而施用高强度 TENS,因为胸部肌肉的强直性收缩可能会危及呼吸(Mann,1996)。当操作危险设备包括机动车辆时,切勿使用 TENS。

并发症

TENS 引起的严重并发症似乎非常罕见。在某些个体中,TENS 可能会产生血管迷走反应,导致恶心、眩晕甚至昏厥,因此,在一个患者首次使用 TENS 时,花一点时间(观察与了解情况)是非常重要的。目前还没有已知的 TENS 电烧伤报告,但更常见的是应用类 TENS 设备出现问题,而通常是由于方法不当(Ford et al.,2005;Satter,2008)。更常见的接触性皮炎和轻微的皮肤刺激,通常是由于电极变质或对电极的反应。确保欲用电极的区域保持干燥,避免油脂和化妆品的影响,这可使对皮肤的刺激减小到最低程度。通过这种方式,电极和皮肤之间的电阻会保持尽可能低并且均匀分布,这样可以避免因存在低电阻岛,其通过的电流较高而出现"热点区"。对于 TENS 的所有用户和提供治疗者来说,注意这个重要和可预防的问题非常重要。

TENS 可在医疗用的金属植入物上使用,尽管有一例在金属植入物上使用 TENS 样设备的干涉疗法而出现了皮肤烧伤的病例报道(Ford et al.,2005)。如果将 TENS 与支架、经皮中央导管或引流系统一起使用时则必须要谨慎,因为在 TENS 期间意外产生的肌肉收缩可能会出现机械应力。同样,明智的做法是不要让 TENS 靠近透皮给药系统,因为这可能导致离子导入,从而引起药物毒性。由于次品的引线、刺激器、电池或充电器导致的 TENS 设备故障不常见。导线仍然是连接中最薄弱的环节,特别是在其末端容易发生故障,引线通常通过一对插头与电极连接,这些地方的引线断裂可能会发生。还需要记住,一次性和可再充电电池具有有限的寿命,后者不能无限期地进行充电。

安全技术和试用期

对第一次使用 TENS 的患者进行指导非常重要,以确保教给他们安全的技术,预期治疗结果,以及评估其是否加重了疼痛(框 15.2)。至关重要的是,患者要体验从设备中获得的各种 TENS 感觉,并意识到他们应该将电极定位在具有神经功能和正常感觉的健康皮肤上。医生可以使用简单的"钝"和"锐"试验来检查皮肤的感觉,让患者闭眼,医生用钝的(如铅笔的后端)和锋利的(例如食签)物体分别按压患者皮肤,让患者识别哪个是哪个。将邻近区域和对侧区域进行比较。需要对患者的 TENS 自我管理能力进行评估。当 TENS 首次在家中使用,最好建议患者每次治疗时间为 30 分钟,每天可数次使用,并确保不会因为增加了 TENS 有关止痛所允许的活动量而导致疼痛加重。然而,患者应该在几天之后将剂量调整到一个"根据需要"的基本水平,他们应该在治疗之间和治疗期内使用刺激器设置来试验,以获得最舒适的脉冲频率、模式和持续时间。应该告诉他们,电极要留在原位,设备可以连接在裤子或衣服带子上,所以,TENS 可以全天候间歇地使用。

经验已经表明,了解 TENS 是否能产生有效的缓解疼痛的最佳方式是向患者租借一个刺激器,例如一个月的试用期,以便患者在正常的日常状况下生活就能对刺激仪进行详尽的测试。在测试 1 个月期间,鼓励患者联系诊所以报告进展情况。最初,每个 TENS 治疗的患者应每隔 1 个月进行评估,然后根据需要进行治疗。

TENS 后镇痛

当刺激器被关闭之后,由 TENS 引起的镇痛作用仍然存在,据说刺激后的镇痛作用会出现。只有约 50% 的患者有幸会遇到这种现象。在确实出现这种现象的那些人中,镇痛作用持续时间从不足 30 分钟到超过 2 小时不等,显然给患者带来许多好处。首先,对患者而言显得格外方便,因为它减少了电刺激所需的时间,从而降低了电池消耗。它还使得患者可以提前对治疗做出安排,因此,能确保在特定的时间获得镇痛效果,例如在一个重要的社会活动期间。其次,它使患者的治疗有了间隔时间而不再有需要携带 TENS 设备的困扰,当然现代设备体积很小,携带方便,因此,这通常也不是一个问题。当发现患者的疼痛对 TENS 有反应时,重要的是要了解 TENS 后镇痛效应这种额外收获是否会出现,以便充分利用这种效果。

患者对 TENS 反应的变化

对每位患者和每个疼痛以及其对治疗的反应进行定期监测是很重要的。当慢性疼痛患者对一次 TENS 试验出现有利反应时,不可能知道这种反应是否可能会保持或有可能会衰退。

当后者发生时,可能是由于疼痛的强度和/或性质发生了变化,例如在先前的伤害感受性疼痛上增添了神经病理性(神经源性)成分。有时一种或多种新的疼痛会增添到原来的疼痛上,或者患者对疼痛的情绪反应可能已出现变化。非此即彼,最初有利的反应可能是一种安慰剂反应,或者患者对 TENS 的反应可能有了变化。经验表明,衰退的反应可能是由于对 TENS 耐受开始出现,这种反应通常比安慰剂反应进展得更缓慢和更不易察觉,并且在开始治疗后的数周或数月可能都不会发生。它似乎与药物耐受是一种类似的现象,可能经历数周(例如阿片样物质耐受)或数月甚至数年的疗程(例如胰岛素耐受)而产生。引起 TENS 耐受的机制包括逐渐减弱了神经递质的释放或与疼痛药理相关的受体下调,以及不断增加的大量内源性阿片样物质拮抗剂产生而引起的干预,例如胆囊收缩素八肽 CCK-8。应用伤害性感受动物模型研究已经证明,反复使用 TENS 会产生阿片耐受(Chandran and Sluka,2003),涉及胆囊收缩素(DeSantana et al.,2010)和 N- 甲基 -D- 天冬氨酸(NMDA)受体(Hingne and Sluka)的参与。在实验性疼痛的健康人中也发现了类似的效应(Liebano et al.,2011)。众所周知,神经元活动的常规模式促成了神经系统的习惯化机制,实施 TENS 经常使用相同的设置可能会产生重复单调的神经元活动(Pomeranz and Niznick,1987)。正因为这种原因,已经构建了采用调制脉冲输出的刺激器以防止神经元活动固定模式的建立。有证据表明脉冲输送的可调制形式有助于降低机体产生适应和耐受性(Chen and Johnson,2009;Desantana et al.,2008b)。

表 15.8　TENS 缓解疼痛的主要系统评价和 Meta 分析

参考文献	疾病	数据集和分析	综述者结论	评价
急性疼痛				
Walsh 等(2009) Cochrane 综述	急性痛	12 项 RCTs(919 例患者)描述性分析	证据显示结论不确定	小样本量的低质量研究
Carroll 等(1996)	手术后疼痛	17 项 RCTs(786 例患者)描述性分析	证据显示无效	对照组由有效的和无效的干预方法组成。在一些 RCTs 中,患者允许自由选用镇痛药
Bjordal 等(2003)	术后镇痛药用量	21 项 RCTs(964 例患者)Meta 分析	证据显示有效	证明适当的 TENS 方法是疗效的关键
Freynet 和 Falcoz(2010)	开胸术后疼痛	9 项 RCTs(645 例患者)描述性分析	作为单独的治疗,证据显示无效 证据显示效果可作为辅助治疗	大部分研究的样本量小、质量低
Carroll 等(1997)	分娩痛	10 项 RCTs(877 例患者),描述性分析	证据显示无效	对照组由有效和无效的干预方法组成。在一些 RCTs 中,患者允许自由选用镇痛药
Dowswell 等(2009)	分娩痛	19项 RCTs(1 671 例患者),描述性分析	证据显示结论不确定	低质量研究

续表

参考文献	疾病	数据集和分析	综述者结论	评价
Cochrane 综述 Proctor 等(2003) Cochrane 综述	原发性痛经	7 项 RCTs(213 例患者),描述性分析	证据显示有效 - 缓解疼痛,仅在高频 TENS 时证据显示结论不确定	小样本量的低质量研究
慢性疼痛 Nnoaham 和 Kumbang(2008) Cochrane 综述	慢性痛	25 项 RCTs(1 281 例患者),描述性分析	证据显示有效	小样本量的低质量研究和存在使用不足剂量 TENS 的可能性
Johnson 和 Martinson(2007)	肌肉骨骼痛	32 项有关 TENS 的 RCTs,6 项有关 PENS 的 RCTs(1 227 例患者),Meta 分析		因用于多种疾病产生异质性而遭到批评
Khadilkar 等(2008) Cochrane 综述	腰痛	3 项 RCTs(197 例患者)描述性分析	证据显示结论不确定	小样本量的低质量研究,存在 TENS 剂量不足的可能性
Poitras 和 Brosseau 等(2008)	腰痛	6 项 RCTs(375 例患者)描述性分析	证据显示有效	小样本量的低质量研究
Dubinsky 和 Miyasaki(2010)	腰痛	2 项 RCTs(201 例患者)描述性分析	证据显示无效	小样本量的低质量研究,存在 TENS 剂量不足的可能性
Expert panel report Rutjes 等(2009) Cochrane 综述	膝骨性关节炎	18 项 RCTs(275 例患者)描述性分析	证据显示结论不确定	小样本量的低质量研究,部分 RCTs 没有使用标准 TENS 设备
Bjordal 等(2007)	膝骨性关节炎	7 项 RCTs(414 例患者),Meta 分析	证据显示有效	小样本量的低质量研究
Brosseau 等(2003) Cochrane 综述	类风湿性关节炎	3 项 RCTs(78 例患者),Meta 分析	证据显示有效	小样本量的低质量研究
Robb 等(2008) Cochrane 综述	癌痛	2 项 RCTs(64 例患者),描述性分析	证据显示结论不确定	小样本量的低质量研究,存在 TENS 剂量不足的可能性
Kroeling 等(2009) Cochrane 综述	颈部障碍(挥鞭相关的障碍和机械性颈部障碍)	7 项有关 TENS 的 RCTs(88 例患者),描述性分析	证据显示有效,但是低质量的研究	小样本量的低质量研究,存在 TENS 剂量不足的可能性。纳入所有的体表电刺激(ES),包括微电流设备
Bronfort 等(2004) Cochrane 综述	慢性头痛	3 项 RCTs,描述性分析	证据显示结论不确定	小样本量的低质量研究和存在使用不足剂量 TENS 的可能性

续表

参考文献	疾病	数据集和分析	综述者结论	评价
Neuropathic pain Price 和 Pandyan (2000) Cochrane 综述	脑卒中后肩痛	4 项 RCTs(170 例患者)任何类型的体表电刺激	证据显示结论不确定	小样本量的低质量研究和存在使用不足剂量 TENS 的可能性。2 项 RCTs 使用 TENS 产生了肌肉收缩
Cruccu 等(2007) 工作组报告	各种神经病变	9 项对照临床试验(200 例患者)描述性分析	证据显示有效	小样本量的低质量研究
Mulvey 等(2010) Cochrane 综述	截肢术后疼痛	0 项 RCTs	没有证据可用	
Jin 等(2010)	疼痛性糖尿病神经病变	3 项 RCTs(78 例患者),Meta 分析	证据显示有效	小样本量的低质量研究。使用了非标准 TENS 设备
Dubinsky 和 Miyasaki(2010) 专家小组报告	疼痛性糖尿病神经病变	3 项 RCTs(2 项 RCTs 用于评价 55 例患者)描述性分析	证据显示有效	小样本量的低质量研究

经许可转自 Johnson,M.I.,Bjordal,J.M.,2011.Percutaneous electrical nerve stimulation for the management of painful lesions:Focus on neuropathic pain.Expert Rev.Neurother.11,735-753.

框 15.2　患者首次使用 TENS 时的安全技术

- 查看禁忌证和注意事项
- 确定电极的适当位置,并测试皮肤的正常感觉
- 在设备关闭时按照下述步骤设定 TENS 参数
- 脉冲形式(模式)= 连续性(常规)
- 脉冲频率(率)= 中段范围(60~80pps)
- 脉冲持续时间(宽度)= 中段范围(100~200μs)
- 定时器(如果能够)= 持续性
- 电极引线与电极连接
- 电极在皮肤上的位置为疼痛部位或在主要神经束上
- 将电极引线与 TENS 设备连接
- 打开 TENS 设备开关,但保持电流幅度为零。询问患者他们是否感到来自 TENS 的感觉 - 他们不应该有感觉
- 缓慢增加强度直到患者报告有最开始的 TENS "麻刺" 感
- 保持这种强度 1 分钟,询问患者是否能够接受这种感觉。如果患者觉得这种非常低强度的 TENS 令人不快,随之停止治疗;或者如果患者同意可谨慎处理,由于患者可能会经历不利的影响,如血管迷走反应
- 缓慢增加 TENS 强度,直到患者报告有一种强烈的但非疼痛性 TENS 感觉。询问患者是否能接受这种感觉,监测患者自主神经反应的任何体征
- 鼓励患者按照下述步骤对设置进行试验:
- 减小振幅以使 TENS 几乎觉察不到
- 变化设置
- 治疗师应该给出一个短语来描述预期的刺激强度,如 "强烈但舒适"
- 增加脉冲振幅达到一个强烈的非疼痛性水平

最佳的 TENS 技术

确定 TENS 结果的关键因素是电极的位置和脉冲幅度(强度)。对暴露于实验性疼痛的人群和对 TENS 有长期反应者的研究有强证据表明,在疼痛部位内给予强烈的非疼痛性 TENS 感觉会产生最大的镇痛效果(Bjordal et al.,2003;Claydon and Chesterton,2008;Claydon et al.,2011;Johnson et al.,1991b)。使用常规的 TENS 这是很容易实现的。对于对常规 TENS 无反应的患者,或者随着时间的推移,其反应会衰减,应尝试在疼痛部位或最接近疼痛部位的外周神经使用 AL-TENS。实质上,每个患者的最佳 TENS 形式是从有步骤的反复试验过程中来确定的。

临床要点

疼痛部位内强烈的、无疼痛性的 TENS 感觉会产生最大的镇痛效果。

电极位置

电极通常定位于靠近疼痛部位的健康而有感觉的皮肤上,从而使 TENS 感觉可以渗透到疼痛区域(参见图 15.3)。通过仔细地定位电极,可以将 TENS 感觉投射到远端的身体部位,例如投射到幻肢以减轻幻肢痛。如果因神经损伤(例如周围神经病变后的麻木)而皮肤的敏感性降低,则患者不太可能会感受到 TENS 感觉,因此,电极应定位于同一皮节的附近或对侧。在存在触觉痛敏或感觉迟钝的情况下,将电极置于痛觉超敏的皮肤上和 / 或在痛觉超敏区透入 TENS 感觉,可能会加剧疼痛,尽管这可能事与愿违,但情况并不总是如此。因此,在第一种情况下,如果要将 TENS 感觉渗透到疼痛区域,电极应定位于触觉痛敏区域邻近的神经,并谨慎从事。在这些情况下,可以使用同一节段的对侧位点放置电极。同样,在存在感觉迟钝的情况下也应该小心。

市场上可以获得各种电极,包括各种形状和尺寸的自粘性电极,以及手套、袜子和带状电极。在临床实践中,50mm × 50mm 的电极是最常用到的。有试验性证据表明,用更小的电极(8mm × 8mm)刺激浅表神经(在皮肤内 1mm 的深度)可能会更舒适,而更大的电极(41mm × 41mm)用于刺激更深层的神经(在 11mm 的深度)(Kuhn et al.,2010)。最近已经开发出了更加精确的空间目标刺激的电极阵列,正在进行试用并取得了一些成功(Kolen et al.,2010;Kuhn et al.,2009)。

TENS 的电学特性

TENS 设备使各种不同的电流振幅、频率、宽度(持续时间)和模式通过电极而作用于身体成为可能(见图 15.2)。最初,Sjölund 和 Eriksson 证明低频(1~5Hz)/ 高强度刺激产生的镇痛,可被阿片拮抗剂纳洛酮阻断,然而高频(>15~150Hz)/ 低强度刺激能产生不受纳洛酮影响的镇痛效果(Sjölund and Eriksson,1979)。最近,已表明高剂量的纳洛酮也可阻断高频(15~150Hz)/ 低强度刺激的痛觉减退效应,提示两种形式的刺激都涉及了阿片机制(Leonard et al.,2010)。另外,经常服用阿片类药物的患者似乎很少能易于从 AL-TENS 中获得益处

(Leonard et al.,2011)。然而,很少有高质量的临床或实验研究将常规 TENS 与 AL-TENS 直接进行比较,由于常规 TENS 和 AL-TENS 在实施方式上缺乏标准化,因此,对出现的那些情况很难做出解释。Francis 和 Johnson 发现,在暴露于实验性疼痛的健康人中,与常规刺激相比,AL-TENS 能产生更加持久的刺激后痛觉过敏(Francis et al.,2011)。这与临床经验相一致,虽然,迄今为止尚没有发现在 TENS 的特定电学特征与不同类型疼痛的反应之间存在相关性。无疼痛的人类参与者被暴露于实验诱导性疼痛,研究的证据表明,振幅、频率和模式的组合会影响疼痛缓解的效果,尽管研究发现的结果并不一致,并且往往难以解释(Claydon et al.,2011)。

TENS 强度(电流振幅)

对常规 TENS 有长期反应的患者缓慢调整电流振幅以达到强烈的无痛感,结果表明可选择性地激活低阈值传入纤维(Johnson et al.,1991b;图 15.6)。健康人类志愿者的研究表明,强烈的非疼痛性高频 TENS(即常规的 TENS)比无电流控制和几乎感知不到的高频 TENS 更能减轻非伤害性实验性疼痛(Aarskog et al.,2007;Lazarou et al.,2009;Moran et al.,2011)。当使用 AL-TENS 时,增加电流振幅,患者会体验到强烈的、非疼痛性的脉动样感觉。可能会产生肌肉抽动,这取决于电流的强度和电极置放的位置。随着时间的推移,TENS 感觉的强度逐渐减弱,调整脉冲幅度以保持强烈的非疼痛性 TENS 感觉是必要的(Pantaleao et al.,2011)。

给予强度的非疼痛性 TENS,不时穿插应用强烈的 TENS,可能会提高功效,特别适用于因穿透性疼痛事故引起的背景性疼痛(Sandkühler,2000)。在分娩期间使用 TENS 时,可采用这样的方法,即使用者可按下产科 TENS 装置上的按钮以增加电流幅度和强度来管理收缩痛。

使用更多的通道(即使用 4 个电极进行双通道刺激)将产生更强的传入神经性输入和更强的止痛效应。与单通道刺激相比,在节段性和超节段性部位的同时刺激已被证明能产生更强的痛觉减退效果(Claydon et al.,2008)。将常规 TENS 与不时穿插使用 AL-TENS(即后续性 TENS)相结合已被建议作为一种可提高功效的方法(Sandkühler,2000)。广泛的慢性疼痛或许不太可能对 TENS 作出反应,尽管这些问题有时可以通过使用连接到多通道刺激器的多个电极来解决。

TENS 的电脉冲频率

近年来,研究集中在当 TENS 强度被标准化以产生强烈的非疼痛性感觉时脉冲频率的作用。来自非人类痛觉过敏模型的证据表明,神经系统对 TENS 的反应具有频率依赖性(DeSantana et al.,2008a;参见"TENS 的作用机制"部分)。这是否会转化为在人类具有意义的差异尚不清楚。一项对健康人试验性研究的系统评价发现,脉冲频率在强烈的非疼痛性 TENS 期间并没有对痛觉减退产生影响,尽管大多数现有研究的说服力不够(Chen et al.,2008)。自那时以来,更佳质量的研究表明,当与 3pps 相比,80pps 强烈的非疼痛性 TENS 降低了实验性机械性疼痛和缺血性疼痛(Chen and Johnson,2010b,2011),但 3pps 对于冷压性疼痛优于 80pps(Chen and Johnson,2010a)。这表明频率的效应可能取决于疼痛的形式,不同病理状态引起的疼痛可能会对 TENS 的不同频率有不同的反应。然而,临床研究并没有发现在脉冲频率、疼痛类型与对 TENS 的反应之间存在一种相关性(Claydon and Chesterton,2008)。因此,大部分 TENS 的长期使用者是根据 TENS 感觉的舒适度来选择频率,鉴于此种原因,应鼓励新患者根据缓解其疼痛时感到最舒适来选择脉冲频率(Johnson et al.,1991b;Oosterhof et al.,2008)。

TENS 的电脉冲模式

根据将要使用的 TENS 技术来选择脉冲型(模式)(见图 15.2)。连续模式(常规模式)是常规 TENS 最常使用的,而 AL-TENS 所选择是脉冲串(断续模式)。然而,断续模式可以强烈的非疼痛性刺激强度来输送,而没有类似于常规 TENS 的肌肉收缩,这被描述为脉冲模式TNES(Woolf and Thompson,1994)。TENS 的大多数长期使用者喜欢连续模式,虽然 1/4 的人可能更喜欢突发模式(Johnson et al.,1991b)。在健康人的实验研究发现,当所有的其他参数被标准化时,在强烈的无痛性 TENS 期间,不同脉冲模式在痛觉减退方面并不存在差异(Chen and Johnson,2009；Johnson et al.,1991a)。使用非人类疼痛模型的实验表明,TENS 的调制模式延迟了对 TENS 作用产生耐受的发生(Desantana et al.,2008b)。

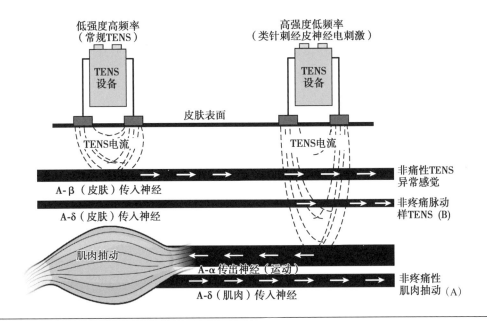

图 15.6　缓慢调整 TENS 电流
请注意低强度电流主要兴奋 A-β(皮肤的)传入纤维。相比之下,高强度电流刺激(A)A-α 传出(运动)纤维,这会产生无痛性的肌肉抽动,从而激活 A-δ(肌肉的)传入纤维。高强度电流也可能会刺激(B)A-δ(皮肤的)传入纤维,然而如果这样产生疼痛的话,TENS 振幅应该降低。A-δ 肌肉和皮肤传入神经的活动会兴奋下行的 PAG 和 nRM 系统(如图 15.5 所示)

TENS 的波形和脉冲宽度

大多数 TENS 设备使用双相波形,电极之间具有净电流零值以防止电解和皮肤刺激。一些设备使用单相波形或双相波形,存在不平衡的净电流。在这些情况下,阴极激活轴突膜,因此阴极电极(通常为黑色引线)被放置在邻近阳极的位置。TENS 设备的制造商已经尝试改良电流波形,以提高功效和舒适度,但成效有限(Hingne and Sluka,2007)。目前,市面上标配的 TENS 设备,没有强证据支持某种波形有优势,而大多数 TENS 制造商在设备内不提供不同的波形。

通常使用 50~500μs 之间的脉冲宽度。减小脉冲宽度(持续时间)将促进电流穿过皮肤,从而可刺激到更深层的神经和肌肉,而不会在皮肤产生特别强烈的 TENS 感觉。在实践中,当使用常规的 TENS 脉冲宽度(持续时间)、脉冲模式时,红黑引线的位置可通过反复的试验来确定。

最佳剂量

长期有效者给予每天数小时的 TENS,疼痛会开始迅速缓解,在刺激期间这种作用会得到补偿并产生最大的益处,使用者会经历强烈的非疼痛性 TENS 感觉(Johnson et al.,1991b)。为此,应鼓励患者根据需要可全天地使用 TENS。超过 50% 的慢性疼痛患者试用 TENS 而从中获益,但随着时间的推移,在一些患者中似乎作用有所下降,但并非所有患者会出现这种情况(Johnson et al.,1992;Koke et al.,2004;Sjölund et al.,1990)。非人类研究已表明,重复使用 TENS 可增加对其的耐受性(参见 "TENS 的作用机制" 部分),尽管有些患者停止使用 TENS 的可能原因是他们觉得经常使用 TENS 需要花费的精力与获得的疼痛缓解量不成比例(Koke et al.,2004)。

临床有效性研究

关于 TENS 对急性和慢性疼痛的有效性存在很多争议。使用医学主题词(MeSH) "经皮神经电刺激" 进行简单的 PubMed 检索,显示超过 1 000 个临床试验记录,随机对照临床试验(randomised controlled clinical trials,RCTs)超过 700 项,Meta 分析超过 30 项(2011 年 7 月 7 日)。系统评价结果的总结如表 15.8 所示。

急性疼痛

根据定义,急性疼痛持续时间短,因此具有自限性。轻微创伤后的疼痛通常是短暂的,由于简单的止痛药如非甾体抗炎药(non-steroidal anti-inflammatories,NSAIDs)或对乙酰氨基酚对其有效,所以不需要 TENS。另一方面,在运动诊所通常的做法是使用 TENS 来治疗由于韧带或肌肉的扭伤或撕裂而引起的局部疼痛。如果涉及多处创伤,使用 TENS 是不切实际的,但应该使用适当的镇痛药。

历史上,术后疼痛作为使用 TENS 治疗急性疼痛的第一种形式(Hymes et al.,1974),而 Augustinsson 等(1977)首次报道了使用 TENS 来控制分娩痛。Cochrane 评价已经发现 TENS 对痛经有效的证据(Proctor et al.,2003),但无法确定对急性疼痛(Walsh et al.,2009)和分娩痛(Dowswell et al.,2009)的有效性。英国国家健康与临床优化研究所(National Institute for Health and Care Excellence,NICE)建议,不应向确定要分娩的妇女提供 TENS 治疗,尽管在分娩的早期可能是有益的(英国国家健康与临床优化研究所,2007)。1996 年,证据显示 TENS 对术后疼痛无效(Carroll et al.,1997),尽管随后对 21 项 RCTs(1 350 例患者)进行的 Meta 分析提供的证据显示，当使用适当的 TENS 技术时，止痛剂用量明显减少(Bjordal et al.，2003)。2010 年，一项系统评价提供的证据表明，当 TENS 用作镇痛药的辅助治疗时，可作为一种辅助方法来缓解中等强度的急性开胸术后疼痛，增加对咳嗽的耐受性和肺通气功能(Freynet and Falcoz，2010)。

临床要点

　　证据显示，只要方法适当，TENS 对痛经、开胸术后疼痛和术后镇痛用量是有效的。

慢性疼痛

　　迄今为止，TENS 对慢性疼痛的最大规模的 Meta 分析纳入了有关 TENS 的 32 项 RCTs 和经皮穿刺神经电刺激的 6 项研究(1 227 例)，并发现两种方法都能减轻慢性肌肉骨骼疼痛(Johnson and Martinson，2007)。然而，尽管具有良好的统计说服力，但由于将多种疾病结合在一起，因具有异质性而遭到批评(Novak and Nemeth，2007)。最近有关 TENS 治疗慢性疼痛的 Cochrane 评价纳入 25 项 RCTs(1 281 例患者)，结果表明其中有 22 项 RCTs 中的 13 项显示 TENS 优于未运转的 TENS 对照组(Nnoaham and Kumbang，2008)。由于在 TENS 技术和方法学质量方面存在变异，导致了不能进行 Meta 分析。膝骨性关节炎疼痛的一项 Cochrane 评价，纳入 18 项 RCTs(813 例患者)，其中 11 例 RCTs 使用了标准 TENS 装置(Rutjes et al.，2009)，源自其有关证据的结论是不确定的，尽管早期的一项 Meta 分析(7 项 RCTs)发现当 TENS 以最佳剂量实施时，按照 100mm VAS 标准，TENS 能在短期内减轻疼痛 22.2mm (95%CI:18.1~26.3) (Bjordal et al.，2007)。这种疼痛减轻的程度是否具有临床意义已经成为一个有争论的问题(Dworkin et al.，2010)。一项对 TENS 治疗手类风湿性关节炎的 Cochrane 评价(3 项 RCTs，78 例患者)，结果是不确定的(Brosseau et al.，2003)。英国国家健康与临床优化研究所推荐 TENS 应作为核心治疗的辅助方法而用于膝骨关节炎疼痛(英国国家健康与临床优化研究所，2008)和手部类风湿关节炎的短期缓解(英国国家健康与临床优化研究所，2009a)。

临床要点

　　证据表明 TENS 对所有的肌肉骨骼疼痛以及膝痛有作用，尽管对其他个别的慢性疼痛疾病的证据不足。

　　最近的 TENS 对于慢性腰痛的 Cochrane 评价结论是不确定的，(3 项 RCTs)仅有 110 例患者接受 TENS，87 例患者接受安慰 TENS(Khadilkar et al.，2008)。北美脊柱协会认为，TENS 具有即刻的短期效应，可以降低疼痛的强度，但没有长期效果，这是基于 6 项 RCTs，其中 375 名参与者接受了 TENS，192 名接受安慰 TENS(Poitras and Brosseau，2008)。非特异性慢性腰痛数种疗法的 Meta 分析发现，TENS 缓解疼痛的作用效量很小，但与 NSAIDs 和肌肉松弛剂的作用程度近似(Machado et al.，2009)。2010 年，美国神经病学学会治疗和技术评估小组委员会建议，不应将 TENS 用于缓解慢性腰痛(Dubinsky and Miyasaki，2010)。

评估者声称,他们的建议是基于高质量的 RCTs,然而在数据集中也只有 114 例患者接受了 TENS 和 87 例接受了安慰 TENS。NICE 建议不能将 TENS 作为持续性非特异性腰痛的早期管理来提供(NICE,2009b)。这是基于两个研究团队实施的 3 项 RCTs,331 名参与者接受了 TENS 和 168 人接受安慰 TENS。

有源源不断的有关 TENS 的新 RCTs,然而,对于急性和慢性疼痛疾病的有效性仍然不能确定。有关 TENS 治疗急性、慢性和癌症疼痛的一项 Cochrane 系统评价纳入 38 项 RCTs,发现不适当的 TENS 方法和持续时间不足及次数少的治疗导致了阴性结果,由于剂量不足而低估了 TENS 效果(Bennett et al.,2011)。在 TENS 的 RCTs 中,另外也存在着方法上的缺陷,包括在刺激期间失于检测 TENS 效果,并且没有监测同时所用的药物。真正实施盲法的 TENS 是不可能的,因为强烈的非疼痛性 TENS 感觉的出现是成功的先决条件,尽管通过使用短暂的假 TENS 装置可以减少这种偏倚,该装置在逐渐衰减到 0 电流输入之前,在短时期内输送电流以产生 TENS 感觉(Rakel et al.,2010 年)。作为被广泛公认的 TENS 实践指南,在提供临床试验方面需要降低变异性,临时性临床做法会对患者的医疗产生负面影响。

TENS 的作用机制

基于相当多的试验证据,可能外周与中枢神经解剖学和神经药理学机制都参与了 TENS 期间的疼痛缓解(图 15.7)。一般来说,常规 TENS 兴奋与触觉感受器相连的 A-β 传入纤维。当进入脊髓后,这些传入神经最终进入后索而上行。在脊髓水平,这些 A-β 传入纤维产生侧支,并与靠近 C 类纤维末端的短中间神经元形成突触,而后者则与胶状质细胞有突触联系。这些中间神经元可能释放 γ- 氨基丁酸(GABA),引起 C 型传入神经的突触前抑制,从而阻止它们兴奋胶状质细胞,因此,抑制了伤害感受性信息向前传递。

较高强度的 TENS 兴奋与细小的有髓鞘初级传入神经(A-δ)相连的高阈值感觉感受器。A-δ 传入神经的一个中央分支兴奋抑制性脑啡肽中间神经元(在 I 层和 II 层的边界),释放脑啡肽而产生胶状质细胞的突触后抑制。这阻止了产生的有害性信息向前传递。这种机制解释了 TENS 和针刺的节段性效应现象。另外,脊髓灰质层 I 中的伤害感受特异性 Waldeyer 细胞可通过 A-δ 初级传入神经的另一个中央分支而被兴奋。Waldeyer 细胞的轴突构成了交叉的前外侧索的另一个组成部分(脊髓丘脑束),并通过丘脑的腹后外侧核将精确的信息传达给意识,因此会传递到体感皮层(这里存在躯体特定的代表区)。侧支会兴奋 PAG,PAG 又反过来投射到位于低位脑干网状结构中线的中缝大核(nRM)。nRM 细胞的 5- 羟色胺(5-HT)能和去甲肾上腺素能神经轴突,通过脊髓的背外侧索下行,最终与前面提到的细胞形成突触,因此,像节段性针刺一样阻止了所产生的有害信息向前传递。然而,这种下行抑制通路在脊髓的所有水平上都发出了这样一些联系,从而解释了 TENS 和针刺的超节段效应。

看来可能伤害性信息实际上传递到大脑的数量并非简单地取决于伤害性信号的量,而是取决于伤害性(有害的)信号与非伤害性(非有害性)信号的比例。伤害性信息传递到大脑的量还取决于能减少伤害性感受传递的下行疼痛抑制系统和能增强伤害性感受传递的下行疼痛易化系统的相对促成作用。阿片样物质介导的镇痛部分来自与这些系统的相互作用,以增强下行抑制并降低下行易化作用。

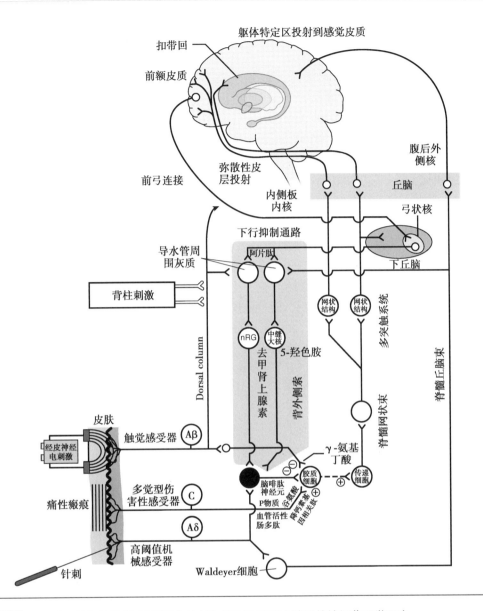

图 15.7　更加详细的解剖图解，显示了在针刺和 TENS 镇痛中涉及的神经药理学环路

图中显示了通过背角、上行束和丘脑，将伤害性信息从疼痛瘢痕传递到更高级中枢所涉及的传入通路。也显示了与在背外侧索中下行的下行抑制通路的联系。指出了与下丘脑的联系。+，兴奋作用；-，抑制作用［经许可转载自 Thompson 和 Filshie（1998）］

　　可以想象，超节段性针刺和 AL-TENS 可能以激活相同的阿片样机制产生镇痛。然而，在 TENS 和针刺产生的镇痛之间，一个显著的和令人费解的差异就是疼痛缓解的持续时间。然而 TENS 通常会产生几分钟或几小时的镇痛作用，针刺能而且通常确实会产生几天或几周的镇痛作用（当然是针刺一个疗程之后）。前面讨论的机制不能解释针刺之后常常看到的持续很久的镇痛作用，因此，必然会涉及另外的机制（在本书其他内容中讨论）。

支持作用机制的研究证据

动物模型的电生理学研究提供的强证据表明,TENS 可以抑制特异性伤害感受性(如 Waldeyer)和脊髓中对伤害性刺激产生反应的宽动态范围的传递细胞(Garrison and Foreman,1994,1996,1997;Leem et al.,1995;Ma and Sluka,2001;Nardone and Schieppati,1989;Sandkühler,2000;Sandkuhler et al.,1997)。当 TENS 被关闭之后,刺激后效应可持续达 1 小时,而当 TENS 被给予能募集到 A-δ 纤维的强度时,后效应可长达 2 小时(Sandkuhler et al.,1997;Sandkühler,2000)。TENS 已显示出可激活下行疼痛抑制通路,包括腹外侧 PAG(Desantana et al.,2009)。TENS 还通过对外周传入信息的"忙线"效应,而减少伤害性外周信息传入到中枢神经系统(Ignelzi et al.,1981;Nardone and Schieppati,1989;Walsh et al.,1998)(图 15.8),而较高强度会产生轴突反射,引起血管、汗腺和肥大细胞的活动变化,这可能有助于与 TENS 相关的组织愈合效应(Burssens et al.,2003,2005)。在 TENS 期间自主传出活动也将被改变,引起了外周血流量增加和出汗反应(Sommer et al.,2011),尽管研究检测到的 TENS 对自主神经系统的作用在他们的结果中并不一致(Olyaei et al.,2004;Reeves et al.,2004)。脑成像研究表明,TENS 可以调节初级和次级体感区、主要运动皮层、辅助运动皮层和海马旁回的活动(Kara et al.,2010;Murakami et al.,2010)。

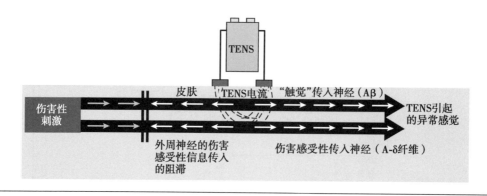

图 15.8 TENS 通过"忙线"效应阻止触觉传入神经(A-β)和伤害感受性传入神经(A-δ)传入冲动的外周机制
因此,更加靠近外围的 TENS 电极在外周(传出,逆向)方向上兴奋神经纤维传递冲动,与相反方向(传入,惯常的)上正在流动的伤害性冲动相撞。传出周边脉冲与在相反方向上进行的脉冲相撞(传入,恒定)。当正面相撞时,两组冲动相互抵消,从而减少了伤害性感受和触觉的信息传入

伤害性疼痛

使用啮齿动物关节炎症模型的研究,已提供了关于 TENS 作用的具体细节。在运动阈值方面 TENS 能提高对伤害性刺激的甩尾潜伏期,这表明 TENS 降低了原发性和继发性痛觉过敏(King et al.,2005;Radhakrishnan and Sluka,2005;Sluka and Walsh,2003;Sluka et al.,2006;Vance et al.,2007)。当在炎症区域附近(Ma and Sluka,2001),以及在对侧未受损伤的身体部位应用 TENS 时(Ainsworth et al.,2006;Sabino et al.,2008),正是低于运动阈值的高频 TENS 能减轻大鼠的中枢敏化。当仅仅在运动阈值以下实施 TENS 期

间,来自深部躯体组织的大直径外周传入神经的活动介导了抗痛觉过敏,而不是皮肤组织(Radhakrishnan and Sluka,2005)。与低频 TENS 相关的痛觉过敏涉及 5- 羟色胺、去甲肾上腺素和 μ- 阿片受体,然而,高频 TENS 介导的抗痛觉过敏涉及中枢神经系统的 GABA,去甲肾上腺素和 δ- 阿片受体(Kalra et al.,2001；Sluka et al.,1999,2006)。当对关节炎大鼠反复使用时,TENS 会产生阿片样物质耐受(Chandran and Sluka,2003),涉及胆囊收缩素受体(DeSantana et al.,2010)。

神经病理性疼痛

TENS 将与许多生理过程相互影响,这些过程促成了神经病理性痛患者体验到的感觉异常,包括通过外周和中枢敏化的感觉传入的持续性放大,由于钠离子通道(Na$^+$)、神经递质和受体的表达引起的异位脉冲产生,以及神经联通的重组(Baron et al.,2010)。使用慢性收缩损伤周围神经的研究已经表明,当 TENS 用于感受野以及对侧时,能减少敏化的中枢传递神经元对机械和热刺激的反应(Hanai,2000；Leem et al.,1995；Nam et al.,2001；Somer and Clemente,2003,2006,2009)。这些发现提示,用 TENS 早期干预可减轻人类的神经病理性疼痛出现的异常性疼痛(Johnson and Bjordal,2011)。TENS 作用的多位点意味着它可能会对一系列的不同类型疼痛的痛传递和体验产生影响。

结语

自从 20 世纪 70 年代初以来,TENS 设备已被用于主流医学以缓解疼痛。TENS 相对便宜、安全而易于使用。已发表的研究支持其临床有效性,并且有电生理学研究的高质量证据表明,TENS 可抑制外周和中枢神经系统的伤害感受性疼痛相关神经元的活动。一般来说,当使用者在疼痛部位邻近体验到一个强烈的非疼痛性 TENS 感觉时,可获得最佳的 TENS 镇痛效果(即常规 TENS)。对于不同的疼痛性疾病,TENS 的其他电特征功效长期以来一直存在争议。目前,TENS 使用者被建议使用系统性方法来确定适当的 TENS 设置。关于 TENS 有效性的随机对照试验系统评价和 Meta 分析已出现了阳性、阴性和不确定的结果,而通常纳入的随机对照试验给予了不适当的 TENS 方法、治疗持续时间不足够与太少的治疗次数,从而导致了在这些治疗剂量下对 TENS 的疗效低估。因此,尽管仍然需要有公认的实践指南以减少临时性临床做法,但应将 TENS 视为一种治疗选择。

(杨田雨　译,杜元灏　审校)

参考文献

Aarskog, R., Johnson, M.I., Demmink, J.H., Lofthus, A., Iversen, V., Lopes-Martins, R., et al., 2007. Is mechanical pain threshold after transcutaneous electrical nerve stimulation (TENS) increased locally and unilaterally? A randomized placebo-controlled trial in healthy subjects. Physiother. Res. Int. 12 (4), 251–263.

Ainsworth, L., Budelier, K., Clinesmith, M., Fiedler, A., Landstrom, R., Leeper, B.J., et al., 2006. Transcutaneous electrical nerve stimulation (TENS) reduces chronic hyperalgesia induced by muscle inflammation. Pain 120 (1–2), 182–187.

Asbjorn, O., 2000. Treatment of tennis elbow with transcutaneous nerve stimulation (TNS). http://www.

paingone.com.

Augustinsson, L., Bohlin, P., Bundsen, P., Carlsson, C., Forssman, L., Sjoberg, P., et al., 1977. Pain relief during delivery by transcutaneous electrical nerve stimulation. Pain 4 (1), 59–65.

Baron, R., Binder, A., Wasner, G., 2010. Neuropathic pain: diagnosis, pathophysiological mechanisms, and treatment. Lancet Neurol. 9 (8), 807–819.

Bennett, M.I., Hughes, N., Johnson, M.I., 2011. Methodological quality in randomised controlled trials of transcutaneous electric nerve stimulation for pain: low fidelity may explain negative findings. Pain 152 (6), 1226–1232.

Biggs, N., Walsh, D.M., Johnson, M.I., 2012. A comparison of the hypoalgesic effects of transcutaneous electrical nerve stimulation (TENS) and non-invasive interactive neurostimulation (InterX(®)) on experimentally induced blunt pressure pain using healthy human volunteers. Neuromodulation 15 (2), 93–98.

Bjordal, J.M., Johnson, M.I., Ljunggreen, A.E., 2003. Transcutaneous electrical nerve stimulation (TENS) can reduce postoperative analgesic consumption. A meta-analysis with assessment of optimal treatment parameters for postoperative pain. Eur. J. Pain 7 (2), 181–188.

Bjordal, J.M., Johnson, M.I., Lopes-Martins, R.A., Bogen, B., Chow, R., Ljunggren, A.E., 2007. Short-term efficacy of physical interventions in osteoarthritic knee pain. A systematic review and meta-analysis of randomised placebo-controlled trials. BMC Musculoskelet. Disord. 8, 51.

Blum, K., Chen, A.L., Chen, T.J., Prihoda, T.J., Schoolfield, J., DiNubile, N., et al., 2008. The H-Wave device is an effective and safe non-pharmacological analgesic for chronic pain: a meta-analysis. Adv. Ther. 25 (7), 644–657.

Bronfort, G., Nilsson, N., Haas, M., Evans, R., Goldsmith, C.H., Assendelft, W.J., et al., 2004. Non-invasive physical treatments for chronic/recurrent headache. Cochrane Database Syst. Rev. 3. Art. No.: CD001878.

Brosseau, L., Judd, M.G., Marchand, S., Robinson, V.A., Tugwell, P., Wells, G., et al., 2003. Transcutaneous electrical nerve stimulation (TENS) for the treatment of rheumatoid arthritis in the hand. Cochrane Database Syst. Rev. 3. Art. No.: CD004377.

Brown, L., Holmes, M., Jones, A., 2009. The application of transcutaneous electrical nerve stimulation to acupuncture points (Acu-TENS) for pain relief: a discussion of efficacy and potential mechanisms. Phys. Ther. Rev. 14 (2), 93–103.

Bundsen, P., Ericson, K., 1982. Pain relief in labor by transcutaneous electrical nerve stimulation. Safety aspects. Acta Obstet. Gynecol. Scand. 61 (1), 1–5.

Burssens, P., Forsyth, R., Steyaert, A., Van Ovost, E., Praet, M., Verdonk, R., 2003. Influence of burst TENS stimulation on the healing of Achilles tendon suture in man. Acta Orthop. Belg. 69 (6), 528–532.

Burssens, P., Forsyth, R., Steyaert, A., Van Ovost, E., Praet, M., Verdonk, R., 2005. Influence of burst TENS stimulation on collagen formation after Achilles tendon suture in man. A histological evaluation with Movat's pentachrome stain. Acta Orthop. Belg. 71 (3), 342–346.

Cameron, M., Lonergan, E., Lee, H., 2003. Transcutaneous electrical nerve stimulation (TENS) for dementia. Cochrane Database Syst. Rev. 3. Art. No.: CD004032.

Carroll, D., Tramer, M., McQuay, H., Nye, B., Moore, A., 1996. Randomization is important in studies with pain outcomes: systematic review of transcutaneous electrical nerve stimulation in acute postoperative pain. Br. J. Anaesth. 77 (6), 798–803.

Carroll, D., Moore, A., Tramer, M., McQuay, H., 1997. Transcutaneous electrical nerve stimulation does not relieve in labour pain: updated systematic review. Contemp. Rev. Obstet. Gynecol., 195–205.

Chabal, C., Fishbain, D.A., Weaver, M., Heine, L.W., 1998. Long-term transcutaneous electrical nerve stimulation (TENS) use: impact on medication utilization and physical therapy costs. Clin. J. Pain 14 (1), 66–73.

Chandran, P., Sluka, K.A., 2003. Development of opioid tolerance with repeated transcutaneous electrical nerve stimulation administration. Pain 102 (1–2), 195–201.

Charlton, J., 2005. Task force on professional education stimulation-produced analgesia. In: Charlton, J. (Ed.), IASP Press, Seattle, pp. 93–96.

Chen, C.C., Johnson, M.I., 2009. An investigation into the effects of frequency-modulated transcutaneous electrical nerve stimulation (TENS) on experimentally-induced pressure pain in healthy human participants. J. Pain 10 (10), 1029–1037.

Chen, C.C., Johnson, M.I., 2010a. A comparison of transcutaneous electrical nerve stimulation (TENS) at 3 and 80 pulses per second on cold-pressor pain in healthy human participants. Clin. Physiol. Funct. Imaging 30 (4), 260–268.

Chen, C.C., Johnson, M.I., 2010b. An investigation into the hypoalgesic effects of high- and low-frequency transcutaneous electrical nerve stimulation (TENS) on experimentally-induced blunt pressure pain in healthy human participants. J. Pain 11 (1), 53–61.

Chen, C.C., Johnson, M.I., 2011. Differential frequency effects of strong non-painful transcutaneous electrical nerve stimulation on experimentally induced ischemic pain in healthy human participants. Clin. J. Pain 27 (5), 434–441.

Chen, C., Tabasam, G., Johnson, M.I., 2008. Does the pulse frequency of transcutaneous electrical nerve stimulation (TENS) influence hypoalgesia? A systematic review of studies using experimental pain and healthy human participants. Physiotherapy 94 (1), 11–20.

Chipchase, L.S., Williams, M.T., Robertson, V.J., 2009. A national study of the availability and use of electro-physical agents by Australian physiotherapists. Physiother. Theory Pract. 25 (4), 279–296.

Clarke, M.C., Chase, J.W., Gibb, S., Hutson, J.M., Southwell, B.R., 2009. Improvement of quality of life in children with slow transit constipation after treatment with transcutaneous electrical stimulation. J. Pediatr. Surg. 44 (6), 1268–1272.

Claydon, L., Chesterton, L., 2008. Does transcutaneous electrical nerve stimulation (TENS) produce 'dose-responses'? A review of systematic reviews on chronic pain. Phys. Ther. Rev. 13 (6), 450–463.

Claydon, L.S., Chesterton, L.S., Barlas, P., Sim, J., 2008. Effects of simultaneous dual-site TENS stimulation on experimental pain. Eur. J. Pain 12 (6), 696–704.

Claydon, L.S., Chesterton, L.S., Barlas, P., Sim, J., 2011. Dose-specific effects of transcutaneous electrical nerve stimulation (TENS) on experimental pain: a systematic review. Clin. J. Pain 27 (7), 635–647.

Coldron, Y., Crothers, E., Haslam, J., Notcutt, W., Sidney, D., Thomas, R., et al., 2007. ACPWH guidance on the safe use of transcutaneous electrical nerve stimulation (TENS) for musculoskeletal pain during pregnancy. http://wwwelectrotherapyorg/downloads/Modalities/TENS%20in%20pregnancy%20guidelinespdf.

Cowan, S., McKenna, J., McCrum-Gardner, E., Johnson, M.I., Sluka, K.A., Walsh, D.M., 2009. An investigation of the hypoalgesic effects of TENS delivered by a glove electrode. J. Pain 10 (7), 694–701.

Cruccu, G., Aziz, T.Z., Garcia-Larrea, L., et al., 2007. EFNS guidelines on neurostimulation therapy for neuropathic pain. Eur. J. Neurol. 14 (9), 952–970.

DeSantana, J.M., Santana-Filho, V.J., Guerra, D.R., Sluka, K.A., Gurgel, R.Q., da Silva Jr., W.M., 2008a. Hypoalgesic effect of the transcutaneous electrical nerve stimulation following inguinal herniorrhaphy: a randomized, controlled trial. J. Pain 9 (7), 623–629.

Desantana, J.M., Santana-Filho, V.J., Sluka, K.A., 2008b. Modulation between high- and low-frequency transcutaneous electric nerve stimulation delays the development of analgesic tolerance in arthritic rats. Arch. Phys. Med. Rehabil. 89 (4), 754–760.

Desantana, J.M., da Silva, L.F., de Resende, M.A., Sluka, K.A., 2009. Transcutaneous electrical nerve stimulation at both high and low frequencies activates ventrolateral periaqueductal grey to decrease mechanical hyperalgesia in arthritic rats. Neuroscience 163 (4), 1233–1241.

DeSantana, J.M., da Silva, L.F., Sluka, K.A., 2010. Cholecystokinin receptors mediate tolerance to the analgesic effect of TENS in arthritic rats. Pain 148 (1), 84–93.

Dowswell, T., Bedwell, C., Lavender, T., Neilson, J.P., 2009. Transcutaneous electrical nerve stimulation (TENS) for pain relief in labour. Cochrane Database Syst. Rev. 2. Art. No.: CD007214.

Dubinsky, R.M., Miyasaki, J., 2010. Assessment: efficacy of transcutaneous electric nerve stimulation in the treatment of pain in neurologic disorders (an evidence-based review): report of the Therapeutics and Technology Assessment Subcommittee of the American Academy of Neurology. Neurology 74 (2), 173–176.

Dworkin, R.H., Turk, D.C., Peirce-Sandner, S., Baron, R., Bellamy, N., Burke, L.B., et al., 2010. Research design considerations for confirmatory chronic pain clinical trials: IMMPACT recommendations. Pain 149 (2), 177–193.

Eriksson, M.B., Sjolund, B.H., Nielzen, S., 1979. Long term results of peripheral conditioning stimulation as an analgesic measure in chronic pain. Pain 6 (3), 335–347.

Ezzo, J.M., Richardson, M.A., Vickers, A., Allen, C., Dibble, S.L., Issell, B.F., et al., 2006. Acupuncture-point stimulation for chemotherapy-induced nausea or vomiting. Cochrane Database Syst. Rev. 2. Art. No.: CD002285.

Ford, K.S., Shrader, M.W., Smith, J., McLean, T.J., Dahm, D.L., 2005. Full-thickness burn formation after the use of electrical stimulation for rehabilitation of unicompartmental knee arthroplasty. J. Arthroplasty 20 (7), 950–953.

Forst, T., Nguyen, M., Forst, S., Disselhoff, B., Pohlmann, T., Pfutzner, A., 2004. Impact of low frequency transcutaneous electrical nerve stimulation on symptomatic diabetic neuropathy using the new Salutaris device. Diabetes Nutr. Metab. 17 (3), 163–168.

Francis, R., Johnson, M.I., 2011. The characteristics of acupuncture-like transcutaneous electrical nerve stimulation (acupuncture-like TENS): a literature review. Acupunct. Electrother. Res. 34 (3–4), 231–258.

Francis, R., Marchant, P., Johnson, M.I., 2011. A comparison of post-treatment effects of conventional and acupuncture-like transcutaneous electrical nerve stimulation (TENS): a randomised placebo-controlled study using cold-induced pain and healthy human participants. Physiother. Theor. Pract. 27 (8), 578–585.

Freynet, A., Falcoz, P.E., 2010. Is transcutaneous electrical nerve stimulation effective in relieving postoperative pain after thoracotomy? Interact. Cardiovasc. Thorac. Surg. 10 (2), 283–288.

Gardner, S.E., Frantz, R.A., Schmidt, F.L., 1999. Effect of electrical stimulation on chronic wound healing: a meta-analysis. Wound Repair Regen. 7 (6), 495–503.

Garrison, D.W., Foreman, R.D., 1994. Decreased activity of spontaneous and noxiously evoked dorsal horn cells during transcutaneous electrical nerve stimulation (TENS). Pain 58 (3), 309–315.

Garrison, D.W., Foreman, R.D., 1996. Effects of transcutaneous electrical nerve stimulation (TENS) on spontaneous and noxiously evoked dorsal horn cell activity in cats with transected spinal cords. Neurosci. Lett. 216 (2), 125–128.

Garrison, D., Foreman, R., 1997. Effects of prolonged transcutaneous electrical nerve stimulation (TENS) and variation of simulation variables on dorsal horn cell activity in cats. Eur. J. Phys. Med. Rehabil. 7, 87–94.

Gildenberg, P.L., 2006. History of electrical neuromodulation for chronic pain. Pain Med. 7 (Suppl. 1), S7–S13.

Gorodetskyi, I.G., Gorodnichenko, A.I., Tursin, P.S., Reshetnyak, V.K., Uskov, O.N., 2007. Non-invasive interactive neurostimulation in the post-operative recovery of patients with a trochanteric fracture of the femur. A randomised, controlled trial. J. Bone Joint Surg. (Br.) 89 (11), 1488–1494.

Hagstroem, S., Mahler, B., Madsen, B., Djurhuus, J.C., Rittig, S., 2009. Transcutaneous electrical nerve stimulation for refractory daytime urinary urge incontinence. J. Urol. 182 (4 Suppl.), 2072–2078.

Hamani, C., Schwalb, J.M., Rezai, A.R., Dostrovsky, J.O., Davis, K.D., Lozano, A.M., 2006. Deep brain stimulation for chronic neuropathic pain: long-term outcome and the incidence of insertional effect. Pain 125 (1–2), 188–196.

Hanai, F., 2000. Effect of electrical stimulation of peripheral nerves on neuropathic pain. Spine 25 (15), 1886–1892.

Herman, E., Williams, R., Stratford, P., Fargas-Babjak, A., Trott, M., 1994. A randomized controlled trial of transcutaneous electrical nerve stimulation (CODETRON) to determine its benefits in a rehabilitation program for acute occupational low back pain. Spine 19 (5), 561–568.

Hingne, P.M., Sluka, K.A., 2007. Differences in waveform characteristics have no effect on the antihyperalgesia produced by transcutaneous electrical nerve stimulation (TENS) in rats with joint inflammation. J. Pain 8 (3), 251–255.

Hingne, P.M., Sluka, K.A., 2008. Blockade of NMDA receptors prevents analgesic tolerance to repeated transcutaneous electrical nerve stimulation (TENS) in rats. J. Pain 9 (3), 217–225.

Holmgren, C., Carlsson, T., Mannheimer, C., Edvardsson, N., 2008. Risk of interference from transcutaneous electrical nerve stimulation on the sensing function of implantable defibrillators. Pacing Clin. Electrophysiol. 31 (2), 151–158.

Houghton, P., Nussbaum, E., Hoens, A., 2010. Electrophysical agents. Contraindications and precautions: an evidence-based approach to clinical decision making in physical therapy. Physiother. Can. 62, 5–80.

Hymes, A., Raab, D., Yonchiro, E., Nelson, G., Printy, A., 1974. Electrical surface stimulation for control of post operative pain and prevention of ileus. Surg. Forum 65, 1517–1520.

Ignelzi, R.J., Nyquist, J.K., Tighe, W.J.J., 1981. Repetitive electrical stimulation of peripheral nerve and spinal cord activity. Neurol. Res. 3 (2), 195–209.

Ivanova-Stoilova, T., Howells, D., 2002. The usefulness of PainGone pain killing pen for self-treatment of chronic musculoskeletal pain – a pilot study. In: Paper presented at the Pain Society Annual Scientific Meeting, Bournemouth, UK.

Jin, D.M., Xu, Y., Geng, D.F., Yan, T.B., 2010. Effect of transcutaneous electrical nerve stimulation on symptomatic diabetic peripheral neuropathy: a meta-analysis of randomized controlled trials. Diabetes Res. Clin. Pract. 89 (1), 10–15.

Johnson, M.I., 1998. Acupuncture-like transcutaneous electrical nerve stimulation (AL-TENS) in the management of pain. Phys. Ther. Rev. 3, 73–93.

Johnson, M.I., 2001. Transcutaneous electrical nerve stimulation (TENS) and TENS-like devices. Do they provide pain relief? Pain Rev. 8, 121–128.

Johnson, M.I., 2014. Transcutaneous Electrical Nerve Stimulation (TENS). Research to Support Clinical Practice. Oxford University Press, Oxford.

Johnson, M.I., Bjordal, J.M., 2011. Transcutaneous electrical nerve stimulation for the management of painful conditions: focus on neuropathic pain. Expert. Rev. Neurother. 11 (5), 735–753.

Johnson, M., Martinson, M., 2007. Efficacy of electrical nerve stimulation for chronic musculoskeletal pain: a meta-analysis of randomized controlled trials. Pain 130 (1–2), 157–165.

Johnson, M.I., Tabasam, G., 2003. An investigation into the analgesic effects of interferential currents and transcutaneous electrical nerve stimulation on experimentally induced ischemic pain in otherwise pain-free volunteers. Phys. Ther. 83 (3), 208–223.

Johnson, M.I., Ashton, C.H., Bousfield, D.R., Thompson, J.W., 1991a. Analgesic effects of different pulse patterns of transcutaneous electrical nerve stimulation on cold-induced pain in normal subjects. J. Psychosom. Res. 35 (2–3), 313–321.

Johnson, M.I., Ashton, C.H., Thompson, J.W., 1991b. An in-depth study of long-term users of transcutaneous electrical nerve stimulation (TENS) Implications for clinical use of TENS. Pain 44 (3), 221–229.

Johnson, M.I., Ashton, C.H., Thompson, J.W., 1992. Long term use of transcutaneous electrical nerve stimulation at Newcastle Pain Relief Clinic. J. R. Soc. Med. 85 (5), 267–268.

Johnson, M.I., Oxberry, S., Robb, K., 2008. Stimulation-induced analgesia. In: Sykes, N., Bennett, M., Yuan, C.-S. (Eds.), Cancer Pain. second ed. Hodder Arnold, London, pp. 235–250.

Kalra, A., Urban, M.O., Sluka, K.A., 2001. Blockade of opioid receptors in rostral ventral medulla prevents antihyperalgesia produced by transcutaneous electrical nerve stimulation (TENS). J. Pharmacol. Exp. Ther. 298 (1), 257–263.

Kara, M., Ozcakar, L., Gokcay, D., Ozcelik, E., Yorubulut, M., Guneri, S., et al., 2010. Quantification of the effects of transcutaneous electrical nerve stimulation with functional magnetic resonance imaging: a double-blind randomized placebo-controlled study. Arch. Phys. Med. Rehabil. 91 (8), 1160–1165.

Khadilkar, A., Odebiyi, D.O., Brosseau, L., Wells, G.A., 2008. Transcutaneous electrical nerve stimulation (TENS) versus placebo for chronic low-back pain. Cochrane Database Syst. Rev. 4. Art. No.: CD003008.

King, E.W., Audette, K., Athman, G.A., Nguyen, H.O., Sluka, K.A., Fairbanks, C.A., 2005. Transcutaneous electrical nerve stimulation activates peripherally located alpha-2A adrenergic receptors. Pain 115 (3), 364–373.

Koke, A.J., Schouten, J.S., Lamerichs-Geelen, M.J., Lipsch, J.S., Waltje, E.M., van Kleef, M., et al., 2004. Pain reducing effect of three types of transcutaneous electrical nerve stimulation in patients with chronic pain: a randomized crossover trial. Pain 108 (1–2), 36–42.

Kolen, A.F., de Nijs, R.N.J., Wagemakers, F.M., Meier, A.J.L., Johnson, M.I., 2012. Effects of spatially targeted transcutaneous electrical nerve stimulation using an electrode array that measures skin resistance on pain and mobility in patients with osteoarthritis in the knee: a randomized controlled trial. Pain 153, 373–381.

Koopman, J.S., Vrinten, D.H., van Wijck, A.J., 2009. Efficacy of microcurrent therapy in the treatment of chronic nonspecific back pain: a pilot study. Clin. J. Pain 25 (6), 495–499.

Kroeling, P., Gross, A., Goldsmith, C.H., Burnie, S.J., Haines, T., Graham, N., et al., 2009. Electrotherapy for neck pain. Cochrane Database Syst. Rev. 4. Art. No.: CD004251.

Kuhn, A., Keller, T., Micera, S., Morari, M., 2009. Array electrode design for transcutaneous electrical stimulation: a simulation study. Med. Eng. Phys. 31 (8), 945–951.

Kuhn, A., Keller, T., Lawrence, M., Morari, M., 2010. The influence of electrode size on selectivity and comfort in transcutaneous electrical stimulation of the forearm. IEEE Trans. Neural. Syst. Rehabil. Eng. 18 (3), 255–262.

Lazarou, L., Kitsios, A., Lazarou, I., Sikaras, E., Trampas, A., 2009. Effects of intensity of transcutaneous electrical nerve stimulation (TENS) on pressure pain threshold and blood pressure in healthy humans: a randomized, double-blind, placebo-controlled trial. Clin. J. Pain 25 (9), 773–780.

Leem, J., Park, E., Paik, K., 1995. Electrophysiological evidence for the antinociceptive effect of transcutaneous electrical stimulation on mechanically evoked responsiveness of dorsal horn neurons in neuropathic rats. Neurosci. Lett. 192 (3), 197–200.

Leonard, G., Goffaux, P., Marchand, S., 2010. Deciphering the role of endogenous opioids in high-frequency TENS using low and high doses of naloxone. Pain 151 (1), 215–219.

Leonard, G., Cloutier, C., Marchand, S., 2011. Reduced analgesic effect of acupuncture-like TENS but not conventional TENS in opioid-treated patients. J. Pain 12 (2), 213–221.

Liebano, R.E., Rakel, B., Vance, C.G., Walsh, D.M., Sluka, K.A., 2011. An investigation of the development of analgesic tolerance to TENS in humans. Pain 211, 335–342.

Limoge, A., Dixmerias-Iskandar, F., 2004. A personal experience using Limoge's current during a major surgery. Anesth. Analg. 99 (1), 309.

Limoge, A., Robert, C., Stanley, T.H., 1999. Transcutaneous cranial electrical stimulation (TCES): a review 1998. Neurosci. Biobehav. Rev. 23 (4), 529–538.

Long, D.M., 1973. Electrical stimulation for relief of pain from chronic nerve injury. J. Neurosurg. 39 (6), 718–722.

Long, D., Campbell, J., Gucer, G., 1979. Transcutaneous electrical nerve stimulation for chronic pain relief. In: Bonica, J. (Ed.), Advances in Pain Research and Therapy, vol. 3. Raven Press, New York, pp. 593–599.

Ma, Y.T., Sluka, K.A., 2001. Reduction in inflammation-induced sensitization of dorsal horn neurons by transcutaneous electrical nerve stimulation in anesthetized rats. Exp. Brain Res. 137 (1), 94–102.

Machado, L.A., Kamper, S.J., Herbert, R.D., Maher, C.G., McAuley, J.H., 2009. Analgesic effects of treatments for non-specific low back pain: a meta-analysis of placebo-controlled randomized trials. Rheumatology (Oxford) 48 (5), 520–527.

Mann, C., 1996. Respiratory compromise: a rare complication of transcutaneous electrical nerve stimulation for angina pectoris. J. Accid. Emerg. Med. 13 (1), 68.

Melzack, R., Wall, P.D., 1965. Pain mechanisms: a new theory. Science 150 (699), 971–979.

Merkel, S.I., Gutstein, H.B., Malviya, S., 1999. Use of transcutaneous electrical nerve stimulation in a young child with pain from open perineal lesions. J. Pain Symptom Manage. 18 (5), 376–381.

Moran, F., Leonard, T., Hawthorne, S., Hughes, C.M., McCrum-Gardner, E., Johnson, M.I., et al., 2011. Hypoalgesia in response to transcutaneous electrical nerve stimulation (TENS) depends on stimulation intensity. J. Pain 12 (8), 929–935.

Mulvey, M.R., Bagnall, A.M., Johnson, M.I., Marchant, P.R., 2010. Transcutaneous electrical nerve stimulation (TENS) for phantom pain and stump pain following amputation in adults. Cochrane Database Syst. Rev. 5. Art. No.: CD007264.

Murakami, T., Takino, R., Ozaki, I., Kimura, T., Iguchi, Y., Hashimoto, I., 2010. High-frequency transcutaneous electrical nerve stimulation (TENS) differentially modulates sensorimotor cortices: an MEG study. Clin. Neurophysiol. 121 (6), 939–944.

Nam, T.S., Choi, Y., Yeon, D.S., Leem, J.W., Paik, K.S., 2001. Differential antinociceptive effect of transcutaneous electrical stimulation on pain behavior sensitive or insensitive to phentolamine in neuropathic rats. Neurosci. Lett. 301 (1), 17–20.

Nardone, A., Schieppati, M., 1989. Influences of transcutaneous electrical stimulation of cutaneous and mixed nerves on subcortical and cortical somatosensory evoked potentials. Electroencephalogr. Clin. Neurophysiol. 74 (1), 24–35.

National Institute for Health and Clinical Excellence, 2007. NICE Clinical Guideline 55 Intrapartum Care: Care of Healthy Women and Their Babies During Childbirth. NICE, London.

National Institute for Health and Clinical Excellence, 2008. NICE Clinical Guideline 59 Osteoarthritis: The Care and Management of Osteoarthritis in Adults. NICE, London.

National Institute for Health and Clinical Excellence, 2009a. NICE Clinical Guideline 79 Rheumatoid Arthritis: The Management of Rheumatoid Arthritis in Adults. NICE, London.

National Institute for Health and Clinical Excellence, 2009b. NICE Clinical Guideline 88 Early Management of Persistent Non-Specific Low Back Pain. NICE, London.

Nnoaham, K.E., Kumbang, J., 2008. Transcutaneous electrical nerve stimulation (TENS) for chronic pain. Cochrane Database Syst. Rev. 3. Art. No.: CD003222.

Novak, S., Nemeth, W.C., 2007. How clinically relevant is a meta-analysis of electrical nerve stimulation when based on heterogeneous disease states? Pain 131 (1–2), 228–229.

O'Connell, N.E., Wand, B.M., Marston, L., Spencer, S., Desouza, L.H., 2010. Non-invasive brain stimulation techniques for chronic pain. Cochrane Database Syst. Rev. 9. Art. No.: CD008208.

Odendaal, C., Joubert, G., 1999. APS Therapy: a new way of treating chronic headache – a pilot study. South Afr. J. Anaesthesiol. Analg. 5 (1), 1–3.

Olyaei, G.R., Talebian, S., Hadian, M.R., Bagheri, H., Momadjed, F., 2004. The effect of transcutaneous electrical nerve stimulation on sympathetic skin response. Electromyogr. Clin. Neurophysiol. 44 (1), 23–28.

Oosterhof, J., Samwel, H.J., de Boo, T.M., Wilder-Smith, O.H., Oostendorp, R.A., Crul, B.J., 2008. Predicting outcome of TENS in chronic pain: a prospective, randomized, placebo controlled trial. Pain 136 (1–2), 11–20.

Palmer, S., Martin, D., 2008. Interferential current. In: Watson, T. (Ed.), Electrotherapy. Evidence-Based Practice, 12th ed. Chruchill Livingstone Elsevier, Edinburgh, pp. 217–315.

Palmer, S., Cramp, F., Propert, K., Godfrey, H., 2009. Transcutaneous electrical nerve stimulation and transcutaneous spinal electroanalgesia: a preliminary efficacy and mechanisms-based investigation. Physiotherapy 95 (3), 185–191.

Pantaleao, M.A., Laurino, M.F., Gallego, N.L., Cabral, C.M., Rakel, B., Vance, C., et al., 2011. Adjusting pulse amplitude during transcutaneous electrical nerve stimulation (TENS) application produces greater hypoalgesia. J. Pain 12 (5), 581–590.

Poitras, S., Brosseau, L., 2008. Evidence-informed management of chronic low back pain with transcutaneous electrical nerve stimulation, interferential current, electrical muscle stimulation, ultrasound, and thermotherapy. Spine J. 8 (1), 226–233.

Pomeranz, B., Niznick, G., 1987. Codetron, a new electrotherapy device overcomes the habituation problems of conventional TENS devices. Am. J. Electromed. First quarter, 22–26.

Price, C.I., Pandyan, A.D., 2000. Electrical stimulation for preventing and treating post-stroke shoulder pain. Cochrane Database Syst. Rev. 4. Art. No.: CD001698.

Proctor, M.L., Smith, C.A., Farquhar, C.M., Stones, R.W., 2003. Transcutaneous electrical nerve stimulation and acupuncture for primary dysmenorrhoea (Cochrane Review). Cochrane Database Syst. Rev. 1. Art. No.: CD002123.

Radhakrishnan, R., Sluka, K.A., 2005. Deep tissue afferents, but not cutaneous afferents, mediate transcutaneous electrical nerve stimulation-induced antihyperalgesia. J. Pain 6 (10), 673–680.

Rakel, B., Cooper, N., Adams, H.J., Messer, B.R., Frey Law, L.A., Dannen, D.R., et al., 2010. A new transient sham TENS device allows for investigator blinding while delivering a true placebo treatment. J. Pain 11 (3), 230–238.

Reeves, J.L., Graff-Radford, S.B., Shipman, D., 2004. The effects of transcutaneous electrical nerve stimulation on experimental pain and sympathetic nervous system response. Pain Med. 5 (2), 150–161.

Reynolds, D.V., 1969. Surgery in the rat during electrical analgesia induced by focal brain stimulation. Science 164 (878), 444–445.

Robb, K., Oxberry, S.G., Bennett, M.I., Johnson, M.I., Simpson, K.H., Searle, R.D., 2008. A Cochrane systematic review of transcutaneous electrical nerve stimulation for cancer pain. J. Pain Symptom Manage. 37 (4), 746–753.

Rosted, P., 2001. Recurring epileptic seizures – a possible side effect of transcutaneous electric nerve stimulation. Ugeskr. Laeger. 163 (18), 2492–2493.

Rutjes, A.W., Nuesch, E., Sterchi, R., Kalichman, L., Hendriks, E., Osiri, M., et al., 2009. Transcutaneous electrostimulation for osteoarthritis of the knee. Cochrane Database Syst. Rev. 4. Art. No.: CD002823.

Sabino, G.S., Santos, C.M., Francischi, J.N., de Resende, M.A., 2008. Release of endogenous opioids following transcutaneous electric nerve stimulation in an experimental model of acute inflammatory pain. J. Pain 9 (2), 157–163.

Sandkühler, J., 2000. Long-lasting analgesia following TENS and acupuncture: spinal mechanisms beyond gate control. In: Devor, M., Rowbotham, M.C., Wiesenfeld-Hallin, Z. (Eds.), Progress in Pain Research and Management, vol. 16. IASP Press, Seattle, pp. 359–369.

Sandkuhler, J., Chen, J.G., Cheng, G., Randic, M., 1997. Low-frequency stimulation of afferent Adelta-fibers induces long-term depression at primary afferent synapses with substantia gelatinosa neurons in the rat. J. Neurosci. 17 (16), 6483–6491.

Satter, E.K., 2008. Third-degree burns incurred as a result of interferential current therapy. Am. J. Dermatopathol. 30 (3), 281–283.

Shealy, C.N., Mortimer, J.T., Reswick, J.B., 1967. Electrical inhibition of pain by stimulation of the dorsal columns: preliminary clinical report. Anesth. Analg. 46 (4), 489–491.

Simpson, K., Stannard, C. (Eds.), 2005. Spinal Cord Stimulation for the Management of Pain: Recommendations for Best Clinical Practice. British Pain Society, London.

Sjölund, B.H., Eriksson, M.B., 1979. The influence of naloxone on analgesia produced by peripheral conditioning stimulation. Brain Res. 173 (2), 295–301.

Sjölund, B., Eriksson, M., Loeser, J., 1990. Transcutaneous and implanted electric stimulation of peripheral nerves. In: Bonica, J. (Ed.), The Management of Pain, vol. 2. Lea Febiger, Philadelphia, pp. 1852–1861.

Sluka, K.A., Walsh, D., 2003. Transcutaneous electrical nerve stimulation: basic science mechanisms and clinical effectiveness. J. Pain 4 (3), 109–121.

Sluka, K.A., Deacon, M., Stibal, A., Strissel, S., Terpstra, A., 1999. Spinal blockade of opioid receptors prevents the analgesia produced by TENS in arthritic rats. J. Pharmacol. Exp. Ther. 289 (2), 840–846.

Sluka, K.A., Lisi, T.L., Westlund, K.N., 2006. Increased release of serotonin in the spinal cord during low, but not high, frequency transcutaneous electric nerve stimulation in rats with joint inflammation. Arch. Phys. Med. Rehabil. 87 (8), 1137–1140.

Smith, T.J., Coyne, P.J., Parker, G.L., Dodson, P., Ramakrishnan, V., 2010. Pilot trial of a patient-specific cutaneous electrostimulation device (MC5-A calmare®) for chemotherapy-induced peripheral neuropathy. J. Pain Sympt. Manage. 40 (6), 883–891.

Somers, D.L., Clemente, F.R., 2003. The relationship between dorsal horn neurotransmitter content and allodynia in neuropathic rats treated with high-frequency transcutaneous electric nerve stimulation. Arch. Phys. Med. Rehabil. 84 (11), 1575–1583.

Somers, D.L., Clemente, F.R., 2006. Transcutaneous electrical nerve stimulation for the management of neuropathic pain: the effects of frequency and electrode position on prevention of allodynia in a rat model of complex regional pain syndrome type II. Phys. Ther. 86 (5), 698–709.

Somers, D.L., Clemente, F.R., 2009. Contralateral high or a combination of high- and low-frequency transcutaneous electrical nerve stimulation reduces mechanical allodynia and alters dorsal horn neurotransmitter content in neuropathic rats. J. Pain 10 (2), 221–229.

Sommer, P., Kluschina, O., Schley, M., Namer, B., Schmelz, M., Rukwied, R., 2011. Electrically induced quantitative sudomotor axon reflex test in human volunteers. Auton Neurosci. 159 (1–2), 111–116.

Tan, G., Rintala, D.H., Thornby, J.I., Yang, J., Wade, W., Vasilev, C., 2006. Using cranial electrotherapy stimulation to treat pain associated with spinal cord injury. J. Rehabil. Res. Dev. 43 (4), 461–474.

Thompson, J., 1998. Transcutaneous electrical nerve stimulation (TENS). In: Filshie, J., White, A. (Eds.), Medical Acupuncture A Western Scientific Approach. second ed. Churchill Livingstone, Edinburgh, pp. 177–192.

Thompson, J.W., Bower, S., Tyrer, S.P., 2008. A double blind randomised controlled clinical trial on the effect of transcutaneous spinal electroanalgesia (TSE) on low back pain. Eur. J. Pain 12 (3), 371–377.

Vance, C.G., Radhakrishnan, R., Skyba, D.A., Sluka, K.A., 2007. Transcutaneous electrical nerve stimulation at both high and low frequencies reduces primary hyperalgesia in rats with joint inflammation in a time-dependent manner. Phys. Ther. 87 (1), 44–51.

Wall, P.D., Sweet, W.H., 1967. Temporary abolition of pain in man. Science 155 (758), 108–109.

Walsh, D.M., Lowe, A.S., McCormack, K., Willer, J.C., Baxter, G.D., Allen, J.M., 1998. Transcutaneous electrical nerve stimulation: effect on peripheral nerve conduction, mechanical pain threshold, and tactile threshold in humans. Arch. Phys. Med. Rehabil. 79 (9), 1051–1058.

Walsh, D.M., Howe, T.E., Johnson, M.I., Sluka, K.A., 2009. Transcutaneous electrical nerve stimulation for acute pain. Cochrane Database Syst. Rev. 2. Art. No.: CD006142.

Woolf, C., Thompson, J., 1994. Segmental afferent fibre-induced analgesia: transcutaneous electrical nerve stimulation (TENS) and vibration. In: Wall, P., Melzack, R. (Eds.), Textbook of Pain. Churchill Livingstone, Edinburgh, pp. 1191–1208.

第十六章　激光针刺

G.D.Baxter ■ S.M.McDonough

引言

　　激光针刺是指一种使用低功率激光刺激穴位的针刺治疗形式。在这种治疗中使用的激光装置通常是以二极管为基础的"笔"系统,可用电源或电池供电,作用于皮肤上的相关针刺穴位或触发点,以提供无创性刺激。

历史和背景

　　自 20 世纪 60 年代以来,已经发现了激光技术在医学和手术领域的多种用途,最初则用于眼科和外科。除了临床常用于手术和癌症治疗的能在组织中产生热反应的较高功率激光,从 20 世纪 70 年代以来,较低功率的非热能激光也被研究并用于刺激组织修复机制[所谓的"光生物调节作用"或低强度水平激光疗法(low level laser therapy,LLLT)]。最早对这种治疗形式的研究是在东欧、中国和日本,最初使用的是氦氖(He-Ne)激光,它的功率相对较低(1~2mW)且设备笨重;直到 20 世纪 80 年代,随着更高功率和更小的以二极管为基础的装置引入,这种疗法首先在西方被广泛使用。在 LLLT 治疗进展的同时,有关应用这些激光装置来刺激穴位作为一种非穿透性替代针刺方法的报道开始出现。

　　Friedrich Plog 医生被公认为是激光针刺领域的先驱者之一,在 1973 年他首先推荐使用低功率、非热能激光源来刺激针刺穴位以缓解疼痛(Whittaker,2004)。Plog 的工作也促成了专为针刺治疗设计的第一个激光治疗系统的商业开发(*the Akuplas*,德国设计和研发)。然而,需要注意的是,包括东欧在内的几个中心先前曾报道过用低功率激光刺激穴位的临床应用(Whittaker,2004)。与此同时,欧洲以及中国的几个团队,包括 Zhou 和他的同事们,也开发并试用激光针刺系统作为口颌面手术的麻醉,并取得了明显的成功(Qin,1987;Zhou,1984)。在评价该领域的早期发展时,同样重要的是要认识到,虽然 Plog 的工作是第一个专门针对穴位的照射,但是,我们常会发现他将穴位针刺也作为 LLLT 治疗的一部分也并非罕见,尤其是在治疗疼痛性疾病之时。

激光针刺的早期报道实际上通常是没有根据的传闻,或者是基于小样本组及非对照研究;至少在西方,该领域的发展由于缺乏相关的英文原始资料和资源而进一步被拖延。从 20 世纪 80 年代初开始出现对照研究,而且此类研究的数量和质量在过去的几年中稳步上升(Baxter et al.,2008;Law et al.,2015)。

人们认为激光针刺比其他形式针刺的益处主要是基于其非侵入性特点,本质上更安全,针刺恐惧症的患者更易接受;治疗时间也相对较短,通常每个穴位的照射时间从 10 秒到不足 1 分钟。另外,在某些情况下,对于医疗从业人员而言可能激光针刺需要的培训更少,而且给予监管的障碍会更小,这些情况都是与针刺比较而言的。激光针刺的开发和使用并非没有争议,一部分原因在于治疗期间明显缺乏可感知到的刺激,与针刺或电针相比则缺乏明显相关的作用机制(Robinson,2014;Weissmann,1979)。尽管存在如此明显的争议,激光针刺作为针刺治疗的一种形式越来越受到欢迎,特别是在过去的十年里该疗法的研究基础已经稳步增长。

作用机制

与针具针刺明显不同,用于针刺治疗的激光照射在其(非热能性)参数下,通常不会产生任何感觉,这可能就是激光针刺治疗最具争议的方面(然而,这的确能使随机对照试验得到更好的治疗隐藏,由于这更容易对患者实施盲法而进行假治疗)。

有关报道称激光针刺的益处所潜在的机制可能与针具针刺大不相同。诚然,众所周知,治疗性激光具有一系列生物学效应,主要与组织修复过程有关(Peplow et al.,2010,1011)。这种效应统称为光生物调节作用,即使不是核心要素,也是对观察到的激光针刺的临床效果的生物效应(如果不是核心要素)基础的一种支持。

至少对于激光针刺的缓解疼痛作用而言,或许更有重要意义的是在人类以及动物进行的大量研究,都集中在低功率激光照射的外周神经生理学效应上。最近的一项综合性评价发现激光照射对周围神经,主要是对于小直径、薄髓鞘的神经(Chow et al.,2011),具有选择性抑制作用,而且证据结果是一致的。

临床要点

> 证据显示激光针刺能对周围神经具有抑制作用。

激光针刺的特异性作用已有临床研究,其中也包含了详细地分析以阐明潜在的作用机制,例如,在一些疾病的治疗中像甲状腺功能亢进症(Ge et al.,1988)。

有关人类和动物的对照性实验,主要研究了特定穴位激光照射的中枢和周围神经生理学效应(Hsieh et al.,2011；Litscher et al.,2010；Quah-Smith et al.,2010,2013a,b;Read et al.,1996；Siedentopf et al.;2005),以及对心血管系统的影响(He et al.,2012,2013；Kostov and Bodurov,1987；Litscher,2010；Litscher et al.,2009,2011,2013：Wang et al.,2011)。虽然研究结果并不完全一致,但大多数研究报道了在生理测量指标方面的变化,如将诱发电位、心电图作为激光照射针刺穴位的结果。然而,需要强调的是许多研究是在使用自定义的或研究性激光系统下完成的,而这些常常不能反映其在常规临床实践中所应用的情况,例如Litscher 和其同事们使用了针引导,以及相对高功率的紫色激光系统(波长405nm),在照射期间产生了得气感(Litscher,2013)。因此,在实验室中报告的效应,在多大程度上能代表应用常规临床激光针刺所见的临床效果中潜在的可能机制尚不清楚。

临床应用

激光装置

作为常规针刺治疗,激光装置是单源、二极管系统,能够很容易地应用于特定穴位;或者也可通过光纤治疗头将激光传送到相关穴位。专门为针刺治疗设计的激光装置已有广泛供应,同样,LLLT 或光生物调节疗法所用的一系列(更宽范围)治疗性激光和光系统为激光针刺治疗也提供了多种选择。激光所产生的是单色(单一颜色的)光,是高度准直(发射的光线基本上是平行的)和连贯(在时间和空间上)的。根据对未受保护的皮肤和眼睛的相关风险,激光装置被分为 4 类(表 16.1),其中第 4 类激光会有最大的风险。1 类激光被认为是无害的,并在一系列的装置中获得了广泛的用途,如光盘播放器或作为演讲厅的激光笔。针刺治疗中使用的激光通常是 2 类(低功率)或 3B 系统(中等功率,标签中"B"的使用具有历史意义,仅适用于旧的激光系统),这在常规临床实践中被认为是安全的,但需遵守简单的安全性措施,例如不将设备应用于未受保护的眼睛附近。当实施治疗时,应使用安全护目镜(对于治疗师和患者),任何地方性或国家法规都应予以审阅和应用;例如,在一些情况下,治疗性激光系统可能仅在临床设施内的指定区域中使用。

表 16.1　激光分类		
激光分类	功率	热效应
1 类	功率非常低,如 CD 播放器	无热效应
2 类	低功率:发射可见光 1mW	无热效应
3B 类	中等功率:发射可见光以及不可见光 <500mW(0.5W),有重大的眼部危险	无热效应
4 类	500mW 以上,对于皮肤和眼睛有重大危险,也有火灾风险	有热效应

更多信息参见关于激光分类的 MHRA 指南(http://www.dhsspsni.gov.uk/db2008_03_lasers.pdf)

参数

定义激光治疗的重要参数如下:

功率(通常以毫瓦或 mW 为单位)。用于治疗的激光系统辐射功率是确定临床有效性的一个关键因素。在商业上可用系统的功率输出差异很大,从 1mW 或更低直到几百毫瓦;然而,在临床和研究中则倾向于应用更高功率的输出,目前认为的输出标准是 10~100mW。对于给定的激光系统,功率输出通常是固定的,这取决于设备制造中应用的二极管规格(或其他激光介质)。

直销的激光仪(也就是登广告和直销给患者用于自行治疗)通常是较低功率的电池供电系统;这些直销系统中的一些仪器质量保证和出处可能并不清楚。功率输出应在激光设备上给予指定,并且定期进行输出测试是必要的,以确保系统安全有效运行,因为系统可能不会始终如一地产生预期的辐射功率输出(Nussbaum et al.,1999)。

波长(以纳米或 nm 为单位)。激光产生一个固定波长的单色(单一颜色的)光,发射的光紧紧地聚集在单一波长周围。这与日常光源产生的光线有着明显的差别,日常光源在观看时呈现白色,但是发射的光却跨越了从紫外线到红外线的波长范围。在临床实践中,针刺激光治疗使用的波长通常为可见的红色光(例如 630nm 和 660nm)或红外波长(例如,830 和 880nm)。激光波长由其二极管或激光介质来确定,一些系统允许使用不同的治疗探针或针头,以提供选择不同治疗波长。波长具有临床相关性是由于生物组织中光的波长依赖性吸收原因;其主要结果是红色光波长(>600nm)被优先吸收,因此,它的穿透力小于红外线的波长(约 700~1 000nm)。

脉冲(通常以赫兹或 Hz 为单位,即每秒脉冲数)。虽然常规使用的大多数激光针刺系统都是连续波,但一些先进的系统也提供激光输出的脉冲,作为输出的一种选项或固定特征。脉冲频率的范围从几赫兹到几千赫兹。虽然,在许多对照性实验室研究中对脉冲进行了研究,但脉冲与激光针刺治疗有效性之间的临床相关性尚不清楚(Law et al.,2015);然而许多制造商却声称对于某些临床病变而言特定的频率具有益处。

剂量[通常以能量为单位,每个穴位上的焦耳(J)热量,即 J/穴]。作为激光针刺治疗的剂量通常以 J/穴为单位进行计算,是装置输送的功率(以 W 为单位)和应用时间(以 s 为单位)的函数:

$$剂量(J) = 功率(mW) \times 时间(s)/1\ 000$$

[注意:焦耳是以瓦为单位的功率乘以秒为单位的照射时间(秒)而获得的;因此,考虑到治疗装置的功率以毫瓦为单位,则早期的公式中是 mW×s 的乘积除以 1 000]

使用这个公式,可以计算出,一个 30mW 的激光装置应用 30 秒时间,在治疗穴位上将输送 0.9J 的剂量,而一个 1mW 系统应用 2 分钟(120 秒)将输送 0.12J。

或者,剂量也可以用能量强度或辐射暴露(通常以 J/cm² 来表示)为单位来表示。这种形式指定的剂量考虑到了总能量和照射面积,所以如果先前指定的 0.9J 剂量通过一个 0.1cm² 大小激光光斑来输送时,则辐射暴露将为 9J/cm²。尽管如此,但对于常规的临床实践而言,以 J/穴为单位的剂量单位一般被认为为最合适。

大多数现代设备将提供"剂量"以作为用户的可选项,或者允许选定治疗时间来提供预定的剂量。剂量的临床相关性与其他形式的治疗方法相似:生物学效应 - 进而是临床的 - 效果具有剂量依赖性。虽然对于所有的适应证这种剂量反应尚没有明确地被确立,但从目前的证据可以清楚地看到,激光针刺治疗肌肉骨骼疼痛和功能障碍的临床效果取决于至少为 0.5J/穴的最小剂量,并应使用 10mW 或以上的功率输出(Baxter,2009;Baxter et al.,2008)。

临床要点

对于临床效应而言,激光功率输出应该至少在 10mW 功率,每穴的剂量至少为 0.5J。

应用技术

尽管激光针刺本身很安全,但也需遵守良好的治疗实践原则:例如,不应对患者在缺乏彻底的病史了解、检查和诊断的情况下进行治疗,应事先获得患者的同意,并应充分告知患者和提供有关与激光针刺相关的风险和禁忌证(见后文)。

治疗中应用的激光装置应当经过医疗应用方面的审批,并定期检查电气安全,按照国家和地方有关规定检查其输出情况。在某些司法管辖区,激光针刺装置的运行要遵循像医疗和外科激光一样的安全性法规(包括指定一位激光安全性官员,操作人员的强制性培训,有限制的安全钥匙使用以及使用指定区域和警示标志)。

大多数现代设备都配有一套电源供电的基本部件,有一个控制面板,一把安全钥匙(以禁止未经授权的运行),以及至少有一个尖端装有激光二极管的治疗探针。控制面板可用于选择剂量(或以治疗时间作为剂量的替代指标)和脉冲频率(如果提供有此选项的话)。当选择这些参数后,激光治疗探针被放置在选定的穴位并与皮肤“接触”,使用设备上的组合开关或触发器进行激活。探针应该被压在皮肤上,从而为该穴位提供附加的刺激;实际上,有些人甚至建议进行有力的刺激,包括将激光探针“啄”入组织内[例如,Ohshiro 和 Calderhead (1988)所述的“啄木鸟”方法]。

在重新定位到下一个穴位之前,治疗探头应保持在原位以保障给予所要求的剂量/时间,不推荐激光针刺治疗横跨皮肤表面的扫描或移动探头,因为这将降低治疗的效率,使提供的治疗剂量会小于每穴位(或面积)的推算值或预期值。

禁忌证与注意事项

作为穴位刺激的非穿刺性形式,在遵守简单的禁忌证和注意事项情况下,低功率激光装置可能被认为在常规实践中是安全的。

对于未受保护眼睛的风险。在针刺治疗中使用激光装置的最大潜在风险就是对无保护眼睛的伤害。如前所指出,考虑到在常规临床中使用的设备等级,治疗师和患者都应在治疗期间的任何时候需要佩戴防护镜。应避免直接向光束内观看,并告诫患者可能伴随的风险。

活动性癌症或疑似癌。鉴于激光照射可能刺激组织修复和其他生物过程(即通过光生物调节作用),应用的位置应尽可能远离这些部位,活动性癌症或疑似癌症的患者,被认为是该治疗的禁忌证。

妊娠期治疗。传统上认为怀孕期间(关于针具针刺)应该避免刺激某些特定穴位,但正如第 33 章所讨论,只要遵守常规的注意事项,并没有任何证据表明会引起伤害。在孕期的子宫部位上直接照射,被认为是怀孕前 3 个月内几乎是所有电物理方法普遍的禁忌证。虽

然对胎儿的影响似乎并不可信,但如果随后发现异常,苦恼将是不可避免的。

以上这些代表了激光治疗的主要禁忌证,然而应强调说明不良事件的风险非常有限;迄今为止,还没有重大不良事件的报道,尤其是关于激光针刺治疗所引起的不良事件。

治疗适应证

激光针刺的主要适应证是缓解疼痛:这也是该疗法的最初用途,与 LTTT 相反,LTTT 是从实验室工作和有关组织修复的临床研究中发展而来的。尽管如此,激光针刺被声称的益处 - 正像其他针刺形式一样 - 治疗的疾病范围非常广泛,包括儿童哮喘、慢性呼吸道疾病、术后恶心呕吐、夜尿症以及各种病因导致的疼痛如慢性颈痛、头痛、背痛、关节炎和肌筋膜痛。

肌筋膜痛 / 激痛点

治疗肌筋膜痛和激痛点代表着激光针刺的主要用途。来自两个系统评价的证据一致显示,至少在应用充足的治疗剂量时(每穴至少 0.5J)(Baxter et al.,2008;Law et al.,2015),有中等强度证据表明有益处。

临床要点

中等强度的证据支持使用足够剂量的激光针刺可治疗肌筋膜痛。

骨关节炎

激光针刺在骨关节炎管理中的有效性研究产生了不一致的结果(Shen et al.,2009;Yurtkuran et al.,2007),而 Hinman 及其同事们最近发表的一项众所周知的高质量试验,报道对膝骨关节炎仅仅具有边际益处(达不到最低限度的有重要意义性差异)(Hinman et al.,2014)。然而,这项试验因使用了不适当的低剂量(每穴位 0.2J)而遭到批评。与此相反,其他随机对照试验则发现了激光针刺的益处(Al Rashoud et al.,2014;Shen et al.,2009;Yurtkuran et al.,2007)。

腰痛

尽管在腰痛(急性、亚急性和慢性)管理中非常广泛地应用激光针刺,但在澳大利亚和欧洲实施的随机对照试验中,其临床有效性的证据目前仍然十分有限(Glazov et al.,2009,2014;Ruth et al.,2010)。相比之下,激光针刺与拔罐相结合的小型研究发现,在疼痛缓解方面有一些益处(Lin et al.,2012)。正如治疗骨关节炎一样,这类研究中的一些试验也因应用了不适当的低剂量而受到批评。

夜尿症

激光针刺的研究结果显示不一致,但普遍是阳性结果,尤其是与其他治疗方法相结合时(Heller et al.,2004;Karaman et al.,2011;Moursy et al.,2014;Radmayr et al.,2001;Radvanska et al.,2011)。

戒烟

虽然最初的一项报告显示了对成年人戒烟具有益处的初步证据,而随后的对照研究则表明对青少年没有有效性的证据(Garrison et al.,2003;Yiming et al.,2000;Zalesskiy et al.,1983)。

其他疾病

对照试验已报道激光针刺对很多疾病具有益处,并已推荐可治疗包括结肠炎和其他胃肠道疾病(Zhang and You,1987);儿童鼻窦炎的一些类型,特别是许多鼻窦炎的慢性类型(Pothman and Yeh,1982);神经根性疼痛综合征(Kreczi and Klingler,1986;Sprague and Chang,2011);慢性紧张性头痛(Ebneshahidi et al.,2005)、儿童头痛(Gottschling et al.,2008)和颞下颌关节痛(Hotta et al.,2010)。

结语

激光针刺作为针刺治疗的一种形式已被广泛应用,特别是在患者具有针刺恐惧症或偏爱无创性针刺刺激的情况下;对于一些从业者而言,因监管障碍或培训问题而无权使用针具针刺的情况下,激光针刺也可作为提供针刺治疗的一种选择。激光针刺研究已得到了快速发展,集中地表现在确立了该方法在治疗各种疾病中的临床有效性,并阐明了其基本的作用机制。虽然激光针刺在治疗某些病症,特别是肌肉骨骼疼痛的临床证据是中等强度水平,但其他疾病应用的证据还存在矛盾或者不足。在这些领域还需要进一步的高质量对照临床研究,以确立激光针刺在现代医疗中的明确作用;作为这项工作的一部分,应将更多的注意力放在激光治疗的基本生物物理学原理上,特别是剂量的相关性问题。

(杨田雨 译,杜元灏 审校)

参考文献

Al Rashoud, A.S., Abboud, R.J., Wang, W., Wigderowitz, C., 2014. Efficacy of low-level laser therapy applied at acupuncture points in knee osteoarthritis: a randomised double-blind comparative trial. Physiotherapy 100, 242–248.

Baxter, G.D., 2009. Laser acupuncture: effectiveness depends upon dosage. Acupunct. Med. 27, 92.

Baxter, G.D., Bleakley, C., McDonough, S., 2008. Clinical effectiveness of laser acupuncture: a systematic review. J. Acupunct. Meridian Stud. 1, 65–82.

Chow, R., Armati, P., Laakso, E.L., Bjordal, J.M., Baxter, G.D., 2011. Inhibitory effects of laser irradiation on peripheral mammalian nerves and relevance to analgesic effects: a systematic review. Photomed. Laser Surg. 29, 365–381.

Ebneshahidi, N.S., Heshmatipour, M., Moghaddami, A., Eghtesadi-Araghi, P., 2005. The effects of laser acupuncture on chronic tension headache – a randomised controlled trial. Acupunct. Med. 23, 13–18.

Garrison, M.M., Christakis, D.A., Ebel, B.E., Wiehe, S.E., Rivara, F.P., 2003. Smoking cessation interventions for adolescents: a systematic review. Am. J. Prev. Med. 25, 363–367.

Ge, T.Y., Du, J., Shi, X.Q., 1988. An approach to the mechanisms of laser acupuncture in treatment of exophthalmic hyperthyroidism. J. Tradit. Chin. Med. 8, 85–88.

Glazov, G., Schattner, P., Lopez, D., Shandley, K., 2009. Laser acupuncture for chronic non-specific low back pain: a controlled clinical trial. Acupunct. Med. 27, 94–100.

Glazov, G., Yelland, M., Emery, J., 2014. Low-dose laser acupuncture for non-specific chronic low back pain: a double-blind randomised controlled trial. Acupunct. Med. 32, 116–123.

Gottschling, S., Meyer, S., Gribova, I., Distler, L., Berrang, J., Gortner, L., Graf, N., Shamdeen, M.G., 2008. Laser acupuncture in children with headache: a double-blind, randomized, bicenter, placebo-controlled trial. Pain 137, 405–412.

He, W., Wedig, D., Wang, L., Gaischek, I., Litscher, G., 2012. Violet laser acupuncture – Part 5: an investigation of different stimulation frequencies on heart rate and variability. J. Acupunct. Meridian Stud. 5, 290–294.

He, W., Litscher, G., Wang, X., Jing, X., Shi, H., Shang, H., Zhu, B., 2013. Intravenous laser blood irradiation, interstitial laser acupuncture, and electroacupuncture in an animal experimental setting: preliminary results from heart rate variability and electrocorticographic recordings. Evid. Based Complement. Alternat. Med. 2013. Article ID 169249.

Heller, G., Langen, P.H., Steffens, J., 2004. Laser acupuncture as third-line therapy for primary nocturnal enuresis. First results of a prospective study. Urologe A 43, 803–806.

Hinman, R.S., McCrory, P., Pirotta, M., Relf, I., Forbes, A., Crossley, K.M., Williamson, E., Kyriakides, M., Novy, K., Metcalf, B.R., Harris, A., Reddy, P., Conaghan, P.G., Bennell, K.L., 2014. Acupuncture for chronic knee pain: a randomized clinical trial. JAMA 312, 1313–1322.

Hotta, P.T., Hotta, T.H., Bataglion, C., Bataglion, S.A., de Souza Coronatto, E.A., Siessere, S., Regalo, S.C., 2010. Emg analysis after laser acupuncture in patients with temporomandibular dysfunction (TMD). Implications for practice. Complement. Ther. Clin. Pract. 16, 158–160.

Hsieh, C.W., Wu, J.H., Hsieh, C.H., Wang, Q.F., Chen, J.H., 2011. Different brain network activations induced by modulation and nonmodulation laser acupuncture. Evid. Based Complement. Alternat. Med. 2011.

Karaman, M.I., Koca, O., Kucuk, E.V., Ozturk, M., Gunes, M., Kaya, C., 2011. Laser acupuncture therapy for primary monosymptomatic nocturnal enuresis. J. Urol. 185, 1852–1856.

Kostov, I., Bodurov, N., 1987. Effect of laser acupuncture and irradiation of the cervix uteri in cows on cardiac activity and morphological composition of the blood. Vet. Med. Nauki 24, 36–43.

Kreczi, T., Klingler, D., 1986. A comparison of laser acupuncture versus placebo in radicular and pseudoradicular pain syndromes as recorded by subjective responses of patients. Acupunct. Electrother. Res. 11, 207–216.

Law, D., McDonough, S., Bleakley, C., Baxter, G.D., Tumily, S., 2015. Laser acupuncture for treating musculoskeletal pain: a systematic review with meta-analysis. J. Acupunct. Meridian Stud. 8, 2–16.

Lin, M.L., Wu, H.C., Hsieh, Y.H., Su, C.T., Shih, Y.S., Lin, C.W., Wu, J.H., 2012. Evaluation of the effect of laser acupuncture and cupping with ryodoraku and visual analog scale on low back pain. Evid. Based Complement. Alternat. Med. 2012. Article ID 521612.

Litscher, G., 2010. Transcontinental and translational high-tech acupuncture research using computer-based heart rate and "Fire of Life" heart rate variability analysis. J. Acupunct. Meridian Stud. 3, 156–164.

Litscher, G., 2013. Yes, there is deqi sensation in laser acupuncture. Evid. Based Complement. Alternat. Med. 2013. Article ID 198254.

Litscher, G., Xie, Z., Wang, L., Gaischek, I., 2009. Blue 405 nm laser light mediates heart rate – investigations at the acupoint Neiguan (Pe.6) in Chinese adults. N. Am. J. Med. Sci. 1, 226–231.

Litscher, G., Huang, T., Wang, L., Zhang, W., 2010. Violet laser acupuncture – part 1: effects on brain circulation. J. Acupunct. Meridian Stud. 3, 255–259.

Litscher, G., Wang, L., Gaischek, I., Gao, X.Y., 2011. Violet laser acupuncture – part 4: acute effects on human arterial stiffness and wave reflection. J. Acupunct. Meridian Stud. 4, 168–174.

Litscher, G., Liu, C.Z., Wang, L., Wang, L.P., Li, Q.Q., Shi, G.X., Gaischek, I., Litscher, D., Wang, X.M., 2013. Improvement of the dynamic responses of heart rate variability patterns after needle and laser acupuncture treatment in patients with burnout syndrome: a transcontinental comparative study. Evid. Based Complement. Alternat. Med. 2013. Article ID 128721.

Moursy, E.E., Kamel, N.F., Kaseem, A.F., 2014. Combined laser acupuncture and desmopressin for treating resistant cases of monosymptomatic nocturnal enuresis: a randomized comparative study. Scand. J. Urol. 48, 559–564.

Nussbaum, E.L., van Zuylen, J., Baxter, G.D., 1999. Specification of treatment dosage in laser therapy: unreliable equipment and radiant power determination as confounding factors. Physiother. Can. 51, 159–167.

Ohshiro, T., Calderhead, R.G., 1988. Low Level Laser Therapy: A Practical Introduction. John Wiley & Sons, Chichester. ISBN 10: 047191956X/ISBN 13: 9780471919568.

Peplow, P.V., Chung, T.Y., Baxter, G.D., 2010. Laser photobiomodulation of wound healing: a review of experimental studies in mouse and rat animal models. Photomed. Laser Surg. 28, 291–325.

Peplow, P.V., Chung, T.Y., Ryan, B., Baxter, G.D., 2011. Laser photobiomodulation of gene expression and release of growth factors and cytokines from cells in culture: a review of human and animal studies.

Photomed. Laser Surg. 29, 285–304.

Pothman, R., Yeh, H.L., 1982. The effects of treatment with antibiotics, laser and acupuncture upon chronic maxillary sinusitis in children. Am. J. Chin. Med. 10, 55–58.

Qin, J.N., 1987. Laser acupuncture anaesthesia and therapy in People's Republic of China. Ann. Acad. Med. Singapore 16, 261–263.

Quah-Smith, I., Sachdev, P.S., Wen, W., Chen, X., Williams, M.A., 2010. The brain effects of laser acupuncture in healthy individuals: an FMRI investigation. PLoS One 5, e12619.

Quah-Smith, I., Suo, C., Williams, M.A., Sachdev, P.S., 2013a. The antidepressant effect of laser acupuncture: a comparison of the resting brain's default mode network in healthy and depressed subjects during functional magnetic resonance imaging. Med. Acupunct. 25, 124–133.

Quah-Smith, I., Williams, M.A., Lundeberg, T., Suo, C., Sachdev, P., 2013b. Differential brain effects of laser and needle acupuncture at LR8 using functional MRI. Acupunct. Med. 31, 282–289.

Radmayr, C., Schlager, A., Studen, M., Bartsch, G., 2001. Prospective randomized trial using laser acupuncture versus desmopressin in the treatment of nocturnal enuresis. Eur. Urol. 40, 201–205.

Radvanska, E., Kamperis, K., Kleif, A., Kovacs, L., Rittig, S., 2011. Effect of laser acupuncture for mono-symptomatic nocturnal enuresis on bladder reservoir function and nocturnal urine output. J. Urol. 185, 1857–1861.

Read, A., Beaty, P., Corner, J., Sommerville, V.C., 1996. Reducing naltrexone-resistant hyperphagia using laser acupuncture to increase endogenous opiates. Brain Inj. 10, 911–919.

Robinson, N.G., 2014. Laser acupuncture: keep it scientific. Photomed. Laser Surg. 32, 647–648.

Ruth, M., Weber, M., Zenz, M., 2010. Laser acupuncture for chronic back pain. A double-blind clinical study. Schmerz 24, 485–493.

Shen, X., Zhao, L., Ding, G., Tan, M., Gao, J., Wang, L., Lao, L., 2009. Effect of combined laser acupuncture on knee osteoarthritis: a pilot study. Lasers Med. Sci. 24, 129–136.

Siedentopf, C.M., Koppelstaetter, F., Haala, I.A., Haid, V., Rhomberg, P., Ischebeck, A., Buchberger, W., Felber, S., Schlager, A., Golaszewski, S.M., 2005. Laser acupuncture induced specific cerebral cortical and subcortical activations in humans. Lasers Med. Sci. 20, 68–73.

Sprague, M., Chang, J.C., 2011. Integrative approach focusing on acupuncture in the treatment of chronic complex regional pain syndrome. J. Altern. Complement. Med. 17, 67–70.

Wang, L., Huang, T., Zhang, W., Litscher, G., 2011. Violet laser acupuncture – part 2: effects on peripheral microcirculation. J. Acupunct. Meridian Stud. 4, 24–28.

Weissmann, R., 1979. Laser acupuncture – no alternative to classical acupuncture. MMW. Munch. Med. Wochenschr. 121, 243–244.

Whittaker, P., 2004. Laser acupuncture: past, present, and future. Lasers Med. Sci. 19, 69–80.

Yiming, C., Changxin, Z., Ung, W.S., Lei, Z., Kean, L.S., 2000. Laser acupuncture for adolescent smokers – a randomized double-blind controlled trial. Am. J. Chin. Med. 28, 443–449.

Yurtkuran, M., Alp, A., Konur, S., Ozcakir, S., Bingol, U., 2007. Laser acupuncture in knee osteoarthritis: a double-blind, randomized controlled study. Photomed. Laser Surg. 25, 14–20.

Zalesskiy, V.N., Belousova, I.A., Frolov, G.V., 1983. Laser-acupuncture reduces cigarette smoking: a preliminary report. Acupunct. Electrother. Res. 8, 297–302.

Zhang, S.L., You, S.Z., 1987. A clinical summary on 61 cases of chronic colitis treated by laser acupuncture. Zhen. Ci. Yan. Jiu. 12, 180–181.

Zhou, Y.C., 1984. An advanced clinical trial with laser acupuncture anesthesia for minor operations in the oro-maxillofacial region. Lasers Surg. Med. 4, 297–303.

第五篇
研　究

第十七章　针刺随机对照试验的评价方法

M.Cummings ■ A.White

引言

本章旨在解决在针刺随机对照试验（RCTs）设计、实施和解释方面所面临的特殊挑战。

一项临床试验就是"将单个或多个人类受试者前瞻性地分配到一个或多个干预措施（可能包括安慰剂或其他对照），来评价这些干预措施对健康相关的生物医学或行为结果影响的研究"（NIH 网站，2015 年 11 月访问）。在一项 RCT 中，通过随机化将参与者分配到一个或其他组，以便尽可能地使预后因素在组间得到平衡。一项 RCT 可设法使参与者和医疗提供者对他们所分的组并不知晓，原因将在后面讨论。这种试验被称为双盲，它可以为评估新的干预措施提供金标准（Cartwright，2007；Meldrum，2000）。

示意图 17.1 显示了治疗的任何处益可能是由针刺的特异性效应、整个针刺诊察过程中的"非特异性"效应，以及试验过程中霍桑效应（Hawthorne effect）（霍桑效应或称霍索恩效应，起源于 1924—1933 年间的一系列实验研究，由哈佛大学心理专家乔治·埃尔顿·梅奥（George Elton Mayo）教授为首的研究小组提出此概念。霍桑实验是管理心理学中的一个著名实验，是关于人群关系的实验研究。霍桑效应就是当人们在意识到自己正在被关注或者观察的时候，会刻意去改变一些行为或者是言语表达的效应。即由于受到额外的关注而引起绩效或努力上升的情况，称之为"霍桑效应"。译者注）和一些统计因素（趋均数回归）等的组合所致。有关效应的更多信息见框 17.1。正如稍后将详细讨论的，没有真正无效的"安慰剂"针刺。有关安慰针刺的所有尝试,实际上提供的针刺只是比"真实"针刺疗效更低而已,将这些尝试称为"假"针刺是适当的并已成惯例,但不是安慰剂。

遗憾的是,在治疗本身以外还有许多其他因素可能会对症状或其他测量指标产生影响。它们会降低结果的"真实性"。这些因素可能会影响到试验的各个方面——试验的设计、实施、分析和报告,这些会在后面详细讨论。

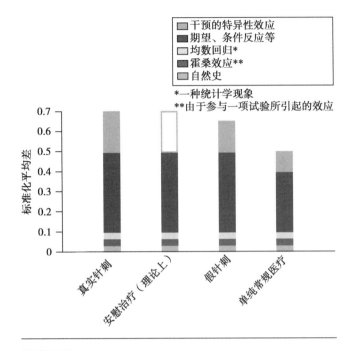

图 17.1　临床试验原理

框 17.1　效应—特异性和非特异性

干预方法的特异性效应
这些效应仅是归因于有效的干预方法,不包括任何心理效应。这种特异性效应仅仅在安慰剂对照试验中通过与无效的对照进行比较才能做出评价。在针刺的解释性研究中,特异性效应就是针刺刺激的效应。

干预方法的非特异性效应
这些效应在安慰剂对照试验中,有效的实验组和安慰剂对照组都会出现。这种效应可通过比较安慰剂(或假治疗)对照组与观察组(接受无效或假干预)的三臂试验进行评估。

其他的非特异性效应
这些效应在任何临床试验中的所有组中都会出现。

自然史——这是一种源自基线测量的变化,在所有组中都会遇到,归因于被检测的病情、疾病或症状的自然进程。

趋均数回归——这是与人口抽样及使用不精确的测量相关的统计学现象。在研究试验中因为他们的症状评分超过阈值,因此在被纳入的个体中可以见到。这些患者的部分个体中,其症状的实际水平低于阈值,但由于测量误差,其在检测时的积分可能出现偏高。在随后的测量中,他们的积分很可能会"回归"平均值,但是这种积分的降低并不能代表有任何益处。

霍桑效应——这是一种由于患者被观察而出现改善的现象。这种效应是在芝加哥研究工厂工人之后,首次被发现的。

最后,针刺研究也存在一些特有的影响因素,如使用有效的假对照(而不是真正的安慰剂),以及对使用最佳有效的治疗方法缺乏确定性,从而降低了检测到真实效果的可能性(Vickers,2002;White et al.,2001)。

科学要求,研究中所有的这些因素应该被仔细地识别、解决和最小化,如果可能的话,就能使试验得出真实结果的机会最大化。这是一个重大的挑战,本章将讨论这些因素中最重要的问题,以及在针刺试验中已经完成(或应该进行)的解决这些因素的一些尝试。

本章旨在帮助读者了解针刺研究的特点,从而批评性地解读已发表的研究报告。在介绍研究设计的一般原则和偏倚之后,本章将使用一个试验框架来展示,以说明从理论到实践过程中应如何应用这些原则。

解释性和实用性试验

一项 RCT 的方法可以是"解释性"或"实用性"的,或者更常是两者的一些组合(Thorpe et al.,2009);这些术语分别对应于"疗效"和"有效率"。这一对术语的前者更多地用于总体方法,而后者则更多地用于设计特征。

解释性研究旨在提供关于干预方法及其机制的新信息——最常见的例子就是针刺的特异性效果是否优于安慰剂。其他的例子还有如是否针刺 4 针比 2 针更有效,或者电针(EA)是否优于手针(MA)。在所有这些例子中,必须严格控制其他所有变量,以为测试单一因素提供理想的条件——即"疗效"研究(表 17.1)。这种为观察疗效的设计与安慰剂对照试验密切相关,因此"针刺疗效"一词有时被限定在指代针刺的特异性效果,即与安慰剂相比(在其他情况下,通常在公众心目中,术语"疗效"仍然被更为宽泛的使用,意味着任何种类的效率)。

实用性研究方法,目的是要确定该治疗方法包括其所有的非特异性效果是否应该在实践中应用。相应的关于"有效率"研究的设计则是尽可能地反映日常的实践(见表 17.1)。针刺的"有效率"常被广泛用于指在日常实践中的有效率,并用于制定临床决策。这告诉我们的是治疗的整体"有效率",而不是针刺单独的疗效。

在新药或新技术的发展中,解释性研究倾向于在实用性研究之前实施。在已经实践了几个世纪的传统医学情况下,通常是相反的情况,因为它们已经在人群中使用,似乎是有效的。针刺当然属于这种情况,有关有效率的数据出现在疗效数据之前,而后者仍处在争论之中。

表 17.1 针刺的疗效与有效率试验之间的差异		
	疗效设计	有效率设计
患者	高度选择,同质性,许多排除标准,可能要完成整个研究	异质性,排除标准少,在他们就诊时入组
干预方法	严格的定义,精确的实施	实践中常用的
对照	良好的定义和标准化;可能是安慰剂,假治疗或针刺的另一种形式	可能是"常规医疗"
结局	少但是精确的检测,可能是实验室检测	面向患者:症状和生活质量

在一些国家中,关于将针刺作为公共医疗资金支付的一部分需要提供证据的问题颇具争议,如西方国家,在这些国家里,针刺并不是他们文化遗产的组成部分。有些人从一个特定的伦理层面强调,争辩说一个干预方法在其疗效被证实之前,即它被确定优于安慰剂之前是不应该为患者提供的。而其他人却争辩说不应该拒绝患者使用一种已被证明的干预方法,其本身包括:①比其他可用的治疗方法更有效;②至少与治疗该病的现有其他方法一样安全。现有数据显示针刺具有非常好的安全性记录(White,2006,White et al.,2004;Witt et al.,2009),并且它在治疗许多慢性疼痛病症中是有效的(Cunmmings,2009a;White and Cummings,2009;Witt et al.,2006),在一些情况下可能甚至优于现有的治疗方法(Corbett et al.,2013)。这就是说基于这种基础,使用这种技术是有道理的。此外,对于脊柱疼痛、骨关节炎和头痛,最高质量的证据表明针刺的特异性作用优于假对照(Vickers et al.,2012),尽管对于某些其他病症而言,还缺乏像它们一样清楚的证据。

安慰剂和假治疗

术语安慰剂在科学著作中需要谨慎使用(Cummings,2003),因为它可能被用来指代许多不同的事物或现象(Benedetti,2014;Finniss et al.,2010;Grünbaum,1986)。术语"假治疗"一词则很少出现问题。

安慰剂一词源自拉丁语的动词"placere",即英语"to please"(感到愉悦),拉丁语中的安慰剂表示"我会感到愉悦"。据文献记载,该词的首次应用见于早期的《圣经》译文中,是教会圣传,此处的"安慰多米诺骨牌"常被用来表示"主会让我愉悦的"(Gensini et al.,2005)。在18世纪后半叶,它开始在医学文献中被使用,指的是一种用来使人愉悦的而不是治愈人的治疗方法。

在医疗研究方面,最熟悉的就是用于药物双盲试验中的安慰剂或无作用的药丸。患者不知道他们是否使用了真正的药丸或安慰剂药丸,因此不可能出现评价偏倚,临床医生被盲,所以他们对患者的行为,以及对进展的评估不会受到影响。因此,双盲试验已成为干预性试验的金标准。

安慰剂效应有时被定义为在一项RCT的安慰剂组中观察到的效果;如果该术语用于指一项试验中安慰剂组与基线比较的总体变化(这是在安慰剂组中的效果,而不是安慰剂效应),那么它就包括了其他效应,如自然史、均数回归和霍桑效应(见图17.1)。如果是在同一个RCT中测量指标是与无治疗组对比(更为正确的方法),那么它可能是服用安慰剂药丸心理效应的作用,如期望、条件反射、动机一致性(Hyland,2011)等。无论是哪种情况,这种效果都是由脑活动所驱动的。

安慰剂反应是来自患者的信任所积累的益处,即患者相信自己已得到了一种治疗——无论是否有真正的治疗。这已经被广泛地研究,现在我们已了解到这种反应可能受医疗情境有关的各种因素的影响(见第七章)。或许用"情境效应"指代比用安慰剂反应更好,因为这些方面的许多情况都与良好的临床医疗相关,术语"安慰剂"具有消极的含义,即无效的治疗,是"完全的心理作用"。

物理治疗和手术治疗必须经过解释性试验才能使其内部真实性最大化,这就要求患者在对照组中有充分的盲法。为了做到这一点,经常使用假治疗过程。很难知道这些假治疗在多大程度上会实际地具有真正的作用,因为它们在实践中不太可能被使用。以下将详细讨论假针刺。

拟定一个研究问题

意欲开展临床试验的研究人员,应该反复地为自己界定将要解决的明确的研究问题,因为从这开始会涉及研究设计(患者、干预方法、对照和结局—PICO)的各个方面。

特定设计的 RCTs 所要解决的问题类型是有关疗效和有效率,具有各种不同的形式。针刺一词可能涵盖了广泛的不同治疗干预措施,因此,对于研究人员而言,在他们的研究问题语境内精确定义"针刺"的内涵是非常重要的(Cummings,2003)。

在 WMA 的临床试验背景中,针刺可以定义为细丝状针具的插入和操作,省略了任何对"针刺穴位"的提及。在这种临床试验的背景下,我们可能会加上"为了在神经系统(或其他系统)中激发有关的变化"。这强调的是刺激的程度,而不是强调给予精确的位置(见第一、七和八章)。

大多数针刺的假对照试验通常将针刺与以下其中的某个对照组进行比较:

- 针具被刺入"错误"的穴位。
- 针具被刺入"正确"的穴位,但是表浅的。
- 钝性器件被按压在"正确"的穴位皮肤上。

这种试验是检验针具刺入的效果和精确针刺到"穴位"的效果。它们依赖于传统的方法,即针刺效果仅在针刺穴位上时才能看到。它们不是设计用以回答西医针刺中关于针刺刺激神经的疗效和有效率的基本问题。在讨论研究问题的原则时,我们在此不会进一步再考虑这样的传统设计,而是将我们自己限定在神经生理学方法上。

有 3 个基本的研究问题存在一定的差异。

1. 针刺有任何(生理)作用吗?

这是关于针刺"特异性"效应的基本问题,即超过安慰剂效应。这需要应用一个解释性方法来研究,设计可能要针对"疗效"问题,意味着在完美条件下获得的效果。为了创造这些条件,谨慎地控制有关情况是需要的,诸如患者的类型,要排除可能影响反应的有合并病症的患者;要进行高度标准化的针刺实施;结局指标测量的选择要可靠而不是便捷;要对一个症状进行精确的检测,而不是患者的生活质量(quality of life,QoL)。由于无效的安慰针刺是不可能的,所以对照应该设计成尽可能无治疗作用的假针刺,如不进行刺激以及不在相关的神经节段刺激。这种试验与"实用性"范围截然相反,据说它是以牺牲外在真实性的代价而换取内在真实性最大化(见前面的内容,表 17.1 和框 17.1~ 框 17.4)。

框 17.2 解释性和实用性方法

解释性
解释性试验是检验一项干预方法在理想的条件下是否能够具有有益性效果。
实用性
实用性试验检测有效率;它们测量的是在真实临床实践中有益性效果的程度。

框 17.3　疗效和有效率

疗效

在理想条件下一项治疗的效果,通常在解释性 RCT 中,以超过安慰剂对照的效果进行检测。

有效率

在日常条件下一项治疗的效果,通常在实用性 RCT 中,以超过无治疗对照的效果进行检测,或者当在常规治疗上额外增加时产生的效果。

框 17.4　内在和外在真实性

内在真实性

内在真实性是指一项研究的方法和实施过程能够以没有偏倚的方式正确回答所研究的问题。

外在真实性

外在真实性是指一项研究以反映日常医学临床实践的方式来解决相关问题的程度。这与一项研究结果的通用性或适用性有关。

有些人轻视针刺只不过就是安慰剂(Madsen et al.,2009),认为有关针刺应该实施的研究的唯一类型就是进行假对照。其他人则指出,假针刺在实践中不是一个可用的选择(事实上和伦理上),因此,比较真实针刺和假针刺几乎提供不了有用的临床信息;他们更有可能造成问题 2(Macph erson,2004)。这里应该指出的是,一些针刺技术在生理学方面似乎与最常见的假针刺技术非常相似,那就是浅表针刺。似乎大多数假针刺技术很可能具有一些生理学效应,因此,不能认为它们是无效的安慰剂(Linde et al.,2010a,b;Vickers,2002 ;White et al.,2001 ;MacPherson et al.,2014)。

2. 在临床实践中针刺有用吗?

患者和他们的私人医生对这个问题都很感兴趣。它反映了在日常实践中治疗的"有效率",并且很可能采用"实用性"的方法(有别于解释性)和有效率的设计。这种研究的目的是通过与不接受干预但在等待名单上的对照组,或接受常规医疗或比较性干预(或许是一些疾病的标准医疗)进行比较,来检测一种干预措施在真实世界环境下的有效率。具有合并症的患者很可能符合条件,针灸师也更有可能对治疗方案进行更改来体现实践中的做法,结果更与患者相关,很可能是更长期的。整个重点在于外部有效性,但试图尽可能多地保留内部有效性。这种试验的结果允许我们对针刺治疗总体的较广泛的价值给予评价,但不能为我们提供任何有关针刺、方法、穴位组合或针刺情景效应的相对贡献度方面的大致情况。其中一个很好的例子就是在常规医疗(Acupuncture in Routine Care,ARC)试验中,针刺作为德国大规模临床试验计划(被称为 *Modellvorhaben Akupunktur*)的一部分来实施(Cummings,2009a)。

针刺是否有成本效益?

解决成本效益这个问题的通常方法,是将其作为解决问题 2 研究的一个并行部分(Witt et al.,2006)。成本效益问题是为医疗保健服务提供决策信息。

然而,在缺乏基本的成本效益数据的情况下,可以尝试建立卫生经济学模型。在英国国家健康与临床优化研究所(NICE)的支持下,一个指南制定小组已完成了针刺治疗骨关节炎的卫生经济学建模。建模是在以下的设定条件下完成的,即在实践中评估针刺有效率最公正的方法是在各种 RCTs 中使用针刺组与对照组之间的差异,其中大多数使用假针刺作为对照。针刺治疗相关的在 QoL(一个质量调整生命年或一个 QALY)增益的成本评估结果是波动范围较大,从支付治疗的费用(数据来源于实用性研究)良好的处于阈值之内到显著超出阈值(数据来源于疗效性研究)情况不等。

这种建模的前提已经引起很大的争议(Latimer,2009;White,2009),似乎对于针刺而言,它可能并未提供一个可靠的评估成本效益的方法(Cummings,2009b;Latimer et al.,2012)。幸运的是,对于针刺现在已经有了合理的数字和多种基本的卫生经济学评估方法(Ratcliffe et al.,2006;Whitehurst et al.,2011;Witt et al.,2006 年),这将有望阻止按照 NICE 或其他方法希望进一步尝试任何的建模。

3. 针刺具有与其他治疗相近的有效率吗?

在某些情况下,询问两种治疗是否具有"等效"作用可能是有意义的。例如,在治疗一种疼痛性疾病时,如果认为群组针刺比单个针刺更便宜,那么重要的是要知道它的效果并不逊色。这需要一个"等效"试验,要对两种治疗的效果进行检验,以观察在 95% 置信区间是否没有临床承认的疗效差量。请注意,这与检测是否存在着差异是不同的,通常需要更大的样本量。这些论点稍微有点复杂,但读者需要明白,讲针刺与心理咨询(例如)"没有显著性差异"与说两者是"等效的"是不一样的。

4. 针刺安全吗?

由于不良事件(adverse events,AEs)如此罕见,RCTs 没有很好地解决这个问题,它们只能在大量的治疗期间进行确定—尽管 RCTs 中的这些数据当然应被收集和报告。有用的数据可以通过将众多研究综合起来(White,2004)而产生,但是,作为 Modelvorbaben Akupunktur 计划实施的一部分,已经对 AEs 进行了一个非常大规模的调查研究(Cummings,2009a;Witt et al.,2009)。

发现问题的答案

研究人员的下一个任务就是规划研究以尽可能产生准确和真实的一个结果。

有三种一般类型的问题已被认识到可能会导致"错误"的结果。其中的两种是混杂和误差,它们可以很容易地被识别和避免;但第三个问题偏倚是多因素和复杂的,也是针刺临床研究中的原则性约束。遗憾的是,"偏倚"相当容易出现,也成为对针刺阳性研究结果的一种批评。只有对这些各种问题有很好地理解,才能确保在任何研究中使他们被最小化,并在解释结果时给予考虑。

混杂

RCT 中的假设是假定组间的最终差异都是由于它们被分配的治疗类型所致。遗憾的是,可能还有其他一些事情的影响:例如,少数患者也可以按照自己的选择服用镇痛药或者看物理治疗师,特别是在实用性试验中。解决的办法可能不应当是中止他们的试验——这可能是不道德的——但至少要意识到,要测量它,并对它进行分析。在手术或产科镇痛的研究中,针刺组和对照组之间的疼痛评分可能并无显著差异,因为禁止可用的镇痛是不道德的,而比较组通常使用更多的替代止痛方法,例如在分娩镇痛研究中显示电针使硬膜外镇痛的使用率几乎降低$\frac{1}{2}$倍(Vixner et al.,2014)。

误差

人们已认识到有两种类型的"误差"可能会影响结果的可信度。第一种很明显——是在收集数据时所犯的错误(主要是人类活动,因此易于出现误差)。第二种是个体之间的自然变异引入的误差,即所谓的"概率":例如,即使将他们的疼痛程度完全归类为"严重的"一组患者,实际上由于众所周知的自然变异性,可能会给出不同的视觉模拟评分(visual analogue score, VAS)分数。由于数据中的许多"噪声",这使得我们正在寻找的"信号"(或效果)可能变得模糊不清。这种干扰可以通过开发良好的统计程序来解决。统计上需要确保有足够的参与者克服了这种变异性(噪声),并提供可靠的答案。但是以下情况必须了解和遵循:也许在发表的针刺 RCTs 中最常见的误差就是样本量太小而使结果不能确定。当然数据可以分析,但这种分析几乎没有意义——值得关注的是,无论是阳性的还是阴性的结果,它们都是同样的无意义。这类小型试验能做的最好事情,就是提供信息,说明作为一项确定性试验需要多大的样本量来回答所研究的问题。

临床要点

> 如果需要有 4/5 的概率以正确识别 0.5 的效应量大小(即"中"效应量大小的下限),每组 50 例的样本量是最小值。

针刺文献上存在的明显缺陷就是已发表的被标注为预试验研究的小型试验的病例数量问题,但实际上它们却被设计为确定性试验,要么没有招募到所需的样本量—要么甚至在事先不做估算。后者指的是检验效能估算,这会告诉你在统计学方面、在事先确定的概率水平上以及按照对人群样本中相关结果测量指标的变异性(SD- 标准差)的一些评估,要显示预期的差异(从先前的研究估计)所需的受试者数量。

真正意义的预试验研究本身对于随后组织一项确定性研究在确立最佳方法方面是至关重要的,但是根据定义,他们本身并不是被设计成用于显示组间的差异,因此不应包括统计分析。

在分析交叉研究中也可能出现误差,因为患者可能事先接受了治疗或者首先被作为对照而接受治疗(顺序效应),干预效果的大小可能是不同的;而首先干预的效果可能会影响第二轮时间测量的指标(延滞效应)。

偏倚

在一项 RCT 中,偏倚会导致对治疗的真实效果的低估或高估,这是由组间存在的一些"系统性"差异所导致(框 17.5),而并非治疗本身。偏倚是一个系统性的误差,或者说在结果或推论上偏离真实性(Higgins and Green, 2011)。RCT 是一种用于测试临床干预措施的研究方法,应力求使偏倚最小化。

选择偏倚

选择偏倚是指被分配到有效性干预组或对照组的患者之间在特征上存在的系统性差异。在临床实践中,我们可能会选择自己认为更可能有效的以及我们偏爱的干预措施给予患者,我

框 17.5　临床试验中的偏倚

选择偏倚

选择偏倚是指被分配到有效性干预组或对照组的患者之间在特征上存在的系统性差异。

实施偏倚

实施偏倚是指在医疗中给予的不是被评价的干预方法的那些组所存在的系统性差异。

测量偏倚

测量偏倚是指组间在如何确定结果中存在的系统性差异。

退出偏倚

退出偏倚是指组间在退出研究中存在的系统性差异。

报告偏倚

报告偏倚是指在报道和未报道发现的结果之间存在的系统性差异。

其他偏倚

仅在某些情况下有意义：例如在交叉试验中的延滞效应；在群聚随机试验中的募集偏倚；以及污染，即实验和对照干预措施的"混杂"。

们可能还会借鉴更难治的案例中的治疗方法。这样可能会让我们对该干预措施的成功有一个夸大的印象，而认为该方法可应用于整个人群。RCT 通过将患者随机分配到有效干预组或对照组，以尽量减少这种类型的偏倚。在评估一项试验的内在有效性时，应考虑到随机分配患者（序列生成）的精确方法和成功的分配隐藏。分配隐藏意味着，在试验中当对患者入组作出决定之时，每一个患者均按照随机化被分配到各组的过程对于研究者是隐藏的。

实施偏倚

实施偏倚是指在医疗中给予的不是意欲被评价的干预方法的那些组所存在的系统性差异。对于（患者和）研究人员实施盲法有助于确保不同组的患者以类似的方式得到治疗。在针刺应用中，对针刺医生实施盲法几乎难以做到，虽然通过使用一种装置是可能做到的，但是对于针刺技术的验证却有很大的局限性。因此，大多数针刺研究容易受到指责，即针刺医生会以积极的方式有意识或无意识地影响着针刺组，和／或以消极的方式影响着对照组。是否医生确实能对依然保持着盲法的那些患者具有如此的影响尚不清楚。然而，这遗留下了一个理论上的偏倚，在解释结果中必须考虑到这种偏倚。一些研究已尝试通过对医生与参与者之间的交互影响进行规范化处理来使这种风险最小化，尽管如此，在这种情况下医生的影响可能仍然很大（Kelley et al.，2009）。

测量偏倚

测量偏倚是指组间在如何确定结果中存在的系统差异。最简单的例子可能是在不同的时间间隔后对两组进行随后的指标检测，从而酌加了不同程度的自然缓解。此外，由未实施盲法的针刺医生所完成的评估显然会有引入严重的测量偏倚风险。对评估者采用盲法有助于消除这种偏倚，对于自我评估的主观结果如疼痛也应对患者采取盲法。在主要结果为疼痛的主观测量的情况下，患者盲法是解释性试验的一个重要组成部分，因为与医患交互影响密切相关的认知和情感因素，以及治疗环境本身都可能对结果具有巨大的影响（见第七章，情景效应部分）。检测偏倚是"开放性"试验中的一个重大问题，例如与等待名单或单纯的常规医疗相比较。如果患者自己对他们的症状进行评分，他们很可能会由于接受了针刺治疗而感激，或因为没有接受针刺治疗而失望，从而受到影响。例如，已有研究显示，在大型比较 RCTs 中，即作为 Modellvorbaben Akupunktur（Cummings，2009a）计划的组成部分，被称为 GERman 针刺试验（GERAC）的试验，其中在没有随机分配到接受针刺干预措施的那些组中，可能会出现一定程度的怨愤和情绪低落。在这些组中，这将导致报告的结果更糟。然而，作为对这一问题的回应方法就是 Hinman 等人的 Zelen 设计（2014 年），其中没有接受针刺干预的对照组实际上不知道他们作为试验的一部分而被检测。在这种情况下，检测到的仍然是针刺的真实效果，所以在开放性（通常是实用性的）针刺研究中，源于怨愤和情绪低落产生的检测偏倚可能就不会是如此一个强有力的论据。

退出偏倚

退出偏倚是指组间在退出研究中存在的系统性差异。一个重要的风险是对治疗没有反应的个体更有可能会退出针刺组，这会导致对针刺效果的高估。退出也可能是通过剔除，例如因为违反协议。这可通过意向性分析来解决，即按照他们的原始分配而纳入所有的随机化参与者，无论他们接受了什么样的干预方法，这就是所谓的意向性治疗分析。这种分析减少了偏倚的同时，也降低了统计的效能；临床医生可能对实际接受了治疗（每个方案的分析）的患者之效果更有兴趣。

报告偏倚

报告偏倚是指在报告和未报告发现的结果之间出现的系统性差异。有一种很大的倾向就是仅报告组间存在的统计学上具有显著性差异的结果。这可以通过公布预期试验的方案来解决，让研究团队提交原始结果和分析方法。报告偏倚不能与发表偏倚混淆，后者是指倾向于发表有阳性结果的试验，而不发表没有阳性结果的试验（有时称为阴性，尽管大多数是统计学上的无阳性结果，而不是阴性）。

其他偏倚

这些偏倚仅在某些情况下相关：例如交叉试验中的延滞效应；集群随机试验中的招募偏倚；以及污染，由于实验和对照的干预措施存在"混杂"。

针刺临床试验中的盲法

盲法使各种偏倚最小化，在针刺 RCT 中应考虑到涉及的六类人员：参与者，受试者或患者；针灸师或针灸师们；任何其他的医疗人员；研究团队包括任何观察者；执行数据输入的任何人员和统计学人员。为了简单化而重点考虑针刺研究的特殊情况，本次讨论将限于参与者和针灸师的盲法。

参与者

对参与者需要实施盲法以使检测偏倚最小化：盲法主要是为了消除因接受或未接受干预措施而引起的预期效果，以确保不会因此而导致在真实针刺和对照组之间出现系统性差异。对于"软性"主观性结果测量指标更为重要，如对疼痛的自我评估，这与"硬性"客观性测量指标截然不同,如血液检测、影像或妊娠。

在对照组为非针刺的研究中,所谓的"开放性"研究,对参与者当然无法(通常)使用盲法。在这类研究中,给患者实施的盲法仅能用一些替代方法,即要么使用客观结果(例如妊娠率),要么进行盲法评估。

针灸师

针灸师和其他医疗人员也需要采用盲法,以使实施偏倚最小化—因为他们可能会有意识或潜意识地对患者的积分产生系统性的影响。

当需要依然保持着可接受的干预质量时,对操作者采用盲法显然难以实现。有一些针刺装置(见下文)能够达到使操作者被盲(Takakura and Yajima,2007,2008;Takakura et al.,2010),但是尽管这些装置相当巧妙,而它们的使用也将不可避免地限制了针刺干预的能力。

盲法成功的检测

我们想知道盲法是否成功,因为它对偏倚有如此重要的影响。这可以直接通过询问患者是否知晓自己在哪一组来检验,或间接地通过干预措施的可信度评级来测试。这两种方法都不是完美的,但没有其他手段可用。

"可信度评级"的逻辑是,如果与真实干预相比,假干预并没有显著地减少可信性,于是人们认为盲法仍然被维持(这个分析当然只有在有充足的样本量时才有效;据我们所知尚没有 RCT 对此进行过考虑)。通常有 4 个标准问题,包括参与者是否认为:

- 对它能够帮助解决自己的问题有信心。
- 有信心将它推荐给一位朋友。
- 认为它是合理的。
- 而且相信它在减轻其他疾病方面将是成功的。

检验盲法的一个潜在问题是,一种有效治疗的积极益处可能会使可信度评估飘移而偏向于真实干预,可能超过假干预的可信度。通过在仅有几次治疗之后进行可信度测试,这个问题可被降低到一定程度,即对于有治疗效果的大多数人而言,在出现显而易见的治疗效果之前应进行检验。

研究设计

鉴于上述背景信息,研究人员剩余的任务就是对试验的各个方面做出详细的安排:包括参与者、干预措施、对照(是这里最大的部分)和结果;或 PICO。由于篇幅所限,本章只能强调一些最常见、最明显或值得关注的问题。

参与者

在疗效研究中,参与者应该理想地具有单一疾病 - 以确定针刺对该病症的效果。这会导致一些困难出现,例如"腰痛",因为大多数患者可能并没有病理学诊断。总体而言,针刺看起来可能并不具有任何特异性的效果(Cherkin et al.,2009),但实际上针刺可能对组中某些患者有作用(Sherman et al.,2009),而其效果可能在整个组中并没有被显示出来。通常要尽力招募具有同质性的患者组,患者应具有明确的该疾病问题,而没有其他病症。有时这会引出一长串的纳入和排除标准。相比之下,实用性研究的标准要少得多。事实上,实用性试验应该利用针刺比其他众多疗法更明确的一种优势——它可以安全地用于患有多种伴发病的患者。疾病的严重程度可能是一个必须慎重考虑的问题:如果我们真要进行试验的话,有慢性、严重症状的患者只有通过密集联合的多种方法才能得到帮助。相比之下,轻度症状的患者可能有反应,但积分变化是如此之小,以至于需要非常大的样本数量才能显示出显著的效果。

出于类似的原因,参与者招募也可能存在问题。响应公共广告的患者更可能是慢性、严重的病例,同样通过查询执业医师数据库而确定的患者情况也是如此。一种可行的解决办法是招募那些由于某种疾病第二次到初级医疗而需要考虑转诊时的患者。他们的症状可能"足够"严重,但并非根深蒂固的顽疾。需要筛查才能找到的合格病例数量则反映了该干预措施的适用性。似乎在临床上很明显,有些患者对针刺有反应,而其他患者可能没反应,这可能是由于中枢神经系统在神经化学表达方面存在遗传差异。遗憾的是,我们无法预先识别他们,以便为试验招募到一个有利的亚群。

药物的解释性试验是在理想的人群(可能甚至是预先检测对药物有反应的人群)中使用最佳剂量。针刺试验并非这种情况。剂量是针刺中一个难以解释的概念(White et al.,2008),理想的剂量可能需要在一定程度上对患者和疾病均进行个体化。到目前为止,针刺临床试验还不能预先选定对针刺会有反应的人群,无论如何,还有一个问题:患者将会对真正的针刺有所体验,因此盲法实施更难。

干预

针刺研究的根本挑战在于确定对所招募的患者组而言什么可能是有效的针刺。作用的模式被越来越多地从定性方面来理解,但是几乎没有证据可以用来确定正确的剂量或治疗安排(White et al.,2008)。培训情况或每个针灸师的经验差异很大,但必须要求慎重地对治疗做出合理的解释。

研究报告往往强调提供针刺治疗的针灸师的高级资质,但证据很清楚地显示,进一步超出初级水平的培训并不能改善结果(Witt et al.,2010)。

对照

非针刺对照

在实用性研究中,等待名单对照组可能要等到主要结果检测之后才能接受针刺治疗[例如,ARC 研究中的 3 个月(Cummings,2009a)]。令人失望的是,他们对针刺的反应不能在分析中使用,因为比较组必须进行平行地检测。这样做的理由多少有点是从理论上而言的:由于有外部因素,例如针刺的媒体报道或者社会经济发生变化,给予 12 个月的间断性治疗可能会有不同的效果。还有其他问题:在给予每个人的针刺机会可能出现伦理上的问题的同时,在研究方面对等待名单上的患者之后给予针刺也是资源的浪费。甚至更糟糕的是,设计有严重地引起测量偏倚的风险:如果将针刺当作对等待组的"奖赏",它可能被认为是有益的。

具有挑战性的设计是将针刺与其他有效的治疗(也就是已知优于安慰剂的治疗)进行比较。在一项 100 名偏头痛患者的试验中,针刺组和丙戊酸组在偏头痛发作或使用应急药品方面几乎没有差异,然而针刺后 6 个月内偏头痛发生次数更少(Facco et al.,2013)。

假对照

原则上,使用无效(安慰剂)对照有两个目的:它能使我们测量"特异性"效应,例如真实针刺的效果;并且可以对患者使用盲法,最大限度地减少测量偏倚。

在一项针刺试验中,在干预措施上对患者实施盲法理论上而言是简单的:两组都以某种方式接受针刺。在针刺的解释性试验中研究的问题是,在给予针刺的两组中来检验两种不同针刺方法间相比较的疗效,而不是检验针刺作为一种干预的疗效(表 17.2)。

针刺解释性试验中最大的问题是不恰当地将问题集中在针刺部位上,而不是给予的生理刺激。实验室研究证实,在感觉刺激方式中,刺激的强度比刺激的精确位置更为重要(见第三章),而且许多针刺临床研究已经对针刺一个确定穴位与针刺相距其几厘米的相同肌肉进行了疗效比较。这已被称为非穴(off-point)针刺,但是我们喜欢把它(具有讽刺意义)称为"错失穴位"(missing the point),因为从生理学角度来看,观点(或看法)是通常应该检测刺激强度,而不是针刺刺激的精确位置(Cummings,2001)。

在设计针刺的解释性研究时,极少将重点放在干预的生理学要素上,而将太多的重点放在了传统的概念上,诸如穴位和经络等没有明确的生理学基础。寻求将偏倚最小化,加上不恰当地坚持遵守非生理学的传统概念,已经导致了这样的结果,即似乎出现了试验的质量(内在真实性)越好,结果越可能是对针刺疗效的否定(Cummings,2000;Smith et al.,2000)。然而,我们将会观察到,假针刺的真实性越大(排除偏倚越可靠),干预(真实针刺与假针刺)越可能在生理学方面是相同的,那正是两种针刺"剂量"的比较,而不是真实针刺与假针刺的比较。在 Manheimer 等(2010)关于针刺治疗外周关节骨关节炎 Cochrane 综述的敏感性分析中,这得到了很好的阐释。

假方法的演变。在许多针刺的解释性试验中,偏离穴位(非穴)针刺已被用作"安慰剂"或假对照。在偏倚风险较低的研究中,组间几乎没有或没有差异,两组与基线相比通常有相当大的变化(Mendelson et al.,1978)。所以以下一步开展研究就是要减少假干预组中的"剂量",但是必须保持充分的盲法。这是通过在假干预组中使用表浅的偏离穴位的针刺来实现的,应避免得气。这些研究也很少能证实真实针刺组和假针刺组之间存在着显著差异,并且在假针刺组中持续显示出合理的效果(Haake et al.,2007;Linde et al.,2005),尽管显示出对于不同的疾病效应大小确实是不同的——对于中枢性疼痛性疾病效果更大,如偏头痛,而对于更多的外周疼痛性疾病(例如膝关节骨性关节炎)效应较小,其中对慢性腰痛的效应处于两者之间(Cummings,2009a)。

1998 年,Streitberger 和 Kleinhenz 在针刺研究中引入了"安慰针"(Streitberger and Kleinhenz,1998),继而成功地证明真实针刺在治疗肩袖肌腱炎中具有优越性(Kleinhenz et al.,1999)。现在这种通常被称为 Streitberger 针的"安慰针"虽然看起来与真实针具完全相同,但是它有一个钝性末端和杆,杆可滑动而进入手柄之中。这就是被许多人视为在针刺的解释性研究中作为解决对照和盲法问题的方法,但遗憾的是,在实践中这些针具持续地显示出(与基线相比)具有显著的平均组效应。此外,钝针偶尔也会穿透皮肤(Streitberger and Elden,个人交流)。在 60 名志愿者中已发现 Streitberger 针与真实针刺具有相同的感觉性影响,包括得气分值(Xie et al.,2013)。

这种强烈的刺激感部分来自于操作时必须将钝针穿过粘贴在刺入位置的塑料圈上的胶布，以便真实针具和假针具在"刺入"之后都能固定在位置上。另一种替代性装置[Park 假装置（Park et al.，2002）]通过使用具有黏性塑料底盘的导管避免了这种情况，但是该装置也有其他的局限性，那就是应用之处的皮肤表面必须是面朝上的水平面，以便假针不会掉落。在两种情况下，真实针具也通过相同的方法刺入，但这都限制了针刺的操作，并且使精确地对触发点进行针刺成为不可能的事情。

表 17.2　用于针刺试验的不同假方法的特征

假针刺方法	描述	评论
偏离穴位针刺	针刺穴位不是针刺通常使用或记述的，即远离（或者"偏离"）传统穴位及经络	生理学上非常类似，或者与真实针刺完全相同
不适当的穴位	对研究的疾病所针刺的穴位不是按照针刺理论（通常是中医学）所推荐的	生理学上非常类似，或者与真实针刺完全相同
最小化的针刺	非常轻柔的皮下针刺，避免肌肉刺激，不可试图诱发得气	有效或部分有效，这取决于治疗的疾病
非透皮刺器件（钝性取食签，导管或者指甲）	无论是在传统穴位上还是偏离传统穴位，均进行皮肤刺激，以模拟针刺刺入，有时也模拟针刺手法；通常类似的方法是反复地进行刺激、拔针	仅在受试者无法看到的部位上才能应用
非透皮针刺 - 标准的	模拟一根真实针具的刺入，然后用胶布将针具封贴到穴位 将钝性针具刺入一个黏附在穴位的立方体泡沫中	仅用于受试者无法看到的部位，通过用泡沫立方体进行的现实针刺方法是有局限性的
非透皮针刺 - 可伸缩的	Streitberger 针 - 这种针具是钝性的，有一个摩擦联轴节在中空而盘绕样的手柄之中，当它似乎要穿刺透入机体时可使该轴节隐藏在手柄内，通过塑料圈上的胶布将其固定在原位 Park 假装置 - 这是由一个类似于 Streitberger 针的可回缩针和可变高度的与黏性基底盘相连的导管结合起来	用胶布的现实针刺方法有局限性，用钝性针具时有穿透皮肤的风险 利用设备的现实针刺方法有局限性；仅限于受试者向上的表面区域，以避免安慰针具从管内掉落
非透皮针刺 - 双盲	这种装置就像一根针具插在一个不透明的导管里，有真、假两种型式。在安慰型中，针具是钝性的，在导管中针刺透入填充物中；在真型中，针刺刺入皮肤 5mm；在针刺中，操作医生分不清两者的区别	现实针刺方法局限在 5mm 的刺入深度
模拟 -TENS	TENS 垫常用来与一个未激活的装置进行连接，或者将刺激强度设置在几乎感觉不到的水平	认为盲法可能并不充分
假激光	作为实施激光针刺的一种未激活的低水平激光设置	认为盲法可能并不充分

注：在与常规医疗或无治疗对照组相比时，大部分假针刺方法似乎是有效的。在本表第三列的评论是指针刺在理论上引起的生理活动，不是在 RCTs 中检测的整体治疗效果

假装置的进一步演变带动了所谓的"双盲安慰针刺"的发展。该装置是以针和导管组合起来而呈现的,具有真实针刺的一些作用即可穿透皮肤等,而又具有钝针的一些功能即在管内针具刺入填充物后而仅仅能接触到皮肤表面(Takakura and Yajima,2007)。已经发现该装置对操作者和患者都能成功地实施盲法(Takakura and Yajima,2008;Takakura et al.,2011),但经验证,当使用相当细的针具(0.16mm 直径)时其穿透深度有限(5mm)。在使用 EA 时也会有一定的局限性,因为在真实针刺组中充分的刺激与肌肉抽搐有关,这样将不能对操作者实现盲法。

其他各种对照方法已被用于针刺的假对照试验中,如模拟假 -TENS(White et al.,2004)和虚拟激光(Irnich et al.,2001)。这些显然不是针具针刺,但是如果人群对针刺技术完全无知,它有可能实现充分的盲法以使测量偏倚最小化。

最简单的方法之一就是使用非针具的手段,例如尖锐的指甲(Junnila,1983)或钝性的取食签(Cherkin et al.,2009;White et al.,1996),这些似乎可以成功实现盲法。遗憾的是,尽管在针刺试验的背景下,这种干预措施也能很好地实施,但却显示在一些情况下,针刺周围的医疗情境的影响比预期的针刺刺激的特异性效果更大。

假针刺是如何起效的?

我们必须承认,假针刺技术可能具有一部分效果,尽管这种干预的效果大小可能多变,并相当程度地取决于对治疗的反应状况,观察结果表明某些患者群对感觉刺激方法比其他人更敏感。测量假针刺的特异性效果是不可能的,因为我们不可能为其设立一个盲法的对照组。所以,我们所能做的就是与基线比较来评估变化(包括特异性和非特异性效果),或者与非盲法的比较组比较而进行检测,例如常规医疗或基于常规医疗的指南。

在一项大型 Meta 分析中,Linde 等(2010b)比较了假针刺与非针刺对照组的效应大小。他们纳入了 37 项试验,发现合并效应量(标准化的均值差 -SMD)为 0.45,支持假针刺的效果超过非针刺对照组。相较而言,与无治疗相比,药物安慰剂的 SMD 估计为 0.1 左右。Linde 等继续讨论到,如果临床试验中针刺的效应大小,以 0.4 或以上(SMD)作为非特异性效应,而特异性效应为 0.2 或以下,那么要达到 80% 的把握度,一项双臂假对照临床试验就必须招募约 800 名患者。这表明几乎所有比较真实针刺和假针刺的试验迄今为止都是效力不足的。

观察到的真实针刺与假针刺之间的效果差异能归因于偏倚吗?

2009 年,Madsen 等在一项对针刺治疗痛性疾病的三臂试验研究进行的 Meta 分析中发现,针刺与假针刺相比的特异性效果具有统计学意义[SMD-0.17(95%CI-0.26~0.08)]。然而,作者认为这种效果在临床上是无关紧要的,且无法辨别源自非盲法的操作者所引起的偏倚(Madsen et al.,2009)。他们未能确认针刺与无针刺对照相比的效果是否具有临床意义(White and Cummings,2009)。他们也未解释这种机制,即当患者或结果评估者对治疗分配保持盲法,而未用盲法的医生可能会影响试验的结果——或者说提供的证据虽表明这种效应是存在的,而绝不能作为理论上的可能性。遗憾的是,真实针刺比假针刺具有的优越性虽小但却有很高的统计意义,这类研究因为没有对可能产生的偏倚提出合理的分析,而在其他的系统评价和指南中不断地被剔除。

由 Vickers 等完成(2012)的第一个有关针刺治疗慢性疼痛的个体患者数据 Meta 分析,

结果表明与假针刺、无针刺对照组（其中大部分涉及有效治疗，但只是没有针刺）相比，有非常显著性差异。这种差异与假针刺比依然很小，大约差异在 0.2 个 SMD，与无针刺对照组相比差异更大，大约是 0.5 个 SMD。

结局

评估干预措施的效果，必须在适当的时间点并选用恰当的指标来实施。

在许多情况下，我们都要选用合理、可靠的且对变化敏感的标准结局指标 - 这是基本的要求。像其他治疗研究一样，这些当然也应该用于针刺研究。但也建议可使用 QoL 测量，以尽可能多地获取针刺其他对一般健康的益处。EQ-5D 具有特殊的地位，因为其分数可用于评估成本效益，尽管也可以使用 SF-36 的一个分量表。然而，我们必须注意，避免选用过多的结局指标而给参与者带来过重的负担，这是很重要的。

虽然疼痛严重程度是肌肉骨骼疼痛病症的常用结局指标，但严重程度并不总是最相关的测量结果。例如，患有头痛的患者更关心每周能多一天不受头痛困扰，而不是疼痛严重程度指标降低 25%。此外，在疼痛可预期的情况下，应适当地给予镇痛药物，例如分娩和随后的手术，因这种情况下的疼痛程度不太可能因针刺而降低——虽然可使用替代镇痛技术，但镇痛药物可能会降低疼痛程度（Ntritsou et al., 2014；Vixner et al., 2014）。仔细考虑最适当的测量指标是重要的，因为"主要的"测量指标必须在数据收集开始之前被选定，况且之后改变它显然会引起偏倚。例如，Kotani 等（2001）设计的试验是测量补充阿片剂的用量，而不是术后痛的疼痛评分：将针留置于背侧神经节段能使药用量产生显著性差异，但不是在疼痛评分上。

在相应的时间对患者进行跟踪回访也很重要，这取决于疾病。例如，许多关于针刺减肥的研究在 6 周后结束。虽然许多研究是阳性结果，但它们对于一种基本上是终生的病症几乎没有临床意义。

结语

在本章中，我们已定义了 RCTs 术语，并描述了 RCTs 的制定、设计和解释，因为这些方面与针刺研究的问题有关。我们将重点集中在解释性研究中的盲法与对照所出现的困难问题，并强调这样一个问题，即在临床试验中，当大多数假针刺方法与药物安慰剂或非针刺对照相比较时，都显示出显著的效果。我们注意到在解释针刺临床研究结果中存在的主要问题，就是将真实针刺与假针刺之间进行比较，而不是与常规医疗或常规替代方法进行更多的实用性比较，就错误地认为二者之间存在的差异具有临床意义。

（杜元灏　译）

参考文献

Benedetti, F., 2014. Placebo Effects, second ed. OUP, Oxford.

Cartwright, N., 2007. Are RCTs the gold standard? BioSocieties 2, 11–20. http://dx.doi.org/10.1017/S1745855207005029.

Cherkin, D.C., Sherman, K.J., Avins, A.L., Erro, J.H., Ichikawa, L., Barlow, W.E., Delaney, K., Hawkes, R.,

Hamilton, L., Pressman, A., Khalsa, P.S., Deyo, R.A., 2009. A randomized trial comparing acupuncture, simulated acupuncture, and usual care for chronic low back pain. Arch. Intern. Med. 169, 858–866. http://dx.doi.org/10.1001/archinternmed.2009.65.

Corbett, M.S., Rice, S.J.C., Madurasinghe, V., Slack, R., Fayter, D.A., Harden, M., Sutton, A.J., Macpherson, H., Woolacott, N.F., 2013. Acupuncture and other physical treatments for the relief of pain due to osteoarthritis of the knee: network meta-analysis. Osteoarthritis Cartilage 21, 1290–1298. http://dx.doi.org/10.1016/j.joca.2013.05.007.

Cummings, T.M., 2000. Teasing apart the quality and validity in systematic reviews of acupuncture. Acupunct. Med. 18, 104–107.

Cummings, M., 2001. Commentary: controls for acupuncture – can we finally see the light? BMJ 322, 1578.

Cummings, M., 2003. The terms "acupuncture" and "placebo" should be adequately defined in clinical trials. Complement. Ther. Med. 11, 123–124.

Cummings, M., 2009a. *Modellvorhaben Akupunktur* – a summary of the ART, ARC and GERAC trials. Acupunct. Med. 27, 26–30. http://dx.doi.org/10.1136/aim.2008.000281.

Cummings, M., 2009b. Why recommend acupuncture for low back pain but not for osteoarthritis? A commentary on recent NICE guidelines. Acupunct. Med. 27, 128–129. http://dx.doi.org/10.1136/aim.2009.001214.

Facco, E., Liguori, A., Petti, F., Fauci, A.J., Cavallin, F., Zanette, G., 2013. Acupuncture versus valproic acid in the prophylaxis of migraine without aura: a prospective controlled study. Minerva Anestesiol. 79, 634–642.

Finniss, D.G., Kaptchuk, T.J., Miller, F., Benedetti, F., 2010. Biological, clinical, and ethical advances of placebo effects. Lancet 375 (9715), 686–695. http://dx.doi.org/10.1016/S0140-6736(09)61706-2.

Gensini, G.F., Conti, A.A., Conti, A., 2005. Past and present of "what will please the lord": an updated history of the concept of placebo. Minerva Med. 96, 121–124.

Grünbaum, A., 1986. The placebo concept in medicine and psychiatry. Psychol. Med. 16, 19–38. http://dx.doi.org/10.1017/S0033291700002506.

Haake, M., Müller, H.-H., Schade-Brittinger, C., Basler, H.D., Schäfer, H., Maier, C., Endres, H.G., Trampisch, H.J., Molsberger, A., 2007. German acupuncture trials (GERAC) for chronic low back pain: randomized, multicenter, blinded, parallel-group trial with 3 groups. Arch. Intern. Med. 167, 1892–1898. http://dx.doi.org/10.1001/Archinte.167.17.1892.

Higgins, J., Green, S., 2011. Cochrane Handbook for Systematic Reviews of Interventions. Version 5.1.0, The Cochrane Collaboration, Oxford.

Hinman, R.S., McCrory, P., Pirotta, M., Relf, I., Forbes, A., Crossley, K.M., Williamson, E., Kyriakides, M., Novy, K., Metcalf, B.R., Harris, A., Reddy, P., Conaghan, P.G., Bennell, K.L., 2014. Acupuncture for chronic knee pain: a randomized clinical trial. JAMA 312, 1313–1322. http://dx.doi.org/10.1001/jama.2014.12660.

Hyland, M.E., 2011. Motivation and placebos: do different mechanisms occur in different contexts? Philos. Trans. R. Soc. Lond. B Biol. Sci. 366, 1828–1837. http://dx.doi.org/10.1098/rstb.2010.0391.

Irnich, D., Behrens, N., Molzen, H., König, A., Gleditsch, J., Krauss, M., Natalis, M., Senn, E., Beyer, A., Schöps, P., 2001. Randomised trial of acupuncture compared with conventional massage and "sham" laser acupuncture for treatment of chronic neck pain. BMJ 322, 1574–1578.

Junnila, S.Y., 1983. Acupuncture treatment for chronic pain. Acupunct. Med. 1, 6–8. http://dx.doi.org/10.1136/aim.1.2.6.

Kelley, J.M., Lembo, A.J., Ablon, J.S., et al., 2009. Patient and practitioner influences on the placebo effect in irritable bowel syndrome. Psychosom. Med. 71, 789–797.

Kleinhenz, J., Streitberger, K., Windeler, J., Gussbacher, A., Mavridis, G., Martin, E., 1999. Randomised clinical trial comparing the effects of acupuncture and a newly designed placebo needle in rotator cuff tendinitis. Pain 83, 235–241.

Kotani, N., Hashimoto, H., Sato, Y., Sessler, D.I., Yoshioka, H., Kitayama, M., Yasuda, T., Matsuki, A., 2001. Preoperative intradermal acupuncture reduces postoperative pain, nausea and vomiting, analgesic requirement, and sympathoadrenal responses. Anesthesiology 95, 349–356.

Latimer, N., 2009. NICE guideline on osteoarthritis: is it fair to acupuncture? Yes. Acupunct. Med. 27, 72–75. http://dx.doi.org/10.1136/aim.2009.000810.

Latimer, N.R., Bhanu, A.C., Whitehurst, D.G.T., 2012. Inconsistencies in NICE guidance for acupuncture: reanalysis and discussion. Acupunct. Med. 30, 182–186. http://dx.doi.org/10.1136/acupmed-2012-010152.

Linde, K., Streng, A., Jürgens, S., Hoppe, A., Brinkhaus, B., Witt, C., Wagenpfeil, S., Pfaffenrath, V., Hammes, M.G., Weidenhammer, W., Willich, S.N., Melchart, D., 2005. Acupuncture for patients with migraine: a randomized controlled trial. JAMA 293 (17), 2118–2125. http://dx.doi.org/10.1001/jama.293.17.2118.

Linde, K., Niemann, K., Meissner, K., 2010a. Are sham acupuncture interventions more effective than (other) placebos? A re-analysis of data from the Cochrane review on placebo effects. Forsch. Komplementmed. 17, 259–264. http://dx.doi.org/10.1159/000320374.

Linde, K., Niemann, K., Schneider, A., Meissner, K., 2010b. How large are the nonspecific effects of acupuncture? A meta-analysis of randomized controlled trials. BMC Med. 8, 75. http://dx.doi.org/10.1186/1741-7015-8-75.

Macpherson, H., 2004. Pragmatic clinical trials. Complement. Ther. Med. 12, 136–140. http://dx.doi.org/10.1016/j.ctim.2004.07.043.

MacPherson, H., Vertosick, E., Lewith, G., et al., 2014. Influence of control group on effect size in trials of acupuncture for chronic pain: a secondary analysis of an individual patient data meta-analysis. PLoS One 9, e93739.

Madsen, M.V., Gøtzsche, P.C., Hróbjartsson, A., 2009. Acupuncture treatment for pain: systematic review of randomised clinical trials with acupuncture, placebo acupuncture, and no acupuncture groups. BMJ 338, a3115. http://dx.doi.org/10.1136/bmj.a3115.

Manheimer, E., Cheng, K., Linde, K., Lao, L., Yoo, J., Wieland, S., van der Windt, D.A., Berman, B.M., Bouter, L.M., 2010. Acupuncture for peripheral joint osteoarthritis. Cochrane Database Syst. Rev. (1). http://dx.doi.org/10.1002/14651858.CD001977.pub2 Art. No.: CD001977.

Meldrum, M.L., 2000. A brief history of the randomized controlled trial. Hematol. Oncol. Clin. North Am. 14, 745–760. http://dx.doi.org/10.1016/S0889-8588(05)70309-9.

Mendelson, G., Kidson, M.A., Loh, S.T., Scott, D.F., Selwood, T.S., Kranz, H., 1978. Acupuncture analgesia for chronic low back pain. Clin. Exp. Neurol. 15, 182–185.

Ntritsou, V., Mavrommatis, C., Kostoglou, C., Dimitriadis, G., Tziris, N., Zagka, P., Vasilakos, D., 2014. Effect of perioperative electroacupuncture as an adjunctive therapy on postoperative analgesia with tramadol and ketamine in prostatectomy: a randomised sham-controlled single-blind trial. Acupunct. Med. 32, 215–222. http://dx.doi.org/10.1136/acupmed-2013-010498.

Park, J., White, A., Stevinson, C., Ernst, E., James, M., 2002. Validating a new non-penetrating sham acupuncture device: two randomised controlled trials. Acupunct. Med. 20, 168–174.

Ratcliffe, J., Thomas, K.J., MacPherson, H., Brazier, J., 2006. A randomised controlled trial of acupuncture care for persistent low back pain: cost effectiveness analysis. BMJ 333, 626. http://dx.doi.org/10.1136/bmj.38932.806134.7C.

Sherman, K.J., Cherkin, D.C., Ichikawa, L., Avins, A.L., Barlow, W.E., Khalsa, P.S., Deyo, R.A., 2009. Characteristics of patients with chronic back pain who benefit from acupuncture. BMC Musculoskelet. Disord. 10, 114. http://dx.doi.org/10.1186/1471-2474-10-114.

Smith, L.A., Oldman, A.D., McQuay, H.J., Moore, R.A., 2000. Teasing apart quality and validity in systematic reviews: an example from acupuncture trials in chronic neck and back pain. Pain 86, 119–132.

Streitberger, K., Kleinhenz, J., 1998. Introducing a placebo needle into acupuncture research. Lancet 352, 364–365. http://dx.doi.org/10.1016/S0140-6736(97)10471-8.

Takakura, N., Yajima, H., 2007. A double-blind placebo needle for acupuncture research. BMC Complement. Altern. Med. 7, 31.

Takakura, N., Yajima, H., 2008. A placebo acupuncture needle with potential for double blinding – a validation study. Acupunct. Med. 26, 224–230.

Takakura, N., Takayama, M., Kawase, A., Kaptchuk, T.J., Yajima, H., 2010. Double blinding with a new placebo needle: a further validation study. Acupunct. Med. 28, 144–148.

Takakura, N., Takayama, M., Kawase, A., Yajima, H., 2011. Double blinding with a new placebo needle: a validation study on participant blinding. Acupunct. Med. 29 (3), 203–207.

Thorpe, K.E., Zwarenstein, M., Oxman, A.D., Treweek, S., Furberg, C.D., Altman, D.G., Tunis, S., Bergel, E., Harvey, I., Magid, D.J., Chalkidou, K., 2009. A pragmatic-explanatory continuum indicator summary (PRECIS): a tool to help trial designers. CMAJ 180, E47–E57. http://dx.doi.org/10.1503/cmaj.090523.

Vickers, A.J., 2002. Placebo controls in randomized trials of acupuncture. Eval. Health Prof. 25, 421–435.

Vickers, A.J., Cronin, A.M., Maschino, A.C., Lewith, G., MacPherson, H., Foster, N.E., Sherman, K.J., Witt, C.M., Linde, K., 2012. Acupuncture for chronic pain: individual patient data meta-analysis. Arch. Intern. Med. 172, 1444–1453. http://dx.doi.org/10.1001/archinternmed.2012.3654.

Vixner, L., Schytt, E., Stener-Victorin, E., Waldenström, U., Pettersson, H., Mårtensson, L.B., 2014. Acupuncture with manual and electrical stimulation for labour pain: a longitudinal randomised controlled trial. BMC Complement. Altern. Med. 14, 187. http://dx.doi.org/10.1186/1472-6882-14-187.

White, A., 2004. A cumulative review of the range and incidence of significant adverse events associated with acupuncture. Acupunct. Med. 22, 122–133.

White, A., 2006. The safety of acupuncture – evidence from the UK. Acupunct. Med. 24 (Suppl.), S53–S57.

White, A., 2009. NICE guideline on osteoarthritis: is it fair to acupuncture? No. Acupunct. Med. 27, 70–72. http://dx.doi.org/10.1136/aim.2009.000810.

White, A., Cummings, M., 2009. Does acupuncture relieve pain? BMJ 338, a2760. http://dx.doi.org/10.1136/bmj.a2760.

White, A.R., Eddleston, C., Hardie, R., Resch, K.L., Ernst, E., 1996. A pilot study of acupuncture for tension headache, using a novel placebo. Acupunct. Med. 14, 11–15.

White, A.R., Filshie, J., Cummings, T.M., 2001. Clinical trials of acupuncture: consensus recommendations for optimal treatment, sham controls and blinding. Complement. Ther. Med. 9, 237–245.

White, P., Lewith, G., Prescott, P., Conway, J., 2004. Acupuncture versus placebo for the treatment of chronic mechanical neck pain: a randomized, controlled trial. Ann. Intern. Med. 141, 911–919.

White, A., Cummings, M., Barlas, P., Cardini, F., Filshie, J., Foster, N.E., Lundeberg, T., Stener-Victorin, E., Witt, C., 2008. Defining an adequate dose of acupuncture using a neurophysiological approach – a narrative review of the literature. Acupunct. Med. 26, 111–120.

Whitehurst, D.G.T., Bryan, S., Hay, E.M., Thomas, E., Young, J., Foster, N.E., 2011. Cost-effectiveness of acupuncture care as an adjunct to exercise-based physical therapy for osteoarthritis of the knee. Phys. Ther. 91, 630–641. http://dx.doi.org/10.2522/ptj.20100239.

Witt, C.M., Brinkhaus, B., Reinhold, T., Willich, S.N., 2006. Efficacy, effectiveness, safety and costs of acupuncture for chronic pain – results of a large research initiative. Acupunct. Med. 24 (Suppl.), S33–S39.

Witt, C.M., Pach, D., Brinkhaus, B., Wruck, K., Tag, B., Mank, S., Willich, S.N., 2009. Safety of acupuncture: results of a prospective observational study with 229,230 patients and introduction of a medical information and consent form. Forsch. Komplementmed. 16, 91–97.

Witt, C.M., Lüdtke, R., Wegscheider, K., Willich, S.N., 2010. Physician characteristics and variation in treatment outcomes: are better qualified and experienced physicians more successful in treating patients with chronic pain with acupuncture? J. Pain 11, 431–435. http://dx.doi.org/10.1016/j.jpain.2009.08.010.

Xie, C.-C., Wen, X.-Y., Jiang, L., Xie, M.-J., Fu, W.B., 2013. Validity of the "streitberger" needle in a Chinese population with acupuncture: a randomized, single-blinded, and crossover pilot study. Evid. Based Complement. Alternat. Med. 2013. http://dx.doi.org/10.11sb-55/2013/251603. Article ID 251603.

18

第十八章　针刺系统综述的评价方法

A.White

本章纲目

引言

　　一项系统综述"试图通过荟萃及分析所有相关的证据来回答一个特定的研究问题"（根据 Cochrane 手册做了改动,http://handbook.cochrane.org）。寻找"真实"答案的一个重大威胁就是综述者偏倚,所以综述的每一步都要针对减少偏倚来设计。

- 一组明确规定的目标,以及为研究预先确定的合格标准。
- 一套明确的可重复的方法。
- 一个系统的检索,要尽力识别所有满足合格标准的研究。
- 一个对纳入研究的有效性评价（严格评价）,例如通过评估偏倚风险。
- 一个对纳入研究的特征和结果进行的系统性描述和综合。

　　系统综述可用于针刺研究问题的广泛领域,如成本效益（Kim,S.Y.et al.,2012）、安全性（Xu et al.,2013）,以及更广泛的主题,如"澳大利亚的针刺疼痛研究"（Zheng and Xue,2013）

或应用于特殊环境下如急诊科（Kim et al.，2013）。但是，它们更擅长于检验有效率问题，因为它们可以将研究的结果进行合并，由于每个研究太小以至于不能提供明确的答案。这对于鉴别小的差异是特别重要的，例如在真实针刺和假针刺效果之间的差异，据估算需要的样本量大小为 800（Linde et al.，2010）。

针刺有效率的系统综述是本章的重点。人们经常使用 Meta 分析，这是一种对独立研究的结果进行合并和综合的统计方法。一项 Meta 分析比任何单个研究能提供更加明确的关于医疗效果的评估，并被认为是能够指导医疗选择的最高水平的证据（Sackett et al.，1996）。

临床要点

> 将证据转化为实践的指南或推荐所涉及的 3 个步骤：①在一个系统评价里，进行综合 / 汇总；②进行解释；③对医疗情景的考量。

系统综述所获得的阳性证据不能机械地直接作为确定是否可推荐一种治疗方法的策略。针对患者的医疗在解释之时，证据的强度和相关性必须经过仔细地考虑，也必须将其置于其他可用的治疗情景下来综合考量。在最终采纳一种疗法之前，根据它可能被应用的环境，必须考虑到证据有关的其他因素。作为公共策略，这是指南小组所作出的决定，而不是评价者本身。成本、其他疗法的可用性以及在益处和成本之间的权衡都必须给予考虑。

像公共政策一样，在传单或网站上提供给患者的信息应以最高级别的证据为基础（Bishop and Salmon，2013）。但是，并不是所有的医疗决策都必须用这种高度严谨的水平来做出。个体从业者可通过将正式的证据与自己的临床判断以及患者的选择相结合来作出临床决策。个别患者的决定可能是根据其他患者的反映而不是依据正式的"证据"。我们应知道这种"证据"仅仅反映了组中的平均效果，而并非每个患者的个体反映（Segar，2012）。他们可能认为证据不足，是由于缺乏他们所知晓的有效治疗的正确评价的科学方法，或者仅仅是做得还不够，还不足以达到非常明确的阳性结果。

临床要点

> 偏倚："任何推理阶段的任何过程，都会倾向于产生与事实有系统区别的结果或结论（Sackett，1979）。

在评估证据时，原始研究和系统评价本身中的偏倚是主要的关注点。如果偏倚不能完全排除，就会严重影响研究的结果。一项系统评价产生具有窄置信区间的结果可能看起来令人信服，但读者应警惕偏倚的可能性。在大多数综述中，偏倚有利于针刺，但综述也可能对针刺有偏见。

遗憾的是，在一项综述中要完成非常严谨的过程会使得过程变得更加复杂，可能意味着已发表的报告可能会由于专业化的术语和概念而变得晦涩难以理解。增加严谨性可能意味着降低了易用性。评价者必须尽力使他们的报告易于理解。

临床要点

> 核对系统综述摘要背后的事实至关重要，但并不总是简单的。

针刺试验的评价者面临着另外的挑战,在本章中做了讨论,如临床效果的复杂性;不完全了解的机制知识;充足治疗的不确定性;以及缺乏令人信服而没有疗效的对照。

文字处理器和 Meta 分析软件的发明似乎使系统评价成为一项"简单"的工程,可以在不离开办公桌或必须招募患者的情况下就能完成。这样做的结果是,有时候作者可能对他们所写的针刺或者疾病在没有深刻理解的情况下而做出系统评价。这样的评价可能在"技术上"是足够的,但可能无法应对针刺的特殊挑战。在起初证据显然不足的有关主题上的"文字加工式评价"的激增,会给公众一个错误的印象,即对针刺"依然是另一个阴性的综述"。

叙述性综述的作用

在 20 世纪 90 年代以前,经验丰富的临床医生根据他们的临床印象撰写了叙述性综述,会引用支持他们观点的论文。对于纳入和评价研究而言,当有一种"系统性"方法时就是一个巨大的进步,但我们应该认识到,一位有经验的临床医生对证据进行缜密地思考后所撰写的综述依然是有价值的,而不是单独机械地分析"有效性"问题。在许多情况下,针刺研究在证明有效性的系统评价上还不够成熟。缜密思考的"叙述性系统评价"能有效地总结证据,并指导当前的实践和未来的研究。

临床要点

不确定性结论综述的激增助长了针刺批评者的偏见:"针刺的另一个阴性研究"。

以减肥文献为例,一篇综述发现了针刺对体重影响的一些证据(Cho et al.,2006),但没有定论。一个医师团队做了一个更加广泛的叙述性综述,能够考虑到"全面的"证据,包括源于动物研究和人体研究的可能机制(Belivani et al.,2013)。后者讨论了针刺对瘦素和胃饥饿素的影响,认为电针(EA)似乎比体针或耳针治疗更有希望,并推荐应该将针刺、运动和饮食结合起来研究。

"有效性"的评估

Meta 分析的结果可以各种形式出现,如表 18.1 所示。本章使用两种形式:标准化均数差(SMD),当一个症状如疼痛按积分测量时;相对危险度(RR),当反应被分为"是"或"否"时(例如戒烟)。

本章会经常使用 SMD 概念,因为这表达了一种疗法的"效应量"(ES)。ES 的概念是直观的,尽管它所表达的值并不是。为了严格准确,有许多不同的 ES 计算方式,我们在这里指的是 Hedge's ES,即效应除以标准差(SD)。同时,ES 不同值的意义却有很大争议,表 18.2 给出了一些常用值。

系统综述的评估

目前已有评估系统评价质量的正规方法。PRISMA 指南(系统评价和 Meta 分析的首选报告条目)(Moher et al.,2009)由用于实施和形成报告的 27 项条目检查表组成。作为一项系统评价中特异性地评估偏倚的良好工具,它是一个由 11 项组成的检查表,范围涉及从设计到利益冲突等多个方面(Shea et al.,2007)。

然而,本章的目的是提供一种更加非正式的方法,来建议读者如何逐段地着手处理一篇综述。本章还将讨论个体患者数据的 Meta 分析和网络 Meta 分析(NMA)的特殊技巧。本章按照阅读一篇综述的顺序来呈现,以便能够更容易地找到相关章节。它的目的不在于广泛而全面地介绍相关信息,进一步的信息可以在 Cochrane 手册(http://handbook.cochrane.org)中获取。

表 18.1　表述将结果合并成一个单独数值的不同方法

方法	当应用时	计算	"无差异"的值	单位,解释
均数差	所有的研究应用相同的测量指标(如疼痛 VAS)	简单的均数值	0	与原始测量指标相同,"大"效果可能是 33% 或 50% 的差异
标准化均数差	研究对同一症状应用不同的测量指标(如 WOMAC* 痛,Lequesne 指数)	用相对标准差来表示	0	以 SDs 来检测;即 ES。较大的 ES>0.8 差异
比值比	是 / 否有反应	成功 / 失败	1.0	比值比,作为估计(无简单解释)
相对危险度	是 / 否有反应	成功 / 总计	1.0	有反应的概率(RR1.6 表示 60% 多的概率)

注:*WOMAC,西安大略和麦克马斯特大学关节炎指数

表 18.2　与临床疗效相应的效应量

临床效应	效应量(或者 SMD)
小	<0.3
中	0.3~0.5
大	>0.5

定义研究问题

首先,寻找一个清晰和定义明确的研究问题。这应该在"引言"部分的末尾或"方法"部分的开头能够找到,或者在一项 Cochrane 综述中作为"目标"。作者通常使用著名的 PICO(参与者、干预方法、对照和结果)格式。

作者通常并不会对所有的相关研究问题进行确定。例如,前三版 Cochrane 的针刺戒烟综述只考虑了针刺期间有间隔性的疗程,却忽视了一些研究在两次治疗间隔期间持续应用着耳廓刺激的事实。在第 4 版修订中,一位作者评论说,持续刺激可能会有它自身的效果。因此,做了一个新的分析后发现是阳性结果(White et al.,2014)。这种窘境在于届时对这种事后分析(所谓事后分析是指对已经得到结论的研究数据,尝试找出非研究主要目标的分析方法。换句话说,任何不是事先计划执行,等研究完成后才进行的"额外"分析都称为 post-hoc分析。post-hoc研究使用的是已经收集好的数据,利用这些数据针对新的目标进行新的分析,而这并不在实验原先的规划内。只能作为探索性结论,不能得到稳健的结论。译者注)到底应该给予多大程度的重视;这种解释是非常谨慎的,因为该分析并不是预先设定的。

临床要点

任何事后分析所作的决断都是合理的吗？确实能将偏倚风险降至最低吗？

作者还应该预先设定其将要纳入的研究类型,通常限定于随机对照试验。

参与者

寻找纳入患者类型的定义和环境(初级或二级医疗)。这应该准确地指明医学病症,或许是兴趣特定群体——如脑卒中后的肩损伤(Lee et al.,2012)。

在一个完美世界中,一个预定义的问题规定了综述的每一个步骤,以及对每个问题的预期。在现实中会突然出现非预期的决定,例如,如果一项试验的报告模糊不清。作者必须采用剔除其内在偏倚的方法作出这些决定,如通过遵从(被盲法的)第三方意见的方法。读者应该特别注意那些在事后分析所作出的决定(在看到数据之后)。

干预

针刺呈现为多种多样的形式,读者应该寻找一个明确的定义来规定那些纳入的研究。如果我们对各种病症的针刺机制有更准确的了解,那么什么是针刺的和什么不是"针刺"的判定就会有更加坚实的基础。

临床要点

审查评价者所说的"针刺"是什么意思。

一些评价者会特别地将他们自己限定在一种方法:Manheimer 等(2010)仅考虑了"传统针刺",并剔除了一项骨膜针刺研究(Weiner et al.,2007)。但其他作者(Lam et al.,2013)将传统针刺理论定义为"……经典的经络穴位、触发点、耳穴或痛点,不考虑刺激源",这似乎是个明智的妥协。还有其他一些作者将所有形式的刺激结合起来进行论述,例如内关(进行各种形式的刺激)(Lee and Fan,2009)。

对照

针刺试验的对照组选择是一个棘手的问题(见第十七章):基本上,试验使用某种形式的"假"针刺作为安慰剂,或者不针刺——或者只是等待名单,或者用其他一些治疗方法。针灸师感到的挑战是由于它通常被视为"仅是一个安慰剂"而不考虑其作用,所以将针刺与一些种类的"安慰剂"进行比较确实存在一定的难度。这已经激发了伟大的创造力,如用锐利的指甲、取食签和塑料管,所有这些可能都是积极的做法,所以能更好地称为"假"针刺。

许多试验者会将两个问题结合起来用一个单一的三臂研究来观察功效。第一个这样的试验大概在 1993 年报道(Sprott et al.,1993);该设计因 Modellvorbaben 系列而著名于世(Cummings,2009)。

但许多正规的综述分别定义了 3 个问题:

■ 针刺与假针刺相比有效吗?

- 针刺与常规医疗相比有效吗？
- 针刺与其他有效治疗相比有效吗？

结果

有效性综述的作者通常是实用主义，并且会预先选择他们知道的主要研究已使用的结果。另外，他们可能并没有研究过而进行分析。在针刺治疗贝尔氏麻痹的 Cochrane 综述中这种情况几乎常发生，即预先设定了"6 个月时不会完全恢复"。找到了 8 项潜在的研究，但没有人使用该结果（Chen et al., 2010）。随后的一项综述使用了更简单的"有效率"而纳入共8 项 RCTs——然而，由于有偏倚的风险，结果是不确定的（Kim J.-I., et al., 2012）。

理想情况下，评价者还应提取临床试验报告中的有关安全性的任何数据，并在最终总结中应包括对安全性的叙述性综述。

收集数据

为分析而收集数据的过程涉及实施检索和选择适当的研究，然后提取有关结果的数据，以及偏倚风险和针刺的充足治疗量。

寻找和选择研究

检索针刺文献是具有挑战性的，因为一些研究可能不会在通常的数据库中被索引，而只能在"灰色"文献（如博士论文）和非英语文献中检索到。一项真正"全面的"的综述应检索所有已知的数据库，而不能有语言限制。

东亚的研究界日益成熟，这意味着中国和大韩民国的数据库应常规地被包括在内。前者勉强地包括中文类的研究，基本上都存在偏倚的常见风险——不清楚的随机化过程，没有评估盲法的结果，试验结果在千禧年到来之前普遍是阳性的（Vickers et al., 1998）。显然，满足一定标准的所有试验都必须被纳入。

临床要点

审查综述不能"优先挑选"与作者观点相符的研究。

提取数据

从发表的报道中提取可靠的数据可能有令人通常意想不到的困难，甚至像参与者的数量和症状分数等这样一些基本问题。所以，数据应该被双重提取或独立核对。其他挑战包括将数据从一个分数转换成另一种分数，并计算标准差（SDs），但在此这些问题不在我们讨论的范围之内。

交叉设计呈现出一个困境；这种设计通常在样本量大小上是高效的，因为患者被用作自身的对照，从而使两臂之间的变异性最小化。然而，针刺可能会有长时程的效应，这种效应会被带入到第二阶段，所以在基线测量中将会存在显著的变动。第二臂中的盲法可能是困难的。由于这些原因，通常仅从第一阶段提取数据。

试验的偏倚风险（也被称为"质量"）

评价者必须评估临床试验中的偏倚风险，这意味着其科学的严谨性或"内在"真实性（与"外在"真实性不同 - 它与常规的临床实践相关）。偏倚风险曾经被称为"研究质量"，但这是一个负载确切涵义的术语，因此，最好避免应用。

引入检查清单以试图为偏倚提供一个单独积分。Jadad 分数（Jadad et al.，1996）是引人注目的，因为它已被正式验证，但并不可靠，现在已很少使用（Juni et al.，1999）。现已开发出了一个更明晰的处理方法——Cochrane "偏倚风险的评估"，如表 18.3 所示的实例。

盲法

不同的综述以不同的方式评估参与者的盲法风险。如果在研究中设计了盲法，这些研究是令人满意的。其他的要求是对盲法要进行核实，不论是通过间接方法，如证实在对两种干预方法的"信任度"之间没有差异（例如"你对治疗会有效有多大信心？"），或者通过直接方法（您认为您是在哪一组？）。盲法可能并不完美，但询问参与者也不完美，因为他们可能会受到其对治疗的主观反应的影响。

综述应该应用偏倚风险，在一项敏感性分析中，分析本身通常要剔除一些低于某个任意阈值的研究。在任何情况下，解释结论时都必须考虑到偏倚风险。

表 18.3　偏倚危险度的标准及实例

	提取或总结的文本
充分的序列产生	"均衡的随机化"无进一步详述 [a]
分配隐藏	"登记患者的医生可以公开查阅随机名单"
盲法	"没有用盲法"
未完成试验的结局数据的处理	"160 例中有 33 例脱落；没有报道原因；没有意向性治疗分析"
无选择性报道情况	"视角模拟评分被使用，但仅报道了有反应的全体患者的测量指标"
其他威胁真实性的因素	"在基线上组间有显著性差异"

注：[a] 归类为"不明确"风险；其他的例子归类为"高"风险

临床要点

核查综述对偏倚风险的评估，然后应用发现的结果。

评估针刺的充分性

综述纳入的研究如使用不充分的针刺会低估针刺的有效性。面临的挑战是用不完全了解的机制知识来定义"充分性"，尤其是真实针刺与假针刺之间的差异。

现已使用各种方法来评估充分性：用临床经验判断（Linde et al.，2009a），评估每项研究与评价者自己的治疗相似程度如何，从而确信针刺治疗将是足够的。另一种方法是评估试验选择的穴位、治疗次数、针刺方法和针灸师的经验（Furlan et al.，2005）。然而，这种方法可能不可靠,因为在一项综述的两个版本之间积分就有变化(Manheimer et al.,2007,2010)。

> 临床要点
>
> 核查综述对针刺"充分性"的评估。

另一项综述对治疗膝关节 OA 使用了客观性标准(White et al.,2007);研究必须至少使用 4 个穴位,用手或 EA 刺激针具,给予至少 6 次治疗,并且每周至少治疗 1 次。其他的研究在分析时被剔除,然而更常见的是亚组分析比较了是否满足某一特定标准的研究,如至少 6 次治疗(Manheimer et al.,2010)。

分析数据

本节重点介绍如何组织 Meta 分析。挑战不在于统计程序—软件使其变得很容易—而在于决定是否、何时和如何将研究进行合成。将研究结合起来会增加效力,但可能引入偏倚,可能会丢失亚组的效应,可能为一个与临床不相关的问题提供答案。

多样性和异质性

在此我们以 Cochrane 手册首选的方法来使用术语多样性与异质性。多样性意味着在研究实施方面的差异,这可能会导致在他们的结果中出现异质性。

- 临床上的多样性——不同的针刺技术或不同的参与者类型。
- 方法学上的多样性——不同的设计,例如对照组(假针刺、常规医疗、其他治疗)或不同的结局(疼痛、功能)以及不同的时间点。
- 统计学上的异质性——研究结果的变化可能比我们预期的随机变化(机会)更多。这是由临床上或方法学上的多样性所导致的。为简单起见,我们仅用 I^2 统计来检测异质性,并且将 $I^2 \geq 30\%$ 的任何值视为表示中度的异质性,而 $\geq 50\%$ 则表示明显的异质性。

为了说明研究之间的多样性,表 18.4 列出了一些例子。

评估人员常走两个极端:一个极端就是,他们可能将非常相似的研究形成一些组 - 最后的结果是每个组的研究都太少,但却做了大量的分析。另一个极端是,他们可能将所有的研究进行结合以形成一个单一的分析,来解决一个非常笼统的或者甚至毫无意义的问题,但却有高可信度。读者应该注意系统评价做了什么,并考虑它是否解决的是他们所感兴趣的问题。

> 临床要点
>
> 核查一项综述是如何处理研究之间的多样性。

初级分析:集总还是拆分?

将所有研究结合起来,被称为"集总",具有统计优势的益处。有人可能会特别反对将使用不同对照组的研究进行汇总,因为它们是在解决根本不同的研究问题。但即使这样的论据也可被反驳:因为原则上似乎不太可能出现真实针刺与假针刺(举例)对照的研究结果完全处在中线的一侧,而其与常规医疗(举例)对照的研究结果会处在中线的另一侧。患者需要有效的治疗,所以在作出决定时应该使用所有可用的数据。这表明无论其对照组如何,将所有的 RCTs 结合起来检测针刺的整体效果都是合理的。

集总似乎能为个体患者及其医生提供有关针刺问题的答案,而公共卫生政策更可能依据针刺与假针刺对照的结果而做出决策。集总或拆分的决定取决于评价者的常识和对研究问题的良好理解。应该让读者对综述所完成的工作有清楚的了解。一个解决办法是先集总,随后按照亚组分析的方法再拆分,这将在后面介绍。

表 18.4　针刺研究中临床和方法学多样性的举例	
研究的组成	**多样性可能出现的地方举例**
临床多样性	
参与者	在基线上表现为中度或重度的症状
针刺方法	穴位;刺激;治疗计划
方法学多样性	
联合 - 干预措施	物理治疗;药物治疗;无治疗
对照的类型	假针刺;常规医疗;其他有效的干预措施
结局的类型	症状;功能;生活质量
结局的时间选择	治疗结束;长期的随访

随机还是固定效应分析?

Meta 分析软件提供了两种分析方法——固定效应或随机效应。当没有异质性时,许多作者使用固定效应模型,如果有则选择随机效应模型。但也有人认为这是一个误解。关于哪个是最合适的争论已超出了本章的范围(即在此不做讨论),这样处理读者们会乐于接受。因两种观点都有他们的支持者。当这两种方法都被使用时读者们可能会更放心,可以采纳更加保守的结果。

反对将针刺研究进行合成的技术方面的理由指出,多样性会导致异质性,所以评价者会使用随机效应:但多样性也意味着证明这种分析的假设是难以满足的(Prady et al.,2014)。

二级分析

将讨论进一步分析的两种类型:一种(敏感性)主要用于检验初级分析的稳健性,另一种(亚组)主要用于探索异质性原因和二级研究的问题。

敏感性分析

敏感性分析的目的是检测结果是否稳健,或者说是否它们过分倚重有潜在问题的数据 - 如具有显著偏倚风险的研究或存在异质性的结果。当没有潜在问题的数据时再继续进行分析。

此过程的一个特别例子是非常有争议的,涉及 Vas 及其同事所做的假对照研究(Vas et al.,2004,2006,2008)。他们的结果比大多数的结果更显著并有更强的阳性,但导致出现了异质性（图 18.1）。两项 Meta 分析（Vickers et al.,2012；White et al.,2007）在敏感性分析中将其剔除，因为它们是"异常值"。没有它们，剩余的结果就没有异质性。

可以认为，在这种情况下，敏感性分析的注意力偏离了最重要的发现——那就是 Vas 的治疗方法，采用深刺和强烈的 EA 刺激，是更有效的，应该被推荐。此外，这些研究的偏倚风险很低。反驳的论据是，这些研究是如此的不同，以至于会威胁到这项分析的有效性，但情况显示没有它们，结果也传递出的一个强有力的信息，即结果依然是阳性的。

亚组分析

前面的例子提示，在一项研究（导致异质性的）中看到更大的效果可能是由于治疗的某个特殊方面所致，例如 EA 的使用。这可以在亚组分析中进行检验，研究可分为两个亚组（手针和电针），并分别将其结果进行合并和比较。

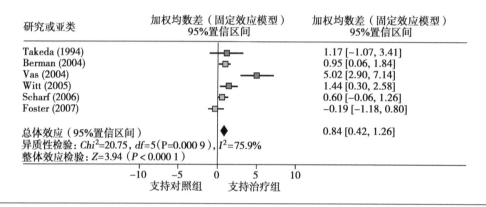

图 18.1　针刺治疗 OA 膝痛的 Meta 分析显示存在严重偏倚的结果，导致了严重的异质性

解释亚组分析时需要非常谨慎：结果可能是影响治疗选择的重要发现 - 或者它可能是一个虚假的、偶然的发现，完全是误导性的。专家们对此非常担忧（Sun et al.,2010）。总之，参与者没有被随机分配到手针组或 EA 组中——比较就是"不恰当的"。此外，两组研究在其他方面可能会有差异——环境、严谨性、患者类型等。

临床要点

谨慎地核查评价者对亚组分析的解释。

读者应谨慎地对待亚组分析。应根据生物学原理，对它们（亚组）进行事先指定，并在不同的结果中保持一致：就可应用其他正式的检测方法（Sun et al.,2010）。在一项新的 RCT 中验证所提出的一个新假说时，亚组分析被认为更安全，而不是确定性结论。因此，在 16 项针刺治疗 OA 疼痛的 RCT 中，Manheimer 发现有 4 项使用 EA 的研究显示的效果（SMD 0.05，CI 0.02,0.81）比 5 项没有使用电针的效果（SMD 0.11,CI-0.07,0.29）更大。该结果被正确地描述为产生了假设，而不是确定性的结论。

在早期的一项有关针刺的综合性评价中，Ezzo 及其同事们对慢性疼痛的 51 项 RCTs 进行了分析（Ezzo et al.,2000）。在一个亚组分析中发现，在减轻疼痛方面，凡使用 6 次以上针刺的 RCTs 显示出比少于 6 次针刺有更大的效果($P<0.03$)。这个发现应该激发进一步的研究，但不应被视为确定性的结论。

Meta- 回归

Meta 回归比亚组分析更复杂，但具有类似的用途，即检验一项研究可能与更大效果相关的特性。它可以使用连续的数据，如针具的数量，而不仅仅是二分类数据（如使用或不用 EA），并且能将研究之间的其他差异考虑进来。

Meta 回归通常由两个步骤组成。首先，逐个检验每个个体差异的影响，例如样本量大小，使用的穴位数量和给予的治疗次数。随后选择和分析最具阳性的结果，同时要考虑到其他的因素。虽然比亚组分析更可靠，但这种方法只能处理已知的因素，所以，仍然有发现假阳性的风险。对于所分析的每个特征，它至少需要有 10 项研究。

在一个实例中，对 29 项低偏倚的疼痛研究进行了 Meta 回归分析，由于这些研究提供了个体患者的数据（MacPherson et al.,2013）。作者检验了针刺技术（框 18.1）的某些特征是否会影响结果。除了所使用的针具数量和给予治疗的次数—两者与增加的效果相关，其余所有检验的因素分析结果均为阴性。考虑到进行的试验数量，源自这些结果的任何结论都必须谨慎。

框 18.1　用 Meta 回归分析检测治疗因素（MacPherson et al.,2013）

针刺的方式 穴位处方，针刺位置，用针具的数量 得气，以及 EA 或艾灸的使用 治疗师经验与许可的交互影响 次数，频率和治疗过程持续时间

个体患者数据的 Meta 分析

大多数 Meta 分析以一组平均值和 SD 值的形式来使用患者的数据。这些数据并非没有缺陷：一些数据可能会遗漏，一些数据是用不同的方式被替换而来的。通过使用个体患者的原始数据可提高分析的精确度。一项具有里程碑意义的针刺研究，纳入了 29 项研究共涉及 17 922 名参与者——只有那些随机化被隐藏的研究，才能使偏倚风险降至最低（Vickers et al.,2012）。

结果（表 18.5）显示，针刺的总体效应量（ES）与无针刺的 ES 相比较约为 0.5 或"中度"。在比较中存在异质性，被解释为联合干预的影响，如运动。

表 18.5　29 项研究的效应量大小（Vickers et al.,2012）

疼痛部位	N，与假针刺比较	N，与无针刺对照比较
脊柱	8,0.37(0.27,0.46)	7,0.55(0.51,0.58)
骨性关节炎	5,0.26(0.17,0.34)	6,0.57(0.50,0.64)
慢性头痛	4,0.15(0.07,0.24)	5,0.42(0.37,0.46)
肩痛	3,0.62(0.46,0.77)	0

注：表中的数值为研究的项目数（N），标准化均数差（SMD）和置信区间（CI）

针对偏倚风险、小样本量和异质性,敏感性分析表明其结果是稳健的。作者估计如去掉样本量为 100 例的 47 项研究(这 47 项研究都显示假针刺仅有 0.25 的针刺效果)(进行分析)时,就将使针刺的效应量(ES)降至零(也就是说,如果没有纳入这 47 项大样本的研究,仅用小样本的一些研究分析时,在假针刺与真实针刺之间比较时,就会失掉两组之间的显著性差异,就不能显示出真实针刺的优势。作者注)。

临床要点

"针刺是慢性疼痛患者一个合理的转诊选择"(Vickers et al.,2012)。

网络 Meta 分析

一组试验将药物 A 与安慰剂进行比较;另一组试验将药物 B 与安慰剂进行比较。但没有直接比较 A 和 B 的试验。一种网络 Meta 分析"NMA",或多种治疗方法的分析,是为 A 和 B 进行间接比较而设计的。

使用针刺时,主要的挑战是假针刺不应该被认为等同于安慰剂药片。这种误解出现在 NICE 治疗头痛的指南(NICE,2012)中,该指南使用了一项 NMA 将与假针刺对照的针刺与 4 种不同的偏头痛预防药物进行比较,所有都分别与安慰剂药片对比进行了检验。虽然这种误解低估了针刺的效果,但作为针刺被推荐的证据仍然有足够的强度。

针灸治疗骨关节炎的网络 Meta 分析

Corbett 及其同事们对物理治疗膝关节 OA 疼痛进行了一项 NMA,并将假针刺与安慰剂分开进行了适当的分析(Corbett et al.,2013)。表 18.6 显示了所有研究的初级分析。对 42 项质量较好的试验进行了二级分析,结果显示针刺在减轻疼痛方面比假针刺、肌肉强化训练、减肥、有氧运动以及无干预方法更有效。

临床要点

中强度证据:针刺是膝关节 OA 疼痛最有效的保守干预方法之一。

表 18.6 各种干预方法与标准医疗相比治疗膝骨性关节炎痛的网络 Meta 分析(NMA):治疗结束疼痛的变化	
干预方法	研究,SMD(95%CI)
针刺	24,0.89(CI 0.59,1.18)
浴疗法	9,0.65(CI 0.15,1.04)
TENS	12,0.65(CI 0.25,1.06)
有氧运动	11,0.55(CI 0.21,0.89)
假针刺	14,0.47(CI 0.09,0.84)
肌肉 - 强化训练	28,0.40(CI 0.19,0.61)

续表

干预方法	研究，SMD（95%CI）
减肥	5,0.26（CI-0.15,0.67）
无干预	5,-0.44（CI-1.04,0.15）

解释数据

到目前为止，我们已经讨论了综述的步骤直到发现一个结果，例如，与特定对照组比较，作为特定结果的一定 ES。完成工作到这里并会立即"推荐针刺作为'某'个病症的一种治疗方法"的作者是过于乐观了，因为遗漏了两个重要的进一步步骤：评估证据质量（是综述讨论部分）和做出推荐（指南小组的任务）。

临床要点

将证据转化为推荐意见涉及 3 个步骤：综合 / 总结；解释；医疗环境的考量。

系统评价对证据进行综合和总结（在"结果"部分），然后在达成一个"结论"之前应在"讨论"部分仔细评估其质量（数量、确定性和偏倚风险）。系统评价本身几乎不应对实施这种治疗做出任何推荐——那将取决于成本和在政治上的优先权，而不是研究所能解决的领域。唯一的例外可能是当针刺被证明有效而安全，并在无需额外费用或没有麻烦的情况下能够引入应用。一项综述最多能做的也就是给出这样一个结论，即针刺"可被考虑"。不过它应该对进一步研究做出建议。

作为评估证据质量的一个正规方法，GRADE（推荐分级的评估、制定与评价）现已广泛被应用，在此将简要介绍。然后用一些针刺综述中的实例来提出一个非正式的检查项目表。

证据质量的 GRADE 方法

GRADE 方法将以简单的方式进行讨论，仅适用于 RCT 的证据。使用预定的标准，它将证据主体分归到 4 个类别中的某一种：

■ 高质量——进一步的研究在效果评价中不太可能改变我们的置信度。

■ 中质量——进一步的研究在效果评价中可能对我们的置信度产生重要影响，并可能改变评估结果。

■ 低质量——进一步的研究很有可能在效果评价中对我们的置信度产生重要影响，并很可能改变评估结果。

■ 非常低质量——任何效果的评价都是很不确定的。

源于 RCT 的证据作为"高质量"而开始，但对于每个标准的丧失，都会使其质量状况被降低一个水平。表18.7 显示了5 个标准域，以及针对我们的目的的一些有限的应用，并举例说明。Guyatt 等对该方法进行了描述（2008），GRADE 软件在 Cochrane 评价中对结果总结表的构建进行了半自动化。GRADE 方法不能消除主观性，但至少决策是透明的，并可以进行讨论和改进。

一旦证据的质量得到评估，指南制订者就可决定其证据是否有足够的强度来推荐该治疗,或许与其安全性和成本无关。

表 18.7　影响 GRADE 方法证据质量的 5 个因素		
因素	**本章中应用**	**失败的例子**
研究局限性	偏倚风险	没有盲法;没有意向性治疗分析
结果不一致	异质性	$I^2 \geqslant 50\%$
间接证据	(a)没有直接比较 (b)研究之间存在多样性	(a)网络 Meta 分析 (b)非典型的针刺技术,非典型的患者
不够精确	均值缺乏可信度	小的样本量和宽的置信区间
发表偏倚	这里没有讨论	更大型的研究更可能是阴性结果

审查解释的非正式方法

　　大多数读者不需要使用 GRADE 方法,但他们仍对判断一项系统评价的结论是否合理感兴趣。如果作者对证据根本没有给予"周全的考虑"就要特别注意。无论如何,他们应该解决证据的 4 个具体方面的问题,虽然具有主观性(表 18.8)。

　　一项综述的解释部分应遵照常规论文段落中的"讨论"部分:总结主要的结果;评估其优缺点(按照表 18.7);与相同研究的其他综述相比较。最后,评价者应该以启示的方式为临床实践和研究做出合理的结论。

表 18.8　评价一项综述结论的非正式性检查表		
	证据方面	**相关问题**
A	原始研究数据	证据足够吗? 偏倚的风险是什么? 应用的"针刺"与你自己的方法类似吗?
B	结果	森林图显示有异质性吗? 任何异质性能用临床多样性解释吗? 置信区间(CIs)窄吗? 置信区间越过零效应线吗? 低偏倚风险的大型研究支持总体结果吗? 结果与总体结局一致吗?
C	适用性	结果具有临床相关性 - 效果足够大和持续足够长时间吗? 该病有其他治疗可用吗?
D	证据总体	证据结合在一起了吗? 必须排除的任何研究与结果也相符吗?

与其他综述的比较

　　与其他类似的综述比较可能富有启发意义。Linde 等(2009b)发现针刺对于降低短期和长期的紧张性头痛(TTH)的发作频率均是阳性结果,但 Davis 等(2008)发现对短期的紧张性头痛为阴性结果。这种差异是由于 Davis 纳入了一项额外的高度阳性的研究所导致,其扩大了置信区间(CI)。该研究未达到 Linde 的最低 8 周随访的纳入标准。因此,Linde 观察到的平均效应为 1.56(CI 0.10,3.02),而在 Davis 的研究中变成 2.93(CI-1.64,7.49),由于较宽的置信区间,一个更大的效应依然不是阳性结果。

对研究的建议

系统评价的作者一直密切关注着许多临床试验,并确定其优缺点,因此他们完全有能力为研究提供建议。例如,Manheimer 等(2010)建议对于长期的随访应采用 EA 和非穿透性假针刺进行持续的治疗,并应检测参与者对针刺或任何对照干预的喜好情况和期望值。

综述的摘要

通常许多读者可以看到的系统评价仅有的部分就是摘要。需要注意的是,这部分的撰写内容可能会反映出该系统评价的其余方面的质量。

结语

系统评价对医疗干预措施的有效性证据提供了最佳的总结,作为实施系统评价的方法已为人们所了解并已成为易于接受、半标准化和广泛应用的方法。然而,这些方法必须严格使用,针刺试验给系统评价带来了一些在其他疗法中遇不到的特殊困难。读者可能对评价过程的技术方面不熟悉,因此,他们难以对一项特殊的综述价值给予评估。关于如何评价综述的一些重要方面的建议是相当明确的,并呈现在本章中。针刺的系统评价范围包括,从一方面是来自对全体证据的周全考量后而得出有用的结论,到另一方面则是肤浅的、机械的评价而对文献难以作出贡献。证据不充足的综述,其所发现的结果是不确定的,用叙述性系统评价将是其更好的替代,这将有助于对进一步研究的了解并有所启示。

(杜元灏 译)

参考文献

Belivani, M., Dimitroula, C., Katsiki, N., et al., 2013. Acupuncture in the treatment of obesity: a narrative review of the literature. Acupunct. Med. 31, 88–97.

Berman, B.M., Lao, L., Langenberg, P., et al., 2004. Effectiveness of acupuncture as adjunctive therapy in osteoarthritis of the knee: a randomized, controlled trial. Ann. Intern. Med. 141, 901–910.

Bishop, F.L., Salmon, C., 2013. Advertising, expectations and informed consent: the contents and functions of acupuncture leaflets. Acupunct. Med. 31, 351–357.

Chen, N., Zhou, M., He, L., et al., 2010. Acupuncture for Bell's palsy. Cochrane Database Syst. Rev. Art. No.: CD002914.

Cho, Z.H., Hwang, S.C., Wong, E.K., et al., 2006. Neural substrates, experimental evidences and functional hypothesis of acupuncture mechanisms. Acta Neurol. Scand. 113, 370–377.

Corbett, M.S., Rice, S.J.C., Madurasinghe, V., et al., 2013. Acupuncture and other physical treatments for the relief of pain due to osteoarthritis of the knee: network meta-analysis. Osteoarthr. Cartil. 21, 1290–1298.

Cummings, M., 2009. Modellvorhaben Akupunktur – a summary of the ART, ARC and GERAC trials. Acupunct. Med. 27, 26–30.

Davis, M.A., Kononowech, R.W., Rolin, S.A., Spierings, E.L., 2008. Acupuncture for tension-type headache: a meta-analysis of randomized, controlled trials. J. Pain 9, 667–677.

Ezzo, J., Berman, B., Hadhazy, V., et al., 2000. Is acupuncture effective for the treatment of chronic pain? A systematic review. Pain 86, 217–225.

Foster, N.E., Thomas, E., Barlas, P., et al., 2007. Acupuncture as an adjunct to exercise based physiotherapy for osteoarthritis of the knee: randomised controlled trial. Br. Med. J. 335, 436.

Furlan, A.D., van Tulder, M., Cherkin, D., et al., 2005. Acupuncture and dry-needling for low back pain: an updated systematic review within the framework of the cochrane collaboration. Spine J. 30, 944–963.

Guyatt, G.H., Oxman, A.D., Kunz, R., et al., 2008. What is "quality of evidence" and why is it important to clinicians? BMJ 336, 995–998.

Jadad, A.R., Moore, R.A., Carrol, D., et al., 1996. Assessing the quality of reports of randomised clinical trials: is blinding necessary? Control. Clin. Trials 17, 1–12.

Juni, P., Witschi, A., Bloch, R., Egger, M., 1999. The hazards of scoring the quality of clinical trials for meta-analysis. JAMA 282, 1054–1060.

Kim, J.-I., Lee, M.S., Choi, T.-Y., et al., 2012. Acupuncture for Bell's palsy: a systematic review and meta-analysis. Chin. J. Integr. Med. 18, 48–55.

Kim, S.Y., Lee, H., Chae, Y., Park, H.J., 2012. A systematic review of cost-effectiveness analyses alongside randomised controlled trials of acupuncture. Acupunct. Med. 30, 273–285.

Kim, K.H., Lee, B.R., Ryu, J.H., et al., 2013. The role of acupuncture in emergency department settings: a systematic review. Complement. Ther. Med. 21, 65–72.

Lam, M., Galvin, R., Curry, P., 2013. Effectiveness of acupuncture for nonspecific chronic low back pain: a systematic review and meta-analysis. Spine 38, 2124–2138.

Lee, A., Fan, L.T., 2009. Stimulation of the wrist acupuncture point P6 for preventing postoperative nausea and vomiting. Cochrane Database Syst. Rev. Art. No.: CD003281.

Lee, J.A., Park, S.-W., Hwang, P.W., et al., 2012. Acupuncture for shoulder pain after stroke: a systematic review. J. Altern. Complement. Med. 18, 818–823.

Linde, K., Allais, G., Brinkhaus, B., et al., 2009a. Acupuncture for migraine prophylaxis. Cochrane Database Syst. Rev. Art. No.: CD001218.

Linde, K., Allais, G., Brinkhaus, B., et al., 2009b. Acupuncture for tension-type headache. Cochrane Database Syst. Rev. Art. No.: CD007587.

Linde, K., Niemann, K., Schneider, A., Meissner, K., 2010. How large are the nonspecific effects of acupuncture? A meta-analysis of randomized controlled trials. BMC Med. 8, 75.

MacPherson, H., Maschino, A.C., Lewith, G., et al., 2013. Characteristics of acupuncture treatment associated with outcome: an individual patient meta-analysis of 17,922 patients with chronic pain in randomised controlled trials. PLoS One 8, e77438.

Manheimer, E., Linde, K., Lao, L., et al., 2007. Meta-analysis: acupuncture for osteoarthritis of the knee. Ann. Intern. Med. 146, 868–877.

Manheimer, E., Cheng, K., Linde, K., et al., 2010. Acupuncture for peripheral joint osteoarthritis. Cochrane Database Syst. Rev. Art. No.: CD001977.

Moher, D., Liberati, A., Tetzlaff, J., Altman, D.G., 2009. Preferred reporting items for systematic reviews and meta-analyses: the PRISMA statement. J. Clin. Epidemiol. 62, 1006–1012.

NICE, 2012. CG150 Headaches. Diagnosis and Management of Headaches in Young People and Adults. National Clinical Guideline Centre, London.

Prady, S.L., Burch, J., Crouch, S., MacPherson, H., 2014. Problems caused by heterogeneity in meta-analysis: a case study of acupuncture trials. Acupunct. Med. 32, 56–61.

Sackett, D.L., 1979. Bias in analytic research. J. Chronic Dis. 32, 51–63.

Sackett, D.L., Rosenberg, W.M., Gray, J.A., et al., 1996. Evidence based medicine: what it is and what it isn't. Br. Med. J. 312, 71–72.

Scharf, H.P., Mansmann, U., Streitberger, K., et al., 2006. Acupuncture and knee osteoarthritis - a three-armed randomized trial. Ann. Intern. Med. 145, 12–20.

Segar, J., 2012. Complementary and alternative medicine: exploring the gap between evidence and usage. Health 16, 366–381.

Shea, B.J., Grimshaw, J.M., Wells, G.A., et al., 2007. Development of AMSTAR: a measurement tool to assess the methodological quality of systematic reviews. BMC Med. Res. Methodol. 7, 10.

Sprott, H., Mennet, P., Stratz, T., 1993. Wirksamkeit der akupunktur bei patienten mit generalisierter tendomyopathie (fibromyalgie). Akt. Rheumatol. 18, 132–135.

Sun, X., Briel, M., Walter, S.D., Guyatt, G.H., 2010. Is a subgroup effect believable? Updating criteria to evaluate the credibility of subgroup analyses. BMJ 340, c117.

Takeda, W., Wessel, J., 1994. Acupuncture for the treatment of pain of osteoarthritic knees. Arthritis Care

Res. 7, 118–122.

Vas, J., Mendez, C., Perea-Milla, E., et al., 2004. Acupuncture as a complementary therapy to the pharmacological treatment of osteoarthritis of the knee: randomised controlled trial. BMJ 329, 1216–1219.

Vas, J., Perea-Milla, E., Mendez, C., et al., 2006. Efficacy and safety of acupuncture for chronic uncomplicated neck pain: a randomised controlled study. Pain 126, 245–255.

Vas, J., Ortega, C., Olmo, V., et al., 2008. Single-point acupuncture and physiotherapy for the treatment of painful shoulder: a multicentre randomized controlled trial. Rheumatology 47, 887–993.

Vickers, A., Goyal, N., Harland, R., Rees, R., 1998. Do certain countries produce only positive results? A systematic review of controlled trials. Control. Clin. Trials 19, 159–166.

Vickers, A.J., Cronin, A.M., Maschino, A.C., et al., 2012. Acupuncture for chronic pain: individual patient data meta-analysis. Arch. Intern. Med. 172, 1444–1453.

Weiner, D.K., Rudy, T.E., Morone, N., et al., 2007. Efficacy of periosteal stimulation therapy for the treatment of osteoarthritis-associated chronic knee pain: an initial controlled clinical trial. J. Am. Geriatr. Soc. 55, 1541–1547.

White, A., Foster, N.E., Cummings, M., Barlas, P., 2007. Acupuncture treatment for chronic knee pain: a systematic review. Rheumatology 46, 384–390.

White, A.R., Rampes, H., Liu, J.P., et al., 2014. Acupuncture and related interventions for smoking cessation. Cochrane Database Syst. Rev. (1). Art. No.: CD000009.

Witt, C., Brinkhaus, B., Jena, S., et al., 2005. Acupuncture in patients with osteoarthritis of the knee: a randomised trial. Lancet 366, 136–143.

Xu, S., Wang, L., Cooper, E., et al., 2013. Adverse events of acupuncture: a systematic review of case reports. Evid. Based Complement. Alternat. Med. 2013. Article ID 581203.

Zheng, Z., Xue, C.C.L., 2013. Pain research in complementary and alternative medicine in Australia: a critical review. J. Altern. Complement. Med. 19, 81–91.

第六篇
临床应用

本篇纲目

第十九章　针刺治疗慢性疼痛

S.Hayhoe

引言

与其他症状相比,针刺更常用于治疗疼痛:主要有腰痛、膝痛、肩颈痛,以及头痛和偏头痛(Hopton et al.,2012)。本章将为慢性疼痛中应用针刺提供证据,并提供一些有效的治疗方法。目前,不论是在一般的医疗实践中还是通过转诊(Thomas et al.,2001),众多初级医疗合作体可提供针刺治疗,而在医院的疼痛门诊发展中,针刺早已赢得了自己的地位(Spoerel and Leung,1974),现在在疼痛诊所里几乎都有针灸师,这些针灸师既包括对针刺有浓厚兴趣的临床医生、物理治疗师,也有经过培训的非医学针灸师(Woollam and Jackson,1998)。

针刺在疼痛门诊的应用

本章是从疼痛门诊中的针刺服务经验角度来阐述的,但是大部分的材料与初级医疗中的治疗相关。在第十三章里讨论了将针刺融入卫生服务中的益处、问题与对策,但是本章力求提供证据,尤其是支持在正规的医疗服务即医院和一般的临床实践中,将针刺作为一种有成本效益的物理疗法融入慢性疼痛治疗。

由于资金的限制,针刺疼痛门诊有时被视为可选的额外治疗,在有经济压力的时期而可能被舍弃使用。然而,最好的疼痛管理服务部门认为他们的针灸师是团队的主要组成部分,而不仅仅是一个附加服务。

在临床实践或部门会议上,对患者及治疗的讨论应该让团队的所有成员了解治疗选项和成功率,以防那些不合适的患者因为没有地方可去,而被轻率地转诊到针刺治疗。实际上,本章旨在帮助临床医生确定哪些患者可能会受益于针刺,然后针对每个患者的个体问题,就一些适宜的针刺治疗方法提供指导。

针刺证据

为了在医学上能被接受,任何治疗方法都必须被证明其是安全的、临床有用的、具有合理的作用模式,并且具有成本效益(White and Kawakita,2006)。

关于安全性,有很好的证据表明针刺是一种安全的治疗,严重不良事件(例如气胸)发生率小于 1/10 000,属于非常罕见类的事故(见第十四章)。这明显低于许多常规治疗的不良事件发生率。实际上,根据英国已发表的 2 项主要调查显示(MacPherson et al.,2001;White et al.,2001),其中在超过 66 000 个治疗中没有发现严重的不良事件,Vincent(2001)评估后认为,在熟练的针灸师手中针刺是一种"更安全的医疗干预方式"。Witt 等(2009)在德国的 220 000 多名患者中,评估了针刺的安全性,发现它的副作用总体上很小:如出血、血肿或疼痛,虽然有 2.2% 的患者出现需要治疗的不良事件。他们得出结论是"医师提供的针刺是一种相当安全的治疗",但应该为患者提供信息表以详细说明可能存在的风险。

对持怀疑态度的医学界证明针刺的临床有效性是一件痛苦而缓慢的任务。这是因为,尽管已经有许多阳性案例记录和系列观察,但直到近期依然鲜有可接受的质量和充足的病例数的随机对照试验(RCT)被完成,以便能提供统计学上可靠的结果;其中发表的大部分试验是传统"真实"针刺与非标准的"安慰"针刺的比较,而目前认为后者在生理学上具有与前者相似的作用,或许其根本就不是安慰针刺(Lund et al.,2009;Lunderburg et al.,2011):参见第十七章。实际上,一些研究中作为假针刺或安慰针刺的针刺穴位,也可能是传统上作为有效的穴位用于治疗同一问题,这就引入了一个主要的混杂变量(Jobst,1995)。偏倚的类型通常包括不充分的刺激水平和不适当的结局评估(Bennett et al.,2011)。这就导致很多评价者得出的结论是,他们不能推荐针刺,因为缺乏随机对照试验的证据(Johnson,2006)。

安慰剂有效问题在一些慢性疼痛问题中具有特别重要的意义(Lundeberg and Lund,2007a),在疼痛部位躯体的敏感性增加,导致痛觉过敏,有时是感觉过敏和异常性疼痛,这样就会出现轻微的针刺、手指压力甚至触摸都可引起感觉变化,应用功能性磁共振成像(fMRI)已经证实(Gracely et al.,2012),这可能是具有治疗作用的。此外,在一些疼痛综合征中,大脑皮层中的感受野扩大,分布范围更广,导致了在疼痛区域的任何部位,有时在其区域之外的适当部位,用最小的刺激时疼痛就能被感知。鉴于对一系列由德国健康保险公司资助的三臂试验结果的重新评估,试验涉及数千个成功的针灸治疗,这一切现在正在被认可,即"安慰剂效应在针刺中发挥着作用"的说法(Times,2005)日益被否认(Cummings,2009)。一项对源于个体患者数据的已发表的高质量 RCTs 的 Meta 分析(Vickers et al.,2012),纳入了大约18 000 例个体患者,结果显示真正穴位的应用比假穴位更有效,尽管差异很小,但提示针刺具有一种普遍的效果,不仅限于特定的穴位,这就支持了在慢性疼痛中针刺的总体疗效。

临床要点

有关机制、有效性、安全性和成本效益的证据正在支持针刺可用于疼痛门诊。

因此,比较针刺与假针刺的研究可能产生许多"假阴性"结果,并且难以解释。而且,针刺与常规医疗的对照研究比其对照假针刺更符合临床实际情况,或者甚至可以说针刺与无其他额外医疗的对照研究也确实比与假针刺对照更符合临床实际,因为这些患者通常都已尝试过各种可用的治疗方法。在本章中,更多的重点放到了与常规医疗的比较,因为它们能给出在临床实践中可能见到的反应类型的提示。

针刺的作用模式在第三章讨论过。总之,针刺对脊髓和大脑的痛处理机制,以及对自主调控、局部血流、炎症和免疫机制等的影响目前已有良好的证据,所有这些都可能在慢性疼痛问题中具有有益的影响。证据的不断积累也支持了一个更新的假说即关于针刺的神经胶质细胞活性调控的假说(Burnstock,2009)。有关针刺的神经生理作用的科学有效证据的发表,无疑改变了将针刺作为一种可疑形式的中国巫术的医学观点,从而让人接受它可作为治疗慢性疼痛的一种有价值的方法。

现在已经有几个严格的经济评估(在本章后面单独讨论),由英国国家医疗服务体系(National Health Service,NHS)或德国公共健康保险提供资金,以质量调整寿命年(quality adjusted life year,QALY)作为成本比较的基础。在 2008 年,英国国家健康与临床优化研究所(NICE)认为,每个 QALY 获得 2 万英镑的成本费用作为 NHS 提供资金是可以接受的(NICE,2008)。大约在同一时间,德国报价的对应数字为 5 万欧元。到目前为止的评估,如表 19.1 所示,已经很好地处于该成本费用的限额之内,相当明显地优于当前的标准治疗(Kim et al.,2012)。

转诊到疼痛门诊的所有最常见的疾病,针刺被常规应用并认为是有效的病种包括:腰痛,慢性颈痛,头痛和髋或膝骨性关节炎。

表 19.1 针刺的成本效益

疾病	英国研究(英镑/QALY)	德国研究(欧元/QALY)
腰痛	4241	10 526
头痛	9951	11 657
骨性关节炎	3855	17 845
慢性颈痛	(未完成)	12 649

疼痛的每个质量调整寿命年(QALY)的成本费用(增加的成本-效益比)。

经允许转自 Kim,S.Y.,Lee,H.,Chae,Y.,et al.,2012.A systematic review of cost-effectiveness analyses alongside randomized controlled trials of acupuncture.Acupunct.Med.30(4),273-285.

临床常用的针刺方法

持续性、压迫性疼痛的问题之一,就是给患者的生活带来了各种各样的困难:紧张、焦虑,有时抑郁,对压力的不良反应,易怒、攻击,人际关系困难和睡眠障碍。针刺可用于缓解所有这些情况,在评估对治疗的反应时必须考虑所有这些问题。

多年来,针刺诊所的统计已广泛报道了针刺对疼痛以及可获得最大益处的同一类疾病,具有大体上近似的成功率。Spoerel 和 Leung(1974)观察到的即刻改善率为 94%,中度获益为 70%。Yamauchi(1976)报道的短期反应率为 83%,长期获益(4 个月)为 43%。Handy(1998)发现至少有 75%,而 Freedman(2002)声称为 73% 获中度缓解,61% 为显著改善。在西班牙一家疼痛治疗单位的 5690 名患者中,Vas 等(2007)进行的一项统计发现 80% 的患者有至少 50% 的改善。

治疗后即刻的改善是非常普遍的,如疼痛减轻、活动改善和肌肉痉挛减少,有时几乎局部像用麻醉剂一样的麻木等(所以 Spoerel 和 Leung 的 94% 是相当可信的),但在许多病例中只持续几个小时,因此此在临床上不太有用。中度的改善可持续几天更为人们所接受,似乎在大多数统计中的报道约 75%。唯一相关的益处就是在治疗一个疗程之后,大约有 50% 的患者得到了长期的缓解,可观察到的具有最好效果的是头痛、面痛、颈和肩痛。对 234 名连续 5 年就诊于本人的 NHS 门诊的患者(有 299 种治疗的问题)进行的统计(图 19.1),得到了与之前引用的那些研究非常近似的结果,即 70% 在治疗结束后有反应,51% 的患者效果可以持续 1 个月。

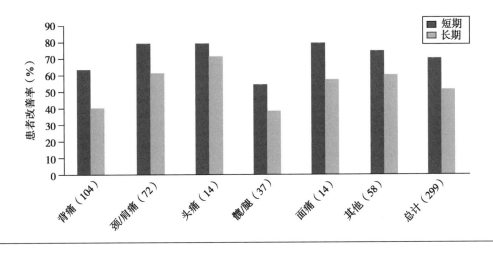

图 19.1 在一家疼痛诊所中针刺治疗 234 例患者的 299 种问题的短期和长期反应统计

源自这些统计的数据显示,约 25% 的患者对针刺有良好的短期反应,但没有长期益处。这个问题没有直接的解决办法,但有些人主张增加微系统中的穴位(参考第十章),如耳针(Brougham,1992)、手针(Magovern,1995)或头皮针(Yamamoto,1989),或者可以使用远端穴,或通过强烈的、痛刺激来诱发止痛(Le Bars et al.,1979)。更可能具有益处的就是要确保足够的刺激水平。电针,特别是结合低 / 高(2~100Hz)频率,能加速几种类型的内源性阿片样物质的释放(Han,2004),似乎总体上要比简单的人工刺激更有效(Tsui and Leung,2002),高强度刺激(Wang et al.,1997),有时甚至是令人痛苦的强烈程度,对一些患者来说可能是必要的。针具的数量(大约 5 根就足够)并不重要(Ceccherelli et al.,2010),鉴于有些针具会被置入肌肉里(Vas and White,2007),但为了获得最大的效果,建议电刺激需要使用达到 30 分钟(Hamza et al.,1999)。同时用药可能会提高成功的机会,特别是阿米替林似乎与针刺具有协同效应(Fais et al.,2012),总体上来说,直到证明有稳定的改善,才可撤掉有效的药物,这是最安全的。

临床要点

> 在疼痛诊所中,约 50% 的慢性疼痛患者经过一个疗程的针刺可获得长期的缓解。

然而,影响长期改善效果最有可能的变量是治疗的频次和疗程的长短。在中国,似乎诊所经常每天给患者治疗一次作为一个密集的疗程,随后有一个短暂的休息,然后重复疗程(Tsang,1998),但这在西方环境中并不总是实际的做法而且一些比较成功的发表的随机对照试验也都给予每周 2 次的治疗(例如 Haake et al.,2007;Molsberger et al.,2010;Tukmachi et al.,2004)。Vas 和 White(2007)探讨了最成功的随机对照试验(对于膝骨性关节炎)的特征,并与最不成功的随机对照试验相比较,发现了许多并不一致的特征,其中最重要的一点就是疗程的长短:最成功的至少有 10 次治疗。但再次令人遗憾的是,这可能不符合常规诊所的标准预约制度。然而,如果由于缺少一些额外的治疗次数,患者没有得到可能通过更密集的针刺会得到的反应,那将是很遗憾的。对于一些人来说,在家里进行自行治疗可能是一种解决的办法。

临床要点

> 治疗疗程通常包括 6 次,但 10 次的疗程可能有更好的结局。

有良好但相对短期反应的患者,有时可能需要通过以下方式来维持这种反应,即按照需求通过教会一位朋友或亲属来为他们在家里做简单的、最小限度的针刺以维持治疗,如果必要的话,每周可进行 2 或 3 次的治疗(Teig et al.,2006;也可参阅第十二章)。显然,亲属必须足够的明白事理并能按照指示去操作,并且患者必须乐意于尝试该方法(大多数人对前景会感到非常兴奋!)。针具的长度必须安全并易于操纵:预先消毒过、一次性的带有引导管的半英寸针是合适的。在选择 1~3 个使用非常方便的、可能有助于该问题解决的针刺穴位或激痛点之后,不论是将这些选穴在皮肤上标记,还是用患者手机拍摄针刺原位的照片,都要向患者演示如何通过引导管将针弹入,并向患者解释应该选择那些不会导致解剖损伤的安全穴位,因此仅仅是此类针刺穴位可以使用。应告知患者不良反应不大可能发生,但如果该部位脏污或被感染,则不应进行针刺,如果出血,用干净的纸巾用力按压将很容易阻止出血。患者应该在 1 周后复查,以确定没有问题,并且在诊所应交回使用过的装针具的塑料安全盒,以便适当处置(Campbell and Hopwood,2004)。与任何其他形式的家庭治疗一样,诊所医生要为患者负责,除非医疗已转诊到另一个医生,因此必须为患者提供咨询电话。这已被证明是一种受欢迎的且安全的技术,可提供有效的长期管理,而不需要患者频繁地去门诊就诊

（Filshie et al.，2005；Filshie and Hester，2006），并且还具有额外的心理学优势，因为患者可感受到他们掌握着自己的治疗。

临床要点

自行针刺能让一些患者保持长期的疼痛缓解。

长期规律的（或当需要时）治疗的另一种可能性就是开设一个群组诊所，在那里8个或10个有类似问题的患者可以同时治疗。这在一个由护士领导的膝骨性关节炎诊所中，已经取得了成功，并有很高的成本-效益（White et al.，2012）。它已被证明很受患者欢迎，因为患者找到了更加开放的追加治疗的途径，而且更加便利，还可享受到群组患者之间的友情。然而，单一性别的群体是首选的，所以针对此问题（指不同性别的患者）诊所最好的解决办法就是，在诊所里必须将身体裸露减小到最低程度（Asprey et al.，2012）。

慢性疼痛问题

本章的其余部分，将分别阐述最常用针刺治疗的慢性疼痛问题，审核来源于系统文献综述和主要试验的证据，以及在可能的情况下关注经济评估报告和国家基金资助实体对证据的反应。然后，从西方医学的视角来看，针对适合于每一个问题的治疗穴位和方法来进行讨论。所讨论的治疗适用于二级医疗中的慢性疼痛患者；在初级医疗中看到的患者，疼痛持续时间较短，可能用很少数量的针具、较小的刺激和较少的治疗次数就有很好的反应。

在整个章节中，针对每个问题所选的针刺穴位将被列入方框内。这些都是已发表的、成功的试验和病例报告中所使用的穴位，可作为指导，应该如此来看待，而不应将其作为穴位处方来对待。

背痛

证据

Furlan等（2005）综述了Cochrane协作网的35项针刺治疗慢性腰痛的试验，报告显示有证据支持针刺能缓解疼痛和改善功能，并且显示当针刺附加到常规治疗时可改善结局。

在对来自最佳质量研究的个体患者数据的系统综述中，Vickers等（2012）分析了"脊柱"疼痛，并结合了腰痛和颈痛的研究。在7项研究中（7003名参与者）与常规医疗相比，针刺效应量为0.51（95%CI 0.36，0.67）（见图19.2）；在8项研究中（1417名参与者）与假针刺相比，效应量为0.26（0.17，0.34）（见图19.3）。

一项加拿大的数据分析研究（Moritz et al.，2011）回顾了1 005例接受针刺治疗的腰痛患者，发现针刺后一年医生出诊量减少了49%，由此而接受针刺治疗者的医疗服务成本下降了37%，而相比之下接受常规医疗者的医疗服务成本仅下降了2%。

Haake等（2007年）在德国公共医疗保险公司支持的一项试验中，他们的调查研究纳入了1162名患者，得出的结论是，针刺治疗（包括传统的和假穴位的）几乎是常规治疗效果的2倍，并且疼痛缓解可以持续至少6个月。另一项德国健康保险业的调查研究（Witt et al.，

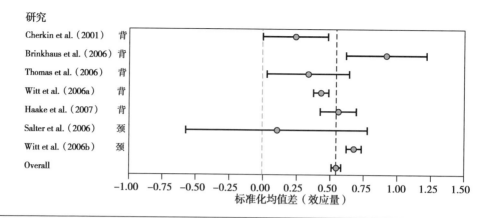

图 19.2 针刺治疗脊柱疼痛与非针刺治疗比较的高质量随机对照试验的 Meta 分析（Vickers et al.，2012）

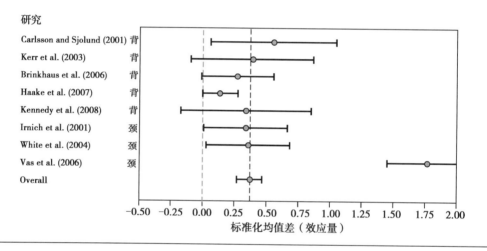

图 19.3 针刺治疗脊柱疼痛与假针刺比较的高质量随机对照试验的 Meta 分析（Vickers et al.，2012）

2016a）涉及 11 000 多名患者，报告了针刺组不仅具有显著的临床改善，而且表明具有良好的增量成本效益比，为每个质量调整寿命年 10 526 欧元。根据这些调查和临床试验的证据，德国卫生部根据联邦医生和健康保险公司委员会的建议，批准了法定的健康保险基金作为慢性腰痛针刺费用的报销。

类似地，一项英国 NHS 资助的实用性试验（Thomas et al.，2006）显示，与常规医疗（物理治疗、手法治疗、药物等）相比，针刺组的获益在治疗后 2 年仍有统计学上的显著性差异。这项试验的经济学评价（Ratcliffe et al.，2006）报告显示，每个质量调整寿命年增加的成本为 4 241 英镑，与常规医疗相比，针刺以相对较小的成本而对健康具有适度的益处，从长远看针刺产生了成本效益。

临床要点

证据表明，针刺治疗背痛比非针刺和假针刺对照组都更有效，且成本效益良好而低于公认的阈值。指南推荐针刺可用于慢性背痛的治疗。

由于这些证据,NICE 在其 2009 年关于持续性非特异性腰痛早期管理的指南中推荐,对于疼痛持续 6 周以上的患者,可提供一个疗程为 10 次,为期 12 周的针刺治疗(NICE [CG88],2009)。在美国,美国医师学院和美国疼痛学会发布了联合指南(Chou et al.,2007),支持针刺用于下背痛。Lin 等(2011)在一项系统综述中,观察了指南支持的有关下背痛治疗的成本效益,发现有证据的方法包括针刺、运动、脊柱手法操作和认知行为疗法,但有趣的是,并没有药物!

临床方法

大多数试验记录的用于慢性背痛的穴位,主要基于膀胱经在下背部的 20 多个穴位,所以在该区域中的任何部位针刺,似乎都是与疼痛处于相同的节段水平,而且就在传统穴位上或者临近部位。因此,这更有助于寻找那些存在压痛点或肌筋膜激痛点的部位。这些部位可能是简单的表现为压痛,也可是紧绷的、条索状的肌肉带,可在检测者手指下隐现,或者特别是在下背部,可能表现为离散的"纤维化"结节(Baldry,2004;也可参见第七章)。压痛点通常在骶髂关节(小肠俞)上的凹痕中被发现,这个部位正处于髂棘的下方和腰椎棘突两侧的肌肉中(表面和深部)(主要是膀胱经穴);实际上即使它们没有压痛,通常也值得针刺这些穴位中的一些穴位。

另外,一些医生喜欢使用所谓的"骶骨平刺":一对较长的针具水平刺入,恰好就在骶骨孔的上方,并进入到骶骨的表面(下髎、中髎、次髎、上髎),覆盖双侧骶骨孔(Umeh,1986)。距离椎体中线旁 0.5 寸的腰部华佗夹脊穴,也按照节段性方法应用,并且常用作背痛治疗的局部穴位,有时在椎体上敲击骨膜进行额外的刺激。通过适当的针具进行电刺激似乎受到了患者的欢迎,它能提供即刻的疼痛减轻和肌肉放松,以及更好、更持久的益处(Thomas and Lundberg,1994)。

如果有坐骨神经痛,在臀部的"坐骨"穴(秩边),臀的上象限通常有压痛,并可与在外踝后面的昆仑,即神经末端的远处部位一起使用。下背部的问题通常引起的疼痛会牵涉到髋部区域,并且可在髋部周围和沿着腿外侧向下的线上(大致沿胆经)找到压痛点,有时远至膝盖以下的阳陵泉。腹部问题可能会引起下背部的牵涉痛,因此如果按照上述标准方法没有足够的反应,则值得花时间检查腹部的激痛点,或者寻找有压痛的手术瘢痕,可给予针刺(Fang,2014)。

Kalaukalani 等(2005)比较了医生和非医生针对慢性背痛的针刺做法,发现尽管医生是将他们的方法建立在神经解剖学原理上,而非医生更趋向于中国的传统方法,但两者之间在穴位选择上存在高度相关性。此外,Molsberger 等(2008 年)对从 10 个国家抽取的专家进行调查分析时,获得了治疗腰痛的一个广泛共识。这些穴位主要选自膀胱经和胆经的穴组——一个类似的首选,同时也结合使用华佗夹脊穴和阿是(激痛或压痛)穴,并且从业者全部使用深刺,同时也对其处方进行变化以适合不同的个体患者。基本上如前所讨论的针刺方法被认为是合理的。

颈肩痛

证据

颈部疼痛和肩带疼痛在本节中一起讨论,因为它们常常在慢性疼痛患者中共存。甚至单有肩关节痛的患者也可能出现颈痛；所以值得注意的是，患者通常被招募到临床试验中只是这些疾病中的一种或另一种，因此可能并不代表典型的慢性疼痛群体。这些情况是常见的，幸运的是针刺的成功率是好的：作者的统计发现临床上有益的反应是 61%（图 19.1）。

在一项有关针刺治疗颈痛的 14 项随机对照试验的系统综述和 Meta 分析中，Fu 等（2009）报道，研究结果证明针刺在短期内有显著的疗效，但是没有足够的证据能对针刺的长期疗效做出结论。关于颈部疾病的 Cochrane 综述（Trinh et al.，2006），检验了 10 项针刺治疗慢性颈痛的试验，结论为对于慢性颈痛患者包括那些疼痛放射到手臂的患者，有证据显示针刺后疼痛短期缓解：有中等强度的证据表明针刺比假治疗更有效（SMD-0.37，95%CI-0.61~-0.12）。在 Vickers 等对高质量研究的分析中（2012），针刺治疗 3 118 例颈痛患者的唯一大规模高质量研究显示，针刺治疗与常规治疗相比有高度显著的效应量 0.68（0.63，0.74）（Witt et al.，2006b）。比较针刺与假治疗的 3 项研究出现了不一致的结果（图 19.3）。所有脊柱疼痛的 Meta 分析（Vickers et al.，2012）在前面已提到过，见背痛内容下。

德国健康保险对针刺治疗慢性颈痛的调查（Witt et al.，2006b）涉及 14 161 名患者，报告认为"在慢性颈痛患者中，针刺加常规医疗的治疗方法与单纯的常规医疗比较，表明针刺加常规治疗与颈痛和功能障碍改善密切相关"。Willich 等对该试验的经济学评价（2006）发现，增值的成本效益比为每个质量调整寿命年增加了 12 469 欧元。他们得出结论："根据国际成本效益阈值，针刺是慢性颈痛患者的一种具有成本效益的治疗策略"。

临床要点

中等强度的证据表明，针刺是治疗颈痛和肩痛的一种有效方法。

对于肩痛，Cochrane 综述（Green et al.，2005）检索到了 9 项随机试验。总体而言，与安慰治疗相比在 4 周时针刺具有益处［加权均数差（WMD）］17.3（7.79，26.81）。然而，到 4 个月时，针刺组和安慰组之间的差异虽然仍具有统计学意义，但这种差异不再可能具有临床上的意义［WMD 3.53（0.74，6.32）］。他们得出结论，虽然针刺可短期地改善患者疼痛和功能，但没有很好的证据支持针刺的益处。然而，Molsberger 等（2010）在 424 名参与者的一项德国大型试验中发现，针刺组的反应率为 65%，假治疗组为 24%，接受常规骨科医疗组的反应率为 37%（图 19.1）。他们的结论是："针刺是慢性肩痛常规骨科治疗的一种有效替代方法"。提供患者个体数据的 3 项研究也显示，针刺比假治疗具有更显著的效果（图 19.4）。

临床方法

慢性颈痛和肩痛（框 19.1）经常同时出现，颈部问题可向下放射到手臂上，肩带部肌肉的疼痛也会影响颈部肌肉，从而降低了活动度。肩关节疼痛更加局限，但仍然可能与肌肉累及相关。因此，无论什么原因，检查原发和继发性的激痛点是明智的。实际上，尽管对于患者来说触摸到压痛点和激痛点相当不舒服，但激痛点针刺通常是一种有效的治疗方法。

肩井几乎总是恒定地有压痛，并且总是值得应用的，但是需要牢记，前两条肋骨之间的胸膜在这一点上可能就在距离表面 2cm 以内（或许在恶病质患者中更小于 2cm），因此针刺应当与上面的肋骨相切，而避免气胸！风池和天柱通常也有压痛，而在斜方肌中的魄户正处于肩胛骨的内侧。

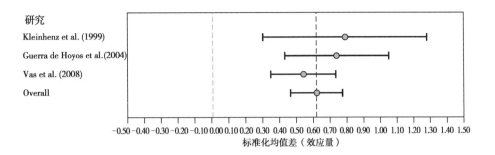

图 19.4　针刺治疗肩痛与假针刺比较的高质量随机对照试验的 Meta 分析

框 19.1　颈痛和肩痛试验中应用的针刺穴位

颈痛
局部：风池、前顶、天柱、大椎、肩外俞、激痛点
远端：合谷、后溪、外关、阳陵泉、昆仑、太冲
肩痛
后溪、肩贞、曲池、肩髃、肩髎、天髎、大椎

　　胸锁乳突肌的触诊通常会引发颈部的激痛点,而在弱反应的病例中,颈部关节柱上的骨膜敲击可以提供足够的刺激以获得更积极的效果(Mann,2000)。肩部疼痛可能与冈上肌肌肉的激痛点相关,或与三角肌的前部和后部的激痛点都相关,但是如果针刺这些部位几乎没有反应时,则应该沿着手臂进一步向下寻找激痛点,即恰位于肘前窝上的肱二头肌中(Baldry,2001)。

　　由于一些患者感觉针刺入颈部太痛,所以从业者可以省掉颈侧部的穴位,而仅在左右两侧的肩井上通过针具给予轻柔的电刺激。事实上,White 等(2000)发现,与手针或远端电刺激相比,至少在短期内,后颈部肌肉的针具电刺激会产生疼痛缓解、睡眠质量和身体活动改善的最佳结果。此外,在决定疗效方面,针具的数量似乎并不重要,但前提是至少应使用两个有意义的激痛点(Ceccherelli et al.,2010)。虽然 Irnich 等(2002)报道,在治疗运动相关性颈痛和改善颈部活动范围方面,使用远端的传统的针刺穴位比局部的激痛点治疗更有效,但他们试验的非常短暂的结果期可能不允许在局部激痛点上发生短暂的针刺后疼痛(译者注:作者的意思是为了达到即刻的止痛效果,他们的试验采用了远端选穴,因针刺局部激痛点会引起疼痛。),因此,作者依然建议为了获得长期的益处应使用激痛点。但是,我也建议应用一些远端的穴位(框 19.1),特别是具有颈神经根的手臂穴位如合谷,以及与压力有关的颈部肌肉痉挛,传统的具有缓解精神紧张的穴位百会位于头顶部,尽管人们认为这一穴位的效果可能源于医疗情境,而不是穴位本身(见第七章)。

头痛

证据

　　已发表的针刺治疗头痛的 6 项试验,样本均大于 200 例,为针刺提供了坚实的证据(表

19.2)。表中的反应率对针刺的预期值给出了提示。

Vickers 等（2004）组织实施了一项由 NHS 资助的试验,发现治疗后的益处可持续一年,改善比标准药物治疗更具成本效益（Wonderling et al.,2004）。估计使用针刺增加的每个质量调整寿命年的成本为 9 180 英镑,低于使用舒马普坦的成本。然而,该估算将依据咨询的时间长度和针灸师的成本（薪金）而有所不同,但它可能仍然处于成本效益的限度内。

表 19.2 样本量 >200 例的头痛随机对照试验

参考文献	诊断	例数	对照组	50% 的反应率		
				针刺	假/最小刺激量针刺	常规治疗
Vickers 等（2004）	慢性头痛	401	常规治疗	34%[a]	–	16%[a]
Linde 等（2005）	偏头痛	302	假针刺治疗;等待名单	51%	53%	15%
Melchart 等（2005）	紧张型头痛	270	最小刺激量针刺、非针刺	46%	35%	4%
Diener 等（2006）	偏头痛	960/795[b]	假针刺治疗、常规治疗	47%	33%	40%
Endres 等（2007）	紧张型头痛	409	假针刺治疗	66%	55%	–
Jena 等（2008）	慢性头痛	3182/2871[b]	常规治疗	45%	–	20%

注:[a] 值是头痛减少天数。
　　[b] 用于分析的例数。

德国医疗保险公司对偏头痛（Linde et al.,2005）和紧张型头痛（Melchart et al.,2005）发起的大规模试验,都显示半标准化针刺比无治疗更有效,但类似于假针刺治疗或最微量的针刺效果。所看到的结果可能意味着针刺是有效的,但针刺的定位和刺激水平不是至关重要的。

Sun 和 Gan（2008）发表了一篇实施过程严谨的系统综述,纳入了 31 项有关两种类型的慢性头痛研究,得出结论是,在改善头痛强度和发作频率方面,针刺优于假针刺治疗或药物治疗。

有两项 Cochrane 综述涵盖这一领域:一项是针对偏头痛（Linde et al.,2009a）,综述了 22 项试验,结论是在急性发作和预防中有一致的证据支持针刺有效。另一项紧张型头痛的综述（Linde et al.,2009b）包括 11 项试验,报告显示针刺是一种治疗紧张型头痛有价值的手段。有趣的是要注意,综述发现针刺比假针刺治疗对紧张型头痛有显著的益处,但不是偏头痛,在此他们建议"精确的穴位位置可能具有有限的重要性"（Linde et al.,2009a）。这可能是由于紧张型头痛对激痛点的失活具有特殊反应,而在该位置精确的针刺是必不可少的,然而偏头痛是一个更为中枢性的现象,因此对于更为整体性的针刺能产生反应。

在他们的个体患者数据的高质量随机对照试验的 Meta 分析中,Vickers 等（2012）发现与非针刺对照组相比,针刺治疗慢性头痛的效应量为 0.42（95%CI 0.37,0.46）。所有这些证据都证明,在制定 NICE 关于头痛的指南方面是具有说服力的（NICE［CG150］,2012）。他们推荐为期 5~9 周的累计 10 次的一个疗程的针刺作为慢性紧张型头痛的预防性治疗。同样的,他们建议在托吡酯治疗偏头痛中,不论有或没有先兆,如果用托吡酯和普萘洛尔都不适合或无效时,可给予一个累计 10 次的针刺疗程。

临床要点

高质量的证据表明针刺对紧张型头痛和偏头痛有显著的疗效,虽然对偏头痛的效果不是特异性的。指南推荐针刺作为头痛的治疗方法。

一些阳性试验没有将丛集性头痛与其他类型的头痛进行区分(Melchart et al.,2006),但临床上丛集性头痛已被证明难以治疗,虽然有极少的成功报告(Gwan,1977)。Hardebo 等(1989)发现针刺后丛集性头痛患者脑脊髓液中的甲硫脑啡肽增加,但指出治疗对预防头痛没有什么价值。

这个问题可能是由于针刺治疗往往是针对看起来非常严重的偏头痛样头痛,而丛集性头痛实际上被归类为三叉自主神经性头痛之一(Benoliel,2012),所以可能显示出与面部神经性痛的情况相似,用针刺治疗可能会取得更大的成功(参见下文中的"神经病理性疼痛")(Hayhoe,2015)。

临床方法

除了一些标准穴位,可以根据头痛的通常起始部位及其扩散的区域,以及头痛的原因或诱发因素来选择穴位(Hayhoe,1998),如框 19.2 所示。这种方法适用于偏头痛和紧张型头痛,但是在偏头痛中,添加内关可能被认为有助于减少常见的恶心(Streitberger et al.,2006),并且浅刺眼周围的穴位(睛明、攒竹、承泣、四白和太阳)(Yeh et al.,2008)可能有助于治疗视觉症状。

框 19.2 头痛试验中应用的针刺穴位

紧张型头痛 风池[*]、肩井[*]、合谷[*]、太冲[*] 率谷、阳白、阳陵泉、曲池、天柱、风门、心俞、内关、大陵、三阴交、头维 印堂、太阳、颈部激痛点(TPs) **偏头痛** 阳白[*]、风池[*]、丘墟[*]、攒竹[*]、天柱[*]、昆仑[*]、太冲[*]、合谷[*]、三阴交[*]、足三里[*]、外关[*]、百会[*] 听会、上关、率谷、完骨、肩井、足临泣、地五会、头维、内庭、中脘、上脘、华盖、神道、哑门、内关、后溪、阳谷 太阳、鱼腰、安眠、激痛点 [*] 用星号标注的穴位为多个研究团队所报道

如果患者在治疗时有头痛,选择远端的合谷或太冲偶尔会有快速的效果(Li et al.,2009;Wang et al.,2012),这会增加患者对您的专长的信心!作为标准,这些穴位的其中一个穴加上风池是有用的。

有一些证据表明针刺可调节免疫应答(Lunderberg et al.,1991):已经提出了多种不同的穴位,但是合谷和曲池是普遍使用的,也可给予电刺激(Sakic et al.,1989),所以可能对由过敏或食物或饮料过敏诱发的头痛有效。如果头痛与激素有关,特别是月经前的头痛,那么三阴交可能是有用的(Ma et al.,2010)。压力以及随之而来的颈和肩部肌肉的紧绷可能是偏头痛和紧张型头痛的诱因,因此,我们建议仔细检查这些肌肉中的激痛点并针刺其中最显著的激痛点(Baldry,2001),然而值得牢记的是,激痛点可能是继发于头痛,而不是它们产生的原因。针刺可使紧绷的肌肉立即放松,由于局部血流的改善,患者会有温热的感觉(Cagnie et al.,2012)。压力的原因通常是家庭或工作生活所固有的,并且不能被消除,但是传统穴位百会或四神聪,在实践中看起来似乎在减轻压力不良反应上有惊人的效果(Lloret and Hayhoe,2015)。

枕部起源或扩散到枕部的头痛提示应使用风池,而另一个常见的头痛起源或扩散部位就是太阳穴,在检查激痛点后,发现疼痛是从上斜方肌纤维(肩井周围)或胸锁乳突肌扩散而来的,可能预示着应针刺太阳穴。皱眉肌引起的神经卡压与复发性偏头痛有关(Janis et al.,2008,2013)。这涉及眶上或者滑车上神经,在它们各自的切迹上针刺,即鱼腰或攒竹,因此适合于治疗额头痛,但是意外穿刺伴随的静脉或动脉可能导致出现黑眼眶。一种罕见但有说服力的头痛原因可能是颞肌激痛点被激活(Simons and Travell,1998),尽管这些激痛点通常更多的是继发于颈部姿势肌问题。颞部激痛点也可牵涉到颞下颌区域疼痛,或者甚至牵涉到牙齿。针刺可有效而快速地缓解疼痛。

不过必须提醒的是,对于偏头痛,以及某种程度上的紧张性头痛,在敏感的受试者中用针刺进行预防性治疗的最初几天内可能会引发严重的头痛。然而,这可能是病情缓解好时期到来的最后时刻,虽然一些患者说,他们仍然能体会到偏头痛发作的先兆感,但头痛情况却不会发展。

髋和膝痛

证据

针刺治疗外周关节骨性关节炎的 Cochrane 综述(Manheimer et al.,2010),评价了膝痛(12项试验)、髋痛(3项试验)和混合性髋和膝痛(1项试验)患者的随机对照试验。该综述明确地强调了在评估针刺的假治疗对照试验中的基本问题:对患者而言"假治疗"可能是更为可信的,但也被认定为更可能具有生理学效应,并且与真实针刺具有非常相似的临床效果。尽管如此,他们发现这些试验总体上显示,在标准针刺治疗后疼痛和功能的短期改善具有统计学意义,尽管与假针刺的差异很小。然而,在针刺与等待名单、辅导教育比较的试验中,他们报告"在疼痛和功能的短期和长期改善方面具有临床意义"。与非针刺相比,效应量超过 0.9(表 19.3),大于所有的其他保守治疗膝骨性关节炎的效果。

另外一项针刺治疗风湿性关节炎的 Cochrane 综述(Casimiro et al.,2005)发现,仅有两项试验适合于评估,其中一项使用电针治疗膝疼痛。虽然质量低,仅有小样本量,但他们报告在 24 小时和 4 个月的时候,膝痛显著减少。

White 和 Kawakita(2006)综述了针刺治疗膝骨性关节炎的证据,提出"根据目前的证据,针刺可能会作为非甾体类消炎药的一种替代方法,至少同样有效,可能更具成本效益,更安全"。一项 Meta 分析(Corbett et al.,2013)发现,与常规医疗相比,针刺是所有治疗膝痛的物理干预中对疼痛影响最大的方法(图 19.5)。

德国社会健康保险公司支持的四项大规模的针刺调查研究,共招募了 5 670 例骨关节炎患者,主要是髋和/或膝痛(Linde et al.,2006;Scharf et al.,2006;Witt et al.,2005,2006c)。这些调查研究的总体结论是,当针刺附加到常规医疗时,可使骨关节炎的髋和膝痛获得"显著的临床改善"。

Reinhold 等(2008)报道了对 Witt 等(2006c)的针刺治疗膝和髋的骨性关节炎试验的经济学分析,他们发现接受针刺的患者与单用常规医疗相比,生活质量有改善,并且具有总体增量成本效益比,为每个质量调整寿命年增加了 17 845 欧元,但是女性的成本效益比男性更好。结论为针刺是一种骨关节炎疼痛的具有成本效益的治疗。由于这些试验和调查研究的结果,德国联邦医生委员会和健康保险公司推荐,针刺治疗膝骨性关节炎应该由法定的健康保险基金给予报销,德国卫生部现已批准。

表 19.3　针灸治疗骨关节炎的效应量,作为与最小重要差异进行比较 - 疼痛为 0.39,功能为 0.37(Manheimer et al.,2010)		
结局	N,与假治疗相比	N,与等待名单或有效治疗对照
疼痛,短期	8,0.29(0.10,0.48)	4,0.96(0.70,1.21)
功能,短期	8,0.29(0.08,0.49)	3,0.93(0.69,1.16)
疼痛,长期	4,0.10(−0.01,0.21)	3,0.37(0.06,0.68)[a]
功能,长期	4,0.11(0.00,0.22)	3,0.36(0.18,0.55)[a]

注:[a] 数值为所有可用研究的组合。N,纳入研究的数目

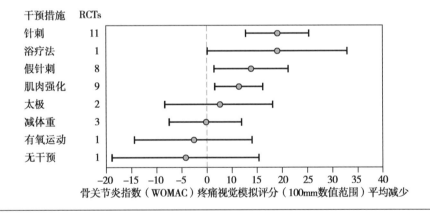

图 19.5　与常规医疗相比,膝关节疼痛的物理干预的有效性网络 Meta 分析(Corbett et al.,2013)

临床要点

高质量证据证实针刺治疗膝骨性关节炎具有有效性和成本效益。指南中推荐针刺。

在英国,2008 年 NICE 有关骨关节炎的指南没有推荐针刺,因为他们的成本效益评估 - 主要基于针刺与假针刺比较试验的建模(NICE〔CG177〕,2008)。从那时起,已经表明更合适的评估 - 与常规医疗的比较 - 证明了针刺治疗膝骨性关节炎具有成本效益(Latimer et al.,2012)。随后,Whitehurst 等(2011)对 Foster 等(2007)所做的一项膝骨性关节炎 RCT 的数据

进行了经济学分析,结果显示针刺(和假针刺)具有成本效益,为每个质量调整寿命年 3889 英镑。Vickers 对个体患者的 Meta 分析,均来自高质量的 RCTs(Vickers et al.,2012),报告效应量为 0.57(95%CI 0.50,0.64)。尽管如此,修订的 NICE 指南(NICE［CG177］,2014)仍然不推荐使用针刺。这个决策是基于临床有效性证据不足,NICE 所提出的理由是应基于与假针刺的比较(因为药物就是与安慰剂的比较)。NICE 将最小的具有临床重要性差异设定为 0.5 的效应量 - 这是通过假对照试验无法达到的,但是在针刺与常规医疗的比较中却是易于实现的(表 19.3)。

临床方法

Vas 和 White(2007)分析了 White 等(2007)综述中的研究,以确定在试验结果中可能导致变异性的因素。他们发现了一些趋势,直接指向了针刺治疗膝骨性关节炎的方法。他们的分析表明,每个膝部至少有 4 个局部的针具,并用强电刺激(而不是手针)肌肉中的这些针具,产生了最好的效果,但是在远端(手或脚)穴位进行额外的针刺并不能改善反应。治疗应为每周 1 次,每次 20 分钟,持续至少 6 次(最好是 10 次)。

在一家疼痛诊所应用局部穴位治疗膝痛的个人临床经验的统计显示(图 19.1),有 47% 的成功率 - 近似于 Scharf 等(2006)的德国试验所达到的 53%。穴位包括膝盖下“膝眼”表面的膝眼穴,髌骨上方的鹤顶,股内侧肌中的血海,以及在下肢外侧的足三里或者阳陵泉。这些穴位都是在阳性试验中常用的(方框 19.3)。然而,重要的是要避免针刺入关节,因为有针刺后出现脓毒性关节炎的报道(Laing et al.,2002;Tien et al.,2008)。类似地,手术后的膝痛,特别是膝关节置换,需要特别注意,因为针不应放置在假体附近,恐怕会引起感染。通常在手术瘢痕中会有压痛点,这些可与任何局部肌肉的激痛点一起进行浅刺(Fang,2004)。然而,有一些证据表明,作用强烈的远端穴位(如内关和太冲)可以像通常的局部穴位一样有效(Liu and Tian,2013)。

髋痛可以用针刺髋部附近的激痛点来治疗(Travell and Simons,1992),或者简单地围绕髋放置成一个圆圈(盘龙),以及针刺下肢一侧向下沿着胆经的压痛点,包括阳陵泉。通常保持在 L_2~L_5 节段的皮节、肌节和骨节(框 19.3,也见于第七章)。请记住,髋周围的疼痛可能是源于下背部,在那些区域寻查激痛点当然是值得的,可能要增加使用一些(节段性)下背部的膀胱经穴。临床经验提示,在股骨大转子上进行骨膜敲击也具有益处(Mann,2000)。

框 19.3 骨性关节炎髋和膝疼痛试验中使用的针刺穴位

髋痛
局部:居髎、环跳、风市、承扶、殷门、秩边、髀关
远端:阳陵泉、侠溪、昆仑、丰隆、内庭、合谷
膝痛
膝阳关、阳陵泉※、悬钟、足临泣、脾俞、委中※、承山※、飞扬、昆仑※、申脉、梁丘※、犊鼻※、足三里※、丰隆、内庭
公孙、商丘、三阴交※、阴陵泉※、血海※、太溪※、阴谷、太冲、曲泉、合谷※、外关
鹤顶※、膝眼※、激痛点※
※ 标注星号的穴位被多个研究团队所报道。

神经病理性痛

证据

众所周知用任何方法治疗神经痛都是有困难的,所以一个相对非侵入性的技术如针刺,如果它能提供一些成功的机会的话似乎很受欢迎。Liu 等(2010)综述了针刺治疗三叉神经痛的 12 项随机对照试验,结论是虽然证据质量低,但提示针刺是一种有益的治疗,并与卡马西平有相似的益处,但副作用更少。

另外,疱疹后神经痛的报道并不一致。有一些试验证据(Ursini et al.,2011)显示,针刺治疗急性带状疱疹和标准药物治疗在止痛方面一样有效,并可降低疱疹后长期疼痛的发生率。但是,对于疱疹后神经痛,尽管案例记录和非对照的报道可能似乎令人狂热(Lewith and Field,1980;Valaskatgis et al.,2008),但总体的看法是针刺基本没用(Jolly,1980),尤其是对胸部或腹部的疱疹后神经痛。Lewith 等(1983)在他们的随机对照试验中证实了这一点,报告说针刺对带状疱疹后神经痛的缓解几乎没有什么价值。因此,在临床上,可能重要的是在中枢敏化完全固化之前,在急性期鼓励治疗,因为当患者达到慢性期的时候,成功率似乎很低。

有一些证据表明针刺对周围神经病变有益处,包括糖尿病和 HIV 相关的神经病变(Shiflett and Schwartz,2010;Zhang et al.,2010),美国联合学院关于痛性糖尿病神经病的基于证据的指南推荐"应该考虑用经皮神经电刺激"。在一个小型非对照性研究中,Jeon 等(2014)发现针刺对糖尿病周围神经病变后的疼痛和敏感性具有显著地改善作用,有两名患者获得完全缓解;Garrow 等(2014)所做的一项假针刺随机对照试验,也显示了针刺的中度效应(在这些研究中使用的穴位见框 19.4)。

针刺幻肢痛的案例记录报告,对疼痛治疗是成功的,但对幻肢感觉的改变不明显。治疗过程一般较短,约 5 分钟(Davies,2013),选用对侧肢体的少数几个穴位(框 19.5)(Bradbrook,2004),但 Tseng 等(2014)仅用头皮上的四神聪治疗而获成功。

框 19.4　用于糖尿病周围神经病变的针刺穴位

太冲[※]、阳陵泉、悬钟、足临泣、太溪[※]、三阴交[※]、阴陵泉、血海、足三里[※]、八风(4 个穴位)
[※] 标注星号的穴位在两项研究中均使用。

框 19.5　用于幻肢痛的针刺穴位

下肢截肢
太冲、三阴交、伏兔、足三里、上巨虚
上肢截肢
合谷、下廉、曲池、臂臑、肩井

临床方法

在神经病理性疼痛中,因为异常性疼痛和痛觉过敏都会发生,所以直接针刺局部可能会起反作用,潜在着会导致恶化的风险,而可能不会有随后的益处。反之,适当的方法是将针放置在相关节段的上方或下方区域,以及在对侧将针刺入相对应的节段中(Tian,2010)。有关在对侧治疗的传统建议是一个合乎神经生理学逻辑的观点,因为按照这样的方法针刺后,可能存在着节段性地释放神经递质,进入脑脊液,并有效地按照大约 3 个阶段进行传递,也就是中枢神经激素和递质释放进入到脑脊液和血流,很可能是双侧的直接的神经下行疼痛调控,以及节段内的胶质细胞调节。临床上,重要的事情就是从最小刺激开始,缓慢操作直到有效的水平,包括必要时的电刺激,偶尔也会最终涉入神经病变区域。这可能是一个缓慢的过程,需要多次治疗观察才能取得成功,并且不能太快地减少任何药物,因为这会引起疾病的发作。

一般来说,特别是对于面部神经病变,当神经痛处于沉寂时最好不要给予治疗,恐怕会扰动它,所以不要给予常规的连续治疗,而应准备好一旦症状复发就可给予治疗。神经痛可能会很好地沉寂几个月,直到被诱发时才会被重新激活,例如,由于大量的心理或身体上的压力:这对于面部神经痛是一个显而易见的事实。然而,随后相当少次数的针刺治疗通常会再次解决问题。

复杂的区域性疼痛综合征(complex regional pain syndrome,CRPS)也是同样具有挑战性的问题,任何形式治疗的有效性都没有明确的证据,尽管多学科的方法(可能包括针刺)似乎效果会最好(Albazaz et al.,2008)。目前有许多使用针刺的阳性案例记录,Chan 和 Chow(1981)报道了电针治疗 20 例患者的系列观察,显示了 70% 的成功率。所用穴位将根据病变区域而有所不同,例如合谷、小海和青灵被 Leo(1983)有效地用于肘部 CRPS,但是大多数成功的治疗似乎主要采用电刺激局部(可能也有对侧的)穴位的方法(Hill et al.,1991)。

颞下颌关节功能障碍

这个主题也在第三十八章中会讨论。La Touche 等(2012a,b)综述了 8 项随机对照试验,其中 4 项为可接受的质量,然而仍然存在偏倚风险。他们发现在这些试验中,针刺减轻了疼痛,改善了咀嚼功能,增加了上、下中切齿间的开放程度,并得出结论,在颞下颌关节功能障碍(temporomandibular dysfunction,TMD)患者中"针刺是一种能产生短期止痛效果的合理的辅助治疗方法"。Fink 等(2006)类似地综述了 8 项随机对照试验,并报告认为,尽管方法学上存在缺陷,但"在颅下颌功能障碍的管理中针刺可能是一种合适的补充治疗方法"。

临床要点

中度证据表明针刺对 TMD 有效。

从根本上来说,针刺治疗的临床方法包括针刺对关节发挥作用的肌肉中的激痛点。有大量的传统针刺穴位在该部位上,其中一些也被证明就是激痛点(Galo et al.,2009)。Rosted(2001)分析了阳性随机对照试验中使用的穴位,并发现都一致使用了颊车、下关和颧髎,并用风池、天柱和合谷,而加百会作为常规的精神放松穴位。在关节表面进行骨膜敲击,或者横跨关节的电针(如颊车至下关)可延长疗效(Ho and Bradley,1992),而透刺穴位,在耳旁平刺透刺听会、听宫和耳门,可给予面神经进行刺激,因为它在腮腺中发出分支,但要注意用这种方法时会接近浅表颞动脉。

手痛

有关针刺治疗关节炎手痛和僵硬几乎没有证据,除了一篇 Cochrane 综述(Brosseau et al.,2003)表明,类似于针刺的 TENS(低频、高强度,经皮神经电刺激)对手部的风湿性关节炎,可改善肌肉的力量,并减轻疼痛和关节的压痛。然而,临床上治疗很简单,且经常有效。应用的经外奇穴就是大家所熟知的八邪,由在指关节水平上每两个手指之间针刺一针组成,如此可刺激到所有的手指神经的区域,再加上合谷,前臂肌肉(通常为手三里或曲池)的激痛点,以及颈部前外侧的压痛点,可能与颈丛和 $C_{6,7,8}$ 神经根有关。

外上髁痛

系统综述已发现,手针治疗外上髁疼痛比假针刺(Gadau et al.,2014)或激光治疗(Chang et al.,2014)更有效,并且 Trinh 等(2004)的系统综述报道,有强证据支持针刺具有短期缓解作用。一项 Cochrane 综述也提示针刺具有短期疗效(Green et al.,2012)。尽管如此,临床上可以在针刺治疗后的数天内,通过鼓励患者做手臂肌肉拉伸运动可获得长期的效果(Valera-Garrido et al.,2014),并要重复针刺治疗至少 3 次。在敏感的受试者中,首次针刺网球肘点有时会引起疼痛发作,类似于类固醇注射后所见到的情况。准确地在外上髁的伸肌总腱(急性压痛点)的起始处,用一根非常纤细的针具,做简单、温和地骨膜雀啄刺或许就足够了,但是作为替代性方法,可将治疗集中在该区域的其他激痛点上,通常为手三里和曲池,加上合谷和颈部的压痛点,在第二次或第三次,再针刺具有急性压痛的网球肘点,这依据反应情况而定。类似的方法也适用于内上髁痛。

临床要点

中强度证据表明针刺是外上髁炎有效的治疗方法。

足跟痛

足跟疼痛是另一个常见的,看似很小的问题,但是却是致残性疾病。Cotchett 等(2010 年)对足跟痛的干针治疗进行了系统综述,并报告了 3 项试验的结果。所有试验都显示激痛点针刺或注射都获得了显著的成功,但是低质量的试验使得从其结果中无法获得确切的结论。由30 名专家一致同意而提出的治疗方法(Cotchett et al.,2011),即首先进行肌肉触诊,特别是在小腿部如比目鱼肌,胫骨后的和腓肠肌等的激痛点(Travell and Simons,1992),然后针刺这些部位。也包括应用一些传统的穴位如昆仑、太冲和足三里、阳陵泉,这似乎亦是明智的选择。

睡眠障碍

慢性疼痛是睡眠障碍潜在的原因(Ohayon,2005),但 Haack 等(2007)已经证明,睡眠缺乏本身可通过上调促炎性细胞因子来加剧疼痛,产生痛觉过敏变化,并干扰止痛药物的反应(Lautenbacher et al.,2006)。这种睡眠障碍和疼痛的恶性循环,就会严重地影响日常的生活质量,所以有效的疼痛管理应包括改善睡眠的策略。

一项 Cochrane 综述(Cheuk et al.,2012)分析了 33 项随机对照试验。他们发现与无治疗或假针刺相比,"压针法可以使更多的患者睡眠质量改善",与其他单独的治疗相比显示针刺作为一种辅助疗法"可能会少量地增加睡眠质量改善患者的比例"。然而,效果量"总体上较小,具有宽置信区间"。亚组分析表明手刺比电针更有益。

同样地,Huang 等(2009)综述了 30 项研究,其中 93% 为阳性,不能明确地推荐其使用,因为他们认为鲜有试验具有足够的质量。但是 Cao 等(2009)能够从中国发表的论文中纳入许多"合理"质量的随机对照试验,综述了 46 项研究,得出结论:"针刺治疗失眠可能是有效的"。

患者们常常会发现经过任何针刺治疗后,他们的睡眠质量有改善,可以持续多个晚上,但传统的针刺处方通常包括沿着头皮中线的一系列穴位,尤其是百会(框 19.6)或交替应用头皮组穴四神聪。这些穴位可能具有普遍的放松效果,包括精神和躯体,减轻焦虑、舒缓反应和改善睡眠。它可能只是一个特别强的安慰剂,或是暗示力量的证据,但是,即使在野生动物中,它确实看起来也是惊人的有效(Lloret and Hayhoe,2005)。治疗慢性疼痛患者的临床经验表明,许多患者前来特别地要求针刺,由于针刺对于他们压力过大的生活具有舒缓作用。同样地,电针应该具有类似的作用,由于它将会提高血清素和内源性阿片肽水平,随之发生放松和欣快效应;至少大多数患者在治疗后有了好的夜眠。为了获得长期的效果,可以教患者在手腕上的神门穴使用压针,或用手工按压,或使用商业压力贴过夜(Nordio and Romanelli,2008)。

框 19.6 失眠试验中应用的针刺穴位

百会 *或四神聪、神门 *、内关 *、涌泉 *、安眠Ⅰ *和Ⅱ *
神庭、中脘、膻中、足三里、丰隆、公孙、三阴交、风池、肩井、阳陵泉
* 标注星号的穴位被多个研究团队所报道。

焦虑与抑郁

慢性疼痛和睡眠障碍都与焦虑和抑郁有关(Knaster et al.,2012)。在针刺治疗疼痛时,当合适的情况下可能使用类似的穴位或者电刺激,这些问题都会得到解决。Errington-Evans(2012 年)对针刺治疗焦虑症进行了综述,发现大量文献具有一致的有意义的结果,表明针刺有显著的效果,但由于质量差的方法学和应用了各种各样的穴位及治疗方法,没有稳定的结论是可能的。Pilkington 等(2007)也报告了他们综述中的论文的阳性结果,但由于试验质量差,难以得出阳性结论。尽管如此,临床经验表明针刺对于慢性疼痛患者伴有焦虑的共病患者是有益处的(常用穴位参见框 19.7)。

同样地,现在有一组证据表明针刺对抑郁的临床效果(MacPherson,2014),Han(1986)认为电针通过促进 5- 羟色胺和去甲肾上腺素可能成为抗抑郁药的替代品(第二十五章)。一项 Cochrane 综述(Smith et al.,2010)分析了针刺治疗抑郁的 30 个随机对照试验。许多结果显示,手针或电针确实和药物一样具有类似的抗抑郁作用,并且他们组合起来可以有附加的益处。作为合并症的抑郁患者似乎获得了特别的帮助。尽管如此,评价者们发现一般偏倚的风险很高,因此,他们认为作为临床推荐的证据依然不足。然而,分析了 Spackson 等(2014)最近的一个实用性试验(MacPherson et al.,2013)发现,每增加一个 QALY,增量成本效益比为 4 560 英镑(对于 20 000 英镑的阈值,概率为 0.62)。抑郁随机对照试验中使用的穴位,参见框 19.7。这些包括了几个可以用于慢性疼痛的标准治疗,可能解释了患者经常声称治疗后感觉更好和更快乐,即使对疼痛没有直接的益处。

框 19.7　用于焦虑和抑郁的针刺穴位

焦虑
百会或四神聪、神门、合谷、曲池
抑郁
百会或四神聪、印堂、神门、合谷、内关、足三里、三阴交、太冲

纤维肌痛

有些患者的疼痛似乎无处不在。在排除了风湿性多肌痛或一些其他可明确诊断和治疗的疾病之外,该病变可能就是中枢敏化综合征病谱的一种,最有可能是纤维肌痛(Yunus,2007)。纤维肌痛的最初诊断标准(Wolfe et al.,1990)特定了 18 个可被触诊的点,其中至少 11 个点有压痛(框 19.8)。所有这些点都是常可找到的激痛点和/或接近传统的针刺穴位(Dorsher,2008)。修订的标准(Wolfe et al.,2010)也对睡眠、疲劳和认知问题等相关的症状进行评分,同时也有一系列的共病问题,因此针刺治疗应针对这些相关的症状以及疼痛(Lunderberg and Lund,2007b)。

证据

Langhorst 等(2010 年)对 7 项共涉及 242 例患者的随机对照试验进行了综述,发现有强证据表明针刺能使疼痛短期缓解,与假针刺相比,其效应量大小为 0.25(0.02,0.49)。然而,他们没有发现针刺会影响睡眠障碍或疲劳的证据。因此,他们不能正式推荐针刺作为一种纤维肌痛的有效管理方法。Deare 等(2013)对获得的 9 项试验(共有 395 名参与者)进行了 Cochrane 综述,所以他们能汲取更阳性的结论。他们发现电针在减轻疼痛和僵硬感,改善整体的健康、睡眠和疲劳等方面优于手针,针刺可能增强了药物的作用,提高了运动功能,从而对疼痛产生影响。因此,他们推荐"纤维肌痛人群可以考虑单独使用电针,或联合应用运动和药物"。

美国 NIH(1998)建议针刺应纳入纤维肌痛的综合管理计划。这似乎是一个合理的方法,因为已证明针刺可促进 5- 羟色胺和去甲肾上腺素的合成和释放(Han,1986),而两种物质都在纤维肌痛患者中有显著降低(Hayhoe,2011a);实际上,针刺与药物结合在纤维肌痛的治疗上深受欢迎,药物阿米替林(一种 5- 羟色胺和去甲肾上腺素转运抑制剂)被认为具有协同作用(Fais et al.,2012)。

临床方法

试图对纤维肌痛的所有疼痛区域进行治疗是不实际的,因此,选择当前造成最强烈疼痛的区域(通常是颈部和肩部),对其进行治疗(框 19.8)。这可以产生整体性的益处,但令人遗憾的是,由于这些患者有显著的痛觉过敏和感觉过敏,初始治疗可能容易引起疼痛的反应性发作。这通常是短暂的,但可能足以打消患者继续进一步治疗的念头。因此,针刺需要非常轻柔,尽可能用较少的针具,因为每根针具的插入都会导致疼痛。对于颈部和肩部疼痛的患者,我通常会改变我的标准方法,而只选择双侧的肩井穴,用最小的强度和10Hz的电针,这样患者常会反映说它是一个让人感到放松的频率。然而,令人惊讶的是,一些患者可以耐受并需要相当强的深刺(Ducan et al.,2007),因此,对每个患者进行一定的试验是必要的。

框 19.8　针刺穴位与纤维肌痛

用于纤维肌痛诊断的压痛点附近针刺穴位
(美国风湿病学会标准:Wolfe 等,1990)
曲池、秉风、风池、肩井、环跳、神藏、曲泉、天鼎、阳纲(均为双侧)
临床试验中用于治疗的穴位
曲池、秉风、风池、肩井、环跳、神藏、曲泉、不同的膀胱经穴
合谷、足三里、阳陵泉、三阴交、太冲、内关、神门

除了疼痛之外,少数相关的症状和共病也可能对针刺有反应,特别是:头痛和睡眠障碍(见本章前面部分)不宁腿综合征(restless legs syndrome,RLS)和肠易激综合征(irritable bowel syndrome,IBS)。这些都是值得治疗的,因为它们可以对生活质量产生真正的影响(Hayhoe,2011b)。在做针刺治疗时,主要的临床问题是纤维肌痛患者是非常敏感的,有些患者只能承受两三根针,这使得难以充分治疗共病。然而,由于过度刺激往往会使他们变得更糟,所以在一些患者中,这是一个不得不承认的局限性。一种有用的有效的评估反应的方法,是(修订的)纤维肌痛影响问卷(FIQ),包括与生活质量有关的问题,即测定正常活动,疼痛/僵硬,睡眠/疲劳和焦虑/抑郁(Bennett et al.,2009)。

肠易激综合征

一项针刺治疗 IBS 的 Cochrane 综述(Manheimer et al.,2012)确定了 17 项随机对照试验,发现与假针刺相比,针刺没有明显改善的证据,但比解痉药更有益处。Schneider 等早期的综述(2007)推荐,这种"无害且明显有效的疗法"应该继续使用,尽管其效果未经证实(也见第二十一章)。常用的传统针刺穴位也有少量选择(框 19.9),但 Campbell(1992)认为,用半打的针具遍及下腹部,并用轻微的人工刺激常证明是有益的。

框 19.9　肠易激综合征试验中应用的针刺穴位

天枢[*]、足三里[*]、太冲[*]、内关[*]
合谷、脾俞、胃俞、肾俞、神阙、中脘、命门
[*] 标注星号的穴位被多个研究团队所报道。

不宁腿综合征

Cui 等的一项针刺治疗不宁腿综合征的 Cochrane 综述(2008),发现纳入的 14 项试验中,但只有两项试验有合理的标准,它们都属于不常见的设计;所以尽管两项试验均显示针刺有阳性效果,但综述者的结论是,没有足够的证据推荐使用。纤维肌痛中的不宁腿综合征是导致睡眠障碍的一个重要性主因(Vignatelli et al.,2006),因此,有效的治疗对生活质量的影响可能比预期的更大。

再次,推荐少量的传统针刺穴位(框 19.10),但是一种简单而通常有益的方法是在患者的小腿肌肉中找到多个激痛点中的一些进行针刺,方法与前述的用于脚后跟疼痛的治疗类似(Cotchett et al.,2011)。

框 19.10　不宁腿综合征试验中应用的针刺穴位

※ 足三里、曲鬓、阳陵泉、血海、通天、承筋、承山、百会、前顶、激痛点

结语

疼痛临床的进展无疑已成为一个成功的范例,针刺在这一成功中发挥了自身的作用,特别适用于那些干扰正常生活的持续性肌肉骨骼问题,如背部、颈部、臀部和膝部疼痛。既然疼痛的治疗已经成为拥有自己权益的一个专业,而且疼痛管理部门已经改变了对慢性疼痛的医疗态度,从沮丧的排斥已转变为期望能适度的缓解疼痛,或者至少是心理和身体的改善,针刺可以被看作是有益处,并超越了 20 世纪的对照试验中所期望的简单的镇痛效果:不论疼痛反应如何,但生活质量明显改善,如心情、睡眠和活动。

针刺绝不是爱好者们所希望的中国魔法,但它为相当大比例的慢性疼痛患者带来了有用的益处,其中一些人是对其他任何形式的治疗几乎无效。一个患者问题小组在统计中一致地确认,对针刺有良好的反应,但仅仅是短期的效果。这些患者可能需要更长疗程的密集治疗,追加的治疗或可能在家里进行自行治疗:这是需要研究的领域。

在获得针刺经费方面的困难实质上是由于缺乏与"安慰"对照的效果证据。既然大型研究方案已经提出,非标准针刺不是安慰针刺,而是与许多传统的针刺形式具有相似的活性,系统综述的阴性结论必须重新评估。这一点,已得出了在熟练掌握时的高度安全性和严格的经济学评估,表明针刺与标准疗法相比要好(或更好),建议规模较大的全科诊疗应该至少安排一位提供针刺治疗的医疗专业人员,对于任何一个疼痛门诊而言,目前无理由没有它的针刺服务。

（杨田雨　译,杜元灏　审校）

参考文献

Albazaz, R., Wong, Y.T., Homer-Vanniasinkam, S., 2008. Complex regional pain syndrome: a review. Ann. Vasc. Surg. 22 (2), 297–306.

Asprey, A., Paterson, C., White, A., 2012. All in the same boat: a qualitative study of patients' attitudes and experiences in group acupuncture clinics. Acupunct. Med. 30 (3), 163–169.

Baldry, P.E., 2001. Myofascial Pain and Fibromyalgia Syndromes. Churchill Livingstone, Edinburgh.

Baldry, P.E., 2004. Acupuncture, Trigger Points and Musculoskeletal Pain, second ed. Churchill Livingstone, Edinburgh.

Bennett, R.M., Friend, R., Jones, K.D., et al., 2009. The revised fibromyalgia impact questionnaire (FIQR): validation and psychometric properties. Arthritis Res. Ther. 11, R120.

Bennett, M.I., Hughes, N., Johnson, M.I., 2011. Methodological quality in randomised controlled trials of transcutaneous electric nerve stimulation for pain: low fidelity may explain negative findings. Pain 152 (6), 1226–1232.

Benoliel, R., 2012. Trigeminal autonomic cephalalgias. Br. J. Pain 6 (3), 106–123.

Bradbrook, D., 2004. Acupuncture treatment of phantom limb pain and phantom limb sensation in amputees. Acupunct. Med. 22 (2), 93–97.

Bril, V., England, J., Franklin, G.M., et al., 2011. Evidence-based guideline: treatment of painful diabetic neuropathy: report of the American Academy of Neurology, the American Association of Neuromuscular and Electrodiagnostic Medicine, and the American Academy of Physical Medicine and Rehabilitation. Neurology 76 (20), 1758–1765.

Brinkhaus, B., Witt, C.M., Jena, S., et al., 2006. Acupuncture in patients with chronic low back pain: a randomized controlled trial. Arch. Intern. Med. 166 (4), 450–457.

Brosseau, L., Yonge, K.A., Welch, V., et al., 2003. Transcutaneous electrical nerve stimulation (TENS) for the treatment of rheumatoid arthritis in the hand. Cochrane Database Syst. Rev. 2. Art. No.: CD004377.

Brougham, P., 1992. Short notes on ear acupuncture. Acupunct. Med. 10 (1), 32–35.

Burnstock, G., 2009. Acupuncture: a novel hypothesis for the involvement of purinergic signalling. Med. Hypotheses 73 (4), 470–472.

Cagnie, B., Barbe, T., De Ridder, E., et al., 2012. The influence of dry needling of the trapezius muscle on muscle blood flow and oxygenation. J. Manipulative Physiol. Ther. 35 (9), 685–691.

Campbell, A., 1992. Acupuncture treatment of gastrointestinal disorders. Acupunct. Med. 10 (2), 70–71.

Campbell, A., Hopwood, V., 2004. Debate: patients should be encouraged to treat themselves. Acupunct. Med. 22 (3), 141–145.

Cao, H., Pan, X., Li, H., et al., 2009. Acupuncture for treatment of insomnia: a systematic review of randomized controlled trials. J. Altern. Complement. Med. 15 (11), 1171–1186.

Carlsson, C.P., Sjolund, B.H., 2001. Acupuncture for chronic low back pain: a randomized placebo-controlled study with long-term follow-up. Clin. J. Pain 17 (4), 296–305.

Casimiro, L., Barnsley, L., Brosseau, L., et al., 2005. Acupuncture and electroacupuncture for the treatment of rheumatoid arthritis. Cochrane Database Syst. Rev. 4. Art. No.: CD003788.

Ceccherelli, F., Gioioso, L., Casale, R., 2010. Neck pain treatment with acupuncture: does the number of needles matter? Clin. J. Pain 26 (9), 807–812.

Chan, C.S., Chow, S.P., 1981. Electroacupuncture in the treatment of post-traumatic sympathetic dystrophy (Sudeck's atrophy). Br. J. Anaesth. 53 (8), 899–902.

Chang, W.D., Lai, P.T., Tsou, Y.A., 2014. Analgesic effect of manual acupuncture and laser acupuncture for lateral epicondylalgia: a systematic review and meta-analysis. Am. J. Chin. Med. 11, 1–14. http://dx.doi.org/10.1142/S0192415X14500815.

Cherkin, D.C., Eisenberg, D., Sherman, K.J., et al., 2001. Randomized trial comparing traditional Chinese medical acupuncture, therapeutic massage, and self-care education for chronic low back pain. Arch. Intern. Med. 161 (8), 1081–1088.

Cheuk, D.K.L., Yeung, W.F., Chung, K.F., et al., 2012. Acupuncture for insomnia. Cochrane Database Syst. Rev. 9. Art. No.: CD005472.

Chou, R., Qaseem, A., Snow, V., et al., 2007. Diagnosis and treatment of low back pain: a joint clinical practice guideline from the American College of Physicians and the American Pain Society. Ann. Intern. Med. 147 (7), 478–491.

Corbett, M.S., Rice, S.J.C., Madurasinghe, V., et al., 2013. Acupuncture and other physical treatments for the relief of pain due to osteoarthritis of the knee: network meta-analysis. Osteoarthritis Cartilage 21, 1290–1298.

Cotchett, M.P., Landorf, K.B., Munteanu, S.E., 2010. Effectiveness of dry needling and injections of myofascial trigger points associated with plantar heel pain: a systematic review. J. Foot Ankle Res. 3, 18.

Cotchett, M.P., Landorf, K.B., Munteanu, S.E., et al., 2011. Consensus for dry needling for plantar heel pain (plantar fasciitis): a modified Delphi study. Acupunct. Med. 29 (3), 193–202.

Cui, Y., Wang, Y., Liu, Z., 2008. Acupuncture for restless legs syndrome. Cochrane Database Syst. Rev. 4. Art. No.: CD006457.

Cummings, M., 2009. Modellvorhaben acupunktur: a summary of the ART, ARC and GERAC trials. Acupunct. Med. 27 (1), 26–30.

Davies, A., 2013. Acupuncture treatment of phantom limb pain and phantom limb sensation in a primary care setting. Acupunct. Med. 31, 101–104.

Deare, J.C., Zheng, Z., Xue, C.L., et al., 2013. Acupuncture for treating fibromyalgia. Cochrane Database Syst. Rev. 5. Art. No.: CD007070.

Diener, H.C., Kronfeld, K., Boewing, G., et al., 2006. Efficacy of acupuncture for the prophylaxis of migraine:

a multicentre randomised controlled clinical trial. Lancet Neurol. 5 (4), 310–316.

Dorsher, P.T., 2008. Can classical acupuncture points and trigger points be compared in the treatment of pain disorders? J. Altern. Complement. Med. 14 (4), 353–359.

Duncan, B., White, A., Rahman, A., 2007. Acupuncture in the treatment of fibromyalgia in tertiary care: a case series. Acupunct. Med. 25 (4), 137–147.

Endres, H.G., Bowing, G., Diener, H.C., et al., 2007. Acupuncture for tension-type headache: a multicentre, sham-controlled, patient- and observer-blinded, randomised trial. J. Headache Pain 8 (5), 306–314.

Errington-Evans, N., 2012. Acupuncture for anxiety. CNS Neurosci. Ther. 18 (4), 277–284.

Fais, R.S., Reis, G.M., Silveira, J.W., et al., 2012. Amitriptyline prolongs the antihyperalgesic effect of 2- or 100-Hz electro-acupuncture in a rat model of post-incision pain. Eur. J. Pain 16 (5), 666–675.

Fang, S., 2014. The successful treatment of pain associated with scar tissue using acupuncture. J. Acupunct. Meridian Stud. 7 (5), 262–264.

Filshie, J., Hester, J., 2006. Guidelines for providing acupuncture treatment for cancer patients: a peer-reviewed sample policy document. Acupunct. Med. 24 (4), 172–182.

Filshie, J., Bolton, T., Browne, D., et al., 2005. Acupuncture and self acupuncture for long term treatment of vasomotor symptoms in cancer patients – audit and treatment algorithm. Acupunct. Med. 23 (4), 171–180.

Fink, M., Rosted, P., Bernateck, M., et al., 2006. Acupuncture in the treatment of painful dysfunction of the temporomandibular joint: a review of the literature. Forsch. Komplementmed. 13 (2), 109–115.

Foster, N.E., Thomas, E., Barlas, P., et al., 2007. Acupuncture as an adjunct to exercise based physiotherapy for osteoarthritis of the knee: randomised controlled trial. BMJ 335, 436.

Freedman, J., 2002. An audit of 500 acupuncture patients in general practice. Acupunct. Med. 20 (1), 30–34.

Fu, L.M., Li, J.T., Wu, W.S., 2009. Randomized controlled trials of acupuncture for neck pain: systematic review and meta-analysis. J. Altern. Complement. Med. 15 (2), 133–145.

Furlan, A.D., van Tulder, M.W., Cherkin, D., et al., 2005. Acupuncture and dry needling for low back pain. Cochrane Database Syst. Rev. 1. Art. No.: CD001351.

Gadau, M., Yeung, W.F., Liu, H., et al., 2014. Acupuncture and moxibustion for lateral elbow pain: a systematic review of randomized controlled trials. BMC Complement. Altern. Med. 14 (1), 136.

Galo, R., Torres, C.P., Contente, M.M., et al., 2009. Acupuncture in the treatment of temporo-mandibular disorders in Sydenham's chorea patient: a case report. Acupunct. Med. 27 (4), 188–189.

Garrow, A.P., Xing, M., Vere, J., et al., 2014. Role of acupuncture in the management of diabetic painful neuropathy (DPN): a pilot RCT. Acupunct. Med. 32 (3), 242–249.

Gracely, R.H., Petzke, F., Wolf, J.M., et al., 2002. Functional magnetic resonance imaging evidence of augmented pain processing in fibromyalgia. Arthritis Rheum. 46 (5), 1333–1343.

Green, S., Buchbinder, R., Barnsley, L., et al., 2002. Acupuncture for lateral elbow pain. Cochrane Database Syst. Rev. 1. Art. No.: CD003527.

Green, S., Buchbinder, R., Hetrick, S.E., 2005. Acupuncture for shoulder pain. Cochrane Database Syst. Rev. 2. Art. No.: CD005319.

Guerra de Hoyos, J.A., Andres Martin Mdel, C., Bassas y Baena de Leon, E., et al., 2004. Randomised trial of long term effect of acupuncture for shoulder pain. Pain 112 (3), 289–298.

Gwan, K.H., 1977. Treatment of cluster headache by acupuncture. Am. J. Chin. Med. 5 (1), 91–94.

Haack, M., Sanchez, E., Mullington, J.M., 2007. Elevated inflammatory markers in response to prolonged sleep restriction are associated with increased pain experience in healthy volunteers. Sleep 30 (9), 1145–1152.

Haake, M., Muller, H.H., Schade-Brittinger, C., et al., 2007. German acupuncture trials (GERAC) for chronic low back pain: randomized, multicentre, blinded, parallel-group trial with 3 groups. Arch. Intern. Med. 167 (17), 1892–1898.

Hamza, M.A., Ghoname, E.A., White, P.F., et al., 1999. Effect of the duration of electrical stimulation on the analgesic response in patients with low back pain. Anesthesiology 91 (6), 1622–1627.

Han, J.S., 1986. Electroacupuncture: an alternative to antidepressants for treating affective diseases? Int. J. Neurosci. 29 (1–2), 79–92.

Han, J.S., 2004. Acupuncture and endorphins (mini-review). Neurosci. Lett. 361, 258–261.

Handy, J.L., 1998. Acupuncture for chronic pain (audit). Acupunct. Med. 16 (2), 103–104.

Hardebo, J.E., Ekman, R., Eriksson, M., 1989. Low CSF met-enkephalin levels in cluster headache are elevated by acupuncture. Headache 29 (8), 494–497.

Hayhoe, S., 1998. Acupuncture. In: Varley, P. (Ed.), Complementary Therapies in Dental Practice. Butterworth-Heinemann, Oxford.

Hayhoe, S., 2011a. Diagnosis and management of fibromyalgia: how and why. Pain Manag. 1 (3), 267–275.

Hayhoe, S., 2011b. Managing fibromyalgia in midlife and old age. GM (Geriatr. Med.) 41 (8), 408–411.

Hayhoe, S., 2015. Acupuncture for episodic cluster headache: a trigeminal approach. BMJ Case Rep. http://dx.doi.org/10.1136/bcr-2015-211984.

Hill, S.D., Lin, M.S., Chandler, P.J., 1991. Reflex sympathetic dystrophy and electroacupuncture. Tex. Med. 87 (7), 76–81.

Ho, V., Bradley, P., 1992. Acupuncture for resistant temporo-mandibular joint pain dysfunction syndrome. Acupunct. Med. 10 (2), 53–55.

Hopton, A.K., Curnoe, S., Kanaan, M., et al., 2012. Acupuncture in practice: mapping the providers, the patients and the settings in a national cross-sectional survey. BMJ Open 2 (1), e000456.

Huang, W., Kutner, N., Bliwise, D.L., 2009. A systematic review of the effects of acupuncture in treating insomnia. Sleep Med. Rev. 13, 73–104.

Irnich, D., Behrens, N., Molzen, H., et al., 2001. Randomised trial of acupuncture compared with conventional massage and "sham" laser acupuncture for treatment of chronic neck pain. BMJ 322, 1574–1578.

Irnich, D., Behrens, N., Gleditsch, J.M., 2002. Immediate effects of dry needling and acupuncture at distant points in chronic neck pain: results of a randomized, double-blind, sham-controlled crossover trial. Pain 99 (1–2), 83–89.

Janis, J.E., Ghavami, A., Lemmon, J.A., et al., 2008. The anatomy of the corrugator supercilii muscle: Part II. Supraorbital nerve branching patterns. Plast. Reconstr. Surg. 121 (1), 233–240.

Janis, J.E., Hatef, D.A., Hagan, R., et al., 2013. Anatomy of the supratrochlear nerve: implications for the surgical treatment of migraine headaches. Plast. Reconstr. Surg. 131 (4), 743–750.

Jena, S., Witt, C.M., Brinkhaus, B., et al., 2008. Acupuncture in patients with headache. Cephalalgia 28 (9), 969–979.

Jeon, E., Kwon, H., Shin, I., et al., 2014. Effect of acupuncture on diabetic peripheral neuropathy: an uncontrolled preliminary study from Korea. Acupunct. Med. 32 (4), 350–352.

Jobst, K.A., 1995. A critical analysis of acupuncture in pulmonary disease: efficacy and safety of the acupuncture needle. J. Altern. Complement. Med. 1 (1), 57–85.

Johnson, M.I., 2006. The clinical effectiveness of acupuncture for pain relief: you can be certain of uncertainty. Acupunct. Med. 34 (2), 71–79.

Jolly, C., 1980. Acupuncture and postherpetic neuralgia. BMJ 281, 871.

Kalauokalani, D., Cherkin, D.C., Sherman, K.J., 2005. A comparison of physician and nonphysician acupuncture treatment for chronic low back pain. Clin. J. Pain 21 (5), 406–411.

Kennedy, S., Baxter, G.D., Kerr, D.P., et al., 2008. Acupuncture for acute non-specific low back pain: a pilot randomised non-penetrating sham controlled trial. Complement. Ther. Med. 16 (3), 139–146.

Kerr, D.P., Walsh, D.M., Baxter, D., 2003. Acupuncture in the management of chronic low back pain: a blinded randomized controlled trial. Clin. J. Pain 19 (6), 364–370.

Kim, S.Y., Lee, H., Chae, Y., et al., 2012. A systematic review of cost-effectiveness analyses alongside randomised controlled trials of acupuncture. Acupunct. Med. 30 (4), 273–285.

Kleinhenz, J., Streitberger, K., Windeler, J., et al., 1999. Randomised clinical trial comparing the effects of acupuncture and a newly designed placebo needle in rotator cuff tendinitis. Pain 83 (2), 235–241.

Knaster, P., Karlsson, H., Estlander, A.M., et al., 2012. Psychiatric disorders as assessed with SCID in chronic pain patients: the anxiety disorders precede the onset of pain. Gen. Hosp. Psychiatry 34 (1), 46–52.

La Touche, R., Angulo-Diaz-Parreno, S., De-La-Hoz, J.L., et al., 2010a. Effectiveness of acupuncture in the treatment of temporomandibular disorders of muscular origin: a systematic review of the last decade. J. Altern. Complement. Med. 16 (1), 107–112.

La Touche, R., Goddard, G., De-La-Hoz, J.L., et al., 2010b. Acupuncture in the treatment of pain in temporomandibular disorders: a systematic review and meta-analysis of randomized controlled trials. Clin. J. Pain 26 (6), 541–550.

Laing, A.J., Mullett, H., Gilmore, M.F., 2002. Acupuncture-associated arthritis in a joint with an orthopaedic implant. J. Infect. 44 (1), 43–44.

Langhorst, J., Klose, P., Musial, F., et al., 2010. Efficacy of acupuncture in fibromyalgia syndrome: a systematic review with a meta-analysis of controlled clinical trials. Rheumatology 49 (4), 778–788.

Latimer, N.R., Bhanu, A.C., Whitehurst, D.G., 2012. Inconsistencies in NICE guidance for acupuncture: reanalysis and discussion. Acupunct. Med. 30 (3), 182–186.

Lautenbacher, S., Kundermann, B., Krieg, J.C., 2006. Sleep deprivation and pain perception. Sleep Med. Rev. 10 (5), 357–369.

Le Bars, D., Dickenson, A.H., Besson, J.M., 1979. Diffuse noxious inhibitory controls (DNIC). I. Effects on dorsal horn converging neurones in the rat; II. Lack of effect on non-convergent neurones, supraspinal involvement and theoretical implications. Pain 6 (3), 283–327.

Leo, K.C., 1983. Use of electrical stimulation at acupuncture points for the treatment of reflex sympathetic dystrophy in a child. Phys. Ther. 63 (6), 957–959.

Lewith, G.T., Field, J., 1980. Acupuncture and postherpetic neuralgia. BMJ 281, 622.

Lewith, G.T., Field, J., Machin, D., 1983. Acupuncture compared with placebo in post-herpetic pain. Pain 17 (4), 361–368.

Li, Y., Liang, F., Yang, X., et al., 2009. Acupuncture for treating acute attacks of migraine: a randomized controlled trial. Headache 49 (6), 805–816.

Lin, C.W., Haas, M., Maher, C.G., et al., 2011. Cost-effectiveness of guideline-endorsed treatments for low back pain: a systematic review. Eur. Spine J. 20 (7), 1024–1038.

Linde, K., Streng, A., Jurgens, S., et al., 2005. Acupuncture for patients with migraine: a randomized controlled trial. JAMA 293 (17), 2118–2125.

Linde, K., Weidenhammer, W., Streng, A., et al., 2006. Acupuncture for osteoarthritic pain: an observational study in routine care. Rheumatology 45 (2), 222–227.

Linde, K., Allais, G., Brinkhaus, B., et al., 2009a. Acupuncture for migraine prophylaxis. Cochrane Database Syst. Rev. 1. Art. No.: CD001218.

Linde, K., Allais, G., Brinkhaus, B., et al., 2009b. Acupuncture for tension-type headache. Cochrane Database Syst. Rev. 1. Art. No.: CD007587.

Liu, K., Tian, L.F., 2013. Knee osteoarthritis treated with acupuncture at Neiguan (PC6) and Taichong (LR3). Zhongguo Zhen Jiu 33 (2), 105–108.

Liu, H., Li, H., Xu, M., et al., 2010. A systematic review on acupuncture for trigeminal neuralgia. Altern. Ther. Health Med. 16 (6), 30–35.

Lloret, L., Hayhoe, S., 2005. A tale of two foxes – case reports: 1. Radial nerve paralysis treated with acupuncture in a wild fox. 2. Acupuncture in a fox with aggressive and obsessive behaviour. Acupunct. Med. 23 (4), 190–195.

Lund, I., Naslund, J., Lundeberg, T., 2009. Minimal acupuncture is not a valid placebo control in randomised controlled trials of acupuncture: a physiologist's perspective. Chin. Med. 4, 1. http://dx.doi.org/10.1186/1749-8546-4-1.

Lundeberg, T., Lund, I., 2007a. Are reviews based on sham acupuncture procedures in fibromyalgia syndrome (FMS) valid? Acupunct. Med. 25 (3), 100–106.

Lundeberg, T., Lund, I., 2007b. Did "the princess on the pea" suffer from fibromyalgia syndrome? The influence on sleep and the effects of acupuncture. Acupunct. Med. 25 (4), 184–197.

Lundeberg, T., Eriksson, S.V., Theodorsson, E., 1991. Neuroimmunomodulatory effects of acupuncture in mice. Neurosci. Lett. 128 (2), 161–164.

Lundeberg, T., Lund, I., Sing, A., et al., 2011. Is placebo acupuncture what it is intended to be? Evid. Based Complement. Alternat. Med. http://dx.doi.org/10.1093/ecam/nep049.

Ma, Y.X., Ma, L.X., Liu, X.L., et al., 2010. A comparative study on the immediate effects of electroacupuncture at Sanyinjiao (SP6), Xuanzhong (GB39) and a non-meridian point, on menstrual pain and uterine arterial blood flow, in primary dysmenorrhoea patients. Pain Med. 11 (10), 1564–1575.

MacPherson, H., 2014. Acupuncture for depression: state of the evidence. Acupunct. Med. 32 (4), 304–305.

MacPherson, H., Thomas, K., Walters, S., et al., 2001. The York acupuncture safety study: prospective survey of 34,000 treatments by traditional acupuncturists. BMJ 323 (7311), 486–487.

MacPherson, H., Richmond, S., Bland, M., et al., 2013. Acupuncture and counselling for depression in primary care: a randomised controlled trial. PLoS One 10 (9), e1001518.

Magovern, P., 1995. Koryo hand acupuncture: a versatile and potent acupuncture microsystem. Acupunct. Med. 13 (1), 10–14.

Manheimer, E., Cheng, K., Linde, K., et al., 2010. Acupuncture for peripheral joint osteoarthritis. Cochrane Database Syst. Rev. 1. Art. No.: CD001977.

Manheimer, E., Cheng, K., Wieland, L.S., et al., 2012. Acupuncture for treatment of irritable bowel syndrome. Cochrane Database Syst. Rev. 5. Art. No.: CD005111.

Mann, F., 2000. Reinventing Acupuncture, second ed. Butterworth-Heinemann, Boston.

Melchart, D., Streng, A., Hoppe, A., et al., 2005. Acupuncture in patients with tension-type headache: randomised controlled trial. BMJ 331, 376–382.

Melchart, D., Weidenhammer, W., Streng, A., et al., 2006. Acupuncture for chronic headaches: an epidemiological study. Headache 46 (4), 632–641.

Molsberger, A.F., Zhou, J., Arndt, D., et al., 2008. Chinese acupuncture for chronic low back pain: an international expert survey. J. Altern. Complement. Med. 14 (9), 1089–1095.

Molsberger, A.F., Schneider, T., Gotthardt, H., et al., 2010. German randomized acupuncture trial for chronic shoulder pain (GRASP): a pragmatic, controlled, patient-blinded, multi-centre trial in an outpatient care environment. Pain 151 (1), 146–154.

Moritz, S., Liu, M.F., Rickhi, B., et al., 2011. Reduced health resource use after acupuncture for low-back pain. J. Altern. Complement. Med. 17 (11), 1015–1019.

NICE, 2008. Guide to the Methods of Technology Appraisal. National Institute for Health and Clinical Excellence, London.

NICE [CG150], 2012. Headaches: Diagnosis and Management of Headaches in Young People and Adults. National Institute for Health and Clinical Excellence, London.

NICE [CG177], 2008. Osteoarthritis: Care and Management in Adults. National Institute for Health and Clinical Excellence, London.

NICE [CG177], 2014. Osteoarthritis: Care and Management in Adults. National Institute for Health and Care Excellence, London.

NICE [CG88], 2009. Low Back Pain: Early Management of Persistent Non-Specific Low Back Pain. National Institute for Health and Clinical Excellence, London.

NIH, 1998. NIH Consensus Conference. Acupuncture. JAMA 280 (17), 1518–1524.

Nordio, M., Romanelli, F., 2008. Efficacy of wrists overnight compression (HT 7 point) on insomniacs: possible role of melatonin? Minerva Med. 99 (6), 539–547.

Ohayon, M.M., 2005. Relationship between chronic painful physical condition and insomnia. J. Psychiatr. Res. 39 (2), 151–159.

Pilkington, K., Kirkwood, G., Rampes, H., et al., 2007. Acupuncture for anxiety and anxiety disorders: a systematic literature review. Acupunct. Med. 25 (1–2), 1–10.

Ratcliffe, J., Thomas, K.J., MacPherson, H., et al., 2006. A randomised controlled trial of acupuncture care for persistent low back pain: cost effectiveness analysis. BMJ 333, 626.

Reinhold, T., Witt, C.M., Jena, S., et al., 2008. Quality of life and cost-effectiveness of acupuncture treatment in patients with osteoarthritis pain. Eur. J. Health Econ. 9 (3), 209–219.

Rosted, P., 2001. Practical recommendations for the use of acupuncture in the treatment of temporomandibular disorders based on the outcome of published controlled studies. Oral Dis. 7 (2), 109–115.

Sakic, B., Kojic, L., Jankovic, B.D., et al., 1989. Electro-acupuncture modifies humoral immune response in the rat. Acupunct Electrother. Res. 14 (2), 115–120.

Salter, G.C., Roman, M., Bland, M.J., et al., 2006. Acupuncture for chronic neck pain: a pilot for a randomised controlled trial. BMC Musculoskelet. Disord. 7, 99.

Scharf, H.P., Mansmann, U., Streitberger, K., et al., 2006. Acupuncture and knee osteoarthritis: a three-armed randomized trial. Ann. Intern. Med. 145 (1), 12–20.

Schneider, A., Streitberger, K., Joos, S., 2007. Acupuncture treatment in gastrointestinal diseases: a systematic review. World J. Gastroenterol. 13 (25), 3417–3424.

Shiflett, S.C., Schwartz, G.E., 2010. Statistical reanalysis of a randomized trial of acupuncture for pain reveals positive effects as well as adverse treatment interactions on pain, attrition and mortality. Explore 6 (4), 246–255.

Simons, D.G., Travell, J.G., 1998. second ed. Myofascial Pain and Dysfunction: The Trigger Point Manual (Upper Half of Body). vol. 1. Williams & Wilkins, Baltimore.

Smith, C.A., Hay, P.P.J., MacPherson, H., 2010. Acupuncture for depression. Cochrane Database Syst. Rev. 1, Art. No.: CD004046.

Spackman, E., Richmond, S., Sculpher, M., et al., 2014. Cost-effectiveness analysis of acupuncture, counselling and usual care in treating patients with depression: the results of the ACUDep trial. PLoS One 9 (11), e113726.

Spoerel, W.E., Leung, C.Y., 1974. Acupuncture in a pain clinic. Can. Anaesth. Soc. J. 21 (2), 221–229.

Streitberger, K., Ezzo, J., Schneider, A., 2006. Acupuncture for nausea and vomiting: an update of clinical and experimental studies. Auton. Neurosci. 129 (1–2), 107–117.

Sun, Y., Gan, T.J., 2008. Acupuncture for the management of chronic headache: a systematic review. Anesth. Analg. 107 (6), 2038–2047.

Teig, S., Peacock, S., Stevens, L., et al., 2006. An audit of self acupuncture for chronic musculoskeletal pain. Acupunct. Med. 24 (2), 80–86.

Thomas, M., Lundberg, T., 1994. Importance of modes of acupuncture in the treatment of chronic nociceptive low back pain. Acta Anaesthesiol. Scand. 38 (1), 63–69.

Thomas, K.J., Nicholl, J.P., Fall, M., 2001. Access to complementary medicine via general practice. Br. J. Gen. Pract. 51 (462), 25–30.

Thomas, K.J., MacPherson, H., Thorpe, L., et al., 2006. Randomised controlled trial of a short course of traditional acupuncture compared with usual care for persistent non-specific low back pain. BMJ 333, 623.

Tian, L.F., 2010. A survey on acupuncture treatment of trigeminal neuralgia. J. Tradit. Chin. Med. 30 (1), 68–76.

Tien, C.H., Huang, G.S., Chang, C.C., et al., 2008. Acupuncture-associated Listeria monocytogenes arthritis in a patient with rheumatoid arthritis. Joint Bone Spine 75 (4), 502–503.

Times, 2005. Placebo works in acupuncture. The Times, July 29, p. 26.

Travell, J.G., Simons, D.G., 1992. Myofascial Pain and Dysfunction: The Trigger Point Manual (The Lower Extremities), vol. 2. Williams & Wilkins, Baltimore.

Trinh, K.V., Phillips, S.D., Ho, E., et al., 2004. Acupuncture for the alleviation of lateral epicondyle pain: a systematic review. Rheumatology 43 (9), 1085–1090.

Trinh, K., Graham, N., Gross, A., et al., 2006. Acupuncture for neck disorders. Cochrane Database Syst. Rev.

3. Art. No.: CD004870.

Tsang, H.K., 1998. Traditional Chinese medicine at Xi'an Medical University. Acupunct. Med. 16 (1), 49–53.

Tseng, C.C., Chen, P.Y., Lee, Y.C., 2014. Successful treatment of phantom limb pain and phantom limb sensation in the traumatic amputee using scalp acupuncture. Acupunct. Med. 32 (4), 356–358.

Tsui, P., Leung, M.C., 2002. Comparison of the effectiveness between manual acupuncture and electro-acupuncture on patients with tennis elbow. Acupunct Electrother. Res. 27 (2), 107–117.

Tukmachi, E., Jubb, R., Dempsey, E., et al., 2004. The effect of acupuncture on the symptoms of knee osteoarthritis: an open randomised controlled study. Acupunct. Med. 22 (1), 14–22.

Umeh, B.U., 1986. Sacral acupuncture for pain relief in labour: initial clinical experience in Nigerian women. Acupunct Electrother. Res. 11 (2), 147–151.

Ursini, T., Tontodonati, M., Manzoli, L., et al., 2011. Acupuncture for the treatment of severe acute pain in herpes zoster: results of a nested, open-label, randomized trial in the VZV pain study. BMC Complement. Altern. Med. 11, 46.

Valaskatgis, P., Macklin, E.A., Schachter, S.C., et al., 2008. Possible effects of acupuncture on atrial fibrillation and post-herpetic neuralgia: a case report. Acupunct. Med. 26 (1), 51–56.

Valera-Garrido, F., Minaya-Munoz, F., Medina-Mirapeix, F., 2014. Ultrasound-guided percutaneous needle electrolysis in chronic lateral epicondylitis: short-term and long-term results. Acupunct. Med. 32 (6), 446–454.

Vas, J., White, A., 2007. Evidence from RCTs on optimal acupuncture treatment for knee osteoarthritis: an exploratory review. Acupunct. Med. 25 (1–2), 29–35.

Vas, J., Perea-Milla, E., Mendez, C., et al., 2006. Efficacy and safety of acupuncture for chronic uncomplicated neck pain: a randomised controlled study. Pain 126 (1–3), 245–255.

Vas, J., Aguilar, I., Perea-Milla, E., et al., 2007. Effectiveness of acupuncture and related techniques in treating non-oncological pain in primary healthcare: an audit. Acupunct. Med. 25 (1–2), 41–46.

Vas, J., Ortega, C., Olmo, V., 2008. Single-point acupuncture and physiotherapy for the treatment of painful shoulder: a multicentre randomized controlled trial. Rheumatology 47 (6), 887–893.

Vickers, A.J., Rees, R.W., Zollman, C.E., et al., 2004. Acupuncture for chronic headache in primary care: large, pragmatic, randomised trial. BMJ 328, 744–747.

Vickers, A.J., Cronin, A.M., Maschino, A.C., et al., 2012. Acupuncture for chronic pain: individual patient data meta-analysis. Arch. Intern. Med. 172 (19), 1444–1453.

Vignatelli, L., Billiard, M., Clarenbach, P., et al., 2006. EFNS guidelines on management of restless legs syndrome and periodic limb movement disorder in sleep. Eur. J. Neurol. 13, 1049–1065.

Vincent, C., 2001. The safety of acupuncture: acupuncture is safe in the hands of competent practitioners. BMJ 323 (7311), 467–468.

Wang, B., Tang, J., White, P.F., et al., 1997. Effect of the intensity of transcutaneous acupoint electrical stimulation on the postoperative analgesic requirement. Anesth. Analg. 85 (2), 406–413.

Wang, L.P., Zhang, X.Z., Guo, J., et al., 2012. Efficacy of acupuncture for acute migraine attack: a multicenter single blinded, randomized controlled trial. Pain Med. 13 (5), 623–630.

White, A., Kawakita, K., 2006. The evidence on acupuncture for knee osteoarthritis: editorial summary on the implications for health policy. Acupunct. Med. 24 (Suppl.), S71–S76.

White, P.F., Craig, W.F., Vakharia, A.S., et al., 2000. Percutaneous neuromodulation therapy: does the location of electrical stimulation effect the acute analgesic response? Anesth. Analg. 91 (4), 949–954.

White, A., Hayhoe, S., Hart, A., et al., 2001. Adverse events following acupuncture: prospective survey of 32,000 consultations with doctors and physiotherapists. BMJ 323 (7311), 485–486.

White, P., Lewith, G., Prescott, P., et al., 2004. Acupuncture versus placebo for the treatment of chronic mechanical neck pain. Ann. Intern. Med. 141 (12), 911–919.

White, A., Foster, N.E., Cummings, M., et al., 2007. Acupuncture treatment for chronic knee pain: a systematic review. Rheumatology 46 (3), 384–390.

White, A., Richardson, M., Richmond, P., et al., 2012. Group acupuncture for knee pain: evaluation of a cost-saving initiative in the health service. Acupunct. Med. 30 (3), 170–175.

Whitehurst, D.G., Bryan, S., Hay, E.M., et al., 2011. Cost-effectiveness of acupuncture care as an adjunct to exercise-based physical therapy for osteoarthritis of the knee. Phys. Ther. 91 (5), 630–641.

Willich, S.N., Reinhold, T., Selim, D., et al., 2006. Cost-effectiveness of acupuncture treatment in patients with chronic neck pain. Pain 125 (1–2), 107–113.

Witt, C., Brinkhaus, B., Jena, S., et al., 2005. Acupuncture in patients with osteoarthritis of the knee: a randomised trial. Lancet 366, 136–143.

Witt, C.M., Jena, S., Selim, D., et al., 2006a. Pragmatic randomized trial evaluating the clinical and economic effectiveness of acupuncture for chronic low back pain. Am. J. Epidemiol. 164 (5), 487–496.

Witt, C.M., Jena, S., Brinkhaus, B. et al., 2006b. Acupuncture for patients with chronic neck pain. Pain 125 (1–2), 98–106.

Witt, C.M., Jena, S., Brinkhaus, B., et al., 2006c. Acupuncture in patients with osteoarthritis of the knee or hip: a randomized, controlled trial with an additional nonrandomised arm. Arthritis Rheum. 54 (11), 3485–3493.

Witt, C.M., Pach, D., Brinkhaus, B., et al., 2009. Safety of acupuncture: results of a prospective observational study with 229,230 patients and introduction of a medical information and consent form. Forsch. Komplementmed. 16 (2), 91–97.

Wolfe, F., Smythe, H.A., Yunus, M.B., et al., 1990. The American College of Rheumatology 1990 criteria for the classification of fibromyalgia: report of the multicenter criteria committee. Arthritis Rheum. 33 (2), 160–172.

Wolfe, F., Clauw, D.J., Fitzcharles, M.A., et al., 2010. The American College of Rheumatology preliminary diagnostic criteria for fibromyalgia and measurement of symptom severity. Arthritis Care Res. 62 (5), 600–610.

Wonderling, D., Vickers, A.J., Grieve, R., et al., 2004. Cost effectiveness analysis of a randomised trial of acupuncture for chronic headache in primary care. BMJ 328 (7442), 747–749.

Woollam, C.H., Jackson, A.O., 1998. Acupuncture in the management of chronic pain. Anaesthesia 53 (6), 593–595.

Yamamoto, T., 1989. New scalp acupuncture. Acupunct. Med. 6 (2), 46–48.

Yamauchi, N., 1976. The results of therapeutic acupuncture in a pain clinic. Can. Anaesth. Soc. J. 23 (2), 196–206.

Yeh, M.L., Chen, C.H., Chen, H.H., et al., 2008. An intervention of acupressure and interactive multimedia to improve visual health among Taiwanese schoolchildren. Public Health Nurs. 25 (1), 10–17.

Yunus, M.B., 2007. Fibromyalgia and overlapping disorders: the unifying concept of central sensitivity syndromes. Semin. Arthritis Rheum. 36, 339–356.

Zhang, C., Ma, Y.X., Yan, Y., 2010. Clinical effects of acupuncture for diabetic peripheral neuropathy. J. Tradit. Chin. Med. 30 (1), 13–14.

20

第二十章　针刺镇痛的干预方法

K.Streiberger　■ T.I.Usichenko

引言

　　针刺治疗疼痛具有悠久的历史。在史前时期,尖锐的石头,所谓的砭石,可能就在治疗疼痛性病变方面发挥作用。在那些时代,人们声称疾病和疼痛是邪魔造成的,这可通过在身体上扎孔来消除。后来按照气和阴阳协调理论,针具被置入机体,邪魔就可被驱除(Kaptchuk,2002)。该理论认为疼痛性病变是由气的流动阻滞(气滞)所引起的痛苦,可以通过针刺来解决。针刺镇痛一词随后在外科手术麻醉中使用针刺的背景下而被引入。最初在手术过程中用针刺来控制疼痛的现象被称为针刺麻醉。然而,由于麻醉也应包括消除诸如触觉和温度觉等其他感觉,故针刺麻醉不是一个准确的术语。因此,用针刺辅助麻醉(Han,1997)或手术中的针刺镇痛(Lee and Ernst,2005)来替代针刺麻醉一词更合适。针刺也用于控制术后和其他疼痛状况(Wang et al.,2008b)。同时,在其他章节中也介绍了针刺治疗慢性疼痛的情况,但本章重点介绍手术期间和手术后,以及非手术干预的急性疼痛的控制。

历史

　　1958 年,中国报道了使用针刺镇痛的首例手术(Kho et al.,1990),是中国传统医学方法与现代西医学理论相结合的成果。

Dimond 曾亲眼见证了在手术中应用针刺镇痛,并于 1971 年在 *JAMA* 上进行了首次报道。在广州和北京共观察了 10 例,他详细报道了 6 例,其中包括甲状腺、腹部、脑和肺的手术。在所有的案例中,患者保持清醒,仅接受少量阿片类药物、苯巴比妥或局部麻醉。手术前 20 分钟开始进行电刺激或手动刺激。一个精彩的例子就是一位胸外科医生正是患者,在针刺镇痛下进行了肺叶切除术。在手术的进展中,他不断地询问外科医生,并在长达 1 小时的手术中间时刻,手术短暂地停顿,在此期间他还吃了一个苹果。他接受的针刺镇痛,是用单根针具刺入左臂上,而于术前可能只给予了 10mg 的吗啡硫酸。

在与麻醉师进行针刺镇痛的讨论中,Dimond 被告知,自 1958 年以来,北京已经有 4 900 例患者在手术中接受了针刺镇痛,1959 年以来在广州也有 1 500 例。通常患者要经过筛选,只要患者非常热衷和完全接受该方法就可施行。

如此令人印象深刻的报道在西方医界既引起了人们的兴趣,又使人们产生了质疑。中国人的坚忍克己,或者不过是催眠术,甚或是欺骗术,都是可能的一些解释。无论如何给予解释,1972 年,维也纳的 Johannes Bischko 在欧洲实施了首例针刺镇痛。一位 38 岁的女性,在扁桃体切除术期间,通过刺激合谷,就能避免为其使用其他麻醉剂(Benzer et al.,1972)。这些程序需要对患者进行强化的术前准备,通常有额外的术前用药,并可能包括在手术期间根据需要应用局部麻醉药或静脉注射的镇痛药。尽管这些早期的报道是源自西方世界,但大多数西方科学家仍然抵制针刺的概念,因为这似乎更多的是基于东方哲学,而不是基于已被证明的解剖或生理学。然而,杂志《柳叶刀》(1973 年)中的一篇重要文章,以积极的态度讨论了针刺镇痛,引用中国的研究表明,似乎大纤维刺激和完整的神经系统是成功的针刺镇痛所必需的。疼痛门控理论(Melzack and Wall,1965)的提出,阿片样物质肽(Hughes et al.,1975)的发现,以及针刺引起内源性阿片样物质释放的证据(Sjolund et al.,1977),都为针刺镇痛提供了可能的机制。虽然针刺的临床价值依然遗留着相当多的疑问,但针刺镇痛对西方研究人员来说霎时间变得更为可信。据说在中国患者的选择和准备对于成功是至关重要的,考虑选择患者之前,首先要看患者对该项技术的热衷程度,因此,要求患者要能忍耐更高水平的疼痛(Modell et al.,1976)。有人甚至还讨论了是否中国人的痛耐受性可能会更高(Knox et al.,1977 ;Johnson,1983)。

临床要点

中国早期的报道显示,广泛和成功地单用针刺进行手术镇痛在实践中尚未得到证实。有关其在术后疼痛缓解中的作用报道是更为可信的。

另一方面,接受过西医培训的中国医生报道,"文革"期间在他们的医院里常常实施针刺镇痛,但随后被取消了,因为许多患者在手术场地由于疼痛而叫喊(武汉同济医科大学医院的个人交流)。

现在普遍接受的是,起初中国人声称的 80% 的成功率是被夸大了。Murphy 和 Bonica (1997)估计,按照西方的标准,在中国仅有手术的 10% 应用了针刺镇痛,反映满意的仅仅是那些病例的 30%。Mann(1974)的报告认为,甚至反映满意的比例更低,为 10%。因此,针刺本身要成为既有的麻醉技术的替代方法显然不够可靠。在意识到这种情况之后,它主要应与全身麻醉相结合来推广。

在其他地方,尤其是欧洲,实施针刺镇痛与全身麻醉结合在 20 世纪 70 年代日益增多。开始针刺刺激后,通常用巴比妥酸盐和肌肉松弛剂进行麻醉诱导。同时用氧气和一氧化二氮来维持控制呼吸。据报道在心脏手术中(Herget et al.,1976),同样也在甲状腺手术、腹部手术和眼科手术中,应用这种结合恢复快,心血管稳定,减少了阿片类药物的需求。1976 年在德国杂志《麻醉师》(Anaesthetist)第 25 卷中报道了总计 700 多例的针刺镇痛病例(Doenicke et al.,1976a,b;Grabow and Criveanu,1976;Herget et al.,1976;Pauser et al.,1976)。随后,也做了许多对照研究,一些研究结果令人满意(Cahn et al.,1978;Kitade et al.,1990;Kho et al.,1991,1993),而其他一些结果并不满意(Qin,1996;Gupta et al.,1999)。对这些研究进行的一项系统综述得出的结论是,目前的证据难以确定针刺镇痛对标准麻醉方法是否具有任何额外的有益性作用(Lee and Ernst,2005)。目前,在欧洲针刺镇痛用于手术已经急剧下降,情况处于由有针刺经验的狂热的麻醉师来完成单个病例的状态。

然而,从麻醉中使用针刺镇痛情况来看,据报道术后镇痛可能是有益的。少数完成的研究证明针刺对术后疼痛的效果,显示出满意的结果(Sun et al.,2008;Meissner,2009;Liodden and Norheim,2013)。

生理学

针刺镇痛的实验工作和生理学在其他章节中已详细描述(第三章)。针刺镇痛潜在的生理学机制大致可分为中枢和外周机制(Zhao,2008)。外周机制源于肌肉的收缩以及结缔组织被认为是理所当然的。随后不同类型传入神经纤维的激活与中枢神经系统疼痛调控的复杂的交互作用起着至关重要的作用。中枢机制包括涉及复杂的神经元交互影响的一系列活动,脊髓节段机制,以及各种神经元通路,并包括边缘系统中主要的脑核团(Wang et al.,2008a)。在中枢神经系统不同水平的整合过程中,除了内源性阿片样物质外,也涉及其他的神经递质和调质,这已描述过(Zhao,2008)。

一些神经生理学途径也通常在安慰剂效应中涉及(Petrovic et al.,2002;Benedetti et al.,2005)。作为安慰剂效应产生的因素之一就是患者的期望值,当给清醒状态下患者进行针刺时,它可能会起重要作用。正如两项独立进行的安慰剂对照试验,评估了针刺作为牙科手术的辅助疗法所显示,患者的期望效应对于临床研究中效应量大小具有重要意义(Bausell et al.,2005)。与那些认为自己接受了安慰针刺的患者相比,相信自己接受真正针刺的参与者报告疼痛有显著的减轻。

在麻醉状态下施行针刺,期望效应几乎可以被排除,与麻醉诱导之前实施针刺相比,看起来确实很少有效。安慰效应当然是针刺镇痛的重要组成部分。但根据功能成像研究,似乎在中枢神经系统针刺的反应与安慰剂的反应可被区分(Dhond et al.,2007;Harris et al.,2009)。

针刺穴位

用于针刺镇痛的各种穴位已做了介绍(表 20.1 和表 20.2)。在手术中用于针刺镇痛的传统针刺部位是根据古代针灸图来选择的,但也有新的针刺部位被确立(Dimond,1971)。在中国的早期手术中,应用的穴位常有一打或更多,但随着时间的推移,已有一个趋势就是用的针数更少了。北京针刺麻醉协作小组的一份报告(北京 AACG,1973)描述了如何将肺切除术中使用的针数从 40 多根逐渐减少到一根。远端穴位以及节段性穴位,局部的和切口旁穴位或耳穴都同样可应用。最常用的穴位是合谷、内关、足三里和耳穴(Chernyak and Sessler,2005)。

表 20.1 术中针刺镇痛的报道

手术/麻醉的类型	参考文献	例数(n)	干预(1):刺激/穴位	对照(C)	结果/评论
腹部小切口手术 LA	Dias and Subramanium(1984)	78	EA 从外陵至归来,沿着长的皮下切口旁针刺	NC	62% 没有静脉给予药物治疗,1h 内排气
腹部手术 GA	Doenicke et al. (1976a,b)	107	EA(10~12Hz,40mA) 公孙、足三里、天枢、章门、乳根 耳穴:神门、心、腰椎	NC	手术开始时 HR 和 BP 升高;有 20 名即 5% 的患者 BP 超过术前的 50%。有 10 例患者有声感、痛感或压力感
腹部手术 GA	Kho et al.(1991)	29	结合用: MA 耳穴:神门、坐骨神经 +ES 椎体旁穴位:厥阴俞、膈俞、胆俞、肾俞	NI	稳定的血流动力学,芬太尼 mcg/kg:1.2 (I)/22.9(C),快速恢复;意识:1(I)/2(C) 没有意向治疗
腹部手术 GA	Poulain et al. (1997)	250	EA +TENS 术后 神门、三阴交	NI	与(C)100% 的患者用芬太尼相比,干预 (I)仅有 5%
子宫切除手术 GA	Sim et al.(2002)	90	EA 足三里、内关,沿着皮肤切口行皮下刺	S(RCT)	阿片类药物用量无差异(P=0.47)
眼部手术 GA	Abdulla et al. (1979)	65	EA 或 ES(30Hz,40mA) 第一和第二三叉神经的皮节,颈 3 和颈 4	阿片类药物	没有补充用镇痛药,循环系统稳定,血浆儿茶酚胺无差异
心脏手术 GA	Herget et al. (1976)	131	EA(90V,50Hz) 三阳络、天井、人迎、水突、周荣 耳穴:神门、肾、心、肺	NC(NI/历史对照)	BP 较高,HR 无变化,术后呼吸支持时间更短,减少 80% 的麻醉剂 对照组未说明
疝修补术 LA	Chu et al.(2003)	12	EA(4Hz) 足三里、三阴交、五枢、维道、气穴、四满、切口旁	NC	33% 获得满意的镇痛效果,67% 轻度不适,需要更多的局麻
腰部手术 GA	Baum and Schilling	30	EA(8~15Hz,30mA),在手术前麻醉期间刺激持续 30min 耳穴:神门、腰椎、心、枕	NC	循环系统稳定 镇痛效果或许是一氧化二氮(氧化亚氮,N_2O)所致

续表

手术 / 麻醉的类型	参考文献	例数(n)	干预(1):刺激 / 穴位	对照(C)	结果 / 评论
卵母细胞抽吸术 LA	Stener-Victorin et al.(1999)	150	EA(2Hz)合谷＋外关(2Hz) ＋EA(100Hz)归来＋MA 百会、足三里	阿片类药物(RCT)	在疼痛和恶心方面无差异 精神更加紧张,但种植率和妊娠率更高
甲状腺切除手术 GA	Grabow and Criveanu(1976)	85	诱导前 EA(8~10Hz) 合谷、周荣 耳穴:神门、枕	NC	针刺是耗时的,但镇痛效果好
甲状腺手术 NA	Kho et al.(1990)	20	EA(4Hz,最大 20mA) 同侧 4 个耳穴:交感、颈、肾上腺、神门 附加哌替啶	NC	哌替啶的平均剂量为 45mg,BP 升高、呼吸频率增加;HR 稳定,恢复快,具有不完全但耐受性良好的镇痛作用
扁桃体切除手术 NA	Benzer et al. (1972)	7	MA(EA 1 例患者) 合谷、少商	NC	没有疼痛,仅作为术前用药附加一次哌替啶,局部应用 2 次利多卡因

注:MA,手针;ES 电刺激(非侵入性);EA,电针;S,假针刺治疗;GA,全身麻醉;LA,局部麻醉;NA,无麻醉;NI,无干预方法;NC,无对照;BP,血压;HR,心率;RCT,随机对照试验

表 20.2　术后疼痛控制的 RCTs

手术情况	参考文献	例数(n)	干预	对照	结果 / 评论
腹部手术 两组均用硬膜外导管	Kotani et al. (2001)	98	MA 于术前共 4 天, 在椎体旁(从肝俞到气海俞)行皮内针刺	S	缓解疼痛良好 $P<0.05$[※] 针刺组术后吗啡用量和 PONV 减少,血浆儿茶酚胺和皮质醇更低
腹部手术	Wang et al. (1997a)	101	术后 ES PCA(患者自控镇痛)＋ 高 -ES(9~12mA;n=25) PCA＋ 低 -ES(4~5mA; n=25) 合谷、切口的双侧	NI S	高 -ES 组 PCA- 阿片类药物需求降低 65%,低 -ES 组降低 34%,假针刺组降低 23% 高 -ES 组 > 假治疗组[※]
腹部手术(妇科)	Christensen et al.(1989)	20	在伤口闭合后的麻醉中用 EA(10 和 100Hz) 肾俞、命门、次髎、三阴交	NI	与无 EA 组相比,在术后的前 2h,哌替啶(PCA)减少 40%。在术后痛苦方面没有差异
腹部手术[子宫肌瘤挖除术 (CCE)和子宫切除术]	Grube et al. (2009)	66	术后 MA 合谷、曲池、内关、足三里、内庭、三阴交、太冲	Mm NI	疼痛减少,通过 PCA 给予的阿片类镇痛剂更少,PONV 发生更低;MA>NI[※],阿片类镇痛剂更少,MA>Mm[※]

续表

手术情况	参考文献	例数(n)	干预	对照	结果/评论
子宫切除术	Lin et al.(2002)	100	低及高频 EA 足三里	NI S	两个 EA 组和 S 组中镇痛剂用量显著降低,两个 EA 组的首次镇痛药物需求的时间更长
子宫切除术	Christensen et al.(1993)	50	在皮肤切口前麻醉时行 EA,持续到手术结束(10 和 100Hz) 肾俞、命门、次髎、三阴交、足三里	NI	在阿片类药物需求或代谢障碍方面没有显著性差异
子宫切除术	Sim et al.(2002)	90	EA(手术前与手术后对比) 足三里、内关、沿皮肤切口的皮下	S RCT	术后镇痛剂用量减少 $P<0.015$[※] 术前 EA> 术后 EA
子宫切除术	Chen et al.(1998)	100	术后 TENS(9~12mA) 足三里 或局部的皮节内	S	与对照组[※]相比,两种干预都减少了术后 24h 阿片类药物用量35%~39%
前列腺切除术	Ntritsou et al.(2014)	75	腹壁闭合期间用 EA(100Hz)合谷、EA(4Hz)足三里和合谷于拔管后立即实施	S	减轻了疼痛,减少了术后急用镇痛剂的用量($P<0.001$)
髋手术	Usichenko et al.(2005)	54	MA 留置针 神门、肺、丘脑、髋	S	阿片类药物用量减少 35%,$P=0.004$[※]
膝关节镜手术	Gupta et al.(1999)	42	诱导后进行 MA 合谷、阴陵泉、血海、梁丘、足三里	NI	并不好于无针刺
膝关节镜手术	Usichenko et al.(2007)	120	MA 留置针 神门、肺、膝	S	布洛芬用量减少 60%;$P=0.012$[※]
口腔手术	Ekblom et al.(1991)	110	术前和术后给予 MA 合谷、颊车、下关、外关、听宫	NI	术前 MA 组,术后疼痛显著增加
口腔手术	Lao et al.(1999)	39	MA 合谷、颊车、下关、翳风	S	术后镇痛药用量显著减少[※]
口腔手术	Kitade 和 Ohyabu(2000)	22	低频 EA+LA 双侧合谷 单侧颊车、下关	NI	术后疼痛显著减轻
脊柱手术	Unterrainer et al.(2010)	38	ES(TENS)术前和术后(8h 后和 1 天)与术后仅在切口旁比较	S	阿片类药物用量减少ES>S[※],术前和术后 > 仅仅术后[※]

注:MA,手针;ES,电刺激(非侵入性);EA,电针;S,假针刺治疗;GA,全身麻醉;LA,局部麻醉;NA,无麻醉;NI,无干预方法;NC,无对照;BP 血压;HR,心率;RCT,随机对照试验;Mm,安乃近(非阿片类镇痛药)

耳穴

推荐用于镇痛的耳穴有很大的差异，实际上不同的命名系统是不一致的。我们将按照第十章（耳针）即从 1987 年开始应用的 WHO 针刺命名法（WHO，1987）来描述耳穴，并按照最初 Nogier 分类在括号中给出相应的英文名称（Nogier，1977）。经常使用的 3 个穴位是受三叉神经、迷走神经和颈神经分支支配的 MA-TF1（神门）、MA-IC1（肺）和 MA-AH7（交感）（图 20.1）（Peuker and Filler，2002）。以身体特定部位命名的穴位也被使用。在一项试验中显示，选用 MA-AT1（丘脑）代替 MA-AH7（交感），并结合 MA-TF1（神门）、MA-IC1（肺）和 MA-AH4（髋）（Usichenko 等，2005），对髋关节手术后疼痛的阿片样物质用量有影响。有两项研究比较了不同耳穴的疗效。Kitade 和 Hyodo（1979）测试了在刺激不同的耳穴后，对身体不同部位的辐射热的镇痛水平。结果表明，MA-IC1（肺）是最有效的穴位，其次是 MA-AH7（交感）、MA-TF1（神门）和 MA-SC（肾）。MA-AH10（颈）和从 MA-SF（肘）到 MA-SF4（臂）的针刺，产生镇痛效果很少，而非穴位点根本不产生镇痛效果。Simmons 和 Oleson（1993）采用双盲法（盲患者和观察者）重复了上述研究。通过探针刺激来确定牙痛的特定点，并使用牙髓测试器来测量镇痛。电针（EA）使干预组的疼痛阈值平均增加了 18%，这可被纳洛酮部分地逆转。假治疗组在不适当的部位接受刺激，未见显著变化。

耳穴 MA-TF1（神门）、MA-L（脑点）、镇静点和松弛点也被认为可以减轻术前焦虑（Chernyak and Sessler，2005）。

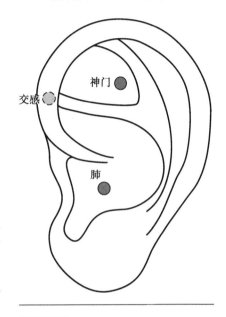

图 20.1 术后疼痛最常用的耳针穴位

远端穴位

常用的几个传统穴位，特别是经过手术部位的经络上的那些穴位。以下几个穴位被描述为具有特定的属性：

- 合谷用于扁桃体切除术、牙科手术，以及头颈部区域的其他手术。
- 合谷和内关常被结合用于甲状腺切除术和青光眼手术。
- 足三里和三阴交用于下腹部手术。
- 足三里后的一个新穴位被称为"阑尾穴"，用其所指的阑尾手术。
- 内关可加用于防止术后恶心、呕吐（PONV）（见第二十二章恶心、呕吐）。

节段性穴位

Lundeberg 等（1989）发现，如果穴位选取在与外科手术区域相同的节段，则镇痛出现在较低的刺激强度。节段性穴位可以是椎旁的穴位（膀胱经的内侧线或华佗夹脊穴），或与该器官具有相同的神经分布的局部穴位（如用于甲状腺切除术的扶突穴），或四肢适当部位的远端穴位。当患者保持仰卧时，在椎旁区域用平面电极可能比用针具更便利，尽管针可以穿刺到皮下,手柄可弯曲并可用胶带保护。更简洁的方法是用 5mm 长的皮内针刺入,这样就可以保持在原位上长达 4 天(Kotani et al.,2001)。

局部和切口旁的穴位

用远端的穴位对切口的疼痛进行镇痛可能是不够的,特别是在腹部(Dias and Subramanium,1984)。有人提出了在建议切口的两侧用长皮下针(Spoerel,1975)。经皮神经电刺激(TENS)垫或局部麻醉剂浸润可作为替代选择的方法。

在腹股沟疝修补期间,有人提出用局部穴位,如五枢、维道、气穴和四满,并结合切开旁针刺和远端穴位足三里和三阴交(Chu et al.,2003)。

刺激方法

刺激针刺穴位可以应用不同的方法,包括侵入性和非侵入性技术。

侵入性刺激的实施是按照传统方式将细针具插入,可以通过人工(手针)或电(电针)来刺激。针具不刺透皮肤的刺激被定义为非侵入性刺激。

电针

在 EA 中,针具与电刺激仪相连接。可以应用不同的电刺激模式,主要分为高频(100Hz)、中频(15Hz)和低频(2Hz)刺激(Han,2011)。高频刺激可提供急性短期的镇痛。有人提出这种刺激模式使去甲肾上腺素、5-羟色胺和强啡肽作为递质而释放,并且纳洛酮不能逆转。为了实现长期镇痛,推荐低频刺激,它可以促进脑啡肽和内啡肽的释放,并且可被纳洛酮逆转。两种方法都可以根据患者的感觉用 1~40mA 来实施。更多的详细信息,可查阅第十一章(电针)。

对于手术期间的疼痛控制,大多数麻醉师使用低频电流的电针(EA),并用患者可耐受的最高强度。通常在测试镇痛之前约 20 分钟开始刺激。依据患者的适应情况要对强度进行必要的调整,在整个手术过程中刺激应保持在同一水平。已有人提出局部穴位用高频刺激,并应结合远端穴位用低频刺激(Pauser et al.,1976;Stener-Victorin et al.,1999,2003)。

手针

在手针(MA)中,针刺的刺激可以通过用手对针具进行上下提插或捻转来实施。这种刺激应会引起一种被称为"得气"的复杂感觉,被描述为酸、麻、重或胀等。经验丰富的针灸师可能同时会感到针周围的沉紧感。MA 使阿片样物质的释放并不像 EA 的结果那样好。与 EA 相比,MA 似乎释放出不同比例的阿片肽(Nappi et al.,1982),并且似乎效果较差。

非侵入性刺激

非侵入性刺激被认为是针对急性疼痛和术后疼痛,可以在针刺穴位上使用压力(针压法),或通过表面电极的电刺激。电刺激也可用于身体的疼痛区域,在没有针刺经历的情况下,可应用 TENS。TENS,在伤口部位常采用强烈的、低伤害的 85Hz 中频强度,可减少术后镇痛剂的用量(Bjordal et al.,2003)。

临床状况

针刺镇痛的最精彩的临床应用状况就是手术中的疼痛控制,特别是当时患者处于清醒状态。然而,对术后和分娩痛的控制似乎更有临床意义。针刺镇痛用于非手术干预性疼痛和硬脊膜穿刺后头痛也是其他引人关注的选项。

手术中的疼痛控制

适宜的手术

在结合全身麻醉的情况下,针刺作为控制手术中疼痛的方法可用于甲状腺切除术(Kho et al.,1990)、眼科手术(Abdulla et al.,1979)、心脏手术(Herget et al.,1975;Hollinger et al.,1979)、腹部手术(Doenicke et al.,1976a;Kho et al.,1991;Poulain et al.,1997)、下背部手术(Baum and Schilling,1979)和卵细胞体外受精(in vitro fertilisation,IVF)(Stener-Victorin et al.,1999;见表20.1)。在30分钟内完成的短期手术中针刺镇痛可能是有效的,如果手术可能持续2小时以上,通常不应该尝试针刺镇痛。

文献表明,目前中国大多将针刺镇痛用于头颈部手术,如扁桃体切除术、甲状腺切除手术、开颅手术以及开胸手术。然而,现今中国仅有少数的专业中心结合局部麻醉或全身麻醉而实施针刺镇痛(Streitberger et al.,2010;图20.2)。

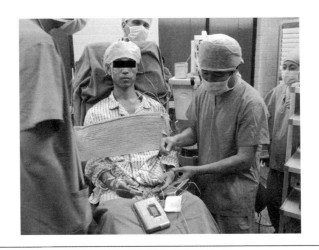

图 20.2　在中国针刺镇痛用于鼻部手术

(转自 Streiberger,K.,Shi,J.,Pfab,F.,Huang,W,J.,Witt,C.N.,Duan,Y.,et al.,2012.Acupuncture assisted anesthesia for nasal surgery as an example of integrative medicine in China.Eur.J.Integr.Med.2,37-39,经 Elsevier 许可)

临床方法

出于实用和安全的原因,针刺镇痛通常应该在现代的麻醉医疗标准下进行,包括充分的监测并根据患者的需要与麻醉剂联合使用。

在手术过程中处于清醒状态的患者,必须保持心理上的稳定和合作,并能够信任麻醉师、外科医生。患者有较高的受教育状况可提高有效性,可对提示会有良好的回应,而分散患者的注意力也很重要(Parwatikar et al.,1978)。应就拟定的手术程序详细地与患者商议。应让患者为这种不寻常的体验作好准备,即针刺只影响疼痛感觉,而触摸、按压等仍然像正常一样能感受到,这一点很重要。在中国,对于准备做开胸手术的患者,医生常会教他们气功和其他特殊的呼吸训练(如每天在胸部放沙袋进行呼吸30分钟!　)。一项针刺镇痛的试验,在手术前应对痛阈以及在电针中的痛耐受度和皮肤的温度变化进行记录(Wong,1993)。皮肤温度升高 1℃,在 80% 患者中是针刺镇痛成功的预测性指标。交感神经性血管运动活动减少似乎与疼痛缓解有关(Thomas et al.,1992)。

在实践中,有人认为应在针刺镇痛之前用地西泮和低剂量阿片类药物进行术前给药(Kho et al.,1991)。用于外科手术过程中的针刺镇痛,针刺入和刺激通常在麻醉诱导前 20 分钟开始。

另外,标准化学镇痛药可能是需要的,局部麻醉剂可在切口之前渗入皮肤。有意识的患者必须密切观察其任何疼痛迹象,必要时应给予静脉镇痛药。在痛苦严重的情况下,麻醉师应立即改变进行标准全身麻醉。

如果在全身麻醉的基础上实施针刺,通常不需要患者作特殊的准备。应该告诉患者有关针刺过程的信息,如果针刺是唯一的镇痛方法,应该提醒他们要有较高的风险意识。针刺和麻醉的结合是西方选择的方法(Grabow and Criveara,1976,1979;Pauser et al.,1976;Hollinger et al.,1979;Kho et al.,1991)。人们认为诱导最常用的是巴比妥类和肌肉松弛剂。在现代麻醉中,通常使用丙泊酚或依托咪酯作为麻醉诱导剂。呼吸控制通常是用氧气和空气或氧气和一氧化二氮的混合物来维持,通常与吸入剂一起使用。

手术后疼痛控制

适宜的手术

在一项对照性初步研究(Christensen et al.,1989)中显示,腹部术后应用电针减少了术后疼痛的哌替啶用量,但同一研究者在一项更大型的研究中却没有重复出这一结果(Christensen et al.,1993)。相反,最近的研究显示,在子宫切除术和其他腹部手术后用 TENS(Wang et al.,1997a;Chen et al.,1998)、EA(Lin et al.,2002;Sim et al.,2002;Ntritsou et al.,2014)和半永久性皮内针(Kotani et al.,2001;见表 20.2)治疗后,阿片样物质用量减少。

在腹腔镜胆囊切除术和经阴道子宫切除术后,Grube 应用针刺缓解术后疼痛,记录了用于控制患者镇痛(patient controlled analgesia,PCA)的阿片样物质的用量(Grube et al.,2009)。与对照组患者比较,接受针刺治疗的患者疼痛、恶心和呕吐减少,需要的阿片类止痛药量减少(见表 20.2)。经麻醉诱导后用手针并不能减轻膝关节镜术后的疼痛(Gupta et al.,1999),而另一项研究显示,在诱导前于耳穴留置针,可减少阿片样物质的用量(Usichenko et al.,2007)。类似的耳针应用也减少了髋关节手术后的阿片样物质用量(Usichenko et al.,2005),TENS 在脊柱手术的术后疼痛控制方面是有效的(Unterrainer et al.,2010)。

临床方法

Kotani 等(2001)应用有趣的针刺治疗理念设计了一个严格的随机对照试验。175 例预定施行腹部手术的患者被随机分为两组,两组均于术前接受硬膜外导管麻醉,一组结合应用针刺,另一种则采用非侵入性的假针刺。针刺组按照手术部位(上腹部或下腹部),将皮内针置于脊柱旁的穴位,即肝俞到气海俞或脾俞到关元俞。将针留置于原处直到手术后4天。针刺组患者的疼痛明显减轻,额外使用的吗啡量减少,血浆中皮质醇和肾上腺素浓度降低,恶心和呕吐较少。这种将许多皮内针刺入的方法可能被认为相当耗时,但一些从业者在日常实践中会使用这种方法;另外一些人喜欢用其他方法,如应用TENS或耳针。

对于矫形手术,我们建议简单地应用耳针,在膝和髋关节手术的研究中都曾成功地实施(Usichenko et al.,2005,2007)。在诱导麻醉前,于耳穴MA-TF1(神门)、MA-IC1(肺)和相应的MA-AH4(髋)或MA-AH3(膝)刺入一次性留置耳针(参见第十章)。还可以加上MA-AT1(丘脑)。针具应用胶布固定,只要术后疼痛持续存在,就应一直保留在原位。该方法的优点在于,一旦疼痛水平升高或变得难以忍受,患者就能够自行刺激留置针。

对于腹部手术,我们建议在足三里和切开两侧选穴进行电刺激。也可以添加内关和合谷(Wang et al.,1997a;Chen et al.,1998;Sim et al.,2002)。刺激应在手术前开始,但仅在术后刺激治疗也是可以的。用TENS还是针具电针进行刺激,应取决于麻醉师的技术或可支配的时间。熟练的麻醉师也可以按照Kotani的理念实施,将半永久性针具刺入背部的节段性穴位。

上述这些简单的观念在应用中可以稍做改动,或者与其他任何一种外科干预方法结合应用。

非手术干预的疼痛控制

电针或手针刺激已在胃镜检查(Cahn et al.,1978)、结肠镜检查(Li et al.,1991;Wang et al.,1997b)和体外冲击波疗法(Chung et al.,1988;表20.3)中成功使用。结肠镜检查的一项

表20.3　用于非手术干预的针刺镇痛报道

施术方法 麻醉	参考文献	例数	干预(1): 刺激/穴位	对照(C)	结果/评论
肠镜 NA	Fanti et al.(2003)	30	电针(100Hz) 合谷、三阴交、阴陵泉、足三里 耳:MA-TF1(神门)	S	没有显著减轻疼痛,减少了止痛药[*]的需求
肠镜 NA	Li et al.(1991)	36	MA(4名患者)/EA(8名患者) 合谷、内关、足三里、商丘	S NI	显著减少疼痛(VAS1.4(A)/2.7(NI)/3.0(S))以及镇痛剂[*]
肠镜 NA	Wang et al.(1997b)	59	EA(2Hz) 足三里、上巨虚 耳:MA-TF1(神门)	阿片样物质	疼痛没有差异
胃镜 NA	Cahn et al.(1978)	90	EA(12Hz,1mA) 承浆、廉泉、膻中、中脘、足三里、内关、商丘	S (RCT)	由护士或内镜检查师报告[*],能更好地耐受内镜检查(呕吐次数、烦躁不安减少)

注:MA,手针;ES,电刺激(非侵入性);EA,电针刺;S,假针刺;GA,全身麻醉;LA,局部麻醉;NA,没有麻醉;NI,无干预;NC,无对照;BP,血压;HR,心率;RCT,随机对照试验。

[*]$P<0.05$或更好

假对照研究显示,与假治疗或非针刺组相比,针刺对疼痛控制没有显著影响,但对镇静药物的需求较少(Fanti et al.,2003)。一项涉及 6 项随机对照试验的系统综述得出的结论是,在胃肠内镜检查之前应用针刺,其作用类似于常规的术前用药效果,且在镇静方面优于假针刺(Lee and Ernst,2004a)。上述的这些诊断性操作方法,不会产生典型的手术性组织损伤,并非总是痛苦的,因此,针刺可能会成为这些情况下施术前用药的合适替代方法。

产科镇痛

针刺和针压法在分娩过程中都能有效地镇痛(Smith et al.,2011)。

常用于产科镇痛的针刺穴位是合谷,以及合用内关(宫缩期疼痛)、百会(精神紧张)、太冲(颈强直)、昆仑(分娩早期的背痛)和次髎(分娩晚期的背痛)(Lee and Chan,2006)。

有人认为合谷、内关和足三里的组合在产科镇痛中有 60% 的有效率(Hyodo and Gega,1977)。有人报道在分娩中,采用电针刺激合谷和耳穴 MA-TF1(神门)治疗 20 分钟,50% 的患者达到了良好的镇痛效果,尽管在总体上仍有 12.5% 的患者无镇痛作用(Martoudis and Christofides,1990)。除耳穴 MA-TF1(神门)外,耳穴 MA-TF(子宫)和 MA-IC3(内分泌)在中国也经常使用。在个性化针刺方法中,以下穴位可供选择:百会、印堂和列缺作为缓解紧张穴,大肠俞到关元俞、秩边、京门到居髎、曲骨、中极、合谷、昆仑、足临泣、太溪、三阴交、太冲和皮下点作为镇痛穴位(Ramnero et al.,2002)。另一项研究提供了更详细的选穴说明:百会、神门、太冲用于缓解紧张、神经过敏和疲劳;太冲和阳陵泉用于颈部僵直;关元用于产程早期的耻骨联合部位痛;手三里和曲池用于第一产程疼痛;肾俞、昆仑用于分娩早期的背痛;小肠俞、膀胱俞和次髎用于产程后期的背痛;合谷和内关用于宫缩期的激烈疼痛;内关、大陵用于恶心,足三里可用于任何疼痛(Nesheim et al.,2003)。

在三阴交上采用针压法 30 分钟,结果显示分娩疼痛可在针压后减轻长达 60 分钟(Lee et al.,2004)。与假针刺或无治疗相比,在合谷和至阴上采用针压法,也可显著减轻第一产程的疼痛(Chung et al.,2003)。

电针似乎在分娩镇痛中应用并不理想,因为针具需要与导线连接。人们发现 TENS 更方便一些。

穿刺后头痛

针刺越来越多地用于严重的硬膜外穿刺后头痛(postdural puncture headache,PDPH)患者(Perera,1998;Sharma and Cheam,2009;Dietzel et al.,2013)。PDPH 是硬膜外麻醉、脊髓麻醉或腰椎穿刺后,出现的一种严重的临床麻醉和神经病学方面的医源性并发症(Turnbull and Shepherd,2003)。PDPH 在病理生理学和临床表现上与偏头痛有很多共同之处。两种情况都归因于脑的痛敏感性三叉神经血管系统被激活,以及随后的颅内血管反应(Anders and Lehmann,2013)。目前基于经验的 PDPH 药物治疗常不足以减轻疼痛(Basurto Ona et al.,2011)。据 3 个系列病例观察描述,在硬膜外腔注射自体静脉血之前考虑试用针刺,结果有 90% 的患者 PDPH 的强度立即降低,并且减少或停用了止痛药,使患者恢复了正常的日常活动,不再需要继续住院而出院回家。针刺双侧穴位(如果适宜时),深度 1~2cm,原位留针 25~30 分钟。选择的针刺穴位为:攒竹、天柱、昆仑、申脉、风池、合谷、太冲和后溪,耳针也针刺双侧的穴位,MA-TF1(神门)、MA-AH10(颈)和 MA-AT1(丘脑)(图 20.3)。在对一项随机试验(针刺作为标准治疗的一种补充方法）进行适宜的评估之后，我们认为针刺可作为严重 PDPH 患者的一种使用方便、低风险的治疗替代方法。

证据

有关针刺镇痛的大多数随机对照试验都被纳入综述中，这些综述将在本章节给予介绍。本书之前的章节中已介绍了一些具有特殊关注问题的随机对照试验，包含在表 20.1~ 表 20.3 中。

手术中镇痛

在一项系统综述中，发现有 19 项随机对照试验涉及 1689 例患者，与无干预或安慰治疗对比，比较了针刺在手术期间的镇痛效果（Lee and Emst，2005）。其中在 4 项安慰对照试验中，针刺并不比对照干预效果

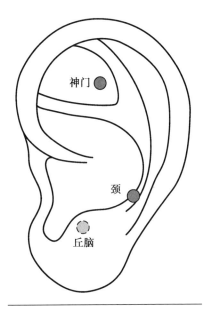

图20.3 穿刺后头痛应用的耳针穴位

好。与无干预治疗相比较，15 项试验中的 7 项显示针刺效果更好。这些研究所涉及的手术方式、针刺疗法和结局标准存在异质性。另外据称，阿片样物质的用量在对照组中也没有提及。作者得出的结论是没有科学依据支持针刺可作为手术中标准麻醉方法的辅助手段。然而，这一说法也遭到批评，因为一些恰当实施随机化的研究表明，手术期间针刺缓解了疼痛（Stener-Victorin et al.，1999，2003），而这些研究并未被纳入进行分析，仅有 4 项安慰对照的试验可能不足以对有效性进行充分地分析（Stener-Victorin et al.，2005）。虽然如此，对该系统综述的批评者，也没有对以下的共识提出质疑，即总体上而言，基于目前的证据，尚不能推荐针刺可作为手术过程中全身麻醉的辅助止痛方法（Chernyak and Sessler，2005；Lee and Ernst，2005）。他们认为，对于渴望应用非药理学方法，或对所使用的药物过敏的患者，可考虑针刺作为一种替代的方法。对于一些手术，针刺可作为一项选用的方法，像在取卵术中，业已证明针刺可作为一种可行的替代方法（Stener-Victorin，2005）。随后的研究也表明，患者在全身麻醉下实施髋关节手术过程中，针刺能够减少 15% 的芬太尼用量。耳针组与假针刺组比较，在阿片类物质用量上，差异有显著的统计学意义 [(4.6 ± 1.1) μg/kg 比 (5.2 ± 1.3) μg/kg；均值 ± SD；$P = 0.008$]，但临床意义却较小（Wetzel et al.，2011）。

源于动物和人类志愿者的一些实验和调查研究，发现针刺在全身麻醉期间能减少挥发性麻醉剂的需求，临床调查却没有发现针刺和对照措施有任何差异。作者的一项有关针刺对动物镇痛的综述，结论为电针可作为标准麻醉剂的辅助方法，可减少麻醉药的剂量（Janssens et al.，1988）。如电针已被证明可减少狗手术中氟烷的用量（Tseng et al.，1981）。也有试验在全身麻醉下对健康志愿者进行实验性疼痛刺激，耳穴刺激可以使地氟醚的使用浓度降低（Greif et al.，2002；Taguchi et al.，2002）。在这些"阳性"研究中麻醉剂的减少量相当小，似乎不具有临床意义。此外，一项在志愿者身上应用电针的研究，也无法重复这种效果（Morioka et al.，2002）。甚至一项临床研究显示，在预定做腹腔镜检查的患者中，针刺使全身麻醉时挥发性麻醉剂七氟醚的用量反而增加（Kvorning et al.，2003）。

手术后疼痛

尽管有一项研究表明,牙科手术后针刺组的疼痛增加(Ekblom et al.,1991),但一项系统综述(Ernst and Pittler,1998)则认为针刺治疗术后牙痛是有希望的。有 2 项随机对照试验也进一步地证实了这些结果(Lao et al.,1999;Kitade and Ohyabu,2000)。

有 15 项随机对照试验比较了针刺与假治疗对照的效果,它们随后被纳入一项有关术后疼痛管理的综述中(Sun et al.,2008)。这些调查研究的 Meta 分析显示,针刺减轻了疼痛强度,减少了阿片类物质的用量,效果可持续到手术后 72 小时。这种阿片样物质用量减少的效果,可使其相关的副作用发生率降低,如恶心、眩晕、镇静状态、瘙痒和尿潴留。这些结果表明,围术期针刺可能是术后镇痛的有用辅助手段。

一项 Meta 分析,纳入了 21 项有关研究经皮神经电刺激作为术后疼痛治疗方法的随机对照试验,共计 1 350 例患者,结果表明经皮神经电刺激可显著减少手术后止痛药的用量(Bjordal et al.,2003)。

临床要点

良好的证据支持针刺对术后疼痛的效果,可作为标准的术后药理学镇痛的辅助方法。

一项综述纳入了单纯用耳针的 9 项随机对照试验,由于纳入研究存在异质性,不能进行 Meta 分析。耳针降低术后疼痛的证据被认为是乐观的,但尚不能令人信服(Usichenko et al.,2008)。

产科镇痛

在一项最早的有关针刺用于分娩痛的系统综述中,共纳入 3 项随机对照试验(Lee and ernst,2004b),结果显示与非针刺或假针刺相比,哌替啶和 / 或硬膜外镇痛的用量显著减少。由于缺乏试验数据,作者的结论是,在分娩期间针刺作为常规疼痛控制方法的辅助手段,其证据是乐观的,但尚不能令人信服。最近一项有关针刺或针压法用于分娩痛管理的 Cochrane 综述,随后进行的 Meta 分析包括了 13 项试验,共计 1986 例孕妇(Smith et al.,2011)。Meta 分析显示,针刺与无干预措施,针压法与假针刺对照相比,针刺、针压法治疗后均使分娩痛强度减轻。与标准医疗相比,针刺能够减少药理学镇痛和器械分娩的需求。然而,由于研究存在显著的异质性,考虑到试验的一些质量问题,结果的分析解释存在局限性。在结论中作者指出:"针刺和针压法可能在减轻疼痛,提高疼痛管理的满意度,减少药理学管理的使用等方面发挥一定的作用"。

结语

本节通过对自 1970 年以来西方医学文献的选辑,显示了麻醉师对针刺具有极大的兴趣。许多报道介绍了这一具有挑战性的事件,并成功地尝试了在手术中实施针刺镇痛,尤其是一些惊人的病例,如患者在清醒状态下采用针刺镇痛实施大手术。但是,在针刺镇痛结合全身麻醉时,目前依然不清楚针刺是否具有临床相关的益处。

针刺镇痛的主要益处之一可能是阿片样药物的需求减少,并且显示具有统计学意义(Wetzel et al.,2011)。然而,这存在着是否具有临床应用价值的疑虑。已有报道表明,针刺镇痛后阿片样物质用量减少,患者在到达康复室时更有可能已经清醒;患者越早拔管,患PONV的机率就越少(Dundee et al.,1989;Ho et al.,1990;Kho et al.,1991)。另有报道显示,采用针刺镇痛可使手术中的心血管更稳定,避免术后呼吸抑制。有关离体的实验报道称,电针对愈合的速度有积极影响(Jansen et al.,1989a,b),妇女乳房手术后,在皮瓣基底部采用TENS,显示血流量和存活率增高(Lundeberg et al.1988)。然而,这些实验结果尚未在临床试验中得到验证。

手术期间针刺镇痛的缺点就是其不稳定性,而且在使用 EA 的情况下,还有连接导线的不便。毫无疑问,电针确实对操作人员提出了特殊的要求,如诱导期较长,以及方法失败的可能性。中国最早方法的成功也确实依赖优秀的手术技术和对患者进行预选。关于中国的甲状腺手术,Kho 报道说针刺无法实现全镇痛,但所有患者在手术台上都能保持安静和镇定(Kho et al.,1990)。

尽管 20 世纪 70—80 年代,欧洲对针刺镇痛产生极大的兴趣,特别是德国和奥地利,但针刺从未被整合进入常规麻醉。据那些时代的麻醉师们说,他们的同事实施了针刺与全身麻醉相结合,用更多的肌肉松弛剂代替了阿片受体激动剂。因此,患者不能活动,通常血压会升高(Doenicke et al.,1976a)。

除了对其临床益处存有疑虑外,还包括针刺镇痛能否成功也存在着不确定性,其所需的时间和其他实际原因,这些也都成为人们据理反对采用针刺镇痛来减少甚至替代手术中阿片样物质用量的理由。

由于不确定的证据、缺乏临床相关性、实际的缺点,以及有更好的现代麻醉剂,目前针刺镇痛在常规的临床麻醉中还不能起到重要的作用。对针刺刺激反应者的选择、使用恰当的刺激方式和适宜的刺激强度,都是今后该领域研究的重要课题。此外,在对针刺潜在机制有更好的了解的背景下,改善研究设计,可能会激励该领域研究的未来发展。

针刺作为一种替代方法有助于非手术干预(如胃镜检查和结肠镜检查),这可能是一种选择,但这方面的证据也没有定论。

在标准药理学的术后镇痛基础上,附加使用针刺和相关技术治疗术后疼痛有强证据。RCTs 证据提示,在分娩期间针刺镇痛也是非常有希望的。在这些情况下,于常规麻醉实施中,来评估针刺镇痛的有用性和成本效益是值得的。然而,将它融入临床常规可能还有很长的路要走。刺激内关的 PONV 预防措施,易于操作、简单且经过很好地验证,但仍然没有作为麻醉时的一种常规方法得到广泛应用。John Dundee 教授,是内关疗效评价的先驱,1991年他离世之前,满含失望地问他的同事:"我已经证明针刺作为一种术后止吐方法是非常有效的。你为什么不用它?"(Dundee,1991)。从那时起,内关止吐效果的证据就不断增加,更多的阳性研究已发表在高等级的杂志上。然而,很长时间后,一些医院最终才将内关刺激整合到临床路径中(Usichenko et al.,2013)。对于许多患者来说,结合针刺来控制 PONV 和术后疼痛应该是简便可行的,并可能是有益的。

(杨田雨　译,杜元灏　审校)

参考文献

Abdulla, W., Sostegno, C., Frey, R., Gartner, J., 1979. Behaviour of plasma-cortisol during ophthalmological operations in patients under electrostimulation anaesthesia (author's transl). Anaesthesist 28 (5), 243–246.

Anders, E., Lehmann, C., 2013. Possible mechanisms of acupuncture in treatment of post-dural puncture headache. http://bja.oxfordjournals.org/forum/topic/brjana_el%3B10446.

Basurto Ona, X., Martinez Garcia, L., Sola, I., Bonfill Cosp, X., 2011. Drug therapy for treating post-dural puncture headache. Cochrane Database Syst. Rev. (8). Art. No.: CD007887.

Baum, J., Schilling, A., 1979. Combined-electrostimulation-hypalgesia in surgery of the lumbar vertebral column. A tentative evaluation of this method (author's transl). Anaesthesist 28 (5), 227–236.

Bausell, R.B., Lao, L., Bergman, S., Lee, W.L., Berman, B.M., 2005. Is acupuncture analgesia an expectancy effect? Preliminary evidence based on participants' perceived assignments in two placebo-controlled trials. Eval. Health Prof. 28 (1), 9–26.

Benedetti, F., Mayberg, H.S., Wager, T.D., Stohler, C.S., Zubieta, J.K., 2005. Neurobiological mechanisms of the placebo effect. J. Neurosci. 25 (45), 10390–10402.

Benzer, H., Bischko, J., Kropej, H., Pauser, G., Baum, M., Thoma, H., 1972. Acupuncture analgesia (Preliminary report on the application of acupuncture within the framework of anesthesiology). Anaesthesist 21 (11), 452–455.

Bjordal, J.M., Johnson, M.I., Ljunggreen, A.E., 2003. Transcutaneous electrical nerve stimulation (TENS) can reduce postoperative analgesic consumption. A meta-analysis with assessment of optimal treatment parameters for postoperative pain. Eur. J. Pain 7 (2), 181–188.

Cahn, A.M., Carayon, P., Hill, C., Flamant, R., 1978. Acupuncture in gastroscopy. Lancet 1 (8057), 182–183.

Chen, L., Tang, J., White, P.F., Sloninsky, A., Wender, R.H., Naruse, R., Kariger, R., 1998. The effect of location of transcutaneous electrical nerve stimulation on postoperative opioid analgesic requirement: acupoint versus nonacupoint stimulation. Anesth. Analg. 87 (5), 1129–1134.

Chernyak, G.V., Sessler, D.I., 2005. Perioperative acupuncture and related techniques. Anesthesiology 102 (5), 1031–1049. quiz 1077–1038.

Christensen, P.A., Noreng, M., Andersen, P.E., Nielsen, J.W., 1989. Electroacupuncture and postoperative pain. Br. J. Anaesth. 62 (3), 258–262.

Christensen, P.A., Rotne, M., Vedelsdal, R., Jensen, R.H., Jacobsen, K., Husted, C., 1993. Electroacupuncture in anaesthesia for hysterectomy. Br. J. Anaesth. 71 (6), 835–838.

Chu, D.W., Lee, D.T., Chan, T.T., Chow, T.L., Que, M.B., Kwok, S.P., 2003. Acupuncture anaesthesia in inguinal hernia repair. ANZ J. Surg. 73 (3), 125–127.

Chung, C., Lee, W.C., Lee, T.Y., Liang, H.K., 1988. Acupuncture anesthesia for extracorporeal shock wave lithotripsy. Am. J. Acupunct. 16 (1), 11–18.

Chung, U.L., Hung, L.C., Kuo, S.C., Huang, C.L., 2003. Effects of LI4 and BL 67 acupressure on labor pain and uterine contractions in the first stage of labor. J. Nurs. Res. 11 (4), 251–260.

Dhond, R.P., Kettner, N., Napadow, V., 2007. Do the neural correlates of acupuncture and placebo effects differ? Pain 128 (1–2), 8–12.

Dias, P.L., Subramanium, S., 1984. Minilaparotomy under acupuncture analgesia. J. R. Soc. Med. 77 (4), 295–298.

Dietzel, J., Witstruck, T., Adler, S., Usichenko, T.I., 2013. Acupuncture for treatment of therapy-resistant post-dural puncture headache: a retrospective case series. Br. J. Anaesth. 111 (5), 847–849.

Dimond, E.G., 1971. Acupuncture anesthesia. Western medicine and Chinese traditional medicine. JAMA 218 (10), 1558–1563.

Doenicke, A., Kampik, G., Praetorius, B., Pitterling, P., Gob, E., Matusczyk, U., 1976a. Electrical stimulation anaesthesia in abdominal surgery in special consideration of selective proximal vagotomie (author's transl). Anaesthesist 25 (5), 248–256.

Doenicke, A., Kampik, G., Praetorius, B., Schmid, M., 1976b. Changes of bloodchemical parameters of healthy volunteers under influence of acupuncture (author's transl). Anaesthesist 25 (5), 235–238.

Dundee, J., 1991. Obituary. Acupunct. Med. 9, 85.

Dundee, J.W., Ghaly, R.G., Bill, K.M., Chestnutt, W.N., Fitzpatrick, K.T., Lynas, A.G., 1989. Effect of stimulation of the P6 antiemetic point on postoperative nausea and vomiting. Br. J. Anaesth. 63 (5), 612–618.

Ekblom, A., Hansson, P., Thomsson, M., Thomas, M., 1991. Increased postoperative pain and consumption of analgesics following acupuncture. Pain 44 (3), 241–247.

Ernst, E., Pittler, M.H., 1998. The effectiveness of acupuncture in treating acute dental pain: a systematic review. Br. Dent. J. 184 (9), 443–447.

Fanti, L., Gemma, M., Passaretti, S., Guslandi, M., Testoni, P.A., Casati, A., Torri, G., 2003. Electroacupuncture analgesia for colonoscopy. A prospective, randomized, placebo-controlled study. Am. J. Gastroenterol. 98 (2), 312–316.

Grabow, L., Criveanu, T., 1976. Combined acupuncture-analgesia as a method in general anesthesia (author's transl). Anaesthesist 25 (5), 231–234.

Grabow, L., Criveanu, T., 1979. Combined acupuncture-analgesia as a method in general anesthesia (author's transl). Anaesthesist 25 (5), 231–234.

Greif, R., Laciny, S., Mokhtarani, M., Doufas, A.G., Bakhshandeh, M., Dorfer, L., Sessler, D.I., 2002. Transcutaneous electrical stimulation of an auricular acupuncture point decreases anesthetic requirement. Anesthesiology 96 (2), 306–312.

Group PAAC-o, 1973. Preliminary study on the mechanism of acupuncture anaesthesia. Sci. Sinica 16 (3), 447–456.

Grube, T., Uhlemann, C., Weiss, T., Meissner, W., 2009. Influence of acupuncture on postoperative pain, nausea and vomiting after visceral surgery: a prospective, randomized comparative study of metamizole and standard treatment. Schmerz 23 (4), 370–376.

Gupta, S., Francis, J.D., Tillu, A.B., Sattirajah, A.I., Sizer, J., 1999. The effect of pre-emptive acupuncture treatment on analgesic requirements after day-case knee arthroscopy. Anaesthesia 54 (12), 1204–1207.

Han, J.S., 1997. Acupuncture anesthesia (AA) versus acupuncture-assisted anesthesia (AAA). Zhen Ci Yan Jiu 1–2, 97–99.

Han, J.S., 2011. Acupuncture analgesia: areas of consensus and controversy. Pain 152 (3 Suppl.), S41–S48.

Harris, R.E., Zubieta, J.K., Scott, D.J., Napadow, V., Gracely, R.H., Clauw, D.J., 2009. Traditional Chinese acupuncture and placebo (sham) acupuncture are differentiated by their effects on mu-opioid receptors (MORs). Neuroimage 47 (3), 1077–1085.

Herget, H.F., Hehrlein, F.W., Kalweit, K., L'Allemand, H., 1975. Acupuncture analgesia and controlled respiration. A new modified method of anesthesia in open heart surgery (author's transl). Thoraxchir. Vask. Chir. 23 (4), 410–415.

Herget, H.F., L'Allemand, H., Kalweit, K., Walter, P., Hehrlein, F.W., Schlepper, M., 1976. Combined acupuncture analgesia and controlled respiration. A new modified method of anesthesia in open heart surgery (author's transl). Anaesthesist 25 (5), 223–230.

Ho, R.T., Jawan, B., Fung, S.T., Cheung, H.K., Lee, J.H., 1990. Electro-acupuncture and postoperative emesis. Anaesthesia 45 (4), 327–329.

Hollinger, I., Richter, J.A., Pongratz, W., Baum, M., 1979. Acupuncture anesthesia for open heart surgery: a report of 800 cases. Am. J. Chin. Med. 7 (1), 77–90.

Hughes, J., Smith, T.W., Kosterlitz, H.W., Fothergill, L.A., Morgan, B.A., Morris, H.R., 1975. Identification of two related pentapeptides from the brain with potent opiate agonist activity. Nature 258 (5536), 577–580.

Hyodo, M., Gega, O., 1977. Use of acupuncture anesthesia for normal delivery. Am. J. Chin. Med. (Gard City N Y) 5 (1), 63–69.

Jansen, G., Lundeberg, T., Kjartansson, J., Samuelson, U.E., 1989a. Acupuncture and sensory neuropeptides increase cutaneous blood flow in rats. Neurosci. Lett. 97 (3), 305–309.

Jansen, G., Lundeberg, T., Samuelson, U.E., Thomas, M., 1989b. Increased survival of ischaemic musculocutaneous flaps in rats after acupuncture. Acta Physiol. Scand. 135 (4), 555–558.

Janssens, L.A., Rogers, P.A., Schoen, A.M., 1988. Acupuncture analgesia: a review. Vet. Rec. 122 (15), 355–358.

Johnson, D.A., 1983. History and the understanding of acupuncture anesthesia. South. Med. J. 76 (4), 497–498.

Kaptchuk, T.J., 2002. Acupuncture: theory, efficacy, and practice. Ann. Intern. Med. 136 (5), 374–383.

Kho, H.G., van Egmond, J., Zhuang, C.F., Lin, G.F., Zhang, G.L., 1990. Acupuncture anaesthesia. Observations on its use for removal of thyroid adenomata and influence on recovery and morbidity in a Chinese hospital. Anaesthesia 45 (6), 480–485.

Kho, H.G., Eijk, R.J., Kapteijns, W.M., van Egmond, J., 1991. Acupuncture and transcutaneous stimulation analgesia in comparison with moderate-dose fentanyl anaesthesia in major surgery. Clinical efficacy and influence on recovery and morbidity. Anaesthesia 46 (2), 129–135.

Kho, H.G., Kloppenborg, P.W., van Egmond, J., 1993. Effects of acupuncture and transcutaneous stimulation analgesia on plasma hormone levels during and after major abdominal surgery. Eur. J. Anaesthesiol. 10 (3), 197–208.

Kitade, T., Hyodo, M., 1979. The effects of stimulation of ear acupuncture points on the body's pain threshold. Am. J. Chin. Med. 7 (3), 241–252.

Kitade, T., Ohyabu, H., 2000. Analgesic effects of acupuncture on pain after mandibular wisdom tooth extraction. Acupunct. Electrother. Res. 25 (2), 109–115.

Kitade, T., Odahara, Y., Shinohara, S., Ikeuchi, T., Sakai, T., Morikawa, K., Minamikawa, M., Toyota, S., Kawachi, A., Hyodo, M., et al., 1990. Studies on the enhanced effect of acupuncture analgesia and acupuncture anesthesia by D-phenylalanine (2nd report) – schedule of administration and clinical effects in low back pain and tooth extraction. Acupunct. Electrother. Res. 15 (2), 121–135.

Knox, V.J., Shum, K., McLaughlin, D.M., 1977. Response to cold pressor pain and to acupuncture analgesia in oriental and occidental subjects. Pain 4 (1), 49–57.

Kotani, N., Hashimoto, H., Sato, Y., Sessler, D.I., Yoshioka, H., Kitayama, M., Yasuda, T., Matsuki, A., 2001. Preoperative intradermal acupuncture reduces postoperative pain, nausea and vomiting, analgesic requirement, and sympathoadrenal responses. Anesthesiology 95 (2), 349–356.

Kvorning, N., Christiansson, C., Beskow, A., Bratt, O., Akeson, J., 2003. Acupuncture fails to reduce but increases anaesthetic gas required to prevent movement in response to surgical incision. Acta Anaesthesiol. Scand. 47 (7), 818–822.

Lancet, 1973. Acupuncture analgesia. Lancet 1 (7816), 1372.

Lao, L., Bergman, S., Hamilton, G.R., Langenberg, P., Berman, B., 1999. Evaluation of acupuncture for pain control after oral surgery: a placebo-controlled trial. Arch. Otolaryngol. Head Neck Surg. 125 (5), 567–572.

Lee, A., Chan, S., 2006. Acupuncture and anaesthesia. Best Pract. Res. Clin. Anaesthesiol. 20 (2), 303–314.

Lee, H., Ernst, E., 2004a. Acupuncture for GI endoscopy: a systematic review. Gastrointest. Endosc. 60 (5), 784–789.

Lee, H., Ernst, E., 2004b. Acupuncture for labor pain management: a systematic review. Am. J. Obstet. Gynecol. 191 (5), 1573–1579.

Lee, H., Ernst, E., 2005. Acupuncture analgesia during surgery: a systematic review. Pain 114 (3), 511–517.

Lee, M.K., Chang, S.B., Kang, D.H., 2004. Effects of SP6 acupressure on labor pain and length of delivery time in women during labor. J. Altern. Complement. Med. 10 (6), 959–965.

Li, C.K., Nauck, M., Loser, C., Folsch, U.R., Creutzfeldt, W., 1991. Acupuncture to alleviate pain during colonoscopy. Dtsch. Med. Wochenschr. 116 (10), 367–370.

Lin, J.G., Lo, M.W., Wen, Y.R., Hsieh, C.L., Tsai, S.K., Sun, W.Z., 2002. The effect of high and low frequency electroacupuncture in pain after lower abdominal surgery. Pain 99 (3), 509–514.

Liodden, I., Norheim, A.J., 2013. Acupuncture and related techniques in ambulatory anesthesia. Curr. Opin. Anaesthesiol. 26 (6), 661–668.

Lundeberg, T., Kjartansson, J., Samuelsson, U., 1988. Effect of electrical nerve stimulation on healing of ischaemic skin flaps. Lancet 2 (8613), 712–714.

Lundeberg, T., Eriksson, S., Lundeberg, S., Thomas, M., 1989. Acupuncture and sensory thresholds. Am. J. Chin. Med. 17 (3–4), 99–110.

Mann, F., 1974. Acupuncture analgesia. Report of 100 experiments. Br. J. Anaesth. 46 (5), 361–364.

Martoudis, S.G., Christofides, K., 1990. Electroacupuncture for pain relief in labour. Acupunct. Med. 8 (2), 51–53.

Meissner, W., 2009. The role of acupuncture and transcutaneous-electrical nerve stimulation for postoperative pain control. Curr. Opin. Anaesthesiol. 22 (5), 623–626.

Melzack, R., Wall, P.D., 1965. Pain mechanisms: a new theory. Science 150 (3699), 971–979.

Modell, J.H., Lee, P.K., Bingham, H.G., Greer Jr., D.M., Habal, M.B., 1976. "Acupuncture anesthesia" – a clinical study. Anesth. Analg. 55 (4), 508–512.

Morioka, N., Akca, O., Doufas, A.G., Chernyak, G., Sessler, D.I., 2002. Electro-acupuncture at the Zusanli, Yanglingquan, and Kunlun points does not reduce anesthetic requirement. Anesth. Analg. 95 (1), 98–102.

Murphy, T.M., Bonica, J.J., 1977. Acupuncture analgesia and anesthesia. Arch. Surg. 112 (7), 896–902.

Nappi, G., Facchinetti, F., Legnante, G., Parrini, D., Petraglia, F., Savoldi, F., Genazzani, A.R., 1982. Different releasing effects of traditional manual acupuncture and electro-acupuncture on proopiocortin-related peptides. Acupunct. Electrother. Res. 7 (2–3), 93–103.

Nesheim, B.I., Kinge, R., Berg, B., Alfredsson, B., Allgot, E., Hove, G., Johnsen, W., Jorsett, I., Skei, S., Solberg, S., 2003. Acupuncture during labor can reduce the use of meperidine: a controlled clinical study. Clin. J. Pain 19 (3), 187–191.

Nogier, P., 1977. Introduction Pratique à L'Auriculothérapie. Maisonneuve, France.

Ntritsou, V., Mavrommatis, C., Kostoglou, C., et al., 2014. Effect of perioperative electroacupuncture as an adjunctive therapy on postoperative analgesia with tramadol and ketamine in prostatectomy: a randomised sham-controlled single-blind trial. Acupunct. Med. 32 (3), 215–222.

Parwatikar, S.D., Brown, M.S., Stern, J.A., Ulett, G.A., Suetten, J.S., 1978. Acupuncture, hypnosis and experimental pain – I study with volunteers. Acupunct. Electrother. Res. 3, 161–190.

Pauser, G., Benzer, H., Bischko, J., Ganglberger, J., Haider, M., Mayrhofer, O., Schmid, H., Semsroth, M., Thoma, H., 1976. Clinical and experimental results with acupuncture-analgesia (author's transl). Anaesthesist 25 (5), 215–222.

Perera, S.M., 1998. Acupuncture: an alternative treatment for post-dural puncture headaches following obstetric epidural or spinal. Acupunct. Med. 16, 77–79.

Petrovic, P., Kalso, E., Petersson, K.M., Ingvar, M., 2002. Placebo and opioid analgesia – imaging a shared neuronal network. Science 295 (5560), 1737–1740.

Peuker, E.T., Filler, T.J., 2002. The nerve supply of the human auricle. Clin. Anat. 15 (1), 35–37.

Poulain, P., Léandri, E.P., Laplanche, A., Montagne, F., Bouzy, J., Truffa-Bachi, J., 1997. Electroacupuncture analgesia in major abdominal and pelvic surgery: a randomised study. Acupunct. Med. 15, 10–13.

Qin, B., 1996. A report of standards about subtotal gastrectomy under acupuncture combined with peridural anesthesia in small dose of drug. Zhen Ci Yan Jiu 21 (1), 18–25.

Ramnero, A., Hanson, U., Kihlgren, M., 2002. Acupuncture treatment during labour – a randomised controlled trial. BJOG 109 (6), 637–644.

Sharma, A., Cheam, E., 2009. Acupuncture in the management of post-partum headache following neuraxial analgesia. Int. J. Obstet. Anesth. 18 (4), 417–419.

Sim, C.K., Xu, P.C., Pua, H.L., Zhang, G., Lee, T.L., 2002. Effects of electroacupuncture on intraoperative and postoperative analgesic requirement. Acupunct. Med. 20 (2–3), 56–65.

Simmons, M.S., Oleson, T.D., 1993. Auricular electrical stimulation and dental pain threshold. Anesth. Prog. 40 (1), 14–19.

Sjolund, B., Terenius, L., Eriksson, M., 1977. Increased cerebrospinal fluid levels of endorphins after electroacupuncture. Acta Physiol. Scand. 100 (3), 382–384.

Smith, C.A., Collins, C.T., Crowther, C.A., Levett, K.M., 2011. Acupuncture or acupressure for pain management in labour. Cochrane Database Syst. Rev. (7). Art. No.: CD009232.

Spoerel, W.E., 1975. Acupuncture analgesia in China. Am. J. Chin. Med. (Gard City N Y) 3 (4), 359–368.

Stener-Victorin, E., 2005. The pain-relieving effect of electro-acupuncture and conventional medical analgesic methods during oocyte retrieval: a systematic review of randomized controlled trials. Hum. Reprod. 20 (2), 339–349.

Stener-Victorin, E., Waldenstrom, U., Nilsson, L., Wikland, M., Janson, P.O., 1999. A prospective randomized study of electro-acupuncture versus alfentanil as anaesthesia during oocyte aspiration in in-vitro fertilization. Hum. Reprod. 14 (10), 2480–2484.

Stener-Victorin, E., Waldenstrom, U., Wikland, M., Nilsson, L., Hagglund, L., Lundeberg, T., 2003. Electroacupuncture as a peroperative analgesic method and its effects on implantation rate and neuropeptide Y concentrations in follicular fluid. Hum. Reprod. 18 (7), 1454–1460.

Stener-Victorin, E., Cummings, M., Lundeberg, T., 2005. Comment on: Acupuncture analgesia during surgery: a systematic review by Hyangsook Lee and Edzard Ernst, Pain 114 (2005) 511–517. Pain 117 (1–2), 237–238. author reply 238–239.

Streitberger, K., Shi, J., Pfab, F., Huang, W.J., Witt, C.N., Duan, Y., Willich, S.M., 2010. Acupuncture assisted anesthesia for nasal surgery as an example for integrative medicine in China. Eur. J. Integr. Med. 2, 37–39.

Sun, Y., Gan, T.J., Dubose, J.W., Habib, A.S., 2008. Acupuncture and related techniques for postoperative pain: a systematic review of randomized controlled trials. Br. J. Anaesth. 101 (2), 151–160.

Taguchi, A., Sharma, N., Ali, S.Z., Dave, B., Sessler, D.I., Kurz, A., 2002. The effect of auricular acupuncture on anaesthesia with desflurane. Anaesthesia 57 (12), 1159–1163.

Thomas, D., Collins, S., Strauss, S., 1992. Somatic sympathetic vasomotor changes documented by medical thermographic imaging during acupuncture analgesia. Clin. Rheumatol. 11 (1), 55–59.

Tseng, C.K., Tay, A.A., Pace, N.L., Westenskow, D.R., Wong, K.C., 1981. Electro-acupuncture modification of halothane anaesthesia in the dog. Can. Anaesth. Soc. J. 28 (2), 125–128.

Turnbull, D.K., Shepherd, D.B., 2003. Post-dural puncture headache: pathogenesis, prevention and treatment. Br. J. Anaesth. 91 (5), 718–729.

Unterrainer, A.F., Friedrich, C., Krenn, M.H., Piotrowski, W.P., Golaszewski, S.M., Hitzl, W., 2010. Postoperative and preincisional electrical nerve stimulation TENS reduce postoperative opioid requirement after major spinal surgery. J. Neurosurg. Anesthesiol. 22 (1), 1–5.

Usichenko, T.I., Dinse, M., Hermsen, M., Witstruck, T., Pavlovic, D., Lehmann, C., 2005. Auricular acupuncture for pain relief after total hip arthroplasty – a randomized controlled study. Pain 114 (3), 320–327.

Usichenko, T.I., Kuchling, S., Witstruck, T., Pavlovic, D., Zach, M., Hofer, A., Merk, H., Lehmann, C., Wendt, M., 2007. Auricular acupuncture for pain relief after ambulatory knee surgery: a randomized trial. CMAJ 176 (2), 179–183.

Usichenko, T.I., Lehmann, C., Ernst, E., 2008. Auricular acupuncture for postoperative pain control: a systematic review of randomised clinical trials. Anaesthesia 63 (12), 1343–1348.

Usichenko, T.I., Rottenbacher, I., Kohlmann, T., Julich, A., Lange, J., Mustea, A., Engel, G., Wendt, M., 2013. Implementation of the quality management system improves postoperative pain treatment: a prospective pre-/post-interventional questionnaire study. Br. J. Anaesth. 110 (1), 87–95.

Wang, B., Tang, J., White, P.F., Naruse, R., Sloninsky, A., Kariger, R., Gold, J., Wender, R.H., 1997a. Effect of the intensity of transcutaneous acupoint electrical stimulation on the postoperative analgesic requirement. Anesth. Analg. 85 (2), 406–413.

Wang, H.H., Chang, Y.H., Liu, D.M., Ho, Y.J., 1997b. A clinical study on physiological response in electroacupuncture analgesia and meperidine analgesia for colonoscopy. Am. J. Chin. Med. 25 (1), 13–20.

Wang, S.M., Kain, Z.N., White, P., 2008a. Acupuncture analgesia: I. The scientific basis. Anesth. Analg. 106 (2), 602–610.

Wang, S.M., Kain, Z.N., White, P.F., 2008b. Acupuncture analgesia: II. Clinical considerations. Anesth. Analg. 106 (2), 611–621. table of contents.

Wetzel, B., Pavlovic, D., Kuse, R., Gibb, A., Merk, H., Lehmann, C., Wendt, M., Usichenko, T.I., 2011. The effect of auricular acupuncture on fentanyl requirement during hip arthroplasty: a randomized controlled trial. Clin. J. Pain 27 (3), 262–267.

WHO, 1987. Third WHO Regional Working Group on Standardization of Acupuncture Nomenclature. WHO, Seoul.

Wong, C., 1993. Acupuncture induced anaesthesia: fiction or fact? Acupunct. Med. 11 (2), 55–60.

Zhao, Z.Q., 2008. Neural mechanism underlying acupuncture analgesia. Prog. Neurobiol. 85 (4), 355–375.

第二十一章　针刺治疗胃肠疾病

S.Joos

引言

针刺对胃肠疾病的作用和机制已进行了大量的研究。然而,与其他疾病领域(如肌肉骨骼系统疾病)相比,该领域的证据却非常少(Schneider et al.,2007)。

检索 *Medline* 数据库中有关针刺对胃肠疾病的疗效方面的临床研究,仅有约200项随机对照研究。近1/2的研究涉及针刺内关穴治疗恶心和呕吐。因此,本病在该书中有自己独立的一章(第二十二章恶心)。其余研究集中在少数临床病变-主要是功能性疾病-包括肠易激综合征(IBS)、消化不良和食管反流。这些都是初级医疗诊治中的常见疾病。此外,还有一些可检索到的研究是诸如克罗恩病(Crohn's disease,CD)和溃疡性结肠炎等炎性肠病(inflammatory bowel diseases,IBDs)。

虽然越来越多的研究显示针刺对胃肠疾病的临床效果,但从西医观点来看,其作用机制仍然不清楚。Takahasi 对检索到的有关针刺对肠道影响机制方面的文献进行了综述,并对现有的研究假设进行了总结。在他的综述中得出的结论是:

中医学认为针刺可使阴阳恢复平衡。这可以按西医学术语来解释,即针刺能调整副交感和交感神经系统之间活动的失衡。

Takahasi(2011)

更详细的实验研究表明,胃和十二指肠动力的降低是交感神经通过脊髓反射所介导的,而动力的增加则是通过迷走神经和脊髓上反射来介导的(Noguchi,2010)。Niu 等已经在家兔的实验研究中发现,胆碱能神经、一氧化氮、胃动素和胆囊收缩素(cholecystokinin,CCK)

的代表物可能有助于介导针刺对肠系统肌电活动的影响(Niu et al.,2007)。而且,通过神经末梢释放的神经肽即降钙素基因相关肽,被推测为在炎症性胃肠病变中发挥作用(Zijlstra et al.,2003)。针刺的抗炎作用也得到了研究发现的支持,即活动性 CD 患者在针刺后,IBD 的特异性炎性标志物 α_1 - 酸性糖蛋白显著降低(Joos et al.,2004)。此外,边缘系统的中心区、下丘脑和脑干被认为在调节针刺治疗胃肠病变的效应方面发挥着重要作用(Noguchi,2010)。

针刺治疗胃肠病变最常用的一个穴位就是足三里。它被应用于治疗多种胃肠病变。胃经上的另一穴位在治疗胃肠病变中也起着重要作用:就是天枢穴。它特别常用于治疗慢性结肠炎和腹泻。此外,在许多情况下,位于身体前面线上的任脉穴位也用于治疗胃肠病变,特别是气海和中脘。其他的临床方法包括节段性选穴方法(见第七章)。

本章将介绍在初级医疗中最常见的胃肠病变的针刺治疗方法。包括针对特殊病变的针刺穴位的推荐。

消化不良和胃轻瘫

消化不良和胃轻瘫是两种常见的胃动力障碍。消化不良以餐后饱胀不适、上腹部疼痛和无明确的器质性原因的灼烧感为特征性症状,而胃轻瘫则被定义为延迟性胃排空。在许多情况下,糖尿病是胃轻瘫的潜在性原因,虽然也可以在手术后出现。对于消化不良以及胃轻瘫的小型初步研究显示针刺有积极作用。常用的传统穴位是足三里和中脘。

系统综述证据

Yang 等发表了一项有关针刺缓解糖尿病性胃轻瘫的非器质性消化不良症状的系统综述,其中包括 14 项 RCTs。大多数 RCTs 报告了针刺在改善消化不良症状中的积极作用。总体而言,针刺治疗的有效率明显高于对照治疗组[RR,1.20(95% 置信区间,1.12~1.29),$P<0.000\ 01$],虽然针刺与对照组之间在固体胃排空方面无差异。大多数研究样本量小并存在高偏倚风险(Yang,2013)。

在一项 712 例消化不良患者的研究中,比较了 6 组不同针刺方法,结果显示针刺胃经上的穴位最有效(Ma et al.,2012)。然而,另一项 68 例患者的研究表明,针刺治疗能显著减轻消化不良症状,改善生活质量,但传统穴位与非特异性穴位之间并无差异(Park et al.,2009)。第 3 项研究共有 90 例消化不良患者,比较了针刺治疗、西沙必利以及含有薁磺酸钠和谷氨酰胺的颗粒治疗。与薁类组相比,针刺和西沙必利组的症状、胃电频率和节律、胃排空时间和血浆胃动素显著改善(Chen et al.,2005)。

总而言之,现有证据不足以得出针刺对消化不良的作用是否具有穴位特异性的结论。

证据表明针刺对消化不良症状有效,但对胃排空时间的影响尚未得到证实。

胃炎、食管反流和消化性溃疡

胃炎、食管反流和消化性溃疡是初级医疗中普遍存在的疾病,然而,令人惊讶的是,到目前为止,针刺对这些病变影响的研究却很少。除了足三里和中脘,推荐的穴位分别是太冲、章门和期门。

证据

一项 RCT 在具有 3 个月胃食管反流相关症状病史的 30 例成年患者中,比较了针刺加标准剂量的奥美拉唑与双倍剂量的奥美拉唑,结果显示加入针刺后显著减轻了患者昼夜的烧心(胃灼热)、胃酸反流、吞咽障碍和胸痛等症状,而双倍剂量的奥美拉唑组的这些症状没有变化。另外,与双倍剂量的奥美拉唑组相比,针刺组患者生活质量也明显改善(Dickman et al.,2007)。

慢性便秘和胃肠胀气

慢性便秘,伴胃肠胀气、腹胀和更严重的气体积聚(鼓肠症和臌胀)是初级医疗中的常见问题,特别是儿童和老年人。这些患者大多数因没有特殊的异常情况而难以确诊,通常可能会用生活方式因素(职业、久坐不动的生活方式、运动少、饮水不足及营养不良等)来解释这些问题。

除了建议改变生活方式之外,这些疾病通常选任脉穴(关元、气海、中脘),同时结合一般的穴位如合谷和曲池等来进行治疗。

在鼓肠症中,有时会伴有一种便秘症状,而且通常表现为患者的单一症状,天枢、外陵也可能会有帮助。

证据

有一些研究主要来自中国,调查研究了针刺对慢性便秘患者的影响。作者最新发表的Meta 分析,涉及 15 项研究共计 1 052 例患者,结论为针刺和灸法治疗便秘有效。然而,尚需大样本量的高质量证据来证实这一结论(Du et al.,2012)。

一项小型的初步研究,在 10 名患有医院诱发性便秘的儿童中,在开始使用泻药栓剂疗法之前采用针刺曲池进行治疗。所有参与的儿童平均 3 天后排便,并且没有一个患儿需要常规的局部给药便秘疗法(Anders et al.,2012)。

婴儿急性腹痛

婴儿急性腹痛(也称为婴幼儿急腹痛)被定义为在其他方面健康的 2 周~4 月龄的小儿哭泣发作。急性腹痛的原因一般常是未知的。婴儿急性腹痛是父母和孩子双方痛苦的主要来源,会导致母乳喂养失败、产后抑郁和频繁去就医。然而,到目前为止,还没有安全有效的常规治疗方法可用。

这一理论已被提出,即婴儿急性腹痛是母婴之间共同存在的病理学,特别是在母乳喂养情况下的母亲。母乳中的肿瘤坏死因子 α 及其对婴儿体内的褪黑激素和 5-羟色胺代谢的影响,可能是婴儿急性腹痛病理生理学的主要组成部分(Cakmak,2011),单独对母乳喂养的母亲或者也包括婴儿进行针刺会对其产生影响。

在一项前瞻性的半随机单盲对照研究中,对 40 例(平均 6 周龄)过度哭泣且对常规疗法无反应的婴儿进行轻度针刺。轻轻针刺婴儿双手的合谷穴 20 秒,共 4 次,或者接受相同的医疗但无针刺。父母们评估认为轻度针刺比对照组能更有效地改善症状($P < 0.001$)(Reinthal et al.,2008)。这一结果也得到了同一作者小组的连续观察研究的支持。

然而,这些发现与一项近期发表的评估婴儿急性腹痛针刺的研究相反。在 13 个 GP 办公室的一项多中心随机对照试验中,共纳入 90 例婴儿急性腹痛患者,对针刺足三里穴(3 天,双侧针刺)与无治疗的对照组进行比较。结果显示无统计学意义或临床相关性效果(Skjeie et al.,2013)。作者得出结论是,鉴于目前的证据,针刺治疗婴儿急性腹痛应仅限于临床试验。

肠易激综合征

IBS 在功能性胃肠病中最常见,患病率约为一般人口的 15%。IBS 的症状是非常不同的,范围涉及腹泻和 / 或便秘,大多伴有腹痛。在这些患者中,查不出任何特异性的、细菌、生化或形态学异常。鉴于与 IBS 相关的多种不同症状缺乏普遍有效的治疗方法,许多患者都寻找补充性治疗方法。

常用的针刺穴位包括肝俞、支沟、阳陵泉、气海、太冲和三阴交。

证据

有 30 多项针刺临床研究(其中约 20 项为 RCT$_s$)显示,IBS 是胃肠病学领域中最好地经过验证的病变之一。然而,科学证据是矛盾的。一些研究报道针刺对 IBS 症状具有阳性结果(Anastasi et al.,2009;Chan et al.,1997),而其他一些研究则认为大多数非特异性("安慰剂")效应是改善结局的原因(Lembo et al.,2009;Rohrbock et al.,2004;Schneider et al.,2006)。众所周知,在参加常规药物治疗临床试验的 IBS 患者中,安慰剂有效率约为 40%(Kaptchuk et al.,2008)。Kaptchuk 及其同事们进行了一些有趣的和创新性的研究,调查 IBS 患者的安慰剂效应。为了调查 IBS 患者的安慰剂效应是否可以用实验方法进行分离,他们设计了一项研究,其中患者分别接受安慰治疗,单独使用非穿透性针刺("限制性"),或安慰针刺的同时通过热情、关心和信赖以强化医患关系("强化性"),主要的结局指标为整体改善、症状缓解、症状严重程度和生活质量。干预后,与"限制性"组相比,"增化性"组在所有结果中显示出显著的优势。作者得出结论,医患关系是"安慰治疗"或非特异性效应中最强健的组成部分,对于所有治疗 IBS 患者的针灸师而言,这是一个重要的发现。然而,对本研究结果进一步分析后显示,不同的医生对于治疗本病的效果影响达 2 倍以上(Kelley et al.,2009)。

Meta 分析的结果也表明了这些发现(Manheimer et al.,2012)。作者最后得出结论,以假治疗为对照的 RCTs 显示,在 IBS 症状严重程度或 IBS 相关的生活质量方面,相对于可靠的假针刺而言并没有发现针刺的益处。在 5 项比较疗效的中国试验中,患者报告在症状改善方面,与药物治疗相比,他们从针刺中获得更大的益处。作者建议未来的试验应该有助于阐明这些报道所称的针刺比药物疗法有更大的益处是否完全是由于患者对针刺的偏好,或患者对针刺改善的期望值比药物更大所致。

不过,报道仍在继续。最近发表的一项共计 233 例患者的高质量 RCT,但尚未被纳入上述 Manheimer 等的 Meta 分析,结果发现针刺比单独的常规医疗有更多的益处。其效应量持续更长的时间;需要治疗的次数为 6 次(MacPherson et al.,2012)。但从额外的成本效益分析得出的结论是对于 IBS 整体人群而言,针刺作为常规医疗的辅助方法不是一个有成本效益的选择;

然而对于更严重的 IBS 人群来说，可能具有成本效益（Stamuli et al.，2012）。在本研究中接受针刺的 113 例患者中，肝气郁滞和湿热是最常报道的类型（Stuardi and MacPerson，2012）。

在 2009 年发表的一项实验研究中，电针大鼠的天枢和上巨虚进行治疗。结果观察到这些大鼠的黏膜肥大细胞数量减少，下丘脑中促皮质激素释放激素表达下调，结肠中有 P 物质和 P 物质受体的表达（Ma et al.，2009）。

证据表明针刺治疗 IBS 优于非针刺，但是矛盾的地方是针刺的效果是否大于假针刺治疗的效果。

炎性肠病

IBD 是一组结肠和小肠的炎症病变。IBD 的主要类型是 CD 和溃疡性结肠炎。IBD 被认为是一种由环境和遗传因素的相互作用而引起的肠黏膜变化和肠道免疫系统功能障碍的复杂性疾病。CD 和溃疡性结肠炎都可能出现腹痛、呕吐、腹泻、直肠出血、痉挛性腹痛和体重减轻。

通常使用的传统穴位是脾俞、中脘、足三里、天枢和大横。另外，可在气海、胃俞和三阴交上实施传统的灸法。

克罗恩病

在作者自己的 51 例轻度～中度的活动期 CD 患者的随机对照研究中，我们发现所有患者均有脾气虚的体征（Joos et al.，2004）。并观察到其中有 18 例患者合并肝气郁滞，22 例患者合并肾阳不足。我们研究中只有 8 例患者出现湿热症状，并且没有患者出现寒湿体征。表 21.1 显示了本研究中根据中医证型选择的针刺穴位。患者在为期 4 周内接受了 10 次针刺治疗。在这个首次针对活动性 CD 针灸治疗的 RCT 研究中，发现接受针灸治疗的患者疗效明显优于浅刺身体上非穴位的效果（Joos et al.，2004）。本设计无法对以下问题做出结论，即这种效果到底是按照中医原则进行治疗所具有的特异性效果，还是根据西医针刺原则进行深刺治疗也将会出现的效果。与假治疗组相比，CD 的活动指数显著下降，从 250 分显著下降到 163 分，而假治疗组的平均值则从 220 分减少到 181 分。在整个 12 周的随访期间，这个结果非常稳定。在两个组中，这些变化与总体幸福感和生活质量的改善有关。此外，IBD 的特异性炎症标志物 α_1- 酸性糖蛋白仅在针刺组中显著下降。亚组分析显示，较高的活动指数和 5 年内的病程似乎预示着针刺疗法的有效性。总之，这项研究表明针刺是轻度～中度活动性 CD 患者的一种值得关注的额外治疗方法。

表 21.1　在一项克罗恩病患者研究中应用的中医证候和针刺穴位（Joos et al.，2004）

基本证候：	基本针刺穴位：
脾气不足	脾俞、中脘、足三里、天枢与大横交替使用
单一证候	+气海、胃俞、三阴交，艾灸
合并证候：	附加针刺穴位：
+肾阳不足	+气海、肾俞、百会、命门，艾灸
+肝气郁滞	+太冲、肝俞、阳陵泉，有怕"冷"症状的患者用艾灸
+湿热蕴结	+曲池、血海、内庭

溃疡性结肠炎

与上述 CD 研究类似,作者在 29 例溃疡性结肠炎患者中实施了一项 RCT(Joos et al.,2006)。基本的中医证型与 CD 患者中发现的相类似。所以,上述五种辨证的证型也作为选择以下针刺穴位的依据:肝俞、脾俞、胃俞、肾俞、气海、中脘、阳陵泉、命门、百会、曲池、太冲、天枢、足三里、足窍阴、三阴交、血海和大横。

结果与上述那些有关 CD 患者的研究相类似(Joos et al.,2006)。然而,在本研究中,针刺与假针刺治疗相比,疗效差异较小,仅在主要结局指标即疾病活动指数上有显著性差异,而生活质量和幸福感没有差异。出现这种结果的原因可能是患者人数较少。

在大鼠实验研究中,Wu 等观察到针刺显著地抑制了促炎细胞因子的表达。他们还发现针刺使结肠组织中凋亡细胞数量明显减少,从而主要得出了这样的结论,即对上皮细胞凋亡的调控可能是针刺治疗溃疡性结肠炎的一个重要机制。

结语

总而言之,目前的证据表明针刺具有治疗胃肠疾病的潜力,特别是功能障碍性病变。然而,与其他医学领域相比,胃肠病学领域的证据仍然很少,迫切需要高质量的研究。虽然有一些疾病,如 IBS 已经进行了很好地研究,还有其他病变仍然是针刺研究中的“空白点”,如胆囊或胰腺功能失调。然而,针刺治疗胃肠道疾病有很好的经验知识。这需要在未来的临床研究中保留和验证。

(杨田雨 译,杜元灏 审校)

参考文献

Anastasi, J.K., McMahon, D.J., Kim, G.H., 2009. Symptom management for irritable bowel syndrome: a pilot randomized controlled trial of acupuncture/moxibustion. Gastroenterol. Nurs. 32 (4), 243–255.

Anders, E.F., Findeisen, A., Nowak, A., Rüdiger, M., Usichenko, T.I., 2012. Acupuncture for treatment of hospital-induced constipation in children: a retrospective case series study. Acupunct. Med. 30 (4), 258–260. http://dx.doi.org/10.1136/acupmed-2012-010192.

Cakmak, Y.O., 2011. Infantile colic: exploring the potential role of maternal acupuncture. Acupunct. Med. 29 (4), 295–297.

Chan, J., Carr, I., Mayberry, J.F., 1997. The role of acupuncture in the treatment of irritable bowel syndrome: a pilot study. Hepatogastroenterology 44, 1328–1330.

Chen, J.Y., Pan, F., Xu, J.J., 2005. Effects of acupuncture on the gastric motivity in patients with functional dyspepsia. Zhongguo Zhongxiyi Jiehe Zazhi 25 (10), 880–882.

Dickman, R., Schiff, E., Holland, A., Wright, C., Sarela, S.R., Han, B., Fass, R., 2007. Clinical trial: acupuncture vs. doubling the proton pump inhibitor dose in refractory heartburn. Aliment. Pharmacol. Ther. 26 (10), 1333–1344.

Du, W.F., Yu, L., Yan, X.K., Wang, F.C., 2012. Meta-analysis on randomized controlled clinical trials of acupuncture and moxibustion on constipation. Zhongguo Zhenjiu 32 (1), 92–96.

Joos, S., Brinkhaus, B., Maluche, C., Maupai, N., Kohnen, R., Kraehmer, N., Hahn, E.G., Schuppan, D., 2004. Acupuncture and moxibustion in the treatment of active Crohn's disease: a randomized controlled study. Digestion 69 (3), 131–139.

Joos, S., Wildau, N., Kohnen, R., Szecsenyi, J., Schuppan, D., Willich, S.N., Hahn, E.G., Brinkhaus, B., 2006. Acupuncture and moxibustion in the treatment of ulcerative colitis: a randomized controlled study. Scand.

J. Gastroenterol. 41 (9), 1056–1063.

Kaptchuk, T.J., Kelley, J.M., Conboy, L.A., Davis, R.B., Kerr, C.E., Jacobson, E.E., Kirsch, I., Schyner, R.N., Nam, B.H., Nguyen, L.T., Park, M., Rivers, A.L., McManus, C., Kokkotou, E., Drossman, D.A., Goldman, P., Lembo, A.J., 2008. Components of placebo effect: randomised controlled trial in patients with irritable bowel syndrome. BMJ 336 (7651), 999–1003.

Kelley, J.M., Lembo, A.J., Ablon, J.S., Villanueva, J.J., Conboy, L.A., Levy, R., Marci, C.D., Kerr, C.E., Kirsch, I., Jacobson, E.E., Riess, H., Kaptchuk, T.J., 2009. Patient and practitioner influences on the placebo effect in irritable bowel syndrome. Psychosom. Med. 71 (7), 789–797.

Lembo, A.J., Conboy, L., Kelley, J.M., Schnyer, R.S., McManus, C.A., Quilty, M.T., Kerr, C.E., Drossman, D., Jacobson, E.E., Davis, R.B., 2009. A treatment trial of acupuncture in IBS patients. Am. J. Gastroenterol. 104 (6), 1489–1497.

Ma, X.P., Tan, L.Y., Yang, Y., Wu, H.G., Jiang, B., Liu, H.R., Yang, L., 2009. Effect of electro-acupuncture on substance P, its receptor and corticotropin-releasing hormone in rats with irritable bowel syndrome. World J. Gastroenterol. 15 (41), 5211–5217.

Ma, T.T., Yu, S.Y., Li, Y., Liang, F.R., Tian, X.P., Zheng, H., Yan, J., Sun, G.J., Chang, X.R., Zhao, L., Wu, X., Zeng, F., 2012. Randomised clinical trial: an assessment of acupuncture on specific meridian or specific acupoint vs. sham acupuncture for treating functional dyspepsia. Aliment. Pharmacol. Ther. 35 (5), 552–561.

MacPherson, H., Tilbrook, H., Bland, J.M., Bloor, K., Brabyn, S., Cox, H., Kang'ombe, A.R., Man, M.S., Stuardi, T., Torgerson, D., Watt, I., Whorwell, P., 2012. Acupuncture for irritable bowel syndrome: primary care based pragmatic randomised controlled trial. BMC Gastroenterol. 12, 150.

Manheimer, E., Wieland, L.S., Cheng, K., Li, S.M., Shen, X., Berman, B.M., Lao, L., 2012. Acupuncture for irritable bowel syndrome: systematic review and meta-analysis. Am. J. Gastroenterol. 107 (6), 835–847.

Niu, W.X., He, G.D., Liu, H., 2007. Qin XY Effects and probable mechanisms of electroacupuncture at the Zusanli point on upper gastrointestinal motility in rabbits. J. Gastroenterol. Hepatol. 22 (10), 1683–1689.

Noguchi, E., 2010. Acupuncture regulates gut motility and secretion via nerve reflexes. Auton. Neurosci. 156 (1–2), 15–18.

Park, Y.C., Kang, W., Choi, S.M., Son, C.G., 2009. Evaluation of manual acupuncture at classical and non-defined points for treatment of functional dyspepsia: a randomized-controlled trial. J. Altern. Complement. Med. 15 (8), 879–884.

Reinthal, M., Andersson, S., Gustafsson, M., Plos, K., Lund, I., Lundeberg, T., Gustaf Rosén, K., 2008. Effects of minimal acupuncture in children with infantile colic – a prospective, quasi-randomised single blind controlled trial. Acupunct. Med. 26 (3), 171–182.

Rohrbock, R.B., Hammer, J., Vogelsang, H., Talley, N.J., Hammer, H.F., 2004. Acupuncture has a placebo effect on rectal perception but not on distensibility and spatial summation: a study in health and IBS. Am. J. Gastroenterol. 99, 1990–1997.

Schneider, A., Enck, P., Streitberger, K., Weiland, C., Bagheri, S., Witte, S., Friederich, H.C., Herzog, W., Zipfel, S., 2006. Acupuncture treatment in irritable bowel syndrome. Gut 55, 649–654.

Schneider, A., Streitberger, K., Joos, S., 2007. Acupuncture treatment in gastrointestinal diseases: a systematic review. World J. Gastroenterol. 13 (25), 3417–3424.

Skjeie, H., Skonnord, T., Fetveit, A., Brekke, M., 2013. Acupuncture for infantile colic: a blinding-validated, randomized controlled multicentre trial in general practice. Scand. J. Prim. Health Care 31 (4), 190–196.

Stamuli, E., Bloor, K., MacPherson, H., Tilbrook, H., Stuardi, T., Brabyn, S., Torgerson, D., 2012. Cost-effectiveness of acupuncture for irritable bowel syndrome: findings from an economic evaluation conducted alongside a pragmatic randomised controlled trial in primary care. BMC Gastroenterol. 12, 149. http://dx.doi.org/10.1186/1471-230X-12-149.

Stuardi, T., MacPherson, H., 2012. Acupuncture for irritable bowel syndrome: diagnosis and treatment of patients in a pragmatic trial. J. Altern. Complement. Med. 18 (11), 1021–1027.

Takahashi, T., 2011. Mechanism of acupuncture on neuromodulation in the gut – a review. Neuromodulation 14 (1), 8–12.

Wu, H.G., Gong, X., Yao, L.Q., Zhang, W., Shi, Y., Liu, H.R., Gong, Y.J., Zhou, L.B., Zhu, Y., 2004. Mechanisms of acupuncture and moxibustion in regulation of epithelial cell apoptosis in rat ulcerative colitis. World J. Gastroenterol. 10 (5), 682–688.

Yang, M., Li, X., Liu, S., Li, Z., Xue, M., Gao, D., Li, X., Yang, S., 2013. Meta-analysis of acupuncture for relieving non-organic dyspeptic symptoms suggestive of diabetic gastroparesis. BMC Complement. Altern. Med. 13 (1), 311.

Zijlstra, F.J., van den Berg-de Lange, I., Huygen, F.J., Klein, J., 2003. Anti-inflammatory actions of acupuncture. Mediator. Inflamm. 12 (2), 59–69.

第二十二章　针刺治疗恶心与呕吐

K.Streitberger

引言

　　恶心与呕吐（nausea and vomiting，NV）是常见的医疗主诉，可单独或合并发生。呕吐被定义为由于胃部和胸腹壁肌肉组织收缩引起胃肠道内容物从口腔排出。通常在这个动作之前会有较短或较长的恶心期，这是一种不舒服的感觉而引起的呕吐。两者可能与中毒、各种疾病或特殊情况（如怀孕或海上航行）有关。NV 的意义从烦恼、无害性发作到急性救生反射，甚至导致具有致命后果的慢性疾病，如营养不良。因此，在其医疗背景下治疗 NV 是至关重要的。在大多数情况下，缓解恶心和预防呕吐的治疗仍然停留在对症处理上。多巴胺拮抗剂和 $5-HT_3$-（5- 羟色胺）- 拮抗剂是有效的止吐药物，但可能会有不良反应。最近针刺治疗这种情况越来越受到关注。

　　一名爱尔兰麻醉师 John Dundee 在 1983 年访华时，对使用压法针作为妊娠早期呕吐的预防措施印象深刻。3 年后，他在《*the British Medical Journal*》（英国医学杂志）上报道，在妇科小手术中用针刺内关穴预防术后 NV（postoperative NV，PONV）（Dundee 等，1986）。从那时起内关就被视为研究针刺的关键穴位，目前在医学图书馆 PubMed 中，已有 200 多项 RCTs 被引用。尽管存在异质性和一些有争议的试验结果，最近的 Meta 分析声称内关穴有止吐效应（Ezzo et al.，2005；Lee and Fan，2009）。毫无疑问，内关是 RCTs 中最常应用的针刺穴位。然而，也有研究报道了治疗 NV 有效的其他穴位和穴位组合（Streitberger et al.，2006）。

生理学

NV 可以由不同的生理和病理变化引起，以及药物或摄取的毒素诱发。在西方科学的生理学背景下,认为呕吐中心控制着NV反应。该中心是髓质背侧网状结构中脑干的一个区域,它对反应进行整合并引发呕吐反射。它受到来自大脑皮层、小脑和前庭核以及化学感受器触发区(chemoreceptor trigger zone,CTZ)传入刺激的影响,并由靠近第四脑室底部最后区域的一组细胞组成。CTZ对来自胃肠道压力、化学感受器的刺激,以及循环中的化学催吐药物如阿片样物质或化学治疗剂非常敏感。在CTZ中发现有多巴胺、乙酰胆碱、组胺、5-羟色胺和阿片受体(Andrews,1992;Miller,1999;Watcha and White,1992)。

有关针刺对NV的影响,已提出了几种作用机制(Streitberger et al.,2006)(表22.1)。其中一种机制认为针刺直接影响了胃肠道平滑肌。在诱发性晕动病研究中,电刺激(ES)内关穴降低了胃因性心动过速(Hu et al.,1995;Stern et al.,2001),并通过胃电图(EGG)观察到其提高了规律性慢波的百分比(Lin et al.,1997)。电针内关、足三里能同时降低EGG的周期主频:单独刺激内关能降低EGG的周期主功率,而单独刺激足三里能提高周期主功率(Shiotani et al.,2004)。7只清醒状态的犬用加压素诱导呕吐,电针内关而不是对照穴点能抑制逆行蠕动性收缩和减少呕吐发作(Tatewaki et al.,2005)。由于这种作用会被纳洛酮抑制,作者认为这涉及中枢性阿片样物质途径。实验研究已表明,针刺能影响内源性阿片样物质系统(Han and Terenius,1982),并通过激活5-羟色胺能和去甲肾上腺素能纤维影响5-羟色胺的传递(Mao et al.,1980;Takeshige et al.,1992)。这些神经递质被认为主要参与了疼痛处理,但也影响NV。

表 22.1 针刺与恶心及呕吐的试验研究

参考文献	参与者	治疗	测量指标	结果
Zou et al. (2005)	14名健康志愿者	ES内关比S-ES	短暂性下食管括约肌松弛率	降低40%,纳洛酮不可逆转 S-ES没有作用
Tatewaki et al. (2005)	7只狗(加压素诱发性呕吐)	EA内关、胃俞、足三里	呕吐和逆行性蠕动收缩发作	内关能使其降低,纳洛酮可逆转 胃俞和足三里无作用
Shiotani et al. (2004)	8名健康志愿者	EA内关和足三里比S-EA	胃电图:周期主频(PDF)和周期主功率(PDP)	内关+足三里能使PDF降低 内关能降低PDP,而足三里能使PDP升高 S-EA无作用
Huang et al. (2005)	121名健康志愿者	AP内关比S-AP及无治疗	心率变异性	仅有AP使高频功率(迷走神经调制)增加
Li et al. (2005)	29名男性健康志愿者	AP内关和合谷比体表S-AP	心率变异性	AP能增加高频及减少低频
Lin et al. (1997)	9名健康中国人	ES	胃电图:胃肌电活动	ES显著增加了常规慢波
Yoo et al. (2004)	12名健康志愿者	AP内关比S-AP及触觉刺激	fMRI	仅有内关能够调节小脑前庭神经基质

注:AP,针刺;EA,电针;ES,电刺激;S-AP,假针刺

进一步提出的机制是针刺通过躯体内脏反射而起作用。电刺激健康志愿者的内关,能抑制由胃扩张激发的短暂性下食管括约肌松弛的发生率,但假针刺没有这种作用(Zou et al.,2005)。与之前的研究(Tatewaki et al.,2005)相反,这种作用没有被纳洛酮所抑制,因此提示了存在一种非阿片样物质机制,可能是躯体内脏反射(Zou et al.,2005)。以前已经证明这会影响大鼠的胃动力(Sato et al.,1993)

另外的机制认为,刺激躯体交感反射会引起胃松弛。在这一途径中,腹外侧髓质神经元可能起重要作用(Tada et al.,2003)。

根据另一种理论,针刺可能会影响小脑前庭神经元。在一项 fMRI 研究中,针刺内关会选择性激活左上额叶回、前扣带回和丘脑背内侧核,而假针刺或触觉刺激没有这种作用(Yoo et al.,2004)。

许多研究都显示了针刺对迷走神经调节的影响。心率变异性的标准化高频功率分析可用作迷走神经调节的检测指标。针刺内关而不是假针刺能提高标准化高频功率,从而提示通过针刺内关可达到调节迷走神经(Huang et al.,2005)的作用。针刺内关、合谷与假针刺相比,也观察到类似的结果(Li et al.,2005)。

解剖学上,被称为"胃"的耳穴位于耳廓迷走神经支配的区域。刺激该穴位影响迷走神经调控,从而减轻恶心,这似乎是合理的。

最后但并非不重要的是,针刺治疗的心理效应可能具有临床意义,因为 NV 被广泛认为受心理因素影响,如行为干预(Mundy et al.,2003)。在这方面,显著的安慰效应必须得到解决,正如最近的肠易激综合征研究中已显示这个问题(Enck and Klosterhalfen,2005;Schneider et al.,2005a)。在针刺治疗过程中,对治疗的反应似乎与高度的疾病应对能力(Schneider et al.,2005a)、期望值(Vase et al.,2003)、暗示(De Pascalis et al.,2002)、认知方面(Kreitler et al.,2005b)和身体感觉的感受等有关。但是,这些治疗变量与安慰剂反应之间的关系仍然不清。甚至当安慰剂效应和真实效应在临床疗效终点方面看起来差异相近时,其所潜在的生理学反应可能不同(Enck et al.,2010)。例如,在一项有关肠易激综合征的研究中,真实针刺与对照组(假针刺即在非穴位点不透皮刺)相比出现的显著性差异被认为是自主性反应(唾液皮质醇的日间变化规律和心脏刺激后的心率变异性)(schneider et al.,2007b)。当采用针刺治疗时,皮质醇和心率变异性与治疗效应显著相关,而假针刺则不会出现这种情况。

临床方法

不同临床状况的治疗

NV 可发生在不同的临床状况中,必须以潜在性状况为前提进行治疗。针对消化道疾病的不同针刺治疗,临床研究证据仍然很少(Schneider et al.,2007a),在第二十一章中已讨论过。针刺在治疗具有 NV 症状的病变中,多数治疗方案都包括内关和一些其他的选穴(Ouyang and Chen,2004)随后将会介绍。在大多数情况下,NV 治疗是对症处理并有实际意义。

有四种临床情况与 NV 相关,大体上针刺临床研究主要有:PONV、化疗相关的 NV(chemotherapy-related,CRNV)、妊娠相关的 NV(pregnancy-related,PRNV)和运动相关的 NV(motion-related,MRNV)。治疗这些状况的针刺穴位选择和刺激方法都是相似的。

针刺穴位

恶心呕吐最常用的传统穴位是内关。在一些研究中,足三里被认为是内关的辅助穴(Shen et al.,2000;Somri et al.,2001;Ming et al.,2002;Reindl et al.,2005)。在 Kotani 和其同事(2001)的一项研究中采用了椎旁穴位,他们在背部沿着膀胱经穴位,手术部位的节段性穴位应用皮内针,结果显示对术后疼痛控制和 PONV 均有阳性效果。

此外,通常用于止吐的其他穴位,包括中脘、梁门和天枢。人们也注意到太冲和合谷对 NV 有治疗作用(Mann,1987)。作为一线穴位,它们是缓解疼痛和减轻焦虑症的重要穴位。这种影响可能在缓解 NV 方面起到间接作用。

尽管大多数研究实际上是用针刺一个止吐穴位实施的,但在临床实践治疗中可能并且经常的确包括用止呕穴位和其他穴位的刺激。例如在孕妇晨吐反应情况下,内关、足三里可能与公孙联合应用,也常用于治疗消化不良和胃炎,或与一个局部穴位上脘结合治疗上腹部胀满。另外,可根据情况添加穴位,像对焦虑有作用的神门穴,或像百会这样的镇静穴位,可以加到止吐穴位里。

耳针

在耳穴针刺中,穴位的选择是按照它们被认为的代表区域(例如胃、皮质下),及被视为具有自主性作用的穴位(例如交感,神门),或者按照传统中医学理论(北京中医学院等,1980)。针刺耳穴交感、神门、胃和枕(见耳穴图,第 10 章)的治疗方案,在减轻胆囊切除术后呕吐方面优于非穿透性假针刺组(Sahmeddini and Fazelzadehi,2008)。在这种情况下,于诱导麻醉之前放置耳针,在手术期间将它固定并保持在原位直到手术后 24 小时。对于麻醉师而言,耳部可使用留置针并易于接近,是耳针的优点。然而,仅有少数研究对耳针预防 PONV 实施了评估(Kim et al.,2003;Sahmeddini and Fazelzadeh,2008)。

大韩民国手针

在大韩民国的手针中,有 2 个穴位在临床研究已被认为有止吐效果:K-K9 在无名指的手掌侧和 K-D2 在示指的背侧。3 项对照研究表明,在预防 PONV 方面,刺激大韩民国的手针穴位可能具有与内关相当的止吐效果。2 项研究比较了用胶带固定针压法垫和没有针压法垫仅用胶带固定的疗效(Schlager et al.,2000;Boehler et al.,2002)。在其他一些研究中,应用含有辣椒的膏贴与纯膏贴进行了比较(Kim et al.,2002)。

刺激方法

刺激针刺穴位的多种不同方法都是可用的,包括侵入性和非侵入性技术。

侵入性刺激是以传统的细针具插入的方式实施的。针具可以通过手动(MA)刺激或通过与电极连接来进行电针(EA)刺激。对于儿童作为一种非侵入性刺激选项,即激光刺激内关穴,在 2 项研究中都显示了与假激光刺激相比能显著减轻呕吐。在一项研究中,实施的激光刺激波长为 670nm,功率为 10mW,持续 30 秒(Schlager et al.,1998);而在另一个研究中,应用波长为 780nm,功率为 20mW,持续 60 秒(Butkovic et al.,2005)。

内关刺激的最流行的形式之一就是针压法,如商业的防晕船腕带(Sea-Band®)(Sea-Band Ltd,Leicestershire,England),因为它是非侵入性且易于应用。用腕带上的一个塑料钮或珠子,可以放置在内关上,进行针压法治疗(图 22.1)。这些腕带可通过对内关给予连续的针压法刺激,被开发而用于治疗晕船。针压法也可以用手指来按压穴位。

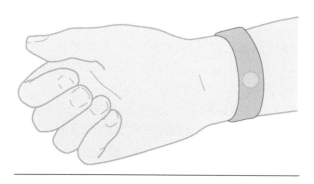

图 22.1 Sea-Band 应用的针压法(转自本书的第 1 版,图 15.3,p.290)

进一步的发展是缓解手环(ReliefBand®)(Woodside Biomedical,inc.,Abbott Park,Ⅱ,USA;Maven Laboratories,Citrus Heights,CA,USA)。该手环看起来像手表,并且包括一个可在针刺穴位处施加表面电流的装置。据报道,该装置输送 31Hz、25mA 的刺激,能显著降低腹腔镜手术后的恶心,但不能抑制呕吐(Zarate et al.,2001)。ES 的另一种形式是通过表面电极进行的经皮神经电刺激(TENS)(图 22.2)。

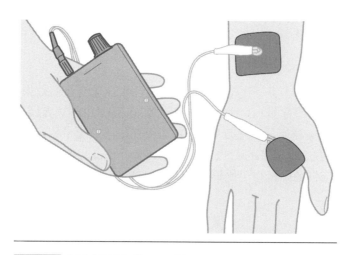

图 22.2 通过表面电极的 TENS(转自本书的第 1 版,图 15.2,p.298)

预防 PONV 的最新进展是成功使用神经肌肉监测装置进行术中内关刺激(Arnberger et al.,2007;Kim et al.,2011)。这些装置是麻醉师通过电刺激尺神经的肌电图来监测神经肌肉阻滞的工具。研究已表明,与尺神经刺激相比,将电极放置在正中神经区域的内关处,并反复用 1Hz 单收缩性(Arnberger et al.,2007)或强直刺激(Kim et al.,2011)可显著降低 PONV(图 22.3)。

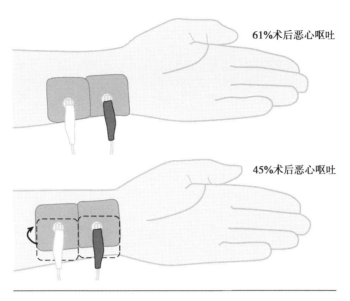

图 22.3 在尺神经(上)和内关(下)上的神经肌肉检测装置
(Arnberger et al.,2007)

关于用刺激预防 NV 的最佳时间已有很多争论。在化学疗法或诱导麻醉之前刺激内关已被认为是最有效的(Vickers,1996)。然而,在许多最近研究中,于术中和术后进行刺激也获得了成功(Rusy et al.,2002;Wang and Kain,2002;Kim et al.,2003)。在呕吐性刺激出现之前,进行刺激干预至少可能因患者积极的预期而具有增强安慰作用。

不良反应

合格的从业者实施的针刺是一种相对安全的治疗方法(Lao et al.,2003)。针刺引起的疼痛、血肿、轻微出血,以及由于正立位引起的问题、被遗忘的针具和对局部皮肤的刺激(MacPherson et al.,2001;Melchart et al.,2004;White et al.,2001)可能作为暂时的非严重性不良事件发生。严重的不良反应如气胸、心脏压塞、腹部内脏和神经系统损伤等都是极少的事件,可以通过仔细地操作和解剖学知识来避免(Peuker et al.,1999)。

内关位于非常接近正中神经的地方。然而,只有一篇论文报道了正中神经的神经病变。在这个病例中,于邻近内关穴的腕管中留下了折断的一根针具(Southworth and Hartwig,1990)。即使神经被针具穿刺,超声评估也显示并无神经损伤(Kessler and Streitberger,2008)。然而,这些研究并不意味着穿刺正中神经就是安全的。

在一些研究中报道,使用针压法腕带后出现了不适、皮肤刺激、短暂性疼痛和手腕肿胀等不良反应(Lee and Done,2004;Ezzo et al.,2005;Majholm and Møller,2011)。

针刺证据

刺激内关已有 100 多项随机对照研究,包括针刺对 NV 的预防或治疗。由于本章内容所限,不可能对所有这些试验进行详细描述。大多数试验都被纳入了高质量的评价和 Meta 分析中,这将在本章中介绍(表 22.2)。另外,还将简要介绍一些未纳入综述中但特别值得关注的试验(表 22.3)。

表 22.2 针刺治疗恶心和呕吐的系统综述			
适应证	**参考文献**	**研究数目**	**结果(95%CI)**
	Vickers(1996)	33 项 CCT	27 pos.(12 项 S- 对照中的 11 项)
术后恶心呕吐(PONV)		21	16pos.
化疗引起的恶心呕吐(CRNV)		5	5pos.
妊娠引起的恶心呕吐(PRNV)		7	7pos.
术后恶心呕吐(PONV)	Lee and Done (1999)	19 项 RCT	Meta- 分析(与假治疗相比)
		5	Early N(RR0.34 [0.20,0.58])sig
		4	Late N(na)
		8	Early V(RR0.47 [0.34,0.58])sig
		5	Late V(RR0.81 [0.46,1.42])ns
术后恶心呕吐(PONV)	Lee and Done (2004)	26 项 RCT	Meta- 分析(与假治疗相比)
		16	N(RR0.72 [0.59,0.89])sig
		20	V(RR0.71 [0.56,0.91])sig
		15	RA(RR0.76 [0.58,1.00])sig
			Meta- 分析(与镇吐药相比)
		5	N(RR0.70 [0.50,0.98])sig
		9	V(RR0.92 [0.65,1.29])ns
		2	RA(RR0.78 [0.54,1.14])ns
化疗引起的恶心呕吐(CRNV)	Ezzo et al.(2005)	11 项 RCT	Meta- 分析
		9	全部急性 V(RR0.82 [0.69,0.99])sig
		4	急性 V EA+AP(RR0.74 [0.58,0.94])sig
		2	急性 V Aps(RR0.83 [0.6,1.16])ns
		4	急性 V ES(RR0.9 [0.67,1.19])ns
		7	全部急性 N(SMD-0.11 [-0.25,0.02])ns
		2	急性 N Aps(SMD-0.19 [-0.38,-0.01])sig
		5	急性 N ES(SMD-0.07 [-0.23,0.10])ns
术后恶心呕吐(PONV)	Lee and Fan (2009)	40RCT	Meta- 分析(与假治疗相比)
		27	N(RR0.71 [0.61,0.83])sig
		32	V(RR0.70 [0.59,0.83])sig
		26	RA(RR0.69 [0.57,0.83])sig
			Meta- 分析(与镇吐药相比)
		9	N(RR0.82 [0.60,1.13])ns
		14	V(RR1.01 [0.77,1.31])ns
		7	RA(RR0.82 [0.59,1.13])ns

注:CCT,对照临床试验;RCT,随机对照试验;AP,针刺;Aps,针压法;ES,非侵入性电刺激;EA,电针;P,安慰治疗;S,假治疗;N,恶心;V,呕吐;early,手术后 0~6h;late,手术后 0~48h;acute,化疗后 0~24h;RA,抗呕吐补救药;ns,无显著性差异;pos.,阳性结果;sig,显著性差异;na,不适用;RR,相对危险度;CI,置信区间;SMD,标准化均数差

术后恶心呕吐

大部分可靠的科学数据是针对预防 PONV,这是全麻后患者常见的主诉,总体发生率

约 30%（Watcha and White，1992），在高风险患者中发生率高达 79%（Apfel et al.，1999）。将 PONV 发病率最小化的推荐策略，包括识别高危患者、避免应用高度致吐性麻醉剂以及应用多模态疗法（Gan，2002）。同时大多数推荐包括诸如针刺、针压法和经皮神经刺激之类的非药理学技术（Gan et al.，2003；Habib and Gan，2004）（图 22.4）。

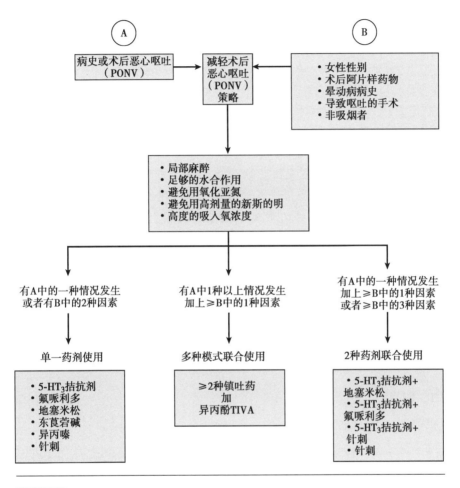

图 22.4　减轻 PONV 策略（Habib and Gan，2004）TIVA，静脉全身麻醉

系统综述

1996 年发表了第一篇有关用针刺及其他刺激技术刺激内关的止呕效果的系统评价（Vickers，1996），包括 21 项 PONV 试验，其中 16 项试验显示阳性结果。然而，纳入的研究存在着方法学局限性和异质性，并不能明确得出针刺对 PONV 有效的结论。

随后一项包括 19 项 RCTs 的 Meta 分析，似乎能证实刺激内关能有效预防 PONV（Lee and Done，1999）。然而，因存在异质性，只有 5 项评估术后 6 小时内早期恶心和 8 项评估早期呕吐的研究可纳入 Meta 分析，结果显示了针刺的有效性（见表 22.2）。这些研究只纳入成年人，而纳入儿童的四项 RCTs 则显示无效。在评估晚期恶心、呕吐的其他 Meta 分析中，没有发现有显著性差异。值得注意的是，研究的质量影响了整体结果，低质量的研究显示出显著性效果。再次重申,方法学上的缺陷和存在异质性导致了难以得出明确的结论。

同一作者们随后更新了他们的综述,其中包括26项试验(Lee and Done,2004),以及后来的40项试验涉及4 858例参与者(Lee and Pan,2009)。在这些综述中,他们没有区分早期和晚期NV,而是分别应用了从手术结束时出现NV的最长累积随访数据。在他们的最新综述中,发现与假治疗相比,刺激内关能显著减少恶心、呕吐和抗呕吐补救药物的需求(见表22.2)。在儿童与成人,侵入性(针刺)与非侵入性(针压法和ES)模式之间,效果是相近的。他们后来发现针刺内关与止吐药相比,无论在降低恶心呕吐的风险,或者抗呕吐补救药物的需求上,没有证据表明他们的效果存在差异(见表22.2)。但是,应谨慎解释这些结果,因合用的止吐药涉及各种各样的药物,包括甲氧氯普胺,并非普遍认为对PONV预防有效。

PONV风险较高的患者群体对研究更有利。例如,如果在对照组中PONV发生率为70%,为避免1例患者出现PONV,就需要治疗5名患者。因此,需要治疗的数量(NNT,需治疗人数,又称需处理数,可把抽象的率转变为1个具体的频数,使临床试验结果转化为临床实践应用的指标,具有表达统计学意义和临床意义的双重作用,是一个衡量临床治疗效果、指导临床决策的有用工具。在临床试验中,如果试验组同对照组相比,接受治疗的试验组患者发生不良事件的概率减少时,NNT为某种治疗措施实施一段时间后,预防1例发生不良事件所需治疗的患者数,NNT越小越好。如果试验组同对照组相比,接受治疗的试验组患者出现好的结局事件的概率增加时,NNT为某种治疗措施实施一段时间后,出现1例好的结局所需治疗的患者数。译者注)为5例。如果PONV发生率为30%,则NNT计算的结果就是11。在比较Lee的第一个和后来的综述中,令人失望地看到在减轻恶心或呕吐的相对危险度方面,作用几乎减半(见表22.2)。这可以通过以下的理由来解释,首先是在后来的分析中结合了早期和晚期NV,其次由于后期的研究方法质量不断提高,通常会显示出治疗组之间的更小差异。

最近的RCTs

在之前的综述中未纳入的最近RCTs,是值得注意的,简要总结如下(见表22.3)。

表22.3 针刺治疗恶心、呕吐的最近RCTS

适应证	参考文献	例数(n)	干预	对照	结果
手术后恶心呕吐(PONV)	Frey 等(2009b)	200	ES 内关	S-ES	PONV(sig)[※]
子宫切除术					补救用药(sig)[※]
手术后恶心呕吐(PONV)	Frey 等(2009a)	200	ES 内关	S-ES	PONV(ns)
胆囊切除术					早期 N(sig)[※]
手术后恶心呕吐(PONV)	Majholm 和 Møller(2011)	134	Aps 内关	S-Aps	N(ns)
乳房手术					V(ns)
手术后恶心呕吐(PONV)	Larson 等(2010)	122	ES 内关	S-ES(断电)	N(sig)[※]

续表

适应证	参考文献	例数(n)	干预	对照	结果
整形手术					
手术后恶心呕吐(PONV)	Wang 等(2010)	80	ES 内关	S-ES	N(sig)[※]
幕上开颅术					V(sig)[※]
化疗引起的恶心呕吐(CRNV)	Dibble 等(2007)	160	自行 -Aps 内关	自行 -Aps 气户	急性 N(ns)V(ns)
乳腺癌				常规治疗	迟发型呕吐(sig)[※] 结果相同
化疗引起的恶心呕吐(CRNV)	Molassiotis 等(2007)	36	Aps	常规治疗	V(sig)[※]
乳腺癌					
化疗引起的恶心呕吐(CRNV)	Roscoe 等(2005)	96	ES 内关 +SA	S-ES+SA	N(ns),V(ns)
乳腺癌				无 ES+SA	N(ns),V(ns)

注:AP,针刺;Aps,针压法;ES,电刺激;EA,电针;P,安慰治疗;S,假治疗;SA,5- 羟色胺拮抗剂;N,恶心;V,呕吐;sig,显著性差异;ns,没有显著性差异。

[※]$P<0.05$ 或更好。

电刺激内关减少了早期恶心(直达 2 小时),但不能减轻腹腔镜胆囊切除术后的呕吐(Frey,2009a)。在 200 例接受阴式子宫切除术的患者中,与假刺激相比,电刺激(电流为 31Hz,35mA)治疗后 PONV 的发生率和对补救疗法的需求明显降低(Frey et al.,2009b)。在接受幕上开颅术的患者中显示,非侵入性电刺激内关与假穴位刺激相比,显著降低了 NV 的发生(Wang et al.,2010),并且减少了整形外科门诊患者的恶心(Larson et al.,2010)。与刺激尺神经相比,用神经肌肉监测装置进行强直性刺激内关(Kim et al.,2011)显著降低了 PONV。

与这些研究包括 ES 的研究相反,一项包括 134 名接受乳房外科手术女性的大型 RCT 发现,内关的腕带针压法无效(Majholm 和 Møller,2011)。

一项有关小儿的实用性 RCT 表明,在麻醉期间针刺,结合手术后针压法,效果优于标准治疗(Liodden et al.,2011)。

尽管对全体研究进行的综述,确实支持针刺穴位刺激的止吐作用,但对针压法预防 PONV 的有效性证据仍有争论(Streitberger and Kranke,2011)。虽然证据总体上支持内关刺激在减轻 PONV 方面的有效性,但目前预防 PONV 的指南几乎没有纳入针刺。

化疗相关的恶心呕吐

化疗方案往往会导致或多或少不同程度上的 NV。症状可能在化疗 24 小时内出现(急性),或者在 24 小时后但在化疗后一周之内(延迟性)发生。尽管在具有呕吐高风险的化疗之前,常规应用止吐药物(如 5-HT$_3$ 受体拮抗剂加皮质类固醇),但许多患者仍会发生 CRNV。因此,需要评估减少这些症状的其他方法(Gralla et al.,1999;Hesketh et al.,1998),这已引起了人们对非药物疗法来辅助药物如针刺或针压的关注。同时大量 CRNV 的针刺证据也在显著地增加。

系统综述

一项纳入截止到 2005 年发表的研究文献的系统综述,对评估针刺刺激穴位加止吐药治疗 CRNV 的 11 项 RCTs 的结果进行合并后,显示急性呕吐患者比例显著降低($P = 0.04$),并且在降低急性恶心的严重程度方面显示有意义的趋势($P = 0.1$)(Ezzo et al.,2005)(见表22.2)。这项综述表明,不同刺激方式的作用存在着一些差异。针压法显示出对平均急性恶心严重程度($P = 0.04$)和最严重急性恶心分数($P = 0.03$)均有防护作用,但对急性呕吐无效。合并的研究中没有一项涉及安慰剂对照。EA 显示对降低急性呕吐($P = 0.02$)有益处,但手针并没有。对于急性恶心,手针效果不明确,也没有 EA 有关数据的报告。只有少数试验具有对延迟性 NV 的数据。他们都使用非侵入性 ES,结果与安慰治疗相比并没有显著地改善。

Meta 分析解释的主要问题之一是在研究中选用止吐药方面存在着差异。如阴性结果的手针试验与现代止吐药相比较,EA 试验则使用了较老的止吐剂,而根据目前的标准,后者应用的止吐剂被认为是无效的。

另有一项综述,针对乳腺癌患者治疗相关不良事件管理中应用针刺穴位刺激的疗效进行了评价,包括 11 项主要为阳性结果的试验(Chao et al.,2009)。其中只有 4 项为高质量的研究(Shen et al.,2000;Roscoe et al.,2005;Dibble et al.,2007;Molassiotis et al.,2007)。而其中的 3 项在 Ezzo 的评价中没有报道,但显示了类似的结果。一项研究发现,非侵入性 ES 腕带与假治疗对 CRNV 的止吐效果没有差异(Roscoe et al.,2005);一项研究显示,与假治疗相比,针压法仅在延迟呕吐上有显著性差异(Dibble et al.,2007);一项研究认为,与常规医疗相比,针压法治疗呕吐有阳性作用(Molassiotis et al.,2007)(见表22.3)。

妊娠相关的恶心呕吐

妊娠早期的 NV,也被称为孕妇晨吐,在西方社会中超过 50% 的孕妇会出现 NV。因为担心药物潜在的致畸后果,通常在关键的胚胎发生期避免用药,因此,许多女性寻求针刺或针压法等替代方法。

针刺与 NV 的第一个系统评价(Vickers,1996)表明,内关刺激能降低 PRNV(见表22.3)。

在替代疗法治疗 PRNV 的进一步评价中,报道了 6 项针刺试验和 1 项 ES 试验(Aikins,1998)。其中 6 项试验结果显示,至少部分有效。然而,一项涉及 161 例患者的在方法学上最严谨的试验却显示,针压法和安慰治疗之间对于 PRNV 的影响无差异(O'Brien et al.,1996)。

最近 Cochrane 上对早期妊娠 NV 干预措施的评价(Matthews et al.,2010),包括 4 项RCTs 对内关针压法与安慰治疗对照,1 项是内关针压法与维生素 B_6 对照,1 项是耳针与安慰治疗对照,1 项是非侵入性 ES 与安慰治疗对照和 2 项针刺与安慰治疗对照。在所有的对照研究中,没有一个有显著性差异。仅有一些试验的亚组分析表明,针压法与安慰腕带相比,恶心的持续时间(不是严重程度)显著减少(Norheim et al.,2001),并且针刺刺激比安慰腕带组在治疗中度 PRNV 上更有效,而不是重度的(Miller et al.,2001)。该 Cochrane 系统评价还显示,所有其他的干预措施(姜、维生素 B_6,止吐药)的有效性是有限的和不一致的。作者的结论是,有关早期妊娠 NV 干预措施的任何建议都缺乏高质量的证据支持。

以分娩期间 NV 发病率为主题,在最近一项包括 340 名妇女的研究中,于双侧内关用针压法腕带,没有显示出比假针压法腕带治疗有更大的效果(Sinha et al.,2011)。

在早期到后来的系统评价中,从阳性到阴性的结果转变都是显而易见的,特别是有关针刺穴位刺激对 PRNV 的效果。结果似乎取决于纳入标准,以及纳入研究的质量和说明。

然而,由于实用和副作用少,内关针压法即使不比安慰剂更有效,可能还是治疗 PRNV 有益且低成本的选择。

运动相关的恶心呕吐

Sea-Bands 最初设计是用于预防和治疗海上 MRNV。尽管 Sea-Bands 在世界各地广泛使用,但对于 MRNV 的针刺穴位刺激尚没有系统评价。因此,仅对每个单独的试验进行介绍。

在内关针压法的 5 项研究中,与假针压法和无治疗相比,两组均显示针压法可使恶心明显减少,而且也减少了异常的胃肌电活动(Hu et al.,1995;Stern et al.,2001)。在第三项研究中,与无治疗相比,针压法能显著减少偏心旋转期间中度恶心的时间,但与假针压法相比没有显著性差异(Alkaissi et al.,2005)。剩余两项研究,分别有 36 名和 18 名受试者,没有显示针压法的效果(Bruce et al.,1990;Warwick Ecans et al.,1991)。

在对公海上的 9 名健康志愿者进行的一项小型交叉研究中,与假刺激比较,在内关处用 ReliefBand® 的非侵入性 ES 具有阳性效果(Bertolucci and DiDario,1995),然而,另一项 77 位志愿者的研究表明,用 ES 或针压法刺激内关,并不能预防由视动鼓曝光引起的晕动病(Miller and Muth,2004)。

另一项研究纳入救护车运输期间的 100 名老年患者,对大韩民国手针穴 K-K9 的针压与假针压作用进行比较(Bertalanffy et al.,2004),结果显示在恶心分数和患者总体满意度方面有显著性差异。

由于那些研究的异质性和矛盾性的结果,针刺穴位刺激对运动中出现的 MRNV 的疗效没有结论是必然的。

然而,正如对 PRNV 所建议的那样,由于实际原因,建议对 MRNV 使用针刺穴位刺激是合理的。

结语

在本文描述的四种 NV 相关情况中,有关 PONV 的证据是最强的。数据显示,内关穴降低 NV 风险的效果类似于药物;对儿童和成人同样都有效,侵入性和非侵入性方式同样有效。鉴于此,最少应用侵入性方式,如可选择针压法带或手表式 ES 装置。经验丰富的针灸师,诱导麻醉前用手针内关可能是实现 PONV 预防的最佳途径。通过电刺激或使用额外的针刺穴位(如足三里)可能会增强其效果。

因为这些方法通常很耗时,因些在围手术环境下可能难以常规应用。最近发表的用神经监测装置进行电刺激获得的阳性结果(Arnberger et al.,2007;Kim et al.,2011),可能会鼓励麻醉师将这种易于应用的方法纳入 PONV 高风险患者的常规治疗中。迄今为止大多数 PONV 试验都集中在内关,无需额外的止吐药。未来 PONV 试验应确定针刺穴位刺激合并药物治疗是否优于单独使用,特别是对于那些风险最高的患者。

关于 CRNV 研究显示,针压法可减轻化疗诱发的急性恶心,但不是呕吐,因此,这可能为化疗患者提供低成本、方便和可自行施行的干预方法,以便在化疗第一天就用于减轻恶心。然而,由于这些试验都缺乏假治疗对照,安慰效应难以排除。对于 CRNV 的急性呕吐,仅仅是电针有效。然而,在电针联合最佳止吐药的研究中,若要为电针的有效性提供理论证据,则需要证明是否电针对现代止吐剂和难治性患者增加了额外的益处。在 PRNV 的系统评价中出现大部分矛盾的结果,仅有少数一些亚组分析显示了内关刺激的积极作用。

另外一些遗留问题(Streitberger and Kranke,2011),什么是刺激的最佳部位? 内关是文献记载中选择频次最高的穴位,但耳针或大韩民国手针或许是有希望的替代或辅助的方法。其他的针刺穴位如足三里也是有助于内关的辅助穴位,但需更多的研究。

刺激的最佳时间是什么? PONV 的预防,最理想的是在麻醉诱导之前应给予刺激,以增强心理效应。然而,有时之后的治疗可能是更好的选择,尤其对于儿童或畏针的患者。对于 CRNV,大部分是化疗前进行刺激,并在治疗之间反复刺激。针对运动和妊娠相关的 NV,刺激腕带治疗可用于预防,或首次 NV 发作后。

在确定最实用和有效的技术方法的临床价值,以及识别可获得最大益处的患者类型等方面,进一步大规模高质量的临床试验是非常重要的。

(杨田雨 译,杜元灏 审校)

参考文献

Aikins, M.P., 1998. Alternative therapies for nausea and vomiting of pregnancy. Obstet. Gynecol. 91, 149–155.

Alkaissi, A., Ledin, T., Odkvist, L.M., Kalman, S., 2005. P6 acupressure increases tolerance to nauseogenic motion stimulation in women at high risk for PONV. Can. J. Anaesth. 52 (7), 703–709.

Andrews, P.L.R., 1992. Physiology of nausea and vomiting. Br. J. Anaesth. 69 (Suppl. 1), 2S–19S.

Apfel, C.C., Laara, E., Koivuranta, M., Greim, C.A., Roewer, N., 1999. A simplified risk score for predicting postoperative nausea and vomiting: conclusions from cross-validations between two centers. Anesthesiology 91, 693–700.

Arnberger, M., Stadelmann, K., Alischer, P., Ponert, R., Melber, A., Greif, R., 2007. Monitoring of neuromuscular blockade at the P6 acupuncture point reduces the incidence of postoperative nausea and vomiting. Anesthesiology 107, 903–908.

Beijing College of Traditional Chinese Medicine, Shanghai College of Traditional Chinese Medicine, Nanjing College of Traditional Chinese Medicine, The Acupuncture Institute of the Academy of Traditional Chinese Medicine, 1980. Essentials of Chinese Acupuncture. Foreign Languages Press, Beijing.

Bertalanffy, P., Hoerauf, K., Fleischhackl, R., Strasser, H., Wicke, F., Greher, M., Gustorff, B., Kober, A., 2004. Korean hand acupressure for motion sickness in prehospital trauma care: a prospective, randomized, double-blinded trial in a geriatric population. Anesth. Analg. 98 (1), 220–223.

Bertolucci, L.E., DiDario, B., 1995. Efficacy of a portable acustimulation device in controlling seasickness. Aviat. Space Environ. Med. 66, 1155–1158.

Boehler, M., Mitterschiffthaler, G., Schlager, A., 2002. Korean hand acupressure reduces postoperative nausea and vomiting after gynecological laparoscopic surgery. Anesth. Analg. 94, h872–h875.

Bruce, D.G., Golding, J.F., Hockenhull, N., Pethybridge, R.J., 1990. Acupressure and motion sickness. Aviat. Space Environ. Med. 61, 361–365.

Butkovic, D., Toljan, S., Matolic, M., Kralik, S., Radesic, L., 2005. Comparison of laser acupuncture and metoclopramide in PONV prevention in children. Paediatr. Anaesth. 15, 37–40.

Chao, L.F., Zhang, A.L., Liu, H.E., Cheng, M.H., Lam, H.B., Lo, S.K., 2009. The efficacy of acupoint stimulation for the management of therapy-related adverse events in patients with breast cancer: a systematic review. Breast Cancer Res. Treat. 118 (2), 255–267.

De Pascalis, V., Chiaradia, C., Carotenuto, E., 2002. The contribution of suggestibility and expectation to placebo analgesia phenomenon in an experimental setting. Pain 96, 393–402.

Dibble, S.L., Luce, J., Cooper, B.A., Israel, J., Cohen, M., Nussey, B., Rugo, H., 2007. Acupuncture for chemotherapy-induced nausea and vomiting: a randomized clinical trial. Oncol. Nurs. Forum 34 (4), 813–820.

Dundee, J.W., Chestnutt, W.N., Ghaly, R.G., Lynas, A.G., 1986. Traditional Chinese acupuncture: a potentially useful antiemetic? Br. Med. J. (Clin. Res. Ed.) 293, 583–584.

Enck, P., Klosterhalfen, S., 2005. The placebo response in functional bowel disorders: perspectives and putative mechanisms. Neurogastroenterol. Motil. 17, 325–331.

Enck, P., Klosterhalfen, S., Zipfel, S., 2010. Acupuncture psyche and the placebo response. Auton. Neurosci. 157, 68–73.

Ezzo, J., Vickers, A., Richardson, M.A., Allen, C., Dibble, S., Issell, B., Lao, L., Pearl, M., Ramirez, G., Roscoe, J., Shen, J., Shivnan, J., Streitberger, K., Triesh, I., Zhang, G., 2005. Acupuncture-point stimulation for chemotherapy-induced nausea and vomiting. J. Clin. Oncol. 23, 7188–7198.

Frey, U.H., Funk, M., Löhlein, C., Peters, J., 2009a. Effect of P6 acustimulation on postoperative nausea and vomiting in patients undergoing a laparoscopic cholecystectomy. Acta Anaesthesiol. Scand. 53, 1341–1347.

Frey, U.H., Scharmann, P., Löhlein, C., Peters, J., 2009b. P6 acustimulation effectively decreases postoperative nausea and vomiting in high-risk patients. Br. J. Anaesth. 102 (5), 620–625.

Gan, T.J., 2002. Postoperative nausea and vomiting-can it be eliminated? JAMA 287, 1233–1236.

Gan, T.J., Meyer, T., Apfel, C.C., Chung, F., Davis, P.J., Eubanks, S., Kovac, A., Philip, B.K., Sessler, D.I., Temo, J., Tramer, M.R., Watcha, M., 2003. Consensus guidelines for managing postoperative nausea and vomiting. Anesth. Analg. 97, 62–71.

Gralla, R.J., Osoba, D., Kris, M.G., Kirkbride, P., Hesketh, P.J., Chinnery, L.W., Clark-Snow, R., Gill, D.P., Groshen, S., Grunberg, S., Koeller, J.M., Morrow, G.R., Perez, E.A., Silber, J.H., Pfister, D.G., 1999. Recommendations for the use of antiemetics: evidence-based, clinical practice guidelines. American Society of Clinical Oncology. J. Clin. Oncol. 17, 2971–2994.

Habib, A.S., Gan, T.J., 2004. Evidence-based management of postoperative nausea and vomiting: a review. Can. J. Anaesth. 51, 326–341.

Han, J.S., Terenius, L., 1982. Neurochemical basis of acupuncture analgesia. Annu. Rev. Pharmacol. Toxicol. 22, 193–220.

Hesketh, P., Gralla, R., du Bois, A., et al., 1998. Methodology of antiemetic trials: response assessment, evaluation of new agents and definition of chemotherapy emetogenicity. Support. Care Cancer 6 (3), 221–227.

Hu, S., Stritzel, R., Chandler, A., Stern, R.M., 1995. PC6 acupressure reduces symptoms of vection-induced motion sickness. Aviat. Space Environ. Med. 66, 631–634.

Huang, S.T., Chen, G.Y., Lo, H.M., Lin, J.G., Lee, Y.S., Kuo, C.D., 2005. Increase in the vagal modulation by acupuncture at neiguan point in the healthy subjects. Am. J. Chin. Med. 33, 157–164.

Kessler, J., Streitberger, K., 2008. Perforation of the median nerve with an acupuncture needle guided by ultrasound. Acupunct. Med. 26 (4), 231–233.

Kim, K.S., Koo, M.S., Jeon, J.W., Park, H.S., Seung, I.S., 2002. Capsicum plaster at the Korean hand acupuncture point reduces postoperative nausea and vomiting after abdominal hysterectomy. Anesth. Analg. 95, 1103–1107.

Kim, Y., Kim, C.W., Kim, K.S., 2003. Clinical observations on postoperative vomiting treated by auricular acupuncture. Am. J. Chin. Med. 31, 475–480.

Kim, Y.H., Ks, K., Lee, H.J., Shim, J.C., Yoon, S.W., 2011. The efficacy of several neuromuscular monitoring modes at the PC6 acupuncture point in preventing postoperative nausea and vomiting. Anesth. Analg. 112 (4), 819–823.

Kotani, N., Hashimoto, H., Sato, Y., Sessler, D.I., Yoshioka, H., Kitayama, M., Yasuda, T., Matsuki, A., 2001. Preoperative intradermal acupuncture reduces postoperative pain, nausea and vomiting, analgesic requirement, and sympathoadrenal responses. Anesthesiology 95, 349–356.

Kreitler, S., Kreitler, H., Carasso, R., 1987. Cognitive orientation as predictor of pain relief following acupuncture. Pain 28, 323–341.

Lao, L., Hamilton, G.R., Fu, J., Berman, B.M., 2003. Is acupuncture safe? A systematic review of case reports. Altern. Ther. Health Med. 9, 72–83.

Larson, J.D., Gutowski, K.A., Marcus, B.C., Rao, V.K., Avery, P.G., Stacey, A.H., Yang, R.Z., 2010. The effect of electroacustimulation on postoperative nausea, vomiting, and pain in outpatient plastic surgery patients: a prospective, randomized, blinded, clinical trial. Plast. Reconstr. Surg. 125, 3.

Lee, A., Done, M.L., 1999. The use of nonpharmacologic techniques to prevent postoperative nausea and vomiting: a meta-analysis. Anesth. Analg. 88, 1362–1369.

Lee, A., Done, M.L., 2004. Stimulation of the wrist acupuncture point PC6 for preventing postoperative nausea and vomiting. Cochrane Database Syst. Rev. 3. Art. No.: CD003281.

Lee, A., Fan, L.T., 2009. Stimulation of the wrist acupuncture point P6 for preventing postoperative nausea and vomiting. Cochrane Database Syst. Rev. 2. Art. No.: CD003281.

Li, Z., Wang, C., Mak, A.F., Chow, D.H., 2005. Effects of acupuncture on heart rate variability in normal subjects under fatigue and non-fatigue state. Eur. J. Appl. Physiol. 94, 633–640.

Lin, X., Liang, J., Ren, J., Mu, F., Zhang, M., Chen, J.D., 1997. Electrical stimulation of acupuncture points enhances gastric myoelectrical activity in humans. Am. J. Gastroenterol. 92, 1527–1530.

Liodden, I., Howley, M., Grimsgaard, A.S., Fønnebø, V.M., Borud, E.K., Alraek, T., Norheim, A.J., 2011. Perioperative acupuncture and postoperative acupressure can prevent postoperative vomiting following paediatric tonsillectomy or adenoidectomy: a pragmatic randomised controlled trial. Acupunct. Med. 29 (1), 9–15.

MacPherson, H., Thomas, K., Walters, S., Fitter, M., 2001. The York acupuncture safety study: prospective survey of 34000 treatments by traditional acupuncturists. BMJ 323, 486–487.

Majholm, B., Møller, A.M., 2011. Acupressure at acupoint P6 for prevention of postoperative nausea and vomiting: a randomized clinical trial. Eur. J. Anaesthesiol. 28 (6), 412–419.

Mann, F., 1987. Textbook of Acupuncture. William Heinemann, London.

Mao, W., Ghia, J.N., Scott, D.S., Duncan, G.H., Gregg, J.M., 1980. High versus low intensity acupuncture analgesia for treatment of chronic pain: effects on platelet serotonin. Pain 8, 331–342.

Matthews, A., Dowswell, T., Haas, D.M., Doyle, M., O'Mathuna, D.P., 2010. Interventions for nausea and vomiting in early pregnancy. Cochrane Database Syst. Rev. 9. Art. No.: CD007575.

Melchart, D., Weidenhammer, W., Streng, A., Reitmayr, S., Hoppe, A., Ernst, E., Linde, K., 2004. Prospective investigation of adverse effects of acupuncture in 97733 patients. Arch. Intern. Med. 164, 104–105.

Miller, A.D., 1999. Central mechanisms of vomiting. Dig. Dis. Sci. 44 (8 Suppl.), 39S–43S.

Miller, K.E., Muth, E.R., 2004. Efficacy of acupressure and acustimulation bands for the prevention of motion sickness. Aviat. Space Environ. Med. 75, 227–234.

Miller, H., De Veciana, M., Steward, L., Rebarber, A., Rosen, T., 2001. A multicenter randomized controlled trial of nerve stimulation therapy: subanalysis of severe nausea and vomiting symptoms. Am. J. Obstet. Gynecol. 185 (Suppl.), 188.

Ming, J.L., Kuo, B.I., Lin, J.G., Lin, L.C., 2002. The efficacy of acupressure to prevent nausea and vomiting in post-operative patients. J. Adv. Nurs. 39, 343–351.

Molassiotis, A., Helin, A.M., Dabbour, R., Hummerston, S., 2007. The effects of P6 acupressure in the prophylaxis of chemotherapy-related nausea and vomiting in breast cancer patients. Complement. Ther. Med. 15 (1), 3–12.

Mundy, E.A., Du Hamel, K.N., Montgomery, G.H., 2003. The efficacy of behavioral interventions for cancer treatment-related side effects. Semin. Clin. Neuropsychiatry 8, 253–275.

Norheim, A.J., Pedersen, E.J., Fonnebo, V., Berge, L., 2001. Acupressure treatment of morning sickness in pregnancy. A randomised, double-blind, placebo-controlled study. Scand. J. Prim. Health Care 19, 43–47.

O'Brien, B., Relyea, M.J., Taerum, T., 1996. Efficacy of PC6 acupressure in the treatment of nausea and vomiting during pregnancy. Am. J. Obstet. Gynecol. 174, 708–715.

Ouyang, H., Chen, J.D.Z., 2004. Review article: therapeutic roles of acupuncture in functional gastrointestinal disorders. Aliment. Pharmacol. Ther. 20, 831–841.

Peuker, E.T., White, A., Ernst, E., Pera, F., Filler, T.J., 1999. Traumatic complications of acupuncture. Therapists need to know human anatomy. Arch. Fam. Med. 8, 553–558.

Reindl, T.K., Geilen, W., Hartmann, R., Wiebelitz, K.R., Kan, G., Wilhelm, I., Lugauer, S., Behrens, C., Weiberlenn, T., Hasan, C., Gottschling, S., Wild-Bergner, T., Henze, G., Driever, P.H., 2005. Acupuncture against chemotherapy-induced nausea and vomiting in pediatric oncology. Interim results of a multicenter crossover study. Support. Care Cancer 14 (2), 172–176.

Roscoe, J.A., Matteson, S.E., Morrow, G.R., Hickok, J.T., Bushunow, P., Griggs, J., Qazi, R., Smith, B., Kramer, Z., Smith, J., 2005. Acustimulation wrist bands are not effective for the control of chemotherapy-induced nausea in women with breast cancer. J. Pain Symptom Manage. 29, 376–384.

Rusy, L.M., Hoffman, G.M., Weisman, S.J., 2002. Electroacupuncture prophylaxis of postoperative nausea and vomiting following pediatric tonsillectomy with or without adenoidectomy. Anesthesiology 96, 300–305.

Sahmeddini, M.A., Fazelzadeh, A., 2008. Does auricular acupuncture reduce postoperative vomiting after cholecystectomy? J. Altern. Complement. Med. 14 (10), 1275–1279.

Sato, A., Sato, Y., Suzuki, A., Uchida, S., 1993. Neural mechanisms of the reflex inhibition and excitation of gastric motility elicited by acupuncture-like stimulation in anesthetized rats. Neurosci. Res. 18, 53–62.

Schlager, A., Offer, T., Baldissera, I., 1998. Laser stimulation of acupuncture point P6 reduces postoperative vomiting in children undergoing strabismus surgery. Br. J. Anaesth. 81, 529–532.

Schlager, A., Boehler, M., Puhringer, F., 2000. Korean hand acupressure reduces postoperative vomiting in children after strabismus surgery. Br. J. Anaesth. 85, 267–270.

Schneider, A., Enck, P., Streitberger, K., Weiland, C., Bagheri, S., Witte, S., Friederich, H.C., Herzog, W., Zipfel, S., 2005a. Acupuncture treatment in irritable bowel syndrome. Gut 55 (5), 649–654. http://dx.doi.

org/10.1136/gut.2005.074518.

Schneider, A., Lowe, B., Streitberger, K., 2005b. Perception of bodily sensation as a predictor of treatment response to acupuncture for postoperative nausea and vomiting prophylaxis. J. Altern. Complement. Med. 11, 119–125.

Schneider, A., Streitberger, K., Joos, S., 2007a. Acupuncture treatment in gastrointestinal diseases: a systematic review. World J. Gastroenterol. 13, 3417–3424.

Schneider, A., Weiland, C., Enck, P., Joos, S., Streitberger, K., Maser-Gluth, C., Zipfel, S., Bagheri, S., Herzog, W., Friederich, H.C., 2007b. Neuroendocrinological effects of acupuncture treatment in patients with irritable bowel syndrome. Complement. Ther. Med. 15, 255–263.

Shen, J., Wenger, N., Glaspy, J., Hays, R.D., Albert, P.S., Choi, C., Shekelle, P.G., 2000. Electroacupuncture for control of myeloablative chemotherapy-induced emesis: a randomized controlled trial. JAMA 284, 2755–2761.

Shiotani, A., Tatewaki, M., Hoshino, E., Takahashi, T., 2004. Effects of electroacupuncture on gastric myoelectrical activity in healthy humans. Neurogastroenterol. Motil. 16, 293–298.

Sinha, A., Paech, M.J., Thew, M.E., Rhodes, M., Luscombe, K., Nathan, E., 2011. A randomised, double-blinded, placebo-controlled study of acupressure wristbands for the prevention of nausea and vomiting during labour and delivery. Int. J. Obstet. Anesth. 20 (2), 110–117.

Somri, M., Vaida, S.J., Sabo, E., Yassain, G., Gankin, I., Gaitini, L.A., 2001. Acupuncture versus ondansetron in the prevention of postoperative vomiting. A study of children undergoing dental surgery. Anaesthesia 56, 927–932.

Southworth, S.R., Hartwig, R.H., 1990. Foreign body in the median nerve: a complication of acupuncture. J. Hand Surg. (Br.) 15, 111–112.

Stern, R.M., Jokerst, M.D., Muth, E.R., Hollis, C., 2001. Acupressure relieves the symptoms of motion sickness and reduces abnormal gastric activity. Altern. Ther. Health Med. 7, 91–94.

Streitberger, K., Kranke, P., 2011. Evidence for the efficacy of acupressure for preventing post-operative nausea and vomiting: an ongoing debate. Eur. J. Anaesthesiol. 28 (6), 412–419.

Streitberger, K., Ezzo, J., Schneider, A., 2006. Acupuncture for nausea and vomiting: an update of clinical and experimental studies. Auton. Neurosci. 129, 107–117.

Tada, H., Fujita, M., Harris, M., Tatewaki, M., Nakagawa, K., Yamamura, T., Pappas, T.N., Takahashi, T., 2003. Neural mechanism of acupuncture-induced gastric relaxations in rats. Dig. Dis. Sci. 48, 59–68.

Takeshige, C., Sato, T., Mera, T., Hisamitsu, T., Fang, J., 1992. Descending pain inhibitory system involved in acupuncture analgesia. Brain Res. Bull. 29, 617–634.

Tatewaki, M., Strickland, C., Fukuda, H., Tsuchida, D., Hoshino, E., Pappas, T.N., Takahashi, T., 2005. Effects of acupuncture on vasopressin-induced emesis in conscious dogs. Am. J. Physiol. Regul. Integr. Comp. Physiol. 288, R401–R408.

Vase, L., Robinson, M.E., Verne, G.N., Price, D.D., 2003. The contributions of suggestion, desire, and expectation to placebo effects in irritable bowel syndrome patients. An empirical investigation. Pain 105, 17–25.

Vickers, A.J., 1996. Can acupuncture have specific effects on health? A systematic review of acupuncture antiemesis trials. J. R. Soc. Med. 89, 303–311.

Wang, S.M., Kain, Z.N., 2002. P6 acupoint injections are as effective as droperidol in controlling early postoperative nausea and vomiting in children. Anesthesiology 97, 359–366.

Wang, X.Q., Yu, J.L., Du, Z.Y., Xu, R., Jiang, C.C., Gao, X., 2010. Electroacupoint stimulation for postoperative nausea and vomiting in patients undergoing supratentorial craniotomy. J. Neurosurg. Anesthesiol. 22, 2.

Warwick-Evans, L.A., Masters, I.J., Redstone, S.B., 1991. A double-blind placebo controlled evaluation of acupressure in the treatment of motion sickness. Aviat. Space Environ. Med. 62, 776–778.

Watcha, M.F., White, P.F., 1992. Postoperative nausea and vomiting. Its etiology, treatment, and prevention. Anesthesiology 77, 162–184.

White, A., Hayhoe, S., Hart, A., Ernst, E., 2001. Adverse effects following acupuncture: prospective survey of 32000 consultations with doctors and physiotherapists. BMJ 323 (7311), 485–486.

Yoo, S.S., Teh, E.K., Blinder, R.A., Jolesz, F.A., 2004. Modulation of cerebellar activities by acupuncture stimulation: evidence from fMRI study. NeuroImage 22, 932–940.

Zarate, E., Mingus, M., White, P.F., Chiu, J.W., Scuderi, P., Loskota, W., Daneshgari, V., 2001. The use of transcutaneous acupoint electrical stimulation for preventing nausea and vomiting after laparoscopic surgery. Anesth. Analg. 92 (3), 629–635.

Zou, D., Chen, W.H., Iwakiri, K., Rigda, R., Tippett, M., Holloway, R.H., 2005. Inhibition of transient lower esophageal sphincter relaxations by electrical acupoint stimulation. Am. J. Physiol. Gastrointest. Liver Physiol. 289, G197–G201.

第二十三章 针刺在心血管医学中的应用

J.C.Longhurst

引言

虽然针刺作为传统中医学中一门古老的学科,但只是在近几十年有了现代科学之后,才开始对其临床作用机制提供了深刻见解。从 20 世纪 70 年代早期到 90 年代末,超过 500 项随机对照临床试验研究了针刺的临床治疗效果(Klein and Trachtenberg,1997;Vickers,1998),但情况依然是对于极少数疾病的有益作用做了严谨的证实。从那时起,关于针刺研究发表的论文数量(2009 年全世界发表 451 篇)几乎已呈指数增长,在增进我们对这门古老疗法的理解方面,美国和中国都起到了引领作用(Han and Ho,2011)。心血管疾病及其伴随症状,最引人注目的就是高血压和心绞痛,有不断增加的证据表明针刺能够成功地用于治疗这些病证,这代表了针刺研究的新领域(World Health Organization,2003)。不过,要达到更好地理解在转化研究中针刺的临床作用,以及在器官系统、细胞和亚细胞水平上的作用,就需要提供强有力的证据。这种信息对于西方的医学和科学团体都会有潜在的影响,可影响他们对该治疗策略的态度和接受度,因为在过去他们就曾经勉强地将针刺纳入他们的课程体系、临床实践或者调查研究之中。本章将从实验和临床角度对我们目前所了解的针刺对心血管的作用进行综述。

针刺调节心血管的作用机制

早期有关针刺对血压影响的研究,如实验性高血压,阐述了中枢神经系统在生理调节和临床效应中的重要性(Li and Yao,1992)。在过去的 20 年里,中国和美国的动物实验研究已经明确了有关针刺对心血管功能影响的多种作用机制(Li and Longhurst,2010；Lin et al.,2001；Longhurst,1998,2002,2011；Longhurst and Costello,2011)。

经络是神经通路

经络和针刺穴位代表了按照传统理论指导针灸师的路线图,沿着机体表面刺激这些部位,以引发具有临床意义的反应(Li P.et al.,2012；Longhurst,2010a)。大量的证据表明针刺的作用依赖于神经通路。就这一点而言,位于针刺穴位附近的唯一恒定的解剖结构就是神经和神经末梢(Yu et al.,1996)。将局麻药注入针刺穴位区域 - 但不要让血压袖带充气至收缩压以上,以免阻断血流 - 结果阻断了针刺镇痛效应(Chiang et al.,1973；Han,1987)。关于传入和传出纤维刺激在针刺临床效应中的作用,在一些文献中也持不同意见(Kline et al.,1978)。然而,通过横断法以特异性地阻断感觉神经纤维而不是运动神经纤维,可消除针刺对心血管兴奋性反应的调节,因为运动麻痹并不影响针刺效应(Tjen-A-Looi et al.,2012)。另外,躯体感觉神经纤维刺激在针刺 - 心血管调控中的重要作用也被针灸师所强调,因为他们的临床观察发现,神经感觉或感觉异常代表得气,被描述为在针刺应用的部位出现灼热感、胀感或重感,这通常与临床最佳效应有关。

手针与电针对比

大部分针灸师在针刺过程中运用手针,然后留针或间歇性捻转和频繁地提插以增强针刺效应。电针(EA)通常应用于实验,因为这种形式的针刺容易标准化,如以 2Hz 持续刺激30 分钟。手针和电针对心血管的减压效应几乎完全相同,因为两者刺激的方式,当刺激频率(2Hz)是相匹配的,能引起非常相近的躯体感觉神经的激活(Zhou et al.,2005)。

高频和低频电针对比

在针刺镇痛研究中,据报道低频和高频 EA(2Hz 和 100Hz)都有效(Han,2011；Wang et al.,1992)。然而,位于正中神经上的间使和内关穴,用低频(2Hz)EA 能引起交感—兴奋性的血压反应远远超过高频(100Hz)EA,因为与更高频率的刺激相比较时,低频对传入纤维的激活更大(Zhou et al.,2005)。应用 EA 调节心血管功能的大部分研究于是就使用了低频刺激,并常常刺激双侧穴位。

穴位特异性

穴位特异性的概念是具有争议的。该概念意味着某些针刺穴位的刺激是更有效的,至少在某些临床病变中如高血压,反之其他穴位则很少有效或者无效(Choi et al.,2012)。这个术语也意味着针具必须刺激某个特定的组织,以引发某种特定的生理学效应,而不是将针具必须精确地刺入图表上所显示的微小位置。一项纳入了 12 项研究的系统综述提出了一个问题"针刺穴位对于疾病具有特异性吗？"得出的结论是：大约半数的试验发现穴位的特异性是有证据的，而另一半试验则没有发现穴位具有特异性的证据（Zhang et al.，2010）。但是，该综述所纳入的试验多数存在偏倚风险。6项低偏倚风险（依据Cochrane协作网偏倚风险评价工具进行评估）的试验表明，针刺刺激非穴位与真穴位之间并无差异性，因此，暗示穴位特异性并非真实存在。

Han对穴位特异性的存在进行了论证，他提出人体上神经分布的不均衡性会使其对针刺不同穴位产生穴位特异性反应（Han，2011）。人体研究也证实了对于运动诱发的血压升高具有如此的特异性效应（Li et al.，2004）。在反射诱发的高血压中，心血管降压性反应的穴位特异性已经在实验中观察到，当EA应用于不同的穴位时，一些穴位可显著地降低升高的血压，而其他穴位则引起不太显著的反应或不引起任何变化（Tjen-A-Looi et al.，2004）。因此，EA刺激位于深部的躯体神经如正中神经和腓深神经上的穴位（间使、内关、足三里、上巨虚、合谷、手三里和曲池，图23.1），其降低反射性高血压的作用较之其他位于浅表（皮肤）通路的像桡浅神经和胫神经上的穴位（偏历、温溜、涌泉和至阴，如图23.1）更为显著。评价心血管减压反应的穴位特异性机制的研究表明，针刺刺激穴位下的神经，能够最大限度地降低升高的血压，并引起延髓头端腹外侧区（rostral ventrolateral medulla，rVLM）-脑干的一个区域最高程度的放电，从而显著地调节运动前区交感性传出活动（图23.2）。因此，躯体神经的"硬接线"间接地投射到大脑的心血管区域，在刺激某些"心血管"穴位时能够降低升高的血压，这为穴位特异性提供了一种解剖结构上的解释。

针刺对照穴位的最佳选择

从穴位特异性研究来看，对于过去和未来的针刺实验和临床研究，以及针刺对心血管系统的作用而言，都隐含着有效对照的选择问题。

在这方面，要么是（a）用无效的针刺穴位，或者是（b）用有效的针刺穴位，将一根针具置入而不给予刺激，都可作为两个强有力的对照组，与有效的心血管穴位刺激效应进行比较（Zhou et al.，2005）。无效的穴位很少能传入到脑的心血管中枢，当用（b）时，第二种选择是在针刺过程中，对于调节心血管功能不引发足够的感觉传入（Li M.et al.，2010；Li et al.，2004，2006；Zhou et al.，2005）。然而，按照上述的两种对照形式，经络和针刺穴位是目标，而在刺激无效的穴位时也潜在着引发得气的可能性。如果针灸师对哪组穴位有可能发挥强烈的心血管自主性调控并不知晓，那么，实施一项双盲研究就有可能，这也是在许多针刺试验中存在的困难命题，因为通常对治疗师无法实现盲法。

心血管对针刺穴组刺激的反应

临床针刺通常涉及将多个穴位以联合形式进行刺激，以加强或增加针刺的作用（Ulett et al.，1998；Zhou et al.，2005）。较早的研究表明，手法刺激两个穴位如合谷、足三里，比针刺一个穴位能引起更强的镇痛效应（AABMC研究组，1973）。为安全起见，EA通常会涉及至少要有两个紧密相关的穴位，如间使、内关，由于刺激仪的正负引线要分别与两根针具相连接。这样的配置能使电流在两个电极之间局部流动，并常常会通过其下面的低阻抗神经束。最好避免电流横穿躯体，以及可能性地穿过心脏（心脏的电流活动可能被改变），如当刺激双侧相同的穴位时，这种情况会发生，由于一根针具连接正极引线，而另一根针具在对侧的穴位上与负极引线相连接。

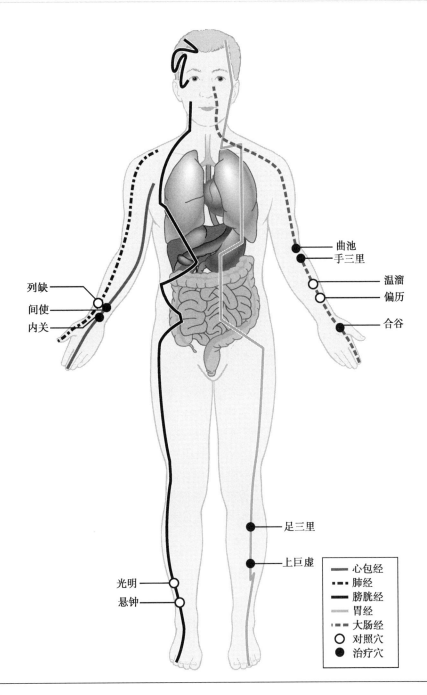

曲池
手三里
温溜
偏历
合谷
列缺
间使
内关
足三里
上巨虚
光明
悬钟

心包经
肺经
膀胱经
胃经
大肠经
○ 对照穴
● 治疗穴

图 23.1　在针刺调节心血管系统的研究中,被有关试验所证明的针刺穴位分组,即当刺激(治疗穴位)时能发挥强烈的心血管作用的穴位,以及不能引起心血管效应的可用作对照的穴位。更多讨论见正文。(经 Elsevier 许可,转自 Li,P.,Longhurst,J.C,2010.Neural mechanism of electroacupuncture's hypotensive effects.Auton.Neurosci.157,24-30.)

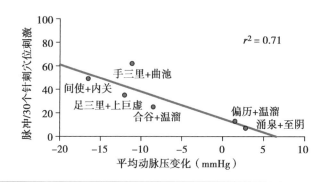

图 23.2 电针调控内脏交感性兴奋过程中,平均动脉压与延髓头端腹外侧区引发活动的变化之间的关系

每组穴位的电针保持在低频(2Hz)持续 30 分钟,同时检测在延髓腹外侧区引发的活动,期间以相同的穴位和频率针刺刺激 15 秒。观察发现,在能引发延髓腹外侧区活动大幅度的增高(以 30 个穴位刺激所激发效应或脉冲的数量来衡量)和降低平均动脉压的反射性升高(如间使和内关)的穴位,以及那些在该髓质区域很少激发活动而不能影响反射性交感兴奋的穴位之间,存在着很强的相关性,这表明针刺穴位依赖于神经投射到大脑的某一区域,即人们已知的能调控交感性活动的脑区,通过它们的自主性传出活动最能够影响到心血管的功能。见图 23.1 和文中关于针刺穴位术语的解释。(经 American Physiological Society 许可,转自 Tjen-A-Looi,S.C.,Li,P.,Longhurst,J.C,2004.Medullary substrate and differential cardiovascular response during stimulation of specific acupuncture points.Am.J.Physiol.287,R852-R862)

电针期间不同穴位组合进行的刺激所产生的叠加影响效应,可能与所采用的刺激强度和频率密切相关,因此,应精确地控制进入中枢神经系统的总输入量。在这方面已有研究显示,双侧刺激能够独立地引起强烈的心血管反应的两组穴位组合(间使 + 内关,足三里 + 上巨虚,使用八根针具)(Tjen-A-Looi et al.,2004),与一个穴组刺激相比对升高的血压并没引起更大程度的降低效应(Zhou et al.,2005)。因此,现有的 EA 对心血管影响的数据并不支持使用一组以上的穴组双侧进行刺激。另一方面,由于针刺潜在有局部性、区域性和系统性的作用,因此,需要更多研究针对穴位联合刺激所潜在的叠加或协调性效应,以便将针刺的临床效应最大化。

针刺对心血管作用的脑干神经递质机制

针刺调节心血管功能,至少部分调节是通过交感和副交感性传出发挥作用的。一些神经递质系统,包括在延髓头端腹外侧区(rVLM)的阿片类物质、γ- 氨基丁酸(GABA)和血清素(5- 羟色胺,5-HT)(Li et al.,2001;Moazzami et al.,2010;Tjen-A-Looi et al.,2003,2006,2007),参与了针刺调节实验反射性诱导的中枢神经源性高血压(Huangfu and Li,1988;Li and Yao,1992;Zhang et al.,1992)。解剖学研究应用 c-Fos,一种电针时中枢神经系统神经元活动的标志物,结果表明 rVLM 神经元细胞体中的脑啡肽对电针时躯体传入神经信号进行处理,显示 β- 内啡肽存在于位置邻近的轴索中(Guo et al.,2004;Li et al.,2009)。阿片类 μ 和 δ 以及在更小程度的 κ- 受体,介导电针调节交感兴奋性反射反应(Li et al.,2001),表明 β- 内啡肽(以及可能是内吗啡肽)和脑啡肽,但不太可能是强啡肽,参与了电针过程中 rVLM 的躯体传入信号输入的处理。rVLM 以及可能有苍白球缝际核(nucleus raphé pallidus,NRP)似乎是电针期间在 rVLM 发挥作用的脑啡肽起源(Guo and Longhurst,2007;Guo et al.,2004),而 β- 内啡肽产生于下丘脑弓状核,通过长投射被传递到 rVLM 而发挥作用(Guo and

Longhurst, 2007 ; Guo et al., 2004 ; Li et al., 2009)。因此,电针通过阿片类和非阿片类机制,抑制 rVLM 的兴奋性神经递质谷氨酸的释放,是内脏反射相关性交感传出增加和血压升高的主要原因(Zhou et al., 2007)。

针刺对心血管作用的长环通路

尽管简单的躯体神经刺激发生在电针的早期,可激活 rVLM 的神经元(Sato and Schimdt, 1987 ; Tjen-A-Looi et al., 2003),但在针刺期间更加延迟的躯体神经刺激(至少持续 10~15 分钟),这将激活“长环”通路,并在心血管脑干区引起阿片介导的运动前区交感神经元发挥调节作用(Li et al., 2009)。

参与针刺 - 心血管反应的长环通路由下丘脑腹侧的弓状核(Cheung et al., 2001 ; Guo and Longhurst, 2007 ; Li et al., 2012 ; Li and Yao, 1992)、中脑的腹外侧导水管周围灰质(vlPAG)(Guo and Longhurst, 2010 ; Guo et al., 2004 ; Li P.et al., 2010a)、中线髓质的 NRP(Guo et al., 2008 ; Li et al., 2006, 2009 ; Li P.et al., 2010b)以及 rVLM 组成,它们共同对延迟性电针的交感兴奋性反射的心血管效应发挥着调节作用(图 23.3)。

在长环通路中针刺的心血管效应受多种兴奋性和抑制性神经递质系统的调节,包括通过弓状核和 vlPAG 中的 N- 甲基 -D- 天门冬氨酸(NMDA)和非 NMDA 或 α- 氨基酸 -3- 羟基 -5- 甲基 -4- 异噁唑丙酸亲离子受体的谷氨酸发挥作用(Li P.et al., 2010a, b);不过乙酰胆碱是弓状核中的一种毒蕈碱的胆碱能机制(Li P.et al., 2010a);内源性大麻素,通过突触前 CB1 机制,减少 GABA 的释放以抑制 vlPAG 神经元(Fu and Longhurst, 2009 ; Tjen-A-Looi et al., 2009);5- 羟色胺通过 NRP 神经元中的 5-HT$_{1A}$ 机制投射到 rVLM(Moazzami et al., 2010);以及阿片类(见前文)、GABA 和 rVLM 的痛敏肽(Crisostomo et al., 2005 ; Tjen-A-Looi et al.2007)。

经皮电刺激和磁刺激以及针刺的脊髓机制

EA 与 TNES 之间具有共性(Melzack and Wall, 1982)。TNES 并不完全等同于针刺,因为在经皮刺中常应用的 TNES 刺激强度更强和频率更高,而且并不针对特定部位(针刺穴位)。不过,像 TNES(Melzack and Wall, 1982)一样,其他针刺替代方法例如经皮磁刺激和电针,可能是在脊髓和脊髓上水平“关闭闸门”,通过阻止冲动的中枢性传递而至中枢神经系统,因为 TENS 和 EA 过程中感觉性激活可为共同的中间神经元提供会聚性的传入,从而对心血管兴奋性反射的中枢神经递质产生影响。例如,对大鼠进行经皮低频脉冲电磁刺激,通过脊髓水平的纳洛酮敏感性机制引起对内脏交感兴奋性血压反应的针刺样抑制作用(Zhou et al., 2006)。脑啡肽和强啡肽在心血管反应的脊髓水平处理过程中起主导作用,因为对磁刺激的调节影响可被鞘内注射 δ- 和 κ- 但不是 μ- 阿片类拮抗剂所阻断(Zhou et al., 2006)。常规 EA 同样可通过脊髓背角和脊髓中间外侧柱(intermediolateral column, IML)的纳洛酮敏感性阿片和非阿片(孤啡肽)机制而降低内脏交感性兴奋(Zhou et al., 2006)。通过背角中脑啡肽、强啡肽和孤啡肽发挥作用则意味着 EA 抑制了感觉的传入,同时 EA 在脊髓中间外侧柱(IML)中的作用则表明其调节了交感性传出。这些数据表明,除了众所周知的针刺具有中枢神经系统作用,电针还有非常明确的局部性或节段性作用。

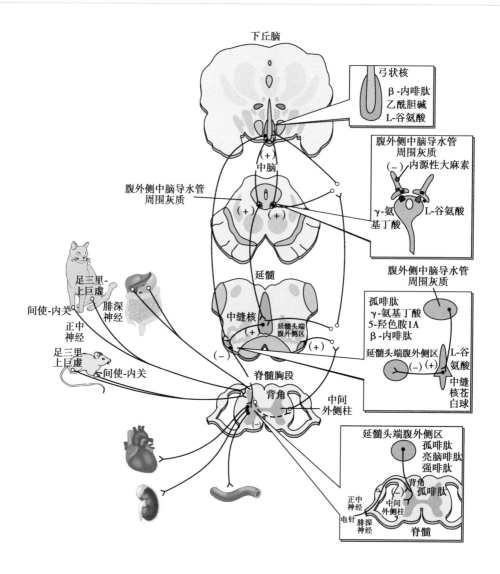

图 23.3 针刺对猫胆囊和 / 或大鼠胃扩张应用缓激肽诱发内脏反射引起的心血管交感性传出变化的影响作用之神经环路

电针间使 + 内关和足三里 + 上巨虚体穴刺激正中神经（MN）和腓深神经（DPN）引起腹侧下丘脑弓状核（ARC），中脑腹外侧导水管周围灰质（vlPAG），中缝核（NR）尤其是中缝苍白球（NRP）和延髓头端腹外侧区（rVLM）以及背角（DH）和脊髓的中间外侧柱（IML）的活动。已经表明在 EA 调节中，脑和脊髓中的许多神经递质，包括乙酰胆碱（ACh）、L- 谷氨酸（L-GLu）、β- 内啡肽（β-End）、内源性大麻素、γ- 氨基丁酸（GABA）、甲硫氨酸和亮脑啡肽（Enk）、血清素或 5- 羟色胺（5-HT）、孤啡肽和强啡肽（Dyn），通过兴奋（+）或抑制（-）主要内脏反射引起的活动而参与了这些脑核团的作用。弓状核和延髓头端腹外侧区之间的长环通路表明 β- 内啡肽是主要的原因。更详细的内容参见正文。（经 Elesvier 许可，转自 Li P., Longhurst, J.C., 2010. Neural mechanism of electroacupuncture's hypotensive effects. Auton. Neurosci. 157, 24-30.）（见彩版）

心脏血供的临床效应

心肌缺血

实验和临床研究表明针刺能够减轻心肌缺血。在实验性心肌缺血中，通过阿片机制，低频 EA 间使和内关，或者直接刺激正中神经，能够降低心肌的需氧量，因而减轻了需 - 供的失衡和心室节段性功能异常（Chao et al., 1999；Li et al., 1998；图 23.4）。

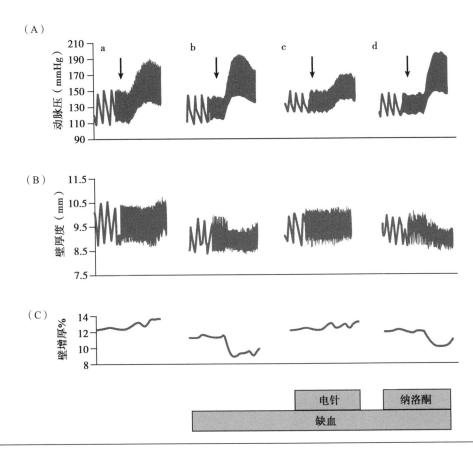

图 23.4　反射性动脉血压（AP，图 A）增高和经超声微测距仪检测的局部心肌壁增厚（图 B）。计算得出单次心跳心壁增厚百分比（%WTh）（图 C）。缓激肽（BK）应用于胆囊（箭头）诱发内脏交感性反射而增加了动脉压和心肌功能（图 a）。部分阻断左冠状动脉左前降支（LAD）的一个小分支（图 b）后，缓激肽可使动脉压升高但降低了心壁增厚，表明局部缺血（图 b）。EA 刺激前肢的双侧间使和内关穴 30 分钟（间使和内关，见图 23.1），降低了动脉压的反射性增高，并逆转了缺血反应（图 c），而当静脉注射纳洛酮（图 d）时则消除了 EA 对动脉压和局部功能的影响作用。因此，电针能够通过阿片类 - 敏感机制逆转需求诱导的心肌缺血。（经美国生理学会许可，转自 Chao, D.M., Shen, L.L., Tjen–A Looi, S.C., Pitsillides, K.F., Li, P., Longhurst, J.C., 1999.Naloxone reverses inhibitory effect of electroacupuncture on sympathetic cardiovascular reflex responses.Am.J.Physiol.276, H2127–H2134）

冠状动脉疾患的患者在压力状况下，常常会经历心肌缺血和心绞痛。150Hz 的高频

TENS,将电极置于健康受试者的胸和背中央的相同皮节内,在等长运动期间而不是在做瓦尔萨尔瓦(Valsalva)动作、脸部冷刺激或倾斜期间,能降低升高的舒张压(Sanderson et al.,1995)。仅仅低于运动阈值水平的类似中频 TENS(60Hz),当 TENS 被放置在同侧前臂而不是在对侧下肢时,将电极置于肌肉上,就能减弱由手握静态(等长)运动所引起的交感反射性升压反应(Hollman and Morgan,1997)。这些数据都支持节段性(可能是脊髓性),但不是TENS 对运动升压反射的系统性作用。TENS 对有可能诱发心绞痛的其他交感兴奋性反射没有作用令人不解。尽管对这些数据的初步汇总显示,TENS 或许可能会减轻运动相关性交感活动的增高,因此,可能是缺血性心脏病患者的一种有潜力的治疗方法。

数个小规模的临床试验表明,TENS 和针刺均可减轻心绞痛患者在步行和运动期间的心肌缺血,心电图(ECG)证据也显示改善了缺血(Ballegaard et al.,1990,1991,1995,1996,1999;Emanuelsson et al.,1987;Mannheimer et al.,1982,1985,1989;Richter et al.,1991)。已有中文发表的有关针刺对症状性冠状动脉疾病患者的许多其他研究,但并未在本章进行综述。

如同它对静态运动的血流动力学反应的作用一样,TENS 用于步行诱发心绞痛患者的胸部非特定穴位(最痛的位置),给予 20~30 分钟、70Hz 的经皮刺激,强度正好在痛阈以下(15~50mA),频率与心率(HR)相当,能降低收缩压(SBP)、双乘积(收缩压·心率,心肌需氧指数)、心绞痛、心电图 ST 段压低和乳酸产生,这是一种通过对静脉注射(IV)单剂量纳洛酮不敏感的机制(Mannheimer et al.,1985,1989)。另外,TENS 反复使用 10 周以上,每周 3 次,每次 1 小时,能减少心绞痛的发作频率和硝酸甘油用量(Mannheimer et al.,1985)。长期应用TENS 能改善最大运动能力,也能改善 ST 段压低状况。与对照组相比,长期 TENS 能降低心率和双乘积,但不是最大运动量时的 SBP。

一项早期的针刺研究(Richter et al.,1991)评价了 21 例特征明显的心绞痛患者,即每周至少经历 5 次胸痛。使用交叉设计比较了安慰剂药片与每周 3 次、连续 4 周的手针治疗,手针组应用中医原则(证型诊断)选用数个主要穴位,包括内关、通里、五处、脾俞和足三里。额外加穴包括神门、合谷、曲池和太冲。针刺入后立即行针以得气,得气后不行进一步的刺激。针刺预处理和安慰剂药片组相比,针刺能提高心绞痛发作时的蹬车运动负荷(但不是最大运动量),并可减少心绞痛每周发作次数,以及最大负荷时疼痛强度和心电图 ST 段下移(图 23.5)。在研究期间,抗心绞痛药物保持连续使用。生活质量问卷显示改善了幸福感。该小样本量研究联合应用了一种未达最佳标准的安慰干预,通过几个不同方案的比较显示,手针能减轻心肌缺血和心绞痛。尽管对针刺是否能增加冠脉血流还存在一些争议,但是,很显然它能够降低运动所致的血压升高和双乘积(但不是增高的心率),因此,降低了心肌需氧量(Li et al.,2004)。

关于手针和电针对严重的稳定性心绞痛而血压正常的患者影响的一些其他小规模研究,已由 Ballegaard 和其合作者实施。26 例医学上难治性心绞痛,压力试验阳性和血管造影示冠状动脉狭窄 >50% 的患者,于内关、足三里和厥阴俞上进行手针治疗,不行针即不产生得气,经 3 周(7 次治疗)后,与假刺激(经外,相同皮节)进行了运动反应比较(Ballegaard et al.,1986)。研究者发现,针刺组与基线相比在双乘积以及最大双乘积变化方面有改善,而假治疗组无改善。相反地,他们发现在心绞痛发作率或硝酸甘油用量上并没有变化。他们的结论是这种改善可能受疾病先前的严重性和研究中患者样本量小的影响而有局限性。由于研究中未涉及针刺操作或电针的非侵入性治疗方案,在这些患者中所获得的临床效

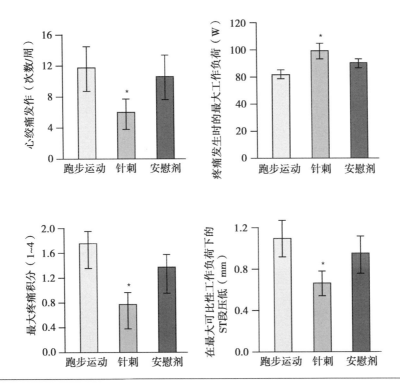

图 23.5　采用证型诊断对一个小群体的患者应用为期 4 周的手针的临床反应

与对照组（跑步运动）和药片安慰组相比，针刺显著地（˙）减少了心绞痛的发作次数，运动中达到最大工作负荷而疼痛评分降低，并减轻了心电图 ST 段压低。均值和标准差如图所示。（经牛津大学出版社许可，转自 Richter, A., Herlitz, J., Hjalmarson, A., 1991.Effect of acupuncture in patients with angina pectoris.Eur.Heart J.12, 175-178）

应也可能有一定局限性。同一个研究者团队的第二项研究纳入 49 例中度稳定型心绞痛患者，随机分为针刺组（如先前研究中所用的相似方案）或假刺激组，结果表明仅在针刺组增加了运动耐力并延迟了疼痛发作的时间（Ballegaard et al.，1990）。假针刺组和针刺组患者都显示心绞痛发作次数和硝酸甘油使用量方面下降了 50%。第二项研究较第一项研究中针刺作用更大，可能是由于严重性心绞痛患者更少（中度比重度）。针刺组和假针刺组相似的临床效应则反驳了穴位的特异性，并表明了两种干预措施的类似作用——两者都是有效的或者都是安慰剂效应。每一组患者的样本量都较小，这也限制了从该研究中得出确切的结论。该研究小组的第三项小样本研究纳入 33 例稳定型心绞痛和运动压力测试阳性的患者，于合谷进行低频（2Hz）电针或假针刺（经外，同一皮节）治疗，每次 50 分钟，每周治疗 3 次，连续 3 周（Ballegaard et al.，1990，1991）。他们观察到硝酸甘油的用量和心绞痛发作次数均减少（Ballegaard et al.，1990，1991 ；Liu et al.，1986）。有些个别患者出现示指皮温增加，这被解释为意味着血管舒张，可能是患者对干预更敏感的反应（Ballegaard et al.，1991）。假电针合谷穴出现类似的临床反应则提示电针的作用是节段性的，而非穴位的特异性。

　　Ballegaard 也将针刺并入到生活方式计划之中，用于缺血性心脏病患者。一项为期 2 年的前瞻性非随机对照研究，纳入 69 例患者，针刺之后的压针作为一个包含减压、指压按摩和健康饮食的生活方式计划的一部分。他们的记录显示，患者用药量、住院天数和累计死亡率均下降(Ballegaard et al.,1996)。更为重要的是,61% 的患者延缓了侵入性治疗的时间,包括旁路移植术和血管腔内成形术,并使住院天数下降90%,每位患者节约了大约1.2万美元(Ballegaard et al.,1996)。有趣的是,尽管人们多怀疑针刺对男性的作用,但其实两种性别对针刺有相似的临床反应。一项历时5年的非随机对照随访研究,对接受针刺结合自我保健教育治疗的105例严重心绞痛患者进行了评估(Ballegaard et al.,1999)。评估结果为每位患者在研究的5年内节省花费约3.2万美元,这是由于住院天数下降90%、手术下降70%,并且梗死或心脏性死亡的风险没有增加。该研究小组的第三项研究历时3年,纳入168例心绞痛患者,其中103例患者是准备接受侵入性治疗的候选者,包括旁路移植术或血管成形术(Ballegaard et al.,2004)。对一项综合性方案包括针刺、自行医疗压针、中医健康哲理、压力管理和改变生活方式,进行了历时3年的研究,评估结果显示主要通过减少侵入性治疗和住院天数,对手术和非手术患者分别节约了3.6万美元和2.2万美元的费用。针刺对这些有益性效应的特异性贡献尚不能确定。

对于心绞痛,多数动物实验和一些小样本的临床研究表明,针刺和 TENS 对经历着需求诱发性缺血的症状性冠状动脉疾病的患者,具有有益作用。通过降低心肌氧需求,针刺能减轻供—需失衡,因而减少了心绞痛的发作。针刺抗心绞痛的部分作用可能是简单地通过众所周知的镇痛作用而实现的。研究之间也存在众多不同,包括针刺的应用和假对照的设立。在一些研究中,假治疗和对照组受试者出现类似的反应,这表明安慰剂作用也参与了部分临床效应。在该领域进行更多的研究是非常必要的。未来的研究中有许多问题需要解决,包括尤其是受试者数量(因为仅约70%的受试者有反应),对患者实施盲法(因为对治疗者不太可能实施盲法),刺激方式(侵入性手针与电针和刺激频率的对比),刺激的针刺穴位,假对照的类型和针对针刺穴位选择的标准化与证型诊断方法之间的比较。

心肌梗死

如果针刺减轻了心肌缺血,自然表明这种干预也可减少心肌梗死。最近的2项试验研究在缺血再灌注损伤模型中检测了电针减小心肌梗死面积的可能性,得出了不同的结论。一项实验使家兔的左冠状动脉前降支闭塞30分钟,之后进行90分钟的再灌注,结果显示给予30分钟的低频(2Hz)电针(间使和内关),但不是假针刺(针刺入有效穴位但不予刺激),使梗死面积从49%下降至危险区域的15%,而与较低心率相关的心律失常评分、双乘积、ST段压低和间质性去甲肾上腺素浓度在再灌注期间均有所下降(Zhou et al.,2012)。纳洛酮能减弱电针的有益效应。第二项大鼠实验也采用低频(2Hz)电针(间使和内关),于血管阻塞前5分钟开始并持续40分钟,结果显示在危险区域的梗死面积并未缩小,心律失常也无任何变化(Kloner et al.,2012)。后一项研究的研究者指出,在缺血再灌注期间针刺并未引起血流动力学效应方面的变化,提示在没有任何血流动力学发生变化的情况下,电针不可能改变梗死面积。目前尚无电针对梗死面积影响的临床研究报道。

心血管风险

许多心血管危险因素可导致心血管疾病,包括高血压、肥胖、高胆固醇血症和吸烟,电针可能对这些因素产生影响。另外,针刺在治疗心律失常、脑卒中和周围血管疾病方面可能是有效的(Longhurst,2007a,b),不过,显然需要更多的研究。

人类的交感性活动和皮肤温度

如前所述,实验研究已经表明针刺可以通过调整交感性传出而调节急性反射诱发的血压升高。不过,人类肌肉的交感性活动(muscle sympathetic nerve activity,MSNA)对针刺的各种不同反应,以及代表针刺引起交感神经活动(如皮肤温度)的检测方法已有报道(也见第六章)。皮肤交感性活动的间接测量方法,例如皮肤热成像仪,已经证明可持续产生热效应,当在足三里或曲池采用手针或低频电针刺激期间,热效应最大在面部,最小在足部(Ernst and Lee,1986)。正如前文 Ballegaard 等(1991)所指出的像温度升高一样,温热可以解释为代表交感传出系统性降低和血管舒张。

事实上,皮肤温度的变化已经用于识别可能会对针刺反应敏感的个体(Ballegaard et al.,1991)。这对于识别反应敏感和不敏感的个体是非常有用的,因为如前所指出,针刺产生的影响仅仅存在于70%的个体中(Middlekauff et al.,2001)。这方面的研究显示,在痛阈和手指皮温上显示对针刺有反应的个体,可能就是对针刺最敏感的(Ballegaard et al.,1990,1991)。为了增加对针刺反应敏感的受试者数量,正在进行中的实验研究采用了一种方法,即通过使用抑制大脑中的 CCK-8,将对 EA 无反应者逆转为反应者(Li M.et al.,2012)。这种八肽物质广泛地分布于大脑并能降低阿片类物质的作用(Noble et al.,1993;Tang et al.,1997;Zhao,2008;Heinricher et al.,2001)。因此,在某些受试者中 CCK-8 可能加强了对针刺反应的缺乏,并且对其作用的拮抗最终可能会提供一种对电针反应能力有所改善的方法。

已经观察到针刺期间交感性活动的异常增加。在此方面,于双侧曲池和合谷上将手针与随后的电针相结合治疗30分钟,能提高痛阈和 MSNA(Knardahl et al.,1998)。然而,在该疼痛研究中,电刺激以能耐受的最大强度且产生了肌肉收缩,因此,肌肉的交感兴奋性反射反应可能提高而非降低了交感性反应。另外,在该项研究中,对照比较是次优的,因为它所涉及的浅表针刺没有电刺激,来代表假针刺过程,而受试者能够对针具的更深置入并伴有电刺激给予辨别。

另一项应用手针单侧针刺的研究,包括简短的刺激健康受试者的合谷、三间和三阴交,以及非穴位刺激(但没有应用未透皮针刺对照)均降低了升高的血压,但并未降低在斯特鲁色词测验和心算过程中与精神压力相关的 MSNA(Middlekauff et al.,2001)。然而,针刺并不影响静态血压或 MSNA,此研究发现当记录 MSNA 时,为记录交感性活动而插入的针头就能产生类针刺样效应,因为它降低了精神紧张引起的血压反应。因此,有关针刺对疼痛和其他形式的压力引起的交感性传出反应的作用,依然不能清楚地确定,因为不同的研究范式和测量技术,可能已经遮蔽了神经反应,也必然使研究之间的比较变得困难。

心衰患者的交感性反应

心衰患者的交感神经活动增加,那些激活程度最大的患者预期寿命是最有限的(Cohn et al.,1984)。正如随后所要讨论的心衰部分研究,已表明在这种情况下针刺能降低增高的交感神经活动。

高血压和低血压

在人类受试者中,当血压处于正常范围之内时,针刺并不影响血压(Li et al.,2004)。反之,如前所述,动物模型的实验研究和人类受试者的观察结果已经表明,电针可抑制交感性传出而降低兴奋性反射激活期间的升高的血压。试验范例包括,例如内脏器官的感觉神经刺激,如胆囊与缓激肽(与炎症疼痛相关),实验室制备的胃扩张和人类的运动(Li et al.,2002,2004;Tjen-A-Looi et al.,1998;Vickers,1998)。

针刺也对低血压有作用。在此方面,已表明针刺能够逆转硝普酸灌注和出血实验模式出现的低血压(Syuu et al.,2003;Xiao et al.,1983)。在Ⅳ灌注苯基双胍(phenylbiguanide,PBG)期间,一种 5-HT$_3$ 受体激动剂,能刺激心肺迷走传入神经末梢(Coleridge,1980;Fu and Longhurst,1998;Jeggo et al.,2005)而引起心动过缓和低血压,促发了神经源性或血管迷走性晕厥临床状况,这是最常见的引起患者晕厥的原因(Calkins and Zipes,2008;Kapa and Somers,2008),针刺对其影响同样也被研究。电针显著地逆转了苯基双胍(PBG)诱导的心动过缓和低血压,部分通过阿片类和γ-氨基丁酸作用,调节了延髓腹外侧区疑核的迷走神经节前神经元的活动(Tjen-A-Looi et al.,2012)。解剖研究已经表明,疑核节前胆碱能迷走神经元对电针诱导的传入的处理与含有脑啡肽的神经元处理过程非常接近,进一步证实了在电针调节副交感性传出和低血压中,这种阿片类神经递质发挥了作用(Guo et al.,2012)。整体而言,这些数据表明无论是血压短暂的增高或实验性下降,针刺都有能力使血压恢复正常。

由于针刺能够降低升高的交感性传出和交感兴奋性反射反应所引起的血压升高,这是使用该治疗形式来治疗持续性高血压的基本原理,尤其是与交感性活动增高相关的高血压类型(Longhurst,2007a,b)。然而,尽管 TENS 和针刺对试验性高血压具有持续的降压作用,但有关高血压的临床试验和实验性临床模型的结果并非一致。

针刺或 TENS 对急性和慢性血压升高的影响都已被检测过。应用 TENS 治疗一种实验性病变已有研究,这就是脊髓损伤。在脊髓创伤后通过内脏器官刺激,血压可显著地升高(或下降)(Camerone et al.,2006)。四肢瘫痪大鼠的实验研究表明,TENS 能降低与结肠扩张相关的过度血压反应(Collins and DiCarlo,2002)。尽管由于针刺不会引起自主性反射异常而看似安全(Averill et al.,2000),但有关对自主反射异常的脊髓病变患者的影响尚没有见到临床试验。不过,自发性高血压大鼠缓慢升高的血压,通过针刺足三里可降低并持续达 12 小时(图 23.6;Yao et al.,1982)。

SHARP 试验(Stop Hypertension with Acupuncture Research Trail,用针刺阻止高血压试验)对中度高血压患者持续治疗 12 周,用水银血压计间歇性测量血压,结果表明对血压的影响并没有超过或高于侵入性假对照组(Macklin et al.,2006)。其他研究显示,针刺对临床高血压有降压作用。例如,一项纳入 50 例患者的小样本量研究表明,30 分钟的针刺治疗使收缩压和舒张压均有所下降(Chiu et al.,1997)。另外两项试验,一项以完整的形式发表,另一项仅作为初步交流,结合动态监测记录血压,每天多次记录,结果发现,常常在夜间显示出对轻中度高血压患者,针刺具有小幅度但持续的降压效果(图 23.7;Flachskampf et al.,2007)。通过使用每周 1 次 30 分钟的电针,来刺激那些在实验研究中已表明对心血管具有强烈影响作用的穴位(间使、内关、足三里和上巨虚,见图 23.1),可能会提高针刺的这种降压作用。最近的研究表明针刺在 70%~80% 的高血压个体中,具有降低升高的收缩压和平均动脉

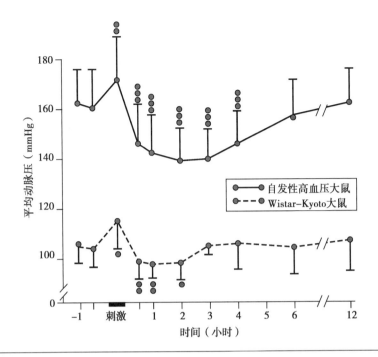

图 23.6　非麻醉自发性高血压大鼠(SHR)与对照组正常血压的 Wistar–Kyoto 大鼠(WKR)比较,对 30 分钟 3Hz 刺激(作为电针的替代)坐骨神经的血压反应

在选择的动物中降压作用持续高达 12 小时,高血压组整体上显著地(●)持续了 4 小时。在麻醉(氯醛糖 - 氨基甲酸乙酯)的动物中,这种反应缺失(数据未展示)。均数和标准差如图所示。(经 *Elsevier* 许可,转自 *Yao,T.,Andersson,S.,Thoren P.,1982.Long-lasting cardiovascular depression induced by acupuncture-like stimulation of the sciatic nerve in unanaesthetized spontaneously hypertensive rats.Brain Res.240,77-85.*)

压作用,效果超过降低舒张压(Li et al.,2015)。针刺降压作用的启动似乎是缓慢的,常常需要超过数(2~6)周的一个疗程之后,才能观察到持续的降压效果。在持续 6~8 周的一个疗程期间,动态血压下降 5~20mmHg,且在治疗停止后降压(相对于治疗前水平)效应有保持达 4 周的趋势。尽管需要更多的研究,但多数证据表明,反复地使用针刺,尤其是针对心血管有效的穴位进行刺激,能降低轻中度高血压患者的血压。

胆固醇

除了针刺对高血压的影响,实验研究表明针刺也能降低饮食诱发的胆固醇水平增高。每日简单的(2 秒内捻转 10 次)于太冲进行手针或者在丰隆穴采用 18Hz、20 分钟电针为期 2 周,与非针刺穴位刺激相比,能使喂食高胆固醇饮食的实验模型的胆固醇降低(Li and Zhang,2007;Wu and Hsu,1979)。有趣的是,电针刺激丰隆似乎不仅调节了直接参与肝脏胆固醇代谢的基因表达,而且也显著地影响了参与信号转导、转录调控、细胞周期、细胞黏附、免疫和压力相关的基因表达(Li and Zhang,2007)。尽管目前还没有高质量的随机对照临床试验,有一项小样本量的非随机非盲法电针试验,没有设立针刺穴位对照组,结果表明与喂食低卡路里饮食组相比,显示出体重近似的或更显著地下降,低密度脂蛋白(LDL)胆固醇和甘油三酯降低,以及高密度脂蛋白更显著地降低(Cabioglu and Ergene,2005)。需要

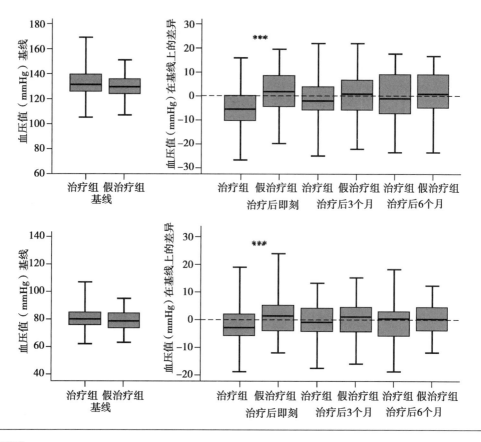

图 23.7 手针刺激用证型诊断选择的腧穴强化治疗 6 周对轻度高血压患者的降压反应

与假治疗组相比,针刺后动态收缩压和舒张压都显著性下降(***),随访 3 个月和 6 个月时这种效应有所逆转。假针刺是在选取的与中国的高血压证型不相关的穴位上实施。两组之间在收缩压和舒张压上的差异分别是 6mmHg 和 4mmHg。(经美国心脏病协会许可,转自 *Flachskampf,F.A.,Gallasch J.,Gefeller,O.,Gan,J.,Mao,J.,Pfahlberg,A.B.,Wortmann,A.,Klinghammer,L.,Pflederer,W.,Daniel,W.G.,2007.Randomized trial of acupuncture to lower blood pressure.Circulation 115,3121-3129*)

开展具有更加充分效力、前瞻性临床试验,并结合合理的对照,以确定针刺是否能有效地降低患有或没有冠脉疾病的患者胆固醇水平。

肥胖

肥胖不仅是心血管疾病的独立危险因素,而且也会加剧其他危险因素的进展,包括高血压、高血糖和高胆固醇血症(Hubert et al.,1983)。用于治疗超重患者的耳穴刺激能对调控摄食的脑区提供传入信号,包括腹内侧和腹外侧下丘脑(Shiraishi et al.,2009)。然而,针刺持续有助于肥胖减体重的功效不太肯定。大鼠试验研究(Asamoto and Takeshige,1992)已显示,持续 2~3 周的耳针治疗能使体重下降 5%,这与腹内侧下丘脑的激活有关(饱食中枢),而不是腹外侧下丘脑(摄食中枢)。临床试验的结果并不一致,非对照研究显示体重有小幅度下降(Dung,1986;Huang et al.,1986;Mazzoni et al.,1999;Mok et al.,1976;Sacks,1975;Shafshak,1995;Soong,1975;Sun and Xu,1993),而很多试验显示针刺对体重减轻非常有限或者无效。

大多数缺乏合适对照的试验,都是描述性的而且治疗持续时间短(<12 周),并使用了非标准化的治疗方案,即应用证型诊断(Lacey et al.,2003)。针刺引起体重下降的随机对照试验已证明具有短期减轻体重的阳性效果,但是,在没有规定膳食和行为干预情况下,此种作用通常观察不到。因此,应用针刺减轻体重的高质量临床试验是需要研究的另一个领域。这将对于证明针刺具有一种独立的并超过和高于标准饮食和运动干预影响的作用是非常重要的。

戒烟

戒烟对降低冠状动脉风险具有即时和长期的益处(Anthonisen et al.,2005;Eliasson et al.,2001;Iso et al.,2005)。因为,针刺能引起内源性阿片类物质的释放,人们认为它可能在治疗成瘾性习惯上(如吸烟)是有用的(见第二十六章)。在此方面研究显示,针刺能减轻阿片类成瘾,如吗啡成瘾受试者的戒断症状(Han and Zhang,1993;Wen and Cheung,1973)。然而,关于戒烟的随机单盲临床试验的 Meta 分析比较了针刺与假针刺,结果表明针刺较之假针刺并未产生持续的益处,针刺也没有比无治疗组的结果更好(White et al.,1999,2011)。另外,该领域的许多试验质量低,由于不包含可检验的假说,常为短期的,缺乏合适的对照,且没有提供充足的信息以评价它们的质量(White et al.,1999)。因此,目前并没有充分的数据可用于确定针刺戒烟的功效。该领域还需要开展更多高质量的研究。

其他心血管疾病

心律失常

早期的实验研究采用家兔模型,通过电刺激腹内侧下丘脑以引发室性期前收缩(premature ventricular contractions,PVCs)包括室性心动过速,结果表明低频、低强度电针刺激内关和足三里能降低期前收缩的增强能力,且不伴随血压的改变(Guo et al.,1981)。同样地,大鼠冠状动脉闭阻 3 分钟后,再灌注引发的室性心动过速,可通过电针刺激间使和内关而降低心率,这与心肌氧需求降低有关,检测结果表明双乘积降低、抬高的 ST 段有所下降(Lujan et al.,2007)。一项 Meta 分析回顾了 571 项潜在的研究,发现其中 10 项研究符合针刺干预心律失常单个随机对照试验的纳入标准(Kim et al.,2011)。此项综述中的试验评估了针刺对阵发性室上性心动过速(paroxysmal supraventricular tachycardia,PSVT)、室性期前收缩或心房纤颤的影响。有关阵发性室上性心动过速的 2 项研究发现,针刺与药物干预有相似的心率(HR)反应(Dong,2006;Qi and Zhao,1993),同时第三项对长期治疗反应的研究发现,针刺对窦性心律有相似的转换率(Wu and Lin,2006)。有关室性期前收缩的 3 项随机对照试验显示,针刺与抗心律失常药物治疗有相似的反应(Liu,2005;Yuan and Ai,2002;Zhong,2008)。2 项研究表明针刺对心房纤颤逆转为窦性心律具有有益的作用(Lomuscio et al.,2011;Xu and Zhang,2007)。这些研究的其中一项是慢性心房纤颤患者的小样本研究,表明连续进行为期 12 个月的针刺内关、神门和膈俞治疗,疗效几乎等同于胺碘酮,在预防心房纤颤电复律之后复发方面,比无治疗或假针刺治疗(针刺经外)更有效(Lomuscio et al.,2011)。Kim 等于 2011 年做出的结论是,尽管针刺治疗心律失常可能是有效的,但大部分研究的方法学质量较低且纳入的样本量较小。该领域还需要实施更多高质量的研究。

外周血管疾病

通过光电容积描记法测量正常女性受试者的血流,发现皮肤和肌肉尤其是针刺区域(分别使用绿色和近红外发光二极管描记皮肤表面和深部的血流)的血流量有所增加,这是在采用手针深刺足三里20分钟时的反应,但不是浅表针刺的结果(Sandberg et al.,2003,2004)。该项研究中,在深刺时通过针具操作而激发得气感。深刺(20mm深度)伴或不伴得气感较之浅刺(2~3mm,不予针具操作)能更大地增加血流量,但最大血流量增加在最初的5分钟,这与针刺诱导的感觉异常有关,提示更具侵入性的神经刺激能产生更明显的血管舒张。反之,浅刺纤维肌痛的女性患者能引起皮肤和肌肉的血流显著增加(Sandberg et al.,2004)。值得注意的是,Sandberg的研究中所检测到的局部血流量增加可能代表了针刺的局部或区域性的影响(见后文)而不是系统性影响,因为这种反应是迅速的(在<5分钟开始),然而,针刺的系统性心血管作用则依赖于通过脑内长环通路的处理过程,而引起交感性传出通常发生在刺激开始后的10~15分钟(Longhurst,2010b)。另外,正如前面提到的针刺用于正常的受试者并不能改变系统性动脉压(Li et al.,2004),更进一步反驳了Sandberg的2003年研究中关于这种方式的系统性作用。

用高低频交替、高强度的电针(80/2Hz,20mA)用于局部能增加大鼠缺血皮瓣的存活率和外周血流量,这可能是通过其对血管舒张介质的局部作用,或者通过交感抑制作用(Jansen et al.,1989a,b)。这与先前的假设以及Sandberg的数据是一致的,最近的一项研究表明,针刺可能通过增加局部高能磷酸盐分解产物的浓度而缓解疼痛,包括ATP、ADP、AMP和腺苷,这些都能引起局部血管舒张(Goldman et al.,2010)。然而,也有证据显示当刺激使用宽范围的强度(1.5~10mA)时,电针会诱导反射性交感抑制(Noguchi et al.,1999)。

与实验室研究相似,一项小样本的临床研究应用低频高强度(1~2Hz,15~30mA)的TENS治疗糖尿病或无糖尿病(可能有动脉粥样硬化)的外周血管疾病,结果表明足趾血氧饱和度、跛行症状及进展性坏疽均有改善(Debreceni et al.,1995)。高频(80Hz)TENS也能增加试验模型以及接受重建手术患者的皮瓣存活率(Kjartansson et al.,1988;Cramp et al.,2002;Lundeberg et al.,1998)。针刺对脊髓的刺激可激活许多相同的中枢神经区域(Longhurst,2001),提高皮肤温度,减轻疼痛、溃疡形成,从而使外周血管功能不全患者的组织得到挽救(Augustinsson et al.,1985;Jivegard et al.,1987,1995)。目前尚没有针刺对外周血管疾病患者影响的前瞻性大样本随机试验发表。因此,症状性外周动脉疾病也代表了另一个需要进一步研究的领域。

心衰

心衰与交感性过度兴奋有关(Hasking et al.,1986;Leimbach et al.,1986),反过来这又会增加心脏后负荷,局部血管收缩,使血流发生分流,因此,降低了心脏的输出和局部器官的功能(Longhurst et al.,1976),并最终减少患者的预期寿命(Cohn et al.,1984)。由于作为晚期心衰患者一线治疗的阻滞交感性活动(CIBIS Investigators and Committees,1986;Hjalmarson et al.,2000;Packer et al.,2002)具有严重的副作用,因此考虑将针刺作为心衰辅助治疗的基本原理就是减轻交感性传出。在此方面,一项小样本研究比较了手针合谷、太冲和内关15

分钟(15 秒的实际机械性刺激)与非穴位刺激、无针刺刺激治疗晚期心衰患者的疗效,结果证明在精神紧张时针刺降低了 MSNA,但对照组刺激并未见降低(图 23.8 ;Middlekauff et al., 2002)。针刺没有改变这些患者的静息肌肉交感性活动。来自中国的另一项有限研究纳入 8 例扩张型心肌病患者(Huang et al.,1986),结果显示与假治疗对照组比较,单独使用电针内关穴 1 小时后,在超声心动图测量下发现舒张末期每搏输出量明显增加。最近一项安慰对照研究,使用标准的手针刺激无名穴位,治疗 17 例心衰患者(New York Heart Association class Ⅱ and Ⅲ),每周治疗 2 次,为期 5 周,结果显示患者在 6 分钟步行距离、运动后恢复、通气不足和心率变异指数(24 小时内正常 RR 间期之间的标准差)方面均有改善(Kristen et al.,2010)。在后一项研究中,患者的一般健康状况和生活质量评分有改善趋势,且一小部分患者显示出炎症细胞因子和肿瘤坏死因子 α 有所下降。然而,左室射血分数及最大运动能力并未发生变化。此研究的局限性在于缺乏对针刺操作技术的充分描述,样本量小,缺乏长期随访以及使用了非刺入的假对照(对照组不伴有得气)。仍需要更多、更大样本的试验来证实和扩展这项有趣研究的结果。

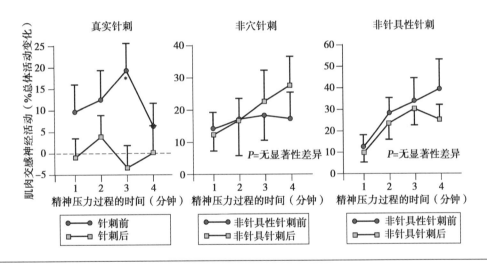

图 23.8 简短手针(按照美国心脏学会心衰功能分级)Ⅱ 及 Ⅲ 级的心衰患者的合谷、太冲和内关使增加的肌肉交感神经活动显著地(*)减弱
对照组包括刺激三角肌前端的非穴和用针导管进行非刺入性轻弹上斜方肌的非穴,结果并未改变肌肉交感神经活动。这些患者的平均射血分数是 23 ± 3%(经 Elsevier 许可,转自 Middlekauff,H.,Hui,K.,Yu,J.,Hamilton,M.,Fonarow,G.,Moriquichi,J.,Maclellan,W.,Hage,A.,2002,Acupuncture inhibits sympathetic activation during mental stress in advanced heart failure patient.J.Card.Fail.8,399-406)

结语

实验研究表明,通过感觉神经通路的刺激可投射到大脑和脊髓的心血管调节区域,针刺能够显著减少交感性传出,因此,可降低升高的血压。有趣的是,当血压处于正常范围时,针刺并不能改变血压。针刺对轻度、中度高血压患者的针刺研究,尽管在设计和结果上多种多样,但大部分均证实了动物实验的结果。除了降低血压,针刺还能减轻需求诱发的心肌缺血,

主要通过减少需求而不是增加血供。

针刺在降低心血管冠脉疾病风险方面的功效不是很明显。它可能有助于减轻体重,尽管变化通常很小。它也可能降低升高的胆固醇,但似乎不能持久地帮助患者戒烟。然而,在此领域的针刺临床试验数量并不多,且倾向于小样本,常常是非前瞻性、设计质量较差,以及缺乏效力或对照。很显然关于针刺治疗心血管疾病的作用需要更多的研究。明确针刺作用的机制研究,以及前瞻性、效力足够、严谨的随机对照临床试验都应该开展。通过明确穴位以产生最强的心血管影响,确立最佳的刺激形式和刺激穴位的最佳组合以达到最佳效应,相关的机制研究将有助于指导临床研究。

在过去的研究中常有未被解决的许多问题,需要思考设计新的针刺试验。在构建针刺临床试验中需要考虑的一个重要问题就是假对照。文献建议将针具简单地刺入有效的穴位或刺激"无效的"穴位就可作为足够"强度"的对照(Mayer,2000;Zhou et al.,2005),因为在缺乏神经刺激(即刺激一条传统的经络之外)得气情况下,针刺期间与良好反应相关的神经感觉不可能发生。针刺试验并不能可靠地实施双盲,因为不可能阻止针灸师知道针刺的准确位置。不过,对患者和数据分析研究者实施盲法还是可行的。

构建针刺试验的另一个需要考虑的问题是针刺穴位的选择方法。一方面,中医理论指出,在获得病史并通过舌、脉物理诊断之后,才能选择针刺穴位。这种传统的证型诊断方法导致了选择各种各样的组合穴位进行刺激,并取决于针刺治疗师的个人评估结果。刺激不同的部位,对于需要足够效力的研究而言,可能必须纳入的患者样本量就会增加,这样才能确定对针刺的反应具有统计学意义。在解决针刺具有临床意义的心血管效应方面,这种方法已经导致了更多的是失败而不是成功的结果。

一个更加标准化的方法,通常在西医针刺试验中被采纳,就是选择一个固定数量的穴位,并经常给予刺激。实验研究中观察到的结果有助于指导选择最佳穴位,给予刺激并激发了可重复的针刺心血管效应(Li et al.,2015)。这种标准化方法是在现代生物学指导下的,可能似乎是许多中医针灸师所反感的,但是它确实能使针刺效应在更小样本量的受试者中得到严格检验。

针刺的临床应用

针刺可能能安全地用于治疗轻度~中度的高血压患者,也就是血压低于170/105mmHg。大约70%的患者可能会对干预产生反应,但不幸的是目前我们不能准确地确定哪些患者更可能会有反应。我们应该牢记针刺,尤其是电针,最大效应是降低收缩压及平均血压,而在降低舒张压时效果较差。因此,它可能对血管顺应性降低的患者是有用的,包括老年患者。它可用于不愿用药理学疗法的患者,或者与抗高血压药物结合,但是必须征得患者的初级医疗医生的同意之后才能实施。从业者应该意识到针刺降压效应的起始作用可能需要数周,如果给予每周1次,每次30分钟的治疗,采用低频(2Hz)、低强度(2~4mA)EA,在这些穴位上直至显示出了心血管活动,如间使、内关、足三里和上巨虚。在集中治疗6~8周后,目前几乎没有数据可用于指导它的长期使用。加强最初的治疗可能是最需要的,如每周1次或隔周1次治疗。

未来的研究

针刺在心血管医学中的作用研究,有许多重要的临床问题仍需要解决。

1. 我们需要合理地构建有关戒烟、减轻体重和降低胆固醇的临床试验。

2. 针刺提升症状性低血压受试者血压的可能性需要被评估,因为试验结果显示当血压降低时针刺才有升压作用。这些研究中的理念是针刺不仅降低升高的血压,也能在血压降低时通过升压作用将血压调节至正常范围,当血压升高时能降压,而血压处于正常范围时不会改变血压。

3. 同时刺激多个穴位的重要性,尽管通常被大多数针灸治疗师所使用,但在试验中还未被前瞻性地评价,应该结合充足的大样本量以提供明确的答案。试验证据表明同时刺激两组具有强烈的心血管效应的针刺穴位,并不能获得更强的效应(Zhou et al.,2005)。然而,也有证据显示针刺能够影响大脑、脊髓和针刺邻近局部的多个区域,如果多个部位被刺激,这可能会产生更大的心血管反应(Li and Longhurst,2010)。因此,针刺在脊髓中对心血管的区域性影响,也可能会通过它在更高级中枢,在下丘脑、中脑和延髓的更多全身性作用所增补,同时也包括在针刺部位的局部效应(Longhurst,2007a,b)。

4. 为什么只有70%的个体对针刺有反应的问题,即使将针具谨慎地刺入已知具有强烈的心血管效应的穴位,这仍需进一步的研究(Li et al.,2004)。反调节神经递质系统的胆囊收缩素可能拮抗阿片类神经调质的作用,这些神经调质在针刺作用于大脑的心血管中枢期间会被释放(Huang et al.,2007;Tang et al.,1997)。因此,给予胆囊收缩素(CCK_A 或 CCK_B)受体系统的拮抗剂,可能将一些无反应者转化为反应者,或者可能对有反应的个体的针刺作用起到增加效应。

5. 针刺方法的应用需要进一步考虑。如前所述,TENS 能够产生许多与针刺发生的相同的心血管反应。TENS 有助于疼痛控制则更像针刺(Longhurst,1998)。尽管针刺与 TENS 之间有很多根本的差异,而由于 TENS 通常所用的(见前文),是一种非侵入性皮肤电极系统,所用的刺激参数则更像电针的参数(即低强度和低频),能被开发而用于这样的患者,即在看了针灸师而进行过评估和初始疗程后,想对他们的长期医疗保健自己担负起责任的患者。

（郝汇睿 译,杜元灏 审校）

参考文献

Anthonisen, N., Skeans, M., Wise, R., Manfreda, J., Kanner, R., Connett, J.Lung Health Research Group, 2005. The effects of a smoking cessation intervention on 14.5-year mortality: a randomized clinical trial. Ann. Intern. Med. 142, 233–239.

Asamoto, S., Takeshige, C., 1992. Activation of the satiety center by auricular acupuncture point stimulation. Brain Res. Bull. 29, 157–164.

Augustinsson, L.E., Carlson, C.A., Holm, J., Jivegard, L., 1985. Epidural electrical stimulation in severe limb ischemia: pain relief increased blood flow and possible limb saving effect. Ann. Surg. 202, 104–110.

Averill, A., Cotter, A.C., Nayak, S., Matheis, R.J., Shiflett, S.C., 2000. Blood pressure response to acupuncture in a population at risk for autonomic dyreflexia. Arch. Phys. Med. Rehabil. 81, 1494–1497.

Ballegaard, S., Jensen, G., Pedersen, F., Nissen, V.H., 1986. Acupuncture in severe stable angina pectoris: a randomized trial. Acta Med. Scand. 220, 307–313.

Ballegaard, S., Pedersen, F., Pietersen, A., Nissen, V.H., Olsen, N.V., 1990. Effects of acupuncture in moderate stable angina pectoris: a controlled study. J. Intern. Med. 227, 25–30.

Ballegaard, S., Meyer, C.N., Trojaborg, W., 1991. Acupuncture in angina pectoris: does acupuncture have a specific effect? J. Intern. Med. 229, 357–362.

Ballegaard, S., Karpatschof, B., Holck, J.A., Meyer, C.N., Trojaborg, W., 1995. Acupuncture in angina pectoris: do psycho-social and neurophysiological factors relate to the effect? Acupunct Electrother. Res. 20, 101–116.

Ballegaard, S., Norrelund, S., Smith, D.F., 1996. Cost benefit of combined use of acupuncture shiatsu and lifestyle adjustment for treatment of patients with severe angina pectoris. Acupunct Electrother. Res. 21, 187–197.

Ballegaard, S., Johannessen, A., Karpatschof, B., Nyeboe, J., 1999. Addition of acupuncture and self-care education in the treatment of patients with severe angina pectoris may be cost beneficial: an open prospective study. J. Altern. Complement. Med. 5, 405–413.

Ballegaard, S., Borg, E., Karpatschof, B., Nyboe, J., Johannessen, A., 2004. Long-term effects of integrated rehabilitation in patients with advanced angina pectoris: a nonrandomized comparative study. J. Altern. Complement. Med. 10, 777–783.

Cabioglu, M.T., Ergene, N., 2005. Electroacupuncture therapy for weight loss reduces serum total cholesterol, triglycerides, and LDL cholesterol levels in obese women. Am. J. Chin. Med. 33, 525–533.

Calkins, H., Zipes, D.P., 2008. Hypotension and syncope. In: Libby, P., et al. (Eds.), Braunwald's Heart Disease: A Textbook of Cardiovascular Medicine, eighth ed. Saunders Elsevier, Philadelphia, PA, pp. 975–984.

Cameron, A., Smith, G., Randall, D., Brown, D., Rabchevsky, A., 2006. Genetic manipulation of intraspinal plasticity after spinal cord injury alters the severity of autonomic dysreflexia. J. Neurosci. 26, 2923–2932.

Chao, D.M., Shen, L.L., Tjen-A-Looi, S.C., Pitsillides, K.F., Li, P., Longhurst, J.C., 1999. Naloxone reverses inhibitory effect of electroacupuncture on sympathetic cardiovascular reflex responses. Am. J. Physiol. 276, H2127–H2134.

Cheung, L., Li, P., Wong, C., 2001. The Mechanism of Acupuncture Therapy and Clinical Case Studies. Taylor and Francis, London.

Chiang, C.Y., Chang, H.T., Cicero, T.J., Yano, I., 1973. Peripheral afferent pathway for acupuncture analgesia. Sci. Sin. 16, 210–217.

Chiu, Y.J., Chi, A., Reid, I.A., 1997. Cardiovascular and endocrine effects of acupuncture in hypertensive patients. Clin. Exp. Hypertens. 19, 1047–1063.

Choi, E., Jiang, F., Longhurst, J.C., 2012. Point specificity in acupuncture. Chin. Med. 7, 1–5.

CIBIS Investigators and Committees, 1986. A randomized trial of beta-blockade in heart failure. The cardiac insufficiency bisoprolol study (CIBIS). Circulation 90, 1765–1773.

Cohn, J., Levine, T., Olivari, M., Garberg, V., Lura, D., Francis, G., Simon, A., Rector, T., 1984. Plasma norepinephrine as a guide to prognosis in patients with chronic congestive heart failure. N. Engl. J. Med. 311, 819–823.

Coleridge, H., Coleridge, J., 1980. Cardiovascular afferents involved in regulation of peripheral vessels. Annu. Rev. Physiol. 42, 413–427.

Collins, H., DiCarlo, S., 2002. TENS attenuates response to colon distension in paraplegic and quadriplegic rats. Am. J. Physiol. Heart Circ. Physiol. 283, H1734–H1739.

Cramp, F.L., McCullough, G.R., Lowe, A.S., Walsh, D.M., 2002. Trancutaneous electric nerve stimulation: the effect of intensity on local and distal cutaneous blood flow and skin temperature in healthy subjects. Arch. Phys. Med. Rehabil. 83, 5–9.

Crisostomo, M., Li, P., Tjen-A-Looi, S.C., Longhurst, J.C., 2005. Nociceptin in rVLM mediates electroacupuncture inhibition of cardiovascular reflex excitatory response in rats. J. Appl. Physiol. 98, 2056–2063.

Debreceni, L., Gyulai, M., Debreceni, A., Szabo, K., 1995. Results of transcutaneous electrical stimulation (TES) in cure of lower extremity arterial disease. Angiology 46, 613–618.

Dong, S., 2006. 32 cases of paroxysmal supraventricular tachycardia in acupuncture Neiguan. J. Henan Univ. Chin. Med. 21, 69–70.

Dung, H., 1986. Role of the vagus nerve in weight reduction through auricular acupuncture. Am. J. Acupunct. 14, 249–254.

Eliasson, B., Hjalmarson, A., Kruse, A., Landfeldt, B., Westin, A., 2001. Effect of smoking reduction and cessation on cardiovascular risk factors. Nicotine Tob. Res. 3, 249–255.

Emanuelsson, H., Mannheimer, C., Waagstein, F., Wilhelmsson, C., 1987. Catecholamine metabolism during pacing-induced angina pectoris and the effect of transcutaneous electrical nerve stimulation. Am. Heart J. 114, 1360–1366.

Ernst, E., Lee, M.H., 1986. Sympathetic effect of manual and electrical acupuncture of the Tsusanli knee point: comparison with the Hoku hand point sympathetic effects. Exp. Neurol. 94, 10.

Flachskampf, F.A., Gallasch, J., Gefeller, O., Gan, J., Mao, J., Pfahlberg, A.B., Wortmann, A., Klinghammer, L., Pflederer, W., Daniel, W.G., 2007. Randomized trial of acupuncture to lower blood pressure. Circulation

115, 3121–3129.

Fu, L.-W., Longhurst, J.C., 1998. Reflex pressor response to arterial phenylbiguanide: role of abdominal sympathetic visceral afferents. Am. J. Physiol. 275, H2025–H2035.

Fu, L.-W., Longhurst, C., 2009. Electroacupuncture modulates vlPAG release of GABA through presynaptic cannabinoid CB$_1$ receptor. J. Appl. Physiol. 106, 1800–1809.

Goldman, N., Chen, M., Fujita, T., Xu, Q., Peng, W., Liu, W., Jensen, T., Pei, Y., Wang, F., Han, X., Chen, J., Schnermann, J., Takano, T., Bekar, L., Tieu, K., Nedergaard, M., 2010. Adenosine A1 receptors mediate local anti-nociceptive effects of acupuncture. Nat. Neurosci. 13, 883–888.

Guo, Z.-L., Longhurst, J., 2007. Expression of c-Fos in arcuate nucleus induced by electroacupuncture: relations to neurons containing opioids and glutamate. Brain Res. 1166, 65–76.

Guo, Z.-L., Longhurst, J.C., 2010. Activation of reciprocal pathways between arcuate nucleus and ventrolateral periaqueductal gray during electroacupuncture: involvement of VGLUT3. Brain Res. 1360, 77–88.

Guo, X.Q., Jai, R.J., Cao, Q.Y., Guo, Z.D., Li, P., 1981. Inhibitory effect of somatic nerve afferent impulses on the extrasystole induced by hypothalamic stimulation. Acta Physiol. Sin. 33, 343–350.

Guo, Z.-L., Moazzami, A.R., Longhurst, J.C., 2004. Electroacupuncture induces c-Fos expression in the rostral ventrolateral medulla and periaqueductal gray in cats: relation to opioid containing neurons. Brain Res. 1030, 103–115.

Guo, Z.-L., Moazzami, A., Tjen-A-Looi, S., Longhurst, J., 2008. Responses of opioid and serotonin containing medullary raphe neurons to electroacupuncture. Brain Res. 1229, 125–136.

Guo, Z.-L., Li, M., Longhurst, J., 2012. Nucleus ambiguus cholinergic neurons activated by acupuncture: relation to enkephalin. Brain Res. 1442, 25–35.

Han, J.-S., 1987. The Neurochemical Basis of Pain Relief by Acupuncture. China Medical and Pharmaceutical Technology, Beijing.

Han, J.-S., 2011. Acupuncture analgesia: areas of consensus and controversy. Pain 152, S41–S81.

Han, J.-S., Ho, Y.S., 2011. Global trends and performances of acupuncture research. Neurosci. Biobehav. Rev. 35, 680–687.

Han, J.-S., Zhang, R.L., 1993. Suppression of morphine abstinence syndrome by body electroacupuncture of different frequencies in rats. Drug Alcohol Depend. 31, 169–175.

Hasking, G., Esler, M., Jennings, G., Burton, D., Johns, J., Korner, P., 1986. Norepinephrine spillover to plasma in patients with congestive heart failure: evidence of increased overall and cardiorenal sympathetic nervous activity. Circulation 73, 615–621.

Heinricher, M.M., McGaraughty, S., Tortorici, V., 2001. Circuitry underlying antiopioid actions of cholecystokinin within the rostral ventromedial medulla. J. Neurophysiol. 85, 280–286.

Hjalmarson, A., Goldstein, S., Fagerberg, B., Wedel, H., Waagstein, F., Kjekshus, J., Wikstrand, J., El Allaf, D., Vitovec, J., Aldershville, J., Halinen, M., Dietz, R., Neuhaus, K.L., et al., 2000. Effects of controlled-release metoprolol on total mortality hospitalizations, and well-being in patients with heart failure: the metoprolol CR/XL randomized intervention trial in congestive heart failure (MERIT-HF). MERIT-HF Study Group. JAMA 283, 1295–1302.

Hollman, J.E., Morgan, B.J., 1997. Effect of trancutaneous electrical nerve stimulation on the pressor response to static handgrip exercise. Phys. Ther. 77, 28–36.

Huang, D., Cheng, D., Das, S., Buda, A., Pitt, B., Lee, F., 1986. Effect of acupuncture on left ventricular size and function assessed by echocardiography in patients with stable dilated cardiomyopathy. J. Tradit. Chin. Med. 5, 243–245.

Huang, M.H., Yang, R.C., Hu, S.H., 1996. Preliminary results of triple therapy for obesity. Int. J. Obes. Relat. Metab. Disord. 20, 830–836.

Huang, C.C., Hu, Z.-P., Jiang, S.-Z., Li, H.-T., Han, J.-S., Wan, Y., 2007. CCKB receptor antagonist L365,260 potentiates the efficacy to and reverses chronic tolerance to electroacupuncture-induced analgesia in mice. Brain Res. Bull. 71, 447–451.

Huangfu, D., Li, P., 1988. Role of nucleus raphe obscurus in the inhibition of defence reaction by deep peroneal nerve stimulation. Chin. J. Physiol. Sci. 4, 77–83.

Hubert, H., Feinleib, M., McNamara, P., Castelli, W., 1983. Obesity as an independent risk factor for cardiovascular disease: a 26-year follow-up of participants in the Framingham Heart Study. Circulation 67, 968–977.

Iso, H., Date, C., Yamamoto, A., Toyoshima, H., Watanabe, Y., Kikuchi, S., Koizumi, A., Wada, Y., Kondo, T., Inaba, Y., Tamakoshi, A., JACC Study Group, 2005. Smoking cessation and mortality from cardiovascular disease among Japanese men and women. Am. J. Epidemiol. 161, 170–179.

Jansen, G., Lundeberg, T., Kjartansson, J., Samuelson, U.E., 1989a. Acupuncture and sensory neuropeptides increase cutaneous blood blow in rats. Neurosci. Lett. 97, 305–309.

Jansen, G., Lundeberg, T., Samuelson, U.E., Thomas, M., 1989b. Increased survival of ischaemic musculocutaneous flaps in rats after acupuncture. Acta Physiol. Scand. 135, 555–558.

Jeggo, R., Kellett, D., Wang, Y., Ramage, A., Jordan, D., 2005. The role of central 5-HT$_3$ receptors in vagal reflex inputs to neurones in the nucleus tractus solitarius of anaesthetized rats. J. Physiol. 566 (Pt 3), 939–953.

Jivegard, L.D., Augustinsson, L.E., Carlsson, C.-A., Holm, J., 1987. Long-term results by epidural spinal electrical stimulation (ESES) in patients with inoperable severe lower limb ischaemia. Eur. J. Vasc. Surg. 1, 345–349.

Jivegard, L.D., Augustinsson, L.E., Holm, J., Risberg, B., Ortenwall, P., 1995. Effects of spinal cord stimulation (SCS) in patients with inoperable sever lower limb ischemia: a prospective randomised controlled study. Eur. J. Vasc. Endovasc. Surg. 9, 421–425.

Kapa, S., Somers, V.K., 2008. Cardiovascular manifestations of autonomic disorders. In: Libby, P., et al. (Eds.), Braunwald's Heart Disease: A Textbook of Cardiovascular Medicine, eighth ed. Saunders Elsevier, Philadelphia, PA, pp. 2171–2183.

Kim, T., Choi, T., Lee, M., Ernst, E., 2011. Acupuncture treatment for cardiac arrhythmias: a systematic review of randomized controlled trials. Int. J. Cardiol. 149, 263–265.

Kjartansson, J., Lundeberg, T., Samuelson, U.E., Dalsgaard, C., Heden, P., 1988. Calcitonin gene-related peptide (CGRP) and transcutaneous electrical nerve stimulation (TENS) increase cutaneous blood flow in a musculocutaneous flap in the rat. Acta Physiol. Scand. 134, 89–94.

Klein, L., Trachtenberg, A.I., 1997. Acupuncture. Curr. Bibliograph. Med. http://catalog.hathitrust.org/Record/007405731.

Kline, R.L., Yeung, K.Y., Calaresu, F.R., 1978. Role of somatic nerves in the cardiovascular responses to stimulation of an acupuncture point in anesthetized rabbits. Exp. Neurol. 61, 561–570.

Kloner, R.A., Dow, J., Painovich, J., Hale, S., Tjen-A-Looi, S.C., Longhurst, J.C., 2012. Absence of actions of commonly used Chinese herbal medicines and electroacupuncture on myocardial infarct size. J. Cardiovasc. Pharmacol. Ther. 17 (4), 405–411.

Knardahl, S., Elam, M., Olausson, B., Wallin, B.G., 1998. Sympathetic nerve activity after acupuncture in humans. Pain 75, 19–25.

Kristen, A., Schuhmacher, B., Strych, K., Lossnitzer, D., Friederich, H., Hilbel, T., Haass, M., Katus, H., Schneider, A., Streitberger, K., Backs, J., 2010. Acupuncture improves exercise tolerance of patients with heart failure: a placebo-controlled pilot study. Heart 96, 1396–1400.

Lacey, J., Tershakovec, A., Foster, G., 2003. Acupuncture for the treatment of obesity: a review of the evidence. Int. J. Obes. Relat. Metab. Disord. 27, 419–427.

Leimbach, W.J., Wallin, B., Victor, R., Aylward, P., Sundlof, G., Mark, A.L., 1986. Direct evidence from intraneural recordings for increased central sympathetic outflow in patients with heart failure. Circulation 73, 913–919.

Li, P., Longhurst, J.C., 2010. Neural mechanism of electroacupuncture's hypotensive effects. Auton. Neurosci. 157, 24–30.

Li, P., Tjen-A-Looi, S.C., Cheng, L., Liu, D., Painovich, J., Vinjamury, S., Longhurst, J.C., 2015. Long-lasting reduction of blood pressure by electroacupuncture in patients with hypertension: Randomized controlled trial. Med. Acupunct. 27, 1–14.

Li, P., Yao, T., 1992. Pressor effect of electroacupuncture or somatic nerve stimulation on experimental hypotension. In: Mechanism of the Modulatory Effect of Acupuncture on Abnormal Cardiovascular Functions. Shanghai Medical University Press, Shanghai, pp. 32–40.

Li, M., Zhang, Y., 2007. Modulation of gene expression in cholesterol-lowering effect of electroacupuncture at Fenglong acupuncture point (ST40): a cDNA microarray study. Int. J. Mol. Med. 19, 617–629.

Li, P., Pitsillides, K.F., Rendig, S.V., Pan, H.-L., Longhurst, J.C., 1998. Reversal of reflex-induced myocardial ischemia by median nerve stimulation: a feline model of electroacupuncture. Circulation 97, 1186–1194.

Li, P., Tjen-A-Looi, S.C., Longhurst, J.C., 2001. Rostral ventrolateral medullary opioid receptor subtypes in the inhibitory effect of electroacupuncture on reflex autonomic response in cats. Auton. Neurosci. 89, 38–47.

Li, P., Rowshan, K., Crisostomo, M., Tjen-A-Looi, S.C., Longhurst, J.C., 2002. Effect of electroacupuncture on pressor reflex during gastric distention. Am. J. Physiol. 283, R1335–R1345.

Li, P., Ayannusi, O., Reed, C., Longhurst, J.C., 2004. Inhibitory effect of electroacupuncture (EA) on the pressor response induced by exercise stress. Clin. Auton. Res. 14, 182–188.

Li, P., Tjen-A-Looi, S.C., Longhurst, J.C., 2006. Excitatory projections from arcuate nucleus to ventrolateral periaqueductal gray in electroacupuncture inhibition of cardiovascular reflexes. Am. J. Physiol. 209, H2535–H2542.

Li, P., Tjen-A-Looi, S.C., Guo, Z.L., Fu, L.-W., Longhurst, J.C., 2009. Long-loop pathways in cardiovascular electroacupuncture responses. J. Appl. Physiol. 106, 620–630.

Li, M., Tjen-A-Looi, S.C., Longhurst, J.C., 2010. Electroacupuncture enhances preproenkephalin mRNA expression in rostral ventrolateral medulla of rats. Neurosci. Lett. 477, 61–65.

Li, P., Tjen-A-Looi, S.C., Guo, Z.L., Longhurst, J.C., 2010a. An arcuate-ventrolateral periaqueductal gray reciprocal circuit participates in electroacupuncture cardiovascular inhibition. Auton. Neurosci. 158,

13–23.

Li, P., Tjen-A-Looi, S.C., Longhurst, J.C., 2010b. Nucleus raphé pallidus participates in midbrain-medullary cardiovascular sympathoinhibition during electroacupuncture. Am. J. Physiol. Regul. Integr. Comp. Physiol. 299, R1369–R1376.

Li, M., Tjen-A-Looi, S., Choi, E., Xu, Z., Ho, J., Longhurst, J., 2012. Cholecystokinin antagonizes opioid function during electroacupuncture modulation of reflex hypertension in rats. FASEB J.

Li, P., Tjen-A-Looi, S., Longhurst, J., 2012. Acupuncture's role in cardiovascular homeostasis. In: Ying, X. (Ed.), Current Research in Acupuncture. Springer, New York, NY.

Lin, M.C., Nahin, R., Gershwin, M.E., Longhurst, J.C., Wu, K.K., 2001. State of complementary and alternative medicine in cardiovascular lung and blood. Circulation 103, 2038–2041.

Liu, L., 2005. Clinical trial of integrated traditional and western medicine for frequent ventricular premature beat. J. Emerg. Tradit. Chin. Med. 14, 619–621.

Liu, F., Li, J., Liu, G., Wang, Y., Chi, H., Gao, B., Meng, J., Liu, R., Xu, H., 1986. Clinical observation of effect of acupuncture on angina pectoris. In: Chang, H.T. (Ed.), Research on Acupuncture, Moxibustion and Acupuncture Anesthesia. Science Press and Springer Verlag, Beijing, pp. 861–875.

Lomuscio, A., Belletti, S., Battezzati, P.M., Lombardi, F., 2011. Efficacy of acupuncture in preventing atrial fibrillation recurrences after electrical cardioversion. J. Cardiovasc. Electrophysiol. 22, 241–247.

Longhurst, J., 1998. Acupuncture's beneficial effects on the cardiovascular system. Prev. Cardiol. 1, 21–33.

Longhurst, J., 2001. Alternative approaches to the medical management of cardiovascular disease: acupuncture electrical nerve and spinal cord stimulation. Heart Dis. 3, 236–241.

Longhurst, J.C., 2002. Central and peripheral neural mechanisms of acupuncture in myocardial ischemia. In: Sato, A., Li, P., Campbell, J.L. (Eds.), Acupuncture: Is There a Physiological Basis? Elsevier Science, Boston, MA, pp. 79–87.

Longhurst, J.C., 2007a. Integrative cardiology: mechanisms of cardiovascular action of acupuncture. In: Integrative Cardiology: Complementary and Alternative Medicine for the Heart. McGraw Hill, New York, NY, pp. 382–398.

Longhurst, J.C., 2007b. Acupuncture. In: Vogel, J., Krucoff, M. (Eds.), Integrative Cardiology: Complementary and Alternative Medicine for the Heart. McGraw Hill, New York, NY, pp. 113–131.

Longhurst, J.C., 2010a. Defining meridians: a modern basis of understanding. J. Acupunct. Meridian Stud. 3, 67–74.

Longhurst, J.C., 2010b. Acupuncture in cardiovascular medicine. In: O'Hara, T. (Ed.), Integrative Cardiology. Oxford University Press, New York, NY, pp. 100–116.

Longhurst, J.C., 2011. Regulation of autonomic function by visceral and somatic afferents. In: Llewellyn-Smith, I., Verberne, A.J.M. (Eds.), Central Regulation of Autonomic Function, second ed. Oxford University, New York, NY.

Longhurst, J.C., Costello, R.B., 2011. Integrative medicine in the prevention of cardiovascular disease. In: Blumenthal, R., Foody, J., Wong, N. (Eds.), Preventive Cardiology: A Companion to Braunwald's Heart Disease, third ed. Elsevier, Philadelphia, PA, pp. 272–299.

Longhurst, J.C., Gifford, W., Zelis, R., 1976. Impaired forearm oxygen consumption during static exercise in patients with congestive heart failure. Circulation 54, 477–480.

Lujan, H.L., Kramer, V.J., DiCarlo, S.E., 2007. Electroacupuncture decreases the susceptibility to ventricular tachycardia in conscious rats by reducing cardiac metabolic demand. Am. J. Physiol. 292, H2550–H2555.

Lundeberg, T., Kjartansson, J., Samuelson, U.E., 1998. Effect of electrical nerve stimulation on healing of ischaemic skin flaps. Lancet 24, 712–714.

Macklin, E.A., Wayne, P.M., Kalish, L., Valaskatgis, P., Thompson, J., Pian-Smith, M., Zhang, Q., Stevens, S., Goertz, C., Prineas, R.J., Buczynski, B., Zusman, R., 2006. Stop hypertension with the acupuncture research program (SHARP) results of a randomized, controlled clinical trial. Hypertension 48, 838–845.

Mannheimer, C., Carlsson, C.-A., Eriksson, K., Vedin, A., Wilhelmsson, C., 1982. Transcutaneous electrical nerve stimulation in severe angina pectoris. Eur. Heart J. 3, 297–302.

Mannheimer, C., Carlsson, C.-A., Emanuelsson, H., Vedin, A., Waagstein, F., Wilhelmsson, C., 1985. The effects of transcutaneous electrical nerve stimulation in patients with severe angina pectoris. Circulation 71, 308–316.

Mannheimer, C., Emanuelsson, H., Waagstein, F., Wilhelmsson, C., 1989. Influence of naloxone on the effects of high frequency transcutaneous electrical nerve stimulation in angina pectoris induced by atrial pacing. Br. Heart J. 62, 36–42.

Mayer, D.J., 2000. Acupuncture: an evidence-based review of the clinical literature. Annu. Rev. Med. 51, 49–63.

Mazzoni, R., Mannucci, E., Rizzello, S., Ricca, V., Rotella, C., 1999. Failure of acupuncture in the treatment of obesity: a pilot study. Eat. Weight Disord. 4, 198–202.

Melzack, R., Wall, P.D., 1982. Acute pain in an emergency clinic: latency of onset and descriptor patterns related to different injuries. Pain 14, 33–43.

Melzack, R., Wall, P.D., 1984. Acupuncture and transcutaneous electrical nerve stimulation. Postgrad. Med. J. 60, 893–896.

Middlekauff, H.R., Yu, J.L., Hui, K., 2001. Acupuncture effects on reflex responses to mental stress in humans. Am. J. Physiol. Regul. Integr. Comp. Physiol. 280, R1462–R1468.

Middlekauff, H., Hui, K., Yu, J., Hamilton, M., Fonarow, G., Moriquichi, J., Maclellan, W., Hage, A., 2002. Acupuncture inhibits sympathetic activation during mental stress in advanced heart failure patients. J. Card. Fail. 8, 399–406.

Moazzami, A., Tjen-A-Looi, S.C., Guo, Z.-L., Longhurst, J.C., 2010. Serotonergic projection from nucleus raphe pallidus to rostral ventrolateral medulla modulates cardiovascular reflex responses during acupuncture. J. Appl. Physiol. 108, 1336–1346.

Mok, M., Parker, L., Voina, S., Bray, G., 1976. Treatment of obesity by acupuncture. Am. J. Clin. Nutr. 29, 832–835.

Noble, F., Derrien, M., Roques, B.P., 1993. Modulation of opioid antinociception by CCK at the supraspinal level: evidence of regulatory mechanisms between CCK and enkephalin systems in the control of pain. Br. J. Pharmacol. 109, 1064–1070.

Noguchi, E., Ohsawa, H., Kobayashi, S., Shimura, M., Uchida, S., Sato, Y., 1999. The effect of electroacupuncture stimulation on the muscle blood flow of the hindlimb in anesthetized rats. J. Auton. Nerv. Syst. 75, 78–86.

Packer, M., Fowler, M., Roecker, E., Coats, A., Katus, H., Krum, H., Mohacsi, P., Rouleau, J., Tendera, M., Staiger, C., Holcslaw, T., Amann-Zalan, I., DeMets, D. Carvedilol Prospective Randomized Cumulative Survival (COPERNICUS) Study Group, 2002. Effect of carvedilol on the morbidity of patients with severe chronic heart failure: results of the carvedilol prospective randomized cumulative survival (COPERNICUS) study. Circulation 106, 2194–2199.

Qi, X., Zhao, Y., 1993. Clinical observation of scalp needling for supraventricular tachycardia. J. Acupunct, 34.

Research Group of Acupuncture Analgesia BMC (AABMC), 1973. The effect of acupuncture on the human skin pain threshold. Chin. Med. J. 3, 151–157.

Richter, A., Herlitz, J., Hjalmarson, A., 1991. Effect of acupuncture in patients with angina pectoris. Eur. Heart J. 12, 175–178.

Sacks, L., 1975. Drug addiction alcoholism, smoking, obesity, treated by auricular staplepuncture. Am. J. Acupunct. 3, 147–150.

Sandberg, M., Lindberg, L.G., Gerdle, B., 2003. Effects of acupuncture on skin and muscle blood flow in healthy subjects. Eur. J. Appl. Physiol. 90, 114–119.

Sandberg, M., Lindberg, L.G., Gerdle, B., 2004. Peripheral effects of needle stimulation (acupuncture) on skin and muscle blood flow in fibromyalgia. Eur. J. Pain 8, 163–171.

Sanderson, J.E., Tomlinson, B., Lau, M.S.W., So, K.W.H., Cheung, A.H.K., Critchley, J.A.J.H., Woo, K.S., 1995. The effect of transcutaneous electrical nerve stimulation (TENS) on autonomic cardiovascular reflexes. Clin. Auton. Res. 5, 81–84.

Sato, A., Schimdt, R., 1987. The modulation of visceral functions by somatic afferent activity. Jpn. J. Physiol. 337, 1–17.

Shafshak, T., 1995. Electroacupuncture and exercise in body weight reduction and their application in rehabilitating patients with knee osteoarthritis. Am. J. Chin. Med. 23, 15–25.

Shiraishi, T., Onoe, M., Kojima, T., Sameshima, Y., Kageyama, T., 2009. Effects of auricular stimulation on feeding-related hypothalamic neuronal activity in normal and obese rats. Brain Res. Bull. 36, 141–148.

Soong, Y., 1975. The treatment of exogenous obesity employing auricular acupuncture. Am. J. Chin. Med. 3, 285–287.

Sun, Q., Xu, Y., 1993. Simple obesity and obesity hyperlipemia treated with otoacupoint pellet pressure and body acupuncture. J. Tradit. Chin. Med. 13, 22–26.

Syuu, Y., Matsubara, H., Hosogi, S., Suga, H., 2003. Pressor effect of electroacupuncture on hemorrhagic hypotension. Am. J. Physiol. Heart Circ. Physiol. 285, R1446–R1452.

Tang, N.M., Dong, H.W., Wang, X.M., Tsui, Z.C., Han, J.-S., 1997. Cholecystokinin antisense RNA increases the analgesic effect induced by electroacupuncture or low dose morphine: conversion of low responder rats to high responders. Brain Res. Mol. Brain Res. 71, 71–80.

Tjen-A-Looi, S., Pan, H.-L., Longhurst, J.C., 1998. Endogenous bradykinin activates ischaemically sensitive cardiac visceral afferents through kinin B_2 receptors in cats. J. Physiol. 510, 633–641.

Tjen-A-Looi, S.C., Li, P., Longhurst, J.C., 2003. Prolonged inhibition of rostral ventral lateral medullary premotor sympathetic neuron by electroacupuncture in cats. Auton. Neurosci. 106, 119–131.

Tjen-A-Looi, S.C., Li, P., Longhurst, J.C., 2004. Medullary substrate and differential cardiovascular response during stimulation of specific acupuncture points. Am. J. Physiol. 287, R852–R862.

Tjen-A-Looi, S.C., Li, P., Longhurst, J.C., 2006. Midbrain vlPAG inhibits rVLM cardiovascular sympathoexcitatory responses during acupuncture. Am. J. Physiol. 290, H2543–H2553.

Tjen-A-Looi, S.C., Li, P., Longhurst, J.C., 2007. Role of medullary GABA, opioids, and nociceptin in pro-longed inhibition of cardiovascular sympathoexcitatory reflexes during electroacupuncture in cats. Am. J. Physiol. 293, H3627–H3635.

Tjen-A-Looi, S.C., Li, P., Longhurst, J.C., 2009. Processing cardiovascular information in the vlPAG during electroacupuncture in rats: roles of endocannabinoids and GABA. J. Appl. Physiol. 106, 1793–1799.

Tjen-A-Looi, S.C., Li, P., Li, M., Longhurst, J.C., 2012. Modulation of cardiopulmonary depressor reflex in nucleus ambiguus by electroacupuncture: roles of opioids and gamma aminobutyric acid. Am. J. Physiol. 302, R833–R844.

Ulett, G., Han, S., Han, J.-S., 1998. Electroacupuncture: mechanisms and clinical application. Biol. Psychiatry 44, 129–138.

Vickers, A.J., 1998. Bibliometric analysis of randomized trials in complementary medicine. Complement. Ther. Med. 6, 185–189.

Wang, J.Q., Mao, L., Han, J.S., 1992. Comparison of the antinociceptive effects induced by electroacupuncture and transcutaneous electrical nerve stimulation in the rat. Int. J. Neurosci. 65, 117–129.

Wen, H.L., Cheung, S.Y.C., 1973. Treatment of drug addiction by acupuncture and 14 electrical stimulation. Asian J. Med. 9, 138–141.

White, A.R., Resch, K., Ernst, E., 1999. A meta-analysis of acupuncture techniques for smoking cessation. Tob. Control 8, 393–397.

White, A.R., Rampes, H., Campbell, J., 2011. Acupuncture and related interventions for smoking cessation. Cochrane Database Syst. Rev. 19, 1–43.

World Health Organization, 2003. Acupuncture: Review and Analysis of Reports on Controlled Clinical Trials. WHO Press, Geneva.

Wu, C.-C., Hsu, C., 1979. Neurogenic regulation of lipid metabolism in the rabbit. A mechanism for the cholesterol-lowering effect of acupuncture. Atherosclerosis 33, 153–164.

Wu, R., Lin, L., 2006. Clinical observation on wrist-ankle acupuncture for treatment of paroxysmal supraventricular tachycardia. Zhongguo Zhen Jiu 26, 854–856.

Xiao, Y.F., Lin, S.X., Deng, Z.F., Li, P., 1983. Mechanism of pressor effect of electroacupuncture on nitroprusside hypotension in dogs. Acta Physiol. Sin. 35, 257–263.

Xu, H.K., Zhang, Y., 2007. Comparison between therapeutic effects of acupuncture and intravenous injection of amiodarone in the treatment of paroxymal atrial fibrillation and atrial flutter. Zhongguo Zhen Jiu 27, 96–98.

Yao, T., Andersson, S., Thoren, P., 1982. Long-lasting cardiovascular depression induced by acupuncture-like stimulation of the sciatic nerve in unanaesthetized spontaneously hypertensive rats. Brain Res. 240, 77–85.

Yu, A.S., Ahao, Y.X., Li, X.L., Nian, Z.G., 1996. Morphological research in Neiguan (Pe 6)'s three dimensional structure. Shanghai J. Acup. Moxib. 15, 30–31.

Yuan, Z., Ai, B., 2002. Clinical trial of acupuncture plus western medication for ventricular premature beat. Chin. J. Integr. Trad. West Med. 22, 312–313.

Zhang, Z., Lin, R.J., Fan, W., Gong, Q.L., Li, P., 1992. Involvement of 5-HT and GABA in the inhibition induced by NRO stimulation of rVLM – defense-reaction-related neurons. Chin. J. Physiol. 8, 208–215.

Zhang, H., Bian, Z.X., Lin, Z., 2010. Are acupuncture points specific for diseases? A systematic review of the randomized controlled trials with sham acupuncture controls. Chin. Med. 5, 1–7.

Zhao, Z.Q., 2008. Neural mechanism underlying acupuncture analgesia. Prog. Neurobiol. 85, 355–375.

Zhong, C., 2008. Observation on the efficacy of combined acupuncture and medicine in treating ventricular premature beat organic heart disease. Shanghai J. Acup. Moxib. 27, 15–16.

Zhou, W., Fu, L.-W., Tjen-A-Looi, S.C., Li, P., Longhurst, J.C., 2005. Afferent mechanisms underlying stimulation modality-related modulation of acupuncture-related cardiovascular responses. J. Appl. Physiol. 98, 872–880.

Zhou, W., Hsiao, I., Lin, V., Longhurst, J., 2006. Modulation of cardiovascular excitatory responses in rats by transcutaneous magnetic stimulation: role of the spinal cord. J. Appl. Physiol. 100, 926–932.

Zhou, W., Fu, L.-W., Guo, Z.L., Longhurst, J.C., 2007. Role of glutamate in rostral ventrolateral medulla in acupuncture-related modulation of visceral reflex sympathoexcitation. Am. J. Physiol. 292, H1868–H1875.

Zhou, W., Mahajan, A., Longhurst, J.C., 2009. Spinal nociceptin mediates electroacupuncture-related modulation of visceral sympathoexcitatory reflex responses in rats. Am. J. Physiol. 297, H859–H865.

Zhou, W., Ko, Y., Benharash, P., Yamakawa, K., Patel, S., Ajijola, O., Mahajan, A., 2012. Cardioprotection of electroacupuncture against myocardial ischemia-reperfusion injury by modulation of cardiac norepinephrine release. Am. J. Physiol. 302, H1818–H1825.

24

第二十四章 针刺治疗神经系统疾病

D.J.Grant

支持针刺用于治疗中枢神经系统疾病的知识在最近几年得到了飞速扩展,以针刺作为慢性紧张型头痛与慢性偏头痛的治疗方法被 NICE(National Institute for Health and Clinical Excellence,2012)认可而达到高潮。本章将详述针刺用于脑卒中,并对癫痫、脊髓损伤、多系统硬化症和神经退行性病变给予介绍。

脑卒中

引言

在英国脑卒中是引起死亡的第三大最常见原因,也是西方国家患者致残的最常见原因,而仅仅在英国脑卒中每年的经济花费估计高达 80 亿英镑(National Audit Office,2010)。任何可能促进脑卒中后运动恢复、降低致残率、避免机构照顾和死亡的治疗都将给社会带来极大的益处。

历史上针刺在中国已被广泛应用于此目的,并有对急性脑卒中产生显著即刻效应的趣事报道。在中国的县级医院,西方模式的脑卒中康复疗法相当落后,针刺是治疗脑卒中的主要补充疗法,约有半数的患者在较高水平的大学医院中也依然接受针刺疗法(Zhang et al.,2009)。

针刺技术的使用差异很大,部分是依据传统中医学(Traditional Chinese Medicine,TCM)诊断,大部分患者应用电针。20 世纪 70 年代在中国发展起来的相对较新的头皮针技术,也被经常应用(Liu et al.,2012)。在该范式中,14 条头皮穴线近似于人体上的经络,用于刺激大脑皮层的特定区域;以较小的角度将针刺入皮下组织,通常快速刺激几分钟。相似的系统在日本也有应用(Yamamoto,1989)。

在过去的 20 年,西方国家在探索针刺用于脑卒中康复方面,兴趣日益增长,尽管这些努力所获的结果并不一致。

临床试验证据

在瑞典 Barbro Johansson 小组再度引发了人们对针刺治疗脑卒中的兴趣。依据脑卒中动物模型提供的证据显示,感觉刺激能够改变神经联络和皮层图,通过正电子发射断层扫描(positron emission tomography,PET)的神经影像研究,发现脑卒中后大脑功能发生了重组(Chollet et al.,1991;Weiller et al.,1992),她试图回答针刺是否是以感觉刺激的形式来改善脑卒中患者的功能结局。在一篇有开创性意义的论文中,Johansson 等(1993)将 78 例发病 10 天之内的急性脑卒中患者随机分为单纯常规脑卒中康复组和康复加针刺组。针刺治疗每次 30 分钟,每周 2 次,为期 10 周,使用传统的针刺穴位组合,包括双侧的合谷、曲池、足三里、丰隆、阳陵泉、外关,以及百会和另外 3 个偏瘫侧的穴位。用手动刺激获得得气感,然后分别在患侧的双上肢和双下肢使用 2~5Hz 的低频电针(K.Johansson,个人交流)。试验结果引人注目。脑卒中后 3 个月,使用 Barthel 指数测量结果显示,针刺组患者日常生活活动能力显著改善,生活质量方面:在诺丁汉健康量表的 6 个维度中有 4 个评分均有改善(精力、躯体活动、情感反应和社会隔离)。这些改善情况大部分可持续 12 个月,甚至更有意义的是,28 例幸存患者中的 25 例能够回家生活,但对照组 32 例患者中仅有 21 例可出院回家生活,由于住院时间较短,使每位患者平均花费节约了 2.6 万美元(1993 年的市值)。类似的长期功能的改善也被 Kjendahl 等所证实(1997)。

令人遗憾的是,随着进一步实验证据的累积,由上述这些结果产生的对针刺疗法的乐观变得大为暗淡(Gosman-Hedstrom et al.,1998;Johansson et al.,2001)。然而,在解释后一证据时我们需要考虑诸多因素。首先,试验发表的论文结果与许多西方国家所提供的脑卒中服务的巨大改善有关,如在专用的卒中单元中实施和组织医疗,极大地提高了挽救患者生命的能力并改善结局(Dennis and Langhorne,1995)。因此,在实用性试验中要显示针刺(或任何其他物理治疗)超越或高于标准的脑卒中康复治疗而能获得更多的益处具有更大的挑战。其次,脑卒中试验使用了各种各样的结果测量指标,而最终最相关和最容易测量的可能就是"死亡或残疾率"(Dennis et al.,1997),这可能是一种非常不敏感的测量指标,用它难以辨别出在活动度或功能方面的微妙改善,但这些微小的变化可能对患者依然有益。

例如,Park 等(2005)对亚急性脑卒中患者进行的研究,应用一种钝性的套管式伸缩的非刺入性针具(Park 的假针刺装置)作为假针刺治疗对照,最初采用日常生活活动能力量表(Barthel 指数)来测量结局,结果显示针刺组并不优于假针刺组。但是在事后的分析中,发现在病情更严重的患者亚组中,下肢功能有显著的改善。Alexander 等(2004)在一组相似的患者中也类似地观察到：与标准的脑卒中康复治疗相比，结果显示针刺在总体运动恢复上并无益处，但在改善下肢功能方面有明确的益处。

系统评价

最近几年已经发表了6篇关于针刺治疗脑卒中的系统综述，笔者将简要地对它们进行回顾。Park等(2001)综述了当时已发表的所有关于针刺脑卒中的RCTs。共纳入9项试验(538例患者)。6项试验的结果是"阳性的"，而另外3项结果是"阴性的"，然而，只有2项试验有足够的方法学质量但结果却都是阴性。由于在个体试验中采用的结局指标存在异质性，因此要进行一项正规的Meta分析是不太可能的。

Sze等(2002)确实想尽力对已经发表的试验进行一项严格的Meta分析，检索到了许多中文文献。他们严格地纳入发病6个月以内的脑卒中患者，所纳入的试验均采用国际公认的(或者在中国为国内公认的)结局测量指标，并将参与者额外接受"卒中康复"的试验与只接受"常规治疗"的试验分开，一共纳入14项试验共计1213例患者。比较了针刺加"卒中康复"与单纯"卒中康复"治疗(无针刺)的疗效，结果显示在运动功能缺损方面没有显著性改善，但是在改善残疾方面有较微弱的积极作用，Barthel指数大约共计2.6分。但是，在亚组分析中，改善残疾的积极作用仅仅在不充分的随机化或未实施评价者盲法的试验中能看到。另外，在3项针刺对照假针刺的试验中，显示两组在运动功能恢复或改善残疾方面并无显著性差异。在1项独立分析中，试验中的辅加治疗是"常规医疗"(即不是正规的卒中康复)，结果显示针刺在改善残疾方面有明显的积极作用。但是应该注意到，如此的试验将永远不会再次实施，以至于他们的结论与现代西方脑卒中药物有着可疑的相关性。

Cochrane Library中有2篇系统综述。Zhang等(2005)研究了针刺治疗急性脑卒中，尤其严格的是他们纳入的患者限制在脑卒中发病30天之内。14项试验共计纳入1208例患者，与Sze等的工作相比，纳入试验多了5项，有4篇出自中国，1篇未发表的试验出自英国。总体结论是针刺治疗急性脑卒中并无益处，但是因为患者数量过小而无法得出一个确定的结论。隐藏在这个阴性结论中，而我们应该注意的更有意义的结果是使患者的死亡更少或降低了需要机构照顾的负担，但这仅仅是基于1篇尚未发表的报道和2项试验的结果(Gosman-Hedstrom et al.，1998；Johansson et al.，1993)。Wu等(2006)试图评价针刺治疗亚急性或慢性脑卒中的疗效，即所招募的患者发病至少1个月。5项试验(368例患者)满足纳入标准，但由于方法学的质量问题并不足以得出任何结论。

最近，Kong等(2010)进行了一项针刺对脑卒中后(任何时期)功能恢复的Meta分析，为了纳入所有的相关试验，他们重点比较了针刺与假针刺的疗效，尤其是可能被先前作者忽略的源自日本或大韩民国的试验。10项试验共纳入711例患者。再次得出了针刺在功能恢复方面没有阳性作用的结果(如没有减少残疾)。与之相反，Wu等(2010)使用更宽泛的纳入标准来系统评价"针刺与脑卒中后康复"，共纳入56项试验，35项来自中国，21项源自西方，其中23篇的发表日期为2006年或之后，也就是发表在Cochrane综述之后。以上试验中使用了多种方法，包括16项试验使用了电针，24项试验使用了体针和头皮针，仅4项试验使用了头皮针。其中有38项试验提供了充足的数据而被纳入Meta分析。结果强有力地支持针刺，结论为针刺在脑卒中后康复中可能有效，但是又一次出现了研究质量较低以及发表性偏倚的可能性影响了其推荐的强度。

作者进行 Meta 回归分析以进一步梳理了在研究中对异质性产生影响的可观察到的特殊因素：的确存在着国家来源（中国与其他国家），使用手针与电针，在对照组中设立与不设立假针刺对照，以及随机化方法的充分描述等因素，都对异质性产生显著的影响，并且可能会影响到结果。值得注意的是，这篇分析也确实提供了一些证据，即在脑卒中康复中电针效果优于手针。

痉挛状态

针刺对痉挛状态也具有益处。Zhao 等（2009）研究了中国人群的慢性脑卒中患者，对比两组之间的疗效，一组接受"传统针刺"（内关、三阴交、人中、极泉、尺泽、委中、风池），另一种在此基础上增加了头皮针，刺激部位为假定的"锥体交叉表面投影区"（在颅骨上玉枕和天柱之间的区域共 4 个穴位）。结果两组都显示出上下肢痉挛在临床上和肌电图上都有改善，而第二组的反应更好。类似的研究还有 Yan 和 Hui-Chan（2009）的试验，对急性脑卒中患者在足三里、太冲、阳陵泉和昆仑等穴上采用 TENS，每次治疗 60 分钟，每周 5 次，为期 3 周，结果显示与安慰 TENS 和单纯脑卒中康复相比，针刺减轻了患者的踝痉挛并增加了背屈肌的力量。

吞咽困难

在中国广泛应用针刺治疗急性脑卒中患者的吞咽困难，Xie 等（2008）针对该主题在 Cochrane Library 上发表了一项 Meta 分析。他们检索了有关发病 30 天之内被招募的脑卒中患者的试验，但仅获得了一项中国的试验，是 Han 所完成的（2004）。该研究纳入了 66 名急性脑卒中后出现吞咽困难的患者。34 名患者用针刺加标准西医治疗，以及鼻饲管饮食，结果其中的 12 名患者（35%）恢复了正常饮食，而对照组的 32 例患者中仅有 7 例患者（22%）恢复正常饮食。两组之间的差异并无显著性，没有出现令人惊奇的结论，系统综述没有得出有效结论。然而，一项有前景的临床试验正等待着在综述时给予评价。Seki 等（2005）招募了 32 名脑卒中后吞咽困难的患者，并将他们随机分为针刺组与常规医疗组，针刺组选足三里和太溪，每周 3 次，为期 4 周。对放射科医生实施盲法，在治疗前后通过电视透视检查，结果表明针刺组在水吸入和咽部水与食物滞留症状方面均有显著的减轻。

最近，Long 和 Wu（2012）对针刺治疗脑卒中后吞咽困难做了进一步的 Meta 分析，研究并没有局限在对急性脑卒中患者的分析。他们从中文文献中确定了 72 项 RCTs，都是在常规治疗（包括康复）与常规治疗加针刺之间进行疗效比较。整体上支持针刺具有高度显著的治疗效果，不过研究质量普遍很差，但在 4 项高质量研究的亚组分析中阳性结果是可靠的。针刺在脑卒中患者吞咽困难方面的应用显然值得进一步研究。

作用机制

如果针刺能够对脑卒中患者产生生理学益处，那可能的机制是什么？随着应用 PET 和功能 MRI（fMRI）研究所获得的证据日益增加，结果发现脑卒中恢复与大脑功能重组有关，通过丰富化感觉环境和一系列物理治疗可以增强神经元的可塑性（Johansson，2000）。现今放射学的证据表明针刺能够极大地引起皮质激活，因此，可能会增强神经元的可塑性。

Schaechter 等（2007）对 7 例脑卒中患者进行了一项 fMRI 研究，分别使用手针和电针（4 例患者）或假针刺（3 例患者），并依据中医学原则进行治疗。他们发现在患侧上肢功能变化和对侧运动皮层激活之间具有高度显著的阳性相关性,不过在样本量很小的本项研究中,还不可能得出真实针刺比假针刺更有效的结论。Chau 等(2010)做了相似的小样本量 fMRI 研究,采用针刺治疗 7 例脑卒中后吞咽困难的患者,结果表明在吞咽困难评分与 Wernick 区域的激活之间存在相关性。

一个类似而相关的假设是针刺刺激了缺血大脑的血流。Lee 等(2003)研究了 6 例重度脑卒中的年轻患者,使用单光子发射计算机断层显像(SPECT)和 MRI 定位测量大脑区域血流的变化。手针应用于患者患侧上肢的传统穴位(合谷、手三里、曲池、肩髃、巨骨和外关)。所有患者的缺血周边区或者病变血管分布区域的低灌流,均有局部性的血流量增加(图24.1)。这表明针刺可能激活了缺血半暗带中存活的组织并加强其代谢活动。

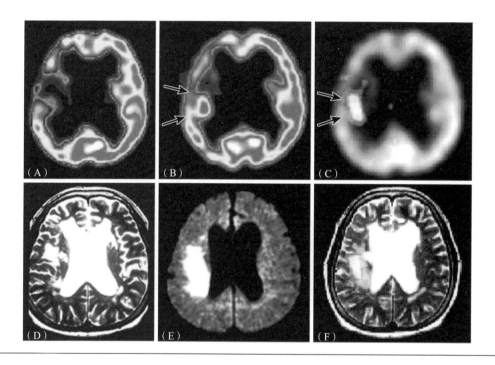

图 24.1 (A~F)针刺后缺血区局部脑血流(rCBF)增加

(A)使用单光子发射计算机断层扫描(SPECT)获取的右侧大脑中动脉(MCA)闭塞患者症状发生后 3 周的基线灌注,表现为右侧额叶灌注缺损伴周围低灌注。(B)SPECT 8 天后表现为低灌注区针刺诱导的局部脑血流增加(箭头)。(C)基线和针刺后图像的减影这种情况更加清晰(箭头)。(D,E):T_2 和弥散加权 MRI(DWI):D 中该区表现出正常信号而 E 中为高密度信号则被认为代表在存活的缺血区内出现了细胞毒性水肿。(F)C 和 D 的叠加:针刺诱导的局部脑血流量增加出现在梗死周围的缺血区。(转自 Lee,J.D.et al.,2003. The cerebrovascular response to traditional acupuncture after stroke.Neuroradiology.45,780-784. 图 1,Springer-Verlag 2003,承蒙 Springer Science+Business Media 惠准)(见彩版)

这些在放射学上的发现可能反过来进一步地促进了该领域的临床研究。

目前动物实验的证据也表明针刺(尤其是电针)能够通过抑制凋亡性细胞死亡以达神经保护作用。在一项缺血脑损伤的动物模型中,Zhou 等(2011)阻断实验大鼠的大脑中动脉,结果表明电针百会、人中在脑损伤后最初的 5 分钟减小了梗死面积,降低了神经缺损和死亡率,并经多普勒检测显示脑血流有所改善。同时也表明电针的参数非常重要,振幅 1.0~1.2mA

和频率 5~20Hz 对治疗获益至关重要。在进一步的实验中（Zhou et al.，2013），该团队又证明了电针持续时间的重要性。30 分钟的电针能够有意义地减小梗死体积、减轻神经缺损并降低死亡率，但令人惊奇的是，当电针持续 45 分钟时，结果却是相反的：神经缺损和梗死体积没有减少，死亡率增加，尽管事实上通过治疗依然增加了脑血流。

这项工作表明电针引起神经保护的机制十分复杂，并不仅仅是增加脑血流量。该研究通过静脉注射纳曲吲哚，一种 δ- 阿片受体（δ-opioid receptor，DOR）拮抗剂，电针最佳时间（30 分钟）诱导的神经保护几乎完全被阻止。这证明 DOR 的刺激在减轻缺氧、缺血和兴奋性脑损伤方面非常重要，DOR 的激活与促进促生存神经营养信号转导及抑制细胞凋亡信号转导密切相关（Chen et al.，2014）。因此，DOR 的激活可能是通过适宜的电针刺激获得神经保护的一种机制。不过可能也涉及很多其他的神经递质，包括谷氨酸、γ- 氨基丁酸、单胺类和大麻素类（Li X et al.，2012）。

一项有关创伤性脑损伤的动物模型（Chuang et al.，2013）的实验，为电针的神经保护机制提供了进一步的证据。通过液体冲击造成大鼠脑损伤模型，然后立即用低频电针在百会、人中、合谷和涌泉治疗 30 或 60 分钟。电针 60 分钟使局部脑血流量显著地增加，梗死体积减小，运动功能改善，同时减少了凋亡细胞数量，使转化生长因子——一种细胞凋亡信号转导通路的重要因子的表达下降。

相似的发现出现在眼科学（见第三十章）研究中，青光眼性视神经病变可能是视网膜神经节细胞的凋亡所致，可通过神经营养因子进行调节，如神经生长因子、脑源性神经营养因子，而针刺对这些因子具有调节作用（Rom，2013）。

总结

目前的证据情况表明，当应用宽泛的整体结局进行测量时，如总体的运动功能改善、减低残疾、改善生活质量、降低死亡率和住院天数等，似乎在常规的脑卒中康复上加入针刺并未使患者获得益处。因此，更可靠的益处，尤其对下肢功能和痉挛状态，可能值得进一步的探讨。试验研究提示优化电针参数可能对获得治疗效益至关重要。在动物模型中，证据显示电针可能通过调节神经营养因子和抑制凋亡性细胞死亡而达到神经保护作用。

头痛

引言

头痛是全科医生和神经科医生最常见的症状之一。慢性头痛包括紧张型头痛、偏头痛、丛集性头痛、三叉神经痛和良性阵发性头痛的罕见形式等不同的诊断（International Headache Society，2004），凶险性病因者少见。

紧张型头痛的典型表现是持续而广泛的双侧头痛，可能持续数天或数周，性质为压迫感或紧束感，疼痛多为轻中强度，日常体力活动并不加重头痛。国际疼痛协会（International Headache Society，IHS）进一步将紧张型头痛分为"发作性"和"慢性"亚型，主要基于每个月头痛发作的天数。针刺研究者们趋向于在临床试验中设计包括这两个亚组，不过我们可以想象它们对于治疗的反应可能是不同的。相反，偏头痛通常表现为严重的、致残性、发作性、单侧、搏动性头痛,同时伴有恶心、呕吐或畏光,在"典型的"偏头痛中,还伴有"先兆"或局限性神经病学事件。

两种常见类型头痛的发病机制尚不十分清楚。大部分颅内结构(除硬脑膜和一部分血管外)对正常疼痛性刺激是不敏感的,因此,紧张型头痛可能起源于颅外。压力通常是诱发因素,在颈部和肩部肌肉常能找到肌筋膜激痛点,治疗时与枕骨底部的风池穴区一起应用。

偏头痛的头痛症状被认为主要是由于颅外血管舒张,而出现的先兆症状则是颅内血管收缩所致(但目前普遍认为,偏头痛是各种内外因素之间的复杂作用而导致的中枢神经系统兴奋/抑制平衡功能失调,三叉神经血管通路反复激活并敏化而导致的结果,译者注)。同时,有许多诱发偏头痛发作的潜在因素,有一些证据表明其最终的共同通路是减少了 5-HT 能的投射活动,因此,治疗应用 5-HT 激动剂,如曲坦类能中止其发作。偏头痛预防性药物治疗效果依然不满意,然而由于该病的致残作用和对生活质量的影响,许多患者已经转向针刺治疗。治疗方案通常包括头颈部的局部穴位,尤其是枕部风池穴和头顶部百会穴,远端取穴尤其是足部穴位。具有引领作用的英国针灸医生 Felix Mann,在获得了大量的实验性证据后,指出针刺足背部太冲区治疗偏头痛可获得益处(Mann,1992)。

证据

当前有大量高质量的针刺治疗头痛的试验证据,由于"Modellvorhaben Akupunktur"在德国进行了一系列大规模的试验,证实了针刺治疗多种慢性病变的有效性和成本效益。其中 6 项试验与此讨论相关,即 2 项治疗偏头痛和紧张型头痛的针刺随机试验(acupuncture randomised trials,ART),1 项针刺对照美托洛尔预防偏头痛的对照试验(comparative trial,COMP),2 项德国的针刺治疗偏头痛和紧张型头痛的试验(German acupuncture trials,GERAC),以及针刺在慢性头痛常规医疗(acupuncture in routine care,ARC)中的应用研究。以上研究汇总于表 24.1。

表 24.1 "Modellvorhaben Akupunktur"头痛临床试验汇总

试验	受试者数量	治疗	主要结局指标	结果	结论
紧张型头痛的针刺随机试验 Melchart et al.(2005)	Ac 132 最小刺激量针刺(MAc)63 等待名单(Wl)75	半标准化治疗 12 次,持续 8 周	12 周时头痛减少天数	Ac 7.2 ± 6.5 Mac 6.6 ± 6.0 Wl 1.5 ± 3.7	Ac 与 Wl 相比 $P<0.001$ Ac 与 MAc 相比无显著性差异
偏头痛 ART Linde et al.(2005)	Ac 145 MAc 81 Wl 76	半标准化治疗 12 次,持续 8 周	12 周时偏头痛减少天数	Ac 2.2 ± 2.7 Mac 2.2 ± 2.7 Wl 0.8 ± 2.0	Ac 与 Wl 相比 $P<0.001$ Ac 与 MAc 相比无显著性差异
偏头痛的对照性试验 Streng et al.(2006)	Ac 59 美托洛尔 55	非标准化治疗 8~15 次,持续 12 周	12 周时偏头痛减少天数	Ac 2.5 ± 2.9 美托洛尔 2.2 ± 2.7	Ac 与美托洛尔相比无显著性差异

续表

试验	受试者数量	治疗	主要结局指标	结果	结论
紧张型头痛的德国针刺试验 Endres et al. (2007)	Ac209 假针刺 200	半标准化治疗 10 次,持续 6 周(另加 5 次为选项)	在 6 个月时,有效者的比例(头痛天数减少 >50%)	Ac 33%[a] 假针刺 27%[a]	Ac 与假针刺相比无显著性差异
偏头痛的德国针刺试验 Diener et al. (2006)	Ac290 假针刺 317 标准医疗(药物)187	半标准化治疗 10 次,持续 6 周(另加 5 次为选项)	在 6 个月时,偏头痛减少天数	Ac 2.3 ± 3.6 假针刺 1.5 ± 3.8 标准医疗 2.1 ± 4.0	两组之间相比无显著性差异(在符合方案集的分析中,Ac 与假针刺相比 P=0.017)
在常规医疗中的针刺治疗头痛 Jena et al. (2008)	Ac 1613 对照组 1569 未随机化队列组 11874	非标准化治疗 15 次,持续 3 个月	与基线比,3 个月时,头痛的天数	Ac 4.7 ± 5.6 比 8.4 ± 7.2[b] 对照组 7.5 ± 6.3 比 8.1 ± 6.8[b]	Ac 与对照组相比 P<0.001

注:Ac,针刺。结果为均值 ± 标准差(SD),除紧张型头痛的德国针刺试验外(% 有效者)以及除非另有说明。

[a] 所有轻微的违犯协议行为会导致受试者被归类为无效者。

[b] 结果为均值 ± 标准误(SE)

紧张型头痛的 ART 试验(Melchart et al.,2005)招募了发作性或慢性紧张型头痛的患者,将他们随机分为 3 组:真实针刺组、最小刺激量针刺组和等待名单对照组,比例为 2:1:1。真实针刺组中,有经验的针灸师给出一个半标准化的治疗,基本穴位由风池、肩井和太冲组成,并有可选的配穴,部分病例按照中医学诊断。给予 12 次为期 8 周的治疗。最小刺激量针刺组在 10 个预先确定的"非穴点"中选取 5 个给予针刺,浅表刺并且避免得气。主要的结局指标是在 12 周时"发作头痛的天数",针刺组平均减少 7.2 天,最小刺激量针刺组平均减少 6.6 天,而等待名单对照组平均减少 1.5 天。依据国际头痛协会推荐的传统规范,定义的有效者是指头痛天数至少下降 50%,针刺组有效率为 46%,最小刺激量针刺组为 35%,等待名单对照组为 4%。次要结局指标包括致残性和生活质量,结果非常近似。治疗的益处可以持续到 24 周。

偏头痛的 ART 试验(Linde et al.,2005)采用了基本相同的设计。针刺组半标准化的治疗选用的基本穴位包括风池、丘墟或足临泣或地五会、百会、太冲、中渚或外关、奇穴太阳和可选的配穴。最小刺激量针刺组的治疗与紧张型头痛的 ART 试验相同。结果非常的相似:针刺组和最小刺激量针刺组的头痛天数都平均减少 2.2 天,等待名单对照组减少 0.8 天,"有效者"的百分比针刺组为 51%,最小刺激量针刺组为 53%,等待名单对照组为 15%,且随访时治疗益处依然保持着。

总体而言,两项试验的结果均表明,与无治疗组相比,针刺有显著的、与临床相关的益处(P<0.001),但是针刺并非显著好于最小刺激量针刺组。这又重新提出了在针刺试验中有关最小刺激量针刺被认为无生理学作用的问题,以及作为"假"干预的有效性问题。一种可供选择的解释就是在这些试验情景下所有的针刺作用都源于"安慰"(如预期)效应。这是可

能的,但是,这里观察到的最小刺激量针刺的效应幅度却似乎大于临床试验中正常的安慰剂效应(Hrobjartsson and Gotzsche,2001;Kaptchuk et al.,2006)。

针刺对照美托洛尔预防偏头痛的对比试验也设计了相同的组(Streng et al.,2006)。针刺治疗是非标准化的:基本穴位与 ART 偏头痛中推荐的穴位相同,但针灸师可以针对患者个体进行加减治疗。8~15 次的治疗,疗程为 12 周。美托洛尔治疗每天 1 次,每次口服100~200mg,共 12 周。结果显示针刺组的偏头痛天数下降了 2.5 天,美托洛尔组下降了 2.2 天,针刺组的有效率为 61%,美托洛尔组为 49%。针刺组较美托洛尔组出现的副作用更少。因此,本试验的结果支持一个虚无的假说,即在类似于常规医疗的条件下,针刺与美托洛尔一样安全有效。

不过一些提醒也必须附加在此结论上。此项研究存在不足:招募的目标人数 480 名并未达到,且只对 114 例患者进行了随机,美托洛尔组中 31% 的患者退出或失访。此外,所招募的患者中近 1/2 之前有过针刺经历,因此更可能对成功具有高度的期望值;主要的结局指标(偏头痛天数)是患者自报的,且本研究未实施盲法。

紧张型头痛的 GERAC 试验(Endres et al.,2007)原先意欲进行一项包括真实针刺、"假"针刺和标准医疗的三臂对照试验。然而"标准医疗"的治疗是阿米替林,进入该臂的招募被证明不太可能而快速终止。针刺组治疗的主穴包括百会、合谷、太冲或行间和风池或天柱,增加的配穴则按照中医学诊断进行确定。假治疗所用穴位在经典经络之外选取,且不取头部穴,针刺深度较浅而不行人工刺激。10 次治疗,为期 6 周,对于部分有效的患者可进一步追加 5 次治疗作为选项。该试验的结果一直是某些争论的话题。主要的结局指标是有效者的百分比(头痛天数下降超过 50% 的那些患者),然而方案中有任何小的变动,包括镇痛剂的任何变化,甚至是改为一种较低强度的镇痛剂,都会导致患者被归类为无效者。在此基础上,针刺组的有效率为 33%,假针刺组为 27%($P=0.18$)。然而,使用普遍接受的国际头痛协会对患者头痛天数下降超过 50% 的定义,不考虑药物的使用,针刺组的有效率为 66%,假针刺组为 55%,结果显示在统计学有显著差异($P=0.024$)。

偏头痛的 GERAC 试验(Diener et al.,2006)采用相似的设计;960 名患者随机等分为真实针刺组、"假"针刺组和标准医疗组,标准医疗组的治疗是 β- 受体阻滞剂、氟桂利嗪(在英国未获得许可的一种药物)或丙戊酸。真实针刺组和假针刺组的治疗同于紧张型头痛试验。作为主要的结局指标,6 个月时头痛平均减少天数,真实针刺组、假针刺组和标准医疗组分别为 2.3 天、1.5 天和 2.1 天。尽管所有的组别较之基线均有所改善,但组间差异均无统计学意义($P=0.09$)。不过,在"符合方案集"分析中(符合方案分析集指符合纳入标准、不符合排除标准、完成治疗方案的病例集合。即对符合试验方案、依从性好、完成门诊病例报告表规定填写内容的病例进行分析,亦称为"可评价病例,或有效病例"样本,它是全分析集的一个子集。译者注),真实针刺组的平均减少天数是 2.3 天,假针刺组为 1.3 天,常规医疗组为 2.7 天,但是应该注意到的是最后一组中的患者例数特别少(在 308 例随机化中只有 83 例)。该分析结果显示,组别之间的差异有统计学意义($P=0.031$),真实针刺组和假针刺组之间亦有显著性差异($P=0.017$)。

ARC 试验(Jena et al.,2008)是一项很大型的实用性临床试验,将 3 182 例慢性头痛的患者(包括偏头痛和紧张型头痛)随机分为针刺组,治疗 15 次,为期 3 个月,或在接受相同治疗之前等待 3 个月的对照组。那些拒绝进行随机化试验的 11 874 例患者,被作为非随机化队列进行随访。针刺组的治疗完全为非标准化:医生自由选择任意数量和组合的穴位,但是只允许用手针。3 个月时,针刺组和对照组的头痛天数具有极显著性差异($P<0.001$),疼痛强度和生活质量也有极显著的差异。针刺的益处可以持续至 6 个月,且在非随机化的队列中也有类似的作用。

在一项相关的成本效益分析中(Witt et al.,2008),针刺增加的成本效益率为每一生活质量调整寿命年(QALY)是 11 657 欧元,这意味着按照国际上可接受的标准,针刺治疗头痛是一种具有成本效益的干预方法。

在英国全科医生治疗慢性头痛患者人群的医疗中开展了一项类似的但样本量更小的实用性临床试验(Vicker et al.,2004),结果也表明,在 12 个月时针刺组(总计 3 个月治疗 12 次)与常规医疗组相比,针刺具有极其显著的益处。成本效益的分析结果也是相似的,估计每一个生活质量调整寿命年(QALY)的成本为 9 180 英镑(Wonderling et al.,2004)。

系统评价

在 Cochrane Library 中有 2 项权威性系统综述对当代的证据情况进行了明确的总结。

关于偏头痛(Linde et al.,2009a),作者确定了 22 项符合纳入标准的试验。6 项试验对比了针刺与常规医疗(包括先前描述的 ARC 试验中的偏头痛患者队列),Meta 分析结果显示有明确证据支持针刺治疗 3~4 个月时可获得益处。14 项试验对比了针刺与各种假干预方法,结果显示没有明确证据支持针刺优于假治疗。4 项试验对比了针刺与预防性药物治疗,在"有效率"、偏头痛发作次数、天数和头痛强度等结果方面,支持针刺组在不同时间窗均有统计学意义。所有的 4 项试验中,接受药物治疗的患者较之针刺治疗出现更多的不良反应,但是在样本量最大的试验中差异并不显著,且存在显著的异质性。

这项综述总体上得出的结论是,针刺应该被视为一种偏头痛患者的治疗选择,尤其是那些经历了药物治疗有不良反应的患者。

然而,真实针刺并不优于"假"针刺的事实表明(正如已述的),要么是准确的针刺位置可能并不像针灸师传统上所认为的那么重要,要么说针刺的益处可能在很大程度上归因于"安慰"因素。

临床要点

高质量的证据表明,针刺治疗紧张型头痛和偏头痛明确有效,然而这种效果在偏头痛治疗中并不具有穴位特异性。指南推荐针刺治疗头痛。

紧张型头痛(Linde et al.,2009b)的证据基础较薄弱,但是系统综述的结果恰恰相反,甚至更多为阳性结果。11 项试验符合纳入标准。2 项试验对比了针刺和常规医疗。这些都是ART 试验,而紧张型头痛的 ARC 试验是患者队列,两者内容早已描述:都发现治疗后 3 个月时,在"有效率"、头痛天数和疼痛强度方面,针刺具有显著的益处。6 项试验对比了针刺和假干预方法,Meta 分析结果显示,在不同时间窗大部分的结局指标(有效率、头痛天数、头痛强度和镇痛剂的用量)上,针刺较之假针刺具有较小的但有统计学意义的益处。4 项试验对比了针刺和其他物理治疗(主要是物理疗法或放松疗法);因为方法学的问题,很难对结果进行解释,然而,有1项严格的试验表明结果恰恰相反,放松疗法在短期的结局上优于针刺,但是两种治疗之间并无长期的疗效差异(Söderberg et al.,2006)。

这项综述总体上也得出结论,针刺可能是一种有价值的治疗频发型或慢性紧张型头痛的非药理学方法。

另外,一项针刺治疗慢性疼痛的大规模的 Meta 分析由 Vickers 等(2012)完成。只有分配隐藏明确可靠的严格试验才被纳入,个体患者的数据作为 Meta 分析。该项调查研究的慢性头痛组中,德国人的试验加上作者本人的试验(Vickers et al.,2004)被纳入,结果发现针刺优于假针刺或非针刺治疗,具有统计学意义。

作用机制

如前所述,两种常见类型的头痛发病机制并不十分清楚,但是头痛可以被视为是一种慢性疼痛病变,已知慢性头痛患者的三叉神经脊束核(头部背角)更敏感(更容易遭受激惹)。有关针刺治疗慢性疼痛详尽的神经生理学机制讨论,读者可参见第 3 章。

总结

有强证据支持,针刺是偏头痛和紧张型头痛的一种有效干预方法,尽管针刺治疗偏头痛可能并不优于"假"针刺。英国国家卫生和临床优化研究所(NICE)(2012)已经支持在此情况下使用针刺;其头痛的指南推荐,作为预防慢性紧张型头痛和慢性偏头痛,可给予 5~8 周总计 10 次的针刺治疗。

癫痫

引言

癫痫是一种常见的神经障碍,药物治疗常常不成功,但有约 70% 的患者会成为完全无癫痫发作。在中国,针刺作为一种治疗方法被广泛使用,一些历史性观察研究支持针刺的使用。例如,Shi 等(1987)使用头皮针治疗 98 例难治性的癫痫患者,结果显示癫痫发作频率显著地下降了 66%。

作用机制

动物研究的证据支持一种可能的机制。已知神经肽胆囊收缩素(cholecystokinin octapeptide,CCK8)具有抗癫痫活性,也具有抗阿片肽活性(Dadar et al.,1984)。在大鼠试验中,Oei 等(1992)发现,用 CCK8 拮抗剂预处理能够很大程度地增强高频(100Hz)电针的镇痛效应,而非低频电针,表明高频电针的镇痛作用可被刺激期间 CCK8 的释放所拮抗。进一步研究采用一种人工培育的听觉敏感可诱发癫痫发作的大鼠,结果显示该动物模型对电针刺激有异常强烈的镇痛反应,CCK8 拮抗剂也不能增效,表明 CCK8 的功能缺失可能与癫痫的敏感性相关。这也指出了一种理论上的可能机制:高频电针可能增强了 CCK8 的释放,并且在人类中发挥着一种抗癫痫效应。

证据

遗憾的是几乎没有实验证据支持使用任何形式的针刺来治疗这种症状。西方文献中唯一值得注意的试验是由 Kloster 等（1999）完成的。29 例患者随机分为传统针刺组，选取太冲、合谷和百会，并根据中医学诊断增加配穴，假针刺组选择被视为无效的 3 个穴位。两组均显示每周的癫痫发作次数有小幅度下降，但没有显著性减少，而在癫痫不发作的周数上有小幅增加，但仅在假针刺组有显著性意义。Cheuk 和 Wong（2014）对 Cochrane Library 中的有关针刺治疗癫痫进行了一项系统综述，包括所有随机对照试验，即针刺与假治疗、抗癫痫药物或不予治疗进行比较，或针刺作为辅加治疗与其他任何物理疗法的比较。除了先前提到的试验，共纳入 16 项中国的试验，部分试验使用穴位埋线而非传统针刺；没有试验使用高频电针。所有的试验均存在偏倚性高风险和短期随访。

总结

该 Cochrane 综述得出的结论是，目前的证据并不支持针刺作为癫痫治疗的一种方法来使用。针灸师也应该牢记于心，针刺有较小的诱发癫痫样发作的风险——这在 White 等（2011）进行的一项共计 31 822 次治疗的大规模调查中，曾发生过 1 次（见第十四章：安全性）。

脊髓损伤

有部分证据支持针刺应用于脊髓损伤，源自基础科学研究和临床试验两方面。

证据

来自于中国台湾地区的一项临床试验，包括急性严重脊髓损伤和完全性运动麻痹的 100 例患者（American Spinal Injury Association 分级的 A 或 B 级），将患者随机分为针刺结合标准康复组、单纯标准康复组（Wong et al.，2003）。针刺干预为 75Hz 的电针，将表面电极通过粘合剂置于双侧后溪和申脉；选择这种非同寻常的技术，是因为理论上考虑到针刺可能会使这些患者产生自主性反射亢进。并且结合耳针，选取 4 个与脊髓相关的耳穴，使用撳钉式皮内针每周更换 1 次。治疗时长为 30 分钟，每周 5 次，不论在急诊室或手术后即刻开始治疗，并持续到出院。两组均在出院时以及损伤后 1 年随访，通过运动和感觉功能以及功能状态的检测，结果显示针刺组和对照组之间出现显著性差异。同样也是有限的证据，支持针刺在脊髓损伤后膀胱和肠道功能以及慢性疼痛方面具有有益的作用（Dorsher and McIntosh，2011）。

最近的一项 Meta 分析，综述了所有发表的有关针刺治疗脊髓损伤及其并发症的随机对照试验（Heo et al.，2013）。纳入 16 项试验，其中 12 项来自中国内地，2 项来自中国台湾地区（包括前面已讨论过的 1 项），2 项来自美国。有 8 项试验研究了功能恢复：6 项观察了膀胱功能障碍，2 项检验了针刺治疗肩痛。大部分研究存在方法学问题，仅有 2 项试验为高质量。值得提醒的是，在功能改善方面，针刺结合常规医疗与单纯的常规医疗相比，具有阳性结果。以总有效率来检测显示，针刺与常规治疗相比，对于治疗膀胱功能障碍也有阳性结果。2 项有关针刺治疗脑卒中后肩痛的试验，与假针刺或常规治疗方案相比，没有显示出更多的益处。这些结果是令人鼓舞的，但需要更加明确的高质量研究。

作用机制

在脊髓损伤动物模型中,T$_8$节段脊髓挫伤的大鼠在术后 15 分钟内(而不是术后 24 小时)于昆仑、秩边和腰阳关使用电针治疗,显示髓核收缩减轻和损伤部位下的前角细胞相对地得到了保护(Politis 和 Korchinski,1990)。

正如脑卒中研究中,目前的工作正在揭示针刺可能对脊髓损伤产生神经保护的机制。在脊髓损伤的大鼠模型中,Jiang 等(2014)研究了 2Hz 的电针、手针和 2Hz 的经皮穴位电刺激,所有的治疗均选取水沟和中庭,治疗 30 分钟,分别在术后 2 小时和 8 小时进行。通过组织学染色显示,三组治疗都对组织形态学有部分的保护作用。另外,三组治疗均证实增强了抗氧化功能,减少了促炎性细胞因子的表达并且减少了细胞凋亡,以上所有的指标均显示电针较之手针或经皮穴位电刺激(transcutaneous acupoint electrical stimulation,TEAS)有更显著的效果。在一项类似的家兔试验中,Renfu 等(2014)发现,脊髓损伤后在秩边、水道、气海和中极,使用 20/40Hz 的电针治疗 15 分钟,每天 1 次,连续治疗 3 天,电针抑制了神经元凋亡,增加了抗凋亡信号通路的表达。

总结

一项值得关注的试验支持使用电针来促进急性脊髓损伤的功能恢复。令人惊讶的或许是此领域尚未发表更高质量的工作,因而值得进一步研究。正如在脑卒中研究中,动物实验正在揭示电针可能有神经保护作用的机制。

多发性硬化症

目前尚没有大量的有意义的个人经验或实验证据支持使用针刺治疗多发性硬化症,尽管有个案报道显示出针刺的益处(Foell,2011),以及针刺可能在改善部分患者的疲乏症状方面的证据(Foroughipour et al.,2012)。

神经退行性病变

按照西医学思维,帕金森病和阿尔茨海默病是两种主要的神经退行性病变,对于针刺在该类疾病的治疗中具有作用,最初看起来是难以置信的。毕竟应用针刺治疗本类病变的临床证据少之又少。但是,动物试验研究可能指明了前进的方向。

帕金森病的一种发病机制理论认为,黑质细胞损伤是氧化应激导致的结果,此证据源于甲基苯基四氢吡啶(1- 甲基 -4- 苯基 -1,2,3,6- 四氢吡啶,MPTP)的神经毒素作用可引起人和实验动物的帕金森综合征。在一项帕金森病的小鼠模型实验中,Wang 等(2011)发现,在给予 MPTP 之前开始用 100Hz 的电针,于双侧的足三里和三阴交,每天 1 次,可使 MPTP 对黑质的毒性作用减轻。以同样方式的电针对小鼠进行预处理,结果显示黑质的神经元缺失减轻,纹状体内多巴胺水平升高,代谢增加,同时自由基水平下降,抗氧化物的水平增高。

同样地,在一项阿尔茨海默病的小鼠模型实验中,Li G 等(2012)发现在膻中、中脘、气海及双侧血海、足三里使用手针,每天治疗 1 次,连续 15 天,不仅减轻了海马回神经元的缺失,而且改善了动物行为学测试中的表现能力。

这些动物研究提示,针刺可能潜在着能改变帕金森病和阿尔茨海默病的病理学进程的作用。更值得注意的是,当人们认为在药物治疗帕金森病能非常有效地减轻症状之时(那些药物对于阿尔茨海默病却很少如此有效),但依然没有任何一种药物干预显示出能够改变这两种病变的进程或结局。虽然,这些动物实验看起来视乎与常规临床实践相距甚远,但是它们可能为即将到来的治疗前景展现出诱人的一线曙光。

结语

针刺在减轻自限性神经病变症状方面的作用,如紧张型头痛和偏头痛,业已明确在临床上的有用性。尽管在脑卒中康复中其主要作用的证据并不支持,而实验研究表明针刺尤其是电针,可能具有神经保护作用,而在这些病变方面如脊髓损伤,急待良好设计的临床研究。

(郝汇睿　译,杜元灏　审校)

参考文献

Alexander, D.N., Sen, S., Sullivan, K.J., Bhavnani, G., Ma, X., Azen, S.P., 2004. Effects of acupuncture treatment on poststroke motor recovery and physical function: a pilot study. Neurorehabil. Neural Repair 18, 259–267.

Chau, A.C., Fai Cheung, R.T., Jiang, X., Au-Yeung, P.K., Li, L.S., 2010. An fMRI study showing the effect of acupuncture in chronic stage stroke patients with aphasia. J. Acupunct. Meridian Stud. 3, 53–57.

Chen, F., Qi, Z., Luo, Y., Hinchliffe, T., Ding, G., Xia, Y., Ji, X., 2014. Non-pharmaceutical therapies for stroke: mechanisms and clinical implications. Prog. Neurobiol. 115, 246–269. http://dx.doi.org/10.1016/j.pneurobio.2013.12.007.

Cheuk, D.K.L., Wong, V., 2014. Acupuncture for epilepsy. Cochrane Database Syst. Rev. http://dx.doi.org/10.1002/14651858.CD005062.pub4. Art. No.: CD005062.

Chollet, F., DiPiero, V., Wise, R.J.S., Brooks, D.J., Dolan, R.J., Frackowiak, R.S.J., 1991. The functional anatomy of motor recovery after stroke in humans: a study with positron emission tomography. Ann. Neurol. 29, 63–71.

Chuang, C.H., Hsu, Y.C., Wang, C.C., Hu, C.Y., Kuo, J.R., 2013. Cerebral blood flow and apoptosis-associated factor with electroacupuncture in a traumatic brain injury rat model. Acupunct. Med. 31, 395–403. http://dx.doi.org/10.1136/acupmed-2013-010406.

Dadar, T., Penke, B., Pesti, A., Telegdy, G., 1984. Inhibition of seizures induced by picrotoxin and electroshock by cholecystokinin octapeptides and their fragments in rats after intracerebroventricular administration. Neuropharmacology 23, 955–961.

Dennis, M., Langhorne, P., 1995. So stroke units save lives: where do we go from here? BMJ 309, 1273–1277.

Dennis, M., Wellwood, I., Warlow, C., 1997. Are simple questions a valid measure of outcome after stroke? Cerebrovasc. Dis. 7, 22–27.

Diener, H.C., Kronfeld, K., Boewing, G., Lungenhausen, M., Maier, C., Molsberger, A., Tegenthoff, M., Trampisch, H.J., Zenz, M., Meinert, R., 2006. Efficacy of acupuncture for the prophylaxis of migraine: a multicentre randomised controlled clinical trial. Lancet Neurol. 5, 310–316.

Dorsher, P.T., McIntosh, P.M., 2011. Acupuncture's effects in treating the sequelae of acute and chronic spinal cord injuries: a review of allopathic and Traditional Chinese Medicine literature. Evid. Based Complement. Alternat. Med. http://dx.doi.org/10.1093/ecam/nep010. Article ID 428108.

Endres, H.G., Bowing, G., Diener, H.-C., Lange, S., Maier, C., Molsberger, A., Zenz, M., Vickers, A.J., Tegenthoff, M., 2007. Acupuncture for tension-type headache: a multicentre, sham-controlled, patient- and observer-blinded, randomised trial. J. Headache Pain 8, 306–314.

Foell, J., 2011. Does acupuncture help in helping the ones you cannot help? The role of acupuncture in facilitating adaptive processes. Acupunct. Med. 29, 61–64.

Foroughipour, M., Taghanaki, H.R.B., Saeidi, M., Khazaei, M., Sasannezhad, P., Shoeibi, A., 2012. Amantadine and the place of acupuncture in the treatment of fatigue in patients with multiple sclerosis. Acupunct. Med. 31 (1), 27–30. http://dx.doi.org/10.1136/acupmed-2012-010199.

Gosman-Hedstrom, G., Claesson, L., Klingenstierna, U., Carlsson, J., Olausson, B., Frizell, M., Fagerberg, B., Blomstrand, C., 1998. Effects of acupuncture treatment on daily life activities and quality of life. Stroke 29, 2100–2108.

Han, J.C., 2004. An observation on the therapeutic effect of acupuncture for bulbar palsy after acute stroke. Henan J. Pract. Nerv. Dis. 7, 81–82.

Heo, I., Shin, B.-C., Kim, Y.-D., Hwang, E.-H., Han, C.W., Heo, K.-H., 2013. Acupuncture for spinal cord injury and its complications: a systematic review and meta-analysis of randomized controlled trials. Evid. Based Complement. Alternat. Med. http://dx.doi.org/10.1155/2013/364216. Article ID 364216.

Hrobjartsson, A., Gotzsche, P.C., 2001. Is the placebo powerless? An analysis of clinical trials comparing placebo with no treatment. N. Engl. J. Med. 344, 1594–1602.

International Headache Society, 2004. The international classification of headache disorders: 2nd edition. Cephalalgia 24 (Suppl. 1), 1–160. http://ihs-classification.org/en/.

Jena, S., Witt, C.M., Brinkhaus, B., Wegscheider, K., Willich, S.N., 2008. Acupuncture in patients with headache. Cephalalgia 28, 969–979.

Jiang, S.-H., Tu, W.-Z., Zou, E.-M., Hu, J., Wang, S., Li, J.-R., Wang, W.-S., He, R., Cheng, R.-D., Liao, W.-J., 2014. Neuroprotective effects of different modalities of acupuncture on traumatic spinal cord injury in rats. Evid. Based Complement. Alternat. Med. http://dx.doi.org/10.1155/2014/431580. Article ID 431580.

Johansson, B.B., 2000. Brain plasticity and stroke rehabilitation: the Willis lecture. Stroke 31, 223–230.

Johansson, K., Lindgren, I., Widner, H., Wiklund, I., Johansson, B.B., 1993. Can sensory stimulation improve the functional outcome in stroke patients? Neurology 43, 2189–2192.

Johansson, B.B., Haker, E., von Arbin, M., Britton, M., Langstrom, G., Terent, A., Ursing, D., Asplund, K., 2001. Acupuncture and transcutaneous electrical nerve stimulation in stroke rehabilitation. Stroke 32, 707–713.

Kaptchuk, T.J., Stason, W.B., Davis, R.B., Legezda, A.T.R., Schnyer, R.N., Kerr, C.E., Stone, D.A., Nam, B.H., Kirsch, I., Goldman, R.H., 2006. Sham device v inert pill: randomised controlled trial of two placebo treatments. BMJ 332, 391–397.

Kjendahl, A., Sallstrom, S., Osten, P.E., Stanghelle, J.K., Borchgrevink, C.F., 1997. A one year follow-up study on the effects of acupuncture in the treatment of stroke patients in the subacute stage: a randomized controlled study. Clin. Rehabil. 11, 192–200.

Kloster, R., Lasson, P.G., Lossius, R., Nakken, K.O., Dahl, R., Xiu-Ling, X., Wen-Xin, Z., Kinge, E., Rossberg, E., 1999. The effect of acupuncture in chronic intractable epilepsy. Seizure 8, 170–174.

Kong, J.C., Lee, M.S., Shin, B.C., Yong, Y.S., Ernst, E., 2010. Acupuncture for functional recovery after stroke: a systematic review of sham-controlled randomized clinical trials. Can. Med. Assoc. J. 182, 1723–1729.

Lee, J.D., Chon, J.S., Jeong, H.K., Kim, H.J., Yun, M., Kim, D.Y., Kim, D.I., Park, C.I., Yoo, H.S., 2003. The cerebrovascular response to traditional acupuncture after stroke. Neuroradiology 45, 780–784.

Li, G., Zhang, X., Cheng, H., Shang, X., Xie, H., Zhang, X., Yu, J., Han, J., 2012. Acupuncture improves cognitive deficits and increases neuron density of the hippocampus in middle-aged SAMP8 mice. Acupunct. Med. 30, 339–345.

Li, X., Luo, P., Wang, Q., Xiong, L., 2012. Electroacupuncture pretreatment as a novel avenue to protect brain against ischemia and reperfusion injury. Evid. Based Complement. Alternat. Med. http://dx.doi.org/10.1155/2012/195397.

Linde, K., Streng, A., Jurgens, S., Hoppe, A., Brinkhaus, B., Witt, C., Wagenpfeil, S., Pfaffenrath, V., Hammes, M., Weidenhammer, W., Willich, S.N., Melchart, D., 2005. Acupuncture for patients with migraine: a randomized controlled trial. JAMA 293, 2118–2125.

Linde, K., Allais, G., Brinkhaus, B., Manheimer, E., Vickers, A., White, A.R., 2009a. Acupuncture for migraine prophylaxis. Cochrane Database Syst. Rev. Art. No.: CD001218.

Linde, K., Allais, G., Brinkhaus, B., Manheimer, E., Vickers, A., White, A.R., 2009b. Acupuncture for tension-type headache. Cochrane Database Syst. Rev. Art. No.: CD007587.

Liu, Z., Guan, L., Wang, Y., Xie, C.-L., Lin, X.-M., Sheng, G.-Q., 2012. History and mechanism for treatment of intracerebral hemorrhage with scalp acupuncture. Evid. Based Complement. Alternat. Med. 2012, http://dx.doi.org/10.1155/2012/895032. Article ID 895032.

Long, Y.-B., Wu, X.-P., 2012. A meta-analysis of the efficacy of acupuncture in treating dysphagia in patients with a stroke. Acupunct. Med. 30, 291–297.

Mann, F., 1992. Reinventing Acupuncture: A New Concept of Ancient Medicine. Butterworth–Heinemann, Oxford.

Melchart, D., Streng, A., Hoppe, A., Brinkhaus, B., Witt, C., Wagenpfeil, S., Pfaffenrath, V., Hammes, M., Hummelsberger, J., Imich, D., Weidenhammer, W., Willich, S.N., Linde, K., 2005. Acupuncture in patients with tension-type headache: randomised controlled trial. BMJ 331, 376–382.

National Audit Office, 2010. Progress in Improving Stroke Care. National Audit Office, London.

National Institute for Health and Clinical Excellence, 2012. Diagnosis and Management of Headaches in Young People and Adults. National Institute for Health and Clinical Excellence, London. www.nice.org.uk/

cg150.

Oei, L.T., Chan, X.H., Van Ree, J., Han, J.S., 1992. Potentiation of electroacupuncture-induced analgesia by CCK-B antagonist L-365,260 in Wistar rats but not in acoustically-evoked epileptic rats. Acupunct. Med. 10, 47–52.

Park, J., Hopwood, V., White, A.R., Ernst, E., 2001. Effectiveness of acupuncture for stroke: a systematic review. J. Neurol. 248, 558–563.

Park, J., White, A.R., James, M.A., Hemsley, A.G., Johnson, P., Chambers, J., Ernst, E., 2005. Acupuncture for subacute stroke rehabilitation. Arch. Intern. Med. 165, 2026–2031.

Politis, M.J., Korchinski, M.A., 1990. Beneficial effects of acupuncture treatment following experimental spinal cord injury: a behavioral, morphological, and biochemical study. Acupunct Electrother. Res. 15, 37–49.

Renfu, Q., Rongliang, C., Mengxuan, D., Liang, Z., Jinwei, X., Zongbao, Y., Disheng, Y., 2014. Anti-apoptotic signal transduction mechanism of electroacupuncture in acute spinal cord injury. Acupunct. Med. 32, 463–471. http://dx.doi.org/10.1136/acupmed-2014-010526.

Rom, E., 2013. Sensory stimulation for lowering intraocular pressure, improving blood flow to the optic nerve and neuroprotection in primary open angle glaucoma. Acupunct. Med. 31, 416–421. http://dx.doi.org/10.1136/acupmed-2013-010403.

Schaechter, J.D., Connell, B.D., Stason, W.B., Kaptchuk, T.J., Krebs, D.E., Macklin, E.A., Schnyer, R.N., Stein, J., Scarborough, D.M., Parker, S.W., McGibbon, C.A., Wayne, P.M., 2007. Correlated change in upper limb function and motor cortex activation after verum and sham acupuncture in patients with chronic stroke. J. Altern. Complement. Med. 13, 527–532.

Seki, T., Iwasaki, K., Arai, H., Sasaki, H., Hayashi, H., Yamada, S., Toba, K., 2005. Acupuncture for dysphagia in poststroke patients: a videofluoroscopic study. J. Am. Geriatr. Soc. 53, 1083–1084.

Shi, Z., Gong, B., Jia, Y., Juo, Z., 1987. The efficacy of electro-acupuncture on 98 cases of epilepsy. J. Tradit. Chin. Med. 7, 21–22.

Söderberg, E., Carlsson, J., Stener-Victorin, E., 2006. Chronic tension-type headache treated with acupuncture, physical training and relaxation training. Between-group differences. Cephalalgia 26, 1320–1329.

Streng, A., Linde, K., Hoppe, A., Pfaffenrath, V., Hammes, M., Wagenpfeil, S., Weidenhammer, W., Melchart, D., 2006. Effectiveness and tolerability of acupuncture compared with metoprolol in migraine prophylaxis. Headache 46, 1492–1502.

Sze, F.K., Wong, E., Or, K.K.H., Lau, J., Woo, J., 2002. Does acupuncture improve motor recovery after stroke? A meta-analysis of randomized controlled trials. Stroke 33, 2604–2619.

Vickers, A.J., Rees, W.S., Zollman, C.E., McCarney, R., Smith, C., Ellis, N., Fisher, P., van Haselen, R., 2004. Acupuncture for chronic headache in primary care: large, pragmatic randomized trial. BMJ 328, 744–747.

Vickers, A.J., Cronin, A.M., Maschino, A.C., Lewith, G., MacPherson, H., Foster, N.E., Sherman, K.J., Witt, C.M., Linde, K., 2012. Acupuncture for chronic pain: individual patient data meta-analysis. Arch. Intern. Med. 172, 1444–1453.

Wang, H., Pan, Y., Xue, B., Wang, X., Zhao, F., Jia, J., Liang, X., Wang, X., 2011. The antioxidative effect of electro-acupuncture in a mouse model of Parkinson's disease. PLoS One 6 (5), e19790. http://dx.doi.org/10.1371/journal.pone.0019790.

Weiller, C., Chollet, F., Friston, K.J., Wise, R.J.S., Frackowiak, R.S.J., 1992. Functional reorganization of the brain in recovery from striatocapsular infarction in man. Ann. Neurol. 31, 463–472.

White, A., Hayhoe, S., Hart, A., Ernst, E., 2001. Adverse events following acupuncture: prospective survey of 32,000 consultations with doctors and physiotherapists. BMJ 323, 485–486.

Witt, C.M., Reinhold, T., Jena, S., Brinkhaus, B., Willich, S.N., 2008. Cost-effectiveness of acupuncture treatment in patients with headache. Cephalalgia 28, 334–345.

Wonderling, D., Vickers, A.J., Grieve, R., McCarney, R., 2004. Cost-effectiveness analysis of a randomised trial of acupuncture for chronic headache in primary care. BMJ 328, 747–749.

Wong, A.M.K., Leong, C.P., Su, T.Y., Yu, S.W., Tsai, W.C., Chen, C.P.C., 2003. Clinical trial of acupuncture for patients with spinal cord injuries. Am. J. Phys. Med. Rehabil. 82, 21–27.

Wu, H.M., Tang, J.L., Lin, X.P., Lau, J.T.F., Leung, P.C., Woo, J., Li, Y., 2006. Acupuncture for stroke rehabilitation. Cochrane Database Syst. Rev. Art. No.: CD004131.

Wu, P., Miller, E., Moher, D., Seely, D., 2010. Acupuncture in poststroke rehabilitation. Stroke 41, e171–e179.

Xie, Y., Wang, L., He, J., Wu, T., 2008. Acupuncture for dysphagia in acute stroke. Cochrane Database Syst. Rev. Art. No.: CD006076.

Yamamoto, T., 1989. New scalp acupuncture. Acupunct. Med. 6, 46–48.

Yan, T., Hui-Chan, C.W.Y., 2009. Transcutaneous electrical stimulation on acupuncture points improves muscle function in subjects after acute stroke: a randomised controlled trial. J. Rehabil. Med. 41, 312–316.

Zhang, S., Liu, M., Asplund, K., Li, L., 2005. Acupuncture for acute stroke. Cochrane Database Syst. Rev. Art. No.: CD003317.

Zhang, S., Li, N., Liu, M., 2009. Use of acupuncture for stroke in China. Acupunct. Med. 27, 146.

Zhao, J.G., Cao, C.H., Liu, C.Z., Han, B.J., Zhang, J., Li, Z.G., Yu, T., Wang, X.H., Zhao, H., Xu, Z.H., 2009. Effect of acupuncture treatment on spastic states of stroke patients. J. Neurol. Sci. 276, 143–147.

Zhou, F., Guo, J., Cheng, J., Wu, G., Xia, Y., 2011. Electroacupuncture increased cerebral blood flow and reduced ischemic brain injury: dependence on stimulation intensity and frequency. J. Appl. Physiol. 111, 1877–1887.

Zhou, F., Guo, J., Cheng, J., Wu, G., Xia, Y., 2013. Effect of electroacupuncture on rat ischemic brain injury: importance of stimulation duration. Evid. Based Complement. Alternat. Med. http://dx.doi.org/10.1155/2013/878521.

25

第二十五章　针刺在精神卫生中的应用

P.B.Rornan　H.Rampes

引言

精神卫生服务的用户非常渴望补充和替代疗法,如针刺对他们提供帮助。患有精神疾患的人们是补充和替代疗法的高需求用户(Hunt et al.,2010;精神健康基金会,2011;Werneke,2009)。我们已开始了解到针刺在疼痛管理和细胞修复中是如何发挥作用的。针刺作为一种治疗精神疾患的方法,在研究中已经取得一定的进展。本章将概述应用针刺治疗精神疾患的证据。

针刺治疗精神疾患的作用机制可以与其他疗法联系来考虑。精神药物是一种重要的治疗精神疾患的方法,可以调节大脑神经递质,主要是单胺类神经递质(Gelder et al.,2006),产生神经可塑性作用。例如,常用于治疗双相障碍的碳酸锂,已经被证明能促进神经发生(Chen et al.,2000)。

针刺可调节大脑神经递质,包括内源性阿片类物质和 5- 羟色胺(Bosch and Van den Noort,2005;Bosch and van den Noort,2008;Dhond et al.,2007;Yoshimoto et al.,2006)。功能磁共振成像研究已经显示,针刺可影响边缘 - 边缘旁系 - 新皮层网络,该结构在调节感情、认知和处理记忆方面起关键作用(Fang et al.,2009)。脑卒中研究表明针刺潜在着可能刺激脑细胞再生的作用(Bosch and Van den Noort,2005;Dhond et al.,2007)。另外,皮质醇水平升高与压力、焦虑、抑郁和精神分裂症以及其他精神疾患相关(Gelder et al.,2006;Gunduz Bruce et al.,2007;Reid and Watson,2006;Ritsner et al.,2007;Walder et al.,2002)。针刺可降低其水平(Akimoto et al.,2003;Harbach et al.,2007;Huang et al.,2011;Schneider et al.,2007)。如果针刺对大脑可产生这样的作用,那么,合理的推测是针刺可能会影响精神疾患,

并能够作为可用治疗组合的一部分使用。

抑郁症

抑郁症给卫生服务带来了一个严峻的全球性挑战（World Health Organization，2012）。通常情况下，5%~10% 的人群会患有抑郁症（Ohayon，2007；Stordal et al.，2003），而 0.7%~2.9% 患有重度抑郁障碍（Stordal et al.，2003；Wang et al.，2010）。在欧洲，患有严重抑郁症的患者，其一生中企图自杀的风险估计约为 28%（Bernal et al.，2007）。抑郁症导致严重的疾病负担，且一定比例的患者对当前的治疗反应不佳（World Health Organization，2007）。抑郁症还与心脏疾患（Gowrishankar，2011；Nemeroff et al.，1988）、成瘾（Hasin，2005）、脑卒中（Zavoreo et al.，2009）和痴呆（Enache et al.，2011；Lenoir et al.，2011）等相关。女性的发病率高于男性，尽管这与其一生的性激素改变不一定有必然联系（Ronald，2003）。有疼痛症状的人患抑郁症或焦虑症的可能性是普通人的 4 倍（Lépine and Briley，2004）。

尽管对抑郁症患者，心理干预方法日益被应用并有效（Lau，2008），但许多患者潜在着的生物学成因，需要用生物医学来解决。然而，抗抑郁药并不总是有效或安全的。选择性 5-羟色胺再摄取抑制剂（selective serotonin re-uptake inhibitors，SSRIs）如氟西汀、帕罗西汀和西酞普兰，最常用于治疗抑郁症，但已知其容易引起恶心、勃起功能障碍，以及老年人的失眠和烦躁不安。使用 SSRIs，初期体重下降，随后长期应用会出现体重增加（Westenberg and Sandner，2006）。研究已经揭示，孕妇应用抗抑郁药已暴露出与先天性畸形、自然流产、早产、异常分娩和新生儿适应困难等问题有关。还有令人担忧的是新生儿可能出现持续性肺动脉高压（Udechuku et al.，2010）。然而，最近一项来自挪威的母亲和儿童的队列研究，纳入 63 395 例女性，结果并没有显示出服用抗抑郁药会强烈增加畸形、早产或产前低出生体重等风险（Nordeng et al.，2012）。患有慢性抑郁症的患者更倾向于有贫穷的社会经济背景，并且需要比重度抑郁障碍患者常规疗程更长的时间来接受专家的治疗（Rubio et al.，2011）。光疗法用于治疗季节性情感障碍（属于抑郁性病变障碍的一种变型）（Lau，2008）。电休克疗法（electro-convulsive therapy，ECT）常用于治疗重度抑郁症，并且能够挽救那些绝食患者的生命。遗憾的是，ECT 在某些病例中会引起短期的记忆损害（Mayor，2003）。

目前有很多针刺治疗抑郁症的试验研究。但是，这些试验趋向于低效度、存在异质性，以及在盲法方面存在偏倚（Schroer and Adamson，2011；Smith et al.，2010；Wang et al.，2008）。我们检验了最近的一些研究。

Andreescu 和其同事们（2011）使用了盲法随机平行分组的设计，对比电针和假（对照）针刺的有效性和耐受性，研究纳入 57 例轻、中度抑郁症患者。结果显示在抑郁结局指标项目方面两组之间几乎无差异性。在医院焦虑抑郁量表方面，两组治疗后分别下降了 7.4 和 7.9，结果显示有显著性改善（Andreescu et al.，2011）。Vázquez 和其同事们（2011）实施了一项双盲随机对照试验（randomised controlled trial，RCT），纳入 42 例重度抑郁发作的患者，以检验假针刺与真实针刺的治疗效果。他们进行了唾液皮质醇测量和临床评估，主要应用卡罗尔评估量表。他们发现抑郁显著减轻的同时，唾液皮质醇水平也恢复正常（Vázquez et al.，2011）。这两项研究都从第三组，即非针刺组中获得了益处，这一臂是为了与假针刺进行对照。尽管他们使用了固定的治疗方案（基于不同的基本原理），但是这些研究为了模仿正常的治疗过程而使用了个体化针刺治疗,这一直是存在争议的(Schroer and Adamson,2011)。后一项试验盲法如何实施也并不清楚。

美国一个研究团队在试验方法学方面引入了两个有意义的进展:应用个体化的传统中医针刺,对特定症状使用"手册"规定的穴位进行选择治疗,这将使研究能够被重复,并由两名针灸师参与治疗。第一位针灸师为每位患者给出一个治疗处方,同时给出一个被认为对抑郁症无效但本身看起来似乎合理的第二个方案。按照随机化选择两个处方的其中之一,让第二个针灸师来应用。因此,达到了双盲(参与者和治疗者)。在 Allen 和其同事(2006)完成的一项研究中,151 例重度抑郁障碍的患者被设计为一个三臂双盲随机对照试验—第三臂是等待名单对照组。随后进行 8 周治疗,针刺组的有效率是 22%,假针刺组是 39%。16 周的治疗后,两组都达到了 50% 的有效率。同时两组治疗的结果都优于等待名单对照组,但都没有显示出令人鼓舞的结果,即并不支持针刺作为一种单独的疗法。另外,假针刺比真实针刺的结果更成功,只能使针刺治疗本病变的有效性问题更加混乱(Allen et al.,2006)。

临床要点

　　针刺治疗抑郁症的试验,已采用了将诊断和治疗的医生进行分离的方法,以达到双盲的目的。

应用类似的方法学,Manber 和其同事分别报道了 2004 年和 2010 年的两项三臂研究,分别纳入 61 例和 150 例孕妇。在后一项研究中,对评估者也使用了盲法。三臂分别接受真实针刺、对抑郁无特异性针刺和推拿。三臂的抑郁均有所改善,而针刺臂的改善明显优于无特异性针刺臂和推拿臂。参与者产后 10 周随访,依然保持着这些改善的效果。特异性针刺治疗臂的效应量等于或优于抗抑郁药和心理疗法(Manber et al.,2004,2010)。

在初级医疗中完成的一项大型三臂实用性 RCT(MacPherson et al.,2013),755 名抑郁症患者被随机分为针刺组、心理疏导组和单纯常规医疗组。患者分别接受平均 10 次针刺治疗和 9 次心理疏导。分别于 3 个月和 12 个月时,与单纯常规医疗相比,针刺组与心理疏导组患者健康问卷(Patient Health Questionnaire,PHQ-9)抑郁评分的均值均显著下降,有统计学意义,且两组均显著地优于单纯常规医疗组,但两组之间没有统计学差异。

从一些研究的证据可以得出,针刺可能比抗抑郁药更有效,或可增强其疗效。尤其是 Fu 和其同事(2008)开展了一项 RCT,纳入 440 例重度抑郁障碍患者,来自 4 家医院。他们对针刺两个特异性穴位(即针对抑郁的合谷、太冲),与非特异性针刺、治疗剂量的氟西汀进行疗效比较。测量指标包括汉密尔顿抑郁量表,Asberg 抗抑郁药副作用量表和针刺的严重不良反应。该项研究中针刺治疗抑郁的总体结局是:比另外两组的任何一种更有效(分别为 86% : 59% : 73%),且针刺组没有发生严重不良反应。汉密尔顿抑郁量表的变化与氟西汀相似(Fu et al.,2008),但针刺组不良事件明显更少。类似的发现也被 Duan 等的一项研究观察到,该研究有 75 例参与者,其中包括一组是检验电针结合氟西汀的效果。与单纯电针组或单纯抗抑郁药组比较,该组中的参与者状况更好,包括抗抑郁药的副作用更少(Duan et al.,2008)。德国一项研究在检测针刺结合一种三环类抗抑郁药的疗效时,结果也支持后者的这些研究结果(Roschke et al.,2000)。然而,以上所有的研究都存在分配隐藏和盲法使用的问题。

关于针刺是否能被抑郁症患者群体更广泛地接受也存在一些问题,由于研究是在各种特定的亚组中实施的,要么是针对一种性别,要么是针对重度抑郁,而且通常又是住院患者(Schroer and Adamson,2011)。另外,到目前也只有 2 项研究(Manber et al.,2004,2010)有长期随访,没有任何研究涉及有关生活质量(quality of life,QoL)变化的数据。未来的研究应该进一步注意偏倚和盲法问题,例如通过纳入 QoL 的测量,特别是探讨针刺对与情绪低落相关的雌性激素水平的影响。

Cochrane 中关于抑郁症的综述(Smith et al.,2010)是一项严格的系统评价,得出结论是"大部分试验有高偏倚风险。没有足够的证据支持针刺组较等待名单对照组或假针刺对照组有持续有益的效果"。不过,作者指出"两项试验发现当针刺与药物联合应用时,比单纯药物治疗可能有额外的益处"。在对 Cochrane 综述进行深思熟虑的评论中,Schnyer(2011)总结道"针刺治疗抑郁症所潜在的临床用途,不论是证实它还是反驳它,数据依旧是不充分的"。

双相情感障碍

有关针刺治疗双相情感障碍的研究很少。其中有趣的是由 Dennehy 和他的同事们在 2000—2003 年实施的研究(Dennehy et al.,2009)。通过在当地报纸和健康食品店刊登广告,他们招募了 20 位处于躁狂期和 26 位处于抑郁期的参与者。将两个队列分为两组,一组针对患者的状况给予针刺治疗,另一组作为针刺对照组。所有的参与患者都予精神类药物治疗(主要是丙戊酸钠以稳定情绪),并在研究周期内保持持续给予。处于狂躁期的患者中有50%,抑郁期的 27% 参与者被剔除,主要由于他们的病情恶化,对于躁狂型参与者,主要是难以坚持完成研究方案。剩余下来的参与者其临床症状与基线症状相比都有改善。该报道没有详述参与者在开始接受治疗之前的服药剂量或时间长短。总体上该团队经历了不可预见的困难,包括招募(缺乏服务用户的积极响应)、保留(当病情恶化时,处于狂躁和焦虑的患者会对临床医师产生过激的行为反应)、研究方案的实施(研究到第 5 周对应用针刺治疗产生的困惑)。当仔细研读时,似乎是精神类药物在开始起作用,而不是针刺。

临床方法

按照西医的观点,针刺适宜的刺激剂量和治疗计划对治疗抑郁症可能是重要的,大部分方案中描述要引出得气感并留针 20 分钟。常用的穴位包括百会、内关、神门、足三里、三阴交、公孙和太冲。在中国实施的研究中,电针常常被使用。

焦虑

焦虑是一种正常的反应,但在某些处境下可能会变成问题,例如看牙医、有医疗手术或在体育项目中进行竞赛。焦虑障碍的范围涉及急性应激反应、适应障碍、广泛性焦虑障碍、惊恐障碍、社交恐惧症,创伤后应激障碍和自闭症。

焦虑症状的确会出现在抑郁障碍、双相情感障碍和精神分裂症中,而且可能是严重的。在英国人群中广泛性焦虑的患病率被认为达到约 4.4%(MaManus et al.,2009),在世界范围内的患病率为 0.8%~6.4%(Grant et al.,2004;Kessler et al.,2006;Lieb et al.,2005)。患有焦虑的人们更喜欢看医生和咨询医学专家,尤其是在胃肠病方面有问题的患者(Kennedy and

Schwab,1997；Wittchen et al.,2002）。治疗包括心理治疗（如认知行为疗法）和抗抑郁药物治疗。但是，两种治疗都不令人完全满意，并且有一部分人群对任何一种治疗都始终无效（Errington-Evans,2009；National Collaborating Centre for Mental Health,2011）。

针刺治疗焦虑症的证据显示，似乎在牙科、手术和运动医学中有良好前景，在部分大鼠模型的实验中也看到了希望。不过，相关研究依然缺乏（Pilkington et al.,2007），尽管近期已开展了一系列的研究，但不论是在特异性针对焦虑症（如 Acer et al.,2013；Bussel,2013；MacPherson and McGraw,2013），还是涉及焦虑的测量指标（如 Reshef et al.,2013；Smith et al.,2014；Wang et al.,2013）以及方法学方面，问题依然存在（Bussell,2014）。由于研究的方法学质量较低和异质性问题，这些研究已经遭到了批评，但是在大多数研究中出现的有统计学意义的阳性结局却不容忽视（Pilkington,2010；Pilkington et al.,2007）。

临床要点

> 中等强度的证据支持，针刺治疗牙科、手术和运动医学中的情境性焦虑有效。

Wang 及其同事们开展了一项 RCT，纳入 56 例经受碎石术的患者。参与者在术前接受真穴位或假穴位的耳针刺（用压针），随后于术中选择合谷和太冲，分别给予真实电针（2~25Hz）和假电针刺激—假治疗组采用浅表刺入。在干预方法上对评估者和参与者实施盲法。

参与者在入院时以及耳针治疗 30 分钟后（术前），要求完成状态和特质焦虑量表（State and Trait Anxiety Inventory）的检测。在手术过程中，参与者可要求额外增加镇痛剂。术后他们要完成疼痛视觉模拟评分，出院前询问患者是否认为自己接受了针刺或假针刺以检验盲法实施的情况。结果显示与假针刺组患者相比，那些接受真实针刺的患者焦虑症状显著减轻（$P=0.029$），痛感更少（$P=0.221$），需要的镇痛剂更少（$P=0.040$）（Wang et al.,2007）。这是一项小规模的研究，患者有可能从第三臂中获得益处，即该组的患者被给予了非针刺治疗。类似的发现见于一项 25 例白内障患者的术前研究，该研究使用了三臂设计（真实针刺、假针刺和非针刺）。与假针刺、非针刺相比，结果发现真实针刺在减轻焦虑方面显著优于前 2 组。假针刺治疗组也显示了一些治疗后的效果，但是真实针刺在保持其显著疗效上优于非针刺组（Gioia et al.,2006）。

部分研究显示，针刺可降低应激情境下的皮质醇水平。Akimoto 和其同事们提出，针刺能够抑制体育运动引起的机体健康状态下降。他们研究了 3 天联赛期间 21 名优秀的足球运动员，其中的 9 名运动员给予针刺治疗，剩余的 12 名运动员为对照组。比赛前治疗组在联赛前 1 天以及联赛的每天晚上给予 2 小时的针刺治疗。收集联赛前 1 周、3 天期间及 3 天后所有运动员的唾液样本。要求所有受试者完成关于自我身体和心境健康状态的调查问卷。发放心境状态调查表，以确定他们的心境健康状态。测量包括紧张、抑郁、愤怒、活力、疲乏和困惑。结果显示对照组在第 2 天、第 3 天的皮质醇浓度显著地增高，反之在治疗组第 1 天增高，但是第 2 天和第 3 天下降至基线水平。总体上，治疗组比对照组的皮质醇水平有显著的下降。运动员所感受到的身体和精神健康状态也反映了这一研究结果。与对照组比较，治疗组的肌肉紧张显著地降低，疲乏和困惑感明显减轻（Akimoto et al.,2003）。

在另一项研究中，Schneider 等探讨了针刺对神经内分泌和自主神经系统的特异性作用。采用随机化假对照试验方法，他们对 34 例肠易激综合征患者实施真实针刺或假针刺治疗。

在治疗开始前和治疗期间规定的时间点收集患者的唾液来进行检测。在治疗前、治疗后即刻和治疗结束后 3 个月,要求患者完成两份生活质量问卷。他们发现两组的唾液皮质醇水平均有下降,真实针刺组的下降水平更高,但是差异没有统计学意义。两组的生活质量均有提高,但是差异也无统计学意义(Schneider et al.,2007)。

出汗是紧张的一种症状,在对照试验中可以通过将受试者置于应激情境下而诱发。可将受试暴露于噪声、痛苦、心算或记忆测试中,以诱发"精神性出汗"。部分研究表明,针刺能够减轻手掌和脚心的出汗(Hsieh,1998;Ogata et al.,2002,2005,2007)。在一项试验研究中,Ogata 和其同事们检测了不同频率下电针治疗出汗的效果。共有 25 名健康志愿者,被分为两组,均参与两个试验。首先测量出汗的基线水平,让受试者经历 2 分钟的心算测验,同时用不同频率的电针进行治疗,两种不同频率治疗之间间隔时间在半小时以上。电针选用两个频率,分别是 5Hz 和 100Hz。他们发现治疗期间两种频率都减轻了出汗情况,但是治疗后效果并不能长时间保持。他们还在其中的一项试验中发现更高频率的电针治疗是无效的,而在其他试验中也只是部分有效(Ogata et al.,2005)。另外,这些结果与其他研究中发现的结果相类似。不过,这些都属于无对照研究,而且用出汗来代替焦虑本身,这也有局限性。

临床方法

印堂和百会(有或无四神聪)是许多治疗焦虑症被提及的共同穴位,单独使用印堂能使急性焦虑症即刻获益。耳穴如神门也经常被添加使用。耳穴神门或印堂可以单独用于情境性焦虑症的治疗,例如牙科手术中。其他常用的穴位如神门、内关、申脉、足三里、天枢、曲池和背部穴位包括命门和肾俞。传统上也常使用一系列的膀胱经穴位,例如肺俞、心俞、膈俞、肝俞、脾俞和肾俞,或结合本神和神庭。该治疗计划可能需要多次治疗,一些作者建议每周治疗数次。

痴呆

痴呆被认为在全世界患病超过 2400 万人口,至 2020 年其患病率几乎会翻一倍(Brayne et al.,2011;Ferri et al.,2005)。阿尔茨海默病被认为是居于第一位的病因,其次是血管性痴呆(2014)。其他类型包括路易体痴呆、额颞叶痴呆、血管性痴呆、帕金森病相关性痴呆和混合性痴呆。症状包括记忆丧失、语言损害、定向障碍、性格改变、日常生活活动困难和自我忽视。痴呆患者也可同时患有其他精神疾病,如抑郁症、焦虑症或精神病(Nice,2006,2011 年 3 月修订)。有一些证据支持心理干预和药物(草药和常规药物)可抑制疾病的进程,但是目前认为尚无法治愈(Brayne et al.,2011;Brodaty et al.,2011)。

一项针刺治疗血管性痴呆的 Cochrane 综述(Peng et al.,2007),共检索到 95 项研究,其中94 篇为中文。有 17 项为 RCTs,其中 16 篇予以剔除(仅有一项被评价)。排除的原因是或者使用了尚未证实的疗效西药,或者另一种疗法与针刺同时应用以及随机分组不充分。Lee 和其同事们检索到 40 篇 RCTs 也源自中国,其中 3 项试验符合纳入标准。但是,他们评价认为多臂试验的方法学质量很低,因为有关方法学的报告很不完整。该综述未提及,为了核实方法学,该团队在与相关研究人员联系方面做过巨大努力。虽然如此,他们在研究中也报道了一些结果,包括阳性结果和针刺与不同的对照组相比并未见到显著的效果(Lee et al.,2009a)。

在一项综述中,为从业者提供了更多有用的信息,Cheng 和 Cheng 概述了过去 10 年内开展的研究(Cheng and Cheng,2009),主要集中在临床方法上,而不是研究方法。所有研究是小规模和非随机化设计,都显示了单纯使用针刺或针刺联合其他一种治疗方法具有高成功率。证据显示针刺治疗痴呆的很多症状是很有希望的。研究者将来必须解决随机化、盲法,以及与病变相关的结局指标的类型等问题,另外,如果我们要肯定针刺的疗效,或许应将针刺的效用进行跨文化传递。

精神分裂症

精神分裂症是一种严重的致残性的疾病,全球人口的患病率大约 1%(McGrath et al.,2008)。由于该病与城市化和贫穷相关,其患病率在不断增高(Pedersen and Mortensen,2011;Peen and Dekker,1997;Sundquist et al.,2004)。本病导致了患者与社会隔绝和身体健康状况不佳(Lambert et al.,2003)、自残和自杀(Pompili et al.,2007)。精神分裂症常常始发于成年早期,大部分患者终身性长期患病。治疗主要依靠抗精神病药物,一些最新的研究发现在早期阶段采用心理疗法可能有用(Freeman,2011;Lewis et al.,2006)。在最近的 15 年,抗精神病药物已经有了改善,但副作用依旧是较大的问题。主要问题是患者反映他们所经历的副作用如此严重,以至于对他们而言这些副作用比忍受原病变的痛苦更甚。结果是因依从性差,抗精神病药的长期有效性从 70% 下降至大约 36%(Ross and Read,2004)。较老的抗精神病药被认为大约在 36% 的病例中有效(Ross and Read,2004),已有报道显示这些药物在治疗结局和改善生活质量方面并不明显地比新型的非典型抗精神病药差(Lewis et al.,2006)。

在欧洲,有关构建针刺与精神分裂症的研究设计已取得了一些进步。2008 年开展的一项服务用户评估,已为该治疗模式提供了可观的阳性的结果(Rogers,2009)。在欧洲的针刺治疗精神分裂症的试验中,参与者通常都是积极地配合。或许患者感觉针刺是一种新奇的治疗,通常无法通过卫生服务而获得,或者提供一种从表面上看与精神病毫无关联的治疗方法,从而提高了患者的这种参与度,这在其他一些类型的精神卫生治疗中并不常见,如抗精神病药物和谈话治疗。

一项前瞻性临床前初步研究发现,针刺对精神分裂症症状有阳性结果,在精力、睡眠、体重、抗精神病药的成瘾性和副作用方面都有改善作用(Ronan,2011)。研究也突显出该治疗在弱势群体中快速改善后会出现的风险。两例参与者感觉非常好,其中一例还停了药,结果导致他们又复发并像原来一样依赖药物而成瘾。这两例参与者都急性复发,并且要花费一些时间来恢复。小规模的研究已在德国和以色列开展,也都证实了英国的那些研究结果(Bloch et al.,2010;Bosch et al.,2010)。

Cheng 等(2009)实施了一项对评价者和参与者用盲法、双臂随机对照试验,纳入初次接受针刺治疗的 60 例符合 DSM- Ⅳ 诊断的精神分裂症患者。参与者分别给予真实电针和假电针连续 6 周,并同时服用已明确为无效的抗精神病药治疗。精神病症状是测量的主要指标,随后对精神分裂症的阳性或阴性症状进行评估。也收集定性数据,包括药物使用、睡眠、焦虑和抑郁等情况。30 例真实电针组的参与者中有 13 例患者精神病症状改善 ≥ 20%。在第 6 周时阳性和阴性症状评分值均有显著的下降。相比之下假电针组的结果较差(Cheng et al.,2009)。由于研究中的例数过少,不足以证实任一测量结果的统计学意义,但是该研究容易重复,未来的研究工作可将此作为一种模型来很好地利用。

最近 10 年完成的一些新研究,主要是在中国。自 1997 年以来,已有 4 项综述对有关研究进行了评价(Beecroft and Rampes,1997;Harbinson and Ronan,2006;Lee et al.,2009b;Rathbone and Xia,2005),每一项综述都得出结论,认为针刺可能有助于改善精神分裂症的症状,但是研究中不完整的报告和方法学问题都影响了证据的质量。尽管方法学有改进,但样本量依然太小,因而难以了解在这些大多数研究中所看到的效果是否具有普遍性(Lee et al.,2009b)。另外,正像痴呆的研究情况一样,该领域将从证实中国的研究结果以及进一步的国际研究中而获益(Lee et al.,2009b)。在最近的大部分综述中,Lee 和其同事们检索到了 13 项RCTs 符合他们综述的纳入标准。所有研究均报道了单纯使用针刺或结合抗精神病药具有阳性结果。综述也强调了研究存在的一些问题,诸如盲法问题,缺乏伦理审查过程的报告,精神分裂症特定文化的评估,以及缺乏抗精神病药剂量、副作用和针刺之间交互作用的调查研究。

针刺治疗精神分裂症的可能机制

有关针刺为何或如何有助于缓解某些人的精神分裂症症状,人们已经提出了一些解释,但是所有的解释都是基于小样本量的试验研究。Dhond 和 Bosch 进行了全面的评价(Bosch and Van den Noort,2005;Dhond et al.,2007)并总结如下。

首先,fMRI 研究已经表明针刺能够:调节边缘 - 旁边缘系统的神经皮层网络——调节情感、认知和记忆处理的中枢(Fang et al.,2009;Hui et al.,2011);引起内源性阿片类物质和5- 羟色胺的释放(Bosch and Van den Noort,2005;Bosch and van den Noort,2008;Dhond et al.,2007;Yoshimoto et al.,2006);潜在着能引起大脑细胞再生的作用(Bosch and van den Noort,2008;Dhond et al.,2007)。

调节边缘系统可能是改善精神分裂症相关症状的关键。例如,杏仁核、海马和下丘脑的协调反应可能会改善精神分裂症的阴性症状如情感冷漠、觉醒迟钝和动机缺乏。精神分裂症中有一种很大的可能性就是谷氨酸比多巴胺的作用更加重要(Laruelle et al.,2003)。N- 甲基 -D- 天冬氨酸(NMDA)是突触后细胞中谷氨酸结合和激活的主要受体,可能在精神分裂症中出现活性下降。已经发现 N- 甲基 -D- 天冬氨酸调节剂具有抗精神病作用,同时已表明它的拮抗剂可以引发精神病(Goff and Coyle,2001)。一些实验性疼痛的研究表明,海马和杏仁核(NMDA 存在的地方)能够被针刺去活化,同时至少有一项研究表明,在边缘系统中这些区域和其他区域的协调性被激活也是可能的。这可能有助于心身类疾病。

其次,有关疼痛的一些研究已经清楚地表明,针刺可调节和引起大脑的杏仁核、下丘脑和脑干区域中内源性阿片类物质的释放。这可能转变了自主神经系统的平衡,因此缓解了压力。尤其是调节下丘脑可能引起皮质醇水平的下降和脱氢表雄酮(dehydroepiandrosterone,DHEA)水平的升高,两者都与压力的减轻相关。低水平的 DHEA 与压力和焦虑相关(di Michele et al.,2005;Reid and Watson,2006)。

一些证据表明,精神分裂症人群用鸦片和阿片类药物自我治疗,能改善本病的阳性和阴性症状(American Psychiatric Association,2004;Davis et al.,1997;Heinze et al.,1997;Mititelu,2009;Schmauss and Emrich,1985)。人们认为鸦片对阳性症状有较大的作用,也能对阴性症状有作用,但阿片类药物主要改善阴性症状。这其中的原因依然不清楚。最满意的有关阿片类药物调节精神分裂症的解释,可能是归因于卡帕阿片类物质。卡帕阿片类物质抑制了伏隔核中的谷氨酸能传递。在精神分裂症中,人们认为谷氨酸投射到下丘脑和皮质区域的抑制解除会导致进行性兴奋毒性神经元细胞的死亡(Deutsch et al.,2001)。这种调控会阻断或防止神经元的渐进性退化,改善阴性症状和认知缺失。

第三,慢性脑卒中患者的研究已经表明,针刺可使与功能衰弱侧相关的感觉运动皮层区域产生极度活跃。这种活动的增加与患侧手和上肢的运动改善密切正相关。这表明针刺可能具有促进大脑细胞再生的作用,也包括针刺可能增强了左侧大脑的功能活动(Bosch and Van den Noort,2005;Bosch and van den Noort,2008;Dhond et al.,2007)。

临床方法

用于焦虑症和抑郁症的治疗方法,也适用于精神分裂症。

精神病药物的副作用

精神病药物的副作用是个棘手问题(Ross and Read,2004),这就是为什么50%的患者不能完成治疗的主要原因,从而导致了高复发率(Ohlsen et al.,2003)。抗精神病药物可能是最具问题的一类药,其次就是情绪稳定剂如碳酸锂和抗抑郁药。其中这些药物令人厌恶的副作用有嗜睡、口干(或用氯氮平时,出现唾液分泌增多)、极度口渴、食欲增加、体重增加、眩晕、便秘、高血压和低血压。较老的抗精神病药更可能会引起帕金森症状,如迟发型运动障碍、静坐不能、便秘和体重增加。新型抗精神病药的副作用对患者长期的身体健康更为有害。这包括出现体重增加、糖尿病、血脂异常,缺血性心脏病(Mosby Inc,2013;Stahl,2008)。

关于针刺与药物副作用的研究可以找到两项。一项单纯口服氟西汀对比氟西汀联合电针的研究,结果发现后者使口干、便秘、眩晕、头痛、肢体无力和腹泻等副作用均有显著的改善(Liu et al.,2009)。另一项在口服抗精神病药的精神分裂症患者中进行针刺效果的探索性研究(Ronan,2011),结果发现针刺对精神分裂症生活质量评分的影响无显著变化。不过,参与者反映嗜睡和精力得到了改善,减轻了体重,增加了运动,眩晕、遗尿、帕金森运动症状、静坐不能和迟发型运动障碍等均有减轻。这些发现也反映在其他一些小规模的针刺治疗精神分裂症人群的研究中:Reshef和其同事们观察了20例患者,比较了常规治疗和每周2次的针刺治疗,结果发现患者的睡眠、睡眠效率、睡眠潜伏期和情绪状态等均有显著性改善(Reshef et al.,2013)。这些发现也在德国开展的两项小规模研究中见到,一项是精神分裂症,第二项是精神分裂症和抑郁症(Bosch et al.,2010;Bosch et al.,2014)。或许在Atwood完成的一项研究中,最引人关注就是他在使用电针帮助16例慢性精神分裂症患者戒烟时,却发现了副作用得到改善。结果观察到电针显著地减轻了抗精神病药的副作用,同时吸烟量下降了50%。改善情况还包括早醒和起床时间,从事家庭和其他活动的积极性,并减轻了心理上的敌意以及锥体外系的副作用。其中的一位工作人员引用道:"他们表现得如此好,好到令人觉得不可置信!"对这些患者随访7年以上时,发现这些改善依然被保持着(Atwood,1999)。

非精神病患者的研究证据

目前已有针刺治疗口干症的研究报道(见第三十四章)。在一篇系统综述中Jedel得出结论,尽管一些研究得出了阳性的结果,但由于参与者例数太少,使用的方法学质量太低,因而无法证实其疗效(Jedel,2005)。从那时起就一直有一些小规模的随机对照试验(Braga et al.,2011；Cho et al.,2008；Meidell and Rasmussen,2009；Simcock et al.,2012)。最近,Simcock在一项随机交叉试验中,纳入145例癌症患者,比较了针刺治疗与接受口腔卫生教育对口干症的疗效。主观和客观测量结果均表明了针刺的优越性。在另一项研究中,fMRI证实针刺可激活患者双侧唾液腺,而假针刺未见该效果(Deng et al.,2008)。一项研究显示,舌针刺减轻了5例儿童的流口水症状(Wong,2002),但是被认为该研究所使用的针刺方法太难重复(Meningaud et al.,2006)。看起来研究针刺治疗继发于抗精神病药的口干症是有希望的。

关于针刺控制体重的可能性检索到的研究很少。可检索到的小规模研究显示,与非针刺(Richards and Marley,1998；Shen et al.,2009)或假针刺(Cabioglu et al.,2008)相比,针刺在减轻体重方面有阳性结果。后一项研究为精神分裂症可能提供了特殊的益处。在此研究者发现在真实针刺组,与心血管疾病相关的脂蛋白A同时下降。关于进食障碍的研究似乎仅检索到一项报道文献(Fogarty et al.,2010)。在这项非对照的初步研究中,有5例厌食症和4例贪食症参与者,接受针刺结合常规治疗后生活质量评分、焦虑和完美主义表现(被描述为"苛刻的要求"和与现实情境相比,要求自己或他人有更高的工作质量。具有4个核心特征:①自我强加的高标准;②自我评价过于依赖成功和成就;③较高的自我批评;④恐惧失败。译者注)均有改善。

有一些证据显示针刺可降血压(如Li,2002；Park et al.,2010；Pengfei and Xuemin,2010；Zhang et al.,2009)。Flachskampf等完成了一项针刺治疗高血压的高质量单盲双臂RCT。纳入160例参与者,分为真实针刺组与假针刺组。与假针刺组对照,他们发现治疗后真实针刺组的血压有显著的下降。在第3和第6个月,血压又回到基线水平(Flachskampf et al.,2007)。总体上看证据的结果并不一致(第二十三章),似乎没有发现针刺治疗低血压的研究。

有2项针刺治疗帕金森病的系统综述,得出的结论为针刺可能是有益的(Lam et al.,2008；Lee et al.,2008a)。最近Ren在治疗50例帕金森病中发现,与单独使用左旋多巴相比,针刺联合左旋多巴组患者有显著的改善(Xiao-ming,2008)。在Eng等报道的一项20例帕金森病患者的非对照试验中,结果显示生活质量和抑郁表现均有改善,但运动功能恶化。

有3项综述得出结论是,一些证据支持针刺治疗失眠的疗效,但是该领域仍缺乏高质量的试验(Cao et al.,2009；Lee et al.,2008b；Yeung et al.,2009)。英国一项针刺治疗精神分裂症的参与者反映针刺对嗜睡有改善作用(Ronan,2011)。这是值得进一步研究的领域。

结语

现有的证据表明针刺在治疗精神疾病中起辅助作用,在某些精神障碍中可作为一种治疗方式。抗精神病药是有效的,但常常因为其副作用使患者不能坚持治疗而不能奏效。针刺能减轻药物的部分副作用,因此提高患者的生活质量和治疗依从性,这应该进一步研究。有关针刺的证据基础正在不断增加,但是需要更大规模的方法学严谨的试验。需要更多的实验研究以阐明针刺的作用机制。

致谢

Wendy Lewis［MSc BA(Hons) Dip Ac.MBAcC］提供了有关针刺治疗的建议。她作为

一名针灸师和营养师而独立从业于 Kent 戒毒服务机构。

（郝汇睿　译，杜元灏　审校）

参考文献

Acar, H.V., Cuvas, O., Ceyhan, A., Dikmen, B., 2013. Acupuncture on Yintang point decreases preoperative anxiety. J. Altern. Complement. Med. 19, 420–424.

Akimoto, T., Nakahori, C., Aizawa, K., et al., 2003. Acupuncture and responses of immunologic and endocrine markers during competition. Med. Sci. Sports Exerc. 35 (8), 1296–1302.

Allen, J.J.B., Schnyer, R.S., Chambers, A.S., Hitt, S.K., Moreno, F.A., Manber, R., 2006. Acupuncture for depression: a randomized controlled trial. J. Clin. Psychiatry 67, 1665–1673.

American Psychiatric Association, 2004. RE: Practice Guidelines for the Treatment of Patients with Schizophrenia, Second Edition.

Andreescu, C., Glick, R.M., Emeremni, C.A., Houck, P.R., Mulsant, B.H., 2011. Acupuncture for the treatment of major depressive disorder: a randomized controlled trial. J. Clin. Psychiatry 72 (8), 1129–1135.

Atwood, T., 1999. Acudetox as an alternative treatment for symptom management of serious mental illness. In: International Congress of the National Acupuncture Detoxification Association, 1999. pp. 117.

Beecroft, N., Rampes, H., 1997. Review of acupuncture for schizophrenia. Acupunct. Med. 15 (2), 91.

Bernal, M., Haro, J.M., Bernert, S., et al., 2007. Risk factors for suicidality in Europe: results from the ESEMED study. J. Affect. Disord. 101 (1–3), 27–34.

Bloch, B., Ravid, S., Vadas, L., et al., 2010. The acupuncture treatment of schizophrenia: a review with case studies. J. Chin. Med. (93), 53–59.

Bosch, M.P.C., Van Den Noort, M.W.M.L., 2005. Cognition, Schizophrenia and Acupuncture: Evidence from fMRI. NIIT, New Delhi.

Bosch, M.P.C., Van Den Noort, M.W.M.L., 2008. The search of the mechanism behind acupuncture: research with neuroimaging. In: Bosch, M.P.C., Van Den Noort, M.W.M.L. (Eds.), Schizophrenia, Sleep, and Acupuncture. Hogrefe & Huber, Cambridge, MA, pp. 175–201.

Bosch, P., Ronan, P., Quinton, N., et al., 2010. Acupuncture and schizophrenia: first European studies – initial results. In: International Society of Complementary Medicine Research Conference, Tromso, Poster, May 18th–22nd 2010.

Bosch, P., De Rover, P., Staudte, H., Lim, S., Van Den Noort, M., 2014. Schizophrenia, depression, and sleep disorders: their traditional oriental medicine equivalents. J. Acupunct. Meridian Stud..

Braga, F.D.P.F., Lemos Junior, C.A., et al., 2011. Acupuncture for the prevention of radiation-induced xerostomia in patients with head and neck cancer. Braz. Oral Res. 25 (2), 180–185.

Brayne, C., Stephan, B.C.M., Matthews, F.E., 2011. A European perspective on population studies of dementia. Alzheimers Dement. 7 (1), 3–9.

Brodaty, H., Breteler, M.M.B., Dekosky, S.T., et al., 2011. The world of dementia beyond 2020. J. Am. Geriatr. Soc. 59 (5), 923–927.

Bussell, J., 2013. The effect of acupuncture on working memory and anxiety. J. Acupunct. Meridian Stud. 6, 241–246.

Bussell, J., 2014. Acupuncture and anxiety 2013: the year in (literature) review. OA Alternative Med. 2 (1), 3.

Cabioglu, M.T., Gundogan, N., Ergene, N., 2008. The efficacy of electroacupuncture therapy for weight loss changes plasma lipoprotein A, apolipoprotein A and apolipoprotein B levels in obese women. Am. J. Chin. Med. 36 (6), 1029–1039.

Cao, H., Pan, X., Li, H., Liu, J., 2009. Acupuncture for treatment of insomnia: a systematic review of randomized controlled trials. J. Altern. Complement. Med. 15 (11), 1171–1186.

Chen, G., Rajkowska, G., Du, F., Seraji-Bozorgzad, N., Manji, H.K., 2000. Enhancement of hippocampal neurogenesis by lithium. J. Neurochem. 75 (4), 1729–1734.

Cheng, H.Y., Cheng, D.Q., 2009. Progress in research on acupuncture treatment of senile dementia. J. Tradit. Chin. Med. 29 (3), 224–233.

Cheng, J., Wang, G., Xiao, L., Wang, H., Wang, X., Li, C., 2009. Electro-acupuncture versus sham electro-acupuncture for auditory hallucinations in patients with schizophrenia: a randomized controlled trial. Clin. Rehabil. 23, 579–588.

Cho, J.H., Chung, W.K., Kang, W., Choi, S.M., Cho, C.K., Son, C.G., 2008. Manual acupuncture improved quality of life in cancer patients with radiation-induced xerostomia. J. Altern. Complement. Med. 14 (5), 523–526.

Davis, G.C., et al., 1977. Intravenous naloxone administration in schizophrenia and affective illness. Science 197 (4298), 74–77.

Deng, G., Hou, B., Holodny, A., Cassileth, B., 2008. Functional magnetic resonance imaging (fMRI) changes and saliva production associated with acupuncture at LI-2 acupuncture point: a randomized controlled study. BMC Complement. Altern. Med. 8 (1), 37.

Dennehy, E.B., Schnyer, R., Bernstein, I.H., et al., 2009. The safety, acceptability, and effectiveness of acupuncture as an adjunctive treatment for acute symptoms in bipolar disorder. J. Clin. Psychiatry 70 (6), 897–905.

Deutsch, S.I., Rosse, R.B., Schwartz, B.L., Mastropaolo, J., 2001. A revised excitotoxic hypothesis of schizophrenia: therapeutic implications. Clin. Neuropharmacol. 24, 43–49.

Dhond, R.P., Kettner, N., Napadow, V., 2007. Neuroimaging acupuncture effects in the human brain. J. Altern. Complement. Med. 13 (6), 603–616.

Di Michele, F., Caltagirone, C., Bonaviri, G., Romeo, E., Spalletta, G., 2005. Plasma dehydroepiandrosterone levels are strongly increased in schizophrenia. J. Psychiatr. Res. 39 (3), 267–273.

Duan, D.M., Tu, Y., Chen, L.P., 2008. Assessment of effectiveness of electroacupuncture and fluoxetine for treatment of depression with physical symptom. Zhongguo Zhen Jiu 28 (3), 167–170.

Enache, D., Winblad, B., Aarsland, D., 2011. Depression in dementia: epidemiology, mechanisms, and treatment. Curr. Opin. Psychiatry 24 (6), 461–472.

Eng, M.L., Lyons, K.E., Greene, M.S., Pahwa, R., 2006. Open-label trial regarding the use of acupuncture and yin tui na in Parkinson's disease outpatients: a pilot study on efficacy, tolerability, and quality of life. J. Altern. Complement. Med. 12 (4), 395–399.

Errington-Evans, N., 2009. Acupuncture in chronic non-responding anxiety/depression patients: a case series. Acupunct. Med. 27 (3), 133–134.

Fang, J., Jin, Z., Wang, Y., et al., 2009. The salient characteristics of the central effects of acupuncture needling: limbic-paralimbic-neocortical network modulation. Hum. Brain Mapp. 30 (4), 1196–1206.

Ferri, C.P., Prince, M., Brayne, C., Alzheimer's Disease International, et al., 2005. Global prevalence of dementia: a Delphi consensus study. Lancet 366, 2112–2117.

Flachskampf, F.A., Gallasch, J., Gefeller, O., et al., 2007. Randomized trial of acupuncture to lower blood pressure. Circulation 115 (24), 3121–3129.

Fogarty, S., Harris, D., Zaslawski, C., et al., 2010. Acupuncture as an adjunct therapy in the treatment of eating disorders: a randomised cross-over pilot study. Complement. Ther. Med. 18 (6), 233–240.

Freeman, D., 2011. Improving cognitive treatments for delusions. Schizophr. Res. 132 (2–3), 135–139.

Fu, W.B., Fan, L., Zhu, X.P., et al., 2008. Acupuncture for treatment of depressive neurosis: a multi-center randomized controlled study. Zhongguo Zhen Jiu 28 (1), 3–6.

Gelder, M., Harrison, P., Cowen, P., 2006. Shorter Oxford Textbook of Psychiatry, fifth ed. Oxford University Press, Oxford.

Gioia, L., Cabrini, L., Gemma, M., et al., 2006. Sedative effect of acupuncture during cataract surgery: prospective randomized double-blind study. J. Cataract Refract. Surg. 32 (11), 1951–1954.

Goff, D.C., Coyle, J.T., 2001. The emerging role of glutamate in the pathophysiology and treatment of schizophrenia. Am. J. Psychiatry 158, 1367–1377.

Gowrishankar, G., 2011. Epidemiology of depression in heart failure. Heart Fail. Clin. 7 (1), 1–10.

Grant, B.F., Hasin, D.S., Stinson, F.S., et al., 2004. The epidemiology of DSM-IV panic disorder and agoraphobia in the United States: results from the National Epidemiologic Survey on Alcohol and Related Conditions. J. Clin. Psychiatry 67, 363–374.

Gunduz-Bruce, H., Szeszko, P.R., Gueorguieva, R., et al., 2007. Cortisol levels in relation to hippocampal sub-regions in subjects with first episode schizophrenia. Schizophr. Res. 94 (1–3), 281–287.

Harbach, H., Moll, B., Boedeker, R., et al., 2007. Minimal immunoreactive plasma β-endorphin and decrease of cortisol at standard analgesia or different acupuncture techniques. Eur. J. Anaesthesiol. 24 (4), 370.

Harbinson, D., Ronan, P., 2006. Acupuncture in the treatment of psychosis: the case for further research. Eur. J. Orient. Med. 5 (2), 24–33.

Hasin, D.S., 2005. Epidemiology of major depressive disorder: results from the National Epidemiologic Survey on Alcoholism and Related Conditions. Arch. Gen. Psychiatry 62 (10), 1097–1106.

Heinze, M., Taylor, R.E., Priebe, S., Thornicroft, G., 1997. The quality of life of patients with paranoid schizophrenia in London and Berlin. Soc. Psychiatr. Psychiatr. Epidemiol. 32 (5), 292–297.

Hsieh, C.L., 1998. Modulation of cerebral cortex in acupuncture stimulation: a study using sympathetic skin response and somatosensory evoked potentials. Am. J. Chin. Med. 26, 1–11.

Huang, W., Howie, J., Taylor, A., Robinson, N., 2011. An investigation into the effectiveness of traditional Chinese acupuncture (TCA) for chronic stress in adults: a randomised controlled pilot study. Complement. Ther. Clin. Pract. 17 (1), 16–21.

Hui, K., Sporko, T., Vangel, M., et al., 2011. Perception of *Deqi* by Chinese and American acupuncturists: a pilot survey. Chin. Med. 6, 2.

Hunt, K.J., Coelho, H.F., Wider, B., et al., 2010. Complementary and alternative medicine use in England: results from a national survey. Int. J. Clin. Pract. 64 (11), 1496–1502.

Jedel, E., 2005. Acupuncture in xerostomia – a systematic review. J. Oral Rehabil. 32 (6), 392–396.

Kennedy, B.L., Schwab, J.J., 1997. Utilization of medical specialists by anxiety disorder patients. Psychosomatics 38, 109–112.

Kessler, R.C., Chiu, W.T., Jin, R., et al., 2006. The epidemiology of panic attacks, panic disorder, and agoraphobia in the national comorbidity survey replication. Arch. Gen. Psychiatry 63 (4), 415–424.

Lam, Y.C., Kum, W.F., Durairajan, S.S., et al., 2008. Efficacy and safety of acupuncture for idiopathic Parkinson's disease: a systematic review. J. Altern. Complement. Med. 14 (6), 663–671.

Lambert, T.R.J., Velakoulis, D., Pantelis, C., 2003. Medical comorbidity in schizophrenia. Med. J. Aust. 178 (9 Suppl.), S67–S70.

Laruelle, M., Kegeles, L.S., Abi-Dargham, A., 2003. Glutamate, dopamine and schizophrenia: from pathophysiology to treatment. Ann. N. Y. Acad. Sci. 1003, 138–158.

Lau, M., 2008. New developments in psychosocial interventions for adults with unipolar depression. Curr. Opin. Psychiatry 21 (1), 30–36.

Lee, M.S., Shin, B., Suen, L.K.P., Park, T., Ernst, E., 2008a. Auricular acupuncture for insomnia: a systematic review. Int. J. Clin. Pract. 62 (11), 1744–1752.

Lee, M.S., Shin, B., Kong, J.C., Ernst, E., 2008b. Effectiveness of acupuncture for Parkinson's disease: a systematic review. Mov. Disord. 23 (11), 1505–1515.

Lee, M.S., Shin, B., Ernst, E., 2009a. Acupuncture for Alzheimer's disease: a systematic review. Int. J. Clin. Pract. 63 (6), 874–879.

Lee, M.S., Shin, B., Ronan, P., Ernst, E., 2009b. Acupuncture for schizophrenia: a systematic review and meta-analysis. Int. J. Clin. Pract. 63 (11), 1622–1633.

Lenoir, H., Dufouil, C., Auriacombe, S., et al., 2011. Depression history, depressive symptoms and incident dementia: the 3C study. Alzheimers Dement. 7 (4 Suppl.), S355–S356.

Lépine, J., Briley, M., 2004. The epidemiology of pain in depression. Hum. Psychopharmacol. 19 (Suppl. 1), S3–S7.

Lewis, S.W., Davies, L., Jones, P.B., et al., 2006. Randomised controlled trials of conventional antipsychotic versus new atypical drugs, and new atypical drugs versus clozapine, in people with schizophrenia responding poorly to, or intolerant of, current drug treatment. Health Technol. Assess. 10 (17).

Li, P.L., 2002. Neural mechanisms of the effect of acupuncture on cardiovascular diseases. Int. Cong. Ser. 1238, 71–77.

Lieb, R., Becker, E., Altamura, C., 2005. The epidemiology of generalized anxiety disorder in Europe. Eur. Neuropsychopharmacol. 15, 445–452.

Liu, L., Lu, Q., Wang, L., 2009. Influence of electro-acupuncture on the side effects of fluoxetine on depression patients. J. Tradit. Chin. Med. 29 (4), 271–274.

Macpherson, H., Richmond, S., Bland, M., et al., 2013. Acupuncture and counselling for depression in primary care: a randomised controlled trial. PLoS Med. 10, e1001518.

Manber, R., Schnyer, R.N., Allen, J.J.B., et al., 2004. Acupuncture: a promising treatment for depression during pregnancy. J. Affect. Disord. 83 (1), 89–95.

Manber, R., Schnyer, R.N., Lyell, D., et al., 2010. Acupuncture for depression during pregnancy: a randomized controlled trial. Obstet. Gynecol. 115 (3), 511–520.

Mayor, S., 2003. ECT may be better than drugs for short term depression. Br. Med. J. 326 (7389), 569.

Mcgrath, J., Saha, S., Chant, D., Welham, J., 2008. Schizophrenia: a concise overview of incidence, prevalence, and mortality. Epidemiol. Rev. 30 (1), 67–76.

McManus, S., Meltzer, H., Brugha, T., et al., 2009. Adult Psychiatric Morbidity in England, 2007: Results of a Household Survey. The NHS Information Centre for Health and Social Care, Leeds.

McPherson, F., McGraw, L., 2013. Treating generalized anxiety disorder using complementary and alternative medicine. Altern. Ther. Health Med. 19, 45–50.

Meidell, L., Rasmussen, B.H., 2009. Acupuncture as an optional treatment for hospice patients with xerostomia: an intervention study. Int. J. Palliat. Nurs. 15 (1), 12–20.

Meningaud, J., Pitak-Arnnop, P., Chikhani, L., Bertrand, J., 2006. Drooling of saliva: a review of the etiology and management options. Oral Surg. Oral Med. Oral Pathol. Oral Radiol. Endod. 101 (1), 48–57.

Mititelu, A., 2009. Neurochemical aspects of possible therapeutic interventions of opiate medications in schizophrenia patients. Eur. Neuropsychopharmacol. 19 (S677), 6.

Mosby Inc., 2013. Mosby's Medical, Nursing, & Allied Health Dictionary, ninth ed. Elsevier, St Louis, NO.

National Collaborating Centre for Mental Health, 2011. Generalised Anxiety Disorder in Adults: Management in Primary, Secondary and Community Care. National Clinical Guideline Number 113, The British Psychological Society and the Royal College of Psychiatrists, National Institute for Health & Clinical Excellence, Leicester.

Nemeroff, C.B., Musselman, D.L., Evans, D.L., 1998. Depression and cardiac disease. Depress. Anxiety 8 (Suppl. 1), 71–79.

NICE, 2006, amended March 2011. Supporting People with Dementia and their Carers in Health and Social Care. NICE Clinical Guideline 42, National Institute of Health and Clinical Excellence, London.

Nordeng, H., Van Gelder, M.M., Spigset, O., Koren, G., Einarson, A., Eberhard-Gran, M., 2012. Pregnancy outcome after exposure to antidepressants and the role of maternal depression: results from the Norwegian Mother and Child Cohort Study. J. Clin. Psychopharmacol. 32, 186–194.

Ogata, A., Umeyama, T., Kugimiya, T., et al., 2002. Effect of electroacupuncture on emotional sweating: analysis of site difference and stimulation frequency. Auton. Nerv. Syst. 39, 87–94.

Ogata, A., Sugenoya, J., Nishimura, N., Matsumoto, T., 2005. Low and high frequency acupuncture stimulation inhibits mental stress-induced sweating in humans via different mechanisms. Auton. Neurosci. 118 (1–2), 93–101.

Ogata, A., Sugenoya, J., Iwase, S., et al., 2007. Acupuncture stimulation reduces mental sweating via the mechanisms different with the frequency. Auton. Neurosci. 135 (1–2), 154–155.

Ohayon, M.M., 2007. Epidemiology of depression and its treatment in the general population. J. Psychiatr. Res. 41 (3–4), 207–213.

Ohlsen, R.S.S., Taylor, D., Pilowsky, L., 2003. The Maudsley Antipsychotic Medication Review Service Guidelines. Martin Dunitz, London.

Park, J., Shin, A., Park, S., et al., 2010. The acute effect of acupuncture on endothelial dysfunction in patients with hypertension: a pilot, randomized, double-blind, placebo-controlled crossover trial. J. Altern. Complement. Med. 16 (8), 883–888.

Pedersen, C.B., Mortensen, P.B., 2001. Family history, place and season of birth as risk factors for schizophrenia in Denmark: a replication and reanalysis. Br. J. Psychiatry 179, 46–52.

Peen, J., Dekker, J., 1997. Admission rates for schizophrenia in The Netherlands: an urban/rural comparison. Acta Psychiatr. Scand. 96 (4), 301–305.

Peng, W.N., Zhao, H., Liu, Z.S., Wang, S., 2007. Acupuncture for vascular dementia. Cochrane Database Syst. Rev. 2 (2). Art. No.: CD004987.

Pengfei, S., Xuemin, S., 2010. Evaluation of antihypertensive effect on essential hypertension from acupuncture by ambulatory blood pressure monitoring. World Sci. Technol. 12 (1), 44–46.

Pilkington, K., Kirkwood, G., Rampes, H., Cummings, M., Richardson, J., 2007. Acupuncture for anxiety and anxiety disorders – a systematic literature review. Acupunct. Med. 25 (1–2), 1–10.

Pilkington, K., 2010. Anxiety, depression and acupuncture: a review of the clinical research. Acupuncture from a Physiological and Clinical Perspective 157, 91–95.

Pompili, M., Amador, X.F., Girardi, P., et al., 2007. Suicide risk in schizophrenia: learning from the past to change the future. Ann. Gen. Psychiatry 6, 10.

Rathbone, J., Xia, J., 2005. Acupuncture for schizophrenia. Cochrane Database Syst. Rev. Art. No.: CD005475.

Reid, K.S., Watson, S., 2006. Cortisol/DHEA ratios in schizophrenia. J. Psychiatr. Res. 40 (2), 183–184.

Reshef, A., Bloch, B., Vadas, L., Ravid, S., Kremer, I., Haimov, I., 2013. The effects of acupuncture treatment on sleep quality and on emotional measures among individuals living with schizophrenia: a pilot study. Sleep Disord. 2013, 11.

Richards, D., Marley, J., 1998. Stimulation of auricular acupuncture points in weight loss. Aust. Fam. Physician 27 (Suppl. 2), S73–S77.

Ritsner, M., Gibel, A., Maayan, R., et al., 2007. State and trait related predictors of serum cortisol to DHEA (S) molar ratios and hormone concentrations in schizophrenia patients. Eur. Neuropsychopharmacol. 17, 257–264.

Rogers, H., 2009. Evaluation of the Acupuncture Service at Broadway North Resource Centre from Service User and Carer Perspectives. Walsall Service Users Empowerment, Walsall.

Ronald, C.K., 2003. Epidemiology of women and depression. J. Affect. Disord. 74 (1), 5–13.

Ronan, P., 2011. A case study exploration of the value of acupuncture as an adjunct treatment for patients diagnosed with schizophrenia: results and future study design. J. Chin. Integr. Med. 9 (5), 503–514.

Röschke, J., Wolf, C., Müller, M.J., et al., 2000. The benefit from whole body acupuncture in major depression. J. Affect. Disord. 57 (1–3), 73–81.

Ross, C.A., Read, J., 2004. Antipsychotic medication: myths and facts. In: Read, J., Mosher, L.R., Bentall, R.P. (Eds.), Models of Madness: Psychological, Social and Biological Approaches to Schizophrenia. Brunner-Routledge, Hove, pp. 101–114.

Rubio, J.M., Markowitz, J.C., Alegría, A., et al., 2011. Epidemiology of chronic and nonchronic major depressive disorder: results from the national epidemiologic survey on alcohol and related conditions. Depress. Anxiety 28 (8), 622–631.

Schmauss, C., Emrich, H.M., 1985. Dopamine and the action of opiates: a reevaluation of the dopamine hypothesis of schizophrenia with special consideration of the role of endogenous opioids in the pathogenesis of schizophrenia. Biol. Psychiatry 20 (11), 1211–1231.

Schneider, A., Weiland, C., Enck, P., et al., 2007. Neuroendocrinological effects of acupuncture treatment in patients with irritable bowel syndrome. Complement. Ther. Med. 15 (4), 255–263.

Schnyer, R.N., 2011. Commentary on the Cochrane Review of acupuncture for depression. Explore (NY) 7, 193–197.

Schroer, S., Adamson, J., 2011. Acupuncture for depression: a critique of the evidence base. CNS Neurosci. Ther. 17 (5), 398–410.

Shen, E.Y., Hsieh, C.L., Chang, Y.H., Lin, J.G., 2009. Observation of sympathomimetic effect of ear acupuncture stimulation for body weight reduction. Am. J. Chin. Med. 37 (6), 1023–1030.

Simcock, R., Fallowfield, L., Monson, K., et al., 2012. ARIX: a randomised trial of acupuncture v oral care sessions in patients with chronic xerostomia following treatment of head and neck cancer. Ann. Oncol. 24 (3), 776–783.

Smith, C.A., Hay, P.J.P., Macpherson, H., 2010. Acupuncture for depression. Cochrane Database Syst. Rev. 5.

Smith, C., Fogarty, S., Touyz, S., Madden, S., Buckett, G., Hay, P., 2014. Acupuncture and acupressure and massage health outcomes for patients with anorexia nervosa: findings from a pilot randomized controlled trial and patient interviews. J. Altern. Complement. Med. 20, 103–112.

Stahl, S.M., 2008. Essential Psychopharmacology: The Prescriber's Guide. Cambridge University Press, Cambridge.

Stordal, E., Mykletun, A., Dahl, A.A., 2003. The association between age and depression in the general population: a multivariate examination. Acta Psychiatr. Scand. 107 (2), 132–141.

Sundquist, K., Frank, G., Sundquist, J., 2004. Urbanisation and incidence of psychosis and depression: follow-up study of 4.4 million women and men in Sweden. Br. J. Psychiatry 184, 293–298.

The Mental Health Foundation, 2011. Complementary therapies. http://www.mentalhealth.org.uk/help-information/mental-health-a-z/C/complementary-therapies/ (accessed 31.10.11).

Udechuku, A., Nguyen, T., Hill, R., Szego, K., 2010. Antidepressants in pregnancy: a systematic review. Aust. N. Z. J. Psychiatry 44, 978–996.

Vázquez, R.D., González-Macías, L., Berlanga, C., Aedo, F.J., 2011. Effect of acupuncture treatment on depression: correlation between psychological outcomes and salivary cortisol levels. Salud Mental 34, 22–26.

Walder, D.J., Walker, E.F., Lewine, R.J., 2002. Cognitive functioning, cortisol release, and symptom severity in patients with schizophrenia. Year Book Psychiatry Appl. Mental Health 2002, 326–327.

Wang, S., Punjala, M., Weiss, D., et al., 2007. Acupuncture as an adjunct for sedation during lithotripsy. J. Altern. Complement. Med. 13 (2), 241–246.

Wang, H., Qi, H., Wang, B., et al., 2008. Is acupuncture beneficial in depression: a meta-analysis of 8 randomized controlled trials? J. Affect. Disord. 111 (2–3), 125–134.

Wang, J., Williams, J., Lavorato, D., Schmitz, N., Dewa, C., Patten, S.B., 2010. The incidence of major depression in Canada: the National Population Health Survey. J. Affect. Disord. 123, 158–163.

Wang, W.D., Lu, X.Y., Ng, S.M., Hong, L., Zhao, Y., Lin, Y.N., Wang, F., 2013. Effects of electro-acupuncture on personality traits in depression: a randomized controlled study. Chin. J. Integr. Med. 19, 777–782.

Werneke, U., 2009. Complementary medicines in mental health. Evid. Based Ment. Health 12 (1), 1–4.

Westenberg, H.G.M., Sandner, C., 2006. Tolerability and safety of fluvoxamine and other antidepressants. Int. J. Clin. Pract. 60 (4), 482–491.

Wittchen, H.U., Kessler, R.C., Beesdo, K., et al., 2002. Generalized anxiety and depression in primary care: prevalence, recognition, and management. J. Clin. Psychiatry 63 (Suppl. 8), 24–34.

Wong, V., 2002. Traditional Chinese medicine (tongue acupuncture) in children with drooling problems: response. Pediatr. Neurol. 27 (1), 78.

World Health Organization, 2007. International Classification of Disorders, tenth ed. WHO, Geneva.

World Health Organization, 2012. Depression, A Hidden Burden. http://www.who.int/mental_health/management/depression/flyer_depression_2012.pdf?ua=1 (accessed 22.10.15 2011).

Xiao-Ming, R., 2008. Fifty cases of Parkinson's Disease treated by acupuncture combined with Madopar. J. Tradit. Chin. Med. 28 (4), 255–257.

Yeung, W., Chung, K., Leung, Y., Zhang, S., Law, A.C.K., 2009. Traditional needle acupuncture treatment for insomnia: a systematic review of randomized controlled trials. Sleep Med. 10 (7), 694–704.

Yoshimoto, K., Fukuda, F., Hori, M., et al., 2006. Acupuncture stimulates the release of serotonin, but not dopamine, in the rat nucleus accumbens. Tohoku J. Exp. Med. 208 (4), 321–326.

Zavoreo, Z., Bašić-Kes, V., Bosnar-Puretić, M., Demarin, V., 2009. Post stroke depression. Acta Clin. Croat. 48 (3), 329–333.

Zhang, J., Ng, D., Sau, A., 2009. Effects of electrical stimulation of acupuncture points on blood pressure. J. Chiropr. Med. 8 (1), 9–14.

第二十六章　针刺治疗药物依赖与肥胖

A.White

引言

药物依赖是一种终生的对大多数治疗形式产生抵抗的持续状态。脱瘾取决于许多因素，但并非所有的因素都被很好地了解，且复发率也很高。本章将讨论针刺作为多种治疗方法的组成部分，对这种高度复杂的状态可能发挥的作用。最后一节讲述肥胖，它有一些依赖性的特征，例如"奖赏中枢"伏隔核(nucleus accumbens，NA)，在维持这种状态中具有重要作用。

由于试验中的高脱失率，对药物依赖中针刺的作用机制缺乏良好的认识，以及(或许)需要更高要求的治疗计划，因此，进行针刺治疗药物依赖的研究尤其困难。

在药物依赖领域使用的术语，倾向于模糊化(如成瘾、化学药品、物质)且富含感情色彩(如滥用、成瘾者)。本章中使用的都是权威报告中定义的术语(BMA Board of Science，2013);将这种状态称为"依赖综合征"最恰当，这种人是"依赖于精神药物"的个体。

WHO疾病分类ICD-10中为依赖综合征设定了6个诊断标准,满足以下任意三项即可作出诊断：

- 对使用该物质有强烈的欲望或冲动感。
- 难以控制使用该物质的行为。
- 当该物质的使用终止或减量时出现生理戒断状态。
- 存在对该物质耐受的证据，如需要增加精神活性物质的剂量才能达到以前使用低剂量所产生的效果。
- 由于精神活性物质的使用，逐渐忽视了能引起其快乐或兴趣的另外事物；获取或应用该物质，或者从该物质的影响中恢复过来所需要的时间增加。
- 尽管有明确证据表明具有明显的有害后果，但坚持使用该物质。

我们这里引用药物使用，是因为它比药物滥用、误用及化学物质滥用、误用等术语更少含有贬义性。"违禁"药物是依据国际公约的国家法律禁止持有、生产、买卖或使用的物质；而其他药物的使用是合法的。"有害性的"使用意味着身体或精神损害，有时包括社会后果。"有问题的"药物使用以各种不同的方法来定义，通常是指通过注射使用或长时间的定期使用药物，有时指包括有 HIV 或者肝炎诊断的用药。"渴望"一词经常用来表示强烈的欲望或者冲动，但是没有被 ICD-10 正式采用。

许多精神药物在它们的效果、潜在的依赖性及后果等方面存在很大差异。致幻剂、吸入剂、镇静剂、安眠药和抗焦虑药大部分都是合法的，且可能导致心理而非身体依赖。精神兴奋剂和大麻与此相类似，尽管它们在许多国家大部分被禁用。这里我们主要涉及的是依赖性药物，无论合法或者禁用，可以分为四组：可卡因、酒精、尼古丁、阿片类物质——"阿片类物质"是常用的术语，因为它包含了合成形式，而"鸦片"则是自然衍生的。

依赖产生的原因是多因素的。更加详细的讨论不在本章范围内，但总的来说，人们已知具有大量的遗传成分；与精神疾病和人格障碍往往是共病出现（即所谓的双重诊断）；发展性、环境性、职业性等因素都与这种状态相关。

违禁药物的使用率估计占全球成年人口的 3.4%~6.6%，这其中大约 1/10 是有问题的使用（World Health Organization，2010）。大麻和安非他命类兴奋剂是最常见的。在合法药物应用中，约 1% 的世界人口有酒精依赖，约 30% 的成年人吸烟（World Health Organization，2011）。

药物依赖对于个人、家庭、社会和国家都有着严重的影响。它会引起患者个人的堕落，如成绩下降、贫穷、暴力、犯罪和社会排斥、忽视家庭等。它对社会造成的影响包括丧失生产力和收入，出现交通或者工作场地事故；对国家的影响包括政治动荡。违禁药物的使用成本，包括执法，占那些已做过估算的国家 GDP 的大约 2%（World Health Organization，2010）。据估计，英国在药物治疗服务上每一英镑的花费，在公共成本中会产生 3 英镑储蓄金的支出，而为减少犯罪的费用占了大部分比例（BMA Board of Science，2013）。

在某些情况下药物使用及其行政管理手段对健康的影响是多方面的，包括心理的和身体的。在世界范围内，酒精和烟草对健康的严重不良影响远远超过可卡因和阿片类药物。在发达国家中，酒精是疾病负担的第三大主要危险因素。在全球，酒精每年大约导致 250 万人死亡，其中占总死亡人数的 9% 是在 15~29 岁之间的年轻人（World Health Organization，2004）。烟草每年导致 600 万人死亡，约占总死亡人数的 12%（World Health Organization，2007）。违禁药物使用导致每年死亡的人数大约 20 万。

临床要点

估计全球每年因主要药物依赖造成的死亡人数:酒精—250万;烟草—600万;违禁药物—20万。

治疗这种终生性病变状态最好从两个阶段考虑。脱毒是指急性戒断期,此时治疗是针对使用药物出现的症状特征;我们可以考虑针刺的作用。酒精戒断症状尤其严重,有时可危及生命。脱毒通常是通过药物疗法来实现,一般要持续3~5天,而有些药物如美沙酮需要更长时间。

第二阶段为康复,是指以使更多的神经和行为功能恢复正常为目的的持续期,被称为恢复。在这段时期内,患者个人会经历间歇性强烈渴望而且复发的易感性增加。复发潜在着危险,因为耐受性减弱了,所以惯用的剂量也可能是致命的。在康复计划中,人们高度关注预防复发问题。替代疗法可用于阿片类药物依赖(如美沙酮、纳曲酮、丁丙诺啡),但是不能用于可卡因依赖。本章考虑到了针刺可能发挥的作用。成功的康复应包含对较严重药物依赖的治疗方案,并经常需要住院。心理咨询包括认知疗法在内,被广泛用于解决药物依赖中的认知性潜在因素,如习得的消极行为模式,低估自我价值的深度自卑感,对潜在的心理或身体的医学问题自主用药的习惯,以及缺乏家庭和社区的支持。

任何卫生服务的作用都是支持和治疗全民的身体和精神需求,这其中也包括药物使用者(BMA Board of Science,2013)。本章认为针刺只能与其他卫生服务结合使用,并认为针刺的潜在用途主要是作为一种神经生物学干预方法。尽管临床情况将会有所不同,尤其是戒烟服务通常被视为与其他药物依赖服务有区别,但对于所有的四类药物依赖的群体而言,他们对成瘾物的需求在神经生理学上的机制却十分相似。

虽然针刺对犒赏系统的神经生理效应在这方面是非常突出的,但针刺治疗以及提供针刺时所处的环境当然具有更广泛的有益性效应,这在减轻药物依赖上可能具有非常相关的临床意义。针刺能够使人增加放松(Chang et al.,2010),允许人们有时间来沉思,而远离依赖药物的使用环境;针刺可作为各种不同益处综合的一个"象征"或者标志而发挥作用,包括医疗(如联合治疗)和希望得到积极帮助的可能性(预期);针刺被药物使用者视为给予了他们力量(Brumbaugh,1993)。

针刺治疗依赖

针刺治疗药物和酒精依赖的现代历史可以追溯到1970年,当时中国香港麻醉师Dr.Wen正准备为一位海洛因依赖患者进行扣带回损毁手术,以治疗药物依赖(Cui et al.,2008;Wen and Cheung,1973)。术前他选取了4个体穴(两对穴:合谷和后溪;郄门和四渎)和2个耳穴(脑干和神门),施以电针,所有的穴位均只选右侧。在30分钟内,患者自述他的戒断症状消失了,他不再想做手术。Wen继续观察到,在手术过程中凡是给予电针镇痛的患者,在康复期戒断症状都有减轻(Wen and Cheung,1973)。后来他进行了几项试验,包括对照和非对照试验,仅使用耳穴电针,这些试验提供了一些针刺治疗鸦片戒断症状的疗效证据(Wen and Teo,1975)。这些试验和其他临床报道均表明,针刺可以诱导镇静,减轻戒断症状和减少对依赖物的渴望。

这些观察结果与日益增长的对内源性阿片类物质的了解,以及针刺可刺激其释放的认识相一致,Han 和 Terenius(1982)初步提出,针刺可能通过刺激其内源性同类物质的释放,而替代新近的用于戒断症状治疗的外源性阿片类物质。针刺特别是电针,可减轻出现阿片类物质依赖动物的戒断体征(Han 和 Zhang,1993)。

这些基础研究、实验室研究和临床证据的汇聚,引起了公众的注意并促进了人们对针刺治疗药物依赖的接受。观察结果发现单纯手针刺激是足够的,基于此而作出了放弃电针的决定之后,针刺变得更加切实可行(Brumbaugh,1995)。

在随后严格的临床试验中,特别是发表在 2002 年这个分水岭年的试验,当针刺耳穴与刺激那些所谓"无效"的耳部部位进行比较时,发现在长期禁戒效果上两者没有差异。尽管历尽周折,但针刺在脱毒方面的作用继续受到人们的高度重视,这是美国 587 家治疗机构(总数的 4%)(多于 2000 年的 400 家机构)所提供的结果(Office of Applied Studies SA and MHSA,2009)。

因此,在针刺对戒断益处的阳性临床体会与源自检验基本理论的临床试验的阴性证据之间出现了明显的不匹配情况。这是下一节临床试验再评价中要论述的。

药物依赖的神经生理学

所有依赖药物的共同点是,它们可刺激腹侧被盖区(ventral tectal area,VTA)的细胞,并投射到 NA 以释放多巴胺(dopamine,DA),这是身体产生欣快感机制的一个重要成分(Pierce and Kumaresan,2006),见图 26.1。NA 参与学习和行为——因为任何一个大脑中枢都具有其特定的功能而被识别。VTA 通过和其他边缘结构的联系来协调行为——如杏仁核与动机、海马与记忆、NA 与欣快感、前额皮质与意图、性格和社交能力相关。NA 被称为"奖赏中心",是加强和调节的中枢。精神药物引起的强烈"快感"与 NA 快速大量释放 DA 有关,远远高于正常生理水平。

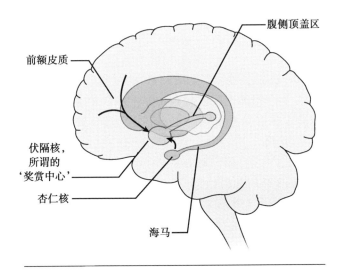

图 26.1 "奖赏"中枢或药物增强的中脑边缘环路的关系

临床要点

伏隔核中多巴胺的释放是药物依赖的中枢机制。

人们对这种细胞外多巴胺释放机制的神经生理学细节已有较好的了解(Pierce and Kumaresan, 2006), 如图 26.2 所示。NA 中 DA 的释放与 VTA 内对细胞体具有反向影响的作用成正比: 基本上受谷氨酸的刺激, 并被 γ- 氨基丁酸所抑制。阿片类物质和尼古丁能够降低 γ- 氨基丁酸细胞的活性, 这样就能解除对 DA 释放的抑制; 尼古丁还可能提高谷氨酸的活性。乙醇呈现出与剂量相关的两种相反效应: 小剂量时像阿片类物质一样能抑制 γ- 氨基丁酸通路; 高浓度时能广泛抑制大脑活动, 但也能直接刺激 DA 细胞体。相反, 可卡因却抑制 DA 的重摄取。

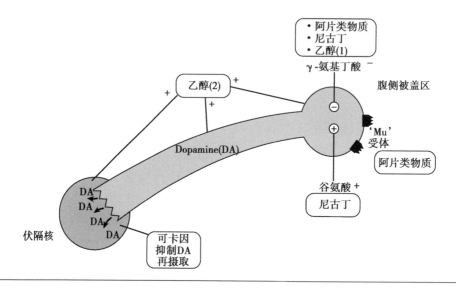

图 26.2 药物刺激伏隔核中 DA 释放的主要机制简图

DA, 多巴胺; γ- 氨基丁酸 –, γ- 氨基丁酸抑制; 谷氨酸 +, 谷氨酸刺激多巴胺的释放。乙醇(1), 低剂量乙醇; 乙醇(2), 高剂量乙醇。

μ- 阿片受体主要作用是增强阿片类物质的特性: 尽管它们并未在释放 DA 的真正细胞上, 但它们在 VAT 和 NA 的细胞体上广泛分布。强啡肽和 k- 受体也参与了戒断综合征。

DA 的长期过量最终导致 DA 受体的下调, 这不仅导致了药物耐受, 也使对其他来源的欣快感变得迟钝。下调尤其与两个转录因子有关——cAMP 反应元件结合(cAMP responsive element binding, CREB)蛋白和 δ-FosB。CREB 是一个直接下调多巴胺受体的相当短暂的转录因子。δ-FosB 相对比较稳定, 在已形成药物依赖的最后一次药物暴露之后, 可以在脑内持续作用数周, 可能与产生渴求相关。在对药物暴露的反应中, 通过调节大量的基因, 它介导了有助于多种行为表型的突触可塑性变化, 与渴求产生有关。

针刺的可能机制

NA 被公认为是产生药物依赖的中枢, 已经被人类脑成像研究证明是边缘系统中枢的组成部分,针刺可改善其活动(Hui et al.,2005)。

Han 和他北京的同事们率先发现针刺镇痛中的内源性阿片肽机制,并将他们的工作扩展到了阿片类药物戒断的研究,Han 等(2011)进行了总结。通过应用大鼠模型,他们发现电针在 100Hz 时减轻大部分戒断症状的效果比 2Hz 更好,但应用 30 分钟的 2/100Hz 电针组合是最佳的。当一天重复治疗 2~4 次时,治疗效果会累积,经过连续数天治疗的一个疗程后,疗效能持续 7 天。100Hz 的优势作用表明,有脊髓中的强啡肽和 k- 受体参与,尽管这种相关性在人类还是未知的。Cui 提出 100Hz 对药物依赖出现的身体方面问题疗效更好,而 2Hz 对心理方面问题更优(Cui et al.,2008),然而这种解释可能太过于简单化了。

临床要点

反复交替使用 2/100Hz 的电针能延长对戒断症状的抑制。

研究显示,一些细胞机制似乎参与其中。反复的阿片类药物使用可引起转录因子 CREB 的上调,这可被 100Hz 的电针消除。电子显微镜研究已表明,14 天的吗啡给药可引起内质网肿胀、膜结构模糊和多巴胺能神经元髓鞘结构改变。2Hz 和 100Hz 的电针治疗可以逆转这些改变(Hand et al.,2011)。针刺也能上调 VTA 中的脑源性神经营养因子(brain-derived neurotrophic,BDNF)水平。

其他实验室也已证实了电针对于动物模型的效果。Li 等(2011)发现给予足三里 2Hz 的电针治疗 20 分钟,能降低大鼠的酒精自给行为。当给予动物尾部电刺激作为假对照时,单次高频(100Hz)刺激无效,同样 2Hz 也无效。其他研究团队发现了针刺促进脑啡肽释放的证据,在连续 3 天的反复刺激下该物质会累积。

Yoon 和他的同事们(2004)证明,用手针刺激神门穴 1 分钟,这是传统上用于治疗精神障碍的方法,通过抑制 GABA 的活性,阻滞了酒精诱导的 NA 的多巴胺释放。针刺对照穴内关和尾部则没有效果。随后同一研究小组再次发现,简短的手针刺激(在神门穴,而不是对照穴阳溪)通过抑制 GABA 活性而减少了吗啡的自给行为(Yoon et al.,2010)。

在人体上进行的临床前研究支持这项证据,在一侧上肢取体穴合谷和劳宫,在另一侧取内关和外关(Han et al.,2011)。Han 通常用可黏着在人身上的电极代替针具,以及一个便携式的刺激装置(HANS),这就是他们称之为经皮穴位电刺激(transcutaneous electrical acupuncture point stimulation,TEAS)治疗。在药物戒断期间,2/100Hz 的 TEAS 能快速降低加快的心率,并随后减少了对丁丙诺啡替代疗法的需求。

Han 的研究组也研究了针刺在预防复发方面的作用,使用了一个叫作条件性位置偏爱的实验模型(conditioned place preference,CPP):提供两个位置,一只通过反复摄入吗啡剂量而出现依赖的动物,在能接触到毒品的位置会停留更长的时间。这种偏好通过使用纳洛酮可消除,表明有 μ- 阿片受体参与。单次 TEAS 用 2Hz 可以抑制 CPP;而用 100Hz 则需要重复几次才能产生疗效,这种延迟效应可能表明诱导了基因表达(Han et al.,2011)。

两种频率都能使 DA 释放量减少多达 35%,如果重复刺激能使释放量减少更多。Han 提出的假说是,100Hz 的单剂量可以释放强啡肽(和它的前体,前强啡肽原),从而抑制 DA 的释放,反复的刺激剂量可以诱导基因的表达。Han 认为药物戒断使多巴胺系统敏化,2HzTEAS 可通过诱导脑啡肽而使其脱敏。因此,2Hz 和 100Hz 是通过不同机制来发挥效应的。

其他研究人员也提出了针刺的其他潜在机制。手针神门穴(但不是足三里)可以减少尼古丁戒断模型大鼠的焦虑样行为,这与杏仁核中促肾上腺皮质激素释放因子的减少相关(Chae et al.,2007)。其他团队报道了针刺与 5- 羟色胺的释放有关(Yoshimoto et al.,2006)。另外一些研究者推测 BDNF 在此过程中可能发挥着作用(Chu et al.,2007)。

虽然针刺治疗依赖的全面机制尚且未知,肯定它们的临床意义还很遥远,但已有充分的实验室研究证据支持有必要进行进一步的临床应用研究,甚至针对治疗中提出的某些治疗方法也需进行研究。

临床方法

针刺治疗药物依赖已在各种情境中被应用,大都作为其他干预措施的辅助手段,且通常是出于医生的热忱,并不是正规的卫生服务政策。热忱是基于反复观察到的结果,即在戒断期间,针刺能促进放松和睡眠,对于烦躁易怒的人能产生镇静效果,减少紧张和愤怒,所以使用者会参与到该计划中来。据报道,针刺还能帮助集中注意力和提高应对能力。在药物戒断期间,主诉处于镇静状态和嗜睡的患者,针刺治疗后会感觉更加精力充沛和注意力集中。患者还反映他们的渴求感、抑郁和疼痛都减轻了。针刺与放松疗法结合可能是有用的,尤其是对于那些有药物依赖并伴有其他精神障碍的双重诊断的患者(Stuyt,2014;Stuyt and Mooker,2006)。

实施针刺的人员类型是多样的:在一些情况下,针灸师是作为治疗中心聘用的工作人员;而另一些情况下是现有的在职员工(主要的雇员、护士、行为学医师、心理医师)经过培训而作为针灸师。一位执业医师可以很高效地同时治疗一屋子的毒品使用者,又由于针具很便宜,所以整个治疗的花费是极少的。

对于住院患者而言针刺的最高频次是每天一次,但对于门诊患者来说通常却是每周只有 1~2 次。几乎没有机构能有资源在急性戒断期为患者提供每天 3 次的理论上最佳的治疗频次,无论如何,耳穴引起的局部疼痛是个障碍。

治疗一般用耳针,并遵照后述的国家针刺戒毒学会(National Acupuncture Detoxification,NADA)方案。有些针灸医师也会针对一些特殊的症状针刺体穴,不过有效的穴位也局限在手和上臂,因为患者都保持着衣冠整齐。电针似乎很少使用。

针刺技术

Wen 关于阿片类脱毒的最初方法包括电针体穴和耳穴,但是在他随后的临床研究中,使用了电针双侧耳穴肺,频率为 125Hz,治疗 30 分钟,每天 2 次(Wen and Teo,1975)。

精神病学家 Micheal Smith 博士去中国香港拜访了 Wen 医生,大约在 1974 年他将电针治疗药物依赖引入纽约布朗克斯的林肯医院。他逐渐改进了治疗方法,将耳穴的使用数量增加到了 5 个,并摒弃了不必要的电针。1985 年 NADA 成立,促进了将这种标准方法用于治疗和培训从业人员(Brumbaugh,1995)。

NADA 方案。NADA 方案目前被治疗中心、门诊部、监狱等和许多美国的临床试验所广泛应用。患者将接受双侧 3~5 个穴位(图 26.3)的针刺治疗,但不行针具刺激。对于所有的药物依赖治疗都是相同的。患者通常坐在躺椅上,在起针前让患者放松 30~40 分钟。总体上提供的治疗是根据需求而进行开放性的治疗,如果患者有愿望可以每天治疗一次。

在一些诊所,对已经康复的患者给予自身培训,以教给他们治疗干预方法,这样既节省成本,还能增加患者的积极性。针刺治疗通常是与一个完整的治疗计划相结合。

NADA 方案在工作人员和患者中都同样受欢迎。Stuyt 将该方案纳入放松组作为其组成部分,按照每周 5 天治疗为一个基本疗程,对 367 例有双重诊断(药物依赖和精神障碍)的住院患者的疗效观察结果进行了描述,最初该方法是用于烟草依赖的治疗(Stuyt and Mooker, 2006)。结果发现,激动易怒的患者变得平静;那些昏昏欲睡的患者变得更加有活力和能集中精力;睡眠和疼痛管理获得了改善;与那些拒绝针刺治疗的患者相比,接受过针刺治疗的患者疗效总体上平均维持天数达到了 70 天,而前者仅维持 39 天。

体穴电针。在中国体穴电针的应用占主导地位,采用疏密波 2/100Hz 的刺激。Han 通常将橡胶电极(TEAS)应用于两对穴位:一侧的合谷和劳宫配对,另一侧的内关和外关配对,用 2 倍于阈值的强度刺激 30 分钟。在一项假针刺对照研究中(n=55),为正在进行阿片戒断的住院患者给予每天 3 次的 TEAS 治疗(以最大耐受强度),与假针刺组相比,在 14 天时的成功率为 77%,而假针刺组为 35%(Meade et al.,2010)。

有关药物戒断最密集的治疗安排,在现有文献中明确推荐 2/100Hz,每天 3 次共治疗 5 天,每天 2 次共治疗 5 天,以及每天 1 次共治疗 14 天。应该停休一段时间以改善睡眠。同样的治疗安排被推荐用于预防复发。

在一项临床随机试验中(n=154),Han 研究组发现患者自行 TEAS 达到每天 3 次时,在维持脱瘾的疗效方面优于常规医疗:TEAS 组的成功率为 44%,对照组的成功率为 0%(Han et al.,2011)。

其他方法。Patterson 研发了她自己的电刺激方式,即将橡胶电极固定在乳突上,并认为不同的药物依赖应使用特定的频率才会有效(Patterson,1976;Patterson et al.,1996)。

在法国,开发了一个用面部穴位(瞳子髎、曲鬓)来治疗戒烟的特殊传统方法,用于戒烟,且只使用手针刺激(Lacroix and Besancon,1977)(图 26.4)。

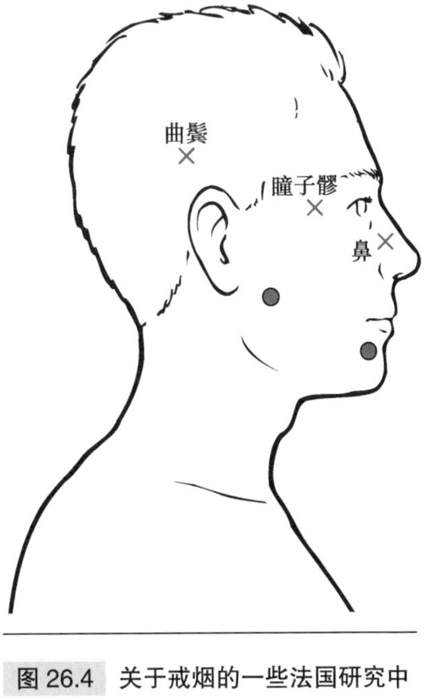

中国的一种传统方法声称能诊断和治疗"潜在性病变"。将其应用在戒烟上的一个例子,就是不设定任何具体的休止日期而给予一个疗程的治疗,允许患者在他们自己认为应该终止而停止治疗(Steiner et al.,

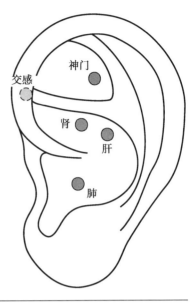

图 26.3 NADA 方案中使用的穴位

图 26.4 关于戒烟的一些法国研究中用到的面部穴位

圆点标记出了假针刺用到的穴位

1982)。有研究发现并没有疗效，但是由于研究样本量太小难以定论。

重复或者延长刺激。单次刺激的效应是短暂的。一些证据支持每天进行反复刺激：其中有 39 项研究显示，采用每天 1 次刺激者有 56% 获得了阳性结果，而延长治疗间隔时间仅有 36% 是阳性结果（White，2013）。在门诊患者中进行反复刺激治疗是不可能的，通常在耳穴行留置针（图钉式）或者针压装置（王不留行籽或者其他替代小珠）来代替，当患者感觉出现戒断症状时就可以自行刺激。该项技术已经在烟草戒断症状中介绍过。

NADA 方法不包括留置图钉式针具或者种子，大概是因为有受污染的针头脱落，以及失访和不可预知行为的风险。

Han 已经向海洛因依赖的患者们分发了带有橡胶电极的电针装置，以便他们可以反复自行治疗，开始治疗频次为每天 3 次（Han et al.，2011）。

针刺治疗依赖的临床研究

针刺治疗药物戒断症状深受患者和临床医生的欢迎。临床试验积累的证据 - 大都基于穴位理论 - 存在质疑。在描述了证据之后，我们将尝试着确定是否这些研究可能没有能够识别出真实的疗效，因为，比如说不充分的治疗或者结局指标的选择失误。

早期的希望

有四项里程碑式的早期研究表明，单纯用针刺治疗药物依赖对脱瘾有效。

Bullock 和他的同事在门诊招募了 54 例酒精依赖的惯犯（至少因饮酒而 20 次入院治疗；失业且无法养活自己），进行了随机对照试验，并设立了假对照组（Bullock et al.，1987）。治疗组选择 NADA 中的 3 个耳穴，与对照组选距离这些耳穴 5mm 的位置进行了比较，共治疗 11 周。结果显示真实治疗组酒精用量显著降低（37% 比 7%），入院治疗者也相应减少。

这一结果也被第二项研究所支持（n=80），除了交替分组，非随机外，其余情况是相似的。在真实治疗组 21/40 的患者完成了治疗计划，而对假照组只有 1/40 的患者完成了治疗，两组相比显示前者疗效持续到 6 个月（Bullock et al.，1989）。除了针灸师，整个研究过程中的其他参与者均给予盲法。

Lipton 和他的同事将 192 名可卡因依赖试验的参与者（Lipton et al.，1994）随机分为针刺组（采用 4 个 NADA 穴位）和假针刺组（4 个耳部的肌肉骨骼点）治疗 1 个月。尽管试验者的参与率没有差别（指两组参与者的依从性没有差别，译者注），但 NADA 穴位针刺组的尿检阳性率显著低于假针刺组。

第四项研究，在 100 例海洛因依赖的患者中，Washburn 等（1993）发现，在经过 21 天的治疗过程中真实针刺组（NADA 穴位）坚持治疗（依从性）显著好于假针刺组（附近的非穴位）（Washburn et al.，1993）。同时研究也支持针刺有可使尿检呈阴性的趋势，两组尿检的阴性率分别为 10% 比 4%。

在 2002 年，这个起初的希望被两项大型研究的阴性结果论文戏剧性地推翻了：分别观察了 503 例酒精依赖者（Bullock et al.，2002）和 620 名可卡因依赖者（Margolin et al.，2002），这将会在下面相关章节详述。从那以后，系统综述用"不明确"来总结针刺治疗酒精依赖的证据(Cho and Whang,2009),耳针治疗可卡因依赖疗效"不确定"(Gates et al.,2006),在描述阿片类药物依赖时,也用到了疗效"不确定"(Lin et al.,2012),用"没有一致的、无偏倚的证据"描述了针刺对戒烟的疗效(White et al.,2014)。

针刺治疗酒精依赖

主要临床试验

Bullock 和他的同事将 503 例严重酒精依赖的患者按照住院治疗方案随机(Bullock et al.,2002)分为四臂:非针刺治疗组;真实针刺组为针刺 NADA 的 4 个穴位(用检流计定位);假针刺组为在距离穴位 5mm 处针刺;以及根据症状的个体化针刺治疗组。除了周日,每天治疗一次,最多为 18 次。参与者主要是白种人,平均年龄 38 岁,平均住院天数为 5.7 天。组间比较未见显著性差异。

另一项研究的样本量为 100 余例,且使用了体针(Toteva and Milanov,1996)。110 例参与者在保加利亚的索菲亚医院脱毒后被招募入组。每天 1 次共 15 次的体针治疗(选合谷、曲池、内关、外关、腕骨、率谷、阳白、太阳和印堂),包括对于较严重的那些患者会使用电针,与标准医疗即给予葡萄糖、维生素、苯二氮䓬类药物和普萘洛尔进行对比。主要结局指标为:饮酒欲望、治疗依从性、抑郁症状评分以及愿意接受心理治疗等方面,证明针刺治疗有优势。但没有可靠的长期随访数据。

Rampes 等重新审视了 Wen 氏起初的工作,检测了(n=59)在 3 个 NADA 耳穴上行电针(100Hz)治疗酒精依赖 6 周的疗效,并与电针"不合适的"穴位(膝、内分泌、肘)和无治疗对照组进行了疗效比较(Rampes et al.,1997)。主要结局指标,即对酒精的渴望度,在治疗结束后两个电针组患者的酒精渴望度均显著低于无治疗的空白对照组,但这种差异没有持续到24 周。真实针刺和假针刺在疗效方面没有差异。

系统综述

Cho 和 Whang 对 11 项有关酒精依赖的研究进行了综述,包括 1 110 名参与者(Cho and Whang,2009)。11 项试验中只有 2 项研究报道了令人满意的整体质量标准。对于酒精的渴求而言,四项中的三项研究发现针刺治疗优于非针刺治疗。在完成率上,无论是针刺对比假针刺[相对危险度(RR)=1.07,95%CI=0.19~1.25],还是非针刺治疗(RR=1.15,95%CI=0.79~1.67),都没有差异。只有 3 项随机对照试验报道了针刺相关的不良事件,大多都是极其轻微的。

由于方法学质量较低和有限的试验数量,系统综述的结论是不明确。

针刺治疗可卡因依赖

主要临床试验

两项大规模的随机对照试验主导了针刺治疗可卡因依赖的临床证据结果,两项试验都是在验证 NADA 穴位理论。在一项三臂研究中,被纳入住院治疗计划的 236 名参与者,被随机分为针刺组、接近穴位附近的假针刺和非针刺组,每组进行 28 次治疗。对可卡因的渴求在各组之间没有差异,而针刺治疗组的尿检阳性率较高(Bullock et al.,1999)。

Margolin 等(2002)招募了 620 例可卡因依赖的参与者,并对 NADA 针刺治疗与邻近穴位位置的假针刺和单纯放松治疗进行了比较,每天治疗 1 次共 8 周。结果显示各组在研究的依从性、尿检阳性率或者脱瘾方面没有差异。

一项剂量-反应研究,纳入 202 例门诊患者,比较了 NADA 针刺治疗每天 1 次、每周 2 次和每周 1 次的疗效。结果尽管支持每天 1 次针刺治疗有降低对可卡因渴求的趋势,但并没有统计学上的显著性差异(Bullock et al.,1999)。

系统综述

一项 Cochrane 系统综述,纳入 7 项研究共涉及 1433 名参与者(Gates et al.,2006)。研究的方法学质量普遍较低。研究发现,在可卡因的用量方面,针刺组和假针刺组无显著差异:RR=1.05(95%CI=0.89~1.23 ;4 项研究共 556 名受试者)。针刺组和非针刺组之间也无显著性差异:RR=1.06(95%CI=0.90~1.26 ;2 项研究,472 名参与者)。研究也发现在可卡因或是其他毒品的用量检测指标上也没有差异。

然而,纳入这个 Meta 分析的参与者人数很少,且效度有限。这项综述的结论是:"通过这些结果都无法排除其具有稳健的益处或者害处"。

针刺治疗阿片依赖

高质量的针刺临床试验很缺乏。Meade 和他的同事,将正在接受丁丙诺啡联合纳洛酮的标准化住院脱毒的 48 例患者,进行患者单盲的 RCT(Meade et al.,2010)。患者接受每天 3 次共 4 天的 TEAS 形式的电刺激治疗,将一对电极连接到合谷穴及其对面的手掌鱼际区,将另一对电极连接到内关穴及其腕部的对面。频率在 2Hz 和 100Hz 之间交替,强度为最大耐受度。假针刺组接受的电流强度低于感觉阈。以丁丙诺啡的用量作为主要结局指标,结果显示真实针刺组显著减少。

Lin 等(2012)的一项系统综述,纳入了 10 项随机对照试验,均为中文文献,不包括上面提到的 Meade 的研究。4 项随机对照试验使用了耳针,4 项使用了人工刺激的体针(主要是足三里、三阴交、合谷和内关),2 项使用了电刺激(一项有针具,另一项没有)。疗程持续从 3 天到 6 个月不等。仅有 2 项研究合理地报告了质量,结果均为阴性-但是只含有 60 例(Wells et al.,1995)和 84 例(Bearn et al.,2009)的样本量:样本量仅足够识别 0.6 的效应量,所以存在出现 II 型错误的重大风险。

使用耳针治疗的 4 项研究中有 3 项没有发现益处,但 5 项使用体针的研究均报道有一定疗效。一项使用了 HANS 仪(像 Meade 等研究中用的)的研究报道,表明显著改善了戒断症状的严重程度。另一项综述检验了在急性脱毒期间,针刺作为药物的辅助治疗手段的疗效(Liu et al.,2009)。纳入的研究大部分是中文,质量低。在治疗的前 10 天之后的几天里,针刺治疗组的症状评分有所降低。4 项有随访的研究显示,针刺组在 6 个月时复发率有降低趋势。

针刺治疗尼古丁依赖

针刺戒烟的 Cochrane 综述（还包括针压、激光和电疗）应用了西方和中国的数据库，在两个时间点上评价了针刺对吸烟的脱瘾疗效，最早的时间点为治疗结束后，以检测针刺是否存在任何一点效果；最后一次检测是到 1 年时，以观察持久的脱瘾效果（White et al.，2014）。

总体上证据是大量而陈旧的，且相互矛盾。当与单纯等待名单比较时，有 3 项研究没有得出针刺治疗有优势的结论。与假针刺比较，19 项对照研究中的 16 项在早期时间点产生了阳性结果，RR=1.22（95%CI 1.08~1.38）。但长期结果显示无效，RR=1.10（95%CI 0.86~1.40）。基于两项分别的阳性结果的研究存在相当大的差异，这个阳性结果并不可信。

图 26.5 以逐渐增加的样本量为研究排序，从图中可看出，样本量越大的研究好像越是阴性结果。针刺的疗效不如尼古丁替代疗法，并与咨询和心理学方法疗效无差异。

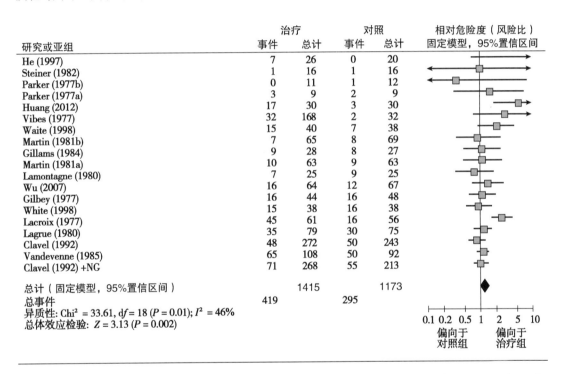

图 26.5　针刺对照假针刺戒烟的 Meta 分析；短期戒断，Clavel（1992），Parker（1977），and Martin（1981）有两个对照臂

（转自 White，A.R.，Rampes，H.，Liu，J.P et al.，2014.Acupuncture and related interventions for smoking cessation. Cochrane Database Syst.Rev.1.Art.NO.：CD000009）

临床要点

针刺戒烟的证据是不确定的，但中等质量证据证明一些方法可能有效。

一项治疗技术显示出希望：合并所有的 14 项使用持续刺激的研究，不论是针刺还是针压法,与假刺激相比,都显示出了阳性结果 1.69(95%CI=1.32~2.16)。针压法比留置针的阳性结果更为显著。但没有显示远期疗效,所以该证据仍然是不确定的(White et al.,2014)。

3 项针压法研究给出了一个联合性治疗的阳性结果,但只是短期疗效。2 项激光疗法研究出现了相反的结果,6 项经颅电刺激研究显示与假刺激相比无效。

综合所有这些证据,评估者得出结论:针刺和其他相关治疗技术对戒烟的疗效证据不确定。鉴于针刺深受大众欢迎,只要采用某种形式的持续刺激,进一步研究将会证明是有效的。

针刺治疗依赖的临床试验再评价

患者和执业者所描述的对针刺具有积极作用的体验,与大量的临床试验和系统综述所得的阴性结果大相径庭,尤其是与那些大规模的所谓具有"决定性"的研究的强阴性结果。为了探索这个悖论的可能原因,将对 4 项系统综述中所纳入的 48 项合适的 RCTs 的详细资料和所有结果,综合起来以判断是否存在可能与阳性结果有关的特殊因素(White 2013)。这项综述是探索性的,且在一些方面有局限性,但为将来的研究指明了明确的方向。近 1/2(23/48)的 RCTs 至少有一项结果为针刺是有效的。

临床要点

针刺治疗药物依赖的 23/48 RCTs 中均有一项结果是针刺有效。

成功率并不因依赖药物的种类不同而存在很大差异,尽管按以下顺序略有降低:阿片类、可卡因、酒精和尼古丁。使用体穴的成功率为 8/13(62%),面部穴位为 2/5(40%),耳穴为 12/29(41%)。与手针(17/41,41%)相比,电针更可能得出阳性结果(6/7,86%)。虽然研究并没有提供有关最佳针刺频次的确定性信息,但确实发现双侧针刺在改善脱瘾、渴求和戒断症状方面能获得更大的疗效。

对照干预的选择

多数 NADA 研究是将 NADA 的特定穴位与邻近位置的被设计为无效或假针刺"非穴"进行比较,但在神经学途径上它们将会有类似的活动,除非假穴位位于耳轮上而与耳腔,具有不同的神经支配(见第十章)。这个问题在 20 世纪 90 年代的最初研究中已经被解决:发现在一侧耳针刺 NADA 穴位比针刺另一侧耳朵上的偏离穴位位置更痛(Margolin et al.,1993),耳轮被判定为"最不活跃"(Margolin et al.,1995)。一些研究用耳轮作为对照位置,然而其他研究仅是简单地用距离所谓"正确"穴位 5mm 的任何点作为对照。

对照干预产生的可能效果也会削弱基于 NADA 穴位理论的这些假对照研究的结果效力,正像文献综述中所反映的一样。针刺与非针刺对照的试验 75%(12/16)为阳性结果,而针刺与"假"针刺技术对照的试验 34%(12/32)为阳性结果。这种差异或许可部分解释为,非针刺对照组患者的期望值较低。

临床要点

> 耳上可能不存在无效的穴位:耳并不是作为假针刺对照的合适位置。

结局

长期脱瘾是药物依赖治疗中最重要的结局,所以很自然这就成为大部分研究(75%)中使用的结局指标。然而患者们提起针刺,通常都强调它在戒断期间的重要性——如对于渴求、失眠、焦虑和愤怒等症状的改善。而评价过这类症状的极少研究更可能产生阳性结果,也就是说渴求(9/16,56% 阳性)和戒断症状(7/12,58% 阳性),与脱毒(11/36,31% 阳性)或成瘾物用量(5/16,31% 阳性)相比而言,针刺对渴求度与戒断症状的改善更明显和容易达到。

这一切表明,应该从反映出舒适感、缓解戒断症状等"更软性"的结局指标上来检测针刺的效果,而不是简单地检测几个月后的脱瘾情况。

临床要点

> 在检测长期的脱瘾情况时,要避免对针刺短期疗程的效果抱有不切实际的期望。

未来研究

一些研究提出了未来的研究方向,如一项 RCT(n=67)纳入了刚戒断各种药物依赖的长期成瘾者,随机分为每周 2 次治疗的 NADA 针刺组、放松组和常规医疗组,共治疗 10 周。主要结局指标是渴求,次要结局指标包括焦虑和生活质量。针刺与常规医疗组相比,能够显著降低渴求和焦虑评分,与放松组疗效相当(Chang et al.,2010)。

针刺可能使脱毒变得更易让人忍受,它的一个益处可能就是能将吸毒者吸引到治疗中来——一个从来没有被探讨的结局指标。针刺在预防复发中的作用也值得进一步探讨。

肥胖

引言

肥胖是由食物摄入和运动改变所引起的一种严重的全球性流行病,它对健康和平均寿命造成了相当大的影响,包括可能引起胰岛素抵抗发生率的增加,2 型糖尿病、血脂异常、高血压、某些癌症,以及骨性关节炎和睡眠呼吸暂停(Haslam and James,2005)。有效的管理方法包括通过持久地改变饮食、能量摄入和运动来长期减肥。

在短期作用,强化性减体重的独立计划方面,针刺可能具有一定的作用,这在整个下文内容中将会看到。

针刺的可能机制

有相当多的实验室研究证据,表明针刺启动了与减体重相关的机制(Belivani et al.,

2013）。肥胖涉及能影响下丘脑抑制和促进食欲的神经肽之间平衡的多种复杂因素；与中枢神经元释放的 β- 内啡肽和 5- 羟色胺水平；以及在外周具有反向作用的肽类瘦素（来源于脂肪组织 - 降低食欲）和饥饿素（来源于胃 - 阻断瘦素的作用）等有关。此外，肥胖还与低水平炎症相关。

实验室研究为针刺治疗机制提供了支撑，包括对下丘脑神经肽活性、瘦素水平和炎症标志物的影响，研究结果常显示出针刺（大多是电针）可能对食物的摄取和肥胖具有良性的影响，还包括对胰岛素抵抗、血脂水平和炎症标志物相关结局指标的影响。

人们常说耳针刺激迷走神经传入支，其传出支可影响肠运动。这种反应尚未明确证实，且是可疑的，因为传入支止于下行的三叉神经核，它是躯体性的而非脑神经系统的一部分。

临床方法

应用的方法包括常规的体针（在中国的临床上是每周针刺数次），采用手针或者电刺激；耳针通常在不同穴位上使用留置针或者珠子，包括对耳屏前的被认为"饥饿"穴；还可以将两种方法结合应用。

尽管最佳的电针刺激频率并不清楚，但电刺激经常被使用。特殊设计的设备带有金属或橡胶电极，能够让患者经皮进行自我治疗。在一项系统综述中，使用电针（9/10）和手针（6/7）而出现阳性结果的研究比例要高于使用耳针（0/2）（Belivani et al., 2013）。

一个研究组已经表明，用手针（Gücel et al., 2012）、电针（Darbandi et al., 2013）、耳针（Abdi et al., 2012）和耳穴针压法（Darbandi et al., 2012），对体重、瘦素和胃饥饿素具有影响。在一个四臂研究中（n=80），该研究组发现每周 2 次共治疗 6 周的电针腹部和肢体的体穴与耳穴针压法之间无显著性差异，尽管它们都优于各自的假对照方式（Darbandi et al., 2014）。

中国临床上更典型的一种奇特治疗方法，是将羊肠线"埋藏"于腹壁皮下，并一直留置到随时间的推移而自行溶解。有关中国研究的一项综述发现埋线有效，但是纳入研究的质量不高，且使用的是疗效分类指标（有效率）而不是平均体重变化。

临床证据

Cho 等（2009）对从中文、韩文、日文和英文数据库中检索到的 29 项研究进行了综述：20 项单个研究呈阳性结果。Meta 分析的"主要"结果显示，与改变生活方式、假治疗和常规药物治疗相比，针刺具有显著的疗效。尽管针对不同对照组的许多 Meta 分析的结果都是阳性的，但是每个 Meta 分析包含的研究却屈指可数。作者认为，这些证据由于数量少、质量低（2/3 研究的质量积分为 1/5），整体上是不确定的，但是提示针刺治疗肥胖可能有一定效果。

纳入的试验中，5 项研究有 8 周以上的随访期。在美国实施的该项研究（n=92）最长的随访期是 24 周，发现每天自行针压 3 个穴位与气功和自主支持之间，在减轻体重上没有差异（Elder et al., 2007）。4 项研究对其参与者进行了 12 周的随访。另一项美国的研究（n=96）发现，耳穴针压与腕部的假穴针压比较没有差异（Allison et al., 1995）。4 项中国的研究为阳性结果，第一项研究（n=120）发现，体针隔日 1 次，优于单纯的饮食疗法（Mi, 2005）；第二项研究（n=160）发现，手针体穴每周 2~4 次结合耳穴针压比等待名单更有效（Sun and Xu, 1993）；第三项研究（n=150）发现，体穴手针隔日 1 次显著优于西布曲明（诺美婷）（Nie et al., 2007）；第四项研究（n=161）发现，针刺结合耳穴压珠法比一个中药制剂更有效（Li and Wu, 2006）。

综述中的试验所用方法（Cho et al., 2009）异质性较大，以至于不可能做出哪一种方法是否更有效的建议。

自从这项综述以来，有少数几个研究与假针刺相比，显示出总计 8 周的针刺具有阳性结果。如 Yeo 等（2014）对常用于大韩民国临床的 5 个耳穴与单个饥饿穴及假针刺（即先将针刺入再拔出，随后放置假针刺的装置）进行了比较。两个针刺组的患者体重减轻了 6%，而假针刺组减轻了 3%。这个证据依然具有提示性，但不能令人信服。

结语

针刺对于依赖并不是一项完整的治疗方法，但似乎有可能作为一种辅助治疗。与长期的脱瘾和成瘾物质用量相比，针刺更可能在戒断症状和渴求方面显示疗效。任何针刺的作用可能都是相对较小且短暂；为了获得最佳疗效，在治疗之初可能需要每天重复 2~4 次的针刺。耳针的穴位特异性作用没有证据：穴位和穴位之间的疗效相差无几。体穴针刺、持续的耳穴刺激、双侧刺激和电针都应该进一步探索。为了重复治疗，使用（非侵入性）橡胶电极可能比用针具更容易让人接受。

与短期减肥相关的针刺机制已为人们所了解。尽管临床试验总体上结果是阳性的，但是几乎没有足够长期的随访结果，以了解在临床实践中针刺是否可作为肥胖的有效治疗。

致谢

我非常感激 Libby Stuyt 和 Wendy Taylor，就目前针刺在药物依赖中的临床应用进行讨论。

（张晶晶 译，杜元灏 审校）

参考文献

Abdi, H., Abbasi-Parizad, P., Zhao, B., et al., 2012. Effects of auricular acupuncture on anthropometric, lipid profile, inflammatory, and immunologic markers: a randomized controlled trial study. J. Altern. Complement. Med. 18, 668–677.

Allison, D.B., Kreibich, K., Heshka, S., Heymsfield, S.B., 1995. A randomised placebo-controlled clinical trial of an acupressure device for weight loss. Int. J. Obes. Relat. Metab. Disord. 19, 653–658.

Bearn, J., Swami, A., Stewart, D., et al., 2009. Auricular acupuncture as an adjunct to opiate detoxification treatment: effects on withdrawal symptoms. J. Subst. Abuse Treat. 36, 345–349.

Belivani, M., Dimitroula, C., Katsiki, N., et al., 2013. Acupuncture in the treatment of obesity: a narrative review of the literature. Acupunct. Med. 31, 88–97.

BMA Board of Science, 2013. Drugs of Dependence – The Role of Medical Professionals. BM Association, London.

Brumbaugh, A.G., 1993. Acupuncture: new perspectives in chemical dependency treatment. J. Subst. Abuse Treat. 10, 35–43.

Brumbaugh, A.G., 1995. Transformation and Recovery: A Guide for the Design and Development of Acupuncture-Based Chemical Dependence Treatment Programs. Stillpoint Press, Santa Barbara, CA.

Bullock, M.L., Umen, A.J., Culliton, P.D., Olander, R.T., 1987. Acupuncture treatment of alcohol recidivism: a pilot study. Alcohol. Clin. Exp. Res. 11, 292–295.

Bullock, M.L., Culliton, P.D., Olander, R.T., 1989. Controlled trial of acupuncture for severe recidivist alcoholism. Lancet 333, 1435–1439.

Bullock, M.L., Kiresuk, T.J., Pheley, A.M., et al., 1999. Auricular acupuncture in the treatment of cocaine abuse. A study of efficacy and dosing. J. Subst. Abuse Treat. 16, 31–38.

Bullock, M.L., Kiresuk, T.J., Sherman, R.E., et al., 2002. A large randomized placebo controlled study of auricular acupuncture for alcohol dependence. J. Subst. Abuse Treat. 22, 71–77.

Chae, Y., Yeom, M., Han, J.H., et al., 2007. Effect of acupuncture on anxiety-like behavior during nicotine withdrawal and relevant mechanisms. Neurosci. Lett. 430, 98–102.

Chang, B.H., Sommers, E., Herz, L., 2010. Acupuncture and the relaxation response for substance use disorder recovery. J. Subst. Use 15, 390–401.

Cho, S.-H., Whang, W.-W., 2009. Acupuncture for alcohol dependence: a systematic review. Alcohol. Clin. Exp. Res. 33, 1305–1313.

Cho, S.-H., Lee, J.-S., Thabane, L., Lee, J., 2009. Acupuncture for obesity: a systematic review and meta-analysis. Int. J. Obes. (Lond) 33, 183–196.

Chu, N.-N., Zuo, Y.-F., Meng, L., et al., 2007. Peripheral electrical stimulation reversed the cell size reduction and increased BDNF level in the ventral tegmental area in chronic morphine-treated rats. Brain Res. 1182, 90–98.

Clavel, F., Paoletti, C., Benhamou, S., 1992. A randomised 2x2 factorial design to evaluate different smoking cessation methods. Rev. Epidemiol. Sante Publique 40, 187–190.

Cui, C.-L., Wu, L.-Z., Luo, F., 2008. Acupuncture for the treatment of drug addiction. Neurochem. Res. 33, 2013–2022.

Darbandi, M., Darbandi, S., Mobarhan, M.G., et al., 2012. Effects of auricular acupressure combined with low-calorie diet on the leptin hormone in obese and overweight Iranian individuals. Acupunct. Med. 30, 208–213.

Darbandi, S., Darbandi, M., Mokarram, P., et al., 2013. Effects of body electroacupuncture on plasma leptin concentrations in obese and overweight people in Iran: a randomized controlled trial. Altern. Ther. Health Med. 19, 24–31.

Darbandi, M., Darbandi, S., Owji, A.A., et al., 2014. Auricular or body acupuncture: which one is more effective in reducing abdominal fat mass in Iranian men with obesity: a randomized clinical trial. J. Diabetes Metab. Disord. 13, 92.

Elder, C., Ritenbaugh, C., Mist, S., et al., 2007. Randomized trial of two mind-body interventions for weight-loss maintenance. J. Altern. Complement. Med. 13, 67–78.

Gates, S., Smith, L., Foxcroft, D., 2006. Auricular acupuncture for cocaine dependence. Cochrane Database Syst. Rev. 1. Art. No.: CD005192.

Gilbey, V., Neumann, B., 1977. Auricular acupuncture for smoking withdrawal. Am. J. Acupunct. 5, 239–247.

Gillams, J., Lewith, G.T., Machin, D., 1984. Acupuncture and group therapy in stopping smoking. Practitioner 228, 341–344.

Güçel, F., Bahar, B., Demirtas, C., et al., 2012. Influence of acupuncture on leptin, ghrelin, insulin and cholecystokinin in obese women: a randomised, sham-controlled preliminary trial. Acupunct. Med. 30, 203–207.

Han, J.S., Terenius, L., 1982. Neurochemical basis of acupuncture analgesia. Annu. Rev. Pharmacol. Toxicol. 22, 193–220.

Han, J.S., Zhang, R.L., 1993. Suppression of morphine abstinence syndrome by body electroacupuncture of different frequencies in rats. Drug Alcohol Depend. 31, 169–175.

Han, J., Cui, C., Wu, L., 2011. Acupuncture-related techniques for the treatment of opiate addiction: a case of translational medicine. Front. Med. 5, 141–150.

Haslam, D.W., James, W.P.T., 2005. Obesity. Lancet 366, 1197–1209.

He, D., Berg, J.E., Hostmark, A.T., 1997. Effects of acupuncture on smoking cessation or reduction for motivated smokers. Prev. Med. 26, 208–214.

Huang, Y., 2012. The clinical observation of nicotine dependence treated with smoke three-needles Combine auricular pressure therapy. Masters dissertation, Guangzhou University of Chinese Medicine.

Hui, K.K.S., Liu, J., Marina, O., et al., 2005. The integrated response of the human cerebro-cerebellar and limbic systems to acupuncture stimulation at ST 36 as evidenced by fMRI. Neuroimage 27, 479–496.

Lacroix, J.C., Besancon, F., 1977. Le sevrage du tabac. Efficacit, de l'acupuncture dans un essai comparatif. Ann. Med. Interne 128, 405–408.

Lagrue, G., Poupy, J.L., Grillot, A., Ansquer, J.C., 1980. Antismoking acupuncture. Short-term results of a double-blind comparative study [Acupuncture anti–tabagique. Resultats a court terme d'une etude comparative menee a double insu]. Nouv. Presse Med. 9, 966.

Lamontagne, Y., Annable, L., Gagnon, M.A., 1980. Acupuncture for smokers: lack of long-term therapeutic effect in a controlled study. Can. Med. Assoc. J. 5, 787–790.

Li, Y., Wu, J., 2006. Clinical study on auricular acupressure for 80 cases of obesity. Guangming J. Chin. Med. 21, 23–24.

Li, J., Zou, Y., Ye, J.-H., 2011. Low frequency electroacupuncture selectively decreases voluntarily ethanol intake in rats. Brain Res. Bull. 86, 428–434.

Liang, J., Ping, X.-J., Li, Y.-J., et al., 2010. Morphine-induced conditioned place preference in rats is inhibited by electroacupuncture at 2 Hz: role of enkephalin in the nucleus accumbens. Neuropharmacology 58, 233–240.

Liao, J.-Q., Song, X., Chen, Y., et al., 2014. Clinical randomized controlled trials of acupoint catgut-embedding for simple obesity: a meta-analysis. Zhongguo Zhen Jiu 34, 621–626.

Lin, J.G., Chan, Y.Y., Chen, Y.H., 2012. Acupuncture for the treatment of opiate addiction. Evid. Based Complement. Alternat. Med. 2012. Article ID 739045.

Lipton, D.S., Brewington, V., Smith, M., 1994. Acupuncture for crack-cocaine detoxification: experimental evaluation of efficacy. J. Subst. Abuse Treat. 11 (3), 205–215.

Liu, T.-T., Shi, J., Epstein, D.H., et al., 2009. A meta-analysis of acupuncture combined with opioid receptor agonists for treatment of opiate-withdrawal symptoms. Cell. Mol. Neurobiol. 29, 449–454.

Margolin, A., Chang, P., Avants, S.K., Kosten, T.R., 1993. Effects of sham and real auricular needling: implications for trials of acupuncture for cocaine addiction. Am. J. Chin. Med. 21, 103–111.

Margolin, A., Avants, S.K., Chang, P., et al., 1995. A single-blind investigation of four auricular needle puncture configurations. Am. J. Chin. Med. 23, 105–114.

Margolin, A., Kleber, H.D., Avants, S.K., et al., 2002. Acupuncture for the treatment of cocaine addiction: a randomized controlled trial. JAMA 287, 55–63.

Martin, G.P., Waite, P.M.E., 1981. The efficacy of acupuncture as an aid to stopping smoking. N. Z. Med. J. 93, 421–423.

Meade, C.S., Lukas, S.E., McDonald, L.J., et al., 2010. A randomized trial of transcutaneous electric acupoint stimulation as adjunctive treatment for opioid detoxification. J. Subst. Abuse Treat. 38, 12–21.

Mi, Y., 2005. Clinical study on acupuncture for treatment of 80 cases of simple obesity. Zhongguo Zhen Jiu 25, 95–97.

Nie, L., Zhan, Z., Yang, L., Tan, X., 2007. Clinical study on acupuncture of abdominal 8 points for simple obesity. Pract. Clin. J. Integr. Tradit. Chin. Western Med. 7, 23–24.

Office of Applied Studies SA and MHSA, 2009. Characteristics of substance abuse treatment facilities offering acupuncture: the N-SSATS report 205.

Parker, L.N., Mok, M.S., 1977. The use of acupuncture for smoking withdrawal. Am. J. Acupunct. 5, 363–366.

Patterson, M.A., 1976. Effects of neuro-electric therapy (NET) in drug addiction: interim report. Bull. Narc. 28, 55–62.

Patterson, M.A., Patterson, L., Patterson, S.I., 1996. Electrostimulation: addiction treatment for the coming millennium. J. Altern. Complement. Med. 2, 485–491.

Pierce, R.C., Kumaresan, V., 2006. The mesolimbic dopamine system: the final common pathway for the reinforcing effect of drugs of abuse? Neurosci. Biobehav. Rev. 30, 215–238.

Rampes, H., Pereira, S., Mortimer, A., et al., 1997. Does electroacupuncture reduce craving for alcohol? A randomized study. Complement. Ther. Med. 5, 19–26.

Steiner, R.P., Hay, D.L., Davis, A.W., 1982. Acupuncture therapy for the treatment of tobacco smoking addiction. Am. J. Chin. Med. 10, 107–121.

Stuyt, E.B., 2014. Ear acupuncture for co-occurring substance abuse and borderline personality disorder: an aid to encourage treatment retention and tobacco cessation. Acupunct. Med. 32 (4), 318–324.

Stuyt, E.B., Mooker, J.L., 2006. Benefits of auricular acupuncture in tobacco-free inpatient dual-diagnosis treatment. J. Dual Diagn. 2, 41–52.

Sun, Q., Xu, Y., 1993. Simple obesity and obesity hyperlipemia treated with otoacupoint pellet pressure and body acupuncture. J. Tradit. Chin. Med. 13, 22–26.

Toteva, S., Milanov, I., 1996. The use of body acupuncture for treatment of alcohol dependence and withdrawal syndrome: a controlled study. Am. J. Acup. 24, 19–25.

Vandevenne, A., Rempp, M., Burghard, G., 1985. Study of the specific contribution of acupuncture to tobacco detoxication ([Etude de l'action spécifique de l'acupuncture dans la cure de sevrage tabagique]). Sem. Hôpital Paris 61, 2155–2160.

Vibes, J., 1977. Clinical trial of the role of acupuncture in the fight against tobacco addiction ([Essai thérapeutique sur le role de l'acupuncture dans la lutte contre le tabagisme]). Acupuncture 51, 13–20.

Waite, N.R., Clough, J.B., 1998. A single-blind, placebo-controlled trial of a simple acupuncture treatment in the cessation of smoking. Br. J. Gen. Pract. 48, 1487–1490.

Washburn, A.M., Fullilove, R.E., Lullilove, M.T., et al., 1993. Acupuncture heroin detoxification: a single-blind clinical trial. J. Subst. Abuse Treat. 11, 345–351.

Wells, E.A., Jackson, R., Diaz, O.R., et al., 1995. Acupuncture as an adjunct to methadone treatment services. Am. J. Addict. 4, 198–213.

Wen, H.L., Cheung, S.Y.C., 1973. Treatment of drug addiction by acupuncture and electrical stimulation. Asian J. Med. 9, 138–141.

Wen, H.L., Teo, S.W., 1975. Experience in the treatment of drug addiction by electro-acupuncture. Mod.

Med. Asia 11, 23–24.

White, A., 2013. Trials of acupuncture for drug dependence: a recommendation for hypotheses based on the literature. Acupunct. Med. 31, 297–304.

White, A.R., Rampes, H., Liu, J.P., et al., 2014. Acupuncture and related interventions for smoking cessation. Cochrane Database Syst. Rev. 1. Art. No.: CD000009.

White, A.R., Resch, K.L., Ernst, E., 1998. Randomized trial of acupuncture for nicotine withdrawal symptoms. Arch. Intern. Med. 158, 2251–2255.

World Health Organization, 2004. Global status report on alcohol 2004.

World Health Organization, 2010. ATLAS on substance use (2010) – resources for the prevention and treatment of substance use disorders.

World Health Organization, 2011. WHO report on the global tobacco epidemic, 2011.

Wu, T.P., Chen, F.P., Liu, J.Y., Lin, M.H., Hwang, S.J., 2007. A randomized controlled clinical trial of auricular acupuncture in smoking cessation. J. Chin. Med. Assoc. 70 (8), 331–338.

Yeo, S., Kim, K.S., Lim, S., 2014. Randomised clinical trial of five ear acupuncture points for the treatment of overweight people. Acupunct. Med. 32, 132–138.

Yoon, S.S., Kwon, Y.K., Kim, M.R., et al., 2004. Acupuncture-mediated inhibition of ethanol-induced dopamine release in the rat nucleus accumbens through the GABA(B) receptor. Neurosci. Lett. 369, 234–238.

Yoon, S.S., Kim, H., Choi, K.-H., et al., 2010. Acupuncture suppresses morphine self-administration through the GABA receptors. Brain Res. Bull. 81, 625–630.

Yoshimoto, K., Fukuda, F., Hori, M., et al., 2006. Acupuncture stimulates the release of serotonin, but not dopamine, in the rat nucleus accumbens. Tohoku J. Exp. Med. 208, 321–326.

第二十七章　针刺治疗泌尿生殖系统疾病

M.Pullman

引言

本章将介绍神经泌尿生理学和病理生理学的重要进展和最新了解,并将它们与针刺治疗相联系。治疗此类病变的医疗针灸师将会发现有很多问题值得深思。其中将包括可能遇到的泌尿生殖系统疾病的当前命名和临床方面概况,以及重要的针刺研究。

泌尿生殖系统疾病通常会产生尿急,伴或不伴尿失禁、尿频和尿痛等症状。一旦严重的可治性疾病如感染和恶性肿瘤被排除,针刺对这些症状都有改善作用。以下三种病变是最常见的。

1. 膀胱疼痛综合征 / 间质性膀胱炎(BPS/IC)　包括慢性(>6 个月)盆腔疼痛,与膀胱有关的压力或不适,以及与泌尿系统相关的症状如尿急和尿频等(Hanno et al.,2010)。

2. 膀胱活动亢进(OAB)　被定义为伴有或不伴急迫性尿失禁的尿急,通常与尿频、夜尿多有关,而不存在病理或尿道感染(Abrams et al.,2002)。

3. 慢性盆腔疼痛综合征(CPPS)　包括 BPS/IC 和肠易激综合征,但也包括影响盆腔的其他疼痛综合征,如外阴痛、男性睾丸痛和慢性前列腺炎。

这些病变都显著影响生活质量。常规治疗通常疗效有限,花费多,并经常因副作用而放弃治疗。

针灸师长期以来已观察到治疗泌尿生殖系统症状对患者的益处。在过去的 30 年里,泌尿妇科学家已经将骶神经和周围神经刺激引入到治疗泌尿生殖疾病。这些现代治疗显然是从针刺演变而来。用于治疗这些疾病的传统针刺穴位,特别是三阴交、膀胱俞、次髎和中髎,同样的穴位也常用于现代神经调节方法。在骶神经调节(sacral neuromodulation,SNM)中,外科医生在骶神经根附近主要是 S_3 处植入导线,并以恒定的低强度刺激来刺激腹侧主要分支（Siddiqui et al.，2010）。在经皮胫神经刺激（percutaneous tibial nerve stimulation，PTNS，又称胫后神经刺激）中，将针具或电极放置在三阴交穴上或者周围（National Institute for Health and Excellence，2010）。可以说针刺是一项有效的神经调节技术。在这些疾病管理的多学科方法中针刺发挥着一定作用。

针刺、SNM 和 PTNS 具有的临床疗效正在被研究，这得益于新的脑成像技术。研究和文献的剧增大大地增加了人们对慢性泌尿生殖系统疾病的治疗和认识，但是有关的病因及发病机制仍有许多并不明确。

不断积累的证据表明针刺对一系列泌尿生殖系统疾病可能有显著的临床疗效，并且能改善患者的生活质量。针刺要成为被更广泛地接受依然是面临的迫切挑战，包括尽早纳入这些疾病的治疗管理之中。在为了控制疼痛和症状而思考进行任何大手术之前，都应当考虑到针刺。

神经泌尿生理学

来自下尿道（lower urinary tract，LUT）的感觉信息通过盆腔神经（S_{2-4}）、阴部神经（S_{2-4}）和腹下神经（$T_{11}\sim L_2$）的传入轴索传递到腰骶部脊髓。来自其他盆腔结构如结肠的感觉信息的汇聚，发生于这些脊髓节段水平的背角，也可在脊髓上区域。这是肠道和下尿道疾病密切相关的可能机制（Rouzade Dominguea et al.，2003）。采用节段性方法进行穴位选择（如针刺 $S_2\sim S_4$ 的皮节和肌节）已成为针刺治疗的主流。

排尿—生理学和病理生理学

简单而言，排尿由两个阶段组成：储存和排放。储尿过程中（24 小时期间的 99.7%），交感神经传出维持着膀胱逼尿肌的松弛和节制。S_{2-4} 副交感神经传出的激活使膀胱逼尿平滑肌收缩，且使横纹肌内括约肌松弛以对膀胱充盈做出反应，而允许排尿（通常是每天 5~8 次）。

正常的泌尿生理功能涉及由膀胱传递到骶髓的机械感受性 Aδ 和伤害感受性 C 类纤维。一般认为在正常的下泌尿道，C 类纤维几乎没有作用，但在发生病变或者受到损害后会变得敏感。

近 10 年来，在研究方面已经有了急剧地增加，包括在尝试阐明膀胱病变的病理生理学，以及治疗中应用的检测各种神经调节方法两方面。

这是以"脑膀胱控制模型"的提出而达到了高潮，该概念的提出是基于 20 世纪 90 年代末的一项包括 24 篇论文的综述，研究中使用了单光子计算机断层扫描（SPECT）、正电子发射断层成像（PET）和功能性磁共振成像（fMRI）（Kavia et al.，2005）等技术。该综述已由 Fowler 和 Gruffiths（2010）进行了总结，并推荐给所有的医疗针灸师在治疗这些疾病的患者时进行阅读（图 27.1 和图 27.2）。

中脑导水管周围灰质（periaqueductal grey，PAG）通过骶传入神经直接接收来自膀胱的信息，神经影像学研究已显示，在膀胱充盈时可被激活（Griffiths et al.，2005；Athwal et al.，2001；Matsura et al.，2002）。PAG 受其他区域特别是前额叶皮质（prefrontal cortex，PFC）和边缘系统的强烈影响。这些高级脑区影响着基本的反射系统，这样就能让人们来选择何时以及何处是最适宜的地点而允许排尿。

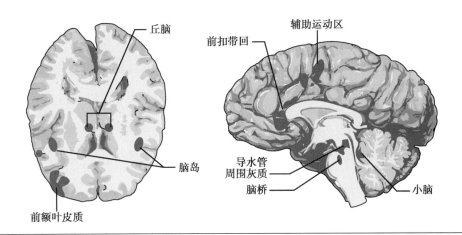

图 27.1　参与尿储存调节的脑区

丘脑、脑岛、前额皮质、前扣带回、导水管周围灰质、脑桥、小脑和辅助运动区参与了尿储存的调节。[经出版者许可，转自 Fowler,C.J.,Griffiths,D.,de Groat,W.C.,2008.The neural control of micturition.Nat.Rev.Neurosci.9(6),453-466.(见彩版)]

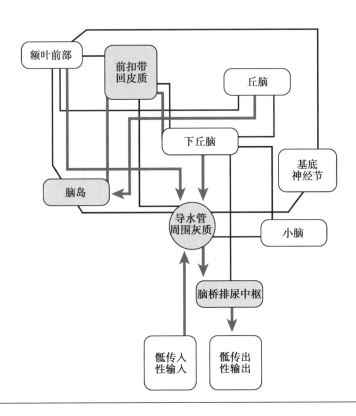

图 27.2　膀胱调控的可能颅内环路

人类参与膀胱和括约肌调控的前脑和脑干结构的可能联系。箭头表示可能的连通方向，但不排除逆向的联系。尽管存在这种复杂性，但是脑桥排尿中枢仍然是最终共同通路的起点，从大脑到脊髓。[经出版者许可，转自 Fowler,C.J.,Griffiths,D.,de Groat,W.C.,2008.The neural control of micturition.Nat.Rev.Neurosci.9(6),453-466]

边缘系统尤其与情绪、记忆和心态有关,是大脑痛觉感知的情感成分的部位。它由很多结构组成,包括脑岛(大脑皮质的一个岛,位于外侧沟深处,分隔颞叶和额顶叶皮质)和前扣带回皮质(ACC-扣带皮层的前部,位于大脑半球的内侧表面,在胼胝体周围形成一个环),被认为是"感知"患者生理状态的最重要的区域。

有趣的是,传入性信息输入到脑岛是通过小直径纤维(Aσ和C),并通过脊髓的第1板层进入,如膀胱传入神经。针刺也刺激了Aσ纤维,因此推测也可能影响脑岛。这已被Napasow的工作所证实,他通过fMRI(2005)和PET扫描观察该区对针刺的反应(Pariente et al.,2005)。

边缘系统与PFC联系紧密,从而完成复杂的参与膀胱调控的脊髓上环路。PFC可能是最终控制自主排尿的上述所有区域中的主要部位。PFC的损害能导致尿频、尿急和/或尿潴留(Andrew and Nathan,1964)。

因此,PAG作为信号处理器,可以激活或者抑制脑桥中另一个邻近区域,脑桥排尿中枢(pontine micturition centre,PMC)。在储存阶段,PAG抑制PMC。当这种抑制减少时,PMC通过骶髓将传出信号传递给膀胱,从而实现排尿。

已经证明,与对照组相比,膀胱功能亢进的患者在膀胱充盈时脑岛的激活显著增加。它表明了脑岛在感知膀胱扩张中发挥着作用。

人们认为,脑岛和内侧PFC的异常反应和微小病变可显著影响下尿道的功能,所以它在泌尿生殖系统疾病的病因中起一定作用。患者通常表现出强烈的负面情绪反应,这可能会产生条件反射和使下尿路症状加重。PAG的抑制作用受到干扰会产生尿频和小容量遗尿症。

临床要点

> 前额叶皮质(PFC)和脑岛密切参与了膀胱调控,并已知能被针刺调节。

另一个有趣的观察结果,是膀胱疼痛综合征/间质性膀胱炎患者在全麻下接受膀胱镜检查和扩张膀胱。这些患者常对膀胱的极小拉伸表现为高血压和心动过速反应。这种反应能显示出中枢交感性过度活动的显著程度。针刺可以调节大脑的默认模式网络和感觉运动网络,降低交感神经张力(Dhond et al.,2008)。这可为观察到的针刺临床效果提供另一种解释。有这种反应的患者可能会被选择来进行针刺。在该领域进行进一步的研究是十分必要的。

临床实践

有三种主要疾病——OAB、BPS/IC和CPPS——是针灸师通常遇到的。在作者的经历中这些疾病会有很多重叠。这些名词术语令人困惑且仍在不断演变。症状是诊断分类的关键。

许多早期的针刺研究对所谓的膀胱激惹症(尿频、夜尿增多、尿急伴或不伴急迫性尿失禁)患者进行了观察。许多这些研究的证据表明,下尿道症状和生活质量评分得到了改善。

在针刺治疗膀胱功能紊乱的阳性研究中,有一个共性因素,就是都选三阴交、中髎和膀胱俞,进行手针或电针,或者两种方法结合应用。这些穴位能够有效地通向骶神经根。三阴交通过趾长屈肌或者踝部的胫后神经刺激 S_2 肌节，而膀胱俞位于 S_2 骶后孔水平处。在骶神经调节（SNM）和许多动物实验中，S_2 神经根通常是选择之一（实际上就是次髎穴）。

肾俞、关元和气海的节段性针刺将传入冲动传递到下胸段和上腰段的脊髓。理论上这些水平的交感性传出将促进膀胱充盈和减少排尿频率。然而，在临床实践中，自主性调节并不能简单地通过刺激某个节段水平来预测。

SNM 被越来越多地成功用于如发作性排尿功能障碍（Fowlers 综合征）、顽固性急迫性尿失禁等疾病中。然而，寻找 SNM 成功的预测因素的尝试大多都失败了（Scheepens et al.，2002）。Tom 等（2011）发现，心理筛查除了能显示发生不良事件的高风险外，并不能预测对 SNM 的反应。

膀胱功能亢进

这种常见并使人身体变得虚弱的疾病对患者和医疗保健预算都是相当大的负担（MArinkovic et al.，2012）。患者的主诉可能是每晚 10 次以上的夜尿增多。白天尿频意味着即使作超乎寻常的最短距离的旅行，也会涉及苦不堪言地频繁找公共厕所的窘事。

据估计，在西方国家每年 1 000 名女性当中大约有 54 名 OAB 的新患者，总患病率为 16.9%。在美国大约有 1 100 万 ~1 600 万女性受该病的困扰［Agency for Healthcare Research and Quality（AHRQ），2009］。2009 年，在美国，据估计针对 OAB 的疾病专门支出达到了 24.9 亿美元（16 亿英镑）（Onukwugha et al.，2009）。大量研究已表明与 OAB 相关的生活质量评分低于其他许多慢性疾病，包括抑郁、哮喘和糖尿病。许多患者未得到治疗或者不能寻求到帮助。也有证据表明，OAB 引发的夜尿症能引起很多外科或医疗问题，如夜间跌倒引起受伤，比如股骨颈骨折。抑郁症在 OAB 患者中也很常见。因此，对医疗保健系统造成的负担可能甚至比估计的还要大（Wagg et al.，2007）。它与其他可能寻求针刺治疗的慢性疾病密切相关，如肠易激综合征、纤维肌痛和慢性疲劳。它可能是一种终生伴随的疾病。

OAB 最常见于 40 岁以上的患者。一项研究显示 60% 的老年患者或者残疾患者寻求治疗但是只有 27% 的患者接受了治疗。患者常常在发病前早已有泌尿系症状好多年。这似乎成了一种无声的流行病。

OAB 的病因大部分尚不明确。只有大约 50% 的 OAB 患者有膀胱逼尿肌失稳的证据。原因可能是多因素的，涉及排尿环路的一个或者所有的组件。膀胱肌肉本身可能表现出兴奋性增强，因此，在膀胱充盈之前刺激传入神经。OAB 综合征的患者，另一种可能的机制是与膀胱充盈相关的脊髓上或者脊髓区有异常高的传入处理过程，也就是"激惹"。

临床方法

OAB 是一种依赖尿急、尿频（>8 次排尿 /d）或夜尿增多（入睡后 2 次或以上排尿，在排尿间隙入睡）等病史的临床诊断。伴有或者不伴有急迫性尿失禁。必须找出可治性的病因，如糖尿病、药物性、膀胱结石、感染或肿瘤。应进行尿液分析和细胞学检查，并开始记录排尿日记。国家健康和临床优化研究所（2006）指南建议，提出了哪些患者需要专科医疗。这些包括患者有如下情况：

- 肉眼血尿。
- 镜下血尿超过 50 秒。
- 反复尿路感染以及镜下血尿超过 40 秒。
- 可疑恶性泌尿生殖系统肿物。

常规治疗实际上是一个分为两部分的治疗过程(Thüroff et al., 2011)。在这里值得一提的是,在 OAB 的各种治疗的文献中,都普遍地报道了有 33%~56% 的安慰剂效应。一线管理涉及饮食改变、膀胱训练、生物反馈和抗胆碱能药物。鼓励患者减肥,少喝咖啡因类饮料,合理摄入液体。抗胆碱能药物是医疗管理的主体。它们与乙酰胆碱竞争,而抑制乙酰胆碱对逼尿肌收缩的影响,并可能直接降低膀胱的传入活动。尽管有合理的证据支持它的疗效和低成本(每年的药供大约需 400 英镑),但患者的依从性很差,只有 50% 的人能够坚持服药到 6 个月(Basra et al., 2008; Gopal et al., 2008)。副作用可能使 OAB 患者原本已遭受的低劣生活质量变得更差。老年人尤其有中枢神经系统毒性的风险,如精神错乱、头晕和嗜睡。针刺可作为一线治疗程序的一部分来提供,尤其是对抗胆碱能药物有禁忌时。

证据

2009 年,卫生与研究质量署(Agency for Health and Research Quality, AHRQ)证据报告 187 查阅了 1996—2008 年在 OAB 管理中所有的治疗证据。报告综述了 232 篇发表的文献,只有 20 篇为高质量。他们的结论为缺乏高质量证据支持所有形式的临床决策。没有充分证据支持将针刺作为一种决定性选择的治疗方法,但它有希望能适度改善患者的生活质量和膀胱充盈,这与许多药物试验的报告相类似。这个结论是基于 Emmons 和 Otto (2005) 的一项研究,其将 85 例患者随机分配,手针组于三阴交、委阳、膀胱俞和关元,进行 4 次每次 20 分钟的针刺治疗。对照组在风市、足三里、风门和中脘予透皮的假针刺治疗。这些患者均有急迫性尿失禁、尿频和尿急的症状。结果证实,治疗组的尿失禁发作率降低了 59%,而对照组降低了 40%,尽管这个差异并不显著。在膀胱容量、尿急和尿频等症状方面也有较小的百分比变化。两组的尿窘迫量表评分和尿失禁影响问卷评分都有所改善,两组的差异有显著的统计学意义。

在一个非随机对照研究中,Pigne 等(1985)发现,16 例 OAB 患者的膀胱功能改善且排尿频率降低。Philip 等(1988)的研究显示,13 例逼尿肌失稳的受试者中有 10 例的症状得到改善。这些发现没有通过膀胱功能检测来确认。值得注意的是,这个研究中每周进行 10~12 次治疗。Change(1988)单取三阴交予以针刺治疗,发现 22/26 的女性患者有主观症状改善,而使用足三里的对照组只有 6/26 的患者有改善。三阴交组的膀胱容量也有改善。

Kelleher 等(1994)是第一个将针刺和常规治疗进行比较。在一个纳入 39 名女性患者的前瞻性随机对照试验中,其结果显示针刺与抗胆碱能药物治疗膀胱激惹症疗效没有差异,治疗依从性好,副作用更少。三阴交也与肾俞到膀胱俞的这些腰椎旁开的 2 个以上穴位联合应用。两组患者的尿急和尿频症状都有改善,但是只有针刺组的夜尿增多症状得到了改善。

极佳的证据支持使用脊髓后神经刺激(posterior nerve stimulation, PTNS),比如在三阴交区域针刺并电刺激。在许多 PTNS 研究中显示,采用每周治疗 12 次作为标准。这还没有与治疗周期更短因而更便宜的治疗方案做对比。

从历史上看,PRNS 早在 1987 年已经被女性泌尿学家们使用了。SUmiT 试验(Peter et

al.,2010)是一个多中心研究,它评估了 PTNS 对照假刺激的疗效。在这个研究中,220 名患者被随机分到了 PTNS 治疗组或者假治疗组,假治疗组是在与 PTNS 治疗组相同的位置上引入了用不透皮的施特赖特贝格尔(Streitberger)针。PTNS 所用的位置,大约在内踝上 5cm,与三阴交穴的位置很接近。用 34g 针具和皮肤呈 60° 角刺入,将电刺激设置在 20Hz,电流水平为 0.5~9mA。每周 1 次,每次 30 分钟,连续 12 周。在第 13 周,对每例患者的泌尿系统所有症状的整体反应进行评估,结果显示症状改善有显著统计学意义,与对照组的 20.9% 相比,治疗组有 54% 的患者报告症状有显著或中度的改善反应。与假针刺组对比,治疗组患者的尿频、夜尿和尿急等症状都得到了改善。受试者并不能分辨出治疗组与对照组的干预。这是使用 Streitberger 针的第一项研究(一种钝的套管式伸缩针,目的是不刺破皮肤)。研究组声称,该研究提供了 1 级证据,即 PTNS 在改善 OAB 症状方面是安全有效的,PTNS 是治疗 OAB 的可行方法。

临床要点

在三阴交行经皮神经电刺激与电针相类似,并已证实对 OAB 有益。

OrBIT 试验(Peters Macdiarmid et al.,2009)显示,每 12 周的 PTNS 在治疗 OAB 方面与抗胆碱能药物疗效相当,接受定期治疗 12 周而有效的患者中有 96% 的患者表现出了 1 年的持续改善。

SNM(骶神经调节)已被纳入 OAB 伴有急迫性尿失禁的治疗方案,引入该方法约有 50% 的成功率。在女性患者中目前有一级证据支持。已报道的长期数据显示出了令人满意的结果,在接受植入法治疗 5 年后,伴有急迫性尿失禁的成功率高达 84%(Van Kerrebroeck et al.,2007)。

无论如何,SNM 是一项高成本的治疗手段。单是植入硬件一项的花费约为 8 400 英镑,以及更换电池的成本约为 5 300 英镑。在 5 年的随访中,多达 48% 的患者需要额外的花费,包括测试程序(传统的或两个阶段的神经评估)、手术修复(不包括电池更换)。最近还没有关于 SNM 相关的治疗泌尿系适应证的成本-效益分析的报道。

这些研究对于针灸师是非常重要的,尤其是那些非常类似于电针刺激三阴交的有关 PTNS 疗法(Moossdorff-Steihauser and Berghmans,2013)。另一个值得考虑的重要因素是迄今为止的研究中,只是约 50% 用抗胆碱能药物的 OAB 患者在第 6 个月时仍然服药。2000 年,OAB 的药物治疗花费约为 1 亿美元。尽管这是严重的违规。用针刺或者 PTNS 进行神经调节可能在这组患者的管理中发挥着重要的作用。

膀胱疼痛综合征／间质性膀胱炎

每 10 万女性中约有 300 人患有 BPS/IC,其中男性占 10%~20%。它与 IBS 和纤维肌痛相关,而这些病变可能有共同的生化或遗传缺陷。BPS 患者的成年女性直系亲属,患 BPS 的概率可能是普通人群的 17 倍。它的病因未知,也没有发现该综合征的组织学特征。公认的理论认为,因感染、创伤、自身免疫性疾病、膀胱过度膨胀等引起的最初膀胱损害,可能导致了损害进展为膀胱间质损伤,并增加了细胞内 ATP 的释放。增高的传入神经敏感性可导致脊髓变化和进展为神经源性膀胱。心理神经病理可能也发挥了作用。性虐待或身体虐待的发病率高于未受这些因素影响的对照组。

BPS/IC 是一个排除诊断。迄今为止尚没有证据可用于制订一项治疗计划。

BPS/IC 患者通常会开始踏上选择各种治疗方法的终生旅程,要权衡症状缓解与副作用、成本或不便等。慢性疼痛性病变的解释和教育是极其重要的。减少柑橘类水果、辛辣食物、酒精和咖啡因的饮食建议,对于患者个人来说非常有帮助的。单纯的镇痛药和膀胱内灌注药物常作为一线来应用。阿米替林可能有帮助,并有 1b 级证据支持(van Ophoven et al., 2004;van Ophoven and Hertle,2005)。在某些情况下,膀胱扩大成形术及尿流改道术(有或无膀胱切除术)是剩下的唯一选择。这是一个并发症发病率很高的大手术。

Reeves 和 Pullman(2009)报道了一项病例系列观察,15 例患者通过咨询一位女性泌尿学家诊断为 BPS/IC,接受 6 次(每周 1 次)的针刺治疗。有 14 名患者在针刺治疗前至少尝试过一种治疗。11 名患者尝试过膀胱内灌注药物而未成功。4 名患者尝试过加巴喷丁无效。使用的穴位为三阴交、膀胱俞、中髎、肾俞和太冲。所有患者在症状和生活质量方面都有显著改善。这是按照 MYMOP 量表评分 >50% 的改善(自我测量医疗结局量表)进行定义的。作者报告说,诊所的性质可允许有时间讨论和放松,这无疑对患者反馈的主观数据所显示的结局会产生一定影响。

文中已引用的治疗 OAB 的其他针刺研究,可以作为证据来应用,即在一些 BPS/IC 患者中能达到对 LUT(下尿路感染)症状的控制。一些 BPS/IC 患者,会有明显的骶髂关节压痛。这是否在该病中有一定作用仍有争议,但它确实是针刺部位的标志。

BPS/IC 的治疗目的无疑是最大限度地提高生活质量。理想化地说,在针刺治疗前,应该先由在 BPS/IC 方面富有经验的女性泌尿学家来对这些患者进行评估。应该停止无效的治疗。应该鼓励患者有一个积极但又切合实际的心态。作者临床所用的方法是强调增加心情、良好的睡眠和减轻疼痛,这些都可以通过针刺治疗来实现。患者正在接受的治疗并不做改变,但是针刺常常会改善患者的自信心,足以使他们逐渐减少药物用量或延长膀胱灌注治疗的间隔时间。在某些情况下,针刺显示出与现有治疗如阿米替林产生协同作用。

慢性盆腔疼痛综合征

本慢性疼痛综合征包括睾丸痛、慢性前列腺炎(CP/CPPS)和外阴痛。

CP/CPPS 通常在社区的患病率约为 10%。只有大约 10% 的患者有可治性的感染原因。其他 90% 的患者在过去的 6 个月中至少有 3 个月会经历与下尿路感染症状和 / 或性功能障碍相关的慢性会阴 / 盆腔痛。近期一项综述提示,α- 受体阻滞剂、抗生素和消炎药与安慰剂相比有适度的改善(Anothaisintawee et al.,2011)。这是特别针对生活质量的次要结局指标而言。在这项综述中没有提及针刺可作为一种治疗选择。然而,在这个领域中已有很多令人关注的针刺研究。

Chen 和 Nichkel(2003)治疗了 12 名男性患者,他们接受了为期 6 周的 12 次针刺治疗。使用的穴位包括天柱、膀胱俞、肾俞、秩边、会阳、关元、中极和三阴交。在任脉穴位、髂腹下神经和髂腹股沟神经使用 20Hz 的电针。10 名患者(83%)的美国国立卫生研究院 - 慢性前列腺炎症状指数(NIH-CPSI)有持续超过 50% 的降低。没有不良反应报道。

在一项纳入 89 名 CPPS 男性患者的 RCT 中,Lee 等(2008)表明,针刺治疗 20 次后,证明对 CP/CPPS 症状的改善程度(73%)几乎是假治疗(47%)的近 2 倍。已完成针刺治疗的患者获得长期益处(32%)的可能性是假针刺组(13%)的 2.5 倍。

Lee 和 Lee(2009)研究了在双侧次髎、中髎和环跳(使用 70mm 长的针具以到达梨状肌)用 4Hz(5~10mA)电针的临床疗效。这是与假针刺组以及咨询与运动组进行比较,总共 63 例男性患者。进行 6 周 12 次针刺治疗。治疗 6 周时,与其他组相比,电针组的 NIH-CPSI 显著降低,而在治疗后尿检的平均前列腺素水平也显著降低。

外阴痛

外阴痛是一种没有明显损害的超过 3 个月的慢性外阴部疼痛或者灼热感。这种疼痛可能是局限的或者广泛的,被引发的或者自发的。一项来自美国的研究显示,高达 16% 的女性在她们一生中某个阶段会经历外阴疼痛,患病率为 7%。病因不明,但可能与感染、炎症或者肿瘤相关,这些都必须排除。任何外阴痛的患者考虑针刺治疗时,都必须让一位有经验的皮肤科医生或者女性泌尿学家进行评估。由于相关的性功能障碍很常见,必须全面了解性生活史,可能还需要进行性心理咨询的随访。阿米替林和加巴喷丁在自发性外阴痛的治疗中发挥着一定作用,但是证据基础有限,且 3 个月后的依从性差。

英国性健康和艾滋病协会(临床疗效小组)(2014)推荐,针刺可用于自发性外阴痛的治疗。这是基于一项包含 12 名患者的病例系列观察(Powell and Wojnarowska,1999)。其中 5 名患者的症状明显改善并希望继续治疗。剩下 7 名患者中有 4 名感觉针刺治疗比其他任何治疗方法都更有效。只选取了 4 个穴位(三阴交、阴陵泉、合谷、太冲),共治疗了 5 次。

Danielson 等(2001)报道了一项纳入 14 名女性患有诱发性外阴痛或外阴前庭炎患者的病例系列观察。手针治疗 10 次。

使用的穴位包括关元、气海、阴陵泉、腰阳关、上髎和曲泉。留针 30~45 分钟。最后一次针刺治疗后 3 个月,在完成研究的 13 名患者中,有 10 名患者记录到他们的消极生活质量因素与基线比较显著减少。

未公开发表的数据(作者自己的研究)显示,从外阴专科大夫的门诊转来的 15 名女性患者接受针刺治疗,基于症状积分和评价,其中有 9 名患者显示出阳性结果。手针位于骶部的 4 个穴位、太冲和三阴交,留针 15 分钟。其中 5 名女性患者的症状被认为已完全缓解,而不需要再来门诊治疗。15 名女性患者中有 6 名的主要症状缓解了 50% 以上。有 5 名女性患者报告治疗无效。

肌筋膜痛和慢性盆腔疼痛综合征

导致慢性盆腔疼痛综合征(CPPS)的病因有很多,包括内脏痛、粘连、子宫内膜异位症、盆腔充血、原发性和继发性痛经以及胃肠道和泌尿系统疾病。但往往找不到明确的病因。肌筋膜疼痛综合征可引起或加剧盆腔疼痛,所以必须始终考虑到。

Slocumb(1984)指出,不论其潜在着的病理如何,有 89% 的女性 CPPS 会出现肌筋膜激痛点(MTrPs)。

受 $T_{12}\sim L_4$ 脊髓节段支配的任何筋膜或肌肉的激痛点，都可引起到达盆腔的牵涉性肌筋膜痛（钝性的、酸痛、弥漫性）。特别常累及的肌肉包括髂腰肌、腰方肌、梨状肌。$T_{10}\sim S_4$ 脊髓节段同样支配着盆腔器官。所有表现为 CPPS 的患者，都应该对其背部、臀部和腹部肌肉组织的 MTrPs 和压痛部位进行仔细评估。

肛提肌、尾骨肌、梨状肌和臀大肌的激痛点，也是引起 CPPS 重要的可治疗的原因。如果一位患者出现会阴痛，几乎在坐位时可完全加重，有时疼痛会弥漫到盆腔和下腹部，此时建议检查会阴部并寻找激痛点。我亲眼看到的两个最具戏剧性的病例是男性，他们都 70 多岁，有 5 年以上的这种性质的病史，都做过前列腺内镜手术。两个人坐的时间都不超过 10~15 分钟，就会产生"坐在高尔夫球上"的感觉。在会阴部都有激痛点，可能是肛提肌。一例用一针治愈，另一例在针刺治疗 3 次后完全缓解。针刺实施过程为用消毒剂擦拭清洁会阴后，在左侧部位进行针刺。未观察到不良反应，患者的耐受性良好。

临床要点

> 肌筋膜激痛点（MTrPs）可能引起与 CPPS 相似的症状。

阴囊疼痛可由位于腹股沟韧带上方的腹外斜肌激痛点的牵涉痛引起；或者在嵌入骨盆骨附近的内收长肌中。Kellgren（1939）认为，这种疼痛也可由 L_1 支配的肌肉引起（图 27.3）。

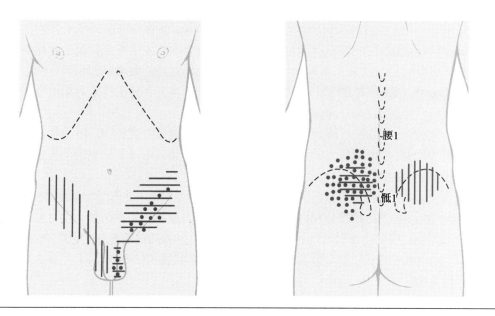

图 27.3 来自睾丸（垂直阴影）和第一腰节段（腹部倾斜，水平阴影，多裂肌，点画）支配肌肉的疼痛分布（转自 Kellgren,J.H.,1939.On the distribution of referred pain arising from deep somatic structures with charts of segmental pain areas.Clin.Sci.4,35-46.）

无需质疑，当有指征时要对会阴部甚至直肠进行检查，但在针灸诊所可能很难实施。然而，通过适当的关心和努力，比如说有位陪伴在场的话，这就变得容易实现。应该鼓励对全科医师（GPs）和女性泌尿学医师进行有关肌筋膜疼痛综合征和实施针刺治疗方面的教育。

根据临床经验,Felix Mann 认为髂前上棘区域的穴位对泌尿生殖系统疾病的患者是有用的。在这类穴上行骨膜雀啄针刺法可以产生很强的针感。

针刺治疗泌尿生殖系统疾病的机制

主要盆腔器官的传入信息,如膀胱通过下腹、内脏、盆腔和阴部神经传导到胸腰部和腰骶部的背根神经节的细胞体。在疾病中,例如 IC/BPS,强烈或有害性前驱(外周到中枢)性传入刺激,可导致肌节或皮节的逆向性(中枢到外周)致敏。这导致了躯体内脏和内脏躯体反射。这是否可解释许多膀胱疾病的患者三阴交出现异常压痛仍是一个谜,但可以解释这些患者身上出现的相当数量的触发点(见前一部分)(也可见于第三章和第六章)。

在许多动物实验报道中,Wang 等(2012)对 55 只氨基甲酸乙酯麻醉大鼠做了一项复杂且有趣的研究,观察刺激中髎对膀胱活动和在脑桥区域或其周围被称为 "Barringtons" 核(相当于人类的脑桥排尿中枢)的膀胱相关神经元的影响效果。他们的发现令人着迷,可能会激发进一步的研究。

1. 针刺以节段性特定方式,抑制了膀胱活动。
2. 针刺在改变 "Barringtongs" 核周围神经元的放电状况后,导致膀胱功能抑制。
3. 针刺的效果可能是由 γ- 氨基丁酸受体系统所介导。

这些发现表明,可能针刺对于膀胱功能的影响是通过脊髓上区域介导的,特别是脑桥排尿中枢。

Hino 等(2010)研究了骶针对醋酸诱导的膀胱激惹大鼠的疗效,重点观察了膀胱传入神经纤维。针刺组大鼠激惹的膀胱收缩间期(inter-contraction interval,ICI)增加了 35%,接近正常值。无膀胱激惹的大鼠接受针刺治疗后,ICI 也增加了。在第三组,用辣椒素使膀胱 C 纤维脱敏。辣椒素是辣椒的刺激性成分,是一种神经毒素,在最初的兴奋性反应后引起传入神经脱敏或损害,从而抑制痛觉。针刺不能增加辣椒素预处理大鼠的 ICI,表明骶针可抑制由辣椒素敏感性传入 C 纤维所介导的排尿异常。然而,除了脊髓和 / 或脊髓上以外,这并没有揭示出针刺的作用部位或机制。

通过 PET 扫描,骶神经调节(SNM)已经显示出了十分诱人的结果(Blok et al.,2006)。有一种观点认为与情绪相关的脑区可通过长期的骶部刺激而逐渐重组,即神经可塑性变化的发生可能代表了对成功疗法的习得反应。这些变化只在治疗成功的 60% 患者身上发生。这些变化发生在不同的脑区,似乎是在神经调节的急性期受到影响的那些区域。通过反复且成功的针刺治疗可能会发生类似的变化。

应用 fMRI 已显示针刺对边缘系统有影响(Hui et al.,2000;Napadow,2005)。人们认为由于针刺作用可减弱该区的神经活动,从而可调节人体对疼痛的感受。这些研究已经揭示,针刺对包括脑岛、前扣带回皮层(ACC)、中脑导水管周围灰质(PAG)和海马在内的结构有影响。这些区域日益被认为在膀胱功能中起重要作用。

然而,要了解针刺在神经回路的哪些部位起作用,我们依然还有很长的路要走。我们只能说我们刺激了身体的一个特定节段,且产生了传入冲动。一个神经通路中的这种活动变化,通过突触间的相互作用调节了预先存在的异常活动,通常这会产生一种令患者愉悦的结果。

结语

现有足够的临床证据和神经生理学研究证明，针刺在慢性泌尿生殖系统疾病中的应用是可信的。在临床实践中，可观察到大部分患者心情、睡眠得到改善，更加放松，这可能对疾病状态产生深远的影响。

主要的治疗作用似乎是中枢性的，可能在边缘系统或者前额叶皮质。通常用穴位如太冲、百会和四神聪可以起到抗焦虑和放松的效果。

针刺有助于 OAB、BPS/IC 和 CPPS 患者的管理，可以单独或者和其他治疗联合使用。不论是身体上还是精神上，这些患者常常成为深陷于他们的疾病而不能摆脱的人。除此之外，他们可能还有长期的心理问题。在治疗过程中，针灸师应该给予患者最大的鼓励，并让他们对治疗结果充满希望。近期的神经生理学证据为这种方法提供了可靠性，其中前额叶皮质和边缘系统几乎可以肯定与膀胱功能障碍相关。有关膀胱功能障碍的高质量研究证据显示，提供 10~12 次的电针治疗是有效的。一如既往的挑战就是让其他临床医生和医疗保健的消费者相信针刺是一种可行的、常规的辅助治疗。目前的证据正指向正确的方向。

（张晶晶 译，杜元灏 审校）

参考文献

Abrams, P., Cardozo, L., Fall, M., 2002. Standardisation of terminology of lower urinary tract function. Neurourol. Urodyn. 21, 167–178.

Agency for Healthcare Research and Quality (AHRQ), 2009. Treatment of Overactive Bladder. Evidence report number 187, Vanderbilt Evidence-Based Practice Centre, Nashville, TN.

Andrew, J., Nathan, P.W., 1964. Lesions on the anterior frontal lobes and disturbances of micturition and defecation. Brain 87, 233–262.

Anothaisintawee, T., Attia, J., Nickel, J.C., Thammakraisorn, S., Numthavaj, P., McEvoy, M., Thakkinstian, A., 2011. Management of chronic prostatitis/chronic pelvic pain syndrome. A systematic review and network meta-nalysis. JAMA 305 (1), 78–86.

Athwal, B.S., Berkley, K.J., Hussain, I., et al., 2001. Brain responses to changes in bladder volume and urge to void in healthy men. Brain 124, 369–377.

Basra, R.K., Wagg, A., Chapple, C., Cardozo, L., Castro-Diaz, D., Pons, M.E., Kirby, M., Milsom, I., Vierhout, M., Van Kerrebroeck, P., Kelleher, C., 2008. A review of adherence to drug therapy in patients with overactive bladder. BJU Int. 102 (7), 774–779.

Blok, B.F., Groen, J., Bosch, J.L., et al., 2006. Different brain effects during chronic and acute sacral neuromodulation in urge incontinent patients with implanted neurostimulators. BJU Int. 98, 1238–1243.

British Association for Sexual Health and HIV (Clinical Effectiveness Group), 2014. UK National Guideline on the Management of Vulval Conditions.

Chang, P.L., 1988. Urodynamic studies in acupuncture for women with frequency, urgency and dysuria. J. Urol. 140, 563–566.

Chen, R., Nickel, J.C., 2003. Acupuncture ameliorates symptoms in men with chronic prostatitis/chronic pelvic pain syndrome. Urology 61 (6), 1156–1159.

Danielson, I., Sjoberg, I., Ostman, C., 2001. Acupuncture for the treatment of vulvar vestibulitis: a pilot study. Acta Obstet. Gynecol. Scand. 80, 437–441.

Dhond, R.P., Yeh, C., Park, K., Kettner, N., Napadow, V., 2008. Acupuncture modulates resting state connectivity in default and sensorimotor brain networks. Pain 136, 407–418.

Emmons, S.L., Otto, L., 2005. Acupuncture for overactive bladder. A randomised controlled trial. Obstet. Gynaecol. 106, 138–143.

Fowler, C.J., Griffiths, D., 2010. A decade of functional brain imaging applied to bladder control. Neurourol.

Urodyn. 29, 49–55.

Gopal, M., Haynes, K., Bellamy, S.L., Arya, L.A., 2008. Discontinuation rates of anticholinergic medications used for the treatment of lower urinary tract symptoms. Obstet. Gynecol. 112 (6), 1311–1318.

Griffiths, D., Derbyshire, S., Stenger, A., 2005. Brain Control of normal and overactive bladder. J. Urol. 174, 1862–1867.

Hanno, P., Lin, A., Nordling, J., Nyberg, L., van Ophoven, A., Ueda, T., Wein, A., 2010. Bladder pain syndrome international consultation on incontinence. Neurourol. Urodyn. 29, 191–198.

Hino, K., Honjo, H., Nakao, M., Kitakoji, H., 2010. The effects of sacral acupuncture on acetic acid-induced bladder irritation in conscious rats. Urology 75 (3), 730–734.

Hui, K.K., Liu, J., Makris, N., Gollub, R.L., Chen, A.J., et al., 2000. Acupuncture modulates the limbic system and subcortical grey structures of the human brain. Hum. Brain Mapp. 9, 13–25.

Kavia, R., DasGupta, R., Fowler, C.J., 2005. Functional imaging and central control of the bladder. J. Comp. Neurol. 493, 27–32.

Kelleher, C.J., Filshie, J., Burton, G., Khullar, V., Cardozo, L.D., 1994. Acupuncture and the treatment of irritative bladder symptoms. Acupunct. Med. 12, 9–12.

Kellgren, J.H., 1939. On the distribution of referred pain arising from deep somatic structures with charts of segmental pain areas. Clin. Sci. 4, 35–46.

Lee, S.H., Lee, B.C., 2009. Electroacupuncture relieves pain in men with chronic prostatitis/chronic pelvic pain syndrome. A three arm randomised trial. Urology 73 (5), 1036–1041.

Lee, S.W., Liong, M.L., Yuen, K.H., et al., 2008. Acupuncture versus sham acupuncture for chronic prostatitis/chronic pelvic pain. Am. J. Med. 121 (1), 79.e1–79.e7.

Marinkovic, S.P., Rovner, E.S., Moldwin, R.M., Stanton, S.L., Gillen, L.M., Marinkovic, C.M., 2012. The management of overactive bladder syndrome. BMJ 344, e2365.

Matsura, S., Kakizaki, H., Mitsui, T., et al., 2002. Human brain region response to distension or cold stimulation of the bladder. A PET study. J. Urol. 168, 2035–2039.

Moossdorff-Steinhauser, H., Berghmans, B., 2013. Effects of percutaneous tibial nerve stimulation on adult patients with overactive bladder syndrome: a systematic review. Neurourol. Urodyn. 32 (3), 206–214. http://dx.doi.org/10.1002/nau.22296.

Napadow, V., Makris, N., Lui, J., Kettner, N.W., Kwong, K.K., Hui, K.S., 2005. Effects of electroacupuncture versus manual acupuncture on the human brain as measured by fMRI. Hum. Brain Mapp. 24, 193–205.

National Institute for Health and Clinical Excellence, 2006. Referral guidelines for suspected cancer 2005. In: Welsh, A. (Ed.), Urinary Incontinence. The Management of Urinary Incontinence in Women. RCOG Press, London. www.nice.org.uk/CG027. p. 12.

National Institute for Health and Clinical Excellence, 2010. Percutaneous posterior tibial nerve stimulation for overactive bladder syndrome. NICE interventional procedure guidance [IPG362].

Onukwugha, E., Zuckerman, I.H., McNally, D., 2009. Total economic burden of overactive bladder syndrome in the US. A disease specific approach. Am. J. Manage Care 15 (S), 90–97.

Pariente, J., White, P., Frackowiak, R.S., Lewith, G., 2005. Expectancy and belief modulate the neuronal substrates of pain treated by acupuncture. Neuroimage 25 (4), 1161–1167.

Peters Macdiarmid, S.A., Wooldridge, L.S., Leong, F.C., Shobeiri, S.A., Rovner, E.S., Siegel, S.W., Tate, S.B., Jarnagin, B.K., Rosenblatt, P.L., Feagins, B.A., 2009. Randomised trial of percutaneous tibial nerve stimulation versus extended release tolterodine. The OrBit trial. J. Urol. 182, 1055–1061.

Peters, K., Carrico, D., Perez-Marrero, R., Khan, U., Wooldridge, L., Davis, G., MacDiarmid, S., 2010. Randomised trial of percutaneous tibial nerve stimulation versus sham efficacy in the treatment of overactive bladder syndrome results for the SUmiT trial. J. Urol. 183, 1438–1443.

Philip, T., Shah, P.J.R., Worth, P.H.L., 1988. Acupuncture in the treatment of bladder instability. Br. J. Urol. 61, 490–493.

Pigne, A., De Goursac, C., Nyssen, C., Barrat, J., 1985. Acupuncture and unstable bladder. In: Proceedings of the 15th International Continence Society Meetings, pp. 186–187. Abstract.

Powell, J., Wojnarowska, F., 1999. Acupuncture for vulvodynia. J. R. Soc. Med. 92 (11), 579–581.

Reeves, F., Pullman, M., 2009. Success of acupuncture in the treatment of painful bladder syndrome. J. Urol. 181 (4 Suppl. 1), 23.

Rouzade-Dominguez, M.L., Miselis, R., Valentino, R.J., 2003. Central representation of bladder and colon revealed by dual transsynaptic tracing in the rat: substrates for pelvic visceral coordination. Eur. J. Neurosci. 18, 3311–3324.

Scheepens, W.A., Jongen, M.M., Nieman, F.H., De Bie, R.A., Weil, E.H., Van Kerrebroeck, P.E., 2002. Predictive factors for sacral neuromodulation in chronic lower urinary tract dysfunction. Urology 60, 598–602.

Siddiqui, N.Y., Wu, J.M., Amundsen, C.L., 2010. Efficacy and adverse effects of sacral nerve stimulation for overactive bladder: a systematic review. Neurourol. Urodyn. 29, S18–S23.

Slocumb, J.C., 1984. Neurological factors in chronic pelvic pain: trigger points and the abdominal pelvic pain syndrome. Am. J. Obstet. Gynecol. 149 (5), 536–543.

Thüroff, J.W., Abrams, P., Andersson, K.-E., et al., 2011. EAU guidelines on urinary incontinence. Spanish Urology (Actas Urológicas Españolas, English Edition) 35, 373–388.

Tom, A.T., et al., 2011. Psychological and psychiatric factors as predictors of success in sacral neuromodulation. BJU Int. 108, 1834–1838.

Van Kerrebroeck, P.E., van Voskuilen, A.C., Heesakkers, J.P., et al., 2007. Results of sacral neuromodulation therapy for urinary voiding dysfunction: outcomes of a prospective, worldwide clinical study. J. Urol. 178, 2029–2034.

van Ophoven, A., Hertle, L., 2005. Long-term results of amitriptyline treatment for interstitial cystitis. J. Urol. 174, 1837–1840.

van Ophoven, A., Pokupic, S., Heinecke, A., Hertle, L., 2004. A prospective, randomized, placebo controlled, double-blind study of amitriptyline for the treatment of interstitial cystitis. J. Urol. 172, 533–536.

Wagg, A.S., Cardozo, L., Chapple, C., De Ridder, D., Kelleher, C., Kirby, M., et al., 2007. Overactive bladder syndrome in older people. BJU Int. 99, 502–509.

Wang, H., Tanaka, Y., Kawauchi, A., Miki, T., Kayama, Y., Koyama, Y., 2012. Acupuncture of the sacral vertebrae suppresses bladder activity and bladder activity-related neurons in the brainstem micturition centre. Neurosci. Res. 72, 43–49.

28

第二十八章　针刺治疗呼吸系统疾病

A.White

引言

呼吸困难是身体上的残疾，可能是很可怕的。引起呼吸困难的呼吸系统主要病因有哮喘（可逆性气道阻塞）、慢性阻塞性肺病（chronic obstructive pulmonary，COPD）或 COPD（不可逆性）和癌症相关性呼吸困难。本章涵盖了哮喘和 COPD；癌症相关性呼吸困难将在第三十四章中包括，即针刺在癌症和姑息医疗中的应用。

哮喘或者 COPD 患者，常需要长期药物治疗以及多经历急性加重，可能由于反复出现急症而需住院治疗，这给患者带来了额外的压力，也给社会增加了额外的支出。人们日益认识到治疗的重要目标不仅是减轻呼吸困难的症状，而且要预防其加重。治疗需要相当大程度的自我管理和药物治疗。希望减轻药物依赖的患者往往会求助于针刺治疗。当后来的证据表明针刺可能在本病的管理中发挥一定作用时，国际指南特别提醒如果对改变生活方式和使用挽救生命药物方面的教育不给予应有重视，这样的替代疗法是不恰当的。

哮喘

哮喘被描述为："一种异质性疾病，通常以慢性气道炎症为特征。它是以呼吸道症状史来确定的，如喘鸣、气短、胸闷和咳嗽，这些症状以及严重程度会随着时间而变化，常伴有可变的呼气气流受限"（www.ginasthma.org accessed Jun.2014）。全世界范围内至少有 3 亿人受到哮喘的影响,1989年确立的全球哮喘倡议(Global Initiative in Asthma,GINA)认识到,本病对患者、卫生服务和政府造成的负担将越来越重。可逆性气流受限的诊断标准现在已标准化。

哮喘在临床上是多样的,许多表型已被确定,不过这些表型与临床类型或对治疗的反应不一定直接相关。种类包括过敏性哮喘、非过敏性哮喘、迟发性哮喘,固定气流受限性哮喘和肥胖型哮喘(GINA Global Strategy,www.ginasthma.org)。

GINA指南确定的管理目标是预防加重,并详细描述了五步法(GINA Global Strategy,www.ginasthma.org)。避免激发、改变生活方式,药物包括预防和缓解用药是管理的主体。哮喘在大多数病例中是可以完全控制的,但依然占全球死亡人数的1/250,大多数是可以预防的。

哮喘的基本病理被认为是免疫源性的支气管高反应性。多种刺激源可能引起支气管痉挛导致黏液分泌,随后出现炎症反应。

证据

针刺治疗哮喘研究的潜在挑战,包括哮喘患者具有很强的安慰剂效应这一事实,一项系统综述显示,纳入的临床试验中有15%出现了超过10%的安慰剂效应(Joyce et al.,2000)。另外,呼吸困难的主观感觉和气流受限的客观检测指标之间经常存在矛盾,特别是老年人。这强调了在研究中检测主观症状和客观的肺功能都是非常必要的。它也强调了在哮喘管理中,不能只关注患者的症状,而是需要应用客观的评估。

成人的临床疗效

首先对目前Cochrane综述的结果进行总结,随后对单个研究进行评述。

该项Cochrane综述是基于2004年可获得的12项研究(McCarney et al.,2004),在2008年更新检索后没有发现新的研究。这些试验大多数样本量很少,见表28.1。结局包括1秒用力呼气量(FEV$_1$)、呼气流速峰值(PEF)和生活质量(QoL)。由于在研究设计、结局指标和干预方式等方面存在不一致,只有两个小型研究的数据可以被纳入到Meta分析中。结果显示,在FEV$_1$(标准化均数差,SMD 0.12;(95%CI-0.31,0.55)和生活质量方面无差异。另外2个试验显示针刺组的用药量减少;有4项研究评估了症状,差异无意义。在得出结论时出现的总体问题是证据效力不足。作者在结论中总结如下:"一些研究确实报告了在主观参数、药物使用方面具有显著的阳性变化,表明一些哮喘患者可能从针刺治疗中获益"。

Cochrane综述中最大的试验是将66名哮喘患者随机分为3组(Medici et al.,2002),患者平均年龄40岁,有轻-中度哮喘病史10年。针刺组(n=23)采用由总计11个穴组成的标准化针刺方案治疗(表28.2);"假"对照组(n=23)采用与治疗组完全相同的治疗,但选取针刺组11个真实穴位附近部位的非穴位。20名患者只接受常规治疗。主要结局指标为PEF变化,10个月时,结果显示三组之间两两比较无差异。在西医针刺术语中,所谓的假干预可能有一定作用,尽管与常规治疗相比,两个针刺组都没有显示出临床上的重要差异。

表 28.1　Cochrane 综述中提取的研究数据（治疗方法在表 28.2 中描述）

参考文献	N（被分析的）设计	结局	局限性
Biernacki and Peake (1998)	23（22）交叉 DB	生活质量（QoL）的改善，补救药减少：组间没有差异	假对照可能有效
Christensen et al. (1984)	18（17）平行 DB	PEF、症状、药物使用：所有结果似乎支持针刺	在基线上真实针刺组比假对照组更重
Dias et al.（1982）	20 平行 DB	PEF、症状、药物使用：所有结果似乎支持假针刺	具有异质性的样本。呼吸训练没有标准化。不连续的治疗次数的数量。假针刺可能是有效的
Hirsch and Leupoid (1994)	39（32）儿童 交叉 DB	在峰值流量、症状或药物使用方面没有显著性差异	报告不完整
Joos et al.（2000）	38 平行 PB	在肺功能方面没有变化。主观性改善真实针刺组为 15/20，对照组为 8/18（NSD）。真实针刺后药物使用显著减少	
Malmstrom et al.（2002）	27 平行（诱发发作）PB	在 PEF、药物使用方面，两组之间没有差异	
Medici et al.（2002）	66 三个平行组 不完全的 DB	PEF 变化针刺显著更好；发作次数、药物使用和 QoL 没有差异	假对照可能是有效的
Mitchell and Wells (1989)	31（29）平行 DB	没有显著性差异	假对照可能是有效的
Najafizadeh et al.（2006）	26 平行	FEV 药物在改善症状方面：效果没有报道	会议摘要
Shapira et al.（2002）	23 交叉 DB	在肺功能、支气管反应性或症状方面没有显著性变化	有些缺失数据 假对照可能是有效的
Tandon et al.（1991）	15 交叉 DB	在组内或组间均无显著性效果（PEF 和 FEV_1）	
Tashkin et al.（1985）	25 交叉 DB	在组间或组内均无显著性差异	

注：DB，双盲（患者和评价者）；NSD，无显著性差异；PB，患者被盲；PEF，呼吸峰流速；FEV_1，1 秒用力呼气量

表 28.2 哮喘的干预方法：Cochrane 综述中提取的数据

参考文献	使用穴位[a]	对照	治疗规则
Biernacki and Peake (1998)	膻中	胸壁的非穴	1 次
Christensen et al. (1984)	合谷、定喘、肺俞、膻中 电针 4/100Hz	3 个非穴（手和肩胛），浅表刺，假电针	5 周 10 次
Dias et al. (1982)	天突、定喘、列缺（单侧）	悬颅、悬厘	2~8 次
Hirsch and Leupoid (1994)	（激光）定喘、中府、尺泽、列缺、合谷、膻中、肺俞、膈俞、太溪、三阴交	假激光，穴位相同	15 次，每周 2 次
Joos et al. (2000)	肺俞、膻中、合谷、列缺，并基于中医诊断可附加多达 4 个灵活的双侧穴位（如尺泽、孔最、足三里、丰隆、太溪、复溜、三阴交、阴陵泉、气海、中脘、神门）	率谷、阳陵泉、中渚、会宗，以及多达 4 个不用于治疗哮喘的附加穴位	45 周内共 12 次
Malmstrom et al. (2002)	个体化（5 针增加到 16 针）选自尺泽、孔最、列缺、内关、膻中、肺俞、百会、足三里、丰隆、太溪	上胸部假 TENS	15 周内共 12 次
Medici et al. (2002)	"抗哮喘的"大椎、定喘、肺俞、太溪、鱼际、三阴交 "抗炎的"合谷、曲池、大椎、足三里 "抗过敏的"足三里、章门、内关	(1) 在邻近真穴位的非穴点刺入 10mm 深度 (2) 无治疗	16 次，分两个疗程，为期 4 周共 8 次为一个疗程，中间休息 8 周
Mitchell and Wells (1989)	肺俞、膻中、X17（？）、太冲	地机、筑宾、光明，用相同的深度、操作手法，得气	12 周共 8 次
Najafizadeh et al. (2006)	电针，没有进一步的详述	假电针，没有进一步的详述	4 周共 10 次
Shapira et al. (2002)	中医方法，未详述	假针刺，刺入皮下非穴位，背部、肩部、肢体	2 周共 4 次
Tandon et al. (1991)	（激光）：8 个体穴（三阴交、足三里、定喘）和 3 个耳穴（哮喘、肺、内分泌）	假激光于假穴上：和 2 个耳穴（子宫、膀胱）	5 周共 10 次
Tashkin et al. (1985)	奇穴外定喘，ExWaitingchuan（？）	假针刺在非穴上（？部位）	4 周共 8 次

注：[a] 双侧针刺用手针刺激，除非所说（？）的部位无法核实

在随后的 RCT 中，Chio 和他的同事将 45 名患者随机分到 12 次的针刺治疗组、假针刺

组和等待名单组,三组患者都继续应用常规药物(Choi et al.,2010)。三组间每周平均 PEF 和 FEV_1 没有显著差异。然而,与常规治疗对照组相比,真实针刺组的生活质量和症状(报告为过渡期呼吸困难指数)都有显著改善。

一些其他的假对照研究显示,针刺后在症状、健康或生活质量方面有所改善(Dias et al.,1982;Joos et al.,2000),但在呼吸困难客观检测结果方面没有变化。针刺与非针刺治疗相比,在生活质量方面有改善。

有关的评论认为,有些研究似乎并没有给针刺治疗一个"公平的机会",是否由于针刺技术可能不适当,或者选择了有作用的对照,或者样本量太小,又或者哮喘已经得到了最佳控制。例如,Shapira 等(2002)为 23 名成年患者提供了 4 次个性化的中医针刺,3 周洗脱期过后,紧接着进行假针刺治疗(非穴位皮下针刺,手动刺激)。鉴于治疗的次数很少,在检测到的任何结局指标中都没有看到变化也就不足为奇了。

Cochrane 综述中的大多数研究都与假针刺进行对照,即将针刺入所谓的"无关的"点处,通常使用手动刺激——这可能会有效。Malmstrom 等(2001)(n=27)的研究是一个例外,他们用的对照是在上胸部行假经皮神经电刺激。不管哪种治疗 20 次后,各组间对于诱发哮喘发作的气道反应性没有差异。

一项对研究真穴位与假穴位进行比较的综述与 Meta 分析,纳入的数据源于检索到的 11 项 RCT 中的 9 项(Martin et al.,2002)。这些评价者分析了标准化均数差,与 Cochrane 综述中应用的平均差相比,这允许更多的研究合并在一起。结局指标为最大呼气流速(PEFR)、1 秒用力呼气量(FEV_1)和最大肺活量(FVC),但是对于每个研究都选择了一个单独的结局指标,被评估的 SMD 转变为 FEV_1。作者们试图寻找每个患者的个体数据,但真正能获得的只有 3 个研究。

正如表 28.3 所示,总体上没有证据表明针刺有显著的疗效。然而,检测了逆转实验性诱导的支气管狭窄的所有 4 项试验(3 项是通过锻炼,1 项是通过醋甲胆碱),均显示出显著的疗效。这将会与其他证据一起在下一部分讨论。综述者(Martin et al.,2002)评价为这些结果因为总样本量不足、信息不全以及在对照组可能使用了有作用的治疗穴点,因此有局限性。

表 28.3　以 FEV_1 表示的假对照试验结果 Meta 分析的汇集评估(Martin et al.,2002)	
研究设计	在 FEV_1 方面的改善(SMD)
所有研究(9)	1.7(95%CI −1.3,4.7)
诱导性支气管狭窄(4)	0.3(95% CI 0.04,0.56)
非诱导性支气管狭窄(5)	−0.08(95% CI −0.28,−0.20)

成本—效益

一项德国的 RCT 对针刺治疗哮喘的成本—效益做了测试,306 名患者被随机分到即刻针刺组和针刺前 3 个月等候组(Reinhold et al.,2014)。3 个月时针刺组的生活质量比对照组高 9%,更有趣的是,随后还在持续提高。仅对医疗保健使用成本的测量,证明了针刺具有成本效益[增量成本效益比(ICER)在 23 231~25 315 欧元之间,在 50 000 欧元报价的门槛之内]。作者评估后认为,由于估算针刺降低成本是在研究时间内,而且因研究周期短,这个计算结果很可能低估了针刺的成本—效益。

对支气管狭窄的急性效应

许多早期的研究,都检测了不论在哮喘发作期还是由诱发因素(通常是醋甲胆碱或者组胺)引起之后针刺的急性效应。

在一项研究中(Yu and Lee,1976),纳入了 20 例急性支气管狭窄的患者,先在他们右下肢的足三里进行针刺(作为初始对照),然后针刺定喘(C_7 棘突两侧旁开 0.5 寸)或者定喘旁开 4cm 的部位—这两种情况下均取双侧。最后,吸入异丙肾上腺素以使支气管充分扩张。正如(图 28.1)所示,针刺定喘(但不是针刺足三里或假对照针刺部位)和吸入异丙肾上腺素后,平均 FEV_1 显著上升。

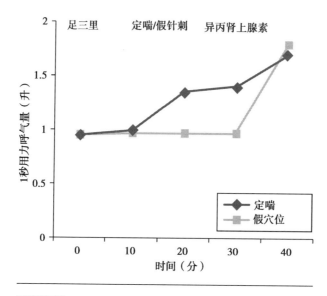

图 28.1 连续干预期间 FEV_1 的变化:针刺足三里,针刺定喘或假针刺和异丙肾上腺素吸入剂

Takishima 等(1982)对 10 例哮喘患者给予针刺治疗,同时在一个受控呼吸室可进行气道阻力测量。针刺组是将针刺入一个颈部穴位(Suitotsu,水突,靠近颈内动脉的一个危险穴位),手动刺激,假针刺是将针刺入相邻椎体的上一个椎体水平部位,不做刺激。试验过程反复进行。17 次假治疗有 1 次产生了 20% 的反应(气道阻力下降 20%,译者注),相比之下真实针刺则在 26 次治疗中有 16 次出现如此反应。

Tandon 和 Soh(1989)在 17 名中重度哮喘患者中用针刺定喘、膻中、孔最、列缺,与假针刺外关、天枢和阳陵泉作对照。两组都是每隔 5 分钟进行刺激,共 20 分钟。该研究是患者和观察者双盲。两组在组胺引起的支气管收缩反应中均无显著变化,且组间比较无差异。这表明穴位特异性没有任何效果。

在一项交叉研究中(n=16),比较了真实针刺组(列缺、合谷、内关、丰隆、曲池、曲泽,手动刺激)与假针刺组(浅刺肢体上两个非穴位点,无手动刺激)在 FEV_1 方面的影响(Chu et al.,

2007)。真实针刺组的 FEV_1 提高了 12%,而相比之下假针刺后仅仅提高了 0.3%。

临床要点

中强度证据表明针刺对诱发性支气管狭窄有急性效应。

Fung 等(1986)对 19 名患有运动诱发性哮喘的儿童进行了一项交叉研究,比较了真实针刺(孔最、太溪和定喘)与假针刺(合谷、郄门和悬钟,与针刺组相同刺激)和非针刺治疗的效果。针刺对运动后所有的气流检测指标都产生了有益的影响;如 3 组的 FEV_1 分别提高了 44%、33% 和 24%。

对 Fung 等(1986)和其他 3 个诱发性哮喘的假对照研究的汇集证据已在前文表述,见表 28.3。

儿童哮喘

在儿童和青少年哮喘中,有两项 RCTs 显示出希望。Scheewe 和同事们随机抽取了 93 名青少年患者,年龄在 12~17 周岁,他们正在接受行为疗法、哮喘运动以及气候疗法形式的康复训练(Scheewe et al.,2011)。46 名儿童接受了为期 4 周 12 次针刺治疗(用穴为肺俞、膻中、列缺,并增加按中医诊断选择 2 个穴位)。对照组在内科医生主导下进行讨论。4 周后两组都有所改善,但是针刺组在 PEF 和焦虑方面有更多改善,而在肺功能和生活质量方面没有变化。

另一项研究纳入了 122 名非常年幼的儿童(6 个月 ~6 岁),也对 3 个月的针刺与非针刺进行了比较(Karlson and Bennicke,2013)。哮喘日志记录 3 个月和 12 个月。针刺组的症状评分和固醇类吸入剂的用量在治疗 3 个月时都显著降低,虽然在 12 个月的时候没有看到疗效。

经皮神经电刺激

在 Sovijä 和 Poppius(1977)一项纳入 20 名患者的研究中,通过测定 PEF 来研究序贯性配适治疗的效果,包括模拟经皮神经电刺激、治疗性经皮神经电刺激(50Hz)和异丙肾上腺素。11 名患者在接受安慰性 TENS 后,其 PEF 明显提高,但当增加真正的 TENS 后,PEF 并没有进一步提高。所有患者在使用异丙肾上腺素后,PEF 都有所提高。作者得出的结论是 TENS 的支气管扩张效应都是心理作用。然而,他们并没有讨论出现这些结果存在的一些可能性,如阳性刺激模式可能不是最佳的,如果使用了一种不恰当的作用模式,就不能期望有进一步的改善。如果所有的刺激模式都被测试的话,结论应该是有趣的。

一项关于对 43 名儿童行类针刺样 TENS 治疗的 RCT,结果显示对肺功能没有影响(Lin et al.,2010)。然而,一项 RCT(Ngai et al.,2009)显示了在运动诱发性哮喘中的反应:运动前在定喘和列缺进行 45 分钟的 TENS 治疗,能使运动后 FEV_1 的下降减少:接受 TENS 治疗组的 1/3 患者在运动前或者运动中,显示出在 FEV_1 方面甚至有更大的改善。

激光治疗

Tandon 等(1991)对慢性哮喘患者进行了一项双盲、安慰对照的交叉性研究,治疗组使用的穴位为三阴交、足三里、太渊、曲池、膻中、天突和肺俞并加用耳穴,阳陵泉、曲泉、期门、后溪、养老、肝俞、大肠俞作为安慰组穴位,两组方法之间进行一段时间的洗脱期。在主观和客观检测或者需要增加额外用药方面,他们没能揭示出两种疗法存在任何显著性差异。

Morton 等(1993)对 13 名受试者在运动测试前按随机化顺序给予激光治疗、安慰激光、沙丁胺醇或者无治疗。治疗所取穴位为膻中、肺俞、大椎、列缺和太溪,1.5mW,20 秒,激光或安慰治疗对患者施行盲法。作者得出结论,在各种检测指标中,激光治疗和安慰治疗无差异。然而,他们并没有变换刺激模式,所以仍需要进一步验证是否不同的模式还会得出这种相同的结果。

一项对儿童哮喘进行激光针刺与假针刺对照研究的综述,发现 3 项 RCTs 共计 176 名患者:一项平行研究呈阳性结果,两项交叉研究呈阴性结论(Zhang et al.,2012)。作者得出结论:"没有确凿证据证明激光针刺不是治疗儿童哮喘的有效疗法",并建议进一步研究。

机制

各种研究都为针刺治疗支气管狭窄或者炎症提供了一个作用模式。在哮喘大鼠模型中,大椎、肺俞、定喘、中府、膻中、足三里和三阴交,进行为期 2 周共 7 次的电针治疗,并用足够引起肌肉收缩的强度,与假针刺组(对非穴位进行相同的刺激)和非针刺对照组相比,减轻了在支气管灌洗和肺组织中支气管周围和血管周围的炎性细胞浸润(Carneiro et al.,2005)。随后同一研究组显示,针刺减少了细胞因子的释放(包括 LTB4 和 NO),这与嗜酸性粒细胞浸润减少密切相关(Carneiro et al.,2010)。

Joo 等(2000)对 38 名哮喘患者进行随机分组,比较了为期 4 周 12 次为一个疗程的针刺与假针刺的疗效,假针刺将针浅刺入肢体上"不适当"的穴位(尤其要避开躯干:中渚、颅息、率谷、阳陵泉,并随机选取浮郄、合阳、地仓、颊车、伏兔、肩髎、丝竹空、阳谷)。针刺组患者的健康状况显著改善,伴随淋巴细胞数和淋巴细胞增殖数量的增加;细胞因子的变化表明炎症反应减轻,即 IL8 升高,IL6 和 IL10 降低。嗜酸性粒细胞计数减少。作者认为这种作用方式可能是通过免疫系统的自主调节来实现的。

中国的一个研究组在一项人体(无对照)研究中也支持这些结果(Yang et al.,2013),他们发现了炎症细胞和细胞因子的免疫调节作用。同一个研究组(Xu et al.,2012)随后又研究了针刺大椎、风门和肺俞的特异性效应蛋白,在动物模型中使用蛋白组学方法,能够从炎症调节途径中识别针刺上调或下调的单个蛋白(Li et al.,2012)。

临床方法

在一篇有重大影响的论文中,Cheng(2009)对传统针刺书本中各种疾病所推荐的穴位进行了生理学基础的思考。例如哮喘,在所有传统处方中的共同穴位为肺俞,被认为能治肺疾的俞穴,Cheng 注解为正好对应于 T_3 水平的交感神经节。

Cheng 从五部传统书本中提取的其他穴位大多位于与肺相关的神经节段区域;下颈部和上背部,定喘(第 7 颈椎棘突两侧旁开 0.5 寸)和膀胱经穴位,翳风、大椎;胸骨(膻中和天突);和前臂(内关、尺泽、孔最、太渊、鱼际和合谷)。一部书推荐了下肢的一个穴位:丰隆。需要提醒从业者的是,必须有良好的胸膜解剖结构知识,因为在胸腔上针刺造成气胸的风险很大。

表 28.2 中给出了 Cochrane 综述纳入的临床试验中用来治疗哮喘的穴位。

总之,尽管这些证据没有提供针刺可作为慢性哮喘的常规治疗,但是针刺治疗非常值得纳入标准的哮喘治疗中去,以期能改善患者的生活质量和避免反复加重而导致住院。几乎没有发表过针刺在急性支气管痉挛哮喘期临床应用的论文,不过研究提示在这方面可做进一步探讨。应当记住的是,针刺可以减轻哮喘患者的主观症状而不能改善气流,所以客观评估对哮喘的正确管理至关重要。

慢性阻塞性肺病

COPD 是涵盖了能引起肺通气受限的多种疾病的一个术语,伴有呼吸困难、多痰和慢性咳嗽等症状(http://www.whoint/respiratory/copd/en/accessed Jun.2014)。它是阻塞性肺疾病全球倡议的主题,并将肺活量测定确定为诊断标准(www.goldcopd.org accessed Jun.2014)。COPD 的主要危险因素是吸烟、室内外空气污染、职业粉尘和化学品。全球有 6 400 万人受到 COPD 的影响,其进展缓慢并逐渐使人丧失肺功能。在 2005 年,它导致了全球估计有 300 万人死亡,约占死亡人口总数的 5%。由于吸烟人数的增加,预计到 2023 年死亡人数会持续增长 30%。症状管理包括减少可避免的危险因素、支气管扩张剂的使用和物理疗法。持续吸氧治疗对一些患者来说是适宜的方法,且能延长寿命——也是唯一可能改变病程的干预方法。

证据

在一项早期的针刺治疗 COPD 的高质量的 RCT 中,Jobst 和他的同事选择了 26 例全部符合 COPD 诊断标准的患者,但其中有 4 例患者伴有可逆性气道阻塞特征(Jobst et al.,1986)。患者被随机分为使用中医个体化治疗的针刺组和在骶骨部位针刺的假治疗组:对患者进行临床配对,以便假对照组患者也能接受相同数量的针具和对应的艾灸。所有参与者都认为自己在接受阳性治疗。3 周内共治疗 13 次。分别在基线和治疗结束时用了八项不同的评估。针刺组在所有主观症状评分上有显著改善,6 分钟内行走距离 - 增加超过 1/3。针刺组的一般健康状况提高了 51%,假对照组提高了 39%,具有显著性差异。两组的 PEF 或者其他肺活量检测都无显著变化。

两项可行性研究证明,在住院期间和家庭环境中分别对 COPD 患者提供针刺治疗具有实用性,尽管寻求招募很缓慢。两组患者都不是为了证明临床疗效而设计的,所以没有报告结果。在一项交叉研究中(n=16,其中 12 人完成了研究),Davis 等对针刺(留针 20 分钟后,用半永久性图钉)、具有分割点的假图钉以及假 TENS 治疗 20 分钟进行了对比。所有的治疗都在患者家中进行,选穴为华盖、璇玑和合谷,一个以前为致残性癌症相关呼吸困难推荐的方案(Filshie et al.,1996)。在另一个研究中(n=11),Whale 和他的同事对因 COPD 加重而住院的患者,进行了针刺与 Park 假装置的对比研究(Whale et al.,2009)。

Neumeister 等(1999)对比了两周 7 次针刺治疗或者安慰针刺对稳定型 COPD 患者的影响(n=10)。通过肺功能检测和慢性呼吸系统疾病调查问卷来评估其疗效。针刺组在 FEV_1 和生活质量方面均有显著改善,但安慰针刺组在仅生活质量方面有轻微的改善,肺功能恶化。

在一项分析了 41 例(70 例入组中的)患者结果的 RCT 中,针刺后生活质量改善了

19 倍，穴位针压后提高了 7 倍（Maa et al.，2003），尽管在呼吸困难的客观指标方面没有显著差异。这篇文章的题目为"慢性哮喘"，但是诊断不明确。使用的穴位有中府、内关、定喘、大椎和足三里。

Suzuki 和他的同事在开展了 3 项不断增加严谨性的研究，最终达到单盲法的 RCT。每周 1 次针刺治疗的病例系列观察，显示针刺治疗 10 周后数项结局指标明显改善，其中包括 Brog 呼吸困难量表积分在针刺治疗 10 周后从 4.02（2.58）下降到了 1.96（1.97）（Suzuki et al.，2012）。随后他们使用配对设计对针刺辅助治疗与单纯标准药物治疗进行比较（n=30），结果显示 10 周时 Brog 量表积分显著降低（2.2 ± 2.7 比 6.4 ± 3.4，$P=0.000\,1$），6 分钟内步行距离和氧饱和度也显著改善（Suzuki et al.，2008）。

他们将 68 名 COPD（Ⅱ～Ⅳ度）患者随机分为针刺组和假对照组，针刺组每周 1 次共治疗 12 次，所选穴位为中府、太渊、扶突、关元、中脘、足三里、太溪、完骨、肺俞、中膂俞（Suzuki et al.，2012）。假对照组是在相同的穴位上使用 Park 假针刺。治疗结束后，主要结局指标为 6 分钟行走试验后改良的 Brog 量表积分，针刺组有改善，从 5.5（2.8）下降到了 1.9（1.5）。假对照组的变化为从 4.2（2.7）提高到了 4.6（2.8）。差异有显著的统计学意义和重要的临床意义。针刺治疗在改善步行距离、氧饱和度和生活质量量表积分方面都有优势，但是对 EFV_1 没有改善。研究没有长期的随访。

针刺辅助康复治疗

Deering 等（2011）进行了一项三臂研究（n=60），将针刺作为辅助方法用于重度 COPD 强化性肺康复（PR）- 每周两次针刺，并进行 2 小时以上的锻炼和教育，吸气肌训练以及无人监督的家庭训练。19 名对照组患者为 8 周的等待名单。25 名患者接受了单纯 PR 治疗，16 名患者接受了 PR 和针刺治疗，针刺曲池、手三里、天井、支沟、尺泽和列缺，每周 1 次共 7 次。未报告刺激的详细情况。主要结局指标测量为全身炎症指标的变化（白介素、α- 肿瘤坏死因子及 C 反应蛋白），次要结局指标为各种症状及肺功能测试。各组在炎症指标方面都没有变化。接受 PR 治疗的两组患者与未治疗的对照组相比，生活质量积分显著改善，呼吸困难量表评分降低，运动能力和最大吸气压力也得到了改善。在本研究中增加针刺治疗后唯一的益处被确定为减少了休息时出现的呼吸困难。然而，研究的样本量很小，高强度的训练可能会导致出现了"天花板"效应，而使临床疗效进一步改善失去可能性。

一项纳入 32 篇总体为低质量 RCTs 的中文文献的系统综述，很难做出解释（Li et al.，2012）。作者发现针刺与西药联合使用比单独使用西药更能提高哮喘患者的 FEV_1（5 项研究），但将两组直接进行比较时又没有差异（3 项研究）。针刺与中药之间没有差异。

针压法

在一项交叉研究中（n=31），开始进行 12 周的康复计划的患者，随机分为在真穴位和假穴位处自行针压治疗 6 周，按照随机顺序进行（Maa et al.，1997）。在减轻呼吸困难方面，真穴位针压法比假穴位针压法更有效，但似乎假穴针压法在减轻外周感觉症状方面却更有效。

该研究组在随后的 RCT（前文已述）中报告，自行穴位针压法 8 周后，患者的生活质量提高了 7 倍，但在客观评价方面没有变化（Maa et al.，2003）。

确诊为 COPD 的患者(n=44)被随机分为真穴位针压组和假穴位针组压(Wu et al., 2004)。每周 5 次治疗,共治疗 4 周。真穴针压组选穴为大椎、天突、肺俞、肾俞和鱼际。假穴针压组用商丘、三阴交、太白和大敦,特异选择了不刺激相关的脊髓节段。该方案异常严格是为了降低实施偏倚。与假穴针压组相比,真穴针压组在肺功能和呼吸困难评分、6 分钟步行距离测量、焦虑状态量表评分和生理学指标方面都有显著改善。

该研究在平均年龄为 74 岁的 COPD 老年患者(n=44)中进行了重复验证(Wu et al., 2007)。他们发现 4 周治疗后,与假治疗对照组相比,真穴针压组在呼吸困难评分和氧饱和度方面有同样显著的疗效,而且发现在真穴压针治疗后患者的老年抑郁量表评分显著改善。

另一项 RCT 来自中国台湾地区的研究组,COPD 患者接受 21 天机械通气辅助(Tsay et al., 2005)。在内关和合谷以及两侧的耳穴神门进行穴位针压治疗,每天 1 次,共治疗 10 天。这个组也使用了推拿治疗,对照组使用了推拿和手把手的指导。与对照组相比,穴位针压组在呼吸困难、焦虑和生理学指标方面改善更为显著。这些结果表明针压疗法在自觉症状方面可改善患者的呼吸困难,以及生活质量和(缺乏说服力的)客观检测指标,也能减轻相关心理问题。

经皮神经电刺激

2 项研究测试了急性效应:46 名平均年龄为 75 岁的门诊患者接受了 1 次 45 分钟的定喘穴(第 7 颈椎棘突旁开 0.5 寸,双侧) TENS (4Hz,脉冲宽度为 200 微秒)或者假 TENS(Lau and Jones., 2008)。用塑料薄膜屏蔽"穴位"周围的皮肤,这样才能使 TENS 仅传递到穴位上。TENS 后 FEV_1 增加了 0.12L (95%CI=0.07~0.15),大于假 TENS 的效果。增加值大约为 10%,只是缺乏临床意义。最大肺活量在同一方向上呈现不显著的趋势。

另一项 RCT(n=44)发现,TENS 比假 TENS 在 FEV_1 方面增加了 24%,在呼吸困难视觉模拟量表和呼吸频率方面也有显著改善(Ngai et al., 2013)。TENS 后血清 β- 内啡肽水平也提高了 18%,这与呼吸频率的增高密切相关。

一项三臂 RCT(n=28)对比了定喘穴 TENS 与假 TENS 的疗效,第三臂在髌骨部位进行假 TENS 治疗(Ngai et al., 2010),各自均每周治疗 5 天,持续 4 周。在 TENS 组,FEV_1 显著增加了 8.2 ± 2.4%,显著优于在定喘穴使用假 TENS 增加的 1.1 ± 2.6%,而在髌骨使用 TENS 减少了 5.4 ± 3.5%。针刺组的 6 分钟步行距离也显著增加;其他呼吸功能评价指标大部分显示出不显著的趋势,但都支持 TENS 的疗效。

机制

针刺、针压法和 TENS 影响 COPD 的可能机制鲜为人知。

Suzuki 等(2012)提出了减少呼吸辅助肌过度疲劳的机制,也改善了胸腔的活动性。他们还提出进餐时间呼吸困难的减轻,可改善营养。

Geng 等应用动物模型(2013)表明,在烟草烟雾诱导肺变化期间电针足三里有几个有利的影响:肺阻力降低,支气管和细支气管阻塞也有减轻;肺顺应性提高;支气管肺泡液中的 TNF-α、1L-1β 和 MDA 水平降低,虽然还未达基线值。这表明针刺可下调炎症细胞因子。

结语

诚如针刺治疗许多内科疾病一样,针刺治疗哮喘的许多数据仍有冲突。它可能对于急性支气管狭窄有短期效应,还有许多报告显示它可能对生活质量有改善。在针刺治疗 COPD 的 2 项 RCTs 中结果出现了冲突,但是在有关针压法和 TENS 的研究方面,都反复地报告了在主观和客观方面均有改善。呼吸系统客观检测的可行性,以及建立的主观评价的调查问卷都为进一步的研究提供了机会,以便做出肯定的结论。

致谢

作者深知从 Jackie Filshie 所受的教益匪浅,是他在第 1 版中撰写了本章且有助于此版本。

（张晶晶 译,杜元灏 审校）

参考文献

Biernacki, W., Peake, M.D., 1998. Acupuncture in treatment of stable asthma. Respir. Med. 92, 1143–1145.

Carneiro, E.R., Carneiro, C.R., Castro, M.A., et al., 2005. Effect of electroacupuncture on bronchial asthma induced by ovalbumin in rats. J. Altern. Complement. Med. 11, 127–134.

Carneiro, E.R., Xavier, R.A.N., De Castro, M.A.P., et al., 2010. Electroacupuncture promotes a decrease in inflammatory response associated with Th1/Th2 cytokines, nitric oxide and leukotriene B4 modulation in experimental asthma. Cytokine 50, 335–340.

Cheng, K.J., 2009. Neuroanatomical basis of acupuncture treatment for some common illnesses. Acupunct. Med. 27, 61–64.

Choi, J.-Y., Jung, H.-J., Kim, J.-I., et al., 2010. A randomized pilot study of acupuncture as an adjunct therapy in adult asthmatic patients. J. Asthma 47, 774–780.

Chow, O.K., So, S.Y., Lam, W.K., et al., 1983. Effect of acupuncture on exercise-induced asthma. Lung 161, 321–326.

Christensen, P.A., Laursen, L.C., Taudorf, E., et al., 1984. Acupuncture and bronchial asthma. Allergy 39, 379–385.

Chu, K.-A., Wu, Y.-C., Ting, Y.-M., et al., 2007. Acupuncture therapy results in immediate bronchodilating effect in asthma patients. J. Chin. Med. Assoc. 70, 265–268.

Davis, C.L., Lewith, G.T., Broomfield, J., Prescott, P., 2001. A pilot project to assess the methodological issues involved in evaluating acupuncture as a treatment for disabling breathlessness. J. Altern. Complement. Med. 7, 633–639.

Deering, B.M., Fullen, B., Egan, C., et al., 2011. Acupuncture as an adjunct to pulmonary rehabilitation. J. Cardiopulm. Rehabil. Prev. 31, 392–399.

Dias, P.L., Subramaniam, S., Lionel, N.D., 1982. Effects of acupuncture in bronchial asthma: preliminary communication. J. R. Soc. Med. 75, 245–248.

Filshie, J., Penn, K., Ashley, S., Davis, C.L., 1996. Acupuncture for the relief of cancer-related breathlessness. Palliat. Med. 10, 145–150.

Fung, K.P., Chow, O.K.W., So, S.Y., 1986. Attenuation of exercise-induced asthma by acupuncture. Lancet 328, 1419–1422.

Geng, W., Liu, Z., Song, N., et al., 2013. Effects of electroacupuncture at Zusanli (ST36) on inflammatory cytokines in a rat model of smoke-induced chronic obstructive pulmonary disease. J. Integr. Med. 11, 213–219.

Hirsch, D., Leupold, W., 1994. Placebo-controlled study on the effect of laser acupuncture in childhood asthma. Atemwegs Lungenkr 20, 701–705.

Jobst, K., Chen, J.H., McPherson, K., et al., 1986. Controlled trial of acupuncture for disabling breathlessness. Lancet 328, 1416–1418.

Joos, S., Schott, C., Zou, H., et al., 2000. Immunomodulatory effects of acupuncture in the treatment of allergic asthma: a randomized controlled study. J. Altern. Complement. Med. 6, 519–525.

Joyce, D.P., Jackevicius, C., Chapman, K.R., et al., 2000. The placebo effect in asthma drug therapy trials: a meta-analysis. J. Asthma 37, 303–318.

Karlson, G., Bennicke, P., 2013. Acupuncture in asthmatic children: a prospective, randomized, controlled clinical trial of efficacy. Altern. Ther. Health Med. 19, 13–19.

Lau, K.S.L., Jones, A.Y.M., 2008. A single session of Acu-TENS increases FEV1 and reduces dyspnoea in patients with chronic obstructive pulmonary disease: a randomised, placebo-controlled trial. Aust. J. Physiother. 54, 179–184.

Li, F., Gao, Z., Jing, J., et al., 2012. Effect of point application on chronic obstructive pulmonary disease in stationary phase and effects on pulmonary function: a systematic evaluation of randomized controlled trials. J. Tradit. Chin. Med. 32, 502–514.

Lin, C.H., Wang, M.-H., Chung, H.-Y., Liu, C.F., 2010. Effects of acupuncture-like transcutaneous electrical nerve stimulation on children with asthma. J. Asthma 47, 1116–1122.

Maa, S.H., Gauthier, D., Turner, M., 1997. Acupressure as an adjunct to a pulmonary rehabilitation program. J. Cardpulm. Rehabil. 17, 268–276.

Maa, S.H., Sun, M.F., Hsu, K.H., et al., 2003. Effect of acupuncture or acupressure on quality of life of patients with chronic obstructive asthma: a pilot study. J. Altern. Complement. Med. 9, 659–670.

Malmstrom, M., Ahlner, J., Carlsson, C., Schmekel, B., 2002. No effect of Chinese acupuncture on isocapnic hyperventilation with cold air in asthmatics, measured with impulse oscillometry. Acupunct. Med. 20, 66–73.

Martin, J., Donaldson, A.N., Villarroel, R., et al., 2002. Efficacy of acupuncture in asthma: systematic review and meta-analysis of published data from 11 randomised controlled trials. Eur. Respir. J. 20, 846–852.

McCarney, R.W., Brinkhaus, B., Lasserson, T.J., Linde, K., 2004. Acupuncture for chronic asthma. Cochrane Database Syst. Rev. 1. Art. No.: CD000008.

Medici, T.C., Grebski, E., Wu, J., et al., 2002. Acupuncture and bronchial asthma: a long-term randomized study of the effects of real versus sham acupuncture compared to controls in patients with bronchial asthma. J. Altern. Complement. Med. 8, 737–750.

Mitchell, P., Wells, J., 1989. Acupuncture for chronic asthma: a controlled trial with six months follow-up. Am. J. Acupunct. 17, 5–13.

Morton, A.R., Fazio, S.M., Miller, D., 1993. Efficacy of laser-acupuncture in the prevention of exercise-induced asthma. Ann. Allergy 70, 295–298.

Najafizadeh, K., Vosughian, M., Rasaian, N., et al., 2006. A randomized double blind placebo controlled trial on the short and long term effects of electro acupuncture on moderate to severe asthma. Eur. Respir. J. 28, 502s.

Neumeister, W., Kuhlemann, H., Bauer, T., et al., 1999. Effect of acupuncture on quality of life, mouth occlusion pressures and lung function in COPD. Med. Klin. 94, 106–109.

Ngai, S.P.C., Jones, A.Y.M., Hui-Chan, C.W.Y., et al., 2009. Effect of Acu-TENS on post-exercise expiratory lung volume in subjects with asthma-A randomized controlled trial. Respir. Physiol. Neurobiol. 167, 348–353.

Ngai, S.P.C., Jones, A.Y.M., Hui-Chan, C.W.Y., et al., 2010. Effect of 4 weeks of Acu-TENS on functional capacity and beta-endorphin level in subjects with chronic obstructive pulmonary disease: a randomized controlled trial. Respir. Physiol. Neurobiol. 173, 29–36.

Ngai, S.P.C., Jones, A.Y.M., Hui-Chan, C.W.Y., et al., 2013. An adjunct intervention for management of acute exacerbation of chronic obstructive pulmonary disease (AECOPD). J. Altern. Complement. Med. 19, 178–181.

Reinhold, T., Brinkhaus, B., Willich, S.N., Witt, C., 2014. Acupuncture in patients suffering from allergic asthma: is it worth additional costs? J. Altern. Complement. Med. 20, 169–177.

Scheewe, S., Vogt, L., Minakawa, S., et al., 2011. Acupuncture in children and adolescents with bronchial asthma: a randomised controlled study. Complement. Ther. Med. 19, 239–246.

Shapira, M.Y., Berkman, N., Ben-David, G., et al., 2002. Short-term acupuncture therapy is of no benefit in patients with moderate persistent asthma. Chest 121, 1396–1400.

Sovijärvi, A.R., Poppius, H., 1977. Acute bronchodilating effect of transcutaneous nerve stimulation in asthma. A peripheral reflex or psychogenic response. Scand. J. Respir. Dis. 58, 164–169.

Suzuki, M., Namura, K., Ohno, Y., et al., 2008. The effect of acupuncture in the treatment of chronic obstructive pulmonary disease. J. Altern. Complement. Med. 14, 1097–1105.

Suzuki, M., Namura, K., Ohno, Y., et al., 2012. Combined standard medication and acupuncture for COPD: a case series. Acupunct. Med. 30, 96–102.

Takishima, T., Mue, S., Tamura, G., et al., 1982. The bronchodilating effect of acupuncture in patients with acute asthma. Ann. Allergy 48, 44–49.

Tandon, M.K., Soh, P.F., 1989. Comparison of real and placebo acupuncture in histamine-induced asthma. A double-blind crossover study. Chest 96, 102–105.

Tandon, M.K., Soh, P.F., Wood, A.T., 1991. Acupuncture for bronchial asthma? A double-blind crossover study. Med. J. Aust. 154, 409–412.

Tashkin, D.P., Bresler, D.E., Kroening, R.J., et al., 1977. Comparison of real and simulated acupuncture and isoproterenol in methacholine-induced asthma. Ann. Allergy 39, 379–387.

Tashkin, D.P., Kroenig, R.J., Bresler, D.E., et al., 1985. A controlled trial of real and simulated acupuncture in the management of chronic asthma. J. Allergy Clin. Immunol. 76, 855–864.

Tsay, S.-L., Wang, J.-C., Lin, K.-C., Chung, U.-L., 2005. Effects of acupressure therapy for patients having prolonged mechanical ventilation support. J. Adv. Nurs. 52, 142–150.

Whale, C.A., Maclaran, S.J., Whale, C.I., Barnett, M., 2009. Pilot study to assess the credibility of acupuncture in acute exacerbations of chronic obstructive pulmonary disease. Acupunct. Med. 27, 13–15.

Wu, H.-S., Wu, S.-C., Lin, J.-G., Lin, L.-C., 2004. Effectiveness of acupressure in improving dyspnoea in chronic obstructive pulmonary disease. J. Adv. Nurs. 45, 252–259.

Wu, H.-S., Lin, L.-C., Wu, S.-C., Lin, J.-G., 2007. The psychologic consequences of chronic dyspnea in chronic pulmonary obstruction disease: the effects of acupressure on depression. J. Altern. Complement. Med. 13, 253–261.

Xu, Y.-D., Cui, J.-M., Wang, Y., et al., 2012. Proteomic analysis reveals the deregulation of inflammation-related proteins in acupuncture-treated rats with asthma onset. Evid. Based Complement. Alternat. Med. 2012. Article ID 850512.

Yang, Y.-Q., Chen, H.-P., Wang, Y., et al., 2013. Considerations for use of acupuncture as supplemental therapy for patients with allergic asthma. Clin. Rev. Allergy Immunol. 44, 254–261.

Yu, D.Y., Lee, S.P., 1976. Effect of acupuncture on bronchial asthma. Clin. Sci. Mol. Med. 51, 503–509.

Zhang, J., Li, X., Xu, J., Ernst, E., 2012. Laser acupuncture for the treatment of asthma in children: a systematic review of randomized controlled trials. J. Asthma 49, 773–777.

第二十九章　针刺治疗耳、鼻及咽喉疾病

A.White

引言

1974 年,Felix Mann 回顾了他针刺治疗耳鼻喉(ENT)疾病的临床经验(Mann,1974)。他认为针刺对于晕动病确有益处,对鼻炎、复发性扁桃体炎和某些眩晕有适度的益处;对于少部分耳鸣患者有帮助,但是对耳聋无效。该评论非常具有洞察力,这些临床印象很大程度上都得到了后来开展的(十分有限的)研究支持。

与 ENT 相关的主题在其他章节中论述,包括颞下颌关节痛(第三十八章)、三叉神经痛(第三十八和第十九章)以及口干(第三十四章)。

耳聋

这应该是不言而喻的,针刺不可能有希望影响结构性问题,如感音神经性耳聋。然而,一位美国医生早在 1971 年就造访过中国,并报告了不久前针刺在那里被引入到聋哑儿童的"治疗"(Rosen,1974)。一些西方医生被中国医生狂热的自信和这种简便疗法对令人痛苦的这种疾病所谓的具有"神奇"效果所吸引。盲目的报道很快在美国新闻界流传,即针刺被用来治疗耳聋。结果许多耳聋患者对于治愈抱着极度的渴望,自费接受针刺治疗,但对于病情缺乏改善又产生深深的失望。因此,将针刺仅仅作为一种兴趣在不断增长,这些失败也使它的声誉受到了极大的损害(Hussey,1974)。

认真进行试验,如 Madell(1975)和 Yarnell 等(1976)很快就证实了针刺治疗感音神经性耳聋无效。一些患者报告的任何主观感受上的变化可能是迫切希望的结果;所报告的在听

力测试方面的细微变化,被归结为自然变化或者技术人员缺乏技能(Liu et al,1982)。

临床要点

不应期望针刺能够影响感音神经性耳聋。

最近关于这个主题的唯一文献来自亚洲作者,主要是针刺治疗突发性感觉神经性听力丧失。报告了 1 例与头晕相关的病例(Huang and Li,2012),但是在该疾病过程中会出现自然缓解,所以个案报道可能出现误导。

毛细胞神经保护的可能机制将在下一节中讨论。

耳鸣

大约 10% 的人会受到耳鸣的影响,其中 1%~3% 是严重的(Langguth et al.,2007)。耳鸣的原因很多且以多种形式存在——例如与听力丧失、听觉过敏、声音恐惧症、梅尼埃氏综合征或者药物副作用等有关——可能表现为单侧、双侧或者集中在头部。

耳鸣最常被认为是神经可塑性的一种结果,与慢性疼痛情况相类似,提示针刺对本病的某些种类可能是一种有价值的疗法。此外,Travell 和 Simons(1983)认为单侧耳鸣与咬肌的肌筋膜激痛点有关,而无任何听力损害。

没有研究专门探讨过哪些类型的耳鸣对针刺有反应,哪些没有,也没有研究探讨过针刺的机制或者合适的治疗方案。不出所料,随后的总体证据表明在群组水平上几乎没效。

一项有关假对照 RCTs 的系统综述只纳入 9 项试验(Kim et al.,2012a)。有几项研究所采用的治疗显然存在穴位数量不足或治疗次数不够。最常见的局部穴为听会、风池、完骨、翳风、耳门、耳和髎、肩贞和百会,并用不同的肢体穴位,有时还用其他的督脉穴位。5 项假对照研究显示整体上无效,尽管有 2 项使用头针治疗 1 次的 RCTs 均显示出阳性结果。

只有 2 项研究存在最小的偏倚风险,其中一项以英文发表(Jeon et al.,2012)。研究中 33 名参与者接受了 10 次针刺或者针刺局部非穴位的假针刺;只有 14 名受试者在 3 个月时进行了随访,可供评估。在耳鸣视觉模拟量表(Visual Analogue Scale,VAS)方面有证据显示针刺有效,但是用其他 3 项调查问卷进行评估时则无效。鉴于样本量较小及选用可能有作用的假对照,这个研究中显示的趋势需要进一步研究来证明。

有几项研究使用了其他的设计。Furugard 等的一项 RCT 被这个综述剔除,由于它不是假对照。22 名患有致残性耳鸣的参与者,接受了手针治疗或者个性化的物理疗法(Furugard et al.,1998)。耳鸣响度的 VAS 评分、对耳鸣的烦恼和意识与诺丁汉健康量表(Nottingham Health Profile,NHP)一起被用于耳鸣的疗效评价。针刺治疗后,在响度和对耳鸣的烦恼方面有即刻且显著的缓解,在 NHP 评分方面也有显著的改善。物理治疗后无显著变化。两组中没有受试者评价认为自己被"治愈"。受试者认为自己的症状在治疗后有"很大改善"的比例,分别为针刺组 45%,理疗组 16%,认为自己的症状有"改善"的受试者比例分别为针刺组 55%,理疗组 84%。然而,1 年后随访时,烦恼和 NHP 评分退回到了治疗前的水平。

一项四臂研究将手针与行为疗法和桂利嗪以及它们的假对照方式做对比(Podoshin et al.,1991)。受试者们采用 5 分法对耳鸣能够干扰他们日常活动的程度进行评估。行为学疗法是最有效的干预方式；10 名接受针刺治疗的患者中，有 3 人显示症状有改善。

可能的机制

在东方，针刺被用来治疗渐进性耳聋和耳鸣。为了探讨其可能的机制，Maeda 和他的同事们使用了一种渐进性耳聋的动物模型——*p75* 基因敲除小鼠（Maeda et al.，2014）。在听宫和翳风上用 1Hz 的电针，每周 2 次，共 4 个月的治疗，结果显示针刺能保护 Corti 细胞器官和毛细胞，阻止了预期的随时间推移而恶化。这表明针刺可能具有神经保护作用，可能对进一步研究具有重要意义。

这项证据总体上表明，针刺治疗耳鸣的研究还不成熟，一些患者出现了有希望的结果，寻找最合适的针刺方法和哪些患者最可能有疗效的初步研究是很有必要的。针刺可能与认知和放松疗法一起在耳鸣的治疗计划中起到了一定的辅助作用，但想要长期保持疗效持续治疗可能是必要的。

眩晕

真性眩晕是中枢和外周的前庭机制紊乱所导致的，常伴有耳聋和耳鸣，是不可逆的。以眩晕为主诉的鉴别诊断包括脑、肌肉骨骼和心血管疾病等（Ciuman，2013），其中一些疾病的眩晕症状可能会缓解。

在一项受试者单盲的 RCT 中，204 例急性眩晕患者—主要通过前庭功能测试确定，但也有来自其他的原始资料—被随机分为针压装置组（SeaBand）和假治疗组，通过一位实施单盲的助手，将该装置放置于患者的内关穴（针压法组）或内关穴的背侧面（假对照组）（Alessandrini et al.，2012）。真实治疗组患者的恶心和呕吐症状显著减轻，但是眩晕并没有改善。

在常用的数据库中未发现英文的 RCTs。在缺乏对照试验的情况下，留给我们的临床印象是：Mann（1974）认为对于轻度眩晕的老年患者可能会有所帮助，这个观点被 Campbell（2001）所支持，他认为颈椎骨膜治疗可能会减轻中度眩晕病例的症状。

晕动病

一旦人们认识到针刺能够显著减轻妊娠、化疗和全身麻醉引起的恶心和呕吐症状（Dundee 和 McMillan，1991），那么想观察刺激内关是否对晕动病有效就是合乎逻辑的，因为它们的症状在某些程度上很相似。Warwick-Evans 等（1991）实施了一项设计良好的针压法双盲试验。配对的健康学生志愿者，于内关穴进行 Sea-Bands 防晕止吐腕带压针治疗，或者在距内关 5cm 附近放置腕带行安慰针压治疗，并通过移动螺柱而使其失用。受试者在旋转椅上以每分钟 8 圈进行旋转，同时以标准化的方式让患者的头向前倾斜然后向后倾斜，每 2 秒钟 1 次，结束后对受试者的眩晕进行评估。针压法对改善他们晕动病的症状和体征均无效，但需要指出的是治疗的刺激量可能不够，特别是用如此强烈的运动感示造成的眩晕。

相反，Hu 等（1992）通过在一侧腕部屈肌和伸肌表面放置金属板，跨越腕部的内关和外关，研究了表面电刺激的作用。通过让患者坐在一个标准化旋转的视动鼓中而诱发晕动病。

受试者能够自己控制电刺激强度。与无作用的安慰刺激相比,电刺激内关穴能显著减轻晕动病患者的症状,降低有关胃收缩的测定指标。

Hu 等(1995)重复了上述研究,将 64 名本科生随机分为 4 组:他们分别接受手指按压内关穴,或手指按压一个假穴位,或者手指轻触而非按压内关穴(假对照),或无干预措施。受试者坐在一个视动鼓中时,每隔 1 分钟用手指按压或者手指轻触重复 1 次(共 24 分钟)。平均恶心评级明确地显示按压内关穴有显著的统计学效果。同时记录的胃活动和快速性心律失常情况也支持了这些结果。

一项交叉研究,在初步试验中,16 名报告有运动相关疾病且对安慰剂没有反应的人驾驶模拟器 15 分钟,分别佩戴有穴位按压装置、穴位电刺激装置或安慰装置(Cox et al.,2011)。穴位电刺激装置,而不是穴位按压,能够有效减轻身体不适。

没有发现其他有关实地测试针压法对产生晕船或其他形式晕动病情况的研究。然而,一篇公开发表的论文报告提示,在太空旅行训练中,进行抛物线弧飞行刺激引起的失重状态,对耳针治疗(必要时加体穴针刺)有非常强烈的反应(Volf et al.,2010)。

梅尼埃氏病

一项针刺治疗梅尼埃氏综合征的系统综述,纳入 9 项英文和 18 项中文研究(Long et al.,2011)。只有 6 项为对照研究,除了 1 项研究,其余都是在中国进行的,大部分运用了分级评分法(例如"治愈""有效 / 改善""无效")。这些研究涵盖体针、耳针、头皮针、水针穴位注射和艾灸。这些研究的质量参差不齐。3 项 RCTs 中有 2 项采用针刺固定穴位治疗显示出阳性结果,证据的总体效力提示从各种针法中均得出了有益的结果。当然,需要更加严谨的研究才能证明。

过敏性鼻炎

在一项早期的 RCT 中,102 名季节性鼻炎参与者随机分为接受攒竹、迎香、合谷的真实针刺及髌骨皮下假针刺治疗(Williamson et al.,1996)。两种干预措施都是每周 1 次,共治疗 3 周或 4 周。据报道阳性治疗组症状缓解为 39%,对照组为 45%。每组都有 1/3 的患者感觉自己接受的治疗有极好或非常好的疗效。在终点的任何指标上两组间都无显著差异。

在一项交叉研究中,30 名参与者接受了 4 周的针刺或者假针刺治疗,然后相互交叉应用另一种治疗方法,没有清脱期(Xue et al.,2002)。针刺在 5 分症状量表上有显著优势,但两组在药物使用上无差异。

在一项德国的实用性 RCT(n=981)中,比较了 15 次一个疗程的针刺与常规医疗治疗过敏性鼻炎的疗效(Brinkhaus et al.,2008)。采用鼻炎生活质量调查问卷(RQLQ)来评估症状。3 个月后,针刺组从 RQLQ 基线水平约 2.9 上改善了平均 1.5(SE 0.06),而对照组平均提高 0.50(0.06)($P<0.001$)。此外,针刺组患者的生活质量比对照组的改善更明显。

增加的成本 - 效益比(ICER)是每个质量调整生命年(QALY)为 17 377 欧元,这正好在成本 - 效益的正常阈值内(Witt et al.,2009)。

一项大规模多中心假对照的 RCT(ACUSAR),纳入 422 名季节性过敏性鼻炎和桦树或

禾本科植物 IgE 致敏的参与者(Brinkhaus et al.,2010)。针刺加补救性抗组胺药物(西替利嗪)
与假针刺(在非穴位处浅刺)加盐酸西替利嗪或单用西替利嗪进行了对比。在第一年进行 8
周共 12 次针刺治疗,每次持续 20~30 分钟。真实针刺组根据中医理论以个性化为基础,平
均选用 16 个穴位并通过刺激达到得气。必须使用的穴位包括双侧的合谷、曲池、迎香以及
太阳;在上迎香、风池、太冲、列缺、足三里、三阴交、翳风和肺俞中至少选 3 个穴位;并至少再
选 3 个附加的穴位。假针刺组在 7 个预定的非穴位点中选 5 个,双侧用针浅刺,不刺激或者
不得气。单纯药物组的患者在前期的 8 周治疗结束后给予真实针刺治疗。补救性药物最大
剂量可增加到双倍剂量,每天 10mg 的西替利嗪,如果不能完全控制症状,则应加服糖皮质
激素。

　　主要结局指标为 RQLQ 和对药物的需求量,他们称之为补救药物评分(RMS)。结局指
标从治疗开始后的第 7~8 周、第 16 周进行检测,也包括一年的随访。

　　在 7~8 周终点时,真实针刺组的 RQLQ 评分较其他两组明显降低,如图 29.1 所示。这
是针刺的疗效,而不是药物,因为针刺组的 RMS 也比其他两组降低更多。在第 16 周时,差
异逐渐缩小且不再有统计学差异。在接下来的季节中,针刺组的评分与假针刺组比较有显
著的改善,但是并没有与当时也接受真实针刺治疗的 RM 组作对比。

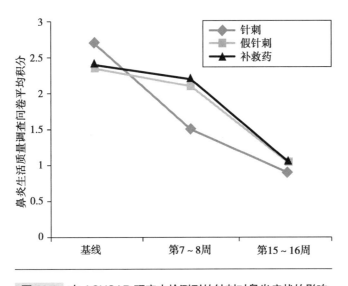

图 29.1　在 ACUSAR 研究中检测到的针刺对鼻炎症状的影响

　　针刺对过敏性鼻炎症状的缓解作用超过和高于这些药物疗效的事实,说明针刺是季节性
过敏性鼻炎管理中一种可行的治疗方法。然而,成本—效益分析显示,从社会角度来看,真实
针刺的增量成本效益比(ICER)与西替利嗪相比是 31 241 欧元和 118 889 欧元,从第三方付款
人的角度来看,是 20 807 欧元和 74 585 欧元。按照每个质量调整生命年(QALY)获得的基础
阈值为 50 000 欧元来看,值得做额外针刺治疗的可能性是非常低的,分别为 1.3% 或 22.2%。

　　所以,针刺是治疗过敏性鼻炎的有效方法,与常规医疗相比也具有成本效益,但是不能
再加上西替利嗪。

　　因此,很难证明在这种季末就能自行缓解的自限性疾病的治疗上,针刺可作为常规的方

法。然而,研究表明对于那些单纯使用药物而无法充分缓解的过敏性鼻炎病例,可采用针刺治疗,并可避免糖皮质激素的使用和它们相关的副作用。

临床要点

　　中等证据表明针刺是治疗过敏性鼻炎的有效方法,当不适合用药物时应当推荐使用。

　　针刺治疗过敏性鼻炎的可能作用机制,包括针刺对鼻腔气流的局部反射效果,这通过鼻阻力测量(Sertel et al.,2009)已得到证实,对免疫系统的影响(Carlsson and Wallengren,2010),包括减少过敏源诱导的嗜碱性粒细胞的活化(Pfab et al.,2011)和减少瘙痒、潮红反应(Pfab et al.,2010),正如第三十一章所讨论。

　　常规针压法,应用耳穴持续刺激,或者自行针刺可能比间断数次的针刺治疗有优势。一项系统综述检索到了 5 项 RCTs,大部分有偏倚风险,得出的结论为针刺似乎比中药更有效,在短期疗效上体针与抗组胺药疗效相当,长期疗效则优于抗组胺药(Zhang et al.,2010)。

慢性鼻炎

　　慢性鼻炎,又被称为血管运动性鼻炎,是一种非过敏性和非感染性慢性疾病,伴有鼻充血和流涕,但是不伴有嗜酸性粒细胞数目的增加。它比过敏性鼻炎更常见,但是对针刺治疗的效果几乎没有研究。

　　在一项小型 RCT 中,24 名确诊为血管运动性鼻炎的患者被随机分配到针刺治疗组或者假激光针刺治疗组(Fleckenstein et al.,2009b)。两种治疗都用了 6 个基本穴位(膻中、大椎、肺俞、合谷、迎香、印堂),加上一些个体化的指定穴位(百会、上星、三阴交、列缺、足三里)。两组都是每周治疗 1 次,共治疗 5 周。主要观察的结局指标为鼻部疾病评分(NSS;评分最高为 27 分)的变化。针刺组显著降低,从 9.3(SD3.9)分下降到 4.1(SD3.2)分,假对照组从 5.6(2.7)分下降到 3.7(2.6)分,即使考虑到基线存在差异,仍有显著性差异($P<0.05$)。

　　这些结果都是有希望的,需要进一步的研究来证明。

慢性鼻窦炎

　　慢性鼻窦炎的症状与慢性鼻炎的症状重叠,其诊断标准没有标准化,很可能会引起混乱。

　　在一项对深刺和浅刺的随机对照试验中,16 名患有慢性鼻窦痛的患者接受了 5 次针刺治疗,初次干预方式被随机选择(Lundeberg et al.,1988)。使用的穴位有阳白、攒竹、上星、颧髎、迎香和印堂。使用 VAS 疼痛评分、言语分级和连续图形分级来评估疼痛。深刺组有 10 名受试者的疼痛得到缓解,而浅刺组只有 5 名得到缓解。

　　另一项 RCT 纳入 65 例成年患者,即有超过 3 个月鼻窦炎症状,CT 扫描显示有窦水肿及液体或浑浊液证据(Rossberg et al.,2005)。将参与者随机分为:①常规治疗组,使用减充血剂、氯化钠溶液和口服糖皮质激素,且必要时加抗生素;②针刺组,按照传统诊断;③最小刺激量针刺假穴位组,避开头部及颈部。4周共进行10次针刺或者假针刺治疗。以CT扫描结果、症状和生活质量为结局指标进行评价。所有组患者的症状都得到了某些程度的改善,但是第4周时,常规治疗组在CT扫描结果上有显著的优势,在改善症状和生活质量方面显示出有优势的明显趋势,但未见统计学意义。

面痛

颞下颌关节痛和三叉神经痛将在第三十八章中讨论。持续性特发性面痛,先前被称为非典型性面痛,被描述为无典型的脑神经痛特点及无明显原因的持续性面痛(Cornelissen et al.,2009)。几乎没有针刺治疗这个疾病的相关报道,尽管治疗回顾中提到了"多学科方法"的重要性。

16名患面痛(主要被确定为"非典型性面痛")超过一年的患者,被纳入一个交叉试验(Hansen and Hansen,1983)。选择与受影响的三叉神经分支相适应的穴位:第一条分支受累及情况下,选阳白、太阳和外关;第二条分支,选四白、巨髎和合谷;第三支则选颊车、下关和厉兑。真实针刺组的治疗要求深刺至得气,假针刺组则是在距正确穴位附近的点进行浅表刺入。治疗为每天1次共治疗10天,且在两个疗程之间有4周的洗脱期。面痛强度由受试者与他们的平常水平相比较来进行评分。针刺后面痛评分比假针刺显著减少。

贝尔氏面瘫

贝尔氏面瘫是一种发病迅速面神经麻痹或原因不明的瘫痪,随着时间的持续可完全恢复(Baugh et al.,2013)。口服泼尼松龙对于提高恢复有一定益处。

一项针刺治疗贝尔氏面瘫的Cochrane综述,结论是不确定,因为没有研究报道该综述预先设定的结局指标—6个月时存留的后遗症(Chen et al.,2010)。

第二项综述检索到了总共10项对照试验,有8项RCTs检测了有效率(Kim et al.,2012b)。有6项研究发现针刺联合药物治疗比单纯药物治疗有更高的有效率(n=512,危险比(RR)=1.11,95%CI:1.05~1.17;P=0.001)。4项对照研究发现针刺比单纯药物治疗有更高的有效率(n=463,RR=1.07,95%CI:1.02~1.13;P=0.006)。由于偏倚风险使这项研究被描述为"有限的",需要进一步实施严格的研究才能得出确切的结论。

中国一项多中心RCT纳入了338名在过去4天内被诊断为贝尔氏面瘫的成年患者(Xu et al.,2013)。这项研究是为检测得气效应而设计的,但同时也提供了针刺"剂量"效应的证据。使用的穴位为患侧的阳白、地仓、颊车、下关、翳风和对侧的合谷。一组使用强烈的手动刺激以诱导得气,另一组无刺激;留针30分钟。所有患者也都给予起始剂量为30mg/d的泼尼松龙。主要结局指标是6个月后由实施盲法的评估者对患者的面部运动情况进行分级。得气组患者的面部功能在显著改善方面更好,残疾评定和生活质量都得到了更好的改善(见图29.2)。

Li和他的同事使用fMRI对不同病理阶段的贝尔氏面瘫患者大脑对针刺的反应进行了观察,并与正常对照组进行比较,发现对针刺的反应会随贝尔氏面瘫的不同病理阶段而有所不同,不过这个结果可能与作用机制无关(Li et al.,2013)。

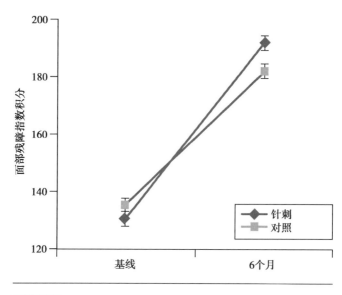

图 29.2 用面部残障指数积分评价针刺对贝尔氏面瘫的疗效

咽喉痛

60 名患有急性扁桃体炎和咽炎的患者被纳入一个安慰对照的 RCT（Fleckenstein et al., 2009a）。他们分别接受针刺或假激光针刺, 上廉和下廉之间的手阳明大肠经。主要结局指标是测量在治疗 15 分钟后吞咽一小口水的疼痛强度变化。针刺组的疼痛评分从平均 5.6 下降到了 3.0（SD+/-3.0）, 假针刺组从 5.6 下降到了 3.8, 差异不显著。两组患者的满意度均较高。由于缺少合适的患者, 这项研究提前终止。

一系列临床试验发现的证据显示, 针刺双侧 "Y" 穴位（Yoneyama, 中线旁开一指幅宽）（一指幅, 约为 3/4~1 英寸宽, 译者注）与无治疗相比能减轻咽喉痛的症状（Kawakita et al, 2008）。

普通感冒的预防

在日本普通感冒的预防已经成为一个流行的研究课题, 包括一些小规模的单中心 RCTs, 一项对该类研究的综述报道, 没有证据表明具有整体上的益处（Kawakita et al., 2008）。一项更广泛的综述检索到 6 项 RCTs, 其中有 5 项显示针刺治疗优于非针刺, 但是研究的质量很低（Suzuki et al., 2009）。

结语

总而言之, 综合各种证据显示针刺在治疗晕动病、贝尔氏面瘫以及过敏性鼻炎可能是有效的, 而在过敏性鼻炎治疗方面当涉及药物时并没有成本 - 效益优势, 不过在药物使用不适合的时候不失为一个有用的选择。针刺可能有助于治疗与颈部肌肉紧张相关的头晕、梅尼埃氏病和持续性特发性面痛。对于慢性鼻炎（血管收缩性）的疗效尚不确切，针刺作为耳鸣和眩晕管理中的辅助疗法是否有效也不明确。它可能会缓解急性咽喉痛，但是它预防普通感冒的作用不确定。综合证据显示它对于慢性鼻窦炎无效，且不能缓解感音神经性耳聋。

（张晶晶 译，杜元灏 审校）

参考文献

Alessandrini, M., Napolitano, B., Micarelli, A., et al., 2012. P6 acupressure effectiveness on acute vertiginous patients: a double blind randomized study. J. Altern. Complement. Med. 18, 1121–1126.

Baugh, R.F., Basura, G.J., Ishii, L.E., et al., 2013. Clinical practice guideline: Bell's palsy. Otolaryngol. Head Neck Surg. 149, S1–S27.

Brinkhaus, B., Witt, C.M., Jena, S., et al., 2008. Acupuncture in patients with allergic rhinitis: a pragmatic randomized trial. Ann. Allergy Asthma Immunol. 101, 535–543.

Brinkhaus, B., Witt, C.M., Ortiz, M., et al., 2010. Acupuncture in seasonal allergic rhinitis (ACUSAR) – design and protocol of a randomised controlled multi-centre trial. Forsch Komplementmed 17, 95–102.

Campbell, A., 2001. Acupuncture in Practice: Beyond Points and Meridians. Butterworth-Heinemann, Oxford.

Carlsson, C.P., Wallengren, J., 2010. Therapeutic and experimental therapeutic studies on acupuncture and itch: review of the literature. J. Eur. Acad. Dermatol. Venereol. 24, 1013–1016.

Chen, N., Zhou, M., He, L., et al., 2010. Acupuncture for Bell's palsy. Cochrane Database Syst. Rev. Art. No. CD002914.

Ciuman, R.R., 2013. Inner ear symptoms and disease: pathophysiological understanding and therapeutic options. Med. Sci. Monit. 19, 1195–1210.

Cornelissen, P., van Kleef, M., Mekhail, N., et al., 2009. Evidence-based interventional pain medicine according to clinical diagnoses. 3. Persistent idiopathic facial pain. Pain Pract. 9, 443–448.

Cox, D.J., Singh, H., Cox, D.M., 2011. Effectiveness of acupressure and acustimulation in minimizing driving simulation adaptation syndrome. Mil. Med. 176, 1440–1443.

Dundee, J.W., McMillan, C., 1991. Positive evidence for P6 acupuncture antiemesis. Postgrad. Med. J. 67, 417–422.

Fleckenstein, J., Lill, C., Lüdtke, R., et al., 2009a. A single point acupuncture treatment at large intestine meridian: a randomized controlled trial in acute tonsillitis and pharyngitis. Clin. J. Pain 25, 624–631.

Fleckenstein, J., Raab, C., Ostertag, P., 2009b. Impact of acupuncture on vasomotor rhinitis: a randomised placebo-controlled pilot study. J. Altern. Complement. Med. 15, 391–398.

Furugård, S., HedinPJ, E.A., Laurent, C., 1998. Acupuncture worth trying in severe tinnitus. Lakartidningen 95, 1922–1928.

Hansen, P., Hansen, J.H., 1983. Acupuncture treatment of chronic facial pain – a controlled cross-over trial. Headache 23, 66–69.

Hu, S., Stern, R.M., Koch, K.L., 1992. Electrical acustimulation relieves vection-induced motion sickness. Gastroenterology 102, 1854–1858.

Hu, S., Stritzel, R., Chandler, A., Stern, R.M., 1995. P6 acupressure reduces symptoms of vection-induced motion sickness. Aviat. Space Environ. Med. 66, 631–634.

Huang, N., Li, C., 2012. Recurrent sudden sensorineural hearing loss in a 58-year-old woman with severe dizziness: a case report. Acupunct. Med. 30, 56–59.

Hussey, H.H., 1974. Editorial: acupuncture: failure to relieve deafness. JAMA 228, 1578.

Jeon, S.W., Kim, K.S., Nam, H.J., 2012. Long-term effect of acupuncture for treatment of tinnitus: a randomized, patient- and assessor-blind, sham-acupuncture-controlled, pilot trial. J. Altern. Complement. Med. 18, 693–699.

Kawakita, K., Shichidou, T., Inoue, E., et al., 2008. Do Japanese style acupuncture and moxibustion reduce symptoms of the common cold? Evid. Based Complement. Alternat. Med. 5, 481–489.

Kim, J.-I., Choi, J.-Y., Lee, D.-H., 2012a. Acupuncture for the treatment of tinnitus: a systematic review of randomized clinical trials. BMC Complement. Altern. Med. 12, 97.

Kim, J.-I., Lee, M.S., Choi, T.-Y., 2012b. Acupuncture for Bell's palsy: a systematic review and meta-analysis. Chin. J. Integr. Med. 18, 48–55.

Langguth, B., Hajak, G., Kleinjung, T., et al., 2007. Tinnitus: presence and future. Prog. Brain Res. 166, 3–16.

Li, C., Yang, J., Sun, J., et al., 2013. Brain responses to acupuncture are probably dependent on the brain functional status. Evid. Based Complement. Alternat. Med. 2013, 14. Article ID 175278.

Liu, Q., Deng, Y.C., Li, L., et al., 1982. Evaluation of acupuncture treatment for sensorineural deafness and deafmutism based on 20 years' experience. Chin. Med. J. (Engl.) 95, 21–24.

Long, A.F., Xing, M., Morgan, K., Brettle, A., 2011. Exploring the evidence base for acupuncture in the treatment of Ménière's syndrome – a systematic review. Evid. Based Complement. Alternat. Med. 2011. Article ID 429102.

Lundeberg, T., Hurtig, T., Lundeberg, S., Thomas, M., 1988. Long-term results of acupuncture in chronic head and neck pain. Pain Clin. 2, 15–31.

Madell, J.R., 1975. Acupuncture for sensorineural hearing loss. Arch. Otolaryngol. 101, 441–445.

Maeda, T., Taniguchi, M., Shingaki, K., et al., 2014. Therapeutic effect of electroacupuncture in a p75 knockout mouse model of progressive hearing loss. Acupunct. Med. 32, 90–92.

Mann, F., 1974. Acupuncture analgesia. Report of 100 experiments. Br. J. Anaesth. 46, 361–364.

Pfab, F., Huss-Marp, J., Gatti, A., et al., 2010. Influence of acupuncture on type I hypersensitivity itch and the wheal and flare response in adults with atopic eczema – a blinded, randomized, placebo-controlled, crossover trial. Allergy 65, 903–910.

Pfab, F., Athanasiadis, G.I., Huss-Marp, J., et al., 2011. Effect of acupuncture on allergen-induced basophil activation in patients with atopic eczema: a pilot trial. J. Altern. Complement. Med. 17, 309–314.

Podoshin, L., Ben David, Y., Fradis, M., et al., 1991. Idiopathic subjective tinnitus treated by biofeedback, acupuncture and drug therapy. Ear Nose Throat J. 70, 284–289.

Rosen, S., 1974. Feasibility of acupuncture as a treatment for sensori-neural deafness in children. Laryngoscope 84, 2202–2217.

Rossberg, E., Larsson, P.G., Birkeflet, O., et al., 2005. Comparison of traditional Chinese acupuncture, minimal acupuncture at non-acupoints and conventional treatment for chronic sinusitis. Complement. Ther. Med. 13, 4–10.

Sertel, S., Bergmann, Z., Ratzlaff, K., et al., 2009. Acupuncture for nasal congestion: a prospective, randomized, double-blind, placebo-controlled clinical pilot study. Am. J. Rhinol. Allergy 23, e23–e28.

Suzuki, M., Yokoyama, Y., Yamazaki, H., 2009. Research into acupuncture for respiratory disease in Japan: a systematic review. Acupunct. Med. 27, 54–60.

Travell, J.G., Simons, D.G., 1983. Myofascial Pain and Dysfunction: The Trigger Point Manual. Williams & Wilkins, Baltimore.

Volf, N., 2010. Auriculotherapy and acupuncture in space sickness. Acupunct. Med. 28, 211–212.

Warwick-Evans, L.A., Masters, I.J., Redstone, S.B., 1991. A double-blind placebo controlled evaluation of acupressure in the treatment of motion sickness. Aviat. Space Environ. Med. 62, 776–778.

Williamson, L., Yudkin, P., Livingstone, R., et al., 1996. Hay fever treatment in general practice: a randomised controlled trial comparing standardised Western acupuncture with sham acupuncture. Acupunct. Med. 14 (1), 6–10.

Witt, C.M., Reinhold, T., Jena, S., et al., 2009. Cost-effectiveness of acupuncture in women and men with allergic rhinitis: a randomized controlled study in usual care. Am. J. Epidemiol. 169, 562–571.

Xu, S., Huang, B., Zhang, C., et al., 2013. Effectiveness of strengthened stimulation during acupuncture for the treatment of Bell palsy: a randomized controlled trial. CMAJ 185, 473–479.

Xue, C.C., English, R., Zhang, J.J., et al., 2002. Effect of acupuncture in the treatment of seasonal allergic rhinitis: a randomized controlled clinical trial. Am. J. Chin. Med. 30, 1–11.

Yarnell, S.K., Waylonis, G.W., Rink, T.L., 1976. Acupuncture effect on neurosensory deafness. Arch. Phys. Med. Rehabil. 57, 166–168.

Zhang, C.S., Yang, A.W., Zhang, A.L., et al., 2010. Ear-acupressure for allergic rhinitis: a systematic review. Clin. Otolaryngol. 35, 6–12.

30

第三十章　针刺治疗眼病

E.Rom

引言

当考虑到针刺疗法时，眼科并不是第一个想到的地方，至少在讲英语的西方世界不是这样。越来越多的证据表明，以针刺或压针方式的感觉性刺激可能在疼痛管理、血流调节、神经保护和支持体内平衡过程等方面具有一定的潜力。尽管新药和更先进的外科技术在眼病的管理方面取得了重大进展，但一些常见眼病仍可能会使部分患者的视力受损。失明会伴随着存在心理上的威胁。所有能降低失明风险的合理方法都需要进行科学的评估。患者愿意寻求几乎任何的途径，而正统的医生也只是其中一个可供参考的方面。美国的调查显示，住院患者同时进行针刺治疗的比例为1.9%（Rhee et al.,2002），而在青光眼门诊的三级转诊中心为1.8%（Wan et al.,2012），在葡萄膜炎门诊为24%（Smith et al.,2004）。

系统综述显示，针刺在眼科的治疗中极少开展了高质量的试验。Kim等（2012）完成的针刺治疗眼干燥症的临床对照试验是一个例外。有效的证据不足，然而也没有无效的证据。以下的叙述是试图总结现有的证据，这些证据则是与在眼科医疗中使用针刺的从业者相关。

针刺的优点、缺点和危险

针刺的复杂性干预的优点是显而易见的。如果有明确的诊断,医生有渊博的解剖学知识,并掌握了疾病的自然病史和对患者的可能影响,以及了解疾病的其他治疗策略,那么针刺就是安全的。它也是廉价和低成本的。因此,它对于预防性医疗保健,以及处于低收入境况下也是有用的。它可能会鼓励从业者"打破常规"来思考问题。

针刺的主要缺点包括患者对其潜力过高的预期。针刺向那些饱受情感折磨和钱财大耗而对常规医疗失望的患者敞开了大门。在德国患者已经知道,为了支付针刺治疗费用去变卖家产,以他们的情况这是不大可能成功的,这通常由那些资格可疑的从业者所为。

无论是最佳的治疗计划还是预期的疗效大小都是不清楚的。有关治疗计划的建议可以源自生理学和其他临床专业,例如脑卒中研究、皮肤病学,以及源于现有的实验室研究或目前传统中医的方案。显然这些都需要更多的研究。

针刺也会带来一些潜在的危险。没有一个正规的诊断,针刺可能会延误已证明可挽救视力(如视网膜脱离、角膜溃疡、青光眼、甲状腺眼病)的治疗(Peuker and Gronemeyer,2001),或者可能延误了能够预防的并发症(血管阻塞)的治疗。传统中医学是在检眼镜发明前发展起来的,因此,在传统的书本中对许多眼病的复杂性缺乏详尽的描述(Kovacs and Unschuld,1999)。

局部及周围针刺能增加血液流向眼睛,特别是在活动性的眼病方面(Narus et al.,2000;Litscher and Schikora.2002;Litscher et al.,1999;Niemtzow et al.,2006;Takayama et al.,2012)。当有异常血管时,针刺可能因此而引发眼内出血,如老年性黄斑变性(age-related macular degeneration,ARMD)、增生性糖尿病视网膜病变。在治疗前,应该排除病理性血管的存在,并应定期监测(Kuestermann,2006)。

针具引起的眼球穿透伤是罕见的,但文献记载有可能出现具有毁灭性后果的并发症,可能通过感染(眼内炎)、出血或者视网膜脱离而导致视力丧失或眼/盲(Fielden et al.,2011)。对眶内血管的损伤理论上可能导致眼球后出血,尤其是在眼眶内施行针刺操作时。在眼科学中眼球后出血是一种极其罕见的真正急症,执业者必须即刻给予识别。即使是 Fu(1991)介绍的"眼针"微系统,也建议将针具放置在眼眶边缘之外的面骨骨膜上。

眼病常用的穴位

局部/邻近穴

有许多局部穴可安全使用,也已经证明对眼病有效。它们常和远端穴位结合使用(Wei et al.,2011b)。在大多数的研究中包括的局部穴位(表 30.1),可刺激三叉神经或 C_2 神经分布区域内的结构。其中大多数与纤维-神经-血管束相关(Shaw,2013)。由于面部分布有十分丰富的血管,因此针刺面局部穴位比其他部位可能更容易引起一些瘀伤。

表 30.1　局部穴与它们的神经分布

穴位	神经支配
攒竹、鱼腰、印堂	V_1
四白	V_2
耳门、听宫	$V_{1/2}$
天柱	$C_1 \sim C_5$
风池	$C_1 \sim C_3$

远端穴

在大部分穴位上的感觉刺激被证明对自主神经系统、免疫系统和中枢的作用有影响。眼病也常涉及这些系统。在中医理论中，所有的经络都被认为与眼有一定的联系（Wang and Robertson, 2008）。

将现代生理学方法与这些历史性的深刻见解及汇集的经验相结合，可以用来造福患者。远端穴常与局部穴结合应用（表 30.2）。

表 30.2　常用穴与它们的神经分布

穴位	神经支配
行间、太冲	$L_4 \sim S_3$
足三里、三阴交	$L_{4/5} \sim S_2$
曲池、合谷	$C_5 \sim T_1$
光明	$L_5 \sim S_2$
太溪	$L_4 \sim S_2$

耳穴

最近，对耳针的科学解释或其效果的检测已有一些尝试（Alimi D.Auriculothérapie et cerveau.ASA-TCM Congress of the Schweizerische Gesellschaft fuer Traditionelle Chinesische Medizin presentation, Dec 2012；Oleson, 2003；Usichenko et al., 2010；Chung et al., 2011）。

临床证据表明，耳针可能对一系列眼部和面部疾病有作用，从干眼病到面痛包括三叉神经痛和其他神经病理性疼痛、颞下颌关节紊乱症、复发性角膜糜烂综合征，以及对其他任何治疗产生抵抗。找到"非常点"的方法（Gleditsch, 1995），或者关注"鬼脸标志"（Bahr, 2012）显示出能产生最好的结果，而不是按图表中确定针刺位置。对于反复的治疗而言，刺激点应该轮换位置，以避免产生痛觉过敏。

其他的微系统。在德国和瑞士，Dane Jan Boel 开发的微系统方法，"针刺 2000"（Boel, 2007）是非常受欢迎的。标准化的方案需要针刺手指和足关节周围的固定点，规定每天 2 次连续 5 天，共 2 周治疗，并应用类似于 Gleditsch 的"非常点"方法。虽然，它将有助于进行随机对照试验,但在文献中没有发现如此的试验。在实践中,该方法似乎与其他局部和远端穴结合起来应用(表 30.3)。

表 30.3 在 Krenn(2006 年)之后,Boel 方案中使用的穴位	
	针刺穴位
第一阶段	印堂、鱼腰、耳穴的颈椎、Dahlgren,ECIWO 眼穴
第二阶段	至阴、昆仑、足三里、太冲、耳穴肝

眼前节病变

结膜和眼睑

眼周的软组织、眼睑及结膜经常涉及感染性、炎症性和过敏性疾病。全科医生最常见到的可能就是感染性结膜炎,其次是干燥性角膜结膜炎。对于慢性反复发作的结膜炎、衣原体结膜炎需要排除,因为除了局部应用抗生素外,常需要对患者和配偶进行系统的治疗。

感染性结膜炎

这种常见的一般具有自限性的疾病通常用抗生素眼药水治疗。这是一种针对细菌性结膜炎的治疗方法,也是防止病毒性结膜炎的细菌重复感染的预防药。抗生素眼药水的润滑作用也会使眼睛感觉更舒适。

Deng 介绍了 60 名患者的结果,他们将这种具有系统性特征,可能是细菌病毒性结膜炎称为“暴发性红眼”(Deng,1985)。30 例患者每天接受针刺治疗,选双侧的太阳和合谷;并以在有压痛的耳穴上放血 4~5 滴,每天 1 次为基础;同时用 0.25% 的氯霉素眼药水,每 4 小时 1 次。剩余的 30 个患者只接受抗生素眼药水治疗。据报道,针刺治疗组患者的全身和眼部不适即刻缓解,并且完全恢复的时间是“仅用眼药水组”的 1/2。“放血”治疗当然只具有历史意义。

在德国眼科医生中关于应用针刺治疗感染性结膜炎没有形成共识(Ots,2006):Schellenberg,一位有经验的儿科医生,经常为患有结膜炎的婴幼儿和初学走路的孩子们的父母提供一种选择,即在可能使孩子哭闹数分钟的一种不舒服的短时治疗或者每天 3 次共 4~5 天的滴眼药水治疗之间进行抉择,滴注眼药水最有可能使孩子每天哭 3 次,连续 4~5 天。Schellenberg 报告在监护人抱着孩子时,针刺双侧太冲,刺激 5 秒,刺激不能太轻柔;并用单侧曲池以及大椎。他亲身体会到如此 2 分钟的治疗,常常可以使病情好转。这篇轶事般的报道没有获得发表审核的支持或者一些独立的观察结果所支持。

过敏性眼病

本病可不对称地影响眼睛和周围组织有两种形式。最常见的形式是简单的过敏性结膜炎,是自限性的;但是,春季性角膜结膜炎、过敏性结膜炎趋于表现为一个慢性过程,可能会导致严重的并发症。正统的治疗可能包括类固醇和 / 或免疫抑制剂。还没有发现关于针刺试验的报道。

眼干燥症

这种多因素复杂的疾病很少威胁到视力(Massof and McDonnell,2012;Lemp,2007,2008)。但是,患者一直会感到不舒服。中~重度眼干燥症的生活质量(QoL)好比轻~重度的心绞痛的生活质量(Schiffman et al.,2003)。眼病表面指数,一种经过验证的调查问卷,在反映患者的体验方面比任何其他临床测试都要好(Caffrey,2004)。一个欠佳的角膜前泪液膜往往是不稳定的,可异常地表现为多泪。生活方式因素,特别是饮食、咖啡用量和饮水、尼古丁滥用、缺乏睡眠以及家庭与工作场所的空气湿度等都应该考虑(Lemp and Foulks,2007)。补充维生素 C、E 和 Ω-3 已被推荐(Eperjesi and Beatty,2006)。一但有导致痛性红眼的凶兆原因(如瘢痕性类天疱疮、Stevens-Johnson 病)和全身性相关病(如 Sjögren 综合征、类风湿性关节炎、甲状腺功能障碍),这些应被排除,生活方式的调整、用人工眼泪润滑和泪小点栓植入术是首选的干预方法。针刺被推荐作为二线治疗策略。治疗前后的问卷作为观察疾病逐渐改善的方法是有用的。

常用的穴位是在眼周,汇总在表30.1。很多医生会将这些穴与耳穴及远端穴组合使用,并不考虑中医诊断,外加按照中医理论的处方方案,以及用脉诊和舌诊。

Omata 等(2000)检测了电针(EA)对流泪和唾液分泌的影响。在 10 例正常对照组中,于后颈部和上肩胛骨进行 1Hz 的电针刺激没有作用。而面部 1/30Hz 的电针可增加流泪和唾液分泌。在 15 名患有 Sjögren 综合征的患者中,1/30Hz 的面部电针使流泪和唾液分泌增加:其中有 7 名患者在治疗后 30、60、120 分钟没有效果;但有 10 例 Sjögren 综合征的患者,在面部电针 10 次的疗程期间有显著的改善,唾液分泌明显增加(源自作者的英文摘要,原文为日语)。这种延迟反应应该告知患者。

2002 年,Niemtzow 等提出了一个用于治疗放疗后患者出现眼干和口干的方案(Niemtzow et al.,2002)。唾液分泌的反应优于泪液分泌。他们使用了耳穴:神门,*zero* 和唾液腺,以及双侧的 LI29——一个大肠经上新的穴位,正好非常接近商阳。Grönlund 等(2004)将 25 名患者随机分为针刺组和人工泪组。经过 10 次治疗,每周 1~2 次,2~3 周后主观感觉症状明显改善,但在 8 个月时作用消失。使用的穴位有:四白、头维、足三里、瞳子髎、阳白、攒竹、合谷。一项针对 52 名患者的统计项目显示,治疗 1 次后就可产生效果(Rom,2009)。大多数患者反映这种效果能持续 6~8 周。但 3 个月后,这种效果通常会消失。治疗方案结合应用局部、远端穴和耳穴。德国的眼部表面疾病指数问卷译本是主要的结局测量方法。治疗次数可以在一开始的时候按每周 1 次进行安排,直到回报症状有改善。

Nepp 和 Wedrich(1994)首次分析了眼干燥症中医证型诊断的重要意义。后来他们得出结论,在心理压力下,患者更会有症状。他们认为心理因素越明显,针刺就越可能有帮助,因为两者都通过自主神经系统的调节(Nepp et al.,2000)。在德国已有其他医生报道了将针刺与心理、催眠干预相结合(Schweizer-Arau,2011)。Fossion 认为外周的足三里、太冲和光明穴可刺激脑干的下丘脑束旁核和臂旁核,因此间接地刺激了上泌涎核。该核通过胆碱能神经影响唾液的分泌。从神经支配的这种模式上他提出假说,认为中医证型与头颈部有关的自主神经分布相关,可作为应用外周穴的基本原理。Ventura(2009)总结了该假说,认为针刺对眼干燥症是有益的,可通过上调副交感神经系统发挥作用(Ventura,2009)。更有意义的是,已经在眼的前节段发现了胆碱能神经(Liu et al.,2007)。

在 Lee 等(2011)对针刺治疗眼干燥症进行系统综述时,结论为"没有确凿的证据"(Lee et al.,2011),而随后由 Kim 等(2012)完成的 RCT(n=150),对每周 3 次共 4 周的针刺(双侧攒竹、阳白、丝竹空、印堂、承泣、风池、臂臑、曲池、上星)与每天 1 次用人工泪治疗的结果进行了比较。针刺的作用并不逊于常规的润滑治疗效果,但它的效果可持续更长的时间。

葡萄膜炎

这种眼血管膜的炎症可能在临床上表现为疼痛、红眼、畏光,通常大多是单侧性。其最常见的形式"特发性前葡萄膜炎"的背景调查,很少发现任何有意义的病因。

当复发性葡萄膜炎作为 Behcet 病的一种并发症时,它可能威胁到视力。Yu 等发现,与仅接受"常规医疗"对照组相比,针刺组 20 例患者的葡萄膜炎复发降低了。他们测试了患者的 IgM K 链和血锌水平。针刺与非针刺组患者相比两项指标均有显著性差异(Yu et al., 2001,2003。英文摘要,原文为中文)。

白内障

眼晶状体随着年龄的增长逐渐变浑浊。手术白内障摘除并行人工晶状体植入术是一种非常成功的治疗,而且并发症的发生率较低。

1996,Cui 报告了耳针治疗 62 例症状性白内障(Cui,1996)。他声称有 56 例(90.33%)患者,在 10 天为一个疗程的强化耳针治疗 1~3 个疗程后,通过提高视力和 / 或经检眼镜检查示晶状体混浊减轻而证明了白内障复明,这似乎不太可能,起初这个结论也被漠视。后来 Cariello 等(2006)对 80 只 Wistar 大鼠,通过注射亚硒酸盐诱发眼白内障,这是一种标准的白内障动物模型。20 只大鼠仅作为观察组(100% 无白内障)。经过处理的动物被随机分为 4 组,EA 极其显著地($P<0.001$)降低了白内障的形成(图 30.1)。大规模和随机的临床试验显然是需要的。

眼睑痉挛、贝尔氏麻痹症和甲状腺相关性眼病

这些并不是严格意义上的眼科疾病。眼睑痉挛可能导致功能性盲,因为患者在眼睑闭合时无法看到。特发性第七对脑神经麻痹(Bell's palsy)和甲状腺功能障碍性眼病也会影响到眼表面。这种表面障碍最可能是对针刺产生反应的领域。仅有一些趣闻般的报道得出了不一致的结论。系统综述的结论是没有足够的证据可作出确定的推荐(Rogvi-Hansen and Perrild,1991 ;Story,1989 ;Wu et al.,1985 ;Zhou et al.,2009 ;Chen et al.,2010)。

疱疹后遗神经痛

这种可怕的带状疱疹的长期并发症,以眼科病的形式比在其他位置更常出现(Wood et al.,1996),患者年龄越大越常见。其他并发症包括慢性葡萄膜炎和继发性青光眼,需要正规的治疗。在非常早期的阶段,明确指出应该使用全身性抗病毒药。针刺以"盘龙"的形式,包括电针,结合一些一般的穴位,可减轻急性期的疼痛,预防神经病理性疼痛的进展。疱疹后遗神经痛被认为与 TRPV1 上调相关,即瞬时受体电位香草酸亚型 1 受体,它是一种辣椒素靶向受体(Webster et al.,2010)。辣椒素已被成功地用于治疗局部性带状疱疹后遗神经痛

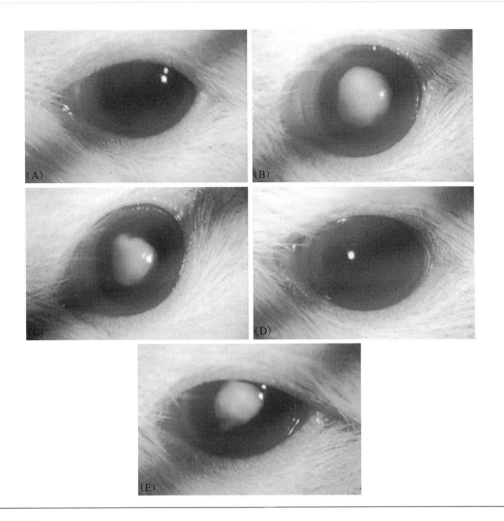

图 30.1　针刺预防白内障

通过皮下注射亚硝酸盐诱发白内障动物模型。(A)对照组:无白内障。(B)亚硝酸盐注射:100% 白内障 4~6 级。(C)亚硝酸盐和麻醉:100% 白内障 4~5 级。(D)亚硝酸盐和麻醉下电针:45% 无白内障,20% 白内障为 1~3 级,35% 为 4~5 级。(E)亚硝酸盐和麻醉下假针刺:100% 白内障 4~5 级(Cariello et al.,2006)(见文末彩插)

(post-herpetic neuralgia,PHN),已被证明可减少 P 物质(Wood et al.,1996),但反复应用可通过神经细胞萎缩,导致痛觉迟钝(Tontodonati et al.,2012)。已证实电针可使 TRPV1 表达上调(Abraham et al.,2011)。

1983 年,Lewith 和 Field 最初报道应用针刺治疗疱疹后遗神经痛(Lewith and Field,1980),结果是不确定。Coghlan(1992)和 He 与 Fang(2007)的报道,富有趣闻性的经验,同时又有方法学上的缺陷,但仍然是令人鼓舞的。

一项系统综述认为,针刺治疗 PHN 是"依然没有得到充分地检验,而不是没有有效的证据"(Hempenstall et al.,2005)。最近 Ursini 等(2011)报道了一项前瞻性随机对照试验(n=102)的结果,比较了标准疼痛治疗(普瑞巴林,局部注射左布比卡因,隔日进行治疗,加透皮丁丙诺啡,或口服羟考酮,每天的总量最大为 400mg)与每周 2 次共 8 次的个体化针刺治疗在控制带状疱疹患者疼痛方面的效果。对乙酰氨基酚作为补救药,两组均可应用。结果显示,在治疗后的 3 个月或 1 年时,两组在 PHN 的疼痛水平和进展方面没有差异。临床经验表明,患者看医生时间越晚,神经病变对针刺的反应就可能越差。

近视、远视、弱视和斜视

在中国,针刺非常广泛用于屈光正常,尤其是近视。趣闻轶事式的报道主要源于 20 世纪 80 年代(Chen,1989;Ribaute,1987)。一项 Cochrane 综述检索到了 35 项以近视预防为主题的试验(Wei et al.,2011a)。只有两项试验符合纳入标准:共纳入 131 名儿童。两组都使用了耳针结合第二种干预(对照组的干预)(多媒体交互教育,Yeh et al.,2008),0.25% 和 0.5% 的阿托品(Liang,2008)。该综述既没有做出结论,也没有治疗推荐。所观察到的较小作用可能是由于通过耳针激活副交感神经引起的松弛性调节。没有对轴长进行测量。经常提到近视的"眼保健操"显示可缓解弱视的症状,但不能影响屈光不正(Östberg et al.,1992)。

在一项 83 例儿童的研究中,以屈光参差性弱视为主题进行调查研究(Zhao et al.,2010)。强化式针刺治疗(每周 5 次,共 8 周)与可能是次优的(Lam et al.,2011)遮盖疗法(每天 2 小时,由孩子家长实施)相比,通过 4 次门诊访问进行检测。作者描述在 15 周时遮盖组的平均改善了 2.2 线,相比之下针刺组为 2.9 线,两组的疗效被认为是等同的。一场激烈的讨论(Leguire,2011;Barclay,2010;Zhao et al.,2010)紧随其后,主要是关于方法学和可能的偏倚。接着便是预期的结论,即需要更多的研究。也有一项由 Yan 完成的 Meta 分析(Yan et al.,2013),对西方和中国的数据库进行了检索之后,获得了 14 项试验涉及 2662 名参与者,得出结论是有可能建议针刺可能是有益的,但需要进行更多的研究。

青光眼

"原发性闭角型青光眼是一种眼科急症"(Wei et al.,2011b)。立即去咨询眼科医生是必需的。2010 年,在柏林举行的中德研究会议上,来自成都中医药大学的中医同事们,他们的观点一致认为,闭角型青光眼应该按正规的药物治疗。大概他们对待青光眼的治疗十分谨慎,因为在中国闭角型青光眼是最常见的形式。没有理由推迟进入正统治疗(激光治疗可并用手术或不用手术)。不可逆性失明可在数小时内以急性形式出现。或许用药物和针刺来度过这段时间(更可能是数小时而不是几天)是可能的,直到确定性治疗能够做出安排(激光治疗或手术)。在这种情况下,针刺永远不能替代正统治疗。

相对而言,开角型青光眼是一组具有典型的视神经表现的视神经病变,包括进行性视野缺损、视神经血流调节异常、视网膜神经节细胞的细胞凋亡(程序性细胞死亡)率增加(Almasieh et al.,2012;Flammer and Mozaffarieh,2007,2008;Pascale et al.,2012;Quigley,2011)。开角型青光眼经常显示累及全身的特征,包括自主性调节失调(Gherghel,2004;Gherghel et al.,2004;Pache 和 Flammer,2006;Wostyn et al.,2010)。降低眼内压(intraocular pressure,IOP)是药物和手术治疗的主流,以预防失明为目标(Anderson et al.,2003;Caprioli 和 Varma,2011;Heijl et al.,2002)。北京的 Qi-Ping Wei 教授报道了对青光眼患者应用所谓的"原穴"穴位特异性进行研究,但发现结果令人失望(Wei et al.,2011b)。多个小规模的研究表明,针刺和针压法可能会降低 IOP(Ewert and Schwanitz,2008;Her et al.,2010),增加眼的血流量(Kurusu et al.,2005;Litscher,2007;Litscher et al.,1999;Takayama et al.,2011),在视网膜神经节细胞的神经保护中起一定作用。这是一个需要更多研究的领域,而针刺在未来很可能占据重点地位(Rom,2013)。

眼后节病变

老年性黄斑变性

老年性黄斑变性(age-related macular degeneration,ARMD)是世界范围内造成失明的第三个最常见的原因。它是多因素病变,伴有脉络膜毛细血管循环异常,脂质沉积形成的脉络膜玻璃膜疣,脂褐素,在 Bruchs 膜层水平上的淀粉样变(Miller,2013;De Jong,2000)。已观察到巩膜刚性增加,同时也有炎症增强(Seddon et al.,2004;Vine et al.,2005),这可能与血管内皮生长因子(vascular endothelial growth factor,VEGF)有关(Jackson et al.,1997)。ARMD 有两种形式:干性和湿性。隐匿性干性型出现萎缩性斑块,"地图样"视网膜上皮细胞色素变性导致了视神经视网膜的脱失。这种类型在临床上依然没有可用的治疗方法(AMD Guidelines Group,2013)。

湿性临床上以视觉失真(变形)、形态学上的新生血管形成、视网膜下积液、渗出和出血等为特征。自 2008 年以来,新的治疗方法用抗 VEGF 药玻璃体内注射,已经彻底改变了传统的治疗方法,并取得了良好的效果。在活动性湿性 ARMD 中,C 反应蛋白升高(Kikuchi et al.,2007)。因此,可以预见针刺的免疫调节和抗炎作用在黄斑变性发展为湿性之前可被利用。由于在视网膜下新生的血管膜中有一种增殖的成分,在这个急性期针刺可能由于增加血流会潜在性地导致急性出血。在一次个人交流中,Wei 教授确实不推荐在该病的急性期应用针刺(Wei,2011)。几名德国医生报告,有渗出性瘢痕的患者绝大多数的视力会得到改善(Paeraermann,2011)。大多数都是根据 Boel 与中医和其他补充性方法进行结合治疗。现有的一些轶事般的报道(Wegschneider,2012)和系列案例观察(Krenn,2008;Lundgren,2003,2005,2008)显示,一些患有干性和无活动性湿性 ARMD 的患者可能从针刺中获益(表 30.4)。

表 30.4　针刺治疗 AMD 病例系列		
参考文献　例数(n),适应证	方法	结果
Anecdotal Wegschneider(2012),n=23,干性或湿性 AMD	中医和 Boel 方案个体化,一些中药	70% 改善或稳定
Krenn(2008),n=328,干性 AMD	Boel 方案每天 2 次,5 天,共 2 周	远视力:44.2% 改善,51.5% 稳定,4.3% 恶化。近视力:88.4% 改善,8.8% 稳定,2.7% 恶化
Lundgren(2003,2005,2008),n=268,干性 AMD	电针眼周及期门、太冲、曲泉及耳穴	88.1% 改善,9.6% 持续恶化
Lundgren(2003,2005,2008),n=68,非活动性湿性 AMD	总结太复杂	84.5% 改善,13.4% 持续恶化但没有出血病例
Paeraermann(2011),n=137,干性 AMD	个体化,顺势疗法,饮食和氧疗法	94% 改善

注:AMD,老年性黄斑变性

色素性视网膜炎

Pagani 等(2006)生动地显示了针刺对皇家外科学院大鼠(视网膜变性模型大鼠)的神经保护作用,该模型具有遗传缺陷,由于视网膜色素变性(retinitis pigmentosa,RP)而形成失明。

出生后 30~41 天处于眼发育敏感期的大鼠经针刺治疗后,经治疗的鼠视网膜看起来组织结构更正常,缺血更轻;神经生长因子及其受体的总体情况也有改变。这提示针刺改善眼部血管形成、减少缺血、调节眼部的生长因子具有可能性,简而言之,针刺对视网膜具有神经保护作用。有一些轶事般的报道认为针刺可改善 RP 的视野缺损。Tian 报道了针刺(太阳、睛明、风池、足三里、太溪、太冲或三阴交、光明 30 分钟)结合靠近眼部的中药艾灸 15 分钟。据称在 40 个病例中,有 62.5% 的成功率(Tian,1991)。

Reddy 和 Fouzdar(1983)对具有不同诊断的 50 例患者,向他们表明没有进一步的常规眼科治疗,因为没有任何已知的治疗会对疾病的过程产生积极的影响。他们的标准方案包括:眼球后部的上明和球后,节段性穴位阳白、百会和远端的合谷;20 例 PR 患者的结果最好;12 例视神经萎缩患者有一些改善;10 例近视性变性中有 4 例显示,眼镜矫正减少了 1~1.5 个屈光度;但有 8 例被确定为"黄斑性脉络膜炎"没有出现令人鼓舞的反应。尽管结果不一,但他们感到提供治疗是正确的,以便给患者带来希望。21 世纪初,报告的标准在大多数国家主要是引入循证医学之前的时代。显然需要进一步的研究。

孔源性视网膜脱离

本病需要外科手术来处理。及时进行视网膜脱离修复术之后成功率是非常高的;据一些部门报道可高达 96%。在任何情况下都不应延误手术治疗。视网膜脱离修复术仅有的后遗症,如中央性视网膜病也许可通过针刺抗炎作用来使用针刺治疗,也许不可以。期望需要以负责任的方式进行管理。

中央性浆液性脉络膜视网膜病变

这种局部性感觉性黄斑脱离,被认为是由脉络膜自动调节受损,因"淤积、缺血或炎症"而引起的高渗透性和 / 或视网膜色素上皮功能障碍所致(Nicholson et al.,2013)。液体聚积在感觉视网膜和视网膜色素上皮之间。它通常是自限性的。中央性浆液性脉络膜视网膜病变(CSR 或 CSC)的自然病史通常会在 6 个月至 2 年内出现自发性解除,只有少数的患者会遗留下永久性的视觉障碍。CSC 对于 40~50 岁男性的影响比女性更常见。除其他因素外,它可能与压力(A 型人格,Yannuzzi,1987)、高血压、自身免疫性疾病和类固醇使用有关。

在猕猴身上通过向眼内注射肾上腺素可从实验上造成 CSC。这种激素的参与和自主神经性影响(CSC 患者皮质类固醇和肾上腺素升高)可为应用针刺提供基本原理。它通常会影响一只眼,而且会出现模糊不清或视觉扭曲。在正规治疗中光动力疗法已显示出某些希望。

1987 年,Lu 和 Friberg 报告了 600 例 CSC 患者,采用标准方案针刺向阳穴(在舌骨与下颌内侧缘之间)治疗,每天 1 次,共 10 天(Lu and Friberg,1987)。如果完成疗程后没有解决问题的情况出现,可再提供另一个疗程。在 3 个月时随访,不论通过自然缓解或者是针刺治疗,有 86% 的患者得以恢复。

视神经萎缩

1992 年,Qi-Ping Wei 博士总结了存在异质性的 12 项研究报告,由不同作者完成共计 2647 只眼(Wei,1992)。结果发现有 68.4% 的患者(60.9%~88.8%)出现阳性结果,治疗方法多样,包括正统医学(可能是类固醇)结合针刺与中药治疗。根据他的分析,结果取决于:①病因:创伤性病例反应好于特发性;②病程:病程长的病例反应会较少;③年龄:年龄在 21 岁以下的患者治疗后改善可能更好;④治疗前视力:但即使光感视敏度,报告也呈现偶有反应;⑤持续治疗时间:推荐的治疗计划是每天 1 次,治疗 7~10 天,休息 2~3 天,共治疗 3~6 个月。

Dai 等(2013)在他的 Meta 分析中,纳入 13 项 RCTs,共涉及视神经萎缩患者的 1180 只眼,结论为"针刺结合药物的效果优于单纯药物治疗"(中文论文的英文摘要,没有任何欧洲语言的全文可获得)。

证据是不确定的。是否曾提及的针刺治疗视神经萎缩人群能得出一个结论,使用原始的报道及进一步研究将是必要的。

源自日本的一项新奇技术,与 EA 相关,被称为"经角膜电刺激",已在实验性视神经萎缩动物模型上进行了研究。电流通过两个同心导线,代表两个电极,连接到一个角膜隐形镜片的内表面。实验性挤压损伤大鼠的视神经后,用 20Hz 的双相方波脉冲进行测试。观察发现功能有改善(Miyake et al.,2007)。一项小样本的视网膜分支静脉阻塞的系列病例观察,使用了经角膜电刺激,每月治疗 1 次,每次 30 分钟,共治疗 3 个月;结果在最佳矫正视力、视野和电生理(mfERG)方面显示有效(Inomata et al.,2007)。一项类似的方案比较了长病程与近期的静脉阻塞患者的疗效,显示了相互矛盾的结果,即视网膜静脉阻塞病程长的患者效果更好(Oono et al.,2011)。经角膜电刺激可能与电针眼眶外局部穴位有类似的作用。这需要进一步研究。

结语

研究针刺对眼的效应可能对眼病过程产生新的认识,从而有助于预防失明。对于急性威胁视力的疾病(视网膜脱离、急性青光眼、角膜溃疡),正统医学是治疗的选择。对于慢性疾病(如开角型青光眼、炎性病变),针刺可考虑作为一种补充治疗方法。针刺对干燥性角结膜炎或慢性进行性退行性疾病显示出希望。针刺可缩短其他一些自限性疾病(葡萄膜炎、中心性浆液性视网膜病变)的病程。在证据不足的情况下,对于患者的期望需要谨慎地对待。为避免不良事件,必须具备一定的专业素质、技能、经验和知识。观察技能和开放的心态可以增进我们的理解,拓展我们的知识面。

(张晶晶 译,杜元灏 审校)

参考文献

Abraham, T.S., Chen, M.L., Ma, S.X., 2011. TRPV1 expression in acupuncture points: response to electroacupuncture stimulation. J. Chem. Neuroanat. 41, 129–136.

Almasieh, M., Wilson, A.M., Morquette, B., et al., 2012. The molecular basis of retinal ganglion cell death in glaucoma. Prog. Retin. Eye Res. 31, 152–181.

AMD Guidelines Group, 2013. Age-Related Macular Degeneration: Guidelines for the Management. Royal College of Ophthalmologist, London.

Anderson, D.R., Drance, S.M., Schulzer, M., 2003. Factors that predict the benefit of lowering intraocular pressure in normal tension glaucoma. Am J. Ophthalmol. 136, 820–829.

Bahr, J., 2012. Ohrakupunktur. In: Vortrag auf dem Dezember Treffen der Schweizerischen Gesellschaft fuer Traditionelle Chinesische Medizin, Solothurn.

Boel, J., 2007. The Medicine of the Future. In: Mit eget Forlag, Aulum, Denmark.

Caffrey, 2004. Questionnaire OSDI ocular surface disease index. DEWS. http://www.tearfilm.org/dewsreport/pdfs/Questionnaire%20OSDI%20Ocular%20Surface%20Disease%20Index%20(Caffery).pdf.

Caprioli, J., Varma, R., 2011. Intraocular pressure: modulation as treatment for glaucoma. Am J. Ophthalmol. 152, 340.e2–344.e2.

Cariello, A.J., Casanova, F.H., Lima Filho, A.A.D.S., 2006. Effect of electroacupuncture to prevent selenite-induced cataract in Wistar rats. Arq. Bras. Oftalmol. 69 (3), 299–303.

Chan, H.H.L., Leung, M.C.P., So, K.-F., 2005. Electroacupuncture provides a new approach to neuroprotection in rats with induced glaucoma. J. Altern. Complement. Med. 11, 315–322.

Chen, M., 1989. 112 cases of juvenile myopia treated by auricular acupressure. J. Tradit. Chin. Med. 9, 173.

Chen, N., Zhou, M., He, L., et al., 2010. Acupuncture for Bell's palsy. In: The Cochrane Collaboration (Eds.), Cochrane Database of Systematic Reviews. John Wiley & Sons, Chichester.

Chung, W.Y., Zhang, H.Q., Zhang, S.P., 2011. Peripheral muscarinic receptors mediate the anti-inflammatory effects of auricular acupuncture. Chin. Med. 6, 3.

Coghlan, C.J., 1992. Herpes zoster treated by acupuncture. Cent. Afr. J. Med. 38, 466–467.

Cui, Y.M., 1996. Senile cataract treated with ear needling: observation on 62 eyes. Int. J. Clin. Acupunct. 7 (3).

Dai, Y., Liu, M., Zhang, Y., et al., 2013. Meta analysis of acupuncture in the treatment of optic atrophy. Zhong Nan Da Xue Xue Bao Yi Xue Ban 38, 283–290. http://dx.doi.org/10.3969/j.issn.1672-7347.2013.03.012.

De Jong, P.T.V.M., 2000. Age-related macular degeneration. N. Engl. J. Med. 355, 1474–1485.

Deng, S.F., 1985. Treatment and prevention of fulminant red-eye by acupuncture and blood letting. J. Tradit. Chin. Med. 5, 263–264.

Eperjesi, F., Beatty, S., 2006. Nutrition and the Eye: A Practical Approach. Elsevier Health Sciences, Philadelphia, PA.

Ewert, H., Schwanitz, R., 2008. Influence of acupuncture on intraocular pressure and compliance of patients with ocular hypertension or primary wide-angle glaucoma. Dt. Ztschrf. f. Akup. 51 (2), 13–20.

Fielden, M., Hall, R., Kherani, F., et al., 2011. Ocular perforation by an acupuncture needle. Can. J. Ophthalmol. 46, 94–95.

Flammer, J., Mozaffarieh, M., 2007. What is the present pathogenetic concept of glaucomatous optic neuropathy? Surv. Ophthalmol. 52, 162–173.

Flammer, J., Mozaffarieh, M., 2008. Autoregulation, a balancing act between supply and demand. Can. J. Ophthalmol. 43, 317–321.

Fu, W., 1991. Clinical practice of eye acupuncture. Am. J. Acupunct. 19, 229–236.

Gherghel, D., 2004. Abnormal systemic and ocular vascular response to temperature provocation in primary open-angle glaucoma patients: a case for autonomic failure? Invest. Ophthalmol. Vis. Sci. 45, 3546–3554.

Gherghel, D., Hosking, S.L., Orgül, S., 2004. Autonomic nervous system, circadian rhythms, and primary open-angle glaucoma. Surv. Ophthalmol. 49, 491–508.

Gleditsch, J., 1995. The "very point" technique: a needle based point detection method. Acupunct. Med. 13, 20–21.

Grönlund, M.A., Stenevi, U., Lundeberg, T., 2004. Acupuncture treatment in patients with keratoconjunctivitis sicca: a pilot study. Acta Ophthalmol. Scand. 82, 283–290.

He, Y., Fang, R., 2007. Treatment of 60 cases of senile herpes zoster by encircled acupuncture plus valaciclovir. J. Acupunct. Tuina Sci. 5, 171–173.

Heijl, A., Leske, M.C., Bengtsson, B., 2002. Reduction of intraocular pressure and glaucoma progression. Arch. Ophthalmol. 120, 1268–1279.

Hempenstall, K., Nurmikko, T.J., Johnson, R.W., et al., 2005. Analgesic therapy in postherpetic neuralgia: a quantitative systematic review. PLoS Med. 2, e164.

Her, J.S., Liu, P.L., Cheng, N.C., et al., 2010. Intraocular pressure-lowering effect of auricular acupressure in patients with glaucoma: a prospective, single-blinded, randomized controlled trial. J. Altern. Complement. Med. 16, 1177–1184.

Inomata, K., Shinoda, K., Ohde, H., 2007. Transcorneal electrical stimulation of retina to treat longstanding retinal artery occlusion. Graefes Arch. Clin. Exp. Ophthalmol. 245, 1773–1780.

Jackson, J.R., Seed, M.P., Kircher, C.H., 1997. The codependence of angiogenesis and chronic inflammation. FASEB J. 11, 457–465.

Kikuchi, M., Nakamura, M., Ishikawa, K., et al., 2007. Elevated C-reactive protein levels in patients with polypoidal choroidal vasculopathy and patients with neovascular age-related macular degeneration. Ophthalmology 114, 1722–1727.

Kim, T.H., Kang, J.W., Kim, K.H., et al., 2012. Acupuncture for the treatment of dry eye: a multicenter randomised controlled trial with active comparison intervention (artificial teardrops). PLoS One 7, e36638.

Kovacs, J., Unschuld, P.U., 1999. Essential Subtleties on the Silver Sea: The Yin-Hai Jing-Wei-A Chinese Classic on Ophthalmology. University of California Press, Berkeley, CA.

Krenn, H., 2006. Akupunktur in der Augenheilkunde. Dt. Ztschrf. f. Akup. 49 (2), 25–30.

Krenn, H., 2008. Akupunktur kann die Sehkraft bei Patienten mit altersbedingter Makula-Degeneration (AMD) verbessern Beobachtungsstudie unter Praxisbedingungen. Dt. Ztschrf. f. Akup. 51, 25–28.

Kuestermann, R., 2006. Akupunktur in der Augenheilkunde. In: Marx, K.-U. (Ed.), Komplementaere Augenheilkunde. Ein Handbuch Fuer Die Praxis. MVS Medizinverlage Stuttgart, Stuttgart, pp. 35–73.

Kurusu, M., Watanabe, K., Nakazawa, T., 2005. Acupuncture for patients with glaucoma. Explore 1, 372–376.

Lam, D.S.C., Zhao, J., Chen, L.J., 2011. Adjunctive effect of acupuncture to refractive correction on anisometropic amblyopia: one-year results of a randomized crossover trial. Ophthalmology 118, 1501–1511.

Laurie Barclay, M., 2010. Comment on Zhao J Archives of Ophthalmology. (13.12.2010). http://www.medscape.com/viewarticle/734197.

Lee, M.S., Shin, B.C., Choi, T.Y., et al., 2011. Acupuncture for treating dry eye: a systematic review. Acta Ophthalmol. (Copenh) 89, 101–106.

Leguire, L.E., 2011. Occlusion vs acupuncture for treating amblyopia. Arch. Ophthalmol. 129, 1240–1241. author reply 1241–1242.

Lemp, A., 2007. The definition and classification of dry eye disease definition and classification subcommittee of the international dry eye workshop. Ocul. Surf. 5 (2), 75–92. http://dx.doi.org/10.1016/S1542-0124(12)70081-2.

Lemp, A., 2008. Advances in understanding and managing dry eye disease. Am J. Ophthalmol. 146. 350. e1–356.e1.

Lemp, M.A., Foulks, G.N., 2007. The definition and classification of dry eye disease. Ocul. Surf. 5, 75–92.

Lewith, G.T., Field, J., 1980. Acupuncture and postherpetic neuralgia. Br. Med. J. 281, 622.

Liang, C.K., Ho, T.Y., Li, T.C., et al., 2008. A combined therapy using stimulating auricular acupoints enhances lower-level atropine eyedrops when used for myopia control in school-aged children evaluated by a pilot randomized controlled clinical trial. Complement. Ther. Med. 16, 305–310.

Litscher, G., 2007. Ten years evidence-based high-tech acupuncture – a short review of centrally measured effects (Part II). Evid. Based Complement. Alternat. Med. 6, 305–314. http://dx.doi.org/10.1093/ecam/nem169.

Litscher, G., Schikora, D., 2002. Cerebral vascular effects of non-invasive laser needles measured by transorbital and transtemporal Doppler sonography. Lasers Med. Sci. 17, 289–295.

Litscher, G., Wang, L., Yang, N.H., et al., 1999. Ultrasound-monitored effects of acupuncture on brain and eye. J. Neurosci. Res. 21, 373–377.

Liu, S., Li, J., et al., 2007. Expression and function of muscarinic receptor subtypes on human cornea and conjunctiva. Invest. Ophthalmol. Vis. Sci. 48 (7), 2987–2996.

Lu, J.G., Friberg, T., 1987. Idiopathic central serous retinopathy in China: a report of 600 cases (624 eyes) treated by acupuncture. Ophthalmic Surg. 18, 608–611.

Lundgren, A.C., 2003. Medical acupuncture for age-related macular degeneration: a preliminary report. Med. Acupunct. 14, 37–39.

Lundgren, A.C., 2005. An acupuncture protocol for treatment of age-related macular degeneration: a second report. Med. Acupunct. 16, 3–5.

Lundgren, A., 2008. Reverse macular degeneration. In: XVIII International Congress of Eye Research, Beijing China, 28 September 2008.

Massof, R.W., McDonnell, P.J., 2012. Latent dry eye disease state variable. Invest. Ophthalmol. Vis. Sci. 53, 1905–1916.

Miller, J.W., 2013. Age-related macular degeneration revisited – piecing the puzzle: the LXIX Edward Jackson memorial lecture. Am J. Ophthalmol. 155. http://dx.doi.org/10.1016/j.ajo.2012.10.018. 1.e13–35.e13.

Miyake, K., Yoshida, M., Inoue, Y., et al., 2007. Neuroprotective effect of transcorneal electrical stimulation on the acute phase of optic nerve injury. Invest. Ophthalmol. Vis. Sci. 48, 2356–2361.

Naruse, S., Mori, K., Kurihara, M., et al., 2000. Chorioretinal blood flow changes following acupuncture between thumb and forefinger. Nippon Ganka Gakkai Zasshi 104, 717–723.

Nepp, J., Wedrich, A., 1994. Conjuctivitis sicca: a comparison of traditional Chinese and Western medical symptoms. Acupunct. Med. 12, 88–92.

Nepp, J., Jandrasitz, K., Linsmeyer, L.C.G., 2000. Psychovegetative Spannungen beim trockenen Auge. Spektrum der Augenheilkunde 14, 244–248.

Nicholson, B., Noble, J., Forooghian, F., 2013. Central serous chorioretinopathy: update on pathophysiology and treatment. Surv. Ophthalmol. 58, 103–126.

Niemtzow, R.C., Kempf, K.J., Johnstone, P.A.S., 2002. Case report. Med. Acupunct. 13, 21–22.

Niemtzow, R.C., Pham, N., Burns, S.M., et al., 2006. Macular degenerative disease and acupuncture safety precautions. Med. Acupunct. 17, 41–42.

Oleson, T., 2003. Auriculotherapy Handbook, third ed. Elsevier, Edinburgh.

Omata, H., Yamaguchi, S., Ohno, S., et al., 2000. The effects of acupuncture therapy on Sjoegren's syndrome with sicca components. J. Jpn. Soc. Balneol. Climatol. Phys. Med. 63, 79–90. http://dx.doi.org/10.11390/onki1962.63.79.

Oono, S., Kurimoto, T., Kashimoto, R., 2011. Transcorneal electrical stimulation improves visual function in eyes with branch retinal artery occlusion. Clin. Ophthalmol. 5, 397–402.

Östberg, O., Horie, Y., Feng, Y., 1992. On the merits of ancient Chinese eye acupressure practices. Appl. Ergon. 23, 343–348.

Ots, T., 2006. Was ist moeglich mit Akupunktur und related techniques in der Augenheilkunde? Dt. Ztschrf. f. Akup. 49, 31–36.

Pache, M., Flammer, J., 2006. A sick eye in a sick body? Systemic findings in patients with primary open-angle Glaucoma. Surv. Ophthalmol. 51, 179–212.

Paeraermann, A., 2011. Was leistet die Augenakupunktur? Naturarzt 8, 17–19.

Pagani, L., Manni, L., Aloe, L., 2006. Effects of electroacupuncture on retinal nerve growth factor and brain-derived neurotrophic factor expression in a rat model of retinitis pigmentosa. Brain Res. 1092, 198–206.

Pascale, A., Drago, F., Govoni, S., 2012. Protecting the retinal neurons from glaucoma: lowering ocular pressure is not enough. Pharmacol. Res. 66, 19–32.

Peuker, E., Gronemeyer, D., 2001. Rare but serious complications of acupuncture: traumatic lesions. Acupunct. Med. 19, 103–108.

Quigley, H.A., 2011. Clinical definitions. Lancet 377, 1367–1377.

Reddy, S., Fouzdar, N., 1983. Role of acupuncture in the treatment of "incurable" retinal diseases. Indian J. Ophthalmol. 31, 1043–1046.

Rhee, D.J., Spaeth, G.L., Myers, J.S., et al., 2002. Prevalence of the use of complementary and alternative medicine for glaucoma. Ophthalmology 109, 438–443.

Ribaute, A., 1987. Stabilisation de la myopie evolutive, par acupuncture, chez des enfants prepuberes. Rev. Fr. Med. Trad. Chin. 125, 309–311.

Rogvi-Hansen, B., Perrild, H., 1991. Acupuncture in the treatment of Graves ophthalmopathy. A blinded randomized study. Acta Endocrinol. (Copenh) 124, 143–145.

Rom, E., 2009. Audit. Acceptability and practicality of offering acupuncture for dry eye disease in a German ophthalmic practice. Project for the MSc Program in Western Medical Acupuncture at the University of Hertfordshire.

Rom, E., 2013. Sensory stimulation for lowering intraocular pressure, improving blood flow to the optic nerve and neuroprotection in open-angle glaucoma. Acupunct. Med. 31 (4), 416–421.

Schiffman, R.M., Walt, J.G., Jacobsen, G., et al., 2003. Utility assessment among patients with dry eye disease. Ophthalmology 110, 1412–1419.

Schweizer-Arau, A., 2011. Chinesische Medizin und Hypnotherapie bei Endometriose. Zeitschrift für Komplementärmedizin 3, 39–43.

Seddon, J.M., Gensler, G., Milton, R.C., et al., 2004. Association between C-reactive protein and age-related macular degeneration. J. Am. Med. Assoc. 291, 704–710.

Shaw, V., 2013. Personal communication.

Smith, J., Spurrier, N., Martin, J., 2004. Prevalent use of complementary and alternative medicine by patients with inflammatory eye disease. Ocul. Immunol. Inflamm. 12, 193–204.

Story, R., 1989. Acupuncture and blepharospasm: a five case study. Am. J. Acupunct. 17, 321–324.

Takayama, S., Seki, T., Nakazawa, T., et al., 2011. Short-term effects of acupuncture on open-angle glaucoma in retrobulbar circulation: additional therapy to standard medication. Evid. Based Complement. Alternat. Med. 2011. http://dx.doi.org/10.1155/2011/157090. Article ID 157090.

Takayama, S., Watanabe, M., Kusuyama, H., et al., 2012. Evaluation of the effects of acupuncture on blood flow in humans with ultrasound color Doppler imaging. Evid. Based Complement. Alternat. Med. 2012, 1–8. http://dx.doi.org/10.1155/2012/513638.

Tian, C.H., 1991. Moxibustion on walnut shells in the frames of spectacles in treating pigmentary degeneration of the retina. Int. J. Clin. Acupunct. 2, 45–49.

Tontodonati, M., Ursini, T., Polilli, E., et al., 2012. Post-herpetic neuralgia. Int. J. Gen. Med. 5, 861–871.

Ursini, T., Tontodonati, M., Manzoli, L., et al., 2011. Acupuncture for the treatment of severe acute pain in herpes zoster: results of a nested, open-label, randomized trial in the VZV Pain Study. BMC Complement. Altern. Med. 11, 46. http://dx.doi.org/10.1186/1472-6882-11-46.

Usichenko, T., Mustea, A., Pavlovic, D., 2010. On ears and head. Acupunct. Med. 28, 165–166.

Ventura, L., 2009. Introduction: complementary medicine in ophthalmology. J. Ocul. Biol. Dis. Inform. 2, 95–97.

Vine, A.K., Stader, J., Branham, K., et al., 2005. Biomarkers of cardiovascular disease as risk factors for age-related macular degeneration. Ophthalmology 112, 2076–2080.

Wan, M.J., Daniel, S., Kassam, F., et al., 2012. Survey of complementary and alternative medicine use in glaucoma patients. J. Glaucoma 21 (2), 79–82.

Wang, J., Robertson, J.D., 2008. Applied Channel Theory in Chinese Medicine – Wang Ju-Yi's Lectures on Channel Therapeutics. Eastland Press, Seattle, WA.

Webster, L.R., Malan, T.P., Tuchman, M.M., et al., 2010. A multicenter, randomized, double-blind, controlled dose finding study of NGX-4010, a high-concentration capsaicin patch, for the treatment of postherpetic neuralgia. J. Pain 11, 972–982.

Wegschneider, E., 2012. Altersbedingte makuladegeneration und deren therapie: ein fallbeispiel aus der augenheilkunde. Chin. Med. 2, 88–95.

Wei, Q.P., 1992. Treatment of optic atrophy with acupuncture. J. Tradit. Chin. Med. 12, 142–146.

Wei, Q.P., 2011. Personal communication.

Wei, M.L., Liu, J.P., Li, N., et al., 2011a. Acupuncture for slowing the progression of myopia in children and adolescents. In: The Cochrane Collaboration (Eds.), Cochrane Database of Systematic Reviews. John Wiley & Sons, Chichester.

Wei, Q.P., Rosenfarb, A., Liang, L.N., 2011b. Ophthalmology in Chinese Medicine. People's Medical Publishing House, Beijing.

Wood, A.J., Kost, R.G., Straus, S., 1996. Postherpetic neuralgia – pathogenesis, treatment, and prevention. N. Engl. J. Med. 335, 32–42.

Wostyn, P., Audenaert, K., De Deyn, P.P., 2010. Alzheimer's disease: cerebral glaucoma? Med. Hypotheses 74, 973–977.

Wu, Z., Jin, S., Zheng, Z., 1985. The effect of acupuncture in 40 cases of endocrine ophthalmopathy. J. Tradit. Chin. Med. 5, 19–21.

Yan, X., Zhu, T., Ma, C., Liu, A., Dong, L., Wang, J., 2013. A meta-analysis of randomized controlled trials on acupuncture for amblyopia. Evid. Based Complement. Alternat. Med. 2013: 648054.

Yannuzzi, L., 1987. Type-A behaviour and central serous chorioretinopathy. Retina 7, 111–131.

Yeh, M.L., Chen, C.H., Chen, H.H., et al., 2008. An intervention of acupressure and interactive multimedia to improve visual health among Taiwanese schoolchildren. Public Health Nurs. 25, 10–17.

Yu, P., Bai, H., Zhang, W., et al., 2001. Effects of acupuncture on humoral immunologic function and trace elements in 20 cases of Behcet's disease. J. Tradit. Chin. Med. 21, 100–102.

Yu, P., Bai, H., Chen, L., 2003. Clinical study on therapeutic effect of acupuncture on Behcet's disease. J. Tradit. Chin. Med. 23, 271–273.

Zhao, J., Lam, D.S.C., Chen, L.J., et al., 2010. Randomized controlled trial of patching vs acupuncture for anisometropic amblyopia in children aged 7 to 12 years. Arch. Ophthalmol. 128, 1510–1517.

Zhou, M., He, L., Zhou, D., 2009. Acupuncture for Bell's palsy. J. Altern. Complement. Med. 15, 759–764.

31

第三十一章　针刺治疗皮肤病

F.Rfab

引言

皮肤作为针具的初始刺入部位在针刺的应用中发挥着基本的作用。在木乃伊如Tyrolian（为阿尔卑斯山脉的一个地区，译者注）的冰人奥茨（Ötzi）身上进行的考古学和古医学研究指出，几千年前人们就已通过在皮肤上刺青来刺激穴位（Dorfer et al.，1998，1999）。

尽管近几年在皮肤病领域高质量的针刺研究增加了许多，但仍然很有限。随后将讨论具有Ⅰ级证据水平（RCT或者Meta分析）的有关皮肤病的研究。

实验性瘙痒

瘙痒是皮肤病的主要症状，被定义为可引发抓挠欲望的令人不快的感觉。几项研究已经调查了针刺对健康志愿者瘙痒的效果。3项RCTs研究了针刺对组胺诱发性瘙痒的疗效，主要在针刺穴位曲池进行刺激。与相同皮节的假穴位刺激相比，这些研究发现了穴位的特异性效应。这些研究的针刺深度不一，从浅表刺到深刺（Pfab et al.，2005；Belgrade et al.，1984；Lundeberg et al.，1987）。进一步的RCT评价了电针耳穴对组胺离子导入法诱发的瘙痒的效果，并与在耳反射区其他部位的安慰穴位相比，结果显示耳穴（皮肤蓝斑、脊髓背根反射点、丘脑点及与身体区域相对应的脊髓敏感点）有穴位特异性效应（Kesting et al.，2006）。

肾源性瘙痒

瘙痒是晚期终末期肾病患者一个共同的致残性问题(Zucker et al.,2003),约 1/2 的血液透析和腹膜透析患者会受到影响。它对患者的生活质量有极大的影响且与增长的死亡率相关。针刺曲池治疗腹膜透析患者的难治性尿毒症瘙痒结果显示,在 4 周以及 3 个月后与安慰针刺相比,瘙痒评分显著降低(Che-Yi et al.,2005)。

手术后瘙痒

手术后瘙痒是术后医疗的一个重要问题。手术后皮肤瘙痒可能是药物(包括椎管内应用阿片类药物)诱发,或是继发于先前存在的系统性疾病(Waxler et al.,2005)。

近期的一项综述得出结论,针刺可减轻术后出现的恶心、头晕、瘙痒、镇静状态和尿潴留(Sun et al.,2008)。关于术后瘙痒症状,7 项研究的汇集数据(Chen et al.,1998;Kim and Nam,2006;Kotani et al.,2001;Lin et al.,2002;Sim et al.,2002;Usichenko et al.,2005;Wang et al.,1997)显示,针刺组患者瘙痒症状的发生与假对照组(34%)相比显著减少(23%)(RR:0.75;95%CI:0.59,0.96),后者需要治疗的人数(number needed to treat,NNT)为 13(NNT:需要治疗以防止额外的不良结局的患者平均人数)。在这些试验中使用的主要穴位为合谷和足三里。由于瘙痒被认为是阿片类镇痛剂的一种副作用,所以瘙痒的减轻可能是阿片类药物使用剂量减少的结果,而不是一种主要的效应。

特应性皮炎

特应性皮炎(atopic dermatitis,AD)是一种非传染性、慢性复发性、炎性瘙痒性皮肤病,归属于“过敏性疾病”。这类疾病也包括哮喘和季节性/环境性超过敏性反应。瘙痒是 AD 的一个重要临床组成部分(Ring,2005;Williams et al.,1994;Bohme et al.,2000;Koblenzer,1999),且能导致患者的生活质量严重受损(Finlay,2001;Yosipovitch et al.,2003;Behrendt et al.,2001;Stander et al.,2007)。

近期一项研究发现与透皮假穴位治疗和无治疗相比,曲池和血海穴的真实针刺可使 AD 患者临床相关的 I 型超敏性瘙痒感显著减轻(Pfab et al.,2010)。关于预防性影响,特异性针刺效应(真实针刺与假穴针刺之间存在差异)可减轻主观上的痒感,提高了对皮肤点刺试验反应的抑制作用。

进一步研究在 AD 患者中应用一种已被确认的开—关瘙痒模型,对电刺激曲池、血海与西替利嗪的疗效进行了比较,结果显示,真实针刺或西替利嗪治疗后,与假针刺或者安慰药物、无治疗比较,瘙痒均显著减轻(Pfab et al.,2006,2012)。同时预防性针刺(即在瘙痒刺激前使用针刺)与西替利嗪有相似的疗效,顿挫针刺法(即在瘙痒刺激的同时使用针刺)比预防性针刺、假针刺或者西替利嗪的疗效显著而更有效。实际上,顿挫针刺法是唯一可将瘙痒降低到临床相关的强烈欲求抓挠的阈值以下的干预方式。有趣的是,预防性针刺是显著降低皮肤反应(耀斑大小)的唯一疗法。在这个研究中,针刺的认知性副作用(特别是关于注意力)

没有西替利嗪那么明显。

针刺时机可能是一个重要的问题。在过敏性瘙痒情况下,针刺可在暴露于过敏源之前作为预防性的措施,或者一旦出现瘙痒可作为对症性治疗。

Salameh 等在一项非对照性研究中,观察了每周 2 次针刺(个体化选穴)联合每天 3 次用中药(白藓皮、金银花、丹皮、何首乌、熟地和苦参)治疗瘙痒的疗效,共治疗 12 周(Salameh et al.,2008)。结果显示瘙痒程度改善了将近 50%。

Lee 等观察了针压法的疗效,即用 1.2mm 的小球固定于曲池,每次按压 3 分钟,每周 3 次,共 4 周,并与单纯常规医疗进行比较。结果显示接受针压法的受试者,在瘙痒和苔藓样硬化方面均有改善(Lee et al.,2012)。然而,仍然缺乏完全有效力的随机对照临床试验(Pfab et al.,2011)。

针刺使 AD 患者瘙痒症状减轻的可能机制,包括降低体外过敏源诱发的嗜碱性粒细胞活化和调节参与瘙痒处理的脑区如脑岛和壳核(Darsow et al.,2011;Pfab et al.,2008,2011;Valet et al.,2008;Napadow et al.,2012)。此外,针刺还可能调节了与特应性湿疹和瘙痒相关的神经递质和外周激素水平,如 β- 内啡肽、促肾上腺皮质激素和生长抑素(Dokukina et al.,1988;Iliev,1998)。

带状疱疹

这种急性病毒性感染以某些脊神经或脑神经的感觉神经节炎症,以及沿受损神经通路出现的疼痛和小水疱样发疹为特征。带状疱疹后瘙痒被推测为可能是由介导瘙痒的外周和 / 或中枢神经元的自发性放电所致,其发生在这些神经元所支配的皮肤,带状疱疹遗留下了严重的传入神经阻滞;瘙痒常为轻度或中度,通常伴有急性疱疹和疱疹后神经病变(Oaklander,2008;Oaklander,2003)。

拔罐

拔罐疗法是一种主要使用角、竹子或者玻璃罐,通过在罐内产生的负压而作用于患者皮肤上的一种疗法。在中医学中它被作为诊断、治疗和预防疾病的方法。最近一项系统综述显示,拔罐在急性带状疱疹的治疗和后遗神经痛的预防中发挥着潜在的作用(Cao et al.,2012);湿罐(拔罐前在皮肤上做一个小切口)显示了最佳的效果。由于设计不够严谨,这项证据是不确定的。

针刺

尽管针刺可以减轻神经病理性疼痛,因此可作为一项替代疗法,但至今仍没有随机对照研究。一项目前正在进行的大规模多中心 RCT,观察在带状疱疹相关的疼痛和瘙痒治疗中,4 周的半标准化针刺疗效是否优于假激光针刺和抗惊厥药加巴喷丁(Fleckenstein et al.,2009)。

包括针刺的联合治疗

在一项非盲法 RCT 中,用综合性补充和替代疗法(complementary and alternative medicine,CAM)包括针刺、神经疗法(1% 普鲁卡因注射作为局部麻醉)、拔罐、放血和中药与无治疗进行对比,在开始治疗的 3 周内,与亚急性和慢性带状疱疹后遗神经痛的显著减轻相关,可持续改善长达 2 年(Hui et al.,2012)。

干燥综合征／口腔干燥

这种免疫细胞攻击和破坏外分泌腺的全身性自身免疫性疾病,一般以口和眼干燥为主要症状。

一些已完成的观察针刺作用的实验和临床研究,指出针刺的特异效果可长达 3 年时间(Deng et al.,2008;Garcia et al.,2009;Lu et al.,2005;Pinkowish,2009;Jedel,2005;Fox,2004;Dawidson et al.,1997,1998a,b,1999;List et al.,1998)。这种疗效可能是血管活性肠多肽(vasoactive intestinal polypeptid,VIP)和降钙素基因相关肽(calcitonin-gene-related peptide,CGRP)水平的提高所致。更为详细的信息请参阅第三十四章的姑息治疗。

雷诺氏现象

这种指动脉的病变在寒冷或压力情况下可引起血管发生痉挛,导致循环不良,手指、脚趾变色,罕见于鼻和耳部。原发性雷诺氏现象(Raynaud's phenomenon,RP)是特发性的,与其他病理情况无关;继发性雷诺氏现象是以其他病理的继发性症状出现在患者身上,如硬皮病、系统性红斑狼疮或结缔组织疾病(Burgdorf and Braun-Falco,2009)。

最近一项 Meta 分析显示,从 2 项针刺治疗 RP 的试验中得出的证据不确定(Malenfant et al.2009)。

Applah 等在 33 名原发性 RP 患者中,评价了 7 个标准化针刺治疗的效果,并与等候名单组进行比较,结果显示在发作频率和毛细血管流动停止反应时间方面均显著降低(Appoah et al.,1997)。

Schlager 等在一项无对照非盲法的研究中,评价了耳电针对 26 名特发性 RP 患者的疗效,结果显示降低了症状发作的频率和严重程度,但是在皮肤血流灌注和皮肤温度方面无影响(Schlager et al.,2011)。

Hahn 等在一项双盲假对照随机试验中,观察了针刺对继发性 RP 患者的疗效。研究在冬季进行,由有执照的针灸师给予每周 1 次共 8 周治疗(真实针刺组选取的穴位为:合谷、外关、足三里、内关、百会及八邪)。两组(真实针刺与假针刺)检测到的症状均有改善,但未见针刺效果的穴位特异性(Hahn et al.,2004)。

Maeda 等描述了 24 例继发于进行性系统性硬化的 RP 患者:低频电针显示降低了可引起血管收缩的血浆内皮素水平,并使外周血液灌注增加(Maeda et al.,1998)。

银屑病

银屑病是一种非接触传染的炎性皮肤病,影响皮肤细胞的生命周期,导致皮肤表面上的细胞快速增殖,形成厚厚的银色鳞屑,出现瘙痒、干燥、红斑,有时会引起疼痛(Burgdorf and Braun-Falco,2009)。

银屑病特有的现象是 Koebner 现象或"同形反应",是指在创伤线上出现的皮肤损伤。针刺也可能会成为这样一个创伤因子,诱发银屑病耀斑(Wu and Caperton,2013)。

Jerner 等比较了电针(通过置入肌肉内的针具加耳针)和假针刺(最小的刺激)的疗效,共治疗 10 周,结果显示假针刺组的疗效略好(Jerner et al.,1997)。

在这种可能因身体皮肤遭受压力而诱发的由基因决定的疾病中,针刺的疗效似乎并不乐观。

其他皮肤病

患者通常会特别关注他们的皮肤病,所以那些有慢性皮肤病的患者可能不断地尝试着不同的治疗方法,最终选择针刺。没有证据表明针刺对于寻常痤疮、脱发或光秃有任何疗效,以及有任何持久的美容益处。尽管针刺治疗这些疾病以及其中的一些有关可能机制已有报道,但是这不足以支持推荐针刺治疗。

针刺的皮肤副作用

针刺的副作用是很罕见的(MacPherson et al.,2001)。除了常见的和众所周知的局部红斑、血肿或对针刺部位的刺激性,偶尔可看到伤痕形成。个案报道中描述过针刺后局部肉芽肿形成(Alani and Busam,2001)、假性淋巴瘤(Kim et al.,2002)、皮炎(Koizumi et al.,1989)、脂膜炎(Lee et al.,1995)、银质沉着病(Rackoff et al.,2007;Kakurai et al.,2003;Takeishi et al.,2002;Suzuki et al.,1993;Matsumura et al.,1992)和感染(Ara et al.,2003;Ryu et al.,2005;Wagner,1990),以及艾灸后瘢痕形成(Hung and Mines,1991;Pigatto and Guzzi,2004)。

结语

总而言之,针刺在治疗术后、肾源性、特发性皮炎及组胺等诱发的瘙痒方面是有希望的。此外,拔罐似乎是治疗带状疱疹的一个有希望的选择。几乎没有证据显示其在治疗干燥综合征中的口干和特发性雷诺氏现象方面有效。有关针刺治疗银屑病的证据似乎并不乐观。针刺在皮肤病领域的应用仍需大规模的 RCTs。

（张晶晶 译,杜元灏 审校）

参考文献

Alani, R.M., Busam, K., 2001. Acupuncture granulomas. J. Am. Acad. Dermatol. 45, S225–S226.

Appiah, R., Hiller, S., Caspary, L., et al., 1997. Treatment of primary Raynaud's syndrome with traditional Chinese acupuncture. J. Intern. Med. 241, 119–124.

Ara, M., De Santamaria, C.S., Zaballos, P., Yus, C., Lezcano, M.A., 2003. Mycobacterium chelonae infection with multiple cutaneous lesions after treatment with acupuncture. Int. J. Dermatol. 42, 642–644.

Behrendt, H., Krämer, U., Schäfer, T., et al., 2001. Allergotoxicology – a research concept to study the role of environmental pollutants in allergy. ACI Int. 13, 122–128.

Belgrade, M.J., Solomon, L.M., Lichter, E.A., 1984. Effect of acupuncture on experimentally induced itch. Acta Derm. Venereol. 64, 129–133.

Bohme, M., Svensson, A., Kull, I., Wahlgren, C.F., 2000. Hanifin's and Rajka's minor criteria for atopic dermatitis: which do 2-year-olds exhibit? J. Am. Acad. Dermatol. 43, 785–792.

Burgdorf, W.H.C., Braun-Falco, O., 2009. Braun-Falco's Dermatology. Springer, Heidelberg.

Cao, H., Li, X., Liu, J., 2012. An updated review of the efficacy of cupping therapy. PLoS One 7, e31793.

Chen, L., Tang, J., White, P.F., Sloninsky, A., et al., 1998. The effect of location of transcutaneous electrical nerve stimulation on postoperative opioid analgesic requirement: acupoint versus nonacupoint stimulation. Anesth. Analg. 87, 1129–1134.

Che-Yi, C., Wen, C.Y., Min-Tsung, K., Chiu-Ching, H., 2005. Acupuncture in haemodialysis patients at the Quchi (LI11) acupoint for refractory uraemic pruritus. Nephrol. Dial. Transplant. 20, 1912–1915.

Darsow, U., Pfab, F., Valet, M., et al., 2011. Pruritus and atopic dermatitis. Clin. Rev. Allergy Immunol. 41, 237–244.

Dawidson, I., Blom, M., Lundeberg, T., Angmar-Mansson, B., 1997. The influence of acupuncture on salivary flow rates in healthy subjects. J. Oral Rehabil. 24, 204–208.

Dawidson, I., Angmar-Mansson, B., Blom, M., et al., 1998a. The influence of sensory stimulation (acupuncture) on the release of neuropeptides in the saliva of healthy subjects. Life Sci. 63, 659–674.

Dawidson, I., Angmar-Mansson, B., Blom, M., et al., 1998b. Sensory stimulation (acupuncture) increases the release of vasoactive intestinal polypeptide in the saliva of xerostomia sufferers. Neuropeptides 32, 543–548.

Dawidson, I., Angmar-Mansson, B., Blom, M., et al., 1999. Sensory stimulation (acupuncture) increases the release of calcitonin gene-related peptide in the saliva of xerostomia sufferers. Neuropeptides 33, 244–250.

Deng, G., Hou, B.L., Holodny, A.I., Cassileth, B.R., 2008. Functional magnetic resonance imaging (fMRI) changes and saliva production associated with acupuncture at LI-2 acupuncture point: a randomized controlled study. BMC Complement. Altern. Med. 8, 37.

Dokukina, T.V., Elkin Iu, B., Shal'kevich, V.B., 1988. Acupuncture reflexotherapy in the combined treatment of allergic dermatoses. Vestn. Dermatol. Venerol. (6), 41–44.

Dorfer, L., Moser, M., Spindler, K., et al., 1998. 5200-year-old acupuncture in central Europe? Science 282, 242–243.

Dorfer, L., Moser, M., Bahr, F., et al., 1999. A medical report from the Stone Age? Lancet 354, 1023–1025.

Finlay, A.Y., 2001. Quality of life in atopic dermatitis. J. Am. Acad. Dermatol. 45, S64–S66.

Fleckenstein, J., Kramer, S., Hoffrogge, P., et al., 2009. Acupuncture in acute herpes zoster pain therapy (ACUZoster) – design and protocol of a randomised controlled trial. BMC Complement. Altern. Med. 9, 31.

Fox, P.C., 2004. Salivary enhancement therapies. Caries Res. 38, 241–246.

Garcia, M.K., Chiang, J.S., Cohen, L., et al., 2009. Acupuncture for radiation-induced xerostomia in patients with cancer: a pilot study. Head Neck 31, 1360–1368.

Hahn, M., Steins, A., Mohrle, M., et al., 2004. Is there a vasospasmolytic effect of acupuncture in patients with secondary Raynaud phenomenon? J. Dtsch. Dermatol. Ges. 2, 758–762.

Hui, F., Boyle, E., Vayda, E., Glazier, R.H., 2012. A randomized controlled trial of a multifaceted integrated complementary-alternative therapy for chronic herpes zoster-related pain. Altern. Med. Rev. 17, 57–68.

Hung, V.C., Mines, J.S., 1991. Eschars and scarring from hot needle acupuncture treatment. J. Am. Acad. Dermatol. 24, 148–149.

Iliev, E., 1998. Acupuncture in dermatology. Clin. Dermatol. 16, 659–688.

Jedel, E., 2005. Acupuncture in xerostomia – a systematic review. J. Oral Rehabil. 32, 392–396.

Jerner, B., Skogh, M., Vahlquist, A., 1997. A controlled trial of acupuncture in psoriasis: no convincing effect. Acta Derm. Venereol. 77, 154–156.

Kakurai, M., Demitsu, T., Umemoto, N., et al., 2003. Activation of mast cells by silver particles in a patient with localized argyria due to implantation of acupuncture needles. Br. J. Dermatol. 148, 822.

Kesting, M.R., Thurmuller, P., Holzle, F., et al., 2006. Electrical ear acupuncture reduces histamine-induced itch (alloknesis). Acta Derm. Venereol. 86, 399–403.

Kim, K.S., Nam, Y.M., 2006. The analgesic effects of capsicum plaster at the Zusanli point after abdominal hysterectomy. Anesth. Analg. 103, 709–713.

Kim, K.J., Lee, M.W., Choi, J.H., et al., 2002. CD30-positive T-cell-rich pseudolymphoma induced by gold acupuncture. Br. J. Dermatol. 146, 882–884.

Koblenzer, C.S., 1999. Itching and the atopic skin. J. Allergy Clin. Immunol. 104, S109–S113.

Koizumi, H., Tomoyori, T., Kumakiri, M., Ohkawara, A., 1989. Acupuncture needle dermatitis. Contact Dermatitis 21, 352.

Kotani, N., Hashimoto, H., Sato, Y., et al., 2001. Preoperative intradermal acupuncture reduces postoperative pain, nausea and vomiting, analgesic requirement, and sympathoadrenal responses. Anesthesiology 95, 349–356.

Lee, J.S., Ahn, S.K., Lee, S.H., 1995. Factitial panniculitis induced by cupping and acupuncture. Cutis 55, 217–218.

Lee, K.C., Keyes, A., Hensley, J.R., et al., 2012. Effectiveness of acupressure on pruritus and lichenification associated with atopic dermatitis: a pilot trial. Acupunct. Med. 30, 8–11.

Lin, J.G., Lo, M.W., Wen, Y.R., et al., 2002. The effect of high and low frequency electroacupuncture in pain after lower abdominal surgery. Pain 99, 509–514.

List, T., Lundeberg, T., Lundstrom, I., et al., 1998. The effect of acupuncture in the treatment of patients with primary Sjogren's syndrome. A controlled study. Acta Odontol. Scand. 56, 95–99.

Lu, W., 2005. Acupuncture for side effects of chemoradiation therapy in cancer patients. Semin. Oncol. Nurs. 21, 190–195.

Lundeberg, T., Bondesson, L., Thomas, M., 1987. Effect of acupuncture on experimentally induced itch. Br. J. Dermatol. 117, 771–777.

Macpherson, H., Thomas, K., Walters, S., Fitter, M., 2001. The York acupuncture safety study: prospective survey of 34,000 treatments by traditional acupuncturists. BMJ 323, 486–487.

Maeda, M., Kachi, H., Ichihashi, N., et al., 1998. The effect of electrical acupuncture-stimulation therapy using thermography and plasma endothelin (ET-1) levels in patients with progressive systemic sclerosis (PSS). J. Dermatol. Sci. 17, 151–155.

Malenfant, D., Catton, M., Pope, J.E., 2009. The efficacy of complementary and alternative medicine in the treatment of Raynaud's phenomenon: a literature review and meta-analysis. Rheumatology (Oxford) 48, 791–795.

Matsumura, T., Kumakiri, M., Ohkawara, A., et al., 1992. Detection of selenium in generalized and localized argyria: report of four cases with X-ray microanalysis. J. Dermatol. 19, 87–93.

Napadow, V., Li, A., Loggia, M.L., 2012. The brain circuitry mediating antipruritic effects of acupuncture. Cereb. Cortex 24 (4), 873–882.

Oaklander, A.L., 2008. Mechanisms of pain and itch caused by herpes zoster (shingles). J. Pain 9, S10–S18.

Oaklander, A.L., Bowsher, D., Galer, B., et al., 2003. Herpes zoster itch: preliminary epidemiologic data. J. Pain 4, 338–343.

Pfab, F., Hammes, M., Backer, M., et al., 2005. Preventive effect of acupuncture on histamine-induced itch: a blinded, randomized, placebo-controlled, crossover trial. J. Allergy Clin. Immunol. 116, 1386–1388.

Pfab, F., Valet, M., Sprenger, T., et al., 2006. Short-term alternating temperature enhances histamine-induced itch: a biphasic stimulus model. J. Invest. Dermatol. 126, 2673–2678.

Pfab, F., Valet, M., Toelle, T.R., et al., 2008. Recent progress in unravelling CNS processing of itch sensation. World Allergy Organ. J. 1, 168–173.

Pfab, F., Huss-Marp, J., Gatti, A., et al., 2010. Influence of acupuncture on type I hypersensitivity itch and the wheal and flare response in adults with atopic eczema – a blinded, randomized, placebo-controlled, crossover trial. Allergy 65, 903–910.

Pfab, F., Athanasiadis, G.I., Huss-Marp, J., et al., 2011. Effect of acupuncture on allergen-induced basophil activation in patients with atopic eczema: a pilot trial. J. Altern. Complement. Med. 17, 309–314.

Pfab, F., Kirchner, M.T., Huss-Marp, J., et al., 2012. Acupuncture compared with oral antihistamine for type I hypersensitivity itch and skin response in adults with atopic dermatitis – a patient- and examiner-blinded, randomized, placebo-controlled, crossover trial. Allergy 67, 566–573.

Pigatto, P.D., Guzzi, G., 2004. Acupuncture needle scars. Br. J. Dermatol. 150, 364.

Pinkowish, M.D., 2009. Acupressure and acupuncture for side effects of radiotherapy. CA Cancer J. Clin. 59, 277–280.

Rackoff, E.M., Benbenisty, K.M., Maize, J.C., Maize Jr., J.C., 2007. Localized cutaneous argyria from an acupuncture needle clinically concerning for metastatic melanoma. Cutis 80, 423–426.

Ring, J., 2005. Allergy in Practice. Springer, Berlin.

Ryu, H.J., Kim, W.J., Oh, C.H., Song, H.J., 2005. Iatrogenic Mycobacterium abscessus infection associated with acupuncture: clinical manifestations and its treatment. Int. J. Dermatol. 44, 846–850.

Salameh, F., Perla, D., Solomon, M., et al., 2008. The effectiveness of combined Chinese herbal medicine and acupuncture in the treatment of atopic dermatitis. J. Altern. Complement. Med. 14, 1043–1048.

Schlager, O., Gschwandtner, M.E., Mlekusch, I., et al., 2011. Auricular electroacupuncture reduces frequency and severity of Raynaud attacks. Wien. Klin. Wochenschr. 123, 112–116.

Sim, C.K., Xui, P.C., Pua, H.L., et al., 2002. Effects of electroacupuncture on intraoperative and postoperative analgesic requirement. Acupunct. Med. 20, 56–65.

Stander, S., Weisshaar, E., Mettang, T., et al., 2007. Clinical classification of itch: a position paper of the International Forum for the Study of Itch. Acta Derm. Venereol. 87, 291–294.

Sun, Y., Gan, T.J., Dubose, J.W., Habib, A.S., 2008. Acupuncture and related techniques for postoperative pain: a systematic review of randomized controlled trials. Br. J. Anaesth. 101, 151–160.

Suzuki, H., Baba, S., Uchigasaki, S., Murase, M., 1993. Localized argyria with chrysiasis caused by implanted acupuncture needles. Distribution and chemical forms of silver and gold in cutaneous tissue by electron microscopy and X-ray microanalysis. J. Am. Acad. Dermatol. 29, 833–837.

Takeishi, E., Hirose, R., Hamasaki, Y., Katayama, I., 2002. Localized argyria 20-years after embedding of acupuncture needles. Eur. J. Dermatol. 12, 609–611.

Usichenko, T.I., Dinse, M., Hermsen, M., et al., 2005. Auricular acupuncture for pain relief after total hip arthroplasty – a randomized controlled study. Pain 114, 320–327.

Valet, M., Pfab, F., Sprenger, T., et al., 2008. Cerebral processing of histamine-induced itch using short-term alternating temperature modulation – an FMRI study. J. Invest. Dermatol. 128, 426–433.

Wagner Jr., R.F., 1990. Risks of infection to dermatologists, cosmetic workers, and the public. Int. J. Dermatol. 29, 253–257.

Wang, B., Tang, J., White, P.F., et al., 1997. Effect of the intensity of transcutaneous acupoint electrical stimulation on the postoperative analgesic requirement. Anesth. Analg. 85, 406–413.

Waxler, B., Dadabhoy, Z.P., Stojiljkovic, L., Rabito, S.F., 2005. Primer of postoperative pruritus for anesthesiologists. Anesthesiology 103, 168–178.

Williams, H.C., Strachan, D.P., Hay, R.J., 1994. Childhood eczema: disease of the advantaged? BMJ 308, 1132–1135.

Wu, J.J., Caperton, C., 2013. Images in clinical medicine. Psoriasis flare from Koebner's phenomenon after acupuncture. N. Engl. J. Med. 368, 1635.

Yosipovitch, G., Greaves, M.W., Schmelz, M., 2003. Itch. Lancet 361, 690–694.

Zucker, I., Yosipovitch, G., David, M., et al., 2003. Prevalence and characterization of uremic pruritus in patients undergoing hemodialysis: uremic pruritus is still a major problem for patients with end-stage renal disease. J. Am. Acad. Dermatol. 49, 842–846.

32

第三十二章　针刺在妇科和不孕症中的应用

E.Stener-Victorin

引言

　　尽管没有最高水平的证据,但针刺在妇科和不孕症方面的应用日益广泛。在本章中将对常见妇科病和生殖功能障碍的病理生理学进行讨论,综合当前的证据表明,对于大多数疾病而言,针刺是一种药物治疗的适合替代或补充疗法,几乎无不良副作用。

痛经和子宫内膜异位症

　　大约 25% 的育龄妇女患有痛经,但在少年时期后期的年轻女性中甚至更为常见。痛经的主要特征是月经期间疼痛,严重影响日常活动和健康相关的生活质量。疼痛的性质是多种多样的,但常被描述为锐痛或钝痛、跳痛并伴有恶心,有相关的下腹部绞痛,有时会牵涉到背部。腹部绞痛是由子宫收缩引起的,与月经周期的其他时间相比,月经期间子宫收缩会更强烈、频率更高。许多女性也会经历经前小腹钝痛、烦躁易怒及抑郁症状。本病常根据病史及经期腹痛时间来进行诊断。

　　痛经分为原发性和继发性:原发性痛经没有基础疾病,而继发性痛经常与已有的疾病相关。继发性痛经最常见的原因是子宫内膜异位症,后文将介绍。

　　痛经的发病原因尚未完全明了。月经期间前列腺素 $F_{2\alpha}$ 由子宫内膜产生并释放,从而导致子宫肌层收缩(Lethaby et al.,2007)。子宫收缩可阻塞子宫内膜的血流,进而导致了短暂的缺氧,部分地可引起典型的痉挛样经期疼痛。

　　大约有 10% 的育龄期女性患有子宫内膜异位症。本病的主要特征是月经周期出现持续腹痛,月经期间强度增加。子宫内膜异位症常与抑郁症状相关。子宫内膜异位症被定义为在子宫以外的腹腔 / 骨盆腔异常出现的子宫内膜组织(Farquhar,2007)。结合组织活检确定子宫以外的内膜细胞和基质以及适当的病史来确诊此病。

　　至于痛经,子宫内膜异位症的原因还不完全清楚。异位内膜的移植是通过免疫细胞和巨噬细胞的募集以及神经胶质细胞的活化作用而引发的炎症反应(综述见 Lundeberg and Lund,2008)。除了炎症反应外,性类固醇似乎通过提高子宫内膜异位症患者的疼痛反应而发挥着主要作用。特别值得注意的是,子宫内膜异位症已被证实具有雌激素依赖,即雌激素可能会增加子宫内的前列腺素、神经生长因子的产生和分泌。这可能会继而促进受影响细胞的敏化及神经芽生(Shi et al.,2006)。

痛经和子宫内膜异位症的治疗

　　有关痛经和子宫内膜异位症治疗的证据是有限的。痛经的一线治疗包括镇痛药;非甾体消炎药;对乙酰氨基酚;阿司匹林;以及对乙酰氨基酚结合止痛剂(Proctor and Farquhar, 2006)。对于子宫内膜异位症,证据支持的一线治疗为联合口服避孕药、孕激素、达那唑和促性腺激素释放激素兴奋剂(Farquhar,2004)。通过腹腔镜切除深层结节性异位内膜组织已显示了可缓解疼痛。除此以外,抗抑郁药具有神经调节和缓解疼痛作用,虽然在缓解痛经和子宫内膜异位症相关的症状方面,有关这些药物的疗效数据是有限的。

　　非药物治疗包括能降低月经困扰程度的运动(Israel et al.,1985);热护垫;放松疗法;经皮神经电刺激;以及多学科方法包括生活方式的改变和行为学疗法,虽然后者这些方式不能降低疼痛评分,但是能够改善日常活动和非痛性症状。

针刺治疗痛经的证据

　　针刺能够改善症状已被证实,2011 年的 Cochrane 综述表明,有一些证据支持在经期疼痛的管理中应用针刺(Smith et al.,2011b)。然而,由于研究及研究的参与者数量均较少,最后得出的结论是对研究的结果进行解释时仍需谨慎。重要的是,在这项综述中确定了针刺没有明显的不良反应。有 2 项最佳实施方案的试验显示的结果现给予总结(Smith et al., 2011a;Witt et al.,2008)。

　　在痛经女性中进行的最大规模的随机化针刺研究,调查了针刺治疗该病的临床疗效和成本效益(Witt et al.,2008)。总数 649 名女性被纳入并随机分为针刺组,3 个月内治疗 15 次(n=104),或者对照组接受非针刺(n=104)。除此以外,满足纳入标准但拒绝参与的患者也被分配到第三臂组中,并接受即刻针刺治疗。所有的受试者均允许接受常规的药物治疗。针具的数量和穴位的应用以医师的决定来选择。针刺仅允许采用人工刺激。

　　在主要分析中,针刺组在 3 个月时平均疼痛强度下降,有效率为 63.4%,而相比之下对照组为 24.0%。所有的分量表,除了一般的健康认知外,针刺组健康相关生活质量评价量表(SF36)与对照组相比均有显著改善。当对照组在 6 个月时接受针刺治疗,两组间不再有任何差异。在随机的患者中,针刺与总费用和特殊诊断的费用降低密切相关。作者得出结论,针刺除了在临床相关的益处方面具有常规医疗的结果外,对于痛经的女性也是一种有成本效益的治疗方法。

临床要点

针刺治疗痛经有效,但不确定是否这是一种特异性效果。

另一项近期的临床试验在 92 名原发性痛经患者中,观察了针刺在减轻痛经严重程度和强度方面的效果(Smith et al.,2011a)。3 个月治疗周期后即行评估,虽然针刺组在疼痛评分上有所降低,但针刺组和对照组之间没有差异,对照组接受了非穿透性针具的假针刺,在时间选择和持续时间上与治疗针刺组相同。

假穴位是非穴位点,钝尖(不能穿透皮肤)的安慰针具被放置在距离传统穴位 2~4cm 的位置上。然而,在最后一次治疗后的 3 个月时随访中,当与对照组相比,针刺组患者痛经减轻,并且减少了止痛药的使用(Smith et al.,2011a)。除此之外,针刺在治疗周期内改善了女性的情绪症状。

临床方法

在标准方案中,针刺每周 1 次持续 3 周,之后在预期月经的一周内不治疗,共持续治疗 3 个月经周期(Smith et al.,2011a)。针刺方案是半固定的,可根据 TCM 的诊断给予治疗,但对每个患者都要给予标准化方案。每一次治疗至少需要 7 个穴位。针具($0.2 \times 30mm^2$)被刺入 ≤ 2cm 的深度,在针刺入之时以及在治疗的 30 分钟期间,每 15 分钟后进行手动刺激。

重要的是,以下给出的大部分穴位位于与子宫具有相同的神经分布区域,这支持了在痛经治疗中选取节段性穴位具有重要意义(表 32.1)。

表 32.1 在 Smith 等的研究中应用传统的并非西医方法治疗痛经所用的针刺穴位(Smith et al,2011a)

每次治疗中用于所有患者的基本针刺穴位	公孙、三阴交、地机、归来、中极、肾俞
诊断证型举例	
气滞血瘀	公孙、三阴交、地机、血海、太冲、中极、气海、次髎、合谷
气血不足	三阴交、地机、足三里、气海、关元、膈俞、脾俞、次髎
寒凝	三阴交、足三里、照海、中极、关元、气海、命门、肾俞、列缺
湿热积聚	三阴交、阴陵泉、足临泣、下巨虚、水道、归来、肾俞、次髎、阳陵泉、曲池
肝肾不足	三阴交、太溪、足三里、关元、气海、膈俞、肝俞、肾俞

针刺治疗子宫内膜异位症的证据

有关针刺治疗子宫内膜异位症出现疼痛的 Cochrane 综述结论认为,有限证据支持针刺治疗该病出现的疼痛症状(Zhu et al.,2011)。一项研究评估了日本针刺的疗效 - 在 18 名青少年和年轻女性中采用细针浅表刺入,用轻手法操作。所有的参与者接受每周 2 次共 16 次治疗,连续 8 周。根据患者的诊断症状采用个体化的治疗。治疗方案包括针刺 8~12 个穴位(穴位未提及),艾灸背俞穴和骶骨区域,电针刺激耳穴。假治疗被设计为模拟针刺治疗,并同时保持最低程度的治疗刺激。他们发现在疼痛评分和健康相关生活质量方面,与假治疗对照组相比真实针刺组均有显著的改善,并可保持疗效到最后一次治疗后的 6 个月(Wayne et al.,2008)。

在另外一项试验中,101 名通过腹腔镜检查确诊为子宫内膜异位症(Ⅱ~Ⅳ期,ASRM 1996)(Vercellini et al.,1996)的女性,用视觉模拟评分(VAS)量表评价后疼痛强度 ≥ 50 的患者随机分为 2 组;第 1 组(n=47)接受真实针刺,第 2 组(n=54)接受非特异性针刺(Rubi-Klein et al.,2010)。10 次一个疗程后,观察至少 2 个月经周期。随后按照交叉设计方案对两组各进行第二套治疗方案(第 1 组和第 2 组治疗方案互换)。

作者报道真实针刺组在第一套方案和第二套方案治疗各 10 次后,疼痛强度明显减轻,生活质量明显改善。然而,他们没有报告在真实针刺组和假针刺组之间作为 VAS 疼痛差异所给出的主要结局指标的分析。进一步的报道指出,第二组在第二套方案治疗之后,疼痛强度减轻,然而,他们又没有报道主要的结局测量指标。

临床方法

基于 Rubi-Klein 的最大规模的研究人群试验,以及对研究方案进行了良好的描述,以下将对该方案进行详细的介绍。每一个参与者在 5 周内接受 10 次针刺治疗,每周 2 次。针刺治疗组接受共 15 个穴位的治疗,而对照组只用 8 个穴位(表 32.2)。第一组的针刺采用手动刺激和 / 或加用艾灸,而第 2 组仅将针具置于皮下而不做进一步的刺激。

有限证据支持针刺可缓解症状,并且可改善痛经及子宫内膜异位症的青少年和妇女患者健康相关的生活质量。并且没有报道有负面的不良反应。

表 32.2　针灸治疗子宫内膜异位症方案

	穴位
组 1- 治疗性针刺	
固定穴位	次髎、归来、足三里、中极、三阴交
配穴(根据中医诊断最多 3 个)	三间、下廉、阴陵泉、血海或阴谷
组 2- 假针刺	
与子宫内膜异位症不相关的设计	肩贞、风市、中府和头维

外阴痛

外阴痛(以前称为外阴前庭炎综合征)意味着"外阴部的疼痛",包括的临床特征如在外阴区域主要部位的持续性疼痛,而有些患者常出现更为局限的疼痛,通常由阴道性交或卫生棉条的使用而引发(Bohm-Starke,2010)。这些症状危害着患者的性功能和心理健康。前庭炎的病理生理学研究显示在 3 个相互依赖的系统上出现异常:前庭黏膜的初始炎性反应可导致外周及中枢性痛觉敏化、盆底肌肉功能紊乱、中枢神经系统的痛调节通路功能失调。

认知行为疗法是其中最流行的一线干预手段(Desrochers et al.,2010),虽然手术治疗已被证明是最有效的治疗方式(Tommola et al.,2010)。另外,在痛经和子宫内膜异位症的治疗方面,抗抑郁药能够缓解疼痛和改善心理健康。

针刺证据

有 3 项非对照临床实验(Curran et al.,2010;Danielsson et al.,2001;Powell and Wojnarowska,1999)观察了针刺缓解女性外阴疼痛的效果。

在 Powell 等的研究中,12 名患有外阴痛的女性采用了针刺治疗(Powell and Wojnarowska,1999)。所有女性都经历了严重的病痛和性功能障碍,并对常规治疗无效。患者接受每周 1 次共 5 周的治疗。1/2 的患者接受了最初 5 周的治疗,而其余 1/2 患者接受了第二个 5 周的治疗。试验未提供每次治疗的刺激量和持续时间信息。该项试验的结果相较许多非对照性试验而言令人印象深刻,有 2 位女性有非常好的改善,以至于她们宣称自己已被"治愈"。另外,有 3 位患者的症状出现改善,4 位患者感觉略有好转,其余患者没有反应。

第二项研究对 14 名外阴痛患者进行 10 次针刺治疗,每周 1~2 次(Danielsson et al.,2001)。每次选用 4 个局部穴和 2 个远端穴,当针灸师认为可能或有必要时,另外也可选用 1~3 个局部穴和 1~2 个远端穴(表 32.3)。针刺入穴位的肌肉直到有得气感后,每次治疗中行针刺激 1~3 次,持续 30~45 分钟。健康相关的生活质量在治疗后得到改善,并且在 3 个月随访时疗效依然保持。

第三项研究在 5 周内给予 10 次治疗。按照中医诊断进行选穴,每次治疗大约用 10~20 根针具(见表 32.3)。每次治疗持续 20~25 分钟,但是未提供有关刺激量的信息。结果观察到用手动刺激生殖器时疼痛减轻,无助感(是指个人在现实环境中,无论多努力奋斗,结果都是失败与挫折,从而形成心理上的无奈感受,不再做任何努力,译者注)有改善。尽管有些患者没有显著的变化,但在性欲和性交能力方面也有一定程度的改善。

非对照试验表明,针刺可使外阴痛相关的症状有效地缓解。未观察到不良反应。其他的药物或非药物治疗证据有限。所以,针刺可能是一种合理的替代和 / 或补充治疗方法。

表 32.3　用于治疗外阴痛的针刺方案	
研究	**穴位**
Powell and Wojnarowska(1999)	三阴交、阴陵泉、太冲和合谷
Danielsson et al.(2001)	中极、关元、石门、气海、腰阳关、上髎、中髎、阴陵泉、足三里、曲泉和太溪
Curran et al.(2010)	中极、次髎、中髎、委中、列缺、照海、内关、公孙、三阴交、地机、血海、气冲、足三里、行间、太冲、蠡沟、阳陵泉、足临泣

妊娠期骨盆痛

骨盆疼痛指与怀孕相关的腰骶部、骶髂关节、耻骨联合等部位的疼痛。关于本病的发病率尚未达成共识,尽管估计在 20%,其中大约 5%~8% 的患者有严重的致残性疼痛(Kanakaris et al.,2011)。

以前的后背痛、骨盆疼痛以及紧张的工作是已知的危险因素。发病的原因是多因素的,且最常无法找到明确的解释。这可能是由于多种因素的交织，如不对称的运动和骨盆的异常生物力学，以及与激素相关而诱发的骨盆疼痛。根据症状及临床检查对该病进行诊断，最可靠的诊断检查是后骨盆疼痛激惹试验阳性（Elden et al.，2005）。它对鉴别骨盆痛与下背痛具有重要意义，因为给患者的建议和进行运动锻炼是不同的。

针刺证据

针刺作为标准治疗的辅助方法已被证明为孕期骨盆疼痛患者可选用的治疗方法，并优于稳定性个性化的运动（Elden et al.，2005）。

一项纳入 386 名孕期骨盆疼痛的女性患者，随机分为 6 周标准治疗，标准治疗加针刺或标准治疗加稳定性运动。标准治疗包括提供运动建议、疾病信息和背部、骨盆的解剖学，以及家庭锻炼计划。针刺组接受每周 2 次的针刺治疗，每次 30 分钟，共 6 周，总计 12 次治疗。每次治疗根据个体情况在触诊后选择疼痛区域的 10 个穴位，再选择远端的 7 个穴位（固定穴位在上肢 / 手和下肢 / 足）（表 32.4）。每 10 分钟对针具进行手动刺激。这种治疗必须考虑到刺激量要相当强烈。值得注意的是，并没有报道有负面的不良反应（Elden et al.，2008c）。有孕妇报告有轻微的不良事件，但对怀孕、分娩或胎儿 / 新生儿等并没有不良影响。重要的是，在同一研究中，他们随访了产后 12 周的妇女，目的是了解分娩后盆腔痛的转归（Elden et al.，2008b）。分娩后 3 周所有女性中有 3/4 的人疼痛消失，分娩 12 周后 99% 的人摆脱了骨盆痛的困扰。对于孕妇来说，这是一个极为重要的信息，即使孕期不做治疗，骨盆疼痛最有可能在分娩后的 12 周内得到解除（Elden et al.，2008b）。

表 32.4　用于治疗妊娠期骨盆痛的针刺方案	
参考文献	**穴位**
Elden et al.（2005，2008a）	局部穴：关元、次髎、中髎、秩边、横骨、华佗夹脊穴、环跳、冲门
	远端穴 - 常用：百会、合谷、足三里、昆仑
Lund et al.（2006）	局部穴：小肠俞、膀胱俞、中膂、上髎、次髎、秩边、横骨、中极
	远端穴：三阴交、行间、合谷

在后续的研究中（n=115），同一研究组观察了将针具置入肌肉组织与非透皮假针刺进行对比，以了解前者是否在治疗女性孕期骨盆疼痛上有更好的疗效（Elden et al.，2008a）。应用相同的针刺方案如前所述。结果显示两组在减轻疼痛方面没有差异。透皮针刺组的女性与非透皮的假针刺组相比，更有可能恢复工作，并且更有能力从事日常活动。这项研究支持了其他与非透皮假针刺比较的证据，即非透皮性假针刺并不是一个无效的假治疗过程，正如第十七章中所讨论的（临床试验）。

临床要点

针刺可减轻孕期的腰带区疼痛，虽然这可能并不是一种特异性的作用。

一项有类似治疗方案的较小规模的研究（n=47）表明，针刺与浅表针刺在减轻妊娠期骨盆疼痛方面具有相同程度的效果（Lund et al.，2006）。给予 5 周内 10 次治疗，每次治疗用 10

根针具,在 30 分钟内行针刺激 5 次(见表 32.4)。这项研究表明,刺入肌肉组织的针刺与浅表针刺均可减轻疼痛强度和改善日常活动,然而也没有观察到组间存在差异。

有良好的证据支持针刺可减轻妊娠期骨盆疼痛,并且没有任何负面的不良反应,然而它可能并不是一种特异性效应。稳定性运动也被证明有效,我们可能的建议是结合这两种干预措施将会产生最有益的效果。

多囊卵巢综合征

多囊卵巢综合征(polycystic ovary syndrome,PCOS)又称女性代谢综合征,包括 3 个特征性特点:临床或生化性雄激素过多症,低聚糖 - 或闭经和多囊卵巢(PCOs),伴有或不伴有卵巢体积增大(PCOS,2004;Azziz et al.,2009;Norman et al.,2007)。雄激素过多症是最常见的和突出的特点,表现为多毛、持续性痤疮、生化异常(Azziz et al.,2009),并伴有循环雄激素和雌激素水平升高(Stener-Victorin et al.,2010)。代谢异常包括超重 / 肥胖、高胰岛素血症、胰岛素抵抗和进展性 2 型糖尿病,以及血脂异常,这些可能会引起多囊卵巢综合征女性的雄激素升高(Norman et al.,2007)。多囊卵巢综合征女性的雄激素高循环水平也与交感神经活动增高密切相关(Sverrisdottir et al.,2008)。在多囊卵巢综合征女性中,除了内分泌及代谢特征以外,健康相关的生活质量和心理健康均有下降(Barnard et al.,2007;Coffey et al.,2006;Elsenbruch et al.,2003),抑郁、焦虑症状更为普遍(Benson et al.,2009;Elsenbruch et al.,2006;Himelein and Thatcher,2006;Hollinrake et al.,2007;Jedel et al.,2010;Kerchner et al.,2009;Mansson et al.,2008)。

多囊卵巢综合征的病因学和发病机制目前仍不清楚,了解甚少(Azziz et al.,2009;Norman et al.,2007)。该综合征的多样性表现可能反映了多个潜在的机制。雄激素和胰岛素是两个关键的内分泌介质,高胰岛素血症和雄激素过多症之间有着高度关联,但是他们关系背后的机制以及它们与多囊卵巢综合征之间的联系尚未完全了解(Schuring et al.,2008)。雄激素过多是否起源于胰岛素抵抗的高胰岛素血症或者反之,依然不清。肥胖在多囊卵巢综合征患者中更为常见,并可能增强了对本病的影响。解释多囊卵巢综合征的发病机制最常用的理论是神经内分泌或遗传缺陷,卵巢类固醇生成障碍或肾上腺雄激素生成障碍,胰岛素抵抗伴有代偿性高胰岛素血症,以及交感神经活动增高。

许多多囊卵巢综合征女性需要长期的治疗。由于该综合征的病因学还不明确,治疗方法最常用对症治疗,主要针对性地降低临床和生化性雄激素过多,恢复月经周期,包括促排卵和改善生殖结局。治疗也应该解决代谢紊乱,包括高胰岛素血症、胰岛素抵抗和肥胖,这些会使典型的多囊卵巢综合征相关症状加重,并会影响长期代谢紊乱的发病率。

针刺治疗多囊卵巢综合征月经周期紊乱的证据

在非对照实验中,反复的针刺治疗可降低总睾酮和其他性激素的水平,降低促黄体生成素(luteinizing hormone,LH)/ 促卵泡生成素(follicle-stimulating hormone,FSH)的比值,以及改善月经频率,且无负面不良反应(Chen and Yu,1991;Gerhard and Postneek,1992;Stener-Victorindeng,2000)。在一项女性多囊卵巢综合征的三臂随机对照试验中,14 次低频电针(电针与手针结合)治疗 16 周,以及 16 周的体育运动,与无干预组相比改善了月经出血模式,降低了循环雄激素的高水平(Jedel et al.,2011)。在治疗后即刻进行比较,发现针刺优于体育运动,但在4个月时随访两组并无差异。

在一项半随机研究中,每天1次共6个月的腹部针刺能够改善月经频率、降低循环睾酮,疗效优于二甲双胍治疗6个月(Lai etal.,2010)。在另一项RCT中,12次为一个疗程共8周的真实针刺与假针刺相比,他们发现两组多囊卵巢综合征女性具有类似的排卵率,黄体生成素(LH)/促卵泡生成素(FSH)的比值均有改善(Pastore et al.,2011)。因此,他们无法证明真实针刺与假针刺存在差异,他们没有设置一个无干预的治疗组。这些结果都与以前的有关化疗引起的不同疼痛情况和恶心的研究相一致,都证明了真实针刺并不比假针刺更有效,尽管所有的这些试验与无干预治疗组相比,都发现了显著的效果(Enblom et al.,2011)。这些结果表明,假针刺不是一种无效的方法,突现了针刺试验设计中方法学的困难。

在另一项试验中,观察了低频电针结合手针刺激对PCOS女性诱发排卵的疗效,每周2次,每次30分钟,共治疗10~13周(比以往试验的治疗更密集),总计20~26次,并与接受相同时间的治疗师心理治疗(为了控制注意力和期望)进行比较(Johansson et al.,2013)。接受针刺治疗的妇女比接受相同时间量的治疗师心理咨询显示出了更高的排卵率(Johansson et al.,2013)。同时也可降低卵巢和肾上腺的性类固醇水平,而对LH的分泌无影响,这表明这种调节只发生在卵巢水平。这些结果表明治疗频率越高产生的作用就越显著(表32.5)。

表32.5 针刺治疗多囊卵巢综合征的方案

参考文献	穴位
Jedel et al.(2011)	局部穴:中极、气海 - 电针;归来双侧 - 电针 远端穴:三阴交、阴陵泉双侧 - 电针;合谷或内关双侧—手针
Johansson et al.(2013)	每隔一次治疗在两种方案之间交替进行 方案1 局部穴:中极、气海 - 电针;归来双侧 - 电针 远端穴:三阴交、阴陵泉 - 电针;合谷双侧,百会—手针 方案2 局部穴:天枢、归来 - 电针;中极、气海—手针 远端穴:三阴交、太冲双侧 - 电针;内关双侧,百会—手针

注:在试验中的局部穴位和部分远端穴位,针刺穴位按照躯体节段支配卵巢来选用。

EA- 电针,2Hz;手针 - 在30分钟内得气3~4次

代谢异常

综述支持这一假说,即针刺对2型糖尿病(T_2D)的肥胖和胰岛素敏感性具有有益的作用,并没有负面效应(Cho et al.,2009;Liang and Koya,2010)。有关的研究被纳入这些综述中,然而证据的强度不够、方法学的质量较差。在我们的RCT研究中,对代谢变量进行了二次分析(Jedel et al.,2011),研究发现针刺对胰岛素敏感性没有影响(Stener-Victorin et al.,2012)。然而,在我们的二氢睾酮诱发PCOS大鼠的实验研究中,表现出PCOs、月经周期不规则、肥胖和胰岛素抵抗(Feng et al.,2009;Manneras et al.,2007;van Houten et al.,2012),我们发现动物针刺的频次比我们在 RCT 中应用的要更多,而且 4~5 周的自主性运动,可改善胰岛素抵抗(Johansson et al.,2010;Manneras et al.,2008)。这种效应可能涉及脂肪和骨骼肌组织的信号转导通路的调节,因为针刺和运动的每种治疗均部分地恢复与胰岛素抵抗、肥胖和炎症密切相关的不同基因和蛋白的表达(Johansson et al,2010;Manneras et al,2008)。

精神健康

对先前发表的 RCT 的二次分析表明,针刺和运动可改善焦虑症状和与健康相关的生活质量,虽然效果不是非常显著的(Stener-Victorin et al.,2013)。在该领域还需要更多的进一步研究。

有证据表明,针刺在多囊卵巢综合征女性中能诱导出更规律的月经周期和排卵,因此,可作为标准医疗的一种替代或补充疗法。

针刺与体外受精

大约 7%~17% 的夫妇在他们育龄期的某个节段会有怀孕困难(Evers,2002;Oakley et al.,2008;Stephen and Chandra,1998)。其中最常用的一种治疗选择就是体外受精(in vitro fertilisation,IVF)。除了一线常规治疗外,许多不孕不育夫妇使用补充和替代疗法(de Lacey et al.,2009)。不孕妇女怀着战胜不孕症的希望尝试很多方法,针刺疗法也不例外。

卵细胞抽吸术前 4 周的针刺证据

该领域的第一项研究为非对照试验,证实了在提取卵细胞和胚胎移植(embryo transfer,ET)前的 4 周内,进行每周 2 次的反复低频电针治疗能降低子宫动脉的高搏动指数(pulsatility index,PI)(Stener-Victorin et al.,1996),从而改善了子宫内膜的循环。这一发现最近被确切地证明了卵细胞提取前 4 次治疗可以降低 PI 指数(Ho et al.,2009)。这些研究都没有权力对妊娠结局进行调查。然而,这 2 项研究都表明针刺增加了子宫动脉的血流,这是成功种植的诸多重要因素之一。

卵细胞抽吸术中的疼痛缓解

接下来的就是检测针刺在卵细胞抽吸术中的缓解疼痛作用(Stener-Victorin et al.,1996)。针刺已被证明在缓解疼痛方面与起效快速的阿片制剂(阿芬太尼)有类似的作用(Stener-Victorin et al.,1996,2003)。虽然最初的试验表明可提高妊娠率,当对大量的患者进行重复和充分的效能检验计算时,在 IVF 结局上仍无显著差异(Gejervall et al.,2005;Humaidan and Stener-Victorin et al.,2003)。在卵细胞提取期间,与非针刺治疗及耳针无电刺激相比,耳针电刺激结合常规镇痛(患者镇痛采用瑞芬太尼),能显著降低疼痛评分,提高了幸福感,也减少了阿片类药物的需求(Sator-Katzenschlager et al.,2006)。

在卵细胞提取中以及之后,针刺可以作为标准镇痛的一种补充以减少快速起效的阿片类药物的剂量,减少主观性疼痛,增加幸福感。

胚胎移植中应用针刺的证据

已有的阐明针刺在胚胎移植(ET)前后疗效的第一项 RCT 表明,针刺能提高妊娠率(Paulus et al.,2002)。然而,基于 Stener-Victorin 研究(Stener-Victorin et al,1999)的效能检验计算明确指出,该研究的样本量不足,难以阐明针刺是否能增加妊娠成功率。自此之后,大量的 RCTs 和几个关于 RCTs 的系统综述和 Meta 分析,观察了在胚胎移植过程中是否增加针刺干预可提高 IVF 的成功率。这些 Meta 分析得出了矛盾的结果,其纳入的 RCTs 也存在着异质性的方法和结果。

总之,至少有 11 项 RCTs 研究了胚胎移植中针刺的功效。其中 3 项发现了针刺相对于对照组具有统计学上的显著益处(Dieterle et al.,2006;Paulus et al.,2002;Westergaard et al.,2006),6 项没有发现统计学上有意义的差异(Andersen et al.,2010;Benson et al.,2006;Domar et al.,2009;Moy et al.,2011;Paulus et al.,2003;Smith et al.,2006),同时有 2 项研究发现对照组相对于针刺组有统计学上的显著益处(Craig et al.,2007;So et al.,2009)。最主要的问题就是如何解释在这些 RCTs 中出现的结果不统一。一个简单的解释可能是研究纳入患者的数量问题。另外一个问题可能是使用假针刺作为对照组的缺陷,这些假针刺其实对 IVF 结局具有自身的影响作用(So et al.,2009,2010)。此外,较低而不是较高的基线妊娠率可预测针刺后较高的妊娠率,这不能通过任何的混杂变量评估给予解释(Manheimer et al.,2013)。

有趣的是,有一项试验结合应用了 Stener-Victorin 等的方案(Stener-Victorin et al.,1996),包括卵细胞提取术/胚胎移植前治疗 4 周,以及 Paulus 等的方案(Paulus et al,2002),包括胚胎移植前或后治疗。她们在卵细胞提取前接受了 9 次治疗,其中 1 次治疗在胚胎移植前的 24 小时内进行,另 1 次治疗在胚胎移植后 1 小时内实施(Magarelli et al.,2009)。主要结局是针刺组的皮质醇和催乳素得到了良性调节,并有更接近于正常的可生育循环动力学的趋势。对于反应不佳的患者,他们也将这些方案进行组合应用,并发现可提高妊娠率(Magarelli and Cridenda,2004)。

从生理学角度来看,卵细胞提取及胚胎移植前的预处理会使妊娠率提高,这是更合理的,因为它有可能会增加子宫动脉血流和调节激素环境(表 32.6)。

表 32.6　用于(A)卵细胞提取术;及(B)在胚胎移植期间的针刺方案

参考文献	穴位
卵细胞提取术	
Stener-Victorin et al.(1999), Stener-Victorin et al.(2003)and Gejervall et al.(2005) 胚胎移植	局部穴:归来-横骨-电针 80Hz
	远端穴:合谷—手三里-电针 2Hz,足三里双侧—手针;百会—手针
Paulus　et al.(2002)	胚胎移植前选穴:百会、归来、地机、内关和太冲
	胚胎移植后选穴:足三里、三阴交、血海和合谷
	此外,耳针以下穴位,不刺激:神门、子宫、内分泌、脑点

注:EA-电针,2Hz;手针–30 分钟内得气 3~4 次

在卵细胞提取及胚胎移植前,针刺 3~4 周能增加子宫动脉血流。胚胎移植前后针刺是否能改善体外受精(IVF)的结局仍不确定。进一步的研究是必要的。

针刺用于乳腺癌女性热潮红

针刺已与应用放松疗法做过比较,这两种治疗都可改善乳腺癌患者的心理健康和血管舒缩性症状(Nedstrand et al.,2006)。人们也发现针刺与文拉法辛有同样的疗效,但几乎没有副作用(Walker et al.,2010)。Filshie 等报道了一种用于长期治疗的方法,是针对由于乳腺癌治疗而患有血管舒缩性症状的女性(Filshie et al.,2005)。最初为给予每周 1 次共 6 次的治疗,针刺合谷、外关、太冲和三阴交以及 2 个上胸骨部的穴位。针具刺入大约 1cm,胸骨部的针具在胸骨柄上缘的中线处刺入并触及骨膜(Filshie et al.,2005)。留针 10 分钟,不行针刺激。如果患者能够忍受治疗,他们将被教会如何用半永久性针具或常规针具于三阴交穴实施自行针刺,每周 1 次,最长可达 6 年。在这项回顾性研究中,纳入 194 名可提供记录的癌症患者,针刺包括与血管舒缩性症状长期缓解密切相关的自行针刺(Filshie et al.,2005)。

临床方法

大部分研究采用人工刺激针具,其穴位的选择依照 TCM 的诊断。因此,并没有固定的方案可被推荐。有趣的是,穴位三阴交、太冲、照海、复溜、关元、合谷、列缺和阴郄反复出现,而并不取决于中医诊断,可被推荐用于治疗热潮红。刺激通常是由人工操作针具。如果应用电刺激,将选择低频电针。

与常规医疗相比,针刺可改善绝经后女性以及癌症患者的血管运动性症状和健康状况,虽然针刺自身的作用尚不明确。

结语

针刺被广泛用于治疗妇科疾病,尤其是不孕症。针刺在治疗痛经和子宫内膜异位症以及妊娠期骨盆痛等方面是有效的,尽管并不清楚这是否是针刺的一种特异性效应。一些早期研究提示,针刺可能对外阴痛具有益处。

(贾蓝羽 译,杜元灏 审校)

参考文献

Andersen, D., Lossl, K., Nyboe Andersen, A., Furbringer, J., Bach, H., Simonsen, J., Larsen, E.C., 2010. Acupuncture on the day of embryo transfer: a randomized controlled trial of 635 patients. Reprod. Biomed. Online 21, 366–372.

Azziz, R., Carmina, E., Dewailly, D., Diamanti-Kandarakis, E., Escobar-Morreale, H.F., Futterweit, W., Janssen, O.E., Legro, R.S., Norman, R.J., Taylor, A.E., Witchel, S.F., 2009. The Androgen Excess and PCOS Society criteria for the polycystic ovary syndrome: the complete task force report. Fertil. Steril. 91, 456–488.

Barnard, L., Ferriday, D., Guenther, N., Strauss, B., Balen, A.H., Dye, L., 2007. Quality of life and psychological well being in polycystic ovary syndrome. Hum. Reprod. 22 (8), 2279–2286.

Benson, M., Elkind-Hirsch, K., Theall, A., Fong, K., Hogan, R., Scott, R., 2006. Impact of acupuncture before and after embryo transfer on the outcome of in vitro fertilization cycles: a prospective single blind randomized study. Fertil. Steril. 86 (Suppl. 2), S135.

Benson, S., Arck, P.C., Tan, S., Hahn, S., Mann, K., Rifaie, N., Janssen, O.E., Schedlowski, M., Elsenbruch, S., 2009. Disturbed stress responses in women with polycystic ovary syndrome. Psychoneuroendocrinology 34, 727–735.

Bohm-Starke, N., 2010. Medical and physical predictors of localized provoked vulvodynia. Acta Obstet. Gynecol. Scand. 89, 1504–1510.

Chen, B.Y., Yu, J., 1991. Relationship between blood radioimmunoreactive beta-endorphin and hand skin temperature during the electro-acupuncture induction of ovulation. Acupunct Electrother. Res. 16, 1–5.

Cho, S.H., Lee, J.S., Thabane, L., Lee, J., 2009. Acupuncture for obesity: a systematic review and meta-analysis. Int. J. Obes. (Lond) 33, 183–196.

Coffey, S., Bano, G., Mason, H.D., 2006. Health-related quality of life in women with polycystic ovary syndrome: a comparison with the general population using the Polycystic Ovary Syndrome Questionnaire (PCOSQ) and the Short Form-36 (SF-36). Gynecol. Endocrinol. 22, 80–86.

Craig, L.B., Criniti, A.R., Hansen, L.A., Marshall, L.A., Soules, M.R., 2007. Acupuncture lowers pregnancy rates when performed before and after embryo transfer. Fertil. Steril. 88 (Suppl. 1), 0–106.

Curran, S., Brotto, L.A., Fisher, H., Knudson, G., Cohen, T., 2010. The ACTIV study: acupuncture treatment in provoked vestibulodynia. J. Sex. Med. 7, 981–995.

Danielsson, I., Sjoberg, I., Ostman, C., 2001. Acupuncture for the treatment of vulvar vestibulitis: a pilot study. Acta Obstet. Gynecol. Scand. 80, 437–441.

de Lacey, S., Smith, C.A., Paterson, C., 2009. Building resilience: a preliminary exploration of women's perceptions of the use of acupuncture as an adjunct to in vitro fertilisation. BMC Complement. Altern. Med. 9, 50.

Desrochers, G., Bergeron, S., Khalife, S., Dupuis, M.J., Jodoin, M., 2010. Provoked vestibulodynia: psychological predictors of topical and cognitive-behavioral treatment outcome. Behav. Res. Ther. 48, 106–115.

Dieterle, S., Ying, G., Hatzmann, W., Neuer, A., 2006. Effect of acupuncture on the outcome of in vitro fertilization and intracytoplasmic sperm injection: a randomized, prospective, controlled clinical study. Fertil. Steril. 85, 1347–1351.

Domar, A.D., Meshay, I., Kelliher, J., Alper, M., Powers, R.D., 2009. The impact of acupuncture on in vitro fertilization outcome. Fertil. Steril. 91 (3), 723–726.

Elden, H., Ladfors, L., Olsen, M.F., Ostgaard, H.C., Hagberg, H., 2005. Effects of acupuncture and stabilising exercises as adjunct to standard treatment in pregnant women with pelvic girdle pain: randomised single blind controlled trial. BMJ 330, 761.

Elden, H., Fagevik-Olsen, M., Ostgaard, H.C., Stener-Victorin, E., Hagberg, H., 2008a. Acupuncture as an adjunct to standard treatment for pelvic girdle pain in pregnant women: randomised double-blinded controlled trial comparing acupuncture with non-penetrating sham acupuncture. BJOG 115, 1655–1668.

Elden, H., Hagberg, H., Olsen, M.F., Ladfors, L., Ostgaard, H.C., 2008b. Regression of pelvic girdle pain after delivery: follow-up of a randomised single blind controlled trial with different treatment modalities. Acta Obstet. Gynecol. Scand. 87, 201–208.

Elden, H., Ostgaard, H.C., Fagevik-Olsen, M., Ladfors, L., Hagberg, H., 2008c. Treatments of pelvic girdle pain in pregnant women: adverse effects of standard treatment, acupuncture and stabilising exercises on the pregnancy, mother, delivery and the fetus/neonate. BMC Complement. Altern. Med. 8, 34.

Elsenbruch, S., Hahn, S., Kowalsky, D., Offner, A.H., Schedlowski, M., Mann, K., Janssen, O.E., 2003. Quality of life, psychosocial well-being, and sexual satisfaction in women with polycystic ovary syndrome. J. Clin. Endocrinol. Metab. 88, 5801–5807.

Elsenbruch, S., Benson, S., Hahn, S., Tan, S., Mann, K., Pleger, K., Kimmig, R., Janssen, O.E., 2006. Determinants of emotional distress in women with polycystic ovary syndrome. Hum. Reprod. 21, 1092–1099.

Enblom, A., Lekander, M., Hammar, M., Johnsson, A., Onelov, E., Ingvar, M., Steineck, G., Borjeson, S., 2011. Getting the grip on nonspecific treatment effects: emesis in patients randomized to acupuncture or sham compared to patients receiving standard care. PLoS One 6, e14766.

Evers, J.L., 2002. Female subfertility. Lancet 360, 151–159.

Farquhar, C., 2004. Endometriosis. Clin. Evid. (Online) 11, 2391–2405.

Farquhar, C., 2007. Endometriosis. BMJ 334, 249–253.

Feng, Y., Johansson, J., Shao, R., Manneras, L., Fernandez-Rodriguez, J., Billig, H., Stener-Victorin, E., 2009. Hypothalamic neuroendocrine functions in rats with dihydrotestosterone-induced polycystic ovary syndrome: effects of low-frequency electro-acupuncture. PLoS One 4, e6638.

Filshie, J., Bolton, T., Browne, D., Ashley, S., 2005. Acupuncture and self acupuncture for long-term treatment of vasomotor symptoms in cancer patients - audit and treatment algorithm. Acupunct. Med. 23, 171–180.

Gejervall, A.L., Stener-Victorin, E., Moller, A., Janson, P.O., Werner, C., Bergh, C., 2005. Electro-acupuncture versus conventional analgesia: a comparison of pain levels during oocyte aspiration and patients' experiences of well-being after surgery. Hum. Reprod. 20, 728–735.

Gerhard, I., Postneek, F., 1992. Auricular acupuncture in the treatment of female infertility. Gynecol. Endocrinol. 6, 171–181.

Himelein, M.J., Thatcher, S.S., 2006. Depression and body image among women with polycystic ovary syndrome. J. Health Psychol. 11, 613–625.

Ho, M., Huang, L.C., Chang, Y.Y., Chen, H.Y., Chang, W.C., Yang, T.C., Tsai, H.D., 2009. Electroacupuncture reduces uterine artery blood flow impedance in infertile women. Taiwan. J. Obstet. Gynecol. 48, 148–151.

Hollinrake, E., Abreu, A., Maifeld, M., Van Voorhis, B.J., Dokras, A., 2007. Increased risk of depressive disorders in women with polycystic ovary syndrome. Fertil. Steril. 87, 1369–1376.

Humaidan, P., Stener-Victorin, E., 2004. Pain relief during oocyte retrieval with a new short duration electro-acupuncture technique-an alternative to conventional analgesic methods. Hum. Reprod. 19, 1367–1372.

Israel, R.G., Sutton, M., O'Brien, K.F., 1985. Effects of aerobic training on primary dysmenorrhea symptomatology in college females. J. Am. Coll. Health 33, 241–244.

Jedel, E., Waern, M., Gustafson, D., Landen, M., Eriksson, E., Holm, G., Nilsson, L., Lind, A.K., Janson, P.O., Stener-Victorin, E., 2010. Anxiety and depression symptoms in women with polycystic ovary syndrome compared with controls matched for body mass index. Hum. Reprod. 25, 450–456.

Jedel, E., Labrie, F., Oden, A., Holm, G., Nilsson, L., Janson, P.O., Lind, A.K., Ohlsson, C., Stener-Victorin, E., 2011. Impact of electro-acupuncture and physical exercise on hyperandrogenism and oligo/amenorrhea in women with polycystic ovary syndrome: a randomized controlled trial. Am. J. Physiol. Endocrinol. Metab. 300, E37–E45.

Johansson, J., Yi, F., Shao, R., Lonn, M., Billig, H., Stener-Victorin, E., 2010. Intense acupuncture normalizes insulin sensitivity, increases muscle GLUT4 content, and improves lipid profile in a rat model of polycystic ovary syndrome. Am. J. Physiol. Endocrinol. Metab. 299, E551–E559.

Johansson, J., Redman, L., Veldhuis, P.P., Sazonova, A., Labrie, F., Holm, G., Johannsson, G., Stener-Victorin, E., 2013. Acupuncture for ovulation induction in polycystic ovary syndrome: a randomized controlled trial. Am. J. Physiol. Endocrinol. Metab. 304 (9), E934–E943.

Kanakaris, N.K., Roberts, C.S., Giannoudis, P.V., 2011. Pregnancy-related pelvic girdle pain: an update. BMC Med. 9, 15.

Kerchner, A., Lester, W., Stuart, S.P., Dokras, A., 2009. Risk of depression and other mental health disorders in women with polycystic ovary syndrome: a longitudinal study. Fertil. Steril. 91, 207–212.

Lai, M.H., Ma, H.X., Yao, H., Liu, H., Song, X.H., Huang, W.Y., Wu, X.K., 2010. Effect of abdominal acupuncture therapy on the endocrine and metabolism in obesity-type polycystic ovarian syndrome patients. Zhen Ci Yan Jiu 35, 298–302.

Lethaby, A., Augood, C., Duckitt, K., Farquhar, C., 2007. Nonsteroidal anti-inflammatory drugs for heavy menstrual bleeding. Cochrane Database Syst. Rev. 4. Art. No.: CD000400.

Liang, F., Koya, D., 2010. Acupuncture: is it effective for treatment of insulin resistance? Diabetes Obes. Metab. 12, 555–569.

Lund, I., Lundeberg, T., Lonnberg, L., Svensson, E., 2006. Decrease of pregnant women's pelvic pain after acupuncture: a randomized controlled single-blind study. Acta Obstet. Gynecol. Scand. 85, 12–19.

Lundeberg, T., Lund, I., 2008. Is there a role for acupuncture in endometriosis pain, or 'endometrialgia'? Acupunct. Med. 26, 94–110.

Magarelli, P., Cridenda, D., 2004. Acupuncture and IVF poor responders: a cure? Fertil. Steril. 81, S20.

Magarelli, P.C., Cridennda, D.K., Cohen, M., 2009. Changes in serum cortisol and prolactin associated with acupuncture during controlled ovarian hyperstimulation in women undergoing in vitro fertilization-embryo transfer treatment. Fertil. Steril. 92, 1870–1879.

Manheimer, E., van der Windt, D., Cheng, K., Stafford, K., Liu, J., Tierney, J., Lao, L., Berman, B.M., Langenberg, P., Bouter, L.M., 2013. The effects of acupuncture on rates of clinical pregnancy among women undergoing in vitro fertilization: a systematic review and meta-analysis. Hum. Reprod. Update 19, 696–713.

Mannerås, L., Cajander, S., Holmäng, A., Seleskovic, Z., Lystig, T., Lönn, M., Stener-Victorin, E., 2007. A new rat model exhibiting both ovarian and metabolic characteristics of polycystic ovary syndrome. Endocrinology 148, 3781–3791.

Manneras, L., Jonsdottir, I.H., Holmang, A., Lonn, M., Stener-Victorin, E., 2008. Low-frequency electro-acupuncture and physical exercise improve metabolic disturbances and modulate gene expression in adipose tissue in rats with dihydrotestosterone-induced polycystic ovary syndrome. Endocrinology 149, 3559–3568.

Mansson, M., Holte, J., Landin-Wilhelmsen, K., Dahlgren, E., Johansson, A., Landen, M., 2008. Women with polycystic ovary syndrome are often depressed or anxious – a case control study. Psychoneuroendocrinology 33, 1132–1138.

Moy, I., Milad, M.P., Barnes, R., Confino, E., Kazer, R.R., Zhang, X., 2011. Randomized controlled trial: effects of acupuncture on pregnancy rates in women undergoing in vitro fertilization. Fertil. Steril. 95 (2), 583–587.

Nedstrand, E., Wyon, Y., Hammar, M., Wijma, K., 2006. Psychological well-being improves in women with breast cancer after treatment with applied relaxation or electro-acupuncture for vasomotor symptom. J. Psychosom. Obstet. Gynaecol. 27, 193–199.

Norman, R.J., Dewailly, D., Legro, R.S., Hickey, T.E., 2007. Polycystic ovary syndrome. Lancet 370, 685–697.

Oakley, L., Doyle, P., Maconochie, N., 2008. Lifetime prevalence of infertility and infertility treatment in the UK: results from a population-based survey of reproduction. Hum. Reprod. 23, 447–450.

Pastore, L.M., Williams, C.D., Jenkins, J., Patrie, J.T., 2011. True and sham acupuncture produced similar frequency of ovulation and improved LH to FSH ratios in women with polycystic ovary syndrome. J. Clin. Endocrinol. Metab. 96 (10), 3143–3150.

Paulus, W.E., Zhang, M., Strehler, E., El-Danasouri, I., Sterzik, K., 2002. Influence of acupuncture on the pregnancy rate in patients who undergo assisted reproduction therapy. Fertil. Steril. 77, 721–724.

Paulus, W., Zhang, M., Strehler, E., Seybold, B., Sterzik, K., 2003. Placebo-controlled trial of acupuncture effects in assisted reproductive therapy. In: Abstract of the 19th Annual Meeting of the ESHRE, Madrid, Spain, O-052.

PCOS, 2004. Rotterdam ESHRE/ASRM-Sponsored PCOS consensus workshop group. Revised 2003 consensus on diagnostic criteria and long-term health risks related to polycystic ovary syndrome (PCOS). Hum. Reprod. 19, 41–47.

Powell, J., Wojnarowska, F., 1999. Acupuncture for vulvodynia. J. R. Soc. Med. 92, 579–581.

Proctor, M.L., Farquhar, C.M., 2006. Dysmenorrhoea. Clin. Evid. (Online) 15, 2429–2448.

Rubi-Klein, K., Kucera-Sliutz, E., Nissel, H., Bijak, M., Stockenhuber, D., Fink, M., Wolkenstein, E., 2010. Is acupuncture in addition to conventional medicine effective as pain treatment for endometriosis? A randomised controlled cross-over trial. Eur. J. Obstet. Gynecol. Reprod. Biol. 153, 90–93.

Sator-Katzenschlager, S.M., Wolfler, M.M., Kozek-Langenecker, S.A., Sator, K., Sator, P.G., Li, B., Heinze, G., Sator, M.O., 2006. Auricular electro-acupuncture as an additional perioperative analgesic method during oocyte aspiration in IVF treatment. Hum. Reprod. 21, 2114–2120.

Schuring, A.N., Schulte, N., Sonntag, B., Kiesel, L., 2008. Androgens and insulin - two key players in polycystic ovary syndrome. Recent concepts in the pathophysiology and genetics of polycystic ovary syndrome. Gynakol. Geburtshilfliche Rundsch. 48, 9–15.

Shi, Z., Arai, K.Y., Jin, W., Weng, Q., Watanabe, G., Suzuki, A.K., Taya, K., 2006. Expression of nerve growth factor and its receptors NTRK1 and TNFRSF1B is regulated by estrogen and progesterone in the uteri of golden hamsters. Biol. Reprod. 74, 850–856.

Smith, C., Coyle, M., Norman, R.J., 2006. Influence of acupuncture stimulation on pregnancy rates for women undergoing embryo transfer. Fertil. Steril. 85, 1352–1358.

Smith, C.A., Crowther, C.A., Petrucco, O., Beilby, J., Dent, H., 2011a. Acupuncture to treat primary dysmenorrhea in women: a randomized controlled trial. Evid. Based Complement. Altern. Med. 2011. Article ID 612464.

Smith, C.A., Zhu, X., He, L., Song, J., 2011b. Acupuncture for primary dysmenorrhoea. Cochrane Database Syst. Rev. 1. Art. No.: CD007854.

So, E.W., Ng, E.H., Wong, Y.Y., Lau, E.Y., Yeung, W.S., Ho, P.C., 2009. A randomized double blind comparison of real and placebo acupuncture in IVF treatment. Hum. Reprod. 24 (2), 341–348.

So, E.W., Ng, E.H., Wong, Y.Y., Yeung, W.S., Ho, P.C., 2010. Acupuncture for frozen-thawed embryo transfer cycles: a double-blind randomized controlled trial. Reprod. Biomed. Online 20, 814–821.

Steer, C.V., Tan, S.L., Dillon, D., Mason, B.A., Campbell, S., 1995. Vaginal color Doppler assessment of uterine artery impedance correlates with immunohistochemical markers of endometrial receptivity required for the implantation of an embryo. Fertil. Steril. 63, 101–108.

Stener-Victorin, E., Waldenstrom, U., Andersson, S.A., Wikland, M., 1996. Reduction of blood flow impedance in the uterine arteries of infertile women with electro-acupuncture. Hum. Reprod. 11, 1314–1317.

Stener-Victorin, E., Waldenstrom, U., Nilsson, L., Wikland, M., Janson, P.O., 1999. A prospective randomized study of electro-acupuncture versus alfentanil as anaesthesia during oocyte aspiration in in-vitro fertilization. Hum. Reprod. 14, 2480–2484.

Stener-Victorin, E., Waldenstrom, U., Tagnfors, U., Lundeberg, T., Lindstedt, G., Janson, P.O., 2000. Effects of electro-acupuncture on an ovulation in women with polycystic ovary syndrome. Acta Obstet. Gynecol. Scand. 79, 180–188.

Stener-Victorin, E., Waldenstrom, U., Wikland, M., Nilsson, L., Hagglund, L., Lundeberg, T., 2003. Electro-acupuncture as a peroperative analgesic method and its effects on implantation rate and neuropeptide Y concentrations in follicular fluid. Hum. Reprod. 18, 1454–1460.

Stener-Victorin, E., Holm, G., Labrie, F., Nilsson, L., Janson, P.O., Ohlsson, C., 2010. Are there any sensitive and specific sex steroid markers for polycystic ovary syndrome? J. Clin. Endocrinol. Metab. 95, 810–819.

Stener-Victorin, E., Baghaei, F., Holm, G., Janson, P.O., Olivecrona, G., Lonn, M., Manneras-Holm, L., 2012. Effects of acupuncture and exercise on insulin sensitivity, adipose tissue characteristics, and markers of coagulation and fibrinolysis in women with polycystic ovary syndrome: secondary analyses of a randomized controlled trial. Fertil. Steril. 97, 501–508.

Stener-Victorin, E., Holm, G., Janson, P.O., Gustafson, D., Waern, M., 2013. Acupuncture and physical exercise for affective symptoms and health-related quality of life in polycystic ovary syndrome: secondary analysis from a randomized controlled trial. BMC Complement. Altern. Med. 13, 131.

Stephen, E.H., Chandra, A., 1998. Updated projections of infertility in the United States: 1995–2025. Fertil. Steril. 70, 30–34.

Sverrisdottir, Y.B., Mogren, T., Kataoka, J., Janson, P.O., Stener-Victorin, E., 2008. Is polycystic ovary syndrome associated with high sympathetic nerve activity and size at birth? Am. J. Physiol. Endocrinol. Metab. 294, E576–E581.

Tommola, P., Unkila-Kallio, L., Paavonen, J., 2010. Surgical treatment of vulvar vestibulitis: a review. Acta Obstet. Gynecol. Scand. 89, 1385–1395.

van Houten, E.L., Kramer, P., McLuskey, A., Karels, B., Themmen, A.P., Visser, J.A., 2012. Reproductive and metabolic phenotype of a mouse model of PCOS. Endocrinology 153 (6), 2861–2869.

Vas, J., Aranda-Regules, J.M., Modesto, M., Aguilar, I., Baron-Crespo, M., Ramos-Monserrat, M., Quevedo-Carrasco, M., Rivas-Ruiz, F., 2014. Auricular acupuncture for primary care treatment of low back pain and posterior pelvic pain in pregnancy: study protocol for a multicentre randomised placebo-controlled trial. Trials 15, 288.

Vercellini, P., Trespidi, L., De Giorgi, O., Cortesi, I., Parazzini, F., Crosignani, P.G., 1996. Endometriosis and pelvic pain: relation to disease stage and localization. Fertil. Steril. 65, 299–304.

Walker, E.M., Rodriguez, A.I., Kohn, B., Ball, R.M., Pegg, J., Pocock, J.R., Nunez, R., Peterson, E., Jakary, S., Levine, R.A., 2010. Acupuncture versus venlafaxine for the management of vasomotor symptoms in patients with hormone receptor-positive breast cancer: a randomized controlled trial. J. Clin. Oncol. 28, 634–640.

Wayne, P.M., Kerr, C.E., Schnyer, R.N., Legedza, A.T., Savetsky-German, J., Shields, M.H., Buring, J.E., Davis, R.B., Conboy, L.A., Highfield, E., Parton, B., Thomas, P., Laufer, M.R., 2008. Japanese-style acupuncture for endometriosis-related pelvic pain in adolescents and young women: results of a randomized sham-controlled trial. J. Pediatr. Adolesc. Gynecol. 21, 247–257.

Westergaard, L.G., Mao, Q., Krogslund, M., Sandrini, S., Lenz, S., Grinsted, J., 2006. Acupuncture on the day of embryo transfer significantly improves the reproductive outcome in infertile women: a prospective, randomized trial. Fertil. Steril. 85, 1341–1346.

Witt, C.M., Reinhold, T., Brinkhaus, B., Roll, S., Jena, S., Willich, S.N., 2008. Acupuncture in patients with dysmenorrhea: a randomized study on clinical effectiveness and cost-effectiveness in usual care. Am. J. Obstet. Gynecol. 198 (166), e161–e168.

Zhu, X., Hamilton, K.D., McNicol, E.D., 2011. Acupuncture for pain in endometriosis. Cochrane Database Syst. Rev. 9. Art. No.: CD007864.

33

第三十三章　针刺在产科中的应用

C.A.Smith

引言

针刺用于妊娠是临床实践的一个新兴领域。在过去的十年中,针刺越来越多地被用于西方的产科病房中,这已经通过产科专业人员特别是助产士日益增加的转化模式而有所反映(Adams et al.,2011a)。调查表明,针刺可应用于整个妊娠期,包括妊娠早期,治疗疾病范围广泛。澳大利亚关于妇女健康的纵向研究招募的一组妇女的数据表明,32.8% 的孕妇在妊娠期使用了补充疗法(Adams et al.,2011b),有 6% 使用了针刺。整体来看,该研究中凡使用补充疗法的女性,曾经历的健康状况均较差,应用这些物理疗法对头痛或偏头痛(44%)、背痛(39%)、失眠(29%)以及严重疲劳(46%)进行健康管理。

相对而言,在日常的临床实践中对孕妇如何应用针刺,人们知之甚少。教科书介绍在孕期应用针刺治疗的疾病范围很广,包括妊娠呕吐、腕管综合征、头痛(包括偏头痛)、骨盆痛、坐骨神经痛、消化不良、痔疮和抑郁。它还用于分娩准备、生产痛管理、胎盘滞留,以及产后病包括乳房疼痛和缺乳(Betts,2006;West,2000;Maciocia,1998)。

对于新执业的医生给予的时常建议,可能就是在获得更多的临床经验之前应避免为孕妇诊治。作为孕期针刺实践的一般指南与针刺技术和艾灸的使用密切相关。对针刺的建议包括在每次治疗中应使用比未孕的患者更少的针具数量,并实施最小的针刺刺激(Betts,2006),诱发得气后留针 15~20 分钟,不需进一步的针刺刺激。

孕期应用针刺的安全性

一般来说,针刺被认为是一种安全的物理疗法,具有轻微副作用的小风险(风险概率为每1 000次治疗出现1.3次,1.3‰)(Bensoussan et al.,2000)。这些副作用大致包括恶心、头晕、昏厥、疼痛加剧或瘀伤。关心妊娠和分娩期妇女的针灸师对于提供的治疗应有更多的责任,即它对于孕妇和她们的胎儿/婴儿应是安全的。

在针刺文献中出现的禁止针刺穴位(昆仑、至阴、关元和三阴交)以及是否应该在孕期避免使用这些穴位尚存在争议(Betts and Budd,2011;da Silva et al.,2011)。人们开始担心刺激这些穴位可能会导致流产或早产的风险增加。迄今为止,尚没有发现基于传统理解的这些不良事件的发生机制方面的证据(Cummings,2011)。

本章将阐述针刺促进过期妊娠孕妇生产的证据。需要重点强调,孕期出现的子宫收缩是正常的,尤其是在孕期的第三妊娠期的后几周。

有关在孕期使用针刺的安全性数据已有临床研究提供了资料,有研究报道了副作用和与治疗相关的不良事件,如疼痛、不适感以及感觉虚弱、疲倦或松懈等。然而,关于妊娠问题,收集孕产妇和新生儿的结局也很重要。安全性数据可能来源于临床试验,这可能是一个很好的数据来源,因为它们将为试验中出现的不良事件提供常规的监测。

有试验报道了孕期使用针刺的安全性数据,评价了针刺治疗恶心、背痛,用于引产和缓解分娩痛,以及艾灸用于臀先露的管理。在怀孕最初3个月妊娠期的试验大多局限于治疗妊娠早期的恶心和呕吐。一项大型RCT发现,接受针刺治疗的妇女与标准医疗相比,在围生期不良结局、先天异常、妊娠并发症发生率或新生儿结局方面没有差异(Smith et al.,2002b)。针刺治疗背痛的一项系统综述的数据显示没有与针刺相关的严重不良事件发生(Pennick and Young,2007)。一项对孕期不良事件的综述认为针刺引起的不良事件是轻度和短暂的,严重不良事件罕见发生(Park et al.,2014)。在这些单个试验中,有轻微的不良事件报告,如局部疼痛或瘀伤、出汗、恶心、虚弱和疲劳感。在其中的一项试验中,实施针刺强刺激导致了受试者轻微的不良反应(疼痛,疼痛开始加重),但这些对妊娠、分娩或胎儿或新生儿没有观察到有不良影响(Elden et al.,2008b)。产前期间进行胎心宫缩监护(cardiotocography,CTG)记录都是正常的。

临床要点

> 现有的研究发现,没有证据表明正确地实施的针刺或艾灸会对孕妇或未出生的胎儿产生任何风险。

虽然很少有关于艾灸安全性的数据报道,但也没有试验报道的证据显示,艾灸对于产妇和新生儿结局相关的不良结局风险会高于单纯的标准医疗。也没有证据表明艾灸与其他任何方法相比,在剖宫产率、早产率、Apgar评分在5分钟内<7、手术分娩(通过真空或产钳)以及胎膜早破等方面存在差异。在一项试验的一个亚组的妇女中,通过CTG评价了艾灸的安全性(Guittier et al.,2011),结果显示应用艾灸至阴后并没有检测到短期的改变。为了生产管理而对生产期间的妇女给予针刺,也没有任何相关的证据表明针刺会对孕妇或婴儿增加不良影响(Smith et al.,2008,2011;Smith and Crowther,2004;Modlock et al.,2010;Asher et al.,2009;Harper et al.,2006)。

妊娠恶心与呕吐

对于一些妊娠早期出现恶心的妇女,采用针刺或针压法治疗可能是有用的,也参见第二十二章。最近的系统综述纳入 14 项临床试验,共计 1 655 名女性(Helmreich et al.,2006)。研究招募了妊娠早期(3 个月)的孕妇,当症状的严重程度和频繁增加以及在症状开始自然缓解之前,大部分是在妊娠的第 8~11 周之时。该综述包括针压法(用手指按压或一个带有纽扣的腕带)、手针及电刺激。该综述报道,与对照组相比,所有的针压刺激形式均减轻了恶心[相对危险度(RR)0.55,95%CI:0.38~0.77]和呕吐(RR 0.45,95%CI:0.32~0.63)。

在针压试验的执行方案中使用了手指按压 5~30 分钟不等,每天按压 4 次,或者根据需要而定,治疗疗程从 4 天到 7 天不等。在使用双侧腕带的试验中,治疗疗程从 3 天到 14 天不等。在该项综述中有 4 项试验应用针刺。针刺治疗的频率和方案,从每天 3 次、每次 30 分钟共 2 天,到每周 1 次、每次 20 分钟共 4 周情况不等。针刺试验报道的刺激穴位为内关,有 2 项另外的试验使用了一些其他的穴位(包括梁丘、足三里、内庭、公孙以及中脘),以及按照中医诊断选用的其他穴位。

该综述中有 3 项试验没有发现证据支持针刺能减轻孕吐(RR1.01,95%CI:0.88~1.17)。由于试验中使用了不同的研究设计,对恶心的作用尚不明确。一项试验发现,在干预结束时针刺组报道的恶心发生率为 25%(7/28),对照组为 33.3%(9/27),两组在改善恶心方面没有差异(Knight et al.,2001)。第二项试验包括 4 个研究组(按中医诊断治疗组,仅选内关组,假穿透针刺组和单纯常规医疗组),检测针刺(传统针刺及单纯针刺内关)是否比假针刺或非针刺在降低频率、持续时间、恶心次数及恶心导致的痛苦,干呕和呕吐,改善女性怀孕早期的健康状况等方面会更有效(Smith et al.,2002a)。据报道与常规医疗组相比,在第一周治疗结束后,接受中医诊断并给予个性化治疗的女性,恶心频率更低,时长更短,由此导致的痛苦更少(平均分数 5.0:6.1,P<0.05)。与常规医疗组(4.3%)相比,中医组的女性(13.9%)更有可能摆脱恶心的困扰(RR0.93,95%CI:0.88~0.99)。当试验在第二周完成时,与常规医疗组相比接受中医针刺的女性恶心分数更低(两组均值为 4.6:6.0,P<0.000 1),针刺内关组情况类似(4.8:6.0,P<0.05)。当进入第三周时,与常规医疗相比,这种对恶心的改善在接受中医针刺(P<0.001)和单纯内关针刺(P<0.01)的女性有持续效果。从第 3 周开始,假针刺组女性的恶心分数也比常规医疗组更低(P<0.01)(这可能已表明假治疗组的一些妇女出现了时间相关性的安慰效应)。在该研究的最后一周,与单纯常规医疗相比,恶心改善在其他三组的妇女中依然保持。在这项试验中(Smith et al.,2002a)中医针刺组的纳入为临床环境下的针刺实践提供了一个机会,而不再是完全依赖于特定穴位内关。从迄今为止的研究来看,是否能从完全按照中医诊断后实施的治疗中获得额外的益处,依然不清楚,需要进一步的研究。

临床要点

中等证据表明针刺对妊娠期恶心呕吐有效,但尚不能确定这是否是一种特异性的针刺效应。

如果患者能接受每周 2 次至少 2 周的针刺治疗,轻度~中度恶心和偶发性呕吐的患者给予针刺治疗后可能会有很好的疗效。妊娠剧吐的治疗则需更多次频繁的针刺,而且反应也可能会更慢。在瑞典完成的一项交叉研究,治疗了 35 例妊娠剧吐女性,分别使用深刺内关或浅表安慰针刺(Carlsson et al.,2000)。每个参与者接受连续 8 天的治疗,在第 1 天和第 2 天实施的治疗为每天 3 次,随后第 3 天和第 4 天为 2 天的洗脱期,然后在第 5 天和第 6 天进行另外的 2 天治疗。研究表明治疗性针刺后可更快地减轻呕吐和降低呕吐发作次数。当症状变得使人苦恼后,尽早针刺的策略可产生更好的结局。女性经常会纠结于食物的选择,应给她们一个选择清淡食物的书面信息建议,并建议尽量少食多餐是有益的。

疲劳症状和频繁恶心常常会交织在一起并相互影响,因此鼓励患者多休息是非常重要的,因为这可能在影响疗效方面起着重要作用。当与数周来一直在感觉极度糟糕中挣扎的女性一起合作时,治疗联盟和针灸师的人际交往技巧是极其重要的。症状严重的女性应考虑对其进行家访。有些妇女渴望避免住院,有时她们可能意识不到自己因呕吐而脱水。当接诊此类女性时,检测脱水迹象是非常重要的,如果出现明显症状,应立即建议向产科急诊转诊,或提醒孕妇照看人注意。

孕期情绪障碍

对大多数妇女来说,怀孕是一段情感上的幸福时期。然而,一项纳入 21 项研究的 Meta 分析表明,整个产前期的抑郁症的平均患病率为 10%,从怀孕的头 3 个月的 7.4% 到怀孕的第二个 3 个月高达 12.8%(Bennett et al.,2004)。警惕在产前期可能出现抑郁症状是极为重要的,如果症状持续超过 2 周,应将她们转诊以寻求专业医师的帮助。产前期抑郁可增加女性产后抑郁的风险。怀孕期间治疗抑郁症的选择极为有限,许多女性担心药物潜在的副作用,特别是在怀孕早期并不愿意使用药物。因此,管理抑郁症状的非药物疗法具有很大的潜在价值。

越来越多的大量证据表明针刺对抑郁症的效果(Smith et al.,2010)。然而,很少有随机对照试验评估在产前期抑郁症管理中针刺的辅助作用。一项初步的 RCT 纳入 61 例产前期重度抑郁症患者,并对针刺与推拿、非特异性针刺对照(这涉及治疗抑郁症的非特异性穴位应用)进行比较(Manber et al.,2004)。急性期治疗结束后,针刺组与其他组相比有统计学上的显著反应(68%),非特异针刺组为 48% 和推拿组为 31%。这些研究发现令人鼓舞,并发现接受针刺的女性治疗反应与那些常规的抑郁症治疗相似(Manber et al.,2004)。最近的一项 RCT(n=150)对 8 周的针刺干预与 2 个阳性治疗对照组进行比较(Manber et al.,2010)。包括一个非特异性针刺组,即应用治疗抑郁症的非特异性穴位和一个按摩组。治疗每周 2 次持续 4 周,每周可增加额外的 4 次治疗,持续 25 分钟。依据中医诊断为患者提供个体化针刺,而对照组则使用非治疗抑郁症的穴位进行针刺。在两组中每次选取 7~12 个穴位进行针刺。第三组接受瑞典式按摩,按提供的标准化的方式实施,包括轻抚法、揉捏法。结果表明,接受针刺特异性穴位治疗的抑郁症女性显示,与针刺对照组相比,抑郁严重程度评分显著降低(d=0.46,95% CI:0.01~0.92),但与按摩对照组相比没有差异。针刺组具有临床意义的缓解率为 29%。在这些研究中使用的关于治疗妊娠抑郁症的诊断方法的进一步详细信息将在别处描述(Schyner et al.,2001)。

虽然这些研究规模较小,但结果令人鼓舞,因此建议针刺可以作为孕妇的一种有用的治疗选择。有关妊娠期间更多的研究对于加强证据基础是需要的。

背部和盆腔疼痛

背痛和盆腔疼痛是孕期常见的主诉,多达 68% 的女性都会经历。它经常出现在与怀孕有关的生理变化的反应中,如腰椎前凸和韧带松弛而改变姿势,并且可能由于包括先前的背痛和身体扭伤等危险因素而加剧。疼痛通常随着妊娠的进展而增加,因此会影响日常生活活动,如坐、走路、工作,甚至可能影响睡眠。管理这种疼痛常给予的建议包括锻炼、多休息、热敷或冷敷、用支持带、按摩、脊椎按摩疗法、芳香疗法、放松、草药、瑜伽、灵气(一种利用宇宙能量治病和养生的修炼方法,译者注)、药物缓解疼痛以及针刺。

针刺治疗骨盆痛和背痛的 2 项系统综述共纳入 3 项试验(Ee et al.,2008,Pennick and Young,2007)。最近的综述纳入了有关针刺的 2 个小型试验和一个大型试验(Ee et al.,2008)。这些研究中使用的治疗方案存在异质性。治疗频率每周 1~2 次不等。针刺穴位的选择包括耳穴、骶骨部位的传统穴,膀胱经穴(三焦俞 - 关元俞之间的穴位),以及周围穴(昆仑、后溪、太冲和百会),和神经支配以外节段的穴位。在综述中只有 1 项试验的方法学为高质量(Elden et al.,2005)。该试验发现,治疗 1 周后,接受针刺治疗的患者夜间疼痛比稳定性锻炼组更轻,针刺组疼痛减轻率为 46%,运动组为 20%,对照组为 6%。在另外两个试验中,接受针刺治疗的妇女报告与对照组相比,剧烈疼痛减轻了。

自从系统综述发表以来,另外一项试验(n=115)报道了针刺与非刺透性假针刺的疗效比较(Elden et al.,2008a)。该试验发现两组之间的疼痛结局没有显著性差异。试验结束时,与假针刺组相比,针刺组女性能更好地保持日常工作(n=28/56 比 16/57,P=0.041)。针刺组女性与假对照组相比,能更好地参与日常生活活动(n=44 比 55,P=0.001),然而两组女性在功能方面无显著差异。两组患者的生活质量也均有改善。这项试验的针刺剂量不同于先前的研究,针刺治疗次数和所用的穴位数均有所增加。

临床要点

> 中强度证据表明针刺对妊娠期的背部和盆腔疼痛管理是有效的。

艾灸治疗臀先露

足月的婴儿中有 3%~4% 会处于臀先露(臀位)(Hutton et al.,2002),许多需要剖宫产进行分娩。从第 37 周开始,外倒转术(external cephalic version,ECV)被试用以使臀位胎儿旋转到头位(头朝下)的位置,即通过围绕母亲的腹部进行外部旋转胎儿。然而,大约 40% 的尝试中 ECV 并不成功,由于惧怕疼痛以及担心技术的安全性,其接受度也很低。艾灸是一种通过燃烧含艾草的草药制剂产生热量的一种方法。为促进胎头倒转,在膀胱经至阴穴上应用艾灸法(位于第五趾上)。

源自评价艾灸疗效的临床试验的大量证据日益增多。最近的 Meta 分析(Vas et al.,2009)纳入了 6 项研究的数据,包括 1 087 名受试者,对艾灸与观察法或体位法进行了比较。该综述报道的胎头倒转率,艾灸组为 72.5%,对照组为 53.2%(RR 1.36;95% CI 1.17~1.58)。

这些研究的治疗方案之间存在显著的临床异质性。在艾灸的频率、治疗持续时间和刺激模式等干预方式上也不尽相同,尽管所有的研究都选用至阴穴。研究表明,艾灸主要适用于妊娠 37 周前,治疗周期 10~14 天。有一种日益增长的趋势就是使用无烟艾条有助于患者的依从性,大多数女性在最初的指导后自己在家里使用艾灸。艾条一般保持在至阴穴上部2~5cm 的距离,直到热变得令人不舒服为止;艾条通常要在该部位来回移动,即当热变得令人不舒服时移开,然后再移回该位置。艾灸一般每天 1 次或 2 次,每次共 20~30 分钟(每侧10~15 分钟)。在大多数情况下,艾灸至阴穴可单独使用,虽然在某些情况下,也可选更多的穴位。对艾灸如何促进胎头倒转的可能机制的解释将在稍后讨论。在最近的一次试验中,对艾灸加针刺的效果进行了检验(Coulon et al.,2014)。该研究对至阴穴进行艾灸加针刺,或连续 6 次的假激光治疗,发现组间无差异。

临床要点

> 中强度证据表明,艾灸至阴穴是能有效地将臀位转为头位。但其生理学基础尚不清楚。

在瑞士进行的一项定性研究报道了访谈的 12 名女性,其中有 10 名曾用过艾灸、针刺或ECV 来扭转她们的胎儿(Guittier et al.,2011)。使用艾灸的孕妇感觉它在引起胎儿运动增加方面有积极作用,而且能增加积极的孕妇感觉,被描述为放松、舒适、安全和快乐感(Mitchelland Allen,2008)。此外,女性们讲述了应用艾灸的过程是如何给予了她们机会,即将注意力集中到自己怀孕上来,以及如何帮助她们与自己的孩子建立联系,并提供了与她们的伴侣共度时光的机会。

宫颈成熟、引产及催产

由于母婴安全的考虑,有时给予人工助产是必要的。然而,出于对分娩中药物干预日益增加的担忧,国际政策制定者们推荐了促进正常分娩和降低剖宫产率的策略。针刺促宫颈成熟或促分娩的作用,最初是在系列病例观察和其他一些观察性研究中被报道的。两项非随机试验检验了针刺是否能引起足月孕妇的宫缩(Kubista et al.,1975,Theobald,1973)。在治疗组观察到了 31 名女性的分娩宫缩频率强度有所增加,而对照组没有观察到分娩子宫活动的增加(Kubista et al.,1975)。在 Theobald 的试验(Theobald,1973)中,治疗组应用 4 个电极置于腹部皮肤来引产。27 名女性接受治疗,并与 102 名女性作为对照组进行比较。治疗组中 20 名(77%)女性按照预产期或提前 4 天分娩,而对照组为 47 人(46%)。

在过去的十年已经进行了一些临床试验,并且对针刺有效性的综述集中在临床试验数据上。有一项系统综述对针刺催产进行过总结(Smith et al,2013)。该综述纳入 14 项试验(2 220 位女性),发现了接受针刺治疗后的孕妇与假对照组相比(MD 0.40,95% CI 0.11~0.69,一项试验,125 名女性),当与常规医疗组相比(MD 1.30,95% CI 0.11~2.49,一项试验,67 名女性)在宫颈成熟方面均有一些变化的证据。各研究的特征描述见表33.1。

常规医疗组与针刺组相比产程更短(MD 0.67,95% CI 0.18~1.17,一项试验,68 名女性)。组间其他方面没有统计学上的显著差异。很少有关于临床相关结局的研究报告,需要进一步研究。

参考文献	组别(n),(国家)	治疗方案	对照组
Asher et al.(2009)	89,针刺组(n=30),假针刺组(n=29),对照组(n=30)(美国)	合谷、三阴交、次髎、秩边,MA 30分钟,2 周的一个疗程内最多治疗 5 次	手、腿和腰部的非针刺穴位上进行浅刺,30 分钟,第二个对照组仅接受产前保健
Gaudernack et al.(2006)	针刺组(48),标准医疗组(52)(挪威)	太冲、足三里、关元;加其他穴位,根据中医诊断总共 9 个,20 分钟	常规的药物治疗,如前列腺素和 / 或催产素
Gaudet et al.(2008)	16,针刺或假对照(加拿大)	EA 三阴交、陷谷、昆仑,1~2Hz,30~45min,MA 合谷,2 次	邻近部位,非穴位,EA
Gribel and Coca-Velarde(2011)	72,针刺或米索前列醇	体表电刺激合谷、足三里、太冲、三阴交、肾俞、次髎;电刺激(5 或 50Hz)30min,24h 内最多针刺达 3 次,间隔不低于 7 小时	米索前列醇(25mg 口服,6h 一次,最多不超过 4片)24h 内
Harper et al.(2006)	56,针刺或标准医疗(美国)	双侧 EA 合谷、三阴交、上髎、次髎,2Hz,30min,连续 4 天中 3 天进行针刺	常规医疗(无特指)
Long(1994)	400,针刺或依沙吖啶(中国)	耳针:内生殖器、交感、神门、肝、缘中和肾上腺用胶布粘贴芥菜子或小丸。孕妇自行按压穴位,直到穴位有热感为止	对照组接受 1% 的依沙吖啶
Mackenzie et al. (2011)	105,MA,EA,假手针,假电针或无治疗(英国)	MA 或 EA 三阴交、合谷、昆仑、至阴,30min EA 2Hz,足以引起无痛性肌肉收缩	假针刺浅表刺入特定穴位的邻近部位,不足以引发异常的感觉。假 EA组连接非工作状态的电刺激仪
Martinez et al.(2004)	50,针刺或无干预(菲律宾)	刺激双侧三阴交,2min	对照组接受无干预
Modlock et al.(2010)	125,过期妊娠,针刺或假针刺(丹麦)	MA 至阴、合谷、三阴交、百会,30min,每 10min 行针 1 次,治疗 2 次	非侵入性 Park 假针刺真穴位至阴、合谷、三阴交和百会 EDC labour was induced
Rabl et al.(2001)	56,足月孕妇,针刺或非针刺(澳大利亚)	MA 合谷、三阴交,间隔 2 天,20min	常规医疗,如果孕妇的预产期(EDC)分娩被诱导而 10 天仍未分娩时
Romer et al.(2000)	553,针刺或假针刺(德国)	MA 足三里、三阴交、阳陵泉、至阴,20min,从 36 周开始直至分娩,每周针刺 1 次	MA 非特异性穴位包括百会、内关、神门

表 33.1　促宫颈变化和引产的 RCTs

续表

参考文献	组别(n),(国家)	治疗方案	对照组
Selmer-Olsen et al.(2008)	106,针刺或标准医疗(挪威)	MA 关元,根据中医诊断配伍其他穴位。脾气不足,脾俞、三阴交、足三里;肝气郁滞,肝俞、太冲、合谷;肾气不足,肾俞、太溪;当适宜时可加其他穴位,命门、百会、神门、心俞、列缺、次髎、内关。总治疗为30min,如果没有分娩则第二天继续追加治疗	标准医疗
Smith et al.(2008)	364,对过期妊娠采用有计划的引产,针刺或假针刺(澳大利亚)	MA 合谷、三阴交、上髎、次髎、足三里、太冲,根据中医诊断加穴,如复溜、脾俞、三焦俞、太冲,30~40min,强刺激,得气,治疗 2 次	最浅刺入并刺激骶骨区域、手、脚部的非穴,一个穴位在膝以下及小腿部
Tremeau et al.(1992)	128,过期妊娠(对于宫颈成熟的效果)(法国)	MA 曲骨、中极、关元、太冲、昆仑、阳陵泉、足三里、合谷、三阴交、至阴,20min,治疗 3 次	针刺入距离真穴位较远的位置。第三组接受常规医疗

注:MA:手针(用刺激引发得气,除非刺入后行针至得气,除非另有说明);EA:电针

分娩中的疼痛管理

已有 9 项 RCTs 和 2 项系统综述对针刺在分娩中疼痛管理的辅助作用进行了评估(Smith et al.,2011;Cho et al.,2010)。虽然 2 项综述均支持需要改进设计进行进一步研究,而最近的综述(Smith et al.,2011)结论为针刺和针压法可能具有减轻疼痛作用,可提高对疼痛管理的满意度和减少药理学方法的使用。与假对照相比,没有证据表明针刺能减轻疼痛强度,然而,与无治疗组相比,接受针刺干预的女性比无干预者的疼痛强度有所减轻(SMD-1.00,95% CI −1.33~−0.67)(Huang et al.,2008)。与假对照组相比,针刺增加了对分娩期疼痛缓解的满意度(RR 2.38,95% CI 1.78~3.19)(Hantoushzadeh et al.,2007),而接受无菌水注射的女性从此而获得对疼痛缓解的满意度比针刺组更高(MD 18.60,95% CI 11.54~25.66),满意度分级按照 100mm VAS 评分(Martensson et al.,2008)。与标准医疗相比,针刺组的药物镇痛剂使用减少(RR 0.68,95% CI 0.56~0.83)(Borup et al.,2009;Nesheim et al.,2003;Ramnero et al.,2002)。瑞典的一项试验,比较了 40 分钟的手针、电针与单纯标准医疗,发现在疼痛缓解上组间无差异(Vixner et al.,2014)。然而,与手针或单纯常规医疗相比,被分配到电针组的女性则很少需要硬膜外麻醉。针刺方案大多采用个性化的治疗,最常用的穴位为三阴交、合谷、肾俞、次髎、神门、阳陵泉、太冲、足三里。其中许多试验是在欧洲进行的,针刺是由接受针灸训练的助产士实施的。针刺治疗的持续时间从 20 分钟到持续整个产程不等。大多数试验只包括少数一些临床结局,而忽略了安全性结果。在临床实践中,支持妇女用针刺作为疼痛管理的辅助方法可能从逻辑上讲是困难的,由于分娩开始的时间不可预测,获得支持的可能

性存在一定问题。受过适当针灸训练的助产士为妇女提供支持是非常适宜的。

临床要点

中等证据提示,针刺用于分娩疼痛可降低对其他止痛药的需求。

胎盘滞留

滞留的胎盘被描述为需要去除的胎盘。分娩期第三阶段出现的这种并发症是导致产后出血的最主要原因。有效的管理可能涉及胎儿娩出后预防性催产药物的应用、尽期夹紧和切断脐带以及控制性脐带牵引。

很少有研究检测针刺在此临床并发症中的应用。一项对足月分娩而伴有胎盘滞留的女性进行的非随机对照研究,比较了45名接受人工去除和30名接受针刺刺激女性的胎盘释放情况(Chauhan et al.,1998)。针刺组有83%的女性在针刺后20分钟内将胎盘排出。对照组有23名(51%)女性的第三阶段持续时间为1~1.5小时,22名女性的第三阶段持续超过90分钟。与对照组的26名女性出现并发症相比,接受针刺治疗的女性仅有6名出现并发症。在这个时候使用针刺是具有挑战性的,尽管受过训练的助产士能很好地解决该并发症。需要进一步的研究。

产后病

如果喂养时,婴儿从乳房吮吸的母乳少于母亲产奶的量,可发生乳房肿胀。不但造成乳房肿胀,还可能导致如乳管堵塞、乳腺感染和乳汁供应不足等问题。乳腺肿胀引起的危害,可能意味着起初母乳喂养的女性,除了在婴儿出生后头几天的母乳喂养外,可能无法再坚持。许多药物性和非药物性方法的证据基础尚没有很好地建立。

有3项临床试验研究针刺用于母乳喂养的支持。2项瑞典的研究纳入293名女性,均被描述为有中度偏倚风险。Kvist等(2004)在一个治疗组中应用针刺穴位少海、肩井,而第二个治疗组接受少海、肩井及三阴交(Kvist et al.,2004)。针刺由已参加一个为期4天的针刺培训课程的针刺助产士实施。针具刺入深度3~5mm,获得得气感。报道的临床结局几乎没有能用于确定针刺效果,但两组的所有女性却对她们所接受的这种治疗感到满意。在随后的研究中Kvist等(2004)应用了相同的治疗方案。研究发现接受针刺治疗的女性与接受常规治疗相比,出现脓肿的可能更少,也没有使用抗生素,尽管这些差异没有达到统计学意义。试验还发现,接受针刺治疗的女性在治疗后的3~5天时出现的症状更少。

Neri和同事们(Neri et al.,2011)报道了一项随机试验的初步数据,90名女性由于缺乳而被转诊到一家母乳喂养问题诊所。针刺治疗所采用的是半结构化的配方方法。这包括与乳房相关的特异性穴位乳根和膻中,以及可促进乳汁排出的少泽。如果妇女出现一些症状,如疲乏、面色苍白及厌食(气血亏虚)等,再加额外的穴位,如足三里、三阴交、脾俞。出现易怒(肝气郁滞),加太冲、内关。针刺深度10~30mm,得气后,留针30分钟。每周针刺2次,共

3 周。结果证明针刺组与非针刺对照组相比,在 3 周(98% 比 60%,P=0.03)和 3 个月(35% 比 15%,P=0.03)时,纯母乳喂养的比率更高。

针刺在妊娠期的作用机制

很少有研究剖析针刺治疗孕期病痛的可能机制。大多数针刺穴位要么与神经结构相联系,要么位于神经结构的邻近,这表明针刺刺激的是神经系统。

针刺引产潜在的机制现阶段只是推测性的,但可能涉及通过激素变化或神经系统来刺激子宫。副交感刺激已被证明会对接近足月的孕妇子宫产生影响(Bell,1972)。针刺穴位的刺激可增加丘脑核和下丘脑前垂体系统的放电已为人们熟知(Liao et al.,1979)。有假说提出,不论是通过中枢催产素的释放或子宫的副交感性刺激,针刺的神经元刺激可能会增加子宫的收缩性(Tempfeer et al.,1998),但并没有通过中枢催产素的释放或子宫的副交感神经刺激影响到局部的活性因子,如白介素 -8(IL-8)和前列腺素 -F2(PGF2)(Tempfeer et al.,1998)。

针刺有助于减轻背痛和分娩痛的解释,通常被归因于是自主神经系统、神经内分泌系统和阿片类物质的作用。针刺控制疼痛的机制已在第三章讨论过。

关于艾灸如何促进胎头倒转的解释目前仍是推测性的。艾灸接近于皮肤,直到局部血管舒张而产生充血。一般机制被认为是一种结合了所用材料的热(红外辐射)和芳香(烟气)来刺激生理反应(Yamashita et al.,2001)。艾条已被证实主要释放长波红外射线(IR-C),这表明艾灸主要影响位于皮肤部位的热感受器(Kim et al.,2011;Pach et al.,2009)。由于 IR-C 穿透皮肤是有限的,因此,热效应对内脏器官的影响更有可能由反射机制所引起(Kim et al.,2011)。已经有研究提出,艾灸可能刺激了肾上腺皮质的活动,从而引起胎盘雌激素的产生增加,可能导致子宫肌层敏感性增高和前列腺素 F 和 E 的关系发生改变,这种变化的关系可能伴随着前列腺素 E 的减少,而前列腺素 F 保持不变从而导致子宫收缩和胎儿活动增加,促进胎儿的倒转(江西省艾灸转胎位合作研究组,1984)。另外,热刺激可能会导致肌肉张力降低,从而促进胎头倒转。

结语

女性和她们的卫生保健提供者对于应用针刺和其他补充疗法来改善孕产妇的健康结局都有浓厚的兴趣,针灸师也满怀热情地用针刺来治疗有关问题。然而,针刺的证据基础仍然相当薄弱,虽然有的研究领域表明针刺可改善临床结局,但对于许多临床病变依然缺乏证据以证实它的有效性。但是,也没有有害的证据。

在这些临床研究中,几乎没有讨论过评价治疗方案如何能很好地反映临床实践。实际上,在针刺实践中存在着多种多样的方法,反映了方法的多样性,包括中医针刺、西医针刺、五行针刺、日本针刺、大韩民国针刺和集成模式。显然加强和建立证据基础是极为需要的。先前研究的局限性突出表现在方法学方面的问题,必须得以解决,但也需要新的方向来推进这一领域,以检验针刺在妊娠期的作用。

(贾蓝羽 译,杜元灏 审校)

参考文献

Adams, J., Lui, C.-W., Sibbrett, D., Broom, A., Wardle, J., Homer, C., 2011a. Attitudes and referral practices of maternity care professionals with regards to complementary and alternative medicine: an integrative review. J. Adv. Nurs. 67 (3), 472–483.

Adams, J., Sibbritt, D., Lui, C.W., 2011b. The use of complementary and alternative medicine during pregnancy: a longitudinal study of Australian women. Birth 38 (3), 200–206.

Asher, G., Coeytaux, R.R., Chen, W., Reilly, A.C., Loh, Y.L., Harper, T.C., 2009. Acupuncture to initiate labor (Acumoms 2): a randomized, sham-controlled clinical trial. J. Matern. Fetal Neonatal Med. 22 (10), 843–848.

Bell, C., 1972. Autonomic nervous control of reproduction: circulatory and other factors. Pharmacol. Rev. 24, 657–763.

Bennett, H., Einarson, A., Taddio, A., Koren, G., Einarson, T.R., 2004. Prevalence of depression during pregnancy: systematic review. Obstet. Gynecol. 103 (4), 698–709.

Bensoussan, A., Myers, S.P., Carlton, A.L., 2000. Risks associated with the practice of traditional Chinese medicine: an Australian study. Arch. Fam. Med. 9 (10), 1071–1078.

Betts, D., 2006. The Essential Guide to Acupuncture in Pregnancy and Childbirth. Journal of Chinese Medicine Publications, England.

Betts, D., Budd, S., 2011. Forbidden points in pregnancy: historical wisdom? Acupunct. Med. 29, 137–139.

Borup, L., Wurlitzer, W., Hedegaard, M., Kesmodel, U.S., Hvidman, L., 2009. Acupuncture as pain relief during delivery: a randomized controlled trial. Birth 36 (1), 5–12.

Carlsson, C., Axemo, P., Bodin, A., Carstensen, H., Ehrenroth, B., Madegard-Lind, I., Vavander, C., 2000. Manual acupuncture reduces hyperemesis gravidarum: a placebo controlled randomized, single blind crossover study. J. Pain Symptom Manag. 20 (4), 273–279.

Chauhan, P., Gasser, F.J., Chauhan, A.M., 1998. Clinical investigation on the use of acupuncture for the treatment of placental retention. Am. J. Acupunct. 26 (1), 19–25.

Cho, S., Lee, H., Ernst, E., 2010. Acupuncture for pain relief in labour: a systematic review and meta-analysis. BJOG 117 (8), 907–920.

Cooperative Research Group of Moxibustion Version of Jiangxi Province, 1984. Further studies in the clinical effects and the mechanism of version by moxibustion. In: Second National Symposium on Acupuncture, Moxibustion, and Acupuncture Anaesthesia, Beijing, China.

Coulon, C., Poleszczuk, M., Paty-Montaigne, M.H., Gascard, C., Gay, C., Houfflin-Debarge, V., Subtil, D., 2014. Version of breech fetuses by moxibustion with acupuncture: a randomized controlled trial. Obstet. Gynecol. 124, 32–39.

Cummings, M., 2011. 'Forbidden points' in pregnancy: no plausible mechanism for risk. Acupunct. Med. 29 (2), 140–142.

Da Silva, A., Nakamura, M.U., Da Silva, J.B., 2011. 'Forbidden points' in pregnancy: do they exist? Acupunct. Med. 29 (2), 135–136.

Ee, C., Manheimer, E., Pirotta, M.V., White, A., 2008. Acupuncture for pelvic and back pain in pregnancy: a systematic review. Am. J. Obstet. Gynecol. 198 (3), 254–259.

Elden, H., Ladfors, L., Olsen, M.F., Ostgaard, H.C., Hagberg, H., 2005. Effects of acupuncture and stabilising exercises as adjunct to standard treatment in pregnant women with pelvic girdle pain: randomised single blind controlled trial. Br. Med. J. 330 (7494), 761.

Elden, H., Fagevik-Olsen, M., Ostagaard, H., Stener-Victorin, E., Hagberg, H., 2008a. Acupuncture as an adjunct to standard treatment for pelvic girdle pain in pregnant women: randomised double blinded controlled trial comparing acupuncture with non penetrating sham acupuncture. BJOG 115 (13), 1655–1668.

Elden, H., Ostagaard, H.C., Fagevik-Olsen, M., Al, E., 2008b. Treatment of pelvic girdle pain in pregnant women: adverse effects of standard treatment, acupuncture and stabilising exercises on the pregnancy, mother delivery, and the fetus/neonate. BMC Complement. Altern. Med. 8 (34), 34.

Gaudernack, L., Forbord, S., Hole, E., 2006. Acupuncture administered after spontaneous rupture of membranes at term significantly reduces the length of birth and use of oxytocin. A randomised controlled trial. Acta Obstet. Gynecol. Scand. 85 (11), 1348–1353.

Gaudet, L., Dyzak, R., Aung, S.K.H., Smith, G.N., 2008. Effectiveness of acupuncture for the initiation of labour at term: a pilot randomised controlled trial. J. Obstet. Gynaecol. Can. 30 (12), 1118–1123.

Gribel, G., Coca-Velarde, L.G., 2011. Electro-acupuncture for cervical ripening prior to labor initiation: a randomised clinical trial. Arch. Gynecol. Obstet. 283, 1233–1238.

Guittier, M., Bonnet, J., Jarabo, G., Boulvain, M., Irion, O., Hudelson, P., 2011. Breech presentation and choice of mode of childbirth: a qualitative study of women's experiences. Midwifery 27 (6), 208–213.

Hantoushzadeh, S., Alhusseini, N., Ah, L., 2007. The effects of acupuncture during labour on nulliparous women: a randomised controlled trial. Aust. N. Z. J. Obstet. Gynaecol. 47 (1), 26–30.

Harper, T., Coeytaux, R.R., Chen, W., Campbell, K., Kaufman, J.S., Moise, K.J., Thorp, J.M., 2006. A randomised controlled trial of acupuncture for initiation of labor in nulliparous women. J. Matern. Fetal Neonatal Med. 19 (8), 465–470.

Helmreich, R., Shiao, S.Y.P.K., Dune, L.S., 2006. Meta-analysis of acustimulation effects on nausea and vomiting in pregnant women. Explore 2 (5), 412–421.

Huang, T., Yang, Y., Huang, X., 2008. Selection of acupoints and opportunity for acupuncture analgesia in delivery. J. Tradit. Chin. Med. 49, 625–628.

Hutton, E., Hannah, M.E., Barrett, J., 2002. Use of external cephalic version for breech pregnancy and mode of delivery for breech and twin pregnancy: a survey of Canadian practitioners. J. Obstet. Gynaecol. Can. 24 (10), 804–810.

Kim, S.Y., Chae, Y., Lee, S.N., Lee, H., Park, H.J., 2011. The effectiveness of moxibustion: an overview during 10 years. Evid. Based Complement. Alternat. Med. 2011.

Knight, B., Mudge, C., Openshaw, S., White, A., Hart, A., 2001. Effect of acupuncture on nausea of pregnancy: a randomized, controlled trial. Obstet. Gynecol. 97 (2), 184–188.

Kubista, E., Kucera, H., Muller-Tyl, E., 1975. Initiating contractions of the gravid uterus through electroacupuncture. Am. J. Chin. Med. 3 (4), 343–346.

Kvist, L., Larsson, B.W., Hall-Lord, M.L., Rydhstroem, H., 2004. Effects of acupuncture and care interventions on the outcome of inflammatory symptoms of the breast in lactating women. Int. Nurs. Rev. 51 (1), 56–64.

Kvist, L., Hall-Lord, M.L., Rydhstroem, H., Larsson, B.W., 2007. A randomised controlled trial in Sweden of aupuncture and care interventions for the relief of inflammatory symptoms of the breast during lactation. Midwifery 23 (2), 184–195.

Liao, Y., Seto, K., Saito, H., Fujita, M., Kawakami, M., 1979. Effect of acupuncture on adrenocortical hormone production: 1. Variation in the ability for adrenocortical hormone production in relation to the duration of acupuncture stimulation. Am. J. Chin. Med. 7, 362–371.

Long, Z., 1994. Auricular point-pressing therapy for induced labor in mid and late pregnancy. Acupuncture Res. 19, 181.

Maciocia, G., 1998. Obstetrics and Gynecolgy in Chinese Medicine. Churchill Livingstone, New York.

Mackenzie, I., Xu, J., Cusick, C., Midwinter-Morten, H., Meacher, H., Mollison, J., 2011. Acupuncture for pain relief during induced labour in nulliparae: a randomised controlled study. BJOG 118 (4), 440–447.

Manber, R., Schyner, R.N., Allen, J.J.B., Rush, A.J., Blasey, C.N., 2004. Acupuncture: a promising treatment for depression during pregnancy. J. Affect. Disord. 83 (1), 89–95.

Manber, R., Schyner, R.N., Lyell, D., 2010. Acupuncture for depression during pregnancy: a randomised controlled trial. Obstet. Gynecol. 115, 511–520.

Martensson, L., Stener-Victorin, E., Wallin, G., 2008. Acupuncture versus subcutaneous injections of sterile water as treatment for labour pain. Acta Obstet. Gynecol. Scand. 87 (2), 171–177.

Martinez, I., Rivera, L.N., Arangel, C.R., 2004. Acupuncture as an alternative techniques for uterine contractions in term pregnant patients. In: 5th World Congress on Controversies in Obstetrics and Gynecology. Las Vegas, USA.

Mitchell, M., Allen, J., 2008. An exploratory study of women's experiences and key stakeholders views of moxibustion for cephalic version in breech presentation. Complement. Ther. Clin. Pract. 14 (4), 264–272.

Modlock, J., Nielsen, B.B., Uldbjerg, N., 2010. Acupuncture for induction of labour: a double blind randomised controlled study. BJOG 117 (10), 1255–1261.

Neri, I., Allais, G., Cvaccaro, V., Minniti, S., Airola, G., Schiapparelli, P., Benedetto, C., Facchinetti, F., 2011. Acupuncture treatment as breastfeeding support: preliminary data. J. Altern. Complement. Med. 17 (2), 133–137.

Nesheim, B., Kinge, R., Berg, B., Alfredsson, B., Allgot, E., Hove, G., 2003. Acupuncture during labor can reduce the use of meperidine: a controlled clinical study. Clin. J. Pain 19 (3), 187–191.

Pach, D., Brinkhaus, B., Willich, S.N., 2009. Moxa sticks: thermal properties and possible implications for clinical trials. Complement. Ther. Med. 17 (4), 243–246.

Park, J., Sohn, Y., White, A.R., Lee, H., 2014. The safety of acupuncture during pregnancy: a systematic review. Acupunct. Med. 32 (3), 257–266.

Pennick, V., Young, G., 2007. Interventions for preventing and treating pelvic and back pain in pregnancy. Cochrane Database Syst. Rev. Art. No.: CD001139.

Rabl, M., Ahner, R., Bitschnau, M., Zaisler, H., Husslein, P., 2001. Acupuncture for cervical ripening and induction of labour at term: a randomised controlled trial. Wien. Klin. Wochenschr. 113 (23–24), 942–946.

Ramnero, A., Hanson, U., Kihlgren, M., 2002. Acupuncture treatment during labour – a randomised controlled trial. BJOG 109 (6), 637–644.

Romer, A., Weigel, M., Zieger, W., Melchart, F., 2000. Prenatal acupuncture: effects on cervical maturation and duration of labour. Geburtshilfe Frauenheilkd. 60, 513–518.

Schyner, R., Allen, J.J.B., Hitt, S.K., Manber, R., 2001. Acupuncture in the Treatment of Depression:

A Manual for Research and Practice. Churchill Livingstone, Edinburgh.

Selmer-Olsen, T., Lydersen, S., Morkved, S., 2008. Does acupuncture used in nulliparous women reduce time from prelabour rupture of membranes at term to active phase of labour? a randomised controlled trial. Acta Obstet. Gynecol. Scand. 86 (12), 1447–1452.

Smith, C., Crowther, C.A., 2004. Acupuncture for induction of labour. Cochrane Database Syst. Rev. 1.

Smith, C., Crowther, C., Beilby, J., 2002a. Acupuncture to treat nausea and vomiting in early pregnancy: a randomized controlled trial. Birth 29 (1), 1–9.

Smith, C., Crowther, C., Beilby, J., 2002b. Pregnancy outcome following womens' participation in a randomised controlled trial of acupuncture to treat nausea and vomiting in early pregnancy. Complement. Ther. Med. 10 (2), 78–83.

Smith, C., Crowther, C.A., Collins, C.T., Coyle, M.E., 2008. Acupuncture to induce labor: a randomized controlled trial. Obstet. Gynecol. 112, 1067–1074.

Smith, C.A., Hay, P.P.J., Macpherson, H., 2010. Acupuncture for depression. Cochrane Database Syst. Rev. 1.

Smith, C., Collins, C.T., Crowther, C.A., 2011. Acupuncture or acupressure for pain management in labour. Cochrane Database Syst. Rev. Art. No.: CD009232.

Smith, C., Crowther, C.A., Grant, S.J., 2013. Acupuncture for induction of labour. Cochrane Database Syst. Rev. 8. Art. No.: CD002962.

Tempfer, C., Zeisler, H., Heinzl, H., Hefler, L., Husslein, P., Kainz, C.H., 1998. Influence of acupuncture on maternal serum levels of interleukin-8, prostaglandin F2 alpha, and beta-endorphin: a matched pair study. Obstet. Gynecol. 92, 245–248.

Theobald, G., 1973. The Electrical Induction of Labour. Appleton-Century-Crofts, New York.

Tremeau, M., Fontaine, R., Teurnier, F., Demouzon, J., 1992. Protocol for cervical maturation by acupuncture [Protocole de maturation cervicale par acupuncture]. J. Gynecol. Obstet. Biol. Reprod. 21, 375–380.

Vas, J., Aranda, J.M., Nishishinya, B., Mendez, C., Martin, M.A., Pons, J., Liu, J.P., Wang, C.Y., Perea-Milla, E., 2009. Correction of nonvertex presentation with moxibustion: a systematic review and metaanalysis. Am. J. Obstet. Gynecol. 201 (3), 241–259.

Vixner, L., Schytt, E., Stener-Victorin, E., Waldenstrom, U., Pettersson, H., Martensson, L.B., 2014. Acupuncture with manual and electrical stimulation for labour pain: a longitudinal randomised controlled trial. BMC Complement. Altern. Med. 14, 187.

West, Z., 2000. Acupuncture in Pregnancy and Childbirth. Churchill Livingstone, Edinburgh.

Yamashita, H., Ichiman, Y., Tanno, Y., 2001. Changes in peripheral lymphocyte subpopulations after direct moxibustion. Am. J. Chin. Med. 29 (2), 227–235.

第三十四章　针刺在癌症及姑息医疗中的应用

C.Rubens ■　J.Filshie

引言

在姑息医疗环境中,针刺正在越来越多地与常规医疗一起被用于疼痛和症状的管理(Filshie and Thompson,2009;Garcia et al.,2013;Towler et al.,2013)。在最近一项英国的临终关怀医院和专业性姑息医疗服务机构的调查中,回馈者中的59%正在使用针刺(Leng,2013)。患有癌症和其他生命限制性疾病的人群,通常经受着侵入性药物及手术治疗以试图控制疾病。然而,有些治疗几乎和实际疾病一样令人难以忍受。姑息医疗的目的在于帮助控制患者的症状,而并非治愈他们的疾病,并且要考虑比疾病过程本身更广泛的问题。它从身体、心理、情感和精神方面给予患者支持,重点关注的是当他们带着潜在性的生命限制性疾病而生存时,什么问题在困扰着他们的日常生活。由于针刺的证据基础不断增强,已得到更加广泛的接受,因此,针刺在癌症患者和姑息医疗环境中的应用业已变得更加普遍。

由于癌症患者的存活时间更长了,他们越来越多地被转到补充疗法来帮助解决疾病的负担。针刺以其最低的副作用和大量的有益作用能为此类患者提供一种放松性的治疗。在药物治疗无效或者不能忍受,或者为了抵消这些治疗的某些作用的情况下,针刺可用于治疗症状。

本章将讨论在癌症医疗中针刺最有帮助解决的那些症状,针刺可能的作用机制,现有的证据以及持续研究的领域。在该领域中大多数的临床和研究工作集中在癌症,但也会讨论其他生命限制性疾病,这类疾病也适合于用针刺治疗。

临床方面

首次治疗癌症患者之前,采集全面的医疗病史,包括详尽的疼痛史,如果合适的话应该了解完整的社会史,这是非常重要的。这有助于了解患者是否以往接受过针刺治疗和他们的反应情况。针对现病史应进行适当的临床检查,包括患者心理状态的评估。这对于一开始时就来讨论治疗成功的可能性是有帮助的。如果合适的话,针刺就可用于治疗主要症状,以及表现明显、在病史采集过程中了解到适合针刺的任何其他症状。在一家癌症医院中,对150例就诊于门诊的患者进行统计,对每位患者总计有6种症状进行了治疗,但只有20%的患者仅一种症状单独得到了治疗(J.Filshie and C.Rubens,论文在准备中,2015)。针刺作为一种疗法,并应结合适当的药物和心理支持,而所涉及的不同临床医生之间不断地沟通是至关重要的。

最初可按经验给予治疗,随后可根据对先前治疗的反应而加强或减弱治疗。在本组使用的针具比一般人群所用的针具直径更小,可能刺入得更表浅。常规的治疗计划将包括每周1次共6次治疗,每次持续10~20分钟。随着每次连续地治疗,疼痛缓解的时长会趋于增加,这样通常会使患者减少止痛药的用量。由于在一个完整的疗程之后,益处通常才是最大化的,然而随着时间的推移会逐渐消退,因此,在某些情况下,为了维持治疗效果随后可给予"追加"治疗。根据症状控制水平,可以适当地增加间隔时间来给予追加治疗。在完成最初的一个疗程之后,可引入多种不同的方法来帮助延长针刺的效果,包括对呼吸困难患者按压半永久性留置针,对于热潮红的患者教会他们自行针刺。这些方法也被用于增加治疗,在这种情况下仅获得短暂的症状缓解。

人们已经注意到,伴有疼痛和晚期疾病的患者需要许多持续的"追加"治疗来维持充分的镇痛效应,由于部分患者随着时间的推移,对针刺的反应会逐渐减弱(Filshie and Thompson,2009)。人们已经发现,在肿瘤负荷和对针刺控制疼痛的反应时间长度之间存在着负相关,即肿瘤负荷最大或越活跃的疾病获得的益处就最少(Filshie and Redman,1985)。以前对针刺有良好反应的患者,如出现任何耐受性都应考虑可能是复发的迹象而需进一步诊察。

在一项对患者出现耐受性的统计中,27名患者中有17人病情已有发展而进一步出现了转移(Filshie,1990)。耐受性的一种可能性机制是:内源性阿片类物质的产生在癌症患者中可能是最大的,当用针刺治疗时,这就阻止了针刺引起的任何更大的反应(Filshie and Thompson,2009)。动物模型的观察结果也显示,阿片拮抗剂血管紧张素Ⅱ和胆囊收缩素(cholecystokinin,CCK)可通过延长电针刺激时间而被释放(Wang and Han,1990;Zhou et al.,1993)。有趣的是,与疼痛症状相比,针刺治疗晚期癌症相关的呼吸困难、热潮红、口腔干燥和疲劳等所产生的耐受性,发生的可能性要少得多(J.Filshie,临床观察)。

临床要点

对针刺止痛的耐受性可发生在进展性疾病中,对以前有效的针刺治疗出现反应性降低都应引起注意而及时转诊患者并做进一步诊察。

癌痛及癌症相关性痛

尽管有适当的镇痛剂滴定及联合镇痛药,但仍有很大比例的癌症患者有剧烈的疼痛(Filshie,1990)。这些药物的副作用可能难以抗拒,许多患者希望尝试非药物治疗如针刺,以帮助控制他们的症状。在实践中,针刺常被作为镇痛药的辅助方法来应用,可能会使一些患者的用药剂量和副作用减少或消除。针刺也可以改善患者的活动能力,这种效果可能会早于疼痛缓解,能够使放射治疗得到恰当的安置,能够使涉及的有关活动得以实现,如驾驶。

疼痛可能是癌症本身的一种直接结果,可能是癌症治疗的一种后果,或者也可能与癌症完全无关。尽力识别疼痛的原因非常重要,疼痛可能由综合性原因引起,也可能是伤害性和/或神经病理性的病因(Filshie and Thompson,2009)。与肿瘤生长相关的疼痛原因,包括骨痛、神经痛、软组织浸润或脏器受累。与治疗相关的疼痛可能是由于手术、放疗或化疗或这些疗法的联合应用所引起。众所周知,手术如乳房切除术、开胸术或根治性颈淋巴清扫术等可引起慢性疼痛状态,可持续数月或数年之后,是这组患者疼痛发病的重要原因(Macrae,2001)。开胸术和乳房切除术的确是其中引起术后慢性疼痛的最常见疾病,而仅截肢手术有更高的疼痛发病率(Kehlet et al.,2006)。大量的患者还会出现肌筋膜疼痛。

针刺被用于治疗癌症患者疾病本身引起的疼痛,或更常用于一个或多个以下治疗所引起的后果,如手术、放疗和化疗。

临床方法

当考虑穴位选择时,可以应用一些方法。首先要考虑患者是在坐位还是卧位上可更好地给予治疗,这是非常有帮助的。对激痛点进行检测可显示出肌筋膜源性疼痛,并可给予成功的治疗,这在癌症病患中很常见。治疗中也可用节段性穴位,将针刺入与病变结构具有相同的脊髓节段神经支配的区域。适合于病变区域的椎旁选穴方法也常选用,通常的目的是增加对并发的交感神经的阻滞,例如,胸1~胸2(头和颈),胸1~胸5(胸、上肢),腰1~腰2(腰和下肢)。如果使用上没有禁忌证,压痛点和常选用的传统穴位如太冲、合谷等,也可加入组合(图34.1)。

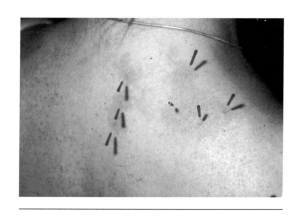

图34.1　治疗显示的节段性和激痛点(见彩版)

很难准确地对针刺"剂量"进行量化,因为它受诸多因素的影响,包括治疗时长、针具的数量、针刺深度、针具粗细以及刺激的程度和方式。然而,值得注意的是,癌症患者往往是"强烈的反应器",需要更短更温和的治疗(Mann,2000)。在一次治疗期间,当考虑初始和随后给予的针刺"剂量"时,必须考虑到这一点,尤其当不同的针刺从业者应用时在方法上存在极大差异时。

针刺期间能给癌症患者提供一个机会,即在安静环境下个人反思他们自己的疾病状况。针刺是一种比肿瘤疗法更温和、更自然的治疗,并能够在情感和身体两方面有助于增强患者的能力。在一项对乳腺癌患者的统计中观察到,在疼痛、痛行为、忧伤、抑郁以及对生活方式的影响等方面都有所减轻(Filshie et al.,1997)。在临床实践中,针刺治疗很少单独应用;通常与治疗性谈话相结合,两者均能帮助患者。针刺的特异性效应,加之患者有与一位能帮助自己的医生进行讨论的机会,以及针刺的放松效应,这些都对治疗的结局产生影响(Filshie and Thompson,2009)。

当针刺治疗疼痛选穴时,将节段性选穴和激痛点相结合,并与常用的镇痛穴位如合谷穴等一起应用。针对头、颈、手臂和乳房的疼痛和血管问题,选用椎旁穴位 C_7、T_1 及 T_2,似乎可以与交感神经阻滞进行替换,因此,这些穴位通常俗称为"交感神经阻滞点"。也可选用激痛点和效应较强的传统穴位,再加上其他的局部穴位。腹部、腰部和小腿部痛,选用椎旁穴 L_1~L_5,若有会阴部疼痛则加用骶部穴位。如果需要改善腿部血液循环,在椎旁针刺 L_1 和 L_2,可能也会起到"交感神经阻滞"的作用。

治疗相关性疼痛

放疗

放疗后引起的问题,包括神经丛放射性纤维化和放射性脊髓病。虽然包括重叠辐射场的放疗方案是不可取的,且目前已不常用(Hanley and Staley,2006;Maher Committee,1995),但腋窝部位的放射治疗仍可引起臂丛神经病变。疼痛也可由肿瘤的浸润所致,但在过去接受放射治疗所继发的肉瘤则极少引起疼痛。

化疗

有 10%~20% 的患者会患有化疗诱发性周围神经病变(chemotherapy-induced peripheral neuropathy,CIPN)。常规治疗包括抗神经病理性疼痛的药物。此外,研究发现针刺能减轻这些致残性症状(Donald et al.,2011;Wong and Sagar,2006;Schroeder et al.,2012;Bao et al.,2011),可能是通过释放内源性神经递质,包括神经生长因子(NGF)、γ-氨基丁酸(GABA)和腺苷。最近,肿瘤学家已经改变了化疗药物的剂量安排,已使 CIPN 的发病率有所下降,但是一些药剂如硼替佐米(万珂),在治疗多发性骨髓瘤患者的一些最严重的症状时仍然会持续应用(Filshie and Rubens,2011)。除了前面文献发表的方法外,有用的穴位还包括"交感神经阻滞点"(T_1~T_5,L_1~L_2),加上远端穴位以及常用的传统穴位,如合谷、外关、三阴交和太冲(JF,个人观察结果)。

手术

一些随机对照试验(RCTs)显示,针刺在多种癌症相关手术后患者的疼痛管理中发挥作用(Mehling et al.,2007),包括开胸手术后疼痛(Wong et al.,2006)以及胃肠道手术后疼痛(Kotani et al.,2001)。最近一项RCT(n=58)显示,针刺能显著降低颈淋巴清扫术后的疼痛,还能缓解术后功能紊乱和口腔干燥(Pfister et al.,2010)。

众所周知,乳房手术后疼痛十分常见,而且会随着时间的延续而持续存在(Macrae,2001;Meretoja et al.,2014)。近期乳房手术的大量队列研究发现,乳房疼痛的患病率在29%~47%之间,高达13%的患者报告他们有严重的疼痛。这类疼痛在性质上常为神经病理性痛,普遍会波及同侧的乳房、腋下和手臂(Brummett,2011)。其他类型的疼痛综合征要介绍的包括幻觉性乳房痛、瘢痕处或其周围痛以及胸壁痛。瘢痕性疼痛常见于乳房切除术后,对于乳房和胸壁的痛觉过敏可采用一种广泛的围刺技术,通常称为"盘龙"(图34.2)。

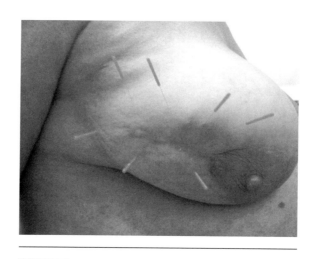

图34.2 盘龙围刺方法(见彩版)

乳房手术相关性疼痛的产生原因可能有活组织检查、广泛性局部切除、腋窝取样或腋淋巴结清扫术、乳房切除术或切除重建,如单纯移植、背阔肌皮瓣移植或腹壁下动脉穿支皮瓣移植。腋淋巴结清扫术后极易出现肋间臂神经损伤,而且乳房手术后有1/3的患者,重建手术后有1/2的患者会出现慢性疼痛(Wallace et al.,1996)。年轻患者更易出现术后疼痛,并且对生活质量造成负面影响,尤其在与孩子和伴侣亲密接触之时(Williams et al.,2010)。

在一项研究中,乳房术后并行腋淋巴结清扫的患者,在术后2周给予针刺(He et al.,1999)。结果显示,与非针刺的对照组相比,疼痛明显改善并增加了手臂的外展活动。

芳香化酶抑制剂引起的关节痛

新出现的证据证明了针刺减轻乳腺癌女性关节痛的疗效,这种疼痛通常与芳香酶抑制剂(aromatase inhibitors,AI)有关。在200例患者中,关节疼痛的发生率为47%(Crew et al.,2007)。一项在早期乳腺癌女性患者中进行的RCT(n=43),比较了真实针刺与假针刺在治疗这些症状方面的效果(Crew et al.,2010)。真实针刺组的疼痛评分和严重程度均低于假针刺组。在骨性关节炎指数(WOMAC)和改良的手部慢性类风湿定性和定量评分(M-SACRAH)方面,两组均呈现类似的下降,但这或许是因对照组的选择所致,由于假针刺采用表浅针刺的身体部位被认为是非穴位点,而其本身可能在神经生理学上是一种有效的治疗。研究也表明电针在减轻乳腺癌患者关节疼痛上有效,而患者经历的这种关节痛是接受辅助用药芳香酶抑制剂治疗的后果(Mao et al.,2009),而且发现其疗效优于等候名单的患者,但在8周时效果与假对照组几乎相同,而电针组的疗效可持续至12周(Mao et al.,2014)。在肿瘤学专家设计的方法中,针刺对芳香酶抑制剂诱发的关节疼痛治疗起到了重要作用(Niravath,2013)。

临床方法

椎旁C_7~T_2(手和臂);L_1~L_2(脚);膝部穴位包括阴陵泉、血海、足三里、太冲、三阴交;激痛点;以及受累关节周围的局部穴。重要的是要牢记避免针刺行淋巴结清扫术后的肢体,如腋窝的淋巴结清扫术/取样。

常规针刺治疗能减少止痛药的用量,也可降低药物的副作用。观察发现活动能力的改善有时早于疼痛的缓解。一个疗程的针刺能提高AI相关性关节痛患者长期用药的依从性。

证据

针刺治疗癌症疼痛的系统综述还没有发现足够的有效性证据(Paley et al.,2011b;Lee et al.,2005),其中仅有一项高质量RCT研究为阳性结果(Alimi et al.,2003)。这项小规模试验(n=90)采用耳针疗法,与对照干预比较——在"非正确"耳穴点进行针刺或压珠,结果显示在30天及2个月时神经病理性痛显著减轻。两项回顾性统计纳入了339例具有疼痛症状而对常规镇痛药无反应的患者(Filshie and Redman,1985;Filshie,1990)。每周1次共3次的治疗后,50%以上的患者获得了满意的镇痛效果,并且肌肉痉挛、膀胱痉挛和血管问题也得到了明显改善。其他研究也发现了类似的结果(Aung,1994;Leng,1999;Johnstone et al.,2002a)。

对于晚期癌症患者,一天给予数次电针有助于镇痛,效应可与常规镇痛方法相媲美。这是一种非常耗费体力的工作,然而随着时间的推移,治疗需要的次数常会减少(Wen,1977)。Paley等人(2011a)认为,针刺未来的潜在用途是可作为一种辅助治疗,与药物的"补救"剂量一起来治疗暴发性疼痛。

由于针刺被广泛应用于癌症患者的疼痛治疗,希望不断增加大量有关的高质量RCTs,这必将会进一步对临床实践产生影响(Garcia et al.,2013)。

非疼痛性症状

呼吸困难

呼吸困难对于生命垂危的患者来说可能是一种极其痛苦的症状。常规药物治疗包含的阿片类药物、苯二氮䓬类药物以及类固醇,可能难以完全地控制症状,且能引起难以接受的副作用,如嗜睡。许多已经发表的应用针刺治疗呼吸困难的证据是针对慢性阻塞性肺病(chronic obstructive pulmonary disease,COPD)患者。在一项COPD患者的RCT中,观察到与对照组相比针刺组患者在主观呼吸困难以及6分钟步行距离方面均有明显改善,然而其他客观指标无变化(Jobst et al.,1986)。有关针刺治疗COPD的其他研究已在第二十八章中介绍过。一项前瞻性研究纳入了 20 例癌症相关性、静止状态下有呼吸困难的患者,结果显示 70% 的患者症状得到显著改善,并且在 90 分钟时患者的呼吸困难主观评分、放松及焦虑等方面均有明显改善(Filshie et al.,1996)。在患者胸骨上端应用两个留置图钉,并指示患者在运动前或者当他们的症状出现特别严重时进行按摩,上述的这些效果可被延长(图 34.3)。此外,研究还发现患者在治疗过程中呼吸速率有所下降。需要注意的是,这些患者以前都曾用过类固醇、阿片类药物、雾化和吸氧疗法来治疗他们的呼吸困难而未奏效。上胸部的这些穴位被医疗针灸师广泛用于癌症患者的治疗,被称为 ASAD 穴,因为它们被用于治疗焦虑、恶心、止痛和呼吸困难。在英国的众多姑息医疗单位都在应用这种方法,能够赋予患者对他们的症状具有控制能力。清洁皮肤后放置揿针,外覆一层透明的塑料敷料,一次可以留置在原位达 4 周,每次放置的位置可以在正中线上稍做变化。必要时或者在活动前,或者万一患者有惊恐发作时,就可以对它们进行按摩。

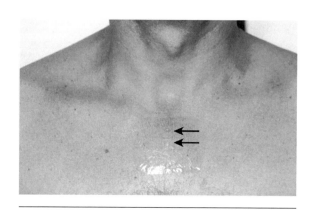

图 34.3　胸骨上端的两个穴,也称 ASAD 点,在英国常用于治疗焦虑(anxiety)、恶心(sickness)、镇痛(analgesia)和呼吸困难(dyspnoea)(见彩版)

临床方法

最常用的穴位是椎旁穴 T_1~T_5、斜方肌激痛点、合谷和 ASAD 穴。

一项进一步的 RCT 预试验,观察了针刺对 47 例肺癌及乳腺癌患者出现呼吸困难的疗效,并与按摩揿针相比 - 这可能并非无效,结果发现没有差异(Vickers et al.,2005)。

一项在 173 例继发于肺癌或间皮瘤的晚期癌症相关性呼吸困难的患者中实施的 RCT,比较了针刺与吗啡以及针刺加吗啡的疗效。它们在缓解呼吸困难上都具有同样的效果,但针刺能显著减轻焦虑,使患者更加放松,同时也能减少吗啡的用量。因此,针刺能被推荐作为一种合适的替代或辅助方法,用于肺癌或遭受阿片类药物相关毒性的患者而出现的呼吸困难(O'Brien et al.,2005)。

针刺治疗呼吸困难的机制尚不明确,但可能与镇静作用和内源性阿片肽释放的中枢作用(Filshine and Thompson,2009),以及促肾上腺皮质激素释放的抗炎作用(Roth,1997)有关。焦虑减轻的心理作用也可能有助于呼吸困难的减轻(Mukaino et al.,2005)。此外,也有可能在治疗过程中于胸部穴位留置图钉会使患者体验到放松和焦虑缓解,这或许可归因于催产素的释放(Uvnas-Moberg et al.,1993)。

恶心与呕吐

在传统上穴位内关被用于治疗恶心和呕吐,在西方国家里当今它几乎被普遍地用于这些症状。对于西方科学针刺而言,在它的穴位选择中能说的如此明确是不寻常的,但这种惯例做法源于已故的 Dundee 教授的一次观察,当他访问中国时亲眼看到了孕妇在此穴位上接受针刺以治疗妊娠呕吐。他继续进行了很多研究,用一根针单独刺该穴显示能减轻恶心和呕吐。最初,这些研究证明了在减轻手术期恶心和呕吐上的有效性(Dundee et al.,1989a),随后采用了一种改良的方法,它们被用于证明针刺内关对减少化疗诱发的恶心和呕吐的协同效应(Dundee et al.,1989b)。

恶心和呕吐是临终时常见的症状,通常起因是多因素的,所以在考虑药物和非药物治疗时,确定潜在的原因非常重要。呕吐的原因包括药物(如:阿片类药物、抗生素、铁)、机械性梗阻、胃瘫和迷走神经刺激(如:源于肝转移或胃刺激)(Twycross and Back,1998)。疼痛也能引起恶心,就像其能引起心理学症状一样,如恐惧和焦虑。针刺可作为止吐药的辅助治疗,也可单独使用。虽然针刺对不完全性梗阻患者的症状能起到改善和控制,但在真性胃肠梗阻情况下针刺将是无助的,因此,在考虑将针刺作为一种治疗方法之前,应先排除本病(Filshine and Thompson,2009)。一些患者的确经过简短的培训后,就能在自己的天枢、中脘和气海穴上进行非常有限的自我治疗,据说这样能限制不完全性肠梗阻患者入院治疗的人数。通常姑息治疗的患者在感觉到恶心时,可能希望尝试针刺,而不愿服药。针刺能减轻放疗后恶心呕吐(Enblom et al.,2012)。

恶心和呕吐是针刺研究中第一个被正式进行系统性评价过的领域,33 项 RCTs 中有 27 项表明针刺优于对照组(Vickers,1996)。目前,已有大量的证据可用于证明针刺治疗恶心和呕吐的有效性,特别是对术后恶心呕吐以及妊娠期恶心。在一项 Cochrane 综述中显示,针刺内关预防术后恶心、呕吐与止吐药一样有效(Lee and Fan,2009)。这一结果以及其他证据在第 21 章中有更详细的讨论。

目前,有越来越多的大量证据表明针刺治疗化疗诱发性呕吐的有效性。一项高质量RCT 提示,与对照组相比,针刺对乳腺癌高剂量化疗引起的恶心呕吐有益处(Shen et al.,2000)。Ezzo 等(2005)回顾了 11 项化疗诱发呕吐的临床试验,发现手针与电针能显著减少急性呕吐。针压法也能减轻恶心的严重程度,但并没有减少实际的呕吐。它得出的结论是对于急性恶心而言,针压法是一种低成本而简便的干预方法,可以自行实施。

临床方法

在姑息医疗中,由于恶心、呕吐病因复杂,除了内关穴之外,还有许多其他穴位可以加用。这些穴位包括天枢、气海、中脘和足三里。在 ASAD 穴上用留置针也有助于一些患者自行控制他们的症状,当患者感到症状要出现时,通过按摩这些穴位,有时能即刻减轻恶心。化疗后迟发型恶心呕吐仍然是一个挑战,延迟这些影响的方法还有待证明。

尽管有大量的证据支持针刺治疗恶心呕吐的有效性,但对其作用机制知之甚少。针刺止吐的许多可能机制已被提出,包括针刺引起的内源性类固醇的释放、催产素的释放、CCK的作用以及胃肠道部位 5-HT 的释放。研究已显示针刺能使内源性大麻素释放(Chen et al.,2009)。内源性大麻素的释放或许在影响针刺止呕效应方面有一定的作用。

热潮红

热潮红常见于乳腺癌患者,也常见于男性前列腺癌患者。这通常由抗雌激素和抗雄激素药物治疗所引起,但也可因女性患者在有癌症诊断后突然停止激素替代疗法(hormone replacement therapy,HRT)而引起。治疗相关性血管运动症状可能令患者非常痛苦,也可能影响患者而放弃他们的抗癌治疗(Demissie et al.,2001)。最近的两项试验——ATTOM(Gray et al.,2013)和 ATLAS(Davies et al.,2013)已显示,应用 10 年他莫昔芬能明显降低癌症的复发和死亡风险(Gray et al.,2013;Davies et al.,2013)。然而仍有许多研究表明,50% 以上的女性对于内分泌治疗甚至坚持不到 5 年(Makubate et al.,2013)。由于大多数乳腺癌患者对有关 HRT 的使用很担忧,因此,非激素方法治疗热潮红非常需要。

在英国,针刺已经被广泛用于处理癌症治疗所引起的热潮红,早期的研究工作已显示针刺是有效的(de Valois and Jackson,2003;de Valois et al.,2007;Cumins and Brunt,2000)。虽然针刺治疗热潮红的确切机制尚不明确,但已了解到在热潮红期间,降钙素相关基因肽(calcitonin gene-related peptide,CGRP)被释放而进入血流,而针刺也能引起 β- 内啡肽的释放,对 CGRP 有抑制作用。一项 RCT 观察了自然绝经期的热潮红,结果表明针刺能有效减轻热潮红,且与治疗过程中 CGRP 水平同时出现下降相关(Wyon et al.,1995)。通过增加 β- 内啡肽水平也能减轻潮热症状,但它会对黄体生成素峰产生负面影响(Filshie et al.,2005)。研究还表明,压力以及雌激素和血清素浓度的降低能引起下丘脑 5-HT2A 受体增加,进而改变了体温调节,导致潮热和出汗症状(Berendsen,2000)。研究表明针刺能提高 5-HT 水平(Han 和 Terenius,1982),因此也能逆转上述效应,也可被认为是一种与选择性 5- 羟色胺再摄取抑制剂(SSRIs)等效的非药物治疗。

一项研究统计了 194 例癌症患者,将针刺或自行针刺用于血管运动症状的长期治疗,79% 的患者显示在潮热出现频率和 / 或严重程度上都减轻了 50% 或更多(Filshie et al.,2005)。对患者而言,这种差异使他们对症状更能接受,也减轻了疲劳感。早期的一项病例系列研究,连续观察了 22 例乳腺癌患者,所有患者都认为她们从针刺治疗潮热中获得了一些益处,82% 的患者有效减轻(Tukmachi,2000)。一项 50 例患者的 RCT,发现针刺治疗血管运动性症状与文拉法辛一样有效,而且针刺组未出现副作用(Walker et al.,2010)。许多其他有关针刺的小规模随机对照试验也证实乳腺癌女性热潮红减轻(Deng et al.,,2007;Frisk et al.,,2008;Hervik and Mjaland,2009;Nedstrand et al.,,2005)。Lee 等(2009a)对乳腺癌患者的证据进行了综述,Meta 分析结果提示,与假针刺比较支持针刺的效果。他们依然得出的结论是证据并不令人信服。诸多关于男性前列腺癌患者的预试验和其他研究均表明,潮热的频率和严重程度都有所降低(Hammar et al.,1999;Hayes et al.,2005;Frisk et al.,2009;Ashamalla et al.,2011)。Lee 等(2009b)也发现证据还不足以得出确切的结论。

Towlerton 和 Filshie 显示,对 12 例接受他莫昔芬治疗的女性乳腺癌患者,用半永久性的针钉刺入内关并留置,每天进行按摩有助于患者,在耐药情况下有助于患者维持其治疗效果(Towlerton et al.,1999)。由于这些最初的发现,用半永久性图钉进行自行针刺已被广泛应用(Filshie et al.,2005)。

其中一位作者(JF)指出,这种症状对于针刺治疗要想获得反应,它可能需要为患者给予达到 1 次 / 周共 6 次的治疗,这可能被认为是一种"负荷剂量";而且中断最初的治疗计划会降低效果。针对癌症治疗相关性潮热患者的治疗,已经为执业者制订了一个方案(Filshie et al.,2005)。

通过在内关和/或太冲上应用每周1次的自行针刺,或在内关上应用半永久性针具(图34.5),起初6周的疗程的效果可被维持长达6年(Filshie et al.,2005)和长达10年(J.Filshie,个人观察结果)。自行针刺为患者提供了一种灵活的治疗方法,可按照他们自己的生活方式长达10年,这是颇具临床意义的,如果用他莫昔芬,例如,就需要服药长达10年。此外,它也能赋予患者一种能力,即对他们的症状喜欢有一种能够控制的感觉。它也能使症状严重的患者遵从他们的激素治疗,这将会提高随着时间推移的依从性,最终改善预后。为了针具的安全使用和处理,为患者提供明确的指导是至关重要的。这个问题将在本章的安全性部分进行详细讨论。

临床方法

用合谷、外关、足三里、三阴交、太冲和/或ASAD,每周1次共6次治疗。请注意(NB):避免针刺腋窝行淋巴结清扫术或取样后的肢体。常规计划为每周1次共6次治疗,之后可按图34.4所示不断增加间隔时间以追加治疗。

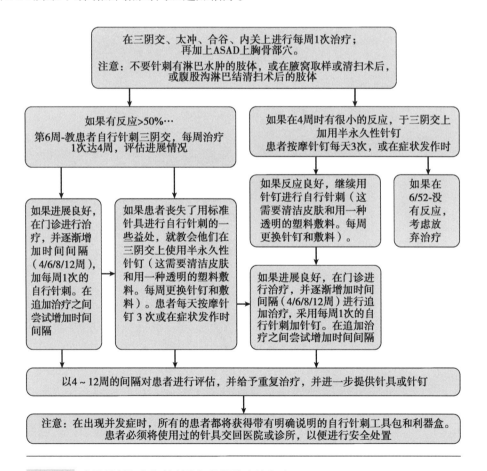

图 34.4 应用针刺和自行针刺进行长期治疗的方法

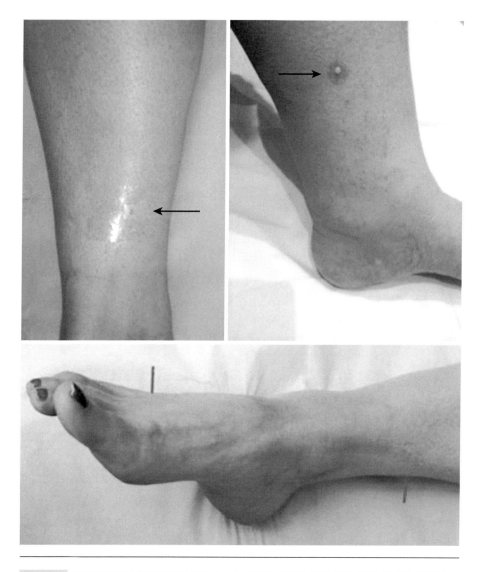

图34.5 三阴交留置针和自行实施的"一个偏离"三阴交的针刺位置及太冲（见彩版）

口干

超过70%的严重癌症患者患有口干或口干症。这是一种令人痛苦的症状,可由药物导致如阿片类、抗胆碱能药物或抗组胺剂等,或以前对头颈部癌症进行过放疗(该部位的发病率高达100%)。还可能由于液体摄入减少出现的脱水以及临终时口腔式呼吸所致。常伴有味觉减退以及说话和吞咽障碍。通常给予对症治疗,包括定期口腔护理和使用唾液补充剂,而不是解决导致唾液流减少的潜在原因。

一些研究已显示了针刺对各种原因所致的口干症(Blom et al.,1992；Blom et al.,1996),以及放疗引起的口干都有疗效(Wong et al.,2003；Braga et al.,2011；Johnstone et al.,2002b；Garcia et al.,2009)。在一项38例的RCT中,Blom等(1996)发现两个针刺组的患者唾液流的流速均有所增加,一组用传统针刺治疗,另一组用浅刺法,因此,浅刺组并非无效。在另一项 20 例姑息治疗患者的研究中观察到，经过 10 次治疗后患者在口干、讲话和吞咽等的视觉模拟评分上均有所改善（Rydholm and Strang，1999）。Wong 等（2003）证明了经皮神经电刺激的一种形式（the Codetron）对于口干症也有效。甚至在头颈部癌症放疗后出现毛果芸香碱抵抗性口干症的患者中，针刺的益处已被观察到（Johnstone et al.，2001）。

一项针刺治疗口干燥症的系统综述得出的结论是，有限证据表明针刺对放射诱发的口干燥症有益处，但建议提供更多证据（O'Sullivan and Higginson，2010）。

临床要点

初步证据表明，针刺对不同原因引起的口干燥症是一种有效的治疗。

许多研究发现口干燥症需要高频次的治疗，在实践中当选用面部的局部穴位时，经过最初 6 次连续的治疗即可产生显著的益处（J.Filshie，个人观察结果）。尽管针刺并不能完全预防辐射造成的口腔后遗症，但能显著地最大限度地降低辐射诱发的口干燥症的严重程度（Braga et al.，2011）。一项多中心研究比较了针刺组与口腔护理教育组。结果发现与口腔护理组相比，针刺组患者报告严重的口腔干燥症状显著减轻。在针刺组还能显著减轻患者因黏稠性唾液而需要饮少量液体来帮助吞咽食物以及夜间醒来需要饮水等问题（Simcock et al.，2013）。

越来越多的证据显示针刺在控制放疗期间口干燥症的效果。一项 RCT（n=86）比较了针刺与标准医疗，结果发现针刺组患者的口干评分有显著下降，同时唾液流的流速也有明显改善（Meng et al.，2011）。有趣的是，同一个研究小组又做了一项初步研究（n=23），比较了针刺和假针刺的疗效，结果发现两组在症状评分和唾液流流速方面没有观察到有临床上的差异（Meng et al.，2012）。然而，这一结果至少可以在一定程度上被解释，因为事实上假针刺涉及了在 4 个耳穴上进行真实针刺，而这是可能已具有了临床效果。这些研究均很好地说明了在针刺研究中存在一个共同问题，即研究中所用的假针刺组被认为是无效的，而实际上这种针刺所产生的效应却被忽略了。或许在将来，对于头颈部癌症接受放疗的患者在黏膜炎的管理中，针刺可作为一种预防性治疗而发挥有益的作用。

Lundeberg 对认为针刺可改善口干症的可能机制已进行了概括（Lundeberg，1999）。其中包括 CGRP 的释放，它作为一种血管舒张剂可增加唾液分泌。此外，也有研究表明针刺能增加口腔干燥症患者唾液中血管活性肠多肽的释放（Dawidson et al.，1998）。

临床方法

面局部穴位如四白、迎香，以及可刺激副交感神经控制的区域耳穴，如神门和肺区。众所周知，刺激副交感神经能增加唾液量。内关能刺激副交感神经活动，因此，对该症状十分有用。椎旁穴位 $C_7\sim T_2$ 加上两侧激痛点。通常的治疗计划是每周 1 次共 6 次治疗，随后每月 1 次进行追加治疗，直至达到疗效稳定的状态。

焦虑和抑郁

针刺与其他补充疗法一样，常常用于缓解焦虑。在遍及英国的众多癌症中心，胸骨上端的"ASAD"穴被用于帮助有焦虑症状和呼吸困难的患者。通过轻柔按摩留置揿针 1~2

分钟,患者自己就能够随时自行控制这些令人苦恼的感觉,并可引起放松感(Filshie and Thompson,2009)。在癌症相关性呼吸困难患者的研究中,针刺包括合谷和 ASAD 穴能显著降低焦虑视觉模拟评分,而且治疗后改善了放松感(Filshie et al.,1996;O'Brien et al.,2015)。针对呼吸困难采用在胸骨上端留置半永久性留置针,1 次可留置达 4 周,外覆透明塑料敷料,可以延长这些益处。一项小规模 RCT 在手术后癌症患者中观察了按摩和针刺的效果,这些患者也同时接受常规治疗,结果显示与仅采用常规治疗的患者相比,针刺使患者的抑郁情绪得到明显改善,同时焦虑和紧张感也得到短暂的缓解(Mehling et al.,2007)。

据称针刺通常也有助于抑郁症;见第二十五章(精神卫生)。这些益处已得到一项阳性结果的系统综述的支持,尽管大部分研究质量偏低(Mukaino et al.,2005)。最近一项系统综述发现,尽管现有文献的优势比提示针刺有作用,但证据是不确定的(Leo and Ligot,2007)。

疲乏

疲乏是晚期癌症及非癌症性诊断患者临终时常见的一种问题。治疗如化疗和放疗等可加重该症状,也可通过药物如糖皮质激素和孕激素以及生活方式改变等给予救治。非药物干预诸如运动和心理干预也显示出一定程度的益处。疲乏是癌症治疗中最常见和令人痛苦的副作用之一,高达 99% 的患者都会经历某种程度的疲乏感(Servaes et al.,2002)。在应用针刺治疗癌症相关性疲劳方面,直到目前文献仍然处于空白。Vickers 等(2004)进行的一项小规模研究显示,针刺能使 31% 的患者化疗后疲乏主观评分降低。另一项纳入 47 例中度~重度疲乏患者的小规模 RCT,比较了针刺与假针刺或针压法的效果,观察到针刺组患者在疲乏程度上有显著的改善,超过或高于其他两组的效果,且这一疗效能够维持到 2 周(Molassiotis et al.,2007)。

一项大型的多中心 RCT,纳入了 302 例化疗后出现中度~重度疲乏的乳腺癌患者,将其随机分为针刺加强化常规治疗组以及单纯强化常规治疗组。给予每周 1 次针刺,共 6 周,与对照组相比,在 6 周时全身疲劳有显著的改善(Molassiotis et al.,2012)。患者在 6 周时又被随机分为接受医生实施的追加治疗或者患者自行针刺追加治疗,均选足三里和三阴交,并与不进一步针刺进行比较。10 周时,两个针刺治疗组与无治疗相比,结果均保持着有显著性的趋势(Molassiotis et al.,2013)。

鉴于目前不断增加的大量证据支持针刺可用于减轻癌症相关性疲乏,因此,可以教给患者进行自行针刺治疗(通常为三阴交和足三里),可为患者给予长期的帮助。这样有助于给癌症患者一定程度的自控能力,这是患者所极其渴望的,由于这样必然会减少后续的预约和治疗,也具有节省费用的吸引力。

临床方法

双侧足三里、三阴交、合谷(避免针刺腋窝手术一侧上肢的合谷)。每周 1 次共 6 次治疗,之后若需要的话,可用足三里和三阴交自行针刺进一步追加治疗以巩固疗效。

血管问题

有关放射性坏死性溃疡(传统上认为无法愈合)的病例报道已显示,用反复的针刺治疗溃疡完全得到了解决(Filshie,1988)。治疗机制被认为可能是通过某种程度的交感阻滞所介导,引起局部血管舒张同时与局部的营养因子一起,会进一步改善血流。针刺也有助于皮瓣缺血和慢性静脉溃疡的治疗,包括那些乳腺癌患者(Lundeberg,1999)。

临床方法

主要方法涉及围刺法的应用,即"盘龙"刺法,即将针具广泛地刺入任何充血区域。

此外,也常规地应用"交感神经阻滞点":头、颈及上肢部问题用 T_1、T_2(可能还用 C_7)椎旁穴,下肢及腹部问题加 L_1+L_2 交感神经阻滞点。直肠溃疡加骶部穴 S_2、S_3 ± 溃疡区周围广泛的区域穴以及附近的穴位。起初针对溃疡 6~12 次(1 次 / 周)治疗是需要的,如果溃疡时间较长或为放射性坏死性直肠溃疡,则往往需要 12 次的治疗(个人观察结果)。后续治疗可以在开始时按照每月 1 次进行追加。

艾滋病

艾滋病(AIDS)对于能获得治疗的患者来说已经成为一种慢性病。遗憾的是,尽管本病的存活率有所改善,但复杂的治疗方案带来的副作用,可能对患者的生活质量造成巨大的不良影响。越来越多的证据表明,针刺可能在帮助缓解高效抗反转录病毒疗法的一些副作用方面具有益处。胃肠毒性是终止用药的主要原因之一。在一项研究中,当针刺与放松疗法结合时,能减轻抗反转录病毒药物相关性胃肠道症状(Chang and Sommers,2011)。

有关针刺用于艾滋病的试验非常少。在一个群组设置中,给予 5 周个性化针刺治疗,已发现针刺可改善睡眠活动和睡眠质量(Phillips and Skelton,2001),但并未发现针刺对 HIV 相关的外周神经病变有效(Shlay et al.,1998)。有关针刺潜在的有益作用仍期待更多的研究。

免疫学

在中医学中,某些针刺穴位被认为对免疫力有一定影响。西方的科学研究从动物实验研究中已经提供了一些有限的证据,认为针刺可能有增强免疫的效果(参见第三章),但仍需进一步研究(Lundeberg,1999)。有关针刺对免疫系统的调节机制被认为可能类似于适度运动的机制,已发现后者能增加杀伤性 T 细胞活性(Jonsdottir,1999)。

Lu 等(2007)的一项系统综述显示,在经历化疗的患者中,每天接受 1 次针刺,平均 16 次,对增加患者的白细胞具有阳性结果。然而,纳入的试验质量被认为偏低,故作者认为具有阳性结果的 Meta 分析应该被认为是探索性的。

安全性

White(White,2004)在一项累积性评价中显示,针刺的严重不良反应风险在全球范围内都是很低的。他指出,针刺的严重不良反应发生率低于许多常用的医疗方法,而且其中许多不良反应可能在一个完全合格的从业者手中是可以避免的。其他大型前瞻性研究也显示,针刺有良好的安全性记录(White et al.,2001;Macpherson et al.,2001;Witt et al.,2009)。然而,在任何针刺治疗中都有许多安全性方面的问题需要考虑(参见第十四章进行了充分讨论),而且针对姑息治疗也有一些具体的问题。

安全性对于癌症患者来说是至关重要的,由于他们似乎特别容易受到针刺效果的影响,他们常患有复杂的疾病,因此,针刺的效果确实很可能会掩盖潜在的疾病进程(Filshie,2001)。当用针刺治疗这一群体时,良好的肿瘤学基础非常重要。在一位患者的首次针刺治疗中,应该提供最理想的护理或其他帮助。在患者首次治疗的整个过程中,不能将患者单独留下,以防出现任何异常的敏感情况,这一点非常重要。另外,对于恶病质患者一定不要针刺过深,当针刺胸壁、下颈部或肩上部区域时,应该常用浅表刺法,以减少这些患者出现气胸的风险,这也很重要。

应用针刺的一个绝对禁忌证是患者有严重的凝血障碍或出现自发性瘀伤。另外,对于原发性或转移性骨病患者,避免在脊柱不稳定部位进行针刺,这依然很重要。因为这在理论上存在风险,即针刺可能通过解除不稳定区的保护性肌肉痉挛而导致脊髓受压(Filshie,1990)。留置针不能用于免疫功能低下或有心脏瓣膜病的患者,因为有出现感染(败血症和细菌性心内膜炎)的风险。有关癌症患者应用针刺的安全性指南已发布,进一步概括了重要的注意事项和禁忌证(Filshie and Hester,2006)。

在癌症患者中,还有许多需要完全避免针刺的部位。这些部位包括对假肢要减少无意中针刺或造成损害,癌转移或溃疡直接累及的皮肤区域,以减少肿瘤扩散的风险。一种情况也应该避免,就是对于行淋巴结清扫术的部位,如在腋窝施行了淋巴结清扫或取样,应避免针刺其手术侧上肢,以降低理论上出现淋巴水肿的风险。在许多情况下,同侧椎旁针刺能有助于淋巴水肿症状缓解,但要避免直接针刺同侧的患肢。White Cassileth 等(2013)提倡对淋巴水肿的患者直接针刺患肢,然而其观察的病例数较少,因此,本章作者目前还是建议避免对淋巴水肿的肢体直接针刺,以防治疗后该肢体出现蜂窝织炎。然而,椎旁针刺对于该症状以及乳腺淋巴水肿是没有禁忌的,而且是有益的(J.Filshie,个人观察结果)。

最后,对于姑息治疗的患者,特别重要的是要牢记患者对于针刺治疗的期望值,针刺能给予的仅仅是对症状的控制,不能给予任何错误的安慰性暗示,即你在以任何方法来治愈他们的疾病。此外,对于以下患者也要格外谨慎地行事,那些希望放弃常规治疗而偏爱补充疗法和未经证实的替代疗法的患者,以及那些难以接受他们诊断的患者,可能需要专家给予心理支持。

结语

针刺在癌症疼痛和症状控制中越来越多地发挥着重要作用。在姑息治疗环境下,可用于治疗的症状非常广泛,而且作为一种非药物治疗越来越受到患者的欢迎。日益增加的大量证据显示,针刺是通过调节神经过程来发挥其作用的,这也得到了数量不断增加的不同质量的阳性临床研究的支持。虽然 RCTs 研究相对缺乏,但现有证据的质量也有了改善,且有许多阳性结果。

当人们考虑到患者服药的许多副作用时,针刺的副作用却极小,当由受过适当培训的从业者操作时,通常被认为是安全的。针刺作为常规治疗的一种替代方法,已获得患者的普遍接受,并对常常处于困难的旅程中的他们给予支持。尽管对支持针刺使用的具体证据类型的普遍认识非常低,但在遍及英国的临终关怀医院中针刺疗法日益普及(Leng,2013)。如何能持续不断地提供这种服务,这在英国依然面临挑战,或许在初级医疗环境下针刺服务能够最好地给予提供。针刺有希望作为常规治疗的替代方法，用于癌症患者多种症状的治疗，作者乐观地认为，这一挑战将在未来的几年内得到解决。

（徐梦瑶　译，杜元灏　审校）

参考文献

Alimi, D., Rubino, C., Pichard-Léandri, E., et al., 2003. Analgesic effect of auricular acupuncture for cancer pain: a randomized, blinded, controlled trial. J. Clin. Oncol. 21, 4120–4126.

Ashamalla, H., Jiang, M., Guirguis, A., et al., 2011. Acupuncture for the alleviation of hot flashes in men treated with androgen ablation therapy. Int. J. Radiat. Oncol. Biol. Phys. 79 (5), 1358–1363.

Aung, S., 1994. The clinical use of acupuncture in oncology: symptom control. Acupunct. Med. 12, 37–40.

Bao, T., Zhang, R., Badros, A., Lao, L., 2011. Acupuncture treatment for bortezomib-induced peripheral neuropathy: a case report. Pain Res. Treat. 2011, http://dx.doi.org/10.1155/2011/920807. Article ID 920807.

Berendsen, H.H., 2000. The role of serotonin in hot flushes. Maturitas 36 (3), 155–164.

Blom, M., Dawidson, I., Angmar-Mansson, B., 1992. The effect of acupuncture on salivary flow rates in patients with xerostomia. Oral Surg. Oral Med. Oral Pathol. 73 (3), 293–298.

Blom, M., Dawidson, I., Fernberg, J.O., et al., 1996. Acupuncture treatment of patients with radiation-induced xerostomia. Eur. J. Cancer B Oral Oncol. 32B (3), 182–190.

Braga, F.P., Lemos Junior, C.A., Alves, F.A., et al., 2011. Acupuncture for the prevention of radiation-induced xerostomia in patients with head and neck cancer. Braz. Oral Res. 25, 180.

Brummett, C.M., 2011. Chronic pain following breast surgery. Tech. Reg. Anesth. Pain Med. 15 (3), 124–132.

Cassileth, B.R., Van Zee, K.J., Yeung, K., et al., 2013. Acupuncture in the treatment of upper-limb lymphedema. Cancer 119 (13), 2455–2461.

Chang, B.H., Sommers, E., 2011. Acupuncture and the relaxation response for treating gastrointestinal symptoms in HIV patients on highly active antiretroviral therapy. Acupunct. Med. 29, 180–187.

Chen, L., Zhang, J., Li, F., et al., 2009. Endogenous anandamide and cannabinoid receptor-2 contribute to electroacupuncture analgesia in rats. J. Pain 10, 732–739.

Crew, K.D., Greenlee, H., Capodice, J., 2007. Prevalence of joint symptoms in postmenopausal women taking aromatase inhibitors for early-stage breast cancer. J. Clin. Oncol. 25, 3877–3883.

Crew, K.D., Capodice, J.L., Greenlee, H., 2010. Randomized, blinded, sham-controlled trial of acupuncture for the management of aromatase inhibitor-associated joint symptoms in women with early-stage breast cancer. J. Clin. Oncol. 28, 1154–1160.

Cumins, S., Brunt, A., 2000. Does acupuncture influence the vasomotor symptoms experienced by breast cancer patients taking tamoxifen? Acupunct. Med. 18 (1), 28.

Davies, C., Pan, H., Godwin, J., Gray, R., et al., 2013. Long-term effects of continuing adjuvant tamoxifen to 10 years versus stopping at 5 years after diagnosis of oestrogen receptor-positive breast cancer: ATLAS, a randomised trial. Lancet 381 (9869), 805–816.

Dawidson, I., Angmar-Månsson, B., Blom, M., et al., 1998. Sensory stimulation (acupuncture) increases the release of vasoactive intestinal polypeptide in the saliva of xerostomia sufferers. Neuropeptides 32 (6), 543–548.

De Valois, B., Jackson, L., 2003. Using traditional acupuncture for hot flushes and night sweats in women taking tamoxifen – a pilot study. Focus Alternat. Complement. Ther. 8 (1), 134–135.

de Valois, B., Young, T., Robinson, N., et al., 2007. Using acupuncture to manage hot flashes and night sweats in women with early breast cancer. J. Altern. Complement. Med. 13 (8), 863–864.

Demissie, S., Silliman, R.A., Lash, T.L., 2001. Adjuvant tamoxifen: predictors of use, side effects, and discontinuation in older women. J. Clin. Oncol. 19, 322–328.

Deng, G., Vickers, A., Yeung, A., 2007. Randomized, controlled trial of acupuncture for the treatment of hot flashes in breast cancer patients. J. Clin. Oncol. 25, 5584–5590.

Donald, G., Tobin, I., Stringer, J., 2011. Evaluation of acupuncture in the management of chemotherapy-induced peripheral neuropathy. Acupunct. Med. 29, 173–179.

Dundee, J.W., Ghaly, R.G., Bill, K.M., et al., 1989a. Effect of stimulation of the P6 antiemetic point on postoperative nausea and vomiting. Br. J. Anaesth. 63, 612–618.

Dundee, J.W., Ghaly, R.G., Fitzpatrick, K.T.J., Abram, W.P., Lynch, G.A., 1989b. Acupuncture prophylaxis of cancer chemotherapy-induced sickness. J. R. Soc. Med. 84, 210–212.

Enblom, A., Johnsson, A., Hammar, M., et al., 2012. Acupuncture compared with placebo acupuncture in radiotherapy-induced nausea: a randomized controlled study. Ann. Oncol. 23, 1353–1361.

Ezzo, J., Vickers, A., Richardson, M.A., et al., 2005. Acupuncture-point stimulation for chemotherapy-induced nausea and vomiting. J. Clin. Oncol. 23, 7188–7198.

Filshie, J., 1988. The non-drug treatment of neuralgic and neuropathic pain of malignancy. Cancer Surv. 7 (1), 161–193.

Filshie, J., 1990. Acupuncture for malignant pain. Acupunct. Med. 8, 38–39.

Filshie, J., 2001. Safety aspects of acupuncture in palliative care. Acupunct. Med. 19, 117–122.

Filshie, J., Hester, J., 2006. Guidelines for providing acupuncture treatment for cancer patients: a peer-reviewed sample policy document. Acupunct. Med. 24 (4), 172–182.

Filshie, J., Redman, D., 1985. Acupuncture and malignant pain problems. Eur. J. Surg. Oncol. 11, 389–394.

Filshie, J., Rubens, C., 2011. Acupuncture in palliative care. Acupunct. Med. 29, 166–167.

Filshie, J., Thompson, J.W., 2009. Acupuncture. In: Hanks, G., Cherny, N., Christakis, N., Fallon, M., Kaasa, S., Portenoy, R. (Eds.), Oxford Textbook of Palliative Medicine, fourth ed. Oxford University Press, New York, pp. 768–784.

Filshie, J., Penn, K., Ashley, S., et al., 1996. Acupuncture for the relief of cancer-related breathlessness. Palliat. Med. 10 (2), 145–150.

Filshie, J., Scase, A., Ashley, S., et al., 1997. A study of the acupuncture effects on pain, anxiety and depression in patients with breast cancer. Pain Society Meeting. Abstract.

Filshie, J., Bolton, T., Browne, D., et al., 2005. Acupuncture and self-acupuncture for long-term treatment of vasomotor symptoms in cancer patients: audit and treatment algorithm. Acupunct. Med. 23 (4), 171–180.

Frisk, J., Carhall, S., Kallstrom, A.C., et al., 2008. Long-term follow-up of acupuncture and hormone therapy on hot flushes in women with breast cancer: a prospective, randomized, controlled multicenter trial. Climacteric 11, 166–174.

Frisk, J., Spetz, A., Hjertberg, H., et al., 2009. Two modes of acupuncture as a treatment for hot flushes in men with prostate cancer: a prospective multicenter study with long-term follow-up. Eur. Urol. 55, 156–163.

Garcia, M., Chiang, J., Cohen, L., et al., 2009. Acupuncture for radiation-induced xerostomia in patients with cancer: a pilot study. Head Neck 31, 1360–1368.

Garcia, M.K., McQuade, J., Haddad, R., Patel, S., Lee, R., Yang, P., Palmer, J.L., Cohen, L., 2013. Systematic review of acupuncture in cancer care: a synthesis of the evidence. J. Clin. Oncol. 31 (7), 952–960.

Gray, R.G., Rea, D.W., Handley, K., Bowden, S.J., Perry, P., Earl, H.M., et al., 2013. aTTom: long-term effects of continuing adjuvant tamoxifen to 10 years versus stopping at 5 years in 6,953 women with early breast cancer. J. Clin. Oncol. 31, 5.

Hammar, M., Frisk, J., Grimas, O., et al., 1999. Acupuncture treatment of vasomotor symptoms in men with prostatic carcinoma: a pilot study. J. Urol. 161, 853–856.

Han, J.S., Terenius, L., 1982. Neurochemical basis of acupuncture analgesia. Annu. Rev. Pharmacol. Toxicol. 22, 193–220.

Hanley, B., Staley, K., 2006. Yesterday's Women: The Story of RAGE. Macmillan, London.

Hayes, M., Katovic, N., Donovan, D., et al., 2005. Acupuncture for hot flashes in prostate cancer patients. J. Clin. Oncol. 23, 8160. ASCO Annual Meeting Proceedings, No. 16S, Part I of II (June 1 Suppl.).

He, J.P., Friedrich, M., Ertan, A.K., et al., 1999. Pain relief and movement improvement by acupuncture after ablation and axillary lymphadenectomy in patients with mammary cancer. Clin. Exp. Obstet. Gynaecol. 26, 81–84.

Hervik, J., Mjåland, O., 2009. Acupuncture for the treatment of hot flashes in breast cancer patients, a randomized, controlled trial. Breast Cancer Res. Treat. 116 (2), 311–316. Epub 7 October 2008.

Jobst, K., Chen, J.H., McPherson, K., et al., 1986. Controlled trial of acupuncture for disabling breathlessness. Lancet 2 (8521–8522), 1416–1419.

Johnstone, P.A.S., Peng, Y.P., May, B.C., et al., 2001. Acupuncture for Pilocarpine resistant xerostomia following radiotherapy for head and neck malignancies. Int. J. Radiat. Oncol. Biol. Phys. 50 (2), 353–357.

Johnstone, P.A., Polston, G.R., Niemtzow, R.C., Martin, P.J., 2002a. Integration of acupuncture into the oncology clinic. Palliat. Med. 16 (3), 235–239.

Johnstone, P., Niemtzow, R., Riffenburgh, R., 2002b. Acupuncture for xerostomia: clinical update. Cancer 94, 1151–1156.

Jonsdottir, I.H., 1999. Physical exercise, acupuncture and immune function. Acupunct. Med. 17 (1), 50–53.

Kehlet, H., Jensen, T.S., Woolf, C.J., 2006. Persistent postsurgical pain: risk factors and prevention. Lancet 367, 1618–1625.

Kotani, N., Hashimoto, H., Sato, Y., et al., 2001. Preoperative intradermal acupuncture reduces postoperative pain, nausea and vomiting, analgesic requirement, and sympathoadrenal responses. Anesthesiology 95, 349–356.

Lee, A., Fan, L.T., 2009. Stimulation of the wrist acupuncture point P6 for preventing postoperative nausea and vomiting. Cochrane Database Syst. Rev. 2. Art. No.: CD003281; PM:19370583.

Lee, H., Schmidt, K., Ernst, E., 2005. Acupuncture for the relief of cancer-related pain – a systematic review. Eur. J. Pain 9, 437–444.

Lee, M.S., Kim, K.H., Choi, S.M., Ernst, E., 2009a. Acupuncture for treating hot flashes in breast cancer patients: a systematic review. Breast Cancer Res. Treat. 115, 497–503.

Lee, M.S., Kim, K.H., Shin, B.C., et al., 2009b. Acupuncture for treating hot flushes in men with prostate cancer: a systematic review. Support. Care Cancer 17, 763–770.

Leng, G., 1999. A year of acupuncture in palliative care. Palliat. Med. 13, 163–164.

Leng, G., 2013. Use of acupuncture in hospices and palliative care services in the UK. Acupunct. Med. 31, 16–22.

Leo, R.J., Ligot, J.S., 2007. A systematic review of randomized controlled trials of acupuncture in the treatment of depression. J. Affect. Disord. 97, 13–22. PM:16899301.

Lu, W., Hu, D., Dean-Clower, E., et al., 2007. Acupuncture for chemotherapy-induced leukopenia: exploratory meta-analysis of randomized controlled trials. J. Soc. Integr. Oncol. 5, 1–10. PM:17309808.

Lundeberg, T., 1999. Effects of sensory stimulation (acupuncture) on circulatory and immune systems. In: Ernst, E., White, A. (Eds.), Acupuncture: A Scientific Appraisal. Butterworth-Heinemann, Oxford, pp. 93–106.

MacPherson, H., Thomas, K., Walters, S., et al., 2001. The York acupuncture safety study: prospective survey of 34 000 treatments by traditional acupuncturists. Br. Med. J. 323, 486.

Macrae, W.A., 2001. Chronic pain after surgery. Br. J. Anaesth. 87, 88–98.

Maher Committee, 1995. Management of Adverse Effects following Breast Radiotherapy. Royal College of Radiologists, London. Ref. No.: BFCO(95)2.

Makubate, B., Donnan, P.T., Dewar, J.A., Thompson, A.M., McCowan, C., 2013. Cohort study of adherence to adjuvant endocrine therapy, breast cancer recurrence and mortality. Br. J. Canc. 108 (7), 1515–1524.

Mann, F., 2000. Reinventing Acupuncture, second ed. Butterworth Heinemann, Oxford.

Mao, J., Bruner, D., Stricker, C., Farrar, J., et al., 2009. Feasibility trial of electroacupuncture for aromatase inhibitor-related arthralgia in breast cancer survivors. Integr. Cancer Ther. 8, 123–129.

Mao, J.J., Xie, S.X., Farrar, J.T., et al., 2014. A randomised trial of electro-acupuncture for arthralgia related to aromatase inhibitor use. Eur. J. Cancer 50, 267–276.

Mehling, W., Jacobs, B., Acree, M., et al., 2007. Symptom management with massage and acupuncture in postoperative cancer patients: a randomised controlled trial. J. Pain Symptom Manage. 33, 258–266.

Meng, Z., Garcia, M., Hu, C., et al., 2011. Randomised controlled trial of acupuncture for prevention of radiation-induced xerostomia among patients with nasopharyngeal carcinoma. Cancer http://dx.doi.org/10.1002/cncr.26550.

Meng, Z., Garcia, M., Hu, C., et al., 2012. Sham-controlled, randomised, feasibility trial of acupuncture for prevention of radiation-induced xerostomia among patients with nasopharyngeal carcinoma. Eur. J. Cancer 48 (11), 1692–1699. http://dx.doi.org/10.1016/j.ejca.2011.12.030.

Meretoja, T.J., Leidenius, M.H.K., Tasmuth, T., et al., 2014. Pain at 12 months after surgery for breast cancer. JAMA 311, 90–92.

Molassiotis, A., Sylt, P., Diggins, H., 2007. The management of cancer-related fatigue after chemotherapy with acupuncture and acupressure: a randomised controlled trial. Complement. Ther. Med. 15 (4), 228–237.

Molassiotis, A., Brady, J., Finnegan-John, J., et al., 2012. Acupuncture for cancer-related fatigue in patients with breast cancer: a pragmatic randomised controlled trial. J. Clin. Oncol. 30, 4470–4476.

Molassiotis, A., Bardy, J., Finnegan-John, J., et al., 2013. A randomized, controlled trial of acupuncture self-needling as maintenance therapy for cancer-related fatigue after therapist-delivered acupuncture. Ann. Oncol. 100, 1–8.

Mukaino, Y., Park, J., White, A., et al., 2005. The effectiveness of acupuncture for depression: a systematic review of randomised controlled trials. Acupunct. Med. 23 (2), 70–76.

Nedstrand, E., Wijma, K., Wyon, Y., et al., 2005. Vasomotor symptoms decrease in women with breast cancer randomized to treatment with applied relaxation or electro-acupuncture: a preliminary study. Climacteric 8 (3), 243–250.

Niravath, P., 2013. Aromatase inhibitor-induced arthralgia: a review. Ann. Oncol. 24, 1443–1449.

O'Brien, M.E.R., Minchom, A.R., Punwani, R., Bhosle, J., Nimako, K., Gunapala, R., Popat, S., Filshie, J., 2015. Randomised study of acupuncture, morphine and combination in NSCLC/Mesothelioma. J. Thoracic. Oncol. 10 (9) Suppl 2: s366.

O'Sullivan, E.M., Higginson, I.J., 2010. Clinical effectiveness and safety of acupuncture in the treatment of irradiation-induced xerostomia in patients with head and neck cancer: a systematic review. Acupunct. Med. 28, 191–199.

Paley, C.A., Johnson, M.I., Bennett, M.I., 2011a. Acupuncture: a treatment for breakthrough pain in cancer? BMJ Support. Palliat. Care 1, 335–338. http://dx.doi.org/10.1136/bmjspcare.

Paley, C.A., Tashani, O.A., Bagnall, A., Johnson, M.I., 2011b. A Cochrane systematic review of acupuncture for cancer pain in adults. BMJ Support. Palliat. Care 1, 51–55. http://dx.doi.org/10.1136/bmjspcare-2011-000022.

Pfister, D.G., Cassileth, B.R., Deng, G.E., 2010. Acupuncture for pain and dysfunction after neck dissection: results of a randomized controlled trial. J. Clin. Oncol. 28, 2565–2570.

Phillips, K.D., Skelton, W.D., 2001. Effects of individualized acupuncture on sleep quality in HIV disease. J. Assoc. Nurses AIDS Care 12, 27–39.

Roth, L.U., 1997. 1997. Acupuncture points have subjective (needing sensation) and objective (serum cortisol increase) specificity. Acupunct. Med. 15, 2–5.

Rydholm, M., Strang, P., 1999. Acupuncture for patients in hospital-based home care suffering from xerostomia. J. Palliat. Care 15 (4), 20–23.

Schroeder, S., Meyer-Hamme, G., Epplée, S., 2012. Acupuncture for chemotherapy-induced peripheral neuropathy (CIPN): a pilot study using neurography. Acupunct. Med. 30, 4–7.

Servaes, P., Verhagen, C., Bleijenberg, G., 2002. Fatigue in cancer patients during and after treatment: prevalence, correlates and interventions. Eur. J. Cancer 38, 27–43.

Shen, J., Wenger, N., Glaspy, J., et al., 2000. Electroacupuncture for control of myeloablative chemotherapy-induced emesis. A randomised controlled trial. JAMA 284 (21), 2755–2761.

Shlay, J.C., Chaloner, K., Max, M.B., et al., 1998. Acupuncture and amitriptyline for pain due to HIV-related peripheral neuropathy: a randomized controlled trial. JAMA 280, 1590–1595. http://dx.doi.org/10.1001/jama.280.18.1590.

Simcock, R., Fallowfield, M.K., et al., 2013. ARIX: a randomised trial of acupuncture v oral care sessions in patients with chronic xerostomia following treatment of head and neck cancer. Ann. Oncol. 24 (3), 776–783.

Towler, P., Molassiotis, A., Brearley, S.G., 2013. What is the evidence for the use of acupuncture as an intervention for symptom management in cancer supportive and palliative care: an integrative overview of reviews. Support. Care Cancer 21 (10), 2913–2923.

Towlerton, G., Filshie, J., O'Brien, M., et al., 1999. Acupuncture in the control of vasomotor symptoms caused by tamoxifen. Palliat. Med. 13 (5), 445.

Tukmachi, E., 2000. Treatment of hot flushes in breast cancer patients with acupuncture. Acupunct. Med. 18, 22–27.

Twycross, R., Back, I., 1998. Nausea and vomiting in advanced cancer. Eur. J. Palliat. Care 5, 39–45.

Uvnas-Moberg, K., Bruzelius, G., Alster, P., et al., 1993. The antinociceptive effect of non-noxious sensory stimulation is mediated partly through oxytocinergic mechanisms. Acta Physiol. Scand. 149, 199–204.

Vickers, A.J., 1996. Can acupuncture have specific effects on health? A systematic review of acupuncture antiemesis trials. J. R. Soc. Med. 89 (6), 303–311. PM:0008758186.

Vickers, A., Straus, D., Fearon, B., Cassileth, B., 2004. Acupuncture for postchemotherapy fatigue: a phase II study. J. Clin. Oncol. 22 (9), 1731–1735.

Vickers, A.J., Feinstein, M.B., Deng, G.E., et al., 2005. Acupuncture for dyspnea in advanced cancer: a randomized, placebo-controlled pilot trial [ISRCTN89462491]. BMC Palliat. Care 4, 5.

Walker, E.M., Rodriguez, A.I., Kohn, B., et al., 2010. Acupuncture versus venlafaxine for the management of vasomotor symptoms in patients with hormone receptor–positive breast cancer: a randomized controlled trial. J. Clin. Oncol. 28, 634–640.

Wallace, M.S., Wallace, A.M., Lee, J., Dobke, M.K., 1996. Pain after breast surgery: a survey of 282 women. Pain 66, 195–205.

Wang, K.W., Han, J.S., 1990. Accelerated synthesis and release of angiotensin II in the rat brain during electroacupuncture tolerance. Sci. China B 33, 686–693.

Wen, H.L., 1977. Cancer pain treated with acupuncture and electrical stimulation. Mod. Med. Asia 13 (2), 12–16.

White, A., 2004. A cumulative review of the range and incidence of significant adverse events associated with acupuncture. Acupunct. Med. 22 (3), 122–133.

White, A., Hayhoe, S., Hart, A., Ernst, E., 2001. Adverse events following acupuncture: prospective survey of 32 000 consultations with doctors and physiotherapists. BMJ 323 (7311), 485–486.

Williams, J.E., Yen, J.T.C., Filshie, J., 2010. Chronic pain after reconstructive surgery for breast cancer (chapter). In: Urban, C., Rietjens, M. (Eds.), Oncoplastic and Reconstructive Surgery of the Breast. Springer, Milan.

Witt, C.M., Pach, D., Brinkhaus, B., 2009. Safety of acupuncture: results of a prospective observational study with 229,230 patients and introduction of a medical information and consent form. Forsch. Komplementmed. 16, 91–97.

Wong, R., Sagar, S., 2006. Acupuncture treatment for chemotherapy-induced peripheral neuropathy – a case series. Acupunct. Med. 24, 87–91.

Wong, R.K., Jones, G.W., Sagar, S.M., et al., 2003. A phase I–II study in the use of acupuncture-like transcutaneous nerve stimulation in the treatment of radiation-induced xerostomia in head-and-neck cancer patients treated with radical radiotherapy. Int. J. Radiat. Oncol. Biol. Phys. 57 (2), 472–480.

Wong, R., Lee, T., Sihoe, A., et al., 2006. Analgesic effect of electroacupuncture in postthoracotomy pain: a prospective randomized tiral. Ann. Thorac. Surg. 81, 2031–2036.

Wyon, Y., Lindgren, R., Lundeberg, T., Hammar, M., 1995. Effects of acupuncture on climacteric vasomotor symptoms, quality of life, and urinary excretion of neuropeptides along post menopausal women. Menopause 2 (1), 3–12.

Zhou, Y., Sun, Y.H., Shen, J.M., Han, J.S., 1993. Increased release of immunoreactive CCK-8 by electroacupuncture and enhancement of electroacupuncture analgesia by CCK-B antagonist in rat spinal cord. Neuropeptides 24, 139–144.

第三十五章　针刺在风湿病中的应用

L.Williamson

引言

　　风湿病的特点是包含不同的疾病,从最严重的潜在着致命性的疾病如进行性弥漫性系统性硬化症、血管炎和系统性红斑狼疮,直到棘手的软组织风湿病症状。

　　临床医生需要知道,严重的系统性疾病可表现为肌肉骨骼的疼痛、僵硬或关节肿胀等症状。因此,充分了解病史和检查是非常重要的,在患者出现肌肉骨骼症状而要考虑针刺之前,必须要作出一个理想的诊断。尽管在症状开始发作时要作出明确诊断往往是不可能的,但在提供针刺试验之前排除危险症状与体征非常重要,如果针刺治疗无效或效果持续时间短,应及早进行重新评估。

　　在炎性关节炎、结晶性关节炎和骨质疏松症治疗上,主要的进展就是以前认为是慢性和不可治愈的疾病已能够得到有效控制,尤其是如果给予尽早治疗的话。然而,久病或者对药物治疗无反应的患者,仍然背负着相当严重的疾病负担。

　　不同临床病变分类的国际共识,意味着国内国际临床试验合作已经完成了高质量的研究,能够回答重要的临床问题,如对于儿童关节炎(幼年特发性关节炎,Petty et al.,2004)以及类风湿性关节炎（rheumatoid arthritis，RA）的治疗。以 RA 为例，其分类标准已有更新，可识别出早期疾病的患者（6 周），这样就能及早开始有效的治疗（ACR/EULAR Aletaha et al.，2010）。

Vickers 等（2012）发表了一项国际针刺试验专家合作的结果，并以来自 29 项针刺治疗慢性疼痛的高质量临床试验的原始数据进行了报道。结果表明针刺在治疗背颈部疼痛、骨性关节炎和慢性头痛方面优于假针刺及非针刺对照组。在实施高质量临床针刺研究中的困难也不容低估，今后的临床针刺研究最好是这样的国内和国际合作。

治疗资金将遵循有效性和成本效益的高质量证据。非药物疗法如针刺已经被纳入腰痛的治疗指南（NICE，2009），这是遵循它们的有效性证据，以及认识到药物治疗的副作用如非甾体消炎药（NSAIDs）与手术的局限性。

迄今为止，针刺的接受度因对临床实践中相关的效应缺乏生理学解释而受到限制，然而实验研究已经明确地证明了针刺短期效应的机制（参见第三章神经生理学）。神经成像技术，特别是功能性磁共振成像（fMRI）已用于探索针刺镇痛的潜在机制和其他针刺效应（参见第四章）。早期令人振奋的工作研究对比了单纯的经穴（Deng et al.，2008）与节段性穴位（Zhang et al.，2004），压针法与针刺和电针刺激的反应（Witzel et al.，2011），以及针刺过程中及针刺后的心身效应（Feng et al.，2011）和安慰效应（Kong et al.，2006），这可能会使针刺的潜在机制被更多地了解，针刺被更广泛地接受。

治疗的适应证

针刺在风湿性疾病中使用的范围很广（框 35.1），且与全科诊疗、运动医学、整形外科、物理治疗和疼痛诊所的患者有相当多的重叠。针刺本质上是一种针对症状而非疾病的治疗，必须在最好的医学诊疗情景中来施行。排除潜在的危险病理因素（例如背痛中的"危险"信号）是非常重要的，同时要保证患者不能错过及时药物干预的机会，以 RA 为例。

同样重要的是采集患者的心理 - 社会史，了解他们的情绪、思想、保障网络体系，以及在他们的家庭关系、报酬诉求或福利津贴等方面，由于疾病而可再度获益的领域。所有这些因素都对疾病行为以及治疗效应产生影响。

本章介绍的治疗策略是基于已发表的证据、专家意见和临床实践的结合。

针刺的副作用及缺点

针刺一般来说是一种安全的治疗，但需要在严格的行为准则下执行。最常见的针刺副作用就是疼痛、瘀伤和血管迷走神经反射发作。软组织内的出血可引起肿胀、僵硬以及整个疼痛的加剧，进而可能会中断康复计划。

当针刺关节或其附近时，对于使用免疫抑制药物的患者要特别小心。一些针刺穴位如膝眼穴，会刺入膝关节内。这存在关节内出血的小风险，反过来会引起炎症反应而形成一个感染灶，或者通过直接种植引起感染。鉴于这种原因，建议这些穴位或其他关节周围穴位不要按照传统方式针刺，而采用浅刺或斜刺的方法，以便使针尖只能触及关节囊的外部范围。

框 35.1 针刺在骨骼疾病中潜在的应用价值

急性疼痛如肌肉扭伤和痉挛、背痛或颈痛通常是自限性的;但简单的激痛点或压痛点针刺就能够迅速缓解症状(Camp, 1992),并能防止发展为慢性疼痛。

肩、膝、下背部、颈的慢性疼痛和僵硬(Furlan et al., 2005; Vickers et al.,2012)。

辅助于药物疗法(Mavrommatis et al., 2012; Vas et al., 2004)。

辅助于物理疗法,尤其是运动和理疗(Foster et al., 2007; Soni et al., 2012; Vas et al., 2008)。

围术期:术前镇痛,缓解疼痛的等候名单研究(Williamson et al., 2007);以及有助于术后康复(Grotle et al., 2010)。

在其他能引起疼痛的治疗过程中如多种方法或痛性关节注射,通过放松及轻度镇静(太冲穴)改善患者舒适度。对于甲氨蝶呤(MTX)引起的呕吐有镇吐作用(内关穴),或用于环磷酰胺引起的恶心。

通过改善肌张力、睡眠模式、抑郁(Macpherson et al., 2013)、焦虑(Pilkington et al., 2007)和不安情绪来减轻疼痛性疾病总体症状的烦扰。

改善肌肉骨骼疾病相关的症状,可能包括自主症状,如寒冷、抽筋、焦虑、尿频、肠易激综合征、心悸。

改善总体健康水平。一些运动员用针刺来提高竞技表现,一些患者有助于改善疲劳症状(Dhillon, 2008)。

慢性疼痛症状。针刺用于治疗慢性疼痛,且可通过增强下行抑制作用、抑制活化的脊髓小胶质细胞起到对抗中枢痛觉敏化。这反过来可引起皮质重构。这些效应已在腕管综合征中应用 fMRI 进行了研究(Napadow et al., 2007a, b)。

治疗可能与暂时的睡意、整体的康乐感和活动度增加有关。如果不提前告知患者,疼痛反弹和疲劳感可能会难以接受。

临床方法

对于风湿病患者应用针刺并没有普遍公认的或正确的治疗方式。不同时期选用特定的治疗类型和针刺方式可能是必要的。源于发表文献、专家意见、个人经验的证据以及实际的考虑都会影响治疗的类型和持续时间。一般而言,初次治疗应使用短时的温和的针刺。之后根据临床反应逐渐增加治疗持续时间和强度,必要时可使用电针。

仔细地采集疼痛病史和相关的症状,如疲劳、焦虑、偏头痛、肠易激或膀胱症状,这样能提示我们是否应该使用传统的中国针刺穴位,还是仅用简单的解剖学方法就足够了,这是必要的。

检查压痛区域,如肌腱末端(肌腱端)、关节边缘、骨赘、肌肉压痛点或激痛点,痉挛区域或者皮肤的痛觉过敏。肌肉痉挛可造成肌肉缩短,可通过颈部和脊柱部位的不对称、挛缩或关节畸形来识别。

许多传统的针刺穴位,诸如沿着膀胱经和膝、髋关节周围的穴位,都在风湿病中有敏感的压痛。在常见的风湿病治疗中,可以选用一些传统的外围和中枢的针刺穴位,因为已知它们具有止痛效果。这些穴位包括:太冲、后溪、合谷、上廉、曲池、大肠俞、小肠俞、秩边、承山、风池、肩井、足三里(框 35.2)。

框 35.2 肌肉骨骼系统常用的针刺穴位

主穴
合谷、太冲穴、阴陵泉、血海、环跳、足三里、章门、后溪、风池、肩井、秩边、承山

续框

疾病
小腿肌肉痉挛——承山
肌张力亢进——相关肌肉的运动点——嘱患者拉伸
"坐骨神经痛"——首先诊断——它是肌筋膜还是神经根的问题？哪一个神经根是主要的？
从以下穴位中选择：
胃仓、志室、秩边、承山、昆仑、大肠俞、小肠俞
阴陵泉、血海、环跳
骶骨面
三阴交

框 35.3　用于肌肉骨骼疾病的针刺方案

传统：传统方法以引出针刺感（得气）为目的。针刺的深度和角度取决于针刺部位和相关结构。通常留针时间为 5 ~ 20min。
浅刺：针仅刺入皮下，可能随后即刻拔出，或者仅留针 1 ~ 2min。这一方法可称为浅干针刺（参见第 9 章浅刺）。
深刺，肌肉内：用于激痛点疗法，通常称为深干针刺（Dommerholt and Fernández-de-las-Peñas, 2013）。
骨膜雀啄：目的在于触及骨膜神经丛，对其反复刺激约 10s。这主要用于骨突起或骨赘上（Mann, 2000）。
耳针：尤其与自主性症状有关的疼痛。常用的穴位有：神门、颈、胸和髋、膝和腰区、眼穴以及 ACTH 穴（肾上腺）。
针压法：有时肌筋膜激痛点可用于治疗，对激痛点进行持续按压约 30s。可教会患者采用本法进行自我治疗。

对于大多数患者来说，标准的 25、30 或 40mm 的针具是足够的，虽然偶尔可能需要更长的针具，尤其是臀部周围区域。针刺深度可以非常浅表，也可深至肌肉、骨膜，或者实际刺入关节间隙（但在西方国家当今的实践中已很少这样做）。所有的针刺都应该用清洁方法，而且我们不推荐刺入关节间隙，因为可能存在感染风险，前面已讨论过。

非针刺技术如压针法和"针刺笔"装置，对于教会患者自行治疗以及恐惧针刺的患者，或者有禁忌针刺的情况，如有不明诊断的出血性障碍的患者，这些都是非常有用的。

肌肉骨骼疾病中应用的不同针刺方案如框 35.3 所示。

下面介绍的三种特殊方法可专门用于肌肉骨骼疾病：针刺肌腱末端的"扇形"刺法；用细皮下针沿着神经通路刺，以及"盘龙"刺。

肌腱末端的"扇形"刺法是骨膜雀啄刺法的一种延伸（图 35.1）。

在距肌腱末端 1~2cm 的位置进针，行进到轻触骨膜。随后，围绕刺入肌腱的整个范围以不同的方向移动针具，

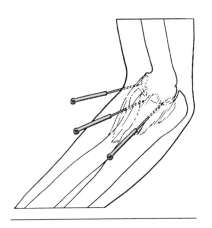

图 35.1　用于治疗肌腱炎的"扇形"方法

每次移动的终点都应触到骨膜。这一方法会让患者产生不适,且可能出现瘀伤,但作为注射皮质类固醇的替代方法却是成功的。

这项技术可用于治疗与血清阴性关节炎相关的肱骨外上髁炎、跟骨骨刺、二头肌肌腱炎、跟腱炎和肌腱末端病。它已被用于治疗髌骨软化症,在此针具被刺入的部位正好在髌骨上方的股四头肌。

在神经上方或沿着神经通路进行皮下针刺,被中国人用于针刺镇痛已有很长时间了(图35.2)。它也被用于分娩。在分娩过程中,将经皮神经电刺激(TENS)仪器放置在骶神经上,正是模拟这种针刺方式,而没有使用针具。这也可用于治疗膀胱症状以及腰痛。这种方法通常包括将针刺入从脊柱发出的神经点上。在骶部区域,正好在第三或第四骶孔上方可将针刺入,然后将其放置在随后的位置,即第一至第三骶孔之上。必要时可以通过针具施加电刺激。

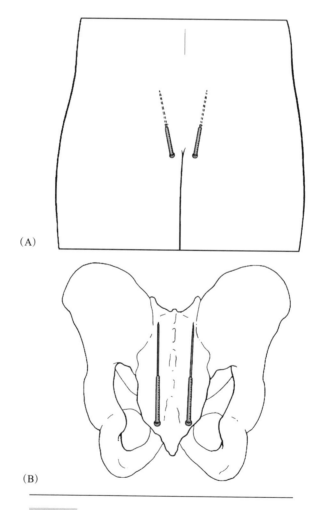

图 35.2 (A)和(B):皮下针刺的方法:背痛、膀胱问题和下肢的自主性症状应用"骶骨凹陷处"

众所周知的"盘龙"刺法,特别适用于失神经或部分失神经支配的部位,如手术瘢痕和带状疱疹(图 35.3)。针具被排成环形,针刺十分表浅,围绕失神经支配区域的边缘或者刚超出该区域的部位。可将电极置于疼痛瘢痕两侧,用电刺激或者 TENS 仪器刺激。

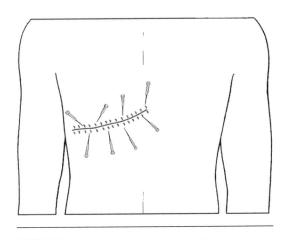

图 35.3 治疗带状疱疹后遗神经痛的"盘龙"刺法

治疗计划

每个人的治疗可以持续 5~20 分钟,这取决于患者、疾病类型以及对先前治疗的反应。最初的治疗为每周 1 或 2 次,随后根据反应来增加治疗间隔时间。在获得一个持久的疗效之前,6 次治疗通常是需要的。患者往往在 6~12 周后,需要追加治疗次数或重复疗程。如果 10 次治疗后未见到改善,则应放弃治疗。

需要强调伸展运动、力量训练和全面健身的重要性,应鼓励患者通过锻炼肌肉来降低症状复发的可能性。

低剂量的三环类抗抑郁药和一些抗癫痫药物可作为疼痛调节剂,以增强针刺的效应(Rafael et al., 2012)。

评价

对针刺反应进行定期评估是十分重要的。患者报告的结局指标对个体患者而言是最有意义的。例如,建立他们自己希望做的活动,像重返体育运动或者与孙辈们戏耍,这都将有助于患者了解治疗的效果。

疾病特异性结果测量,视觉模拟量表、健康量表、夜间疼痛量表和止痛剂用量以及简化的 McGill 疼痛问卷(Collier et al., 1995 ; Melzack, 1987)均可用于评价、统计和可靠性分析。

心理因素和患者的偏好

心理因素诸如期望、价值观、态度、个性特点、情绪和社会文化等都会影响一个人对疼痛的感知及反应(Kreitler et al., 1987)。在一家 NHS 诊所(Collier et al., 1995)中,对首次接受针刺治疗的风湿病患者进行了研究,分别在一个疗程的针刺前、治疗期间和治疗后进行观察,其中有 55% 的患者对针刺有效应。无论是对针刺的态度或者知识,在有效者和无效者之间没有差异,但在针刺反应与焦虑特质之间呈负相关性。

患者的期望和偏好会影响治疗结果。一项潮式引流法对比关节内注射类固醇治疗膝骨性关节炎的研究显示,69% 的患者(150 名患者中的 104 名)在开始进入研究时就表达了他们对治疗的偏好。与那些接受了自己偏好治疗和没有治疗偏好的患者相比,有治疗偏好而没有接受自己偏好治疗的患者疗效显著降低。这一数据对于解释临床试验结果和临床实践有一定启示(Thomas et al., 2007)。

我们需要了解安慰剂的有益效果,要权衡治疗的安慰剂和非安慰剂效应,这对于解释临床试验结果和评估临床实践至关重要(Zhang et al., 2008)。

治疗失败

我们要注意到没有任何一种治疗能做到普遍成功,为什么针刺治疗对肌肉骨骼疾病可能会失败,这存在许多其他原因。这些原因可能包括病例选择不当、穴位选择错误、治疗时长不够,控制不好或者有未确诊的糖尿病,还可能同时使用一些药物,如类固醇和抗精神病药等(或者确实是用它们来治疗的疾病)。需要给予患者对治疗的合理期望,在慢性疼痛情况下,可能要接受的情况是,成功的检测指标是功能的改善,而不是疼痛的缓解。

特定疾病的临床方法

软组织风湿病是一个术语,用来描述具有不同病因的各种疾病的总称,包括创伤、过度使用、肌肉失衡、肌腱病和肌腱末端病等。通过检查和治疗上肢其他部位或者脊柱的相关区域,可提高针刺的成功率。例如肱骨内上髁和外上髁疼痛可能源自颈部(尤其是双侧疼痛),足跟痛可能由背部所引起。

肌腱炎

急性或慢性肌腱炎传统上是用物理疗法或注射类固醇来治疗。针刺已显示出有助于这类疾病的治疗,至少有短期疗效(Molsberger and Hille,1994)。可以通过直接针刺来治疗肌腱,并从其刺入处用扇形刺法(见图 35.1),或者该区域也可用电针局部穴或节段性穴位进行治疗。

应积极寻找激痛点并进行局部治疗,有时激痛点在更远端的肌肉中,如肱骨外上髁炎的激痛点在前臂伸肌中,或跟腱炎可在腓肠肌或比目鱼肌中找到激痛点。

获取符合人体工程学的疾病病因史是十分重要的。激痛点的治疗往往能迅速(有时是暂时性)缓解疼痛,同时要鼓励患者进行特定的运动锻炼计划,以尽可能防止复发。

我们需要牢记,软组织风湿病不但是代谢病如甲状腺和甲状旁腺疾患的表现症状,而且也可能是炎症性关节炎的症状。有时一个顽固性肌腱末端病是反应性关节炎或血清阴性关节炎的首发症状,如强直性脊柱炎(ankylosing spondylitis,AS)、银屑病关节炎、肠病性关节炎。当患者出现 2 次以上的急性肌腱炎时,应高度怀疑系统性疾病的可能。

腕管综合征

腕管综合征(carpal tunnel syndrome,CTS)是一种常见的卡压性神经病,以疼痛、感觉异常,有时出现正中神经及其分布区无力等为特征。症状范围可以从轻度和间歇性感觉障碍到重度和持续性慢性疼痛,并可引起不可逆的感觉缺失及肌肉萎缩。本病的治疗目的是减轻轻中度患者的症状,防止重症患者出现永久性神经损害。

一项针刺治疗 CTS 的系统综述(Sim et al.,2011)纳入了 6 项试验,其中 2 项为假针刺对照,4 项为阳性对照,此外还加了一项针刺对照类固醇封闭疗法的 Meta 分析(2 项研究)。得出的结论是证据令人鼓舞,但尚无定论。

近期针刺治疗轻中度 CTS 的更多研究表明,针刺结合夜间夹板能够改善患者症状,其效果优于假针刺加维生素 B_1、B_6 和夜间夹板法(Khosrawi et al.,2012);但针刺加夜间夹板法与安慰针刺(Streiberger 针)加夜间夹板法相比无显著差异(Yao et al.,2012);在缓解疼痛上电针优于夜间夹板法,但未见对功能的改善(Kunnerddee and Kaewtong,2010);在改善症状、握力和电生理功能方面,电针的疗效优于针刺(Ho et al.,2014)。

有关针刺治疗 CTS 患者的功能 MRI 研究已经推进了我们对慢性神经病理性疼痛的认识。Napadow 等(2007a)证明,在 CTS 患者和健康对照组之间,下丘脑和杏仁核对针刺的反应有所差异。CTS 患者还表现出适应不良的皮层反应,而针刺使其得到改善,因此,这证明针刺可影响躯体感觉皮层的可塑性(Napadow et al.,2007b)。

不良的神经动力学

这种常见疾患表现为上肢或者下肢的疼痛、感觉异常或麻木,是由于沿着脊柱远端的神经通路上任何部位的神经受限或刺激所致。神经活动测试可以激发或重现症状(Butler,2000；Schmid et al.,2009),下肢症状可以通过直腿抬高试验及"坍落度试验"诱发。患者的症状和体征最常与姿势不当有关,尤其是那些长期使用电脑的人。他们往往表现为与工作有关的上肢障碍,多与反复或过度使用的活动有关,如过度的键盘工作。本病也可见于挥鞭样损伤或任何炎症性或机械性关节炎的患者。

在肌筋膜激痛点和短缩的肌肉处进行针刺有助于治疗急性疼痛。如果患者不改正他们的姿势并增强力量,症状可能会复发。最好将针刺与理疗和渐进式体育锻炼计划相结合使用。患者的情况可能是多方面和复杂的,可出现慢性疼痛、丧失工作能力以及补偿诉求等方面的问题。长期形成的病例往往是棘手的,难以治疗的。

肩痛

根据一项调查,肩痛十分常见并有 10% 的终生患病率(van der Heijden,1999)。患者以疼痛、活动受限,以及功能丧失为主诉,可能因肩关节固有的疾患所致,还可能来自颈胸部。更常见的肩部固有疾患有肩袖损伤(65%)、关节囊周围软组织痛、粘连性关节囊炎以及骨关节炎(Vecchio et al.,1995)。肩痛可能是自限性的,但一项 3 年随访的研究发现,54% 的患者有持久的疼痛且 90% 有残疾(Macfarlane et al.,1998),导致患者生活质量出现下降且功能损害,给患者和社会带来了巨大的经济负担。据报道瑞典伤残救济金支出的 18% 都是为颈肩痛支付的(Nygren et al.,1995)。

将针刺与安慰剂、注射类固醇、超声、针刺加活动训练已进行了比较(Green et al.,2005),有限证据表明针刺与安慰剂相比有短期益处。Vas 等(2008)进行的一项随机对照试验纳入了 425 例肩峰下综合征患者,采用活动肩关节的同时针刺单穴方法(条口透承山),随后结合理疗,对照组为活动肩关节的同时用假 TENS 治疗,之后进行单纯理疗。4 周后,针刺组患者 Constant-Murley 评分有更大的显著性变化,同时减少了止痛剂的用量。一项随机、假对照、患者单盲的多中心临床试验观察了 424 例单侧慢性肩痛的门诊患者,结果表明真实针刺组 65%(n=100)的患者有显著改善,而相比之下,假针刺组为 24%(n=32),整形外科保守治疗为 37%(n=50),P ≤ 0.01(Molsberger et al.,GRASP 2010)。

肩关节评估通常应该包括颈和胸椎。肌肉痉挛和斜方肌、菱形肌和肩胛提肌的激痛点会引起肩胛上抬,肩关节运动因疼痛而受限。治疗肩部问题常用的穴有:巨骨、肩贞、曲垣;肩髎;阳陵泉;条口和承山,加颈部、肩周及后肩胛和前胸肌激痛点。

骨关节炎

骨关节炎是世界范围内最常见的关节疾病,尤其在老年人中是发病和身体活动受限的一个主要原因。随着人口老龄化,骨关节炎问题因不断上升的肥胖和缺乏身体活动而日益加剧。

针刺已显示出可有助于骨关节炎的疼痛,但它仅被视为有助于患者改善身体活动和增强整体健康状况治疗策略的一个方面,这一点很重要。诚然,如果不能提高肌肉活动度和病变关节周围的肌容量,疼痛很可能会复发。

原发性全身性结节型骨关节炎(primary generalised nodal osteoarthritis,PGNOA)最常见于中年女性,初期往往累及手近端和远端的指节间关节,还可能伴有轻微的僵硬感或"黏着感"(黏着感是指关节静止一段时间后,开始活动时感到僵硬,如黏住一般,稍活动即可缓解。译者注)。PGNOA 被认为是一种多基因遗传性疾病,在老年人中往往会进一步发展为髋、膝或脊柱骨关节炎。无论 OA 的病因是什么,一旦确诊,对于疾病进展最重要的可预防的危险因素就是肥胖(Neogi and Zhang,2011)。

将 OA 与早期类风湿性关节炎(RA)进行区分很重要,因为后者也通常会影响同一人群,由于早期 RA 的治疗应采用疾症缓解性抗风湿药(disease modifying anti-rheumatic drugs,DMARDs)。两者比较难鉴别,因为一些 OA 的变化可能是炎症性和破坏性的。在实践中,针刺部位为掌指关节间的经外奇穴、传统针刺穴位如合谷、蚓状肌和骨间肌的压痛点以及沿着近端和远端指间关节之间的肌腱。未来研究面临的一个重要挑战是,要更好地确定针刺在这一常见的和致残性疾病中的作用。

拇指根部疼痛往往是 OA 患者首先出现的令人痛苦的症状。疼痛可局限于拇指根部周围,也可向手腕和前臂放射。治疗选择往往仅限于止痛剂和类固醇注射,对于晚期的疾病采用梯形切除术。

特别是疾病早期的患者,对针刺合谷(加上激痛点和压痛点)有很好的反应,能增加拇指外展。可以教会患者在该穴进行自行按压,同时鼓励他们每天进行伸展锻炼来维持手的功能。

膝骨关节炎

膝关节是用针刺治疗最有效的部位之一。RCT 和荟萃数据的 Meta 分析均已证实针刺治疗轻度～重度膝骨关节炎的有效性(Manheimer et al.,2010;Vickers et al.,2012;White et al.,2007)。

问题仍然在于什么是可用的最佳针刺方式,以及最优治疗策略是单独使用针刺还是结合锻炼或理疗方案。在 OA 管理中,锻炼是目前指南的一个重要推荐,也有一些证据支持针刺治疗膝骨性关节炎(NCCCC,2008)。锻炼和运动疗法的临床试验数据存在矛盾,由于研究在纳入人群、针刺实施的类型、对照组、结局指标、随访时间和数据的报告等方面存在异质性。

临床要点

高质量证据证实针刺治疗膝骨关节炎的有效性和成本效益。指南中推荐使用针刺。

Scharf 等(2006)证明针刺的疗效优于运动,但 Foster 等(2007)却表明针刺结合理疗并不超过单纯理疗的益处。后者的研究不同于其他研究,原因在于其观察的人群是相当轻的膝骨关节炎患者,且未使用电针,而给予患者的咨询和理疗可能比其他研究更密集。因此,该研究可能无法代表通常的临床实践,针刺常是专门为那些对单独运动没有反应的患者准备的。

证据支持针刺对膝骨关节炎的作用;针刺治疗应与长期锻炼相结合来应用。

患有重度膝 OA 的患者常常给予膝关节置换术,作为唯一的治疗选择。全膝关节置换患者的最近数据已证明,技术上成功的手术之后,在一年时其中仍有 20% 的患者不满意(Baker et al.,2007)。在针刺治疗重度膝 OA 的等候名单研究中,针刺组 20%~25% 的患者因为许多原因而选择了取消他们的手术,包括症状缓解、功能改善或偏好针刺而不愿冒手术风险(Soni et al.,2012)。因此,研究的这个建议是合理的,即有严重的膝 OA 症状的患者在转诊和预期手术前,可考虑进行一个疗程的理疗加针刺。这也许可在 NHS 门诊小组设置中来提供(Soni et al.,2012),或通过扩展高容量的针刺门诊来实施(Berkovitz et al.,2008)在美国的指南中对无法进行手术的患者推荐针刺治疗(Hochberg et al.,2012)。

一些常用的治疗方法总结在框 35.4。

一些有用的临床要点:

■ 在开始治疗膝痛之前,通常要对髋和脊柱进行检查。

■ 对抑郁和社会隔离情况进行评估,还有影像学变化,这有助于我们了解如何以最好的方式帮助患者管理他们的疼痛和残疾(Ozcakir et al.,2011)。

■ 膝关节功能有赖于肱四头肌的力量和完整,应该强烈地鼓励患者进行锻炼,以维持来自针刺的持续性益处。

■ 对于髌后膝关节疼痛(膝前痛),除了针刺外,还需针对性进行股内斜肌训练,通常也要用到阔筋膜张肌拉伸。

■ 肥胖可加速膝骨关节炎。

■ 避免用"膝眼"穴,尤其在关节置换术前后。

框 35.4　膝关节治疗

急性疼痛和僵硬
阴陵泉、血海、秩边、阴市、足三里
"膝眼" - 电或手动刺激

续框

慢性疼痛

阴陵泉、膝眼、秩边、承山、太冲、阴包、阴市、足三里、血海

压痛点及激痛点

耳穴也可加用

膝眼（浅表的，不刺透关节；避免关节置换手术前或后针刺）

前膝疼痛

髌骨边缘的骨膜刺激

髌骨附件的"扇形"刺激

治疗内收肌、股内侧斜肌和阔筋膜张肌肌肉的激痛点

颈与背痛

评估一位背痛患者时，重要的是要排除凶险性潜在的病理并尽可能作出诊断。当存在外伤、恶性肿瘤或感染引起的脊柱失稳时，禁忌在椎旁肌进行针刺，因为可能会导致保护性肌肉的张力下降，而且理论上还会增加脊髓横断的风险。强直性脊柱炎（AS）引起的炎性背痛在休息后加重，运动后会有所改善。其最佳治疗方式是通过 NSAIDs、理疗和每天强化锻炼，然后进行抗 TNF 生物治疗。关于针刺治疗 AS 发表的数据很少，但在临床实践中，针刺有助于缓解疼痛和整体健康状态的改善，特别是对于 NSAID 不耐受的患者。骨质疏松性粉碎性骨折可表现为突发性严重的疼痛。为防止进一步骨折，有必要进行诊查和治疗。针刺有助于缓解急性疼痛。如果患者出现疼痛并提示有恶性肿瘤或出现了新的神经学症状和体征，包括鞍区感觉缺损、尿失禁和痉挛状态时，要紧急转诊和进一步诊查。

排除严重的病理之后，应该鼓励患者尽可能保持主动活动。休息会延缓恢复且会导致预后恶化，这一认知已经使急性背痛的结局得以改善。NICE 已确认了针刺和患者偏好在持续性腰痛管理中的重要作用。患者可以从三种物理疗法中进行选择，这样有望最大限度地使其得到改善，加速康复，使患者重返工作，以及预防出现慢性疼痛。评价这些指南在预防慢性背痛方面的应用和效果将是一个令人关注的问题。

临床要点

证据表明，与非针刺和假针刺对照相比，针刺治疗背痛更有效，且成本效益远低于公认的阈值。指南推荐针刺可用于治疗慢性背痛。

对于慢性背痛的患者而言，针刺可以作为背痛的整体管理计划中的一部分，而这个计划必须能解决患者的态度、感知残疾、痛行为、缺乏自我活动和调节，以及疼痛本身等问题（Melzack and wall，1982）。

仔细的临床检查将包括评估患者的步态、肌容量、肌肉痉挛、脊柱活动度、神经功能状态、激痛点、压痛点、痛觉过敏和皮肤温度的变化。针刺方法包括局部穴、节段性穴和经穴。

作为值得进行针刺临床试验的脊柱问题列在框 35.5。

类风湿性关节炎

类风湿性关节炎（RA）（全球患病率为 1%）是一种自身免疫性疾病，具有相当高的发病率、功能损害、致残率，且死亡率不断增高。RA 的药物治疗取得的主要进展已使其在结局上有了令人注目的改善，尤其对疾病的早期。引起这一变化的主要因素在于强调早期治疗和积极的药物治疗，以及对"机会窗"（在最初的 3 个月内）的认知，在这一时期采取有效的药物治疗能有望实现临床缓解。然而，化学治疗无效及久病的 RA 患者依然承受着相当大的疾病负担。此外，药物常常有副作用，而且生物治疗也是极其昂贵的。在资源贫乏的国家，有些药物是患者支付不起的，其他一些国家还实行"定量配给"。而且，目前并没有生物疗法有长期疗效的相关数据。因此，非药物疗法如针刺在治疗 RA 和炎症性关节炎中的地位正在发生改变，依然是重要的研究课题（框 35.6）。需要回答的一个关键问题是，对外周神经系统进行靶向的毫针刺激能否引起免疫调节的变化，进而使早期 RA 的免疫反应恢复正常。

框 35.5　针刺治疗可能有效的脊柱问题

非特异性急、慢性疼痛
颈性头痛
枕神经痛
上、下肢神经根痛
骨折疼痛
恶性肿瘤疼痛
蛛网膜炎疼痛
治疗后和其他神经痛
强直性脊柱炎
骨关节炎的症状
骨质疏松性骨折疼痛
椎间盘源性疾病
椎板切除术后疼痛

早期的 DMARD 治疗 RA 的临床试验令人失望，结果提示仅仅能缓解症状，而不能防止长期的关节损害。人们认识到 DMARDs 需要在疾病早期就开始使用，尽可能在诊断后马上使用，这样就能改善结局。另外，一个新的国际 ACR/EULAR 分类（Aletaha et al.，2010）考虑到了疾病早期的识别，这能使进一步研究针对疾病早期的治疗，以达到不需用药而缓解为最终目标。同样，针刺治疗 RA 的研究，对于已确诊的患者出现的结果也令人失望。在疾病的发展过程中，这很可能已经太晚了，我们只能期待症状得到缓解。

框 35.6　针刺在类风湿性关节炎中的某些作用

减轻局部关节疼痛和肌肉僵硬，增加关节活动度
使肌筋膜激痛点和压痛点失活
减轻压力和注射及痛性操作引起的疼痛
治疗继发于 DMARDs 的恶心

续框

> 手功能 - 治疗手指的小肌肉
> 允许更好地做运动,减少肌肉丢失(骨骼肌减少症)
> 改善睡眠和整体健康水平
> 增加放松和缓解痛性操作过程中的疼痛,例如多个关节的注射

一项针刺治疗 RA 的系统综述(Lee et al.,2008)没有显示出任何在控制疼痛方面的特异性效果。其他的研究已表明有短期的临床改善,但未发现在 ESR 或 CRP 以及疾病相关的特异性结局指标方面有所下降,且 ^{18}F-FDG-PET 扫描图像也未发现局部炎症有所减轻(Sato et al.,2009)。

RA 患者往往会发展为肌筋膜病变和继发骨关节炎,这时肌筋膜激痛点的治疗是特别有益的。疼痛可能出现在一个关节部位,但实质是来源于肌肉。常见的部位包括下颌关节(咀嚼肌和翼外肌)、腕关节(腕伸肌)、髋关节和股骨大转子(臀肌)和膝关节(股四头肌)。

治疗肋软骨炎时,小心地对压痛点进行浅刺往往能获得较好的疗效,这能避免进行关节内皮质类固醇注射。枕部疼痛可令患者出现虚弱和神经痛等特性。同样,浅刺疗效较好,必要时可以从疼痛对侧开始针刺。对于早期症状或疼痛性"天鹅颈"畸形以及尺侧偏斜,在手部骨间肌和蚓状小肌肉的压痛点进行针刺有时能获得较好的疗效。

氨甲蝶呤(MTX)是使用最广的 DMARD 药,其最常见的副作用是恶心,这限制了其用量和依从性。通过内关穴压针法或人工按压或应用商业"止吐腕带",有助于缓解 MTX 诱发的轻度恶心。

关节内用类固醇成功用于急性关节炎的治疗。在疾病早期和活动期,患者有时会进行多个关节注射,注射部位通常是手部小关节。通过针刺单穴太冲能缓解患者在准备行单个或多个关节注射时出现的焦虑。针刺合谷则能减轻多个指关节注射的疼痛,特别是对指间关节进行注射时会十分疼痛。

RA 患者常出现疲劳和抑郁,即便是疾病活动得到很好控制的患者也会出现。一项 RA 患者接受传统或西医针刺的定性研究,发现患者感觉情绪、精力和睡眠模式得到了改善(Hughes et al.,2007)。此外,针灸师的观念及其与患者之间的友好关系也会使患者感受到的结果出现差异。传统针灸师"按照整体性治疗"对患者的感受和临床结局有改善,同时一些 NHS 患者感觉到治疗时间不足会对结果会产生不利影响(Hughes,2009)。

RA 的结局指标除了疾病活动性综合评分(DAS28、ACR20 和 ACR50)之外,还包括生活质量指标(EUROQUOL,SF36)、功能(HAQ)、工作考勤、出勤情况以及患者有关的结局指标(PROMs)。疾病的费用包括药品和治疗,再加上在患者失去收入、需要护理人员以及领取的抚恤金等方面对患者和社会造成的成本负担。今后针刺作为辅助疗法用于 RA 的临床试验也需要在这些方面进行评估。

Sjogren 综合征和干燥综合征

Sjogren 综合征是一种自身免疫综合征,患病率达人口的 1%,以干燥症状如眼干、口腔、阴道干燥为特点,伴有全身乏力和肌痛。本病往往是诊断不足,由于其症状都是非特异性的,

在常规病史采集中常常被忽视。本病的严重程度不同,可从轻微的使人苦恼的干燥症状到危胁生命的系统性疾病。

一般人群中干眼的患病率是 11%~17%,继发性 Sjogren 综合征的发病率高达其他结缔组织病的 30%,特别是系统性红斑狼疮、类风湿性关节炎和硬皮病。一项研究针刺治疗 Sjogren 综合征和干眼患者的系统综述结果显示,与人工泪液相比,针刺能显著改善泪膜破裂时间、Schirmer 泪液试验评分以及有效率(Lee et al.,2011)。

同样,针刺也用于治疗口腔干燥症状(口干症)。针刺已显示出能增加健康志愿者(Dawidson et al.,1997)、原发性和继发性 Sjogren 综合征患者(Blom and Lundeberg,2000)和放射性口干患者(Johnstone et al.,2001)的刺激性和非刺激性唾液流。一项针对慢性放射性口干的研究显示,与口腔护理教育组相比,针刺能明显而更好地减轻患者的症状,但唾液流并未增加(Simcock et al.,2013)。

一项探索性 fMRI 研究了手针刺激单侧二间穴(位于示指近端桡侧面,常用于治疗口干症),结果显示增加了双侧脑岛和相邻的脑岛盖区的激活,该区域与味觉/唾液分泌有关。在腕部尺侧面的非穴点采用非透皮的假针刺,这些区域既没有出现激活,也没有发生失活。与假针刺相比,针刺二间穴能诱导更多的唾液分泌(Deng et al.,2008)。

纤维肌痛、广泛性疼痛和慢性疲劳综合征

这些诊断都属于慢性疾病的范畴,以广泛的肌肉骨骼疼痛为特点,伴有多发性骨性压痛点、疲劳、晨僵及睡眠模式不佳。抑郁可能是一个突出的或隐匿的特征。在提供治疗前,全面了解生物心理社会史以确定其潜在的家庭动力、压力源和诱因,以及二级收益特征如残疾和领取补助金,这些都需要明确。治疗只应作为包括心理、理疗支持的多学科团队方法的一部分。晚上服用低剂量三环类抗抑郁药、有氧运动及认知疗法,已显示出对本病治疗是有益的(Häuser et al.,2010)。针刺高敏性痛点或者传统穴位时需要温和,但鲜有持久的益处,除非改善的睡眠模式已被建立。RCTs 证据似乎倾向于使用电针而不是手针,这可能意味着这个群体一般都在接受治疗,也许是因为他们感到强烈的感觉刺激会引起疼痛。

复杂性区域疼痛综合征

复杂性区域疼痛综合征(complex regional syndrome,CRPS)(Ⅰ型—无神经损害—以前有反射性交感神经营养不良;Ⅱ型有神经损害—以前有灼痛—Harden etal.,2007)是一种累及肢体,以严重疼痛、肿胀和皮肤改变(水肿、汗出异常、颜色变化)为特征的疾患。四肢出现痛觉过敏和痛觉超敏,同时伴有神经病理性疼痛、与物理体征不相符及药物治疗无效等情况。本病原因不明,但诱因包括损伤(有时极微小)、制动或手术,然而通常没有明确的原因。患者还表现为忽略症、牵涉性感觉和视觉空间异常。

本病的诊断常常因转诊多个医生而延误(平均诊断时间为 30 个月)。依据临床表现并需排除其他疾病而作出诊断。很大比例的患者(20%~50%)会发展为慢性难治性疾病,早期识别和治疗能够实现完全恢复。

临床及功能成像研究(Schwenkreis et al.,2009;Swart et al.,2009)提示,患者的症状是由

中枢躯体感觉和运动网络重组所引起,进而导致中枢对触觉和伤害性刺激的处理发生改变,以及自主神经系统失调。治疗包括针对皮层区域的镜像疗法(McCabe et al.,2003)、触觉辨别(Moseley et al.,2008)以及触觉梯度成像(Moseley et al.,2012),旨在恢复受损的感觉运动功能,且最近的研究已显示出可喜的结果。针刺是一种非常有用的治疗方法,特别是对疾病早期。患肢可能因为剧烈疼痛而不能触碰,甚至无法接近。在这种情况下,可以在对侧肢体上治疗。

小规模的针刺和 CRPS 研究显示,传统针刺组与假针刺组比较,疼痛症状有明显改善(Fialka et al.,1993),而且两组皮肤温度都有所上升(Kho,1995)。Hommer(2012)报道了用中国头皮针成功治疗两位美国退伍军人的顽固性上肢 CRPS,并且在 20 个月随访时仍有持续的疗效。在早期 CRPS 的临床实践,针刺对侧太冲结合镜像疗法能够改善肢体颜色,并能减轻疼痛,在首次治疗中就足以让患者完成常用的功能性工作,如触摸肢体、洗手、穿鞋或负重。早期疾病的患者在首次治疗后可持续改善。然而,疼痛可能会迅速反复,这要提醒患者,要计划进行一个疗程的治疗。慢性 CRPS 患者预后差,对任何治疗的反应都不理想。他们需要多学科的帮助,包括全科医生、理疗和心理支持。

CRPS 成功结局的关键可能在于早期识别、诊断和治疗。针刺在治疗这类疼痛性和潜在破坏性的疾病中的作用还需要进一步研究和确定。

结语

针刺在非炎症性肌肉骨骼疾病的治疗中已经确立了重要的地位。今后的临床试验需要解决针刺的有效性、最佳治疗方式以及辅助治疗的重要性。

在炎症性关节炎领域,针刺的任何免疫调节作用,尤其在 RA 的超早期,在药物治疗的基础上增加辅助性的针刺作用,其对整体健康和功能的影响将是研究的重要领域。未来研究中令人兴奋的领域包括对神经可塑性的影响,以及在治疗早期 CRPS 和慢性疼痛中的皮质重组。研究面临更多困难和挑战将在于,证实是否早期治疗可预防慢性疾病,并应进行成本 - 效益分析。最后的挑战将是在有限的卫生预算中如何为患者提供支付得起费用的和有效的针刺。

致谢

作者和编辑希望对在第 1 版中撰写本章的 Virgiia Camp 的贡献致以谢意,目前本章以此为基础。

(徐梦瑶　译,杜元灏　审校)

参考文献

Aletaha, D., Neogi, T., Silman, A., Funovits, J., Felson, D.T., Bingham, C.O., et al., 2010. Rheumatoid arthritis classification criteria: an American College of Rheumatology/European League Against Rheumatism collaborative initiative. Arthritis Rheum. 62 (9), 2569–2581.

Baker, P.N., van der Meulen, J.H., Lewsey, J., et al., 2007. The role of pain and function in determining patient satisfaction after total knee replacement. Data from the National Joint Registry for England and Wales. J. Bone Joint Surg. (Br.) 89 (7), 893–900.

Berkovitz, S., Cummings, M., Perrin, C., Ito, R., 2008. High volume acupuncture clinic (HVAC) for chronic knee pain – audit of a possible model for delivery of acupuncture in the National Health Service. Acupunct. Med. 26 (1), 46–50.

Blom, M., Lundeberg, T., 2000. Long-term follow-up of patients treated with acupuncture for xerostomia and the influence of additional treatment. Oral Dis. 6, 15–24.

Butler, D.S., 2000. The sensitive nervous system. Noigroup publicationsm, Adelaide, Australia.

Camp, A.V., 1992. Acupuncture in the rheumatology department. Rheumatol. Now 9, 15–18.

Collier, S., Philips, D., Camp, V., Kirk, A., 1995. The influence of attitudes to acupuncture on the outcome of treatment. Acupunct. Med. 13, 74–77.

Dawidson, I., Blom, M., Lundeberg, T., Angmar-Mansson, B., 1997. The influence of acupuncture on salivary flow rates in healthy subjects. J. Oral Rehabil. 24 (3), 204–208.

Deng, G., Hou, B., Holodny, A., Cassileth, B., 2008. Functional magnetic resonance imaging (fMRI) changes and saliva production associated with acupuncture at LI-2 acupuncture point: a randomized controlled study. BMC Complement. Altern. Med. 8, 37.

Dhillon, S., 2008. The acute effect of acupuncture on 20-km cycling performance. Clin. J. Sport Med. 18 (1), 76–80.

Dommerholt, J., Fernández-de-las-Peñas, C. (Eds.), 2013. Trigger Point Dry Needling: An Evidence and Clinical-Based Approach. Churchill Livingstone, Oxford.

Feng, Y., Bai, L., Zhang, W., et al., 2011. Investigation of acupoint specificity by multivariate granger causality analysis from functional MRI data. J. Magn. Reson. Imaging 34, 31–42.

Fialka, V., Resch, K.L., Ritter-Dietrich, D., et al., 1993. Acupuncture for reflex sympathetic dystrophy. Arch. Intern. Med. 153 (5), 661–665.

Foster, N.E., Thomas, E., Barlas, P., et al., 2007. Acupuncture as an adjunct to exercise based physiotherapy for osteoarthritis of the knee: a randomised controlled trial. BMJ 335, 436.

Furlan, A.D., van Tulder, M.W., Cherkin, D., et al., 2005. Acupuncture and dry-needling for low back pain. Cochrane Database Syst. Rev. (1). http://dx.doi.org/10.1002/14651858.CD001351.pub2.

Green, S., Buchbinder, R., Hetrick, S., 2005. Acupuncture for shoulder pain (Review). Cochrane Database Syst. Rev. Art. No.: CD005319.

Grotle, M., Garratt, A., Klokkerud, M., et al., 2010. What's in team rehabilitation care after for osteoarthritis? Results from a multicenter, longitudinal study assessing structure, process and outcome. Phys. Ther. 90, 121–131.

Harden, R.N., Bruehl, S., Stanton-Hicks, M., Wilson, P., 2007. Proposed new CRPS research criteria. Pain Med. 8, 326–331.

Häuser, W., Thieme, K., Turk, D.C., 2010. Guidelines on the management of fibromyalgia syndrome – a systematic review. Eur. J. Pain 14 (1), 5–10.

Ho, C.Y., Lin, H.C., Lee, Y.C., et al., 2014. Clinical effectiveness of acupuncture for carpal tunnel syndrome. Am. J. Chin. Med. 42 (2), 303–314.

Hochberg, M.C., Altman, R.D., April, K.T., et al., 2012. American College of Rheumatology 2012 recommendations for the use of nonpharmacologic and pharmacologic therapies in osteoarthritis of the hand, hip, and knee. Arthritis Care Res. 64, 465–474.

Hommer, D.H., 2012. Chinese scalp acupuncture relieves pain and restores function in complex regional pain syndrome. Mil. Med. 177 (10), 1231–1234.

Hughes, J.G., 2009. 'When I first started going I was going in on my knees, but I came out and I was skipping': exploring rheumatoid arthritis patients' perceptions of receiving treatment with acupuncture. Complement. Ther. Med. 17, 269–273.

Hughes, J.G., Goldbart, J., Fairhurst, E., Knowles, K., 2007. Exploring acupuncturist' perceptions of treating patients with rheumatoid arthritis. Complement. Ther. Med. 5, 101–108.

Johnstone, P., Peng, P., Byron, C.M., et al., 2001. Acupuncture for pilocarpine-resistant xerostomia following radiotherapy for head and neck malignancies. Int. J. Radiat. Oncol. Biol. Phys. 50 (2), 353–357.

Kho, K.H., 1995. The impact of acupuncture on pain in patients with reflex sympathetic dystrophy. Pain Clin. 8 (1), 59–62.

Khosrawi, S., Moghtaderi, A., Haghighat, S., 2012. Acupuncture in treatment of carpal tunnel syndrome: a randomized controlled trial study. J. Res. Med. Sci. 17 (1), 1–7.

Kong, J., Gollub, R.L., Rosman, I.S., et al., 2006. Brain activity associated with expectancy-enhanced placebo analgesia as measured by functional magnetic resonance imaging. J. Neurosci. 26 (2), 381–388.

Kreitler, S., Kreitler, H., Carasso, R., 1987. Cognitive orientation as a predictor of pain relief following acupuncture. Pain 28, 323–341.

Kunnerddee, W., Kaewtong, A., 2010. Efficacy of acupuncture versus night splinting for carpal tunnel syndrome: a randomised clinical trail. J. Med. Assoc. Thai. 93 (12), 1463–1469.

Lee, M.S., Shin, B.C., Ernst, E., 2008. Acupuncture for rheumatoid arthritis: a systematic review. Rheumatology 47, 1747–1753.

Lee, M.S., Shin, B.C., Choi, T.Y., Ernst, E., 2011. Acupuncture for treating dry eye: a systematic review. Acta Ophthalmol. 89 (2), 101–106. http://dx.doi.org/10.1111/j.1755-3768.2009.01855.x.

MacFarlane, G.J., Junt, I.M., Silman, A.J., 1998. Predictors of chronic shoulder pain: a population based prospective study. J. Rheumatol. 25 (8), 1612–1615.

MacPherson, H., Richmond, S., Bland, M., et al., 2013. Acupuncture and counselling for depression in primary care: a randomised controlled trial. PLoS Med. 10 (9), e1001518.

Manheimer, E., Cheng, K., Linde, K., et al., 2010. Acupuncture for peripheral joint osteoarthritis. Cochrane Database Syst. Rev. (1). http://dx.doi.org/10.1002/14651858.CD001977. Art. No.: CD001977.

Mann, F., 2000. Reinventing Acupuncture: A New Concept of Ancient Medicine, second ed. Butterworth-Heinemann, Oxford.

Mavrommatis, C.I., Argyra, E., Vadalouka, A., Vasilakos, D.G., 2012. Acupuncture as an adjunctive therapy to pharmacological treatment in patients with chronic pain due to osteoarthritis of the knee: a 3-armed, randomized, placebo-controlled trial. Pain 153 (8), 1720–1726.

McCabe, C.S., Haigh, R.C., Ring, E.F., et al., 2003. A controlled pilot study of the utility of mirror visual feedback in the treatment of complex regional pain syndrome (type 1). Rheumatology (Oxford) 42 (1), 97–101.

Melzack, R., 1987. The short form McGill pain questionnaire. Pain 30, 191–197.

Melzack, R., Wall, P., 1982. The Challenge of Pain. Penguin, Harmondsworth.

Molsberger, A., Hille, E., 1994. The analgesic effects of acupuncture in chronic tennis elbow pain. Br. J. Rheumatol. 33, 1162–1165.

Molsberger, A.F., Schneider, T., Gotthardt, H., Drabik, A., 2010. German randomized acupuncture trial for chronic shoulder pain (GRASP)–a pragmatic, controlled, patient-blinded, multi-centre trial in an outpatient care environment. Pain 151 (1), 146–154.

Moseley, G., Zalucki, N., Wiech, K., 2008. Tactile discrimination, but not tactile stimulation alone, reduces chronic limb pain. Pain 137 (3), 600.

Moseley, G.L., Butler, D.S., et al., 2012. Graded Motor Imagery Handbook. Noigroup Publications, AdelaideISBN: 978-0-9872467-5-2.

Napadow, V., Kettner, N., Liu, J., et al., 2007a. Hypothalamus and amygdala response to acupuncture stimuli in carpal tunnel syndrome. Pain 130 (3), 254–266.

Napadow, V., Liu, J., Li, M., et al., 2007b. Somatosensory cortical plasticity in carpal tunnel syndrome treated by acupuncture. Hum. Brain Mapp. 28, 159–171.

National Collaborating Centre for Chronic Conditions (NCCCC), 2008. Osteoarthritis: National Clinical Guideline for Care and Management in Adults. Royal College of Physicians, London.

National Institute for Health and Clinical Excellence, 2009. Low Back Pain Guidelines. www.nice.org.uk/CG88.

Neogi, T., Zhang, Y., 2011. Osteoarthritis prevention. Curr. Opin. Rheumatol. 23 (2), 185–191.

Nygren, A., Berglund, A., von Koch, M., 1995. Neck-and-shoulder pain, an increasing problem. Strategies for using insurance material to follow trends. Scand. J. Rehabil. Med. Suppl. 32, 107–112.

Ozcakir, S., Raif, S.L., Sivrioglu, K., Kucukcakir, N., 2011. Relationship between radiological severity and clinical and psychological factors in knee osteoarthritis. Clin. Rheumatol. 30 (12), 1521–1526.

Petty, R.E., Southwood, T.R., Manners, P., et al., 2004. International League of Associations for Rheumatology classification of juvenile idiopathic arthritis: second revision, Edmonton, 2001. J. Rheumatol. 31 (2), 390–392.

Pilkington, K., Kirkwood, G., Rampes, H., et al., 2007. Acupuncture for anxiety and anxiety disorders – a systematic literature review. Acupunct. Med. 25 (1–2), 1–10.

Rafael, S., Fais, G.M., Reis, A.C., et al., 2012. Amitriptyline converts non-responders into responders to low-frequency electroacupuncture-induced analgesia in rats. Life Sci. 91 (1–2), 14.

Sato, M., Inubushi, M., Shiga, T., et al., 2009. Therapeutic effects of acupuncture in patients with rheumatoid arthritis: a prospective study using ^{18}F-FDG-PET. Ann. Nucl. Med. 23, 311–316.

Scharf, H.P., Mansmann, U., Streitberger, K., et al., 2006. Acupuncture and knee osteoarthritis: a three-armed randomized trial. Ann. Intern. Med. 145 (1), 12–20. Print ISSN: 0003-4819; Online ISSN: 1539-3704.

Schmid, A.B., Brunner, F., Luomajoki, H., et al., 2009. Reliability of clinical tests to evaluate nerve function and mechanosensitivity of the upper limb peripheral nervous system. BMC Musculoskelet. Disord. 10, 11. http://www.ncbi.nlm.nih.gov/pmc/articles/PMC2653029/?tool=pubmed.

Schwenkreis, P., Maier, C., Tegenthoff, M., 2009. Functional imaging of central nervous system involvement in complex regional pain syndrome. Am. J. Neuroradiol. 30 (7), 1279–1284.

Sim, H., Shim, B.-C., Lee, M., et al., 2011. Acupuncture for carpal tunnel syndrome: a systematic review of randomised control trials. J. Pain 12 (3), 307–314.

Simcock, R., Fallowfield, L., Monson, K., et al., 2013. ARIX: a randomised trial of acupuncture v oral care sessions in patients with chronic xerostomia following treatment of head and neck cancer. Ann. Oncol. 24 (3), 776–783.

Soni, A., Joshi, A., Mudge, N., Wyatt, M., Williamson, L., 2012. Supervised exercise plus acupuncture for moderate to severe knee osteoarthritis: a small randomised controlled trial. Acupunct. Med. 30 (3), 176–181. http://dx.doi.org/10.1136/acupmed-2012-010128.

Swart, C.M., Stins, J.F., Beek, P.J., 2009. Cortical changes in complex regional pain syndrome (CRPS). Eur. J. Pain 13 (9), 902–907.

Thomas, L.M., Platten, H., Hassan, A., et al., 2007. Patient preference is a strong indicator of response to treatment – the KVIS Study. Rheumatology.oxfordjournals.org/content/46/suppl_1/i60.full.pdf.

van der Heijden, G.J., 1999. Shoulder disorders: a state-of-the-art review. Baillieres Best Pract. Res. Clin. Rheumatol. 13 (2), 287–309.

Vas, J., Mendez, C., Perea-Milla, E., et al., 2004. Acupuncture as a complementary therapy to the pharmacological treatment of osteoarthritis of the knee: randomised controlled trial. BMJ 329, 1216.

Vas, J., Ortega, C., Olmo, V., et al., 2008. Single-point acupuncture and physiotherapy for the treatment of painful shoulder: a multicentre randomized controlled trial. Rheumatology 47, 887–893.

Vecchio, P., Kavanagh, R., Hazleman, B.L., King, R.H., 1995. Shoulder pain in a community-based rheumatology clinic. Br. J. Rheumatol. 34 (5), 440–442.

Vickers, A.J., Cronin, A.M., Maschino, A.C., et al., 2012. Acupuncture for chronic pain: individual patient data meta-analysis. Arch. Intern. Med. 172 (19), 1444–1453.

White, A., Foster, N.E., Cummings, M., et al., 2007. Acupuncture treatment for chronic knee pain: a systematic review. Rheumatology (Oxford) 46 (3), 384–390.

Williamson, L., Wyatt, M.R., Yein, K., Melton, J.T., 2007. Severe knee osteoarthritis: a randomised controlled trial of acupuncture, physiotherapy (supervised exercise) and standard management for patients awaiting knee replacement. Rheumatology (Oxford) 46, 1445–1449.

Witzel, T., Napadow, V., Kettner, N., et al., 2011. Differences in cortical response to acupressure and electroacupuncture stimuli. BMC Neurosci. 12, 73–82.

Yao, E., Gerritz, P.K., Henricson, E., et al., 2012. Randomized controlled trial comparing acupuncture with placebo acupuncture for the treatment of carpal tunnel. PM R. 4 (5), 367–373.

Zhang, W., Zhen, Jin, Luo, F., Zeng, Y.-W., Han, J.-S., 2004. Evidence from brain imaging with fMRI supporting functional specificity of acupuncture points in humans. Neurosci. Lett. 354, 50–53.

Zhang, W., Robertson, J., Jones, A.C., et al., 2008. The placebo effect and its determinants in osteoarthritis: meta-analysis of randomised controlled trials. Ann. Rheum. Dis. 67, 1716–1723.

第三十六章　针刺在运动医学中的应用

K.V.Trinh　■　S.J.Scott　■　E.Ho　■　L.Field

引言

　　针刺被内科医生或治疗师常用于各种原因的运动医学(Pelham et al.,2001)问题。最常用于疼痛管理、功能康复(Usichenko et al.,2011)以及增强运动表现(Dhillon,2008；Usichenko et al.,2011)。在疼痛管理和功能康复方面,最常治疗的疾病是肩和膝部的病变,在这些作者们的运动医学实践中遇到的病例中,约占70%。在讨论增强运动表现之后,将对这些疾病进行更广泛地论述。其他常遇到疾病,如肱骨外上髁炎、滑囊炎、髂胫带综合征和踝扭伤,这些病变在此将不进一步讨论,但可使用有关肩损伤和膝痛章节中描述的原则。

增强运动表现

　　针刺也用于体育运动中运动表现的提高,帮助运动员应对赛前焦虑与赛后放松或疼痛缓解,以及参加体育运动过程中功能的改善。有些作者已应用针刺"兴奋剂"一词来形容针刺的增强运动表现作用。在国家和国际体育运动中禁止服用违禁药物,然而在国内和国际比赛中使用针刺来提高运动表现是被允许的。但几乎没有很好的研究证据来支持这种情景下应用针刺。

　　有一些发表的文章介绍了部分医生采用针刺增强运动表现的经验。Dhillon(2008)介绍了一项研究,在 20 名男性骑自行车者中检验了针刺对 20km 循环运动表现的影响。在这项前瞻性的单盲研究中,受试者作为他们的自身对照。他们每周进行 3 次测试,尽可能快地骑行自行车完成 20km 的固定车程。每次测试前,他们接受针刺、假针刺,或无干预对照,每一次都按随机排序。对如下结果进行测量:完成的时间、下肢 / 运动诱发的疼痛 VAS 评分、Borg 主观劳累度评估(rating of perceived exertion,RPE)和血乳酸浓度。结果 RPE 有显著性差异,支持针刺的作用(Dhillon,2008)。更高的 RPE 积分代表了临床上有意义的效果,即认为在时间和 VAS 指标方面均降低。本研究的结论为针刺治疗有可能改善运动员费力程度,但不降低运动表现成绩。

　　Urroz 等的一项系统综述检验了 4 项临床试验,观察了针刺治疗作为一种潜在的改善运动表现和运动后恢复的方法。然而,总体上结果是不确定的,因为其中 2 项试验证实是显著的阳性结果,而 2 项结果显示无效,但这项系统综述为针刺改善运动表现提供了初步证据。该系统综述支持对这一领域的感兴趣的主题进行进一步研究(Urroz et al.,2013)。

　　Usichenko 等(2011)介绍了一例现代五项全能运动的运动员个案报道。这项运动包括游泳、击剑、越野赛、跑步和射击。该运动员 20 岁,是前苏联国家队的队员。有一些症状限制了该运动员的运动表现,包括上腹部疼痛、膝无力、手腕疼痛、手臂疲劳、震颤和肩部僵硬。在他开始接受一个针刺治疗计划之后,在 3 000m 越野赛跑中的成绩改善了。同时他的其他症状也有明显改善(Usichenko et al.,2011)。

　　Kaada(1984)的研究对接受训练的运动员的运动表现进行了评估。试验组运动员在活动前接受低频经皮神经电刺激,结果一致表明,与对照组或安慰组相比,其运动表现明显改善。作者报道,试验组在 800m 田径赛中(n=5)平均提高了 2.3 秒,1 000m 的公路赛中(n=9)提高了 4.3 秒。这些参加比赛的田径运动员均采用了合谷穴电刺激,并与安慰刺激进行了比较。

　　德国进行的一项小规模研究观察了 33 名娱乐性运动员,结果表明针刺在力量训练中具有一定潜能。这些运动员均接受了一次针刺治疗,并对诸多结果进行了检测。结果发现针刺治疗组股四头肌等长肌力与假治疗组相比有显著改善(Hübscher et al.,2010)。

　　其中一位作者(K.Trinh)在国际体育比赛方面有着丰富的经验。他使用针刺治疗过许多高性能运动表现的运动员。作为运动表现之前的放松,之前用的穴位为神庭和合谷(双侧用手针刺激),治疗 15 分钟。随后,让运动员治疗之后在一个昏暗的房间里进行休息。运动员们声称对运动表现有所改善。

　　有关针刺提升运动表现的强证据很少。一些小规模研究提及,而其他证据可能将这种作用描述为是强安慰剂效应。源于医疗团队和观众的心理支持可能对运动员的表现有强烈的影响。该领域的进一步研究将有助于确定针刺在提升体育运动表现中的作用。然而,对运动员们肌肉骨骼疾患的成功治疗也会增强他们的功能,进而提高运动表现。我们将重点关注肩部和膝部疾患,这两个部位是运动医学中最常见的损伤部位。

肩部问题

　　肌肉骨骼性肩痛是最主要的三类肌肉骨骼痛主诉之一,一些调查显示其在人群中的患病率高达 16%。本病并不局限于特定年龄组或体力活动,但在运动员中更常见(Bigliani and

Morrison,1986；Dinnes and Loveman,2003；Goldstein,2004）。

在初级医疗中日常都可见到的与运动损伤相关的常见肩部问题有：肩袖病变、撞击综合征、关节失稳和盂唇损伤。诸如网球或棒球一类的运动涉及到投掷、仰头姿势，以及使用球拍，过用和反复性动作或错误的方法常会造成肌肉和肌腱损伤。损伤的类型通常从肌腱炎到过力性撕裂。对于游泳，报道显示多达 40%~70% 的竞技游泳运动员都有肩痛主诉。根据我们的临床经验，我们看到的受撞击影响的人群将会继续发展成为肌腱病变和关节失稳。相比之下，对于像足球或曲棍球一类的有高能量身体接触与撞击的运动，常见的肩部损伤与急性肌腱撕裂或关节脱位相关（Flatlow et al.,1994；McCann and Bigliani,1994；Matsumoto et al.,2002；Pink and Tibone,2000；Yanai et al.,2000）。

肩袖病变

在涉及反复的仰姿或投掷动作的从事体育运动人群中，肩袖肌腱问题是非常常见的。肩袖病变的发生并非由单一因素直接引起。为了了解肩袖病变，我们需要回顾一下肩带的解剖结构及其动力学机制。肩带包括盂肱关节是一个复杂的结构。肩部运动依赖于肩胛骨与躯体的关联和相对运动，以及盂肱关节的活动范围。当我们运动自己的手臂时，与此同时肩带会负责提供稳定性和活动性（Grant,2004；Kelkar et al.,2001）。

肩袖受一些结构的制约——喙肩韧带、喙突和肩峰——三者构成一个坚固的拱状结构，使肩袖肌腱能从其中穿过。当手臂在极度外旋至 90° 肩外展位置时（比如投掷棒球前或网球发球前），这一拱形结构会产生压缩摩擦力。这种动作会对肌腱施加压力（Brown et al.,2000）。此外，有一些报道提示在颈神经问题、肩胛上神经损伤和肩袖病变之间有一定的联系（Kaplan and Kernahan,1984）。如果存在涉及任何颈神经问题，那么发展成肩袖病变的可能性甚至会更高，因为很有可能存在肌肉失衡现象，会导致这种过度挤压力进一步加剧。如果康复治疗不当，会增加慢性肩袖肌腱炎和粘连性肩关节囊炎的发生风险。

肩峰下撞击

肩峰下撞击是由肩峰区周围的骨性结构对软组织的损伤所致，如前段所述。同时撞击可能与过用、仰姿甚至肩峰结构的退行性改变相关，撞击也可由肌肉失衡所致，这会造成盂肱关节活动障碍以及肩胛骨错位，出现不良的姿势（Budoff and Hammond,1998；Lukasiewicz et al.,1999）。体育运动活动包括高强度训练时处于仰姿，或 90° 外展或更大也会导致肩峰区骨结构之下软组织的过度挤压（Harryman and Sidles,1990；Hawkins and Kennedy,1980）。

盂肱关节失稳

盂肱关节的稳定性在很大程度上依赖于肩部肌肉的生物力学及其对两个稳定机制的影响：盂肱平衡与凹面 - 挤压机制（Matsen,1994）。盂肱顺位不良会改变肱骨对关节盂腔的运动动作，影响肩功能（Goldstein,2004）。此外，回旋肌在肱骨对关节盂施加挤压力方面起重要作用，能使原动肌像胸大肌、肱二头肌和三角肌等同轴肌运动以拉动上臂（Howell and Galinati,1988）。肩袖肌肉力量发生任何变化都会对凹面 - 挤压产生显著影响。由于凹面 - 挤压降低，当胸大肌和肱二头肌活动时，会增加肱骨头的前移性失稳。同时，衰老是造成回旋肌腱血供变化的原因之一，可导致肌腱病或撕裂的发生，也有研究提示神经损伤也可引起肩关节失稳或甚至脱位（Grob,1995；Rodosky et al.,1994）。

上盂唇前后部损伤

盂唇是附着于关节盂的软骨结构,起到加深关节盂凹面的作用,为肱骨头提供一个更有利于其机械活动的腔。盂唇与膝关节半月板具有十分近似的结构和功能。上盂唇前后部（superior labral anteroposterior,SLAP）损伤是由于肱骨过度外旋同时肩关节处于90°外展位,所以,投掷运动是本病最常见的损伤机制之一。当手臂处于所描述的肩90°外展位时会产生一种强制力作用,同时与肱二头肌力量一起会对盂唇施加一个显著的剪切力,从而可能导致盂唇撕裂（Modarresi,2011）。引起本病的其他原因还包括过用及直接创伤。临床上,SLAP 一般不独自发生,往往同时伴有其他肩关节可见的病变（Burkhart and Morgan,1990；Kibler,1995；Meister,2000）。

针刺治疗肩部问题的证据

大部分针刺试验都在设计上存在质量偏低,且缺乏干预方法的详细信息（Green et al.,2005；Romoli et al.,2000）。在对针刺研究的质量进行评价时,除了按照 Cochrane 图书馆或 PEDro 数据库等发表的质量评价标准（Moseley et al.,2002；van Tulder et al.,2003）,还有几个关键问题需要解决。需要明确针刺穴位的使用及选择的基本原理。大多数试验中都提到了中医治疗方法,并且列出了大量的备用穴位,但是并没报道对每个个体受试者使用的针具及穴位个数。其次,多数试验把疼痛管理作为主要结局,但是除了疼痛之外,还需考虑针刺对个体的功能恢复效果以及其他的结局指标,例如活动范围和功能结局指标也应包括。第三个需要考虑的因素是短期缓解、长期缓解和即刻干预后疼痛缓解的定义问题。最后,对安慰剂或假针刺的方法应进行更严谨的验证。

第一项关于针刺治疗慢性肩痛的研究于1976年由 Moore 发表在一个英文期刊上（Moore and Berk,1976）。该研究纳入了 42 例患者,作者的结论是针刺组与假针刺组患者的肩部不适均未得到明显改善。当针刺与类固醇注射、非甾体抗炎药（non-steriodal anti-inflammatory drug,NSAID）、超声理疗或安慰性 NSAID 和安慰性超声理疗进行对照时发现,治疗 4 周时所有干预方法对肩部疼痛和功能的改善都有显著统计学意义（Berry et al.,1980）。Lin 等（1994）比较了电针、局部神经阻滞以及两者结合的效果,结果显示联合治疗组患者疼痛控制和活动度有显著改善（Lin et al.,1994）。Kleinhenz 等（1999）进行的一项单盲随机对照试验（RCT）,治疗了 52 例肩袖肌腱炎的运动员,用不透皮假针刺作为对照组。患者接受 4 周共 8 次的针刺治疗疗程。针刺缓解疼痛的效果明显优于安慰针刺。治疗组患者 Constant-Murley 肩关节功能评分显著高于安慰组。Kleinhenz 的结论是针刺对慢性肩痛的运动员具有整体的疗效（Kleinhenz et al.,1999）。Romoli 等（2000）的一项 RCT 纳入了 60 例单侧肩痛的患者。患者被随机分为 3 组:传统针刺结合运动,耳针结合运动和单纯运动。该项小规模预试验结果提示,传统针刺和耳针结合运动都比单纯运动更有一些益处。

Green 等在 2005 年发表了一篇针刺治疗肩痛的系统综述。9 项试验符合纳入标准,研究涉及各种肩部病变,包括粘连性肩关节囊炎、肩袖病变和骨性关节炎（osteoarthritis,OA）。方法学质量评价显示,所有研究中的干预方式都描述不佳。2 项试验评价了针刺对肩袖病变的短期效果。结果显示针刺在短期改善症状方面与假针刺相比无显著差异。然而 4 周时针刺在改善 Constant-Murley 评分方面却比假针刺组更有益处。Green 的结论是总体上仍然缺乏支持或拒绝应用针刺治疗肩痛的证据。尽管如此，针刺在改善疼痛和功能方面可能有一定短期益处（Green et al.，2005）。

从那时起，更多的试验相继报道。其中 2 项研究属于高质量，将进行更加详细的讨论。Vas 等（2008）的一项多中心随机对照研究招募了 425 例患者，在理疗、镇痛药和 NSAID 的基础上比较了加用条口单穴针刺和安慰性 TENS 的疗效（Vas et al.，2008）。作者的结论是针刺在肩功能和疼痛缓解方面比假 TENS 结果更好（Vas et al.，2008）。Molsberger 等（2010）报道了另一项试验，纳入了 424 例超过 6 周的慢性肩痛患者，被称为德国慢性肩痛随机针刺研究（German randomised acupuncture trial for chronic shoulder pain，GRASP）。受试者随机分为接受中医针刺方法、假针刺和常规骨科保守治疗。作者的结论是中医针刺可以作为常规骨科治疗疼痛的有效替代方法，其具有治疗后即刻效果和治疗后 3 个月的远期效果。

临床方法

近 10 年来，虽然对针刺在各类慢性疾病中的应用经验进行了深入的讨论，但是如何将针刺融入急性运动损伤患者的康复方案仍未达成共识。然而，笔者认为本病最重要的治疗方法是通过主动循序的肩关节锻炼来恢复肩关节平衡，以及重塑轴向挤压力。被动治疗方式可作为一种辅助疗法来支持患者病情的恢复进展。在所有的被动治疗方式中，经验表明肩部持续的针刺能取得良好的效果。

由于大部分运动医学的临床设置都由一个多学科团队来管理，包括物理治疗师、运动治疗师、脊椎按摩师、教练以及内科医师，通常应用的常规疗法如表中所示，当在规定的时间内需要保持改善时，针刺仅作为一种辅助治疗来应用（Vas et al.，2008）。然而，随着我们对针刺证据和临床经验有更多的积累，针刺的结合可以以一种更加综合的方式进行，而且可用于急性期的治疗。

急性期的治疗，作为一般规则，我们应该考虑只选远端针刺穴位，相对而言对于亚急性期和慢性期问题我们可以选用局部穴位（表 36.1）。前文提到，肩部康复非常依赖于盂肱关节顺位和肩袖肌的轴向挤压力。在纠正源于顺位的问题时，除了进行拉伸和主动姿势性肌肉锻炼外，我们还可以考虑对相关肌肉组织进行针刺治疗。最近，在 Osborne 和 Gatt（2010）的个案报道中介绍了对 4 名优秀排球选手的肩关节肌肉肌筋膜激痛点进行针刺有效，受试者感到疼痛均有短期缓解，同时在比赛过程中肩关节功能也得到了改善。根据我们的经验，针刺对肌筋膜激痛点和结缔组织疼痛有缓解作用。由于肌肉和软组织得到进一步放松后，患者可进行拉伸和结缔组织活动，这种作用使患者获得了较好的结果。此外，专门针对软骨和肌腱的腧穴还应考虑应用。RCT 中采用的这些穴位总结在表 36.2。

表 36.1 针刺穴位选择方法	
肩损伤	**局部针刺穴位**
二头肌肌腱炎疼痛	云门、天府、臂臑
肩胛下肌肌腱炎疼痛	肩髃、云门
冈上肌肌腱炎疼痛	秉风、曲垣、肩髎
冈下肌肌腱炎	天宗

表 36.2　针刺治疗肩部疾病 RCTs 中应用的穴位列表

	Kleinhenz et al.(1999)	Molsberger et al.(2010)	Dyson-Hudson(2007)	Vas et al.(2008)
肩髎	×	×	×	
天髎	×			
肩贞	×	×		
天宗	×		×	
秉风	×			
曲垣	×	×		
肩外俞	×	×		
臂臑	×	×	×	
肩髃	×	×	×	
云门	×	×		
天府	×			
远端穴位				
曲池	×	×	×	
后溪	×	×		
养老	×			
阳陵泉	×	×		×
条口	×	×		×
外关	×	×		

对于肌腱病变，我们可以采用针刺结合常规疗法用于炎症和疼痛的管理。有足够的基础科学方面的证据支持用针刺治疗疼痛和炎症。随着疼痛和肿胀的减轻，疼痛导致的肌肉力量被抑制就不再成为问题。肩袖肌肉运动过程中疼痛的缓解，将使肩盂关节处肱骨的轴向挤压得到改善。

根据我们的临床经验，在肩部康复的各个时期，我们都采用针刺结合常规治疗的方法。最重要的是要考虑穴位的选择，要根据患者所处的时期和肩痛的原因，例如顺位与轴向压力问题，以及从所有相关的发表文献中我们所收集到的证据。

评论

目前在肌肉骨骼损伤的临床管理方面趋向于多模式方法，用于肩痛问题。同时也没有任何一种单一的方法能解决所有的临床问题和挑战，因此，执业者需要开放思路，考虑一切可获得的临床证据，并且将不同干预方式综合运用到治疗方案中。针刺在减轻疼痛和改善功能方面已有中等强度的证据，故将其融入治疗计划中将可能会有益于患者。

一般来说，随着患者感觉疼痛、僵硬的缓解，以及肌筋膜压痛的减轻，就会更容易地通过治疗和锻炼来纠正盂肱关节顺位、改善肌肉稳定性、维持凹陷压力及促进主动活动度和肩部肌肉力量。反复进行针刺治疗能改善炎症和肿胀。针刺既能用于急性期，也能用于慢性期的治疗。然而该法的使用必须是个体化，对于所有患者而言选择相同的穴是不必要的。

膝部损伤及疼痛

调查显示,膝关节问题占所有运动损伤的约 40%(Majewski et al.,2006)。膝部的解剖学为其容易损伤提供了条件。膝关节位于两个长骨(股骨和胫骨)之间,其强度和稳定性依赖于软组织结构(Magee,1987)。引起膝关节病变的原因有很多,从过用到创伤。过用性损伤多由膝关节反复屈伸引起,例如跑步、骑自行车、赛艇和排球运动。创伤引起的膝关节损伤通常包括外翻或内翻力、扭转或减速运动,多见于篮球、足球、橄榄球和滑雪(Calmbach and Hutchens,2003)。

本节主要讨论常见的膝关节病变及其治疗,以及常用的针刺治疗方案。

髌股关节综合征

在运动医学中心,髌股关节综合征(patellofemoral syndrome,PFS)是跑步运动员最常见的独立诊断(Dixit et al.,2007),患者通常描述为膝前疼痛,还连及髌骨和韧带。典型症状为髌骨下或其周围的僵硬或酸痛,膝关节屈曲时有研磨/摩擦感。反复跳跃(篮球、排球)和反复下蹲(曲棍球守门员,棒球捕手)可以使疼痛加剧(Dixit et al.,2007)。生物力学诱因包括足部内旋过度、股四头肌不对称发力和“Q”角度增加(Dixit et al.,2007)。第一条划线是从髂前上棘(ASIS)到髌骨中心,第二划线是从髌骨中心到胫骨结节,“Q”角度则是这两条直线形成的夹角。正常情况下,男性的“Q”角约为 17°,女性约为 14°。

膝关节的检查能够反映出关节的整个活动范围,但前文也提到,屈曲可以引起关节研磨/摩擦。骨科试验检测的髌骨活动性试验、髌骨恐惧试验和髌骨研磨试验通常呈阳性。对内侧和外侧副韧带进行触诊可引起压痛(Dixit et al.,2007)。本病的确诊往往不需要放射摄影成像检查,如 CT 扫描和 MRI。

髌骨软化症

许多从业者认为髌骨软化症(chondeomalacia patellae,CP)是由长期的 PFS 引起,只有当髌骨下面的软骨出现实质性损伤时才能诊断为 CP。CP 通常多见于青少年和年轻的成人,诱发性活动因素包括跑步(足球)、跳跃(篮球、排球)和扭转性(单板滑雪、滑板运动)(Yochum and Maola,2009)。该类损伤的机制多为髌骨在股骨上滑动的顺位性不良,致使髌骨下的软骨软化并出现裂隙。引起 CP 的原因可能包括创伤、髌骨脱位、PFS 和原发性软骨易损性(Yochum and Maola,2009)。

CP 患者的症状可能与 PFS 相似。检查时多表现为膝外翻、高位髌骨、股四头肌萎缩、“Q”角度增大及 Clark 征阳性。如果需要髌骨的轴位观时,放射成像可有助于诊断,但 MRI 会提供更多诊断性信息(Yochum and Maola,2009)。

膝骨关节炎

一般来说,55 岁以上人群中有 10% 患有膝骨关节炎(OA)(Peat et al.,2001)。近年来许多研究认为以前有运动性膝关节损伤史的个体将更容易患膝骨关节炎。例如,研究发现运动过程中发生前交叉韧带(anterior cruciate ligament,ACL)持续性损伤可增加未来患膝骨关节炎的风险（Lohmander et al.,2004）。另一项研究发现,ACL 或半月板撕裂诊断后 10~20 年中,有 50% 的人会出现膝骨关节炎的疼痛症状以及功能下降（Lohmander et al.,2007）。运动员中由膝骨关节炎引起的膝痛患者,常常被转至笔者运动医学诊所。其他导致人们易患膝骨关节炎的风险因素有:身体质量指数（body mass index,BMI）增加以及家族史（Zhang et al.,2010）。膝骨关节炎相关的症状和体征常常包括膝关节轻度肿胀、骨膨大、膝周肌肉萎缩、活动过程中出现捻发音 / 摩擦音、晨僵至少持续 30 分钟以及活动时疼痛加重（Felson,2006）。

膝骨关节炎的检查中呈阳性发现的有主动 / 被动活动范围受限及骨膨大出现的压痛。除了详细地询问病史和检查之外,放射成像将有助于确诊（Lohmander et al.,2004）。

前交叉韧带撕裂

前交叉韧带（ACL）撕裂可以见于接触性和非接触性运动。非接触性损伤占 ACL 撕裂的 70%,发生于下肢减速过程中,此时股四头肌收缩,膝关节处于或接近于完全伸展状态（Shimokochi and Shultz,2008）。常见的非接触性运动的例子就是在滑雪和单板滑雪者向后摔倒,或者足球运动员快速切球运动（运动员突然改变方向）时。患者常表现为突发疼痛,受伤的同时能听到"啪"的一声,随后迅速肿胀。ACL 撕裂之后患者常会描述为有"关节退让"的感觉,或者患者可能会通过将拳头放在一起并以研磨动作旋转,而显示出"双拳"迹象（Cimino et al.,2010）。

ACL 损伤最初会有关节血肿,而且患者会处于保护位,因此检查起来可能比较困难。最主要的表现为膝关节屈曲活动范围受限。可以进行 3 个最精确的骨科试验检查:Lachman 试验（敏感性 85%,特异性 94%）、膝关节前抽屉试验（敏感性 92%,特异性 91%）和轴移试验（敏感性 24%,特异性 98%）（Benjamise et al.,2006）。放射影像检查有助于排出撕脱性骨折,但 MRI 作为 ACL 撕裂诊断的首选影像学诊断（Cimino et al.,2010）。

半月板撕裂

据报道,33% 的半月板撕裂与体育活动有关（Manson and Cosgarea,2004）。半月板撕裂的发生机制多为胫骨固定时发生旋转,无论膝关节处于屈曲或伸位。高风险的体育运动涉及膝关节快速扭转的运动如足球、棒球、网球和篮球。患者主诉可能是当上下楼梯时开始出现渐进性的渗出、疼痛,以及下蹲或下跪时疼痛并出现膝关节交锁（Johnson,2000）。一个需要关注和提及的注意事情就是 60%~75% 的 ACL 撕裂患者都合并有半月板撕裂（Cimino et al.,2010）。

膝关节检查可见活动范围受限,局部关节线压痛（敏感性 75%,特异性 77%）,McMurray 试验阳性（敏感性 55%,特异性 77%）,Apley 挤压试验阳性（敏感性 22%,特异性 88%）（Meserve et al.,2008）。诊断时采用 MRI 检查也能为相关治疗提供一些信息（McNally,2002）。

膝关节常规治疗

由于 PFS、CP 和 OA 的损伤机制相似,因此,不难理解它们的治疗选择也十分相近。治疗目的都是纠正膝关节的生物力学,因此,一些常见的治疗选择包括:强化股四头肌和 / 或股内侧肌（Fransen et al.,2008；Jensen et al.,1999；Whittingham et al.,2004）;联合鞋矫正来纠正足部力学;拉伸周围张力亢进的肌肉组织［如髂胫束（iliotibial band,ITB）、腘绳肌、腓肠肌、比目鱼肌];采用电物理疗法[如 TENS、超声、干扰波电流(interferential current,ITC)、激光]
(Rutjes et al.,2009；Silva et al.,2008)。

另一方面,ACL 和半月板撕裂多与创伤有关,故需正确的诊断和做出关键性决策即是
否需要手术。然而,对于这些类型的撕裂伤仍需一个加固的方案,以防止进一步损伤或有助
于术后康复(Ericsson et al.,2006；Risberg and Holm,2009)。

针刺治疗膝痛的证据

近年来,针刺疗法已成为一种主流的治疗方式。卫生保健从业者对此感到十分兴奋,因
为这为帮助患者治疗提供了另一种选择。在一项美国国家的数据分析中,对两百万名针刺
使用者进行了调查,其中 44% 的人寻求针刺治疗是由于常规治疗对他们无助,57% 的人认
为针刺结合常规医疗将是有益的,25%~35% 的调查者表示是正规医疗专业人员推荐他们进
行针刺治疗(Burke et al.,2006)。

已有一些有希望的研究进入了膝骨关节炎和 PFS 的针刺治疗,已得出的结论是针刺能
减轻疼痛并改善关节功能活动(Jensen et al.,1999；Kwon et al.,2006；Naslund et al.,2002.
也可参见第十九章和第三十五章)。此外,还有证据支持这些改善是长期性的(White et al.,
2007)。Berman 等(2004)的一项大规模 RCT,研究了针刺对膝骨关节炎的疗效。其结果再
一次证明了针刺在缓解疼痛和改善功能活动方面有显著疗效。另一项系统综述检验了膝骨
关节炎,也得到一项 Cochrane 综述的支持,作者的结论是针刺再次被证明在改善膝骨关节
炎患者的疼痛和功能活动方面,比假针刺及不添加辅助治疗(常规医疗)更有效。此外,作者
补充说,应该考虑将针刺作为 NSAID 治疗的替代方法(DARE,2012；White et al.,2006)。最
近,Manheimer 等(2010)的一项系统综述对 16 项研究真实针刺对膝、髋和手部骨关节炎疗
效的 RCT 进行了评估。作者又一次得出结论,当与等待名单和另一种有效性治疗对照组相
比,真实针刺确实改善了患者的 OA 疼痛和功能活动(Manheimer et al.,2010)。其他研究也
发现针刺是安全的和具有成本效益(Melchart et al.,2004；Reinhold et al.,2008；Whitehurst et
al.,2011)。研究人员发现针刺几乎没有严重的副作用;最常见的不良反应是针刺时的疼痛和
血肿。

临床要点

高质量证据证实针刺作为治疗膝骨关节炎是有效的并具有成本效益。指南推
荐使用针刺。

由于越来越多的各类卫生保健从业者,在他们各种不同的学科领域在使用针刺,对于
各种不同类型的治疗,针刺作为一种辅助方法而发挥的作用正在得到见证(Mao and Kapur,
2010)。Witt 等(2006)的一项研究中,研究者得出的结论是针刺加常规医疗能显著改善慢性
骨关节炎患者相关的膝或髋关节疼痛。这一结论也得到了另一项研究的支持,该研究发现
针刺作为药物和非药物治疗膝 OA 的一种辅助或替代疗法,越来越频繁地被使用,这也是转
诊到针刺治疗的一个常见原因(Burke et al.,2006)。据说目前由于膝骨关节炎并没有明确的
治疗方法,包括针刺在内的许多治疗都是以减少疼痛和改善功能为目标,以延缓膝关节置换
术(Mao and Kapur,2010)。

临床方法

对于如何将针刺融入急性运动损伤患者的治疗方案中,目前在运动康复领域中几乎没有或根本没有达成共识。然而,笔者的观点是在治疗方法上,本体感觉、肌肉平衡及封锁式动力链运动来建立髌骨顺位和恢复正常的肌肉平衡是最基本的要素。被动治疗方式如针刺可作为重要的辅助手段来改善患者的病变结局。在所有的被动治疗方式中,经验显示膝关节持续地针刺能获得极佳的结局。

针刺治疗在减轻疼痛和改善功能,为患者管理带来益处等方面,已得到一些不同的卫生保健行业反复地验证。根据我们的临床经验,针刺产生的疼痛减轻能够使患者更快地开始强化方案,这样将间接地有助于改善关节活动性和活动范围,也对张力亢进的组织具有积极影响。

基于我们的临床经验,我们在膝关节康复各个阶段均采用针刺结合常规治疗的方式。最重要的需要考虑的是在选择穴位时,要根据患者所处的阶段以及导致膝痛的原因,如要考虑是半月板、韧带还是骨性原因。

表 36.3 总结了已被评价的膝关节病变和局部用穴的一些实例(Trinh,2012)。

表 36.3　各类膝关节问题的针刺取穴	
膝关节病变	**穴位**
髌股关节综合征	犊鼻、阴陵泉(血海)
髌骨软化症	犊鼻、阴陵泉(血海)
膝骨性关节炎	犊鼻、膝眼、阴陵泉、委中
前交叉韧带损伤	膝眼、犊鼻、阴陵泉(血海)
半月板撕裂	膝眼、阴陵泉穴、犊鼻穴

结语

膝关节损伤在运动医学临床情景中十分常见。研究已经发现针刺在这些损伤的治疗中能起到支持作用,不仅能减轻疼痛,还能改善功能活动。最新的研究着眼于针刺治疗不同病变的疗效,以及它作为一种辅助疗法所发挥的作用。尽管如此,医疗从业者拥有了另外一种安全和有希望的治疗方法,能为他们的患者提供帮助。

膝部和肩部病变常见于运动医学门诊。针刺作为一种有效的治疗方法,能够与其他康复技术相结合。这些病变的成功治疗将在增强运动员运动表现方面发挥重要作用。

(徐梦瑶　译,杜元灏　审校)

参考文献

Benjamise, A., Gokeler, A., van der Schans, C.P., 2006. Clinical diagnosis of an anterior cruciate ligament rupture: a meta-analysis. J. Orthop. Sports Phys. Ther. 36 (5), 267–288.

Berman, B.M., Lao, L., Langenberg, P., et al., 2004. Effectiveness of acupuncture as adjunctive therapy in osteoarthritis of the knee: a randomized, controlled trial. Ann. Intern. Med. 141 (12), 901–910.

Berry, H., Fernandas, L., Bloom, B., et al., 1980. Clinical study comparing acupuncture, physiotherapy, injection and oral anti-inflammatory therapy in shoulder – cuff lesions. Curr. Med. Res. Opin. 2, 121–126.

Bigliani, L.U., Morrison, D.S., 1986. Relationship between acromial morphology and rotator cuff tears. J. Orthop. Trauma 12, 216.

Brown, T., Newton, P., Steinmann, S., et al., 2000. Rotator cuff tears and associated nerve injuries. Orthopedics 23, 329–332.

Budoff, H.K., Hammond, D.I., 1998. Debridement of partial thickness tears of the rotator cuff without acromioplasty. J. Bone Joint Surg. 80, 733–748.

Burke, A., Upchurch, D.M., Dye, C., Chyu, L., 2006. Acupuncture use in the United States: findings from the National Health Interview Survey. J. Altern. Complement. Med. 12 (7), 639–648.

Burkhart, S.S., Morgan, C.D., 1990. The disabled throwing shoulder: spectrum of pathology. Arthroscopy 6, 274–279.

Calmbach, W.L., Hutchens, M., 2003. Evaluation of patients presenting with knee pain: part 1. History, physical examination, radiographs and laboratory tests. Am. Fam. Physician 68 (5), 907–912.

Cimino, F., Volk, B., Setter, D., 2010. Anterior cruciate ligament injury: diagnosis, management and prevention. Am. Fam. Physician 82 (8), 917–922.

DARE, 2012. The effectiveness of acupuncture for osteoarthritis of the knee: a systematic review (structured abstract). DARE 2. 12006008551.

Dhillon, S., 2008. The acute effect of acupuncture on 20-km cycling performance. Clin. J. Sport Med. 18 (1), 76–80.

Dinnes, J., Loveman, E., 2003. The effectiveness of diagnostic tests for the assessment of shoulder pain due to soft tissue disorders. Health Technol. Assess. 26, 1–166.

Dixit, S., Difiori, J.P., Burton, M., Mines, B., 2007. Management of patellofemoral pain syndrome. Am. Fam. Physician 75 (2), 194–202.

Dyson-Hudson, T.A., Kadar, P., LaFountaine, M., Emmons, R., Kirshblum, S.C., Tulsky, D., Komaroff, E., 2007. Acupuncture for chronic shoulder pain in persons with spinal cord injury: a small-scale clinical trial. Arch. Phys. Med. Rehabil. 88, 1276–1283.

Ericsson, Y.B., Roos, E.M., Dahlberg, L., 2006. Muscle strength, functional performance, and self-reported outcomes four years after arthroscopic partial meniscectomy in middle-aged patients. Arthritis Rheum. 55 (6), 946–952.

Felson, D.T., 2006. Clinical practice. Osteoarthritis of the knee. N. Engl. J. Med. 354 (8), 841–848.

Flatow, E., Solowsky, L., Ticker, J., 1994. Excursion of the rotator cuff under the acromion patterns of subacromial contact. Am. J. Sports Med. 22, 779–787.

Fransen, M., McConnell, S., Bell, M., 2008. Exercise for osteoarthritis of the hip or knee. Cochrane Database Syst. Rev. 2. Art. No.: CD004376.

Goldstein, B., 2004. Shoulder anatomy and biomechanics. Phys. Med. Rehabil. Clin. N. Am. 15, 313–349.

Grant, H.J., 2004. Evaluation of interventions for rotator cuff pathology. J. Hand Ther. 17, 274–298.

Green, S., Buchbinder, R., Hetrick, S., 2005. Acupuncture for shoulder pain. Cochrane Database Syst. Rev. 2. Art. No.: CD005319.

Grob, G., 1995. The terrible triad: anterior dislocation of the shoulder associated with rupture of the rotator cuff and injury to the brachial plexus. J. Shoulder Elbow Surg. 4, 51–54.

Harryman, D.T., Sidles, J.A., 1990. Translation of humeral head on the glenoid with passive glenohumeral motion. J. Bone Joint Surg. Am. 72 (9), 1334–1343.

Hawkins, R.J., Kennedy, J.C., 1980. Impingement syndrome in athletes. Am. J. Sports Med. 8, 151–158.

Howell, S.M., Galinati, B.J., 1988. Normal and abnormal mechanics of the glenohumeral joint in the horizontal plane. J. Bone Joint Surg. Am. 70, 227–232.

Hübscher, M., Vogt, L., Ziebart, T., Banzer, W., 2010. Immediate effects of acupuncture on strength performance: a randomized, controlled crossover trial. Eur. J. Appl. Physiol. 110, 353–358.

Jensen, R., Gothesen, O., Liseth, K., Baerheim, A., 1999. Acupuncture treatment for patellofemoral pain syndrome. J. Altern. Complement. Med. 5 (6), 521–527.

Johnson, M.W., 2000. Acute knee effusions: a systematic approach to diagnosis. Am. Fam. Physician 61 (8), 2391–2400.

Kaada, B., 1984. Improvement of physical performance by transcutaneous nerve stimulation in athletes. Acupunct. Electrother. Res. 9 (3), 165–180.

Kaplan, P.E., Kernahan, W.T., 1984. Rotator cuff rupture: management with suprascapular neuropathy. Arch. Phys. Med. Rehabil. 65, 273–275.

Kelkar, R., Wang, V.M., Flatow, E.L., et al., 2001. Glenohumeral mechanics: a study of articular geometry, contact and kinematics. J. Shoulder Elbow Surg. 10, 73–84.

Kibler, W.B., 1995. Specificity and sensitivity of the anterior slide test in throwing athletes with superior glenoid labral tears. Arthroscopy 11, 296–300.

Kleinhenz, J., Streitberger, K., Windeler, J., et al., 1999. Randomised clinical trial comparing the effects of acupuncture and a newly designed placebo needle in rotator cuff tendinitis. Pain 4, 235–241.

Kwon, Y.D., Pittler, M.H., Ernst, E., 2006. Acupuncture for peripheral joint osteoarthritis: a systematic review and meta-analysis. Rheumatology 45 (11), 331–1337.

Lin, M.L., Huang, C.T., Lin, J.G., et al., 1994. A comparison between the pain relief of electroacupuncture, regional nerve block and electroacupuncture plus regional nerve block in frozen shoulder. Acta Anaesthesiol. Sin. 4, 237–242.

Lohmander, L.S., Ostenberg, A., Englund, M., Roos, H., 2004. High prevalence of knee osteoarthritis, pain, and functional limitations in female soccer players twelve years after anterior cruciate ligament injury. Arthritis Rheum. 50 (10), 3145–3152.

Lohmander, L.S., Englund, P.M., Dahl, L.L., Roos, E.M., 2007. The long-term consequence of anterior cruciate ligament and meniscus injuries: osteoarthritis. Am. J. Sports Med. 35 (10), 1756–1769.

Lukasiewicz, A.C., McClure, P., Michener, L., 1999. Comparison of 3-dimensional scapular position and orientation between subjects with and without shoulder impingement. J. Orthop. Sports Phys. Ther. 29, 574–583.

Magee, D., 1987. Orthopedic Physical Assessment. W.B. Saunders, Philadelphia, PA.

Majewski, M., Susanne, H., Klaus, S., 2006. Epidemiology of athletic knee injuries: a 10-year study. Knee 13 (3), 184–188.

Manheimer, E., Cheng, K., Linde, K., Lao, L., Yoo, J., Wieland, S., van der Windt, D.A.W.M., Berman, B.M., Bouter, L.M., 2010. Acupuncture for osteoarthritis. Cochrane Database Syst. Rev. 1. Art. No.: CD001977.

Manson, T.T., Cosgarea, A.J., 2004. Meniscal injuries in active patients. Adv. Studies Med. 4 (10), 545.

Mao, J.J., Kapur, R., 2010. Acupuncture in primary care. Prim. Care 37 (1), 105–117.

Matsen III., F.A., 1994. Practical Evaluation and Management of the Shoulder. W.B. Saunders, Philadelphia, PA.

Matsumoto, K., Miyamoto, K., Sumi, H., 2002. Upper extremity injuries in snowboarding and skiing. Clin. J. Sport Med. 12, 354–359.

McCann, P.D., Bigliani, L.U., 1994. Shoulder pain in tennis players. Sports Med. 17, 53–64.

McNally, E.G., 2002. Magnetic resonance imaging of the knee. BMJ 325 (7356), 115–116.

Meister, K., 2000. Injuries to the shoulder in the throwing athlete. Am. J. Sports Med. 28, 265–271.

Melchart, D., Weidenhammer, W., Streng, A., et al., 2004. Prospective investigation of adverse effects of acupuncture in 97, 733 patients. Arch. Intern. Med. 164 (1), 104–105.

Meserve, B.B., Cleland, J.A., Boucher, T.R., 2008. A meta-analysis examining clinical test utilities for assessing meniscal injury. Clin. Rehabil. 22 (2), 143–161.

Modarresi, S., 2011. Superior labral anteroposterior lesions of the shoulder: part II. Am. J. Roentgenol. 197, 604–611.

Molsberger, A.F., Schneider, T., Gotthardt, H., Drabik, A., 2010. German Randomized Acupuncture Trial for chronic shoulder pain (GRASP) – a pragmatic, controlled, patient-blinded, multi-centre trial in an outpatient care environment. Pain 151, 146–154.

Moore, M.E., Berk, S.N., 1976. Acupuncture for chronic shoulder pain: an experimental study with attention to the role of placebo and hypnotic susceptibility. Ann. Intern. Med. 84, 381–384.

Moseley, A.M., Herbert, R.D., Sherrington, C., et al., 2002. Evidence for physiotherapy practice: a survey of the physiotherapy evidence database (PEDro). Aust. J. Physiother. 48, 43–49.

Naslund, J., Naslund, U.B., Odenbring, S., Lundeburg, T., 2002. Sensory stimulation (acupuncture) for the treatment of idiopathic anterior knee pain. J. Rehabil. Med. 34, 231–238.

Osborne, N.J., Gatt, I.T., 2010. Management of shoulder injuries using dry needling in elite volleyball players. Acupunct. Med. 28 (1), 42–45.

Peat, G., McCarney, R., Croft, P., 2001. Knee pain and osteoarthritis in older adults: a review of community burden and current use of health care. Ann. Rheum. Dis. 60, 91–97.

Pelham, T.W., Holt, L.E., Stalker, R., 2001. Acupuncture in human performance. J. Strength Cond. Res. 15 (2), 266–271.

Pink, M.M., Tibone, J.E., 2000. The painful shoulder in the swimming athlete. Orthop. Clin. North Am. 31, 247–261.

Reinhold, T., Witt, C.M., Jena, S., Brinkhaus, B., Willich, S.N., 2008. Quality of life and cost-effectiveness of acupuncture treatment in patients with osteoarthritis pain. Eur. J. Health Econ. 9, 209–219.

Risberg, M.A., Holm, I., 2009. The long-term effect of 2 postoperative rehabilitation programs after anterior cruciate ligament reconstruction: a randomized controlled clinical trial with 2 years of follow-up. Am. J. Sports Med. 37 (10), 1958–1966.

Rodosky, M.W., Harner, C.D., Fu, F.H., 1994. The role of the long head biceps muscles and superior glenoid labrum in anterior stability of the shoulder. Am. J. Sports Med. 22, 121–130.

Romoli, M., van der Windt, D., Giovanzana, P., et al., 2000. International research project to devise a protocol to test the effectiveness of acupuncture on painful shoulder. J. Altern. Complement. Med. 6, 281–287.

Rutjes, A., Nuesch, E., Sterchi, R., Kalichman, L., Henriks, E., Osiri, M., Brosseau, L., Reichenbach, S., Juni, P., 2009. Transcutaneous electrostimulation for osteoarthritis of the knee. Cochrane Database Syst. Rev. 4. Art. No.: CD002823.

Shimokochi, Y., Shultz, S.J., 2008. Mechanisms of non-contact anterior cruciate ligament injury. J. Athl. Train. 43 (4), 396–408.

Silva, L.E., Valim, V., Pessanha, A.P., Oliveira, L.M., Myamoto, S., Jones, A., Natour, J., 2008. Hydrotherapy versus conventional land-based exercise for the management of patients with osteoarthritis of the knee: a randomized clinical trial. Phys. Ther. 88 (1), 12–21.

Trinh, K., 2012. Medical Acupuncture: For Sports Medicine. DataHome Publishing, Hamilton, ON.

Urroz, P., Colagiuri, B., Smith, C.A., Cheema, B.S., 2013. Effect of acute acupuncture treatment on exercise performance and postexercise recovery: a systematic review. J. Altern. Complement. Med. 19 (1), 9–16.

Usichenko, T.I., Gizhko, V., Wendt, M., 2011. Goal-directed acupuncture in sports-placebo or doping? Evid. Based Complement. Alternat. Med. 2011, 1–5.

van Tulder, M., Furlan, A., Bombardier, C., et al., 2003. Updated method guidelines for systematic reviews in the Cochrane Collaboration back review group. Spine 28, 1290–1299.

Vas, J., Ortega, C., Olmo, V., et al., 2008. Single-point acupuncture and physiotherapy for the treatment of painful shoulder: a multicenter randomized controlled trial. Rheumatology 47, 887–893.

White, A., Foster, N., Cummings, M., Barlas, P., 2006. The effectiveness of acupuncture for osteoarthritis of the knee: a systematic review. Acupunct. Med. 24 (1), 40–48.

White, A., Foster, N.E., Cummings, M., Barlas, P., 2007. Acupuncture treatment for chronic knee pain: a systematic review. Rheumatology 46 (3), 384–390.

Whitehurst, D.G., Byran, S., Hay, E.M., Thomas, E., Young, J., Foster, N.E., 2011. Cost-effectiveness of acupuncture care as an adjunct to exercise-based physical therapy for osteoarthritis of the knee. Phys. Ther. 91 (5), 630–641.

Whittingham, M., Palmer, S., MacMillan, F., 2004. Effects of taping on pain and function in patellofemoral pain syndrome: a randomized controlled trial. J. Orthop. Sports Phys. Ther. 34 (9), 504–510.

Witt, C., Jena, S., Brinkhaus, B., Liecker, B., Wegscheider, K., Willich, S., 2006. Acupuncture in patients with osteoarthritis of the knee or hip: a randomized, controlled trial with an additional randomized arm. Arthritis Rheum. 54 (11), 3485–3493.

Yanai, T., Hay, J.G., Miller, G., 2000. Shoulder impingement in front crawl swimming. Med. Sci. Sports Exerc. 32, 21–29.

Yochum, T., Maola, C., 2009. Chondromalacia patellae. Am. Chiropractic. 31 (3), 18–19.

Zhang, W., Doherty, M., Peat, G., et al., 2010. European league Against Rheumatism (EULAR) evidence based recommendations for the diagnosis of knee osteoarthritis. Ann. Rheum. Dis. 69 (3), 483.

37

第三十七章　针刺在初级医疗中的应用

J.Foell

什么是初级医疗的特征？

　　初级医疗,也被称为家庭医疗或全科医疗,是一种无需事先转诊就可进入的医疗环境。它是进入医疗保健体系的入口点,不受疾病种类的限制。世界全科医生/家庭医生国立学院、大学和学术学会组织(World Organisation of National Colleges,Academies,WONCA),将初级医疗中的全科医生定义为"受过学科基本原则培训的专门医师"。他们属于私人医生,主要负责为每一位寻求医疗的个人提供综合的和持续的医疗,他们的服务对象不受患者的年龄、性别和疾病限制。他们关注每个患者个体所处的家庭、社会、文化环境,始终尊重他们患者的自主权。他们应意识到他们也将对社会负有一种职业责任。在与他们的患者商议管理计划时,他们运用自己的知识将患者的身体、心理、社会、文化和存在的各种因素进行综合分析,并通过反复的接触而使患者产生信任。全科医生/家庭医生通过促进健康、预防疾病,提供治愈、治疗或缓解疾病的干预方法,以及提升患者的应对能力和自我管理,来发挥他们的职业作用。根据患者健康需求和他们所服务的社区内的可用资源,在必要的情况下帮助患者获得这些服务(Allen et al.,2011)这种服务既可通过私人医生直接完成,也可通过他人间接地完成。在以人为中心的初级医疗中,从理论上讲与患者的关联是无止境的 - 从子宫到坟墓,从生到死。

家庭医生在工作中可能与他们的患者处在"超长和超简短"的接触关系中（Launer，2002）。家庭医疗是处于一种紧张状态的服务领域。与个体患者的冲突可能意味着，与为了广大公众的利益而定量配给的要求相冲突。对每个求医者的个体治疗，可能与针对特定人群的疾病而特定的指南不一致。"守门"本是牧民活动的一个术语，在此即是指为特定人群管理好紧张的医疗资源。它要求家庭医生有高度的医疗体系知识素养，能在特定的情况下对不同医疗环境和医疗文化的适宜性做出判断，以及具有谨慎的谈判技巧。有些作者已看到，这种利益冲突集中体现在双重代理作用上（Weingarter et al.，2010）。

责任

初级医疗医生的作用包括一些责任。个体、群体以及提供者组织的利益和社会价值之间需要权衡 - 就像管理一个手术清单一样，意味着既要考虑可能在临床遇到的即刻发生的事情，又要注视在候诊室和其他医疗环境区域内可能发生的情况。

人际关系中的治疗工作包括控制和保持（Cocksedge et al.，2011；Ridd et al.，2012）。初级医疗咨询大量包含了多主题的交谈，包括患者产生和服务产生的活动，被动和积极主动的医疗。长期疾病的结构化医疗程序，是考虑医疗服务量日益增加的一部分原因。医疗管理的质量（通常影响支付）是通过电子记录的医疗活动来测量的。信息技术已改变了初级医疗的特征。计算机作为诊室里的装置并体现权威，已成为咨询的一个积极参与者，发挥着越来越重要的作用（Silverman，Kinnersley，2010）。在治疗关系中所有利益相关者的声音都会被封装到电子病历中。提示将医生的注意力集中在患者身上，这也引起了注意力出现困境（Swinglehurst et al.，2011）。要了解患者的身体情况和发生的事情是需要时间的。针刺在初级医疗环境中，所记录的信息是很重要的。在现病史以及与患者和管理层进行协商方面的情况都要记录，这可以使应用的干预措施合法化或被阻止使用（例如针刺官方认可用于腰痛，但不认可适用于膝骨关节炎）（表 37.1）。

表 37.1　显示医疗范式的图表（WHO 关于初级医疗的报告）（van Lerberghe and Evans，2008）		
诊所或门诊部的常规门诊医疗	疾病控制方案	以患者为中心的初级医疗
专注于疾病及治疗 间断式治疗医疗	专注于优先考虑的疾病 关系仅限于方案的实施	关注健康需求 综合性、持续性及以人为中心的医疗
患者在咨询时，职责仅限于有效和安全的建议	在目标人群中，负责疾病控制的目标	负责社区中生命周期内的所有人健康，负责解决有害于健康的决定因素
用户是他们购买的医疗的消费者	人群组是疾病控制性干预的目标	人们是管理自己和社区健康的合作伙伴

资金提供

第三方对初级医疗服务提供资金不同于医疗保健制度。服务可能由纳税人提供资金，可由雇主和捐款人双方捐助而通过保险公司来提供，也可由管理医疗的组织提供（Duran et al.，2005）。为初级医疗服务的补偿可能包括人头费、服务费和疾病管理的质量措施的总费用。合同中包含的服务范围在不同的系统之间有很大的差异。这取决于具体的政策，即针刺是否可以通过第三方资金交付。在德国有私人为个体服务追加捐款。在英国，一些以针刺为基础的初级医疗服务,以患者自愿方式支付针刺和咨询医生花费时间的费用。

使用权

取决于医疗保健制度的具体情况,使用权可能受区域的限制,也可能允许患者做出自行选择。

在初级医疗中谁来提供针刺?

专业,工作文化,其他联合干预方法

患者可能由不同的专业人员提供治疗,这些人员可能具有不同的理论基础,并有不同的专业管理架构来规范他们的医疗行为。他可能是通过额外针刺培训的一位医生。可能是一位护士、助产士或者是专攻针刺的其他医疗工作者。他可能是一个理疗师或者是一个足病诊疗师。他可能是一个仅仅经过针刺培训的而由其专业组织自行监管的针灸师。

准入标准

没有事先转诊而可进入服务是初级医疗的特点。流动性和宽容性,以及能够对一个疾病的多维度作出充分的反应,是初级医疗的关键要素。在初级医疗领域内,有权使用针刺可能也存在硬性和软性障碍——一旦需要内科转诊,管理方法、管理能力及其准入标准的问题就显得非常重要。一定程度的灵活性在这个过程中可能会丧失。一些服务可能是针对特定的疾病(膝OA、慢性疼痛、更年期门诊、成瘾门诊),针刺的可用性是医疗提供中正常变化的一部分。在英国有官方(医疗更贴近家庭)和非官方的(转诊管理方案)奖励措施,以减少在二级医疗的临床服务活动(卫生部,2011)。作为服务再分配的一部分而进入初级医疗,这显然为针刺提供了机会,通常针刺用于肌肉骨骼领域或者慢性疼痛方面(Harvey and Orpen,2010)。

针刺在初级医疗中的状况

简单的针刺干预与专门服务

针刺可作为常规会诊中的一种简单的干预方法来提供,如作为对急性问题(疼痛或非疼痛疾病)的有效处理,针刺甚至可改变人际关系的特征,因为通过引入直接治疗方式能充实这种关系。它启动了一场不同寻常的对话,并通过关爱和接触来调解(Adler,2002;Sambo et al.,2010)。但是,关于这些干预措施的有效性却知之甚少。目前依然还不能准确地确定,对何人以及在什么情况下由谁来提供这些干预。同行支持群体和医疗针灸师,将这些干预方法作为他们日常医疗的一部分,他们的观察结果表明这种"神奇的疗法"(即戏剧性的即刻缓解症状)最有可能在这种情况下遇到,这些都拓宽了针灸师的视野(Freedman,2012)。

简单干预措施的缺点是反馈很难得到。可能会忽视在体感刺激过程方面对患者的了解。非常有趣的是观察不期望提供治疗性针刺的患者而给了了针刺的人们的反应,以及患者对一项新奇的干预措施做出的反应。这与针对慢性疾病的服务明显不同,如广泛的身体疼痛,或广义的疼痛障碍,在治疗次数、持续时间、类型和针刺刺激程度以及针具数量等方面,治疗需要更高级的治疗师来提供,因此,简单针刺会影响到服务能力(White et al.,2008)。

针刺治疗慢性疾病常需要漫长的等待时间,这也是常常会遇到的问题。运行一个专门的针刺服务门诊,需要最低的物流空间、行政支持以及在实践环境中有助于这种方法的网络。灵活应对环境,使治疗适合患者的需求以及在规定的限制内临时提供服务的能力,是全科医生的主要优势之一。针刺作为一种附加治疗能够丰富这种医疗服务。

是什么促使医生扮演治疗师的角色,而将触诊和患者个人接触作为治疗方式呢?(Dunbar,2010;Singh and Leder,2012、Gallace and Spence,2010)。人们也同样很少知晓从事手工疗法医生的动机。在培训课程中进行学习 - 需求 - 评估时,经常遇到的意见是没有满足人群的需求。临床医生报告,在应用常规医疗(给药)所能做的事情和需要将一些病例转诊之间存在一定空隙,我们知道区分细化的医疗制度不允许在服务中应用整体治疗,而需要通过转诊给专科医师来评估。这些临床医生主张希望他们能为患者提供更多的服务,也会降低转诊率。

初级医疗中的委托服务

提供针刺服务的条款、疾病、原则和规程是千差万别的。它们可能仅适用于在执业机构注册、由执业机构管理或由当地卫生信托提供者,或者适用于协作的执业集群。这些所有权和资金安排产生的后果就是继续的转诊流程,更重要的是产生了次要工作,如审计或结局测量。然而后者却是最重要的:服务的购买者越来越多地想看到结果 - 但行政工作(让人填写复杂的调查问卷,填充数据库,进行统计)往往比简单地提供一个服务更具挑战性。这些测量对工作负担和行政支持的影响可能是巨大的。

针刺作为复杂性干预方法

除了有目的的针刺损伤之外,还有什么别的东西在黑箱中? 毫无疑问,针刺是一种多模式的干预方法(Kurosawa and Lundeberg,2010)。针刺组件本身对各种生理途径都有影响。被感知到的交互作用的质量,医生的影响,以及与治疗中人际关系相关的影响,社会学习等,都为这种复杂的干预增加了其他方面的问题(Kelley et al.,2009;White et al.,2012;Kaptchuk,2002;Colloca and Benedetti,2009;Kirmayer,2004;Conboy et al.,2010)。服务的设置、环境因素,比如提供服务的地点、治疗师的个性和提供服务者组织的工作文化都是干预的组成部分。在复杂的干预中,人们对这些因素的重要作用知之甚少。它们是中介者、预测者还是调节者? (Berk et al.,1977;Kraemer et al.,2001)

意识形态问题

医疗针刺可发生在非常不同的概念框架下 - 全科医生的会诊是在有时间压力的环境下,同时又有肌肉骨骼的评估,以及在物理治疗诊所中进行的以运动为基础的干预,在慢性疼痛诊所中转由护士来完成,在家庭或者在一个临终关怀医院进行保守疗法的环境下,或者在一对一服务的情况下或者面对一组患者服务的情况下则以转包给针灸师来完成(Dale,1996;Hopton et al.,2012;Unwin and Peters,2009)。交互作用 - 交谈的是什么,如何进行交谈 - 也会受到执业组织机构和潜在的世界观的影响(Bishop et al.,2012;Paterson and Britten,2008)。在独立区域中的医患互动已经引发了相当多的研究,主要集中在定性研究方面(Gale,2011;MacPherson et al.,2003;Hartog,2009)。以患者为中心的会诊是医学教育的一个重要主题。在探索这个概念方面有丰富的科研和教育传统(Ong et al.,1995;Henbest and Stewart,1989;Stewart et al.,2000;Baarts et al.,

2000；Matthias and Bair，2010；Mead and Bower，2000）。然而，很少有人了解它与手工疗法之间的关系，或许在这种情景性下会传递这个概念。理论上讲，基于中医学的常规临床问诊，可探讨更多的交互作用，包括饮食、生活方式、痛苦经历，这与基于西医传统的临床问诊明显不同，后者更多地集中于诊察身体部位（Paterson and Britten，2008；Paterson et al.，2012；Rugg et al.，2011）。

资金提供

针刺服务涉及各种临床领域——疼痛、产科、临终、体育和运动、心理卫生和成瘾、妇女健康等。它们可能涵盖了整个领域，由自己认为在临床上有能力并有信心将治疗干预融入临床情形中的从业者来实施。这需要信心和心理上的适应性。在特定疾病情况下，通常针刺作为一种附加的干预辅助其他治疗。在第三方资助的服务中针刺很少作为一种独立治疗方法而给予交付。它通常是其他某些治疗的一部分。因此，为针刺服务提供资金不被视为具有优先权：它是一个附加的支付。针刺介于医疗程序和社会关怀之间，不得不去争取资金提供的机会。这已经影响到服务的发展和管理。它依赖于积极的支持者和值得信赖的关系，但它不是制度惯例的组成部分。

个人、人和人口

分类总是有问题

肌肉骨骼疾病在初级医疗中占有很大比例的工作量，这已被反复报道（Hasselstrom et al.，2002）。流行病学研究是基于对初级医疗数据库中咨询代码的调查和分析（Macfarlane et al.，2001）。慢性疼痛并不代表是一个公认的定义（Nordin et al.，2006；Khan et al.，2010；Jordan and Croft，2008）。与其他长期疾病像糖尿病或高血压明显不同，肌肉骨骼疾病的信息都散在于数据库的各种类别中。肌肉骨骼疼痛通常按照病变的身体部位来编码。肌肉骨骼疾病很少孤立存在，很少仅出现在一个身体区域（Carnes et al.，2007）。它们通常也有中枢特征如疲劳和睡眠障碍（Apkarian et al.，2009）。纵向研究证明了在中轴骨骼和肢体的肌肉骨骼症状是如何随时间的推移而积累的（Kamaleri et al.，2009；Rohrbeck et al.，2007）。并非一系列独立发作的画面，而浮现的是一幅完全不同的图景：问题不是"你是否得了它？"而是"你得了它有多少？"（Croft，2009）。这一概念的结果就是认识到许多肌肉骨骼疾病共有的中枢特征（Yunus，2008；Meeus and Nijs，2007）。

要确定促成疼痛感受的周围性和中枢性参与程度，作为大脑的"浮现现象"，既困难而又很重要（Gwilym et al.，2010，2011；Ge et al.，2009；Affaitati et al.，2011；Smart et al.，2010）。在疾病范围的一端是"罐子里的大脑"，用精神药物治疗。而在另一端是姿势失衡、退行性变化与躯体组织结构的变化，要用无止境的干预疗程来治疗（Clauw，2009；Dadabhoy et al.，2008；Epstein et al.，1999）。慢性疼痛的一个解释模型支持向心性方向，"终器 - 功能障碍 - 模型"。离心性模型则认为是"神经系统处理的改变"（Apkarian et al.，2011）。行为学变化是正常的（Crombez et al.，1999）。"纤维肌痛"或"躯体形式的疼痛障碍"可能作为这一种情况的诊断标签，但编码的情况差异很大。为一种含义模糊不清的疾病应用一个诊断代码则意味着会有伦理学上的后果。如此一个标签的效用对于治疗作用不会有影响，或者不会增加个人对他们情况的理解难度，但却是有争议的（Hughes et al.，2006；Sim and Madden，2008；Undeland and Malterud，2007）。

慢性广泛性疼痛和纤维肌痛不仅仅是医学上的疾病情况而影响个体。它们在社会层面上会影响人际关系,具有这些限制的生活就是团队游戏。它们有一个主要的社会维度(Schwartz et al.,1991;Turk et al.,1987)。诊断像"纤维肌痛"或"躯体形式的疼痛障碍"可能要作为社会性疾患进行医学编码。

社会维度

临床医生与社会性疾患的必须接触程度是千差万别的(Carr-Hill et al.,1996)。医疗实践的范围可能在一个绿树成荫的郊区,与在一个集镇或者在一个贫困的内城区是有巨大差异的,同样农村环境、偏远地区也与特定人群服务如对无家可归者伸出援助之手的服务大不相同。实践的范围和接触不同的社会群体塑造了治疗师的观点。慢性广泛性疼痛可能是压力相关性障碍的一部分(de Kloet et al.,2005;McFarlane,2007)。应对逆境的能力与患者所能获得的资源和个人必须承担的负担有关(McEwen,2010)。许多因素如不良的儿童期经历或暴露于家庭暴力/亲密伴侣暴力都会塑造疾病的轨迹而伴随终生,也会影响到孩子们的生活。(Von Korff et al.,2009;Coker et al.,2005;Jones et al.,2009;McBeth et al.,1999;Bardes et al.,2001)。同样的考虑也适用于来自饱受战争蹂躏国家的移民所表现的疾病(Bhui et al.,2003;Kirmayer,2002,2007;Cook and England,2004;Hinton and Lewis Fernández,2010;Löfvander and Furhoff,2002)。即使在健康志愿者的实验条件下,被排斥的经历也会加剧疼痛的体验(Eisenberger et al.,2003)。人们只能想象,在现实生活中,一生中不断发生的负面事件是什么样子,这些负面事件是由在类似条件下被社会化的其他亲密、重要的人传播的经验而形成的。

慢性广泛性疼痛的侵入,或者更确切地说,尽管有逆境,但人们仍能过自己想要的生活,就像其他与社会经济地位相关的疾病一样。健康不平等是个重要问题。在社会处于贫困地区,或者被边缘化的人群中,要求给予不同的医疗活动和服务规范(Jordan et al.,2008;Fiscella and Epstein,2008;Feldman,2006)。来自苏格兰贫困地区的一个GPs小组,在"深水区"的旗帜下最近成立了一个协会,将社会维度置于医疗实践领域的突出位置(Mercer et al.,2007;Watt et al.,2008;Watt,2004,2011,2012)。在这些情况下手工非特异性作用的干预措施的价值或意义是什么?

躯体化常与医学上无法解释的症状一起出现?

有很多方法可以观察那些经常去看医生的人群。帕累托原理适用于:20%的从业人员占工作负荷的80%(Pareto,1964;Heywood et al.,1998)。它们的特点是什么?(Gili et al.,2011)。从远处看,有些特征似乎很突出:是先前存在的疾病、焦虑、健康素养低、低社会经济地位和功能失调的依附类型的一个组合(Katon et al.,2001;Townsend,2008;Scaife et al.,2000;Vedsted,2001)。但是,如果焦距变大,人们从特写镜头(近距离)来看,事情就不再那么明显了(Vedsted and Christensen,2005)。只解决患者本身的干预措施几乎没什么区别(Smits et al.,2009)。只有将干预措施与针对提供者组织和患者个人的成分相结合时,干预措施才会显示出一些变化(Bellon,2008)。先前给出分类的每一个组成部分都被批评为具有误导性。躯体化作为一个概念,更加阐明了医学体系中的意识形态立场(Crombez et al.,2009;Kirmayer and Young,1998,Sharpe and Carson,2001)。"医学上无法解释的症状"(MUS),在一系列表现症状被组织好之后,就成为用于将各种各样不可分类的混杂症状进行分类的行政管理术语。为患有"MUS"的患者建立一个慈善机构是不太可能的。以功能定位的东方方法似乎是处理"医学无法解释的症状"的更合适概念(Tan et al.,2004)。确实有一项 RCT 研究了中医针刺加常规治疗的效果,结果显示提高了治疗组的健康水平(Paterson et al.,2011)。然而,在会诊模式中并没有出现任何变化。批评性的声音对于首字母缩写词"MUS"提出了不同的说法,认为它创造了一个概念性的空间,即允许患者和医生具有不同的交流话语:"医学上未曾探索的事"或"医学上无法治疗的症状"(Launer,2009)。它将引领我们回到了最基本的问题:"你哪儿不舒服?""你为什么来这里?"(Soler and Okkes,2012 ;Frank,2005)

共病的挑战

共病是指在患有任何已知疾病的个体身上发生的一个或多个不相关的疾病(图 37.1)。多病共患是生物学上不相关的疾病同时发生(Valderas et al.,2009)。

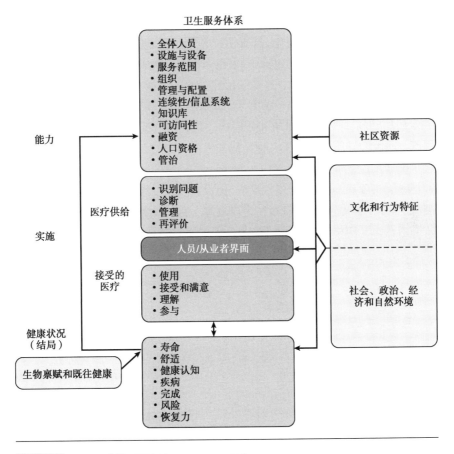

图 37.1　初级医疗情形图解(Starfield,1998)

共病—心理卫生问题—广泛的身体疼痛:难道这些类别仅作为不同概念的视角?(Aggarwal et al.,2006 ;Mewes et al.,2009)。他们是否都在观察同一个患者群体,而只是所用术语和理解方式不同吗?(Foell,2013)。聆听患者的故事能让我们很快会了解到患者的成长和生活环境是如何导致目前经历的痛苦。问题往往不只是疼痛;而出现的疼痛只是使存在的病患能引起医疗的关注(Biro,2010)。慢性疼痛往往与其他疾病有关(Bair et al.,2008 ;

Mäntyselkä et al.，2008；Niles et al.，2005）。遗憾的是，在为肌肉骨骼疾病提供决策的研究设计中，这些重要因素往往被忽视（Boyd and Fortin，2010）。它们被视为是一种污染，在从一项研究中获取纯信息的过程中已被排除在外。初级医疗充满了不确定性和模糊性情况（Schön，1991）。会诊具有"高噪音 - 低信号"- 比例，但对于慢性疼痛和情绪障碍，噪声本身就是信号。在这种高度临床不确定性和高度症状性压力情况下，来自 RCTs 的信息不可能有助于多种共患病患者的治疗（Fortin et al.，2006）。外周和中枢性疼痛机制，在一种环境下发生并体现时，可将持续性疼痛转变为与压力相关性疾病，这可能使对问题进行分类成为一项非常困难的任务。术语"共病"能被分解成数个概念（Valderas et al.，2009）。共病的疾病不存在优先性。它们不是自然物。它们是人为的协议，像任何认识论的概念，随着时间的推移而变化（Rosenberg，2002；Jutel，2009）。近年来也看到治疗疾病的门槛变得甚至更低，区分正常与异常的标准逐渐在改变，这对于治疗偏离常态的问题有着重要意义（Thorpe et al.，2005）。在一种疾病的危险因素与建立其诊断名称标准之间的界限已经变得模糊（Aronowitz，2009；Bell and Figert，2012）。不仅是概念在变化，具有明确和相对稳定定义的疾病，随着社会的发展也有了变化——例如感染，在近代史中也经历了引入注目的变化（Jones et al.，2012）。

相似的表型可能有不同的病因。这对于治疗策略的选择会有影响（图 37.2，按照版权合同要求保留英文）。基因多效性描述了一种因素可能如何导致不同的机体系统疾病 - 例如吸烟可导致不同的疾病如肺癌、原发性高血压和牙周病。这些因素甚至可能相互作用，并增加疾病进展的严重程度。病因的异质性描述了一种疾病如何由不同的、不相关的危险因素的相互作用所引起的结果 - 缺血性心脏病就是一个例子。也有一些偶发的、复发缓解型疾病如慢性肌肉骨骼疼痛、腹痛或头痛。它们的表现就像慢性疾病，但没有归入慢性疾病类。这同样适用于抑郁症。在大多数情况下，除了肺癌，一种单独疾病并非是单一原因所致——一个人生活的健康问题是一生中各种影响因素相互作用的结果，从子宫到坟墓（Starfield et al.，2005；Valderas et al.，2009）。

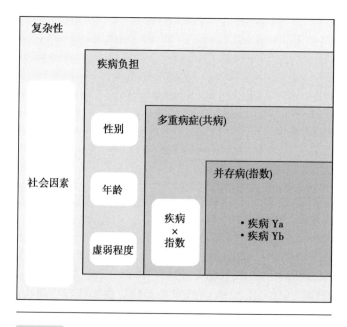

图 37.2　共病框架 (after Valderas (2009) Ann. Fam. Med. 7, 357-363).

复杂性措施是答案吗？

为什么我们在这些情况下会有问题？我们怎样才能最好地帮助？哪一种手段是有帮助的？"复杂性"代表着医疗体系对不确定性的担忧感(Katerndahl et al.,2010)。在临床医生的交谈中，"复杂"描述了一种情况即临床方案不足以管理问题。这可能会引发需要一个多学科团队作为权威。他们的任务可能就是建议可做这项工作，或者支持不做这项工作。一个协作的多学科团队的出现预示着设想该项任务有可能会完成，但有困难。在能够适应这些时间和劳动力密集型任务的基础设施内，具有高度专业化的医疗从业者的跨专业、多学科的团队合作，这种情况业已出现。复杂性描述了不可预知的各种因素的相互作用，甚至会有不能被归结为单一原因的现象出现。

对于陷入困境的个体，必须进行协作医疗的挑战，除了临床方法可控的(不)舒服范围外，还要尽可能地对导致问题的因素进行分析(图37.3)。有5个领域已被确定，并对严重程度进行了分级-疾病因素，人际关系因素如愿意参与，社会因素如住房和保障，卫生系统因素如多部门参与，以及资源因素如保险覆盖和语言交流问题(Peek et al.,2009)。虽然这个框架可以对一个病例的复杂性进行分级，但是，这到底多有用依然存在争议。如果所期望的结果-有更多的资源和更多的时间来协调现有的全体人员-不可获得的话，那么，反映挑战规模的能力又有什么重要意义呢？

身—心—环境交互影响的当代构想

"社会"是如何影响到人的内心？生活是不公平的。健康存在不平等。社会地位在疾病的严重性和侵入性方面具有巨大的作用。处于身体和情感创伤的可能性，以及应对这类不均衡分布的负载的自我恢复能力也与社会地位紧密相关(McEwen,1998；Davies et al.,2009)。慢性广泛性疼痛既不会脱离其他共病而独立存在，也不是一种随机化地被分布于人群之中的状态(Nicholl et al.,2009)。在社会中处于弱势地位的结果会影响到组织的每个水平，从分子到摩尔水平，到个性和人际关系(Kirkengen Al,2007；Gianaros and Manuck,2010)。主要来自生物精神病学研究领域的日益增加的证据，已捕捉到了基因-环境相互作用和易受攻击结合点的影响，在这些结合点中，易感性可能导致疾病的出现(Gregory et al.,2008；Koenen et al.,2008；Insel Tr,2010；Braff et al.,2007)。至少在理论层面上，先天与后天的动态交互作用变得更加显而易见，可能会提示从业者如何处理那些前来寻求帮助的人们(Edwards et al.,2008)。以前在结构和功能之间的刚性边界已经变得不稳定了。我们看到脑区形态测定上的变化与病痛相对应，如抑郁和慢性痛(May,2008)。先进的技术已经可以直视到大脑回路中改变的分子信号转导和变化情况(Apkarian et al.,2009,2011；Tracey and Mantyh,2007)。关于神经可塑性、免疫学、表观遗传学的新知识，以及流行病学研究已经使西方医学研究充满活力(Marmot et al.,1991；Holliday et al.,2010)。然而，将这类一般知识传递给患者个人以及用于解决他们的特殊困境却是困难的。这类新的知识体系对于医疗领域的慢性疼痛和社会性疾患鲜有影响。

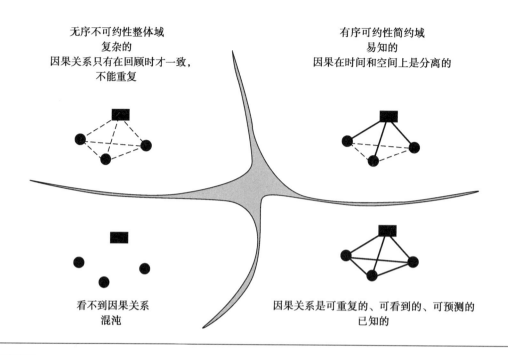

无序不可约性整体域
复杂的
因果关系只有在回顾时才一致,
不能重复

有序可约性简约域
易知的
因果在时间和空间上是分离的

看不到因果关系
混沌

因果关系是可重复的、可看到的、可预测的
已知的

图 37.3 意义建构框架,正方形代表因,圆形代表果[Sturmberg,J.P.,Martin,C.M.,2009.Complexity and health-yesterday's traditions,tomorrow's future.J.Eval.Clin.Pract.15(3),543-548]

对于医疗组织而言,共病负担意味着什么? 如何衡量共病的负担?

正如前文所讨论的,我们对疾病概念进行了解并提供了一个更大的框架,其中互相关联的关系层次,包括分子、器官系统、行为和社会组织(Anderson,1998)。该框架允许风险因素以各种组合方式一同起作用,这也增加了社会维度。如何能将已了解到的财富和健康的不对称分布转入到管理健康服务之中? (Huntley et al.,2012)怎样来衡量疾病的负担? CIRS是累计疾病评级积分的缩写。它计算了患疾负担,通过应用 14 个领域的严重程度分级(Hudon et al.,2005)。"综合诊断组"(aggregated diagnostic groups,ADGs)代表了源自约翰霍普金斯大学(大学)的一种管理方法。它允许对患病负担进行量化。它被应用于个人,也用于"人口分析"。"每个 ADG 都是一组诊断代码,在严重程度和随着时间的推移健康状况持续存在的可能性等方面是相似的"。五个维度是疾病的持续时间、严重程度、诊断的确定性、病因和专科医疗的介入。关于这一主题的变化目前已用于 NHS,作为预测模型的指标。更高的积分将有助于医生做出前瞻性的医疗计划,以避免住院。

已知的什么办法可减轻共病负担?

什么办法又能发挥作用?

在患有共病的人中,管理活动的局限性和参与的限制性是一个挑战,不仅仅是医生 - 患者 - 关系。服务的协调、环境的改变和医疗的连续性是重要的特征(Vogeli et al.,2007)。在这种情况下,服务用户要求有一个单独的医疗协调员、清晰的沟通个体化的医疗计划、便利地获得服务提供者的帮助（面对面或通过电信），并能给予支持。这些医疗服务提供者所需要的人际交往技能就是尊重和对不断变化的需求性质充分地理解（Bayliss et al.，2008）。有效性实践和医疗组织（Effective Pratice and Organisation of Care，EPOC）Cochrane 评价小组制定了一种干预类型分类法。该分类法解决了服务提供者组织（如作为支付方法的病例管理）和服务之间协调的方法问题，如共享财政优惠达到提供效率和组织重组的目标。其他干预措施则集中在患者（如教育、帮助自我管理）或专业人员（如教育）身上。最近一项系统综述纳入 10 项 RCTs，得出结论："多病共患在临床实践中常见，有限证据支持给予特定的干预"。评价者推荐应具体说明哪一种结局是该干预方法的重点（Smith Susan et al.，2012）。另一项系统综述观察到了特定的结局——减少了老年人多重用药。它的结论是通过药师对药物的评价能够识别出不恰当的处方，但尚不清楚是否这能引起临床的改善（Patterson Susan et al.，2012）。

旅程就是目的地（意即享受治疗过程很重要，而不是只执着于目的。译者注）

生物—心理—社会模型旨在从生物学、心理学和社会领域提供一个综合性保护的促进作用。它最初是作为对精神病学领域的生物还原论模型的反驳。术语组件的顺序表明了一个层次结构："生物"是首先出现的，其次是"心理"和"社会"作为附属物（McDaniel et al.，1989；Butler et al.，2004）。关于病患在法律方面的医学对话，比如获得利益，或者诉讼问题，经常会暴露出争议，即谁有责任为无法忍受的现状应做些什么事情（Trilling and Jaber，1993）。福利制度设定的方式可能会改善制度性障碍而使其变得更好（Hadler，1996）。要了解身体／心理／环境 - 交互影响是一项复杂的任务（Garcia-Moreno et al.，2006；kirmayer et al.，2004）。做一些不同的事情，使行为转变，甚至是向前迈出更大一步。针刺有其内在的特征，一种富含关怀性的治疗性交互作用和躯体感觉刺激，是一种理想的交流工具，由于具有此类一些交谈，便可询问合适的问题，发现真正的隐情（Frank，2004）。以患者为中心和心理上的应变能力是针灸师必备的要求。根据干预的性质，针灸师能更接近而了解患者的生理状态。这种接近 - 该疗法在一个亲密的私人空间实施 - 或许是一种帮助，或者也可能会出现障碍。手工治疗有可能在现状得到缓解的情况下而停滞不前，益处不足。慢性疼痛患者往往有一些无益性行为，而成为加速病情或使疾病持久存在的部分因素。从物理疗法到行为学方法导向概念的转移是一项挑战，对提供的帮助可能需要监管。

针刺从哪里融入这个谜题？

正如大小不同的黑箱装叠在一起好似俄罗斯娃娃一样，针刺作为一种多模式复杂的干预，在不同的情况下，它与针对不同目的的其他方法一起来应用。这使得很难回答关于针刺在初级医疗中的地位。前段内容得出结论是，最有可能接受针刺的群体就是能被确定患有一种以上疾病的人—共病，肌肉骨骼痛伴有相应的心理因素促成了疼痛经历。针刺在私营部门涉及的疾病谱（和期望）与公共部门不同（Robinson et al.，2012；Greenhalgh and Wessely，2004；Thompson and Troester，2002）。

文化知识与医疗：途径和基层

针刺有时处在难以比拟（即情况差异很大 - 译者注）的医疗部门的交集点上：科学机构

（官方）、由决策委员会组成的公司、初级医疗的"沼泽低地"（即指条件较差的地区 - 译者注），以及设置在私营部门中。针刺实践受到其组织背景的严重影响。在私人的补充和替代医学（complementary and alternative medicine，CAM）实践中，行医的范围、临床监管的结构以及客户的人口概况，通常很少有通过组织代表纳税人团体或保险捐款人的第三方提供资金途径。第二个区别存在于宏观层面的人口决策和可能在给定的限制条件下进行管理的中观层面之间。调控第三方资金的组织团体依赖于 RCTs 所产生的证据。政策推荐针刺用于常见的肌肉骨骼疾病，如腰痛或膝骨关节炎，情况有所不同，这依据 Meta 分析对结果的解释。这些推荐对服务条款的影响很小。来自个人实践的不同的和有异质性的证据主体描绘了一幅画景，即由于将针刺融入公共资金的初级医疗而具有阳性结果（Freedman，2002；Robinson，2012；Harborow and Ogden，2004；Lindall，1999；Ross，2001；Ross et al.，1999；Johnson et al.，2008；Lim，2010）。对个体患者的益处以及降低药费和转诊率是来自乡村地区初级医疗的这些报告中的共同思路。"管道" - 在高层政治层面上决策的方法，需要看到传播和应用的知识信息；而地方的热心人士在他们当地环境下的草根 - 活动，可能是在他们的实践社区内进行交流，因此，在他们之间的认识实践中存在着差异。

能力、灵活性、豁达

一个主要关注的问题是为特定人群提供针刺服务的能力，而不仅是针对选定的少数人。考虑到对个人（至少改善了具有临床重要性的阈值）和医疗服务提供者（在医疗应用中的转变，从药物治疗转诊到物理干预）的利益 - 随着时间的推移这如何能被维持？针刺如何能像重复处方一样而持续进行，作为间歇性加强或维持治疗？

在实践方面，它可以在常规手术范围内来实施（例如在手术结束时）或在专门的诊所治疗。大小问题 - 有几个房间或至少一些沙发就可改善服务能力。在 3~4 个沙发上同时治疗，一次能满足约 20 名患者。对于更加脆弱的患者和易受到伤害的情况需要特别考虑，不论是患者的行为影响到群体，还是群体情况本身会对更好结果产生干扰。来自针刺作为服务范围一部分的实践经验提示，采用灵活的针刺配方，将针刺作为护士主导的特定 - 疾病服务，在一个群体环境下能提供必要的服务能力（Freedman and Richardson，2008；Berkovitz et al.，2008）。探索在群体环境下接受针刺体验的定性研究强调了社会维度，这允许社会学习和分享故事作为干预的一部分，不过有复杂的病史或多个主诉的患者有时可能需要更多的隐私（Asprey et al.，2012）。如果想要将针刺融入到日常的初级医疗服务之中，将需要解决一个关键问题：针刺干预如何能在不受限制的基础上随着时间的推移而继续进行？需求是存在的，但可能由于它不像作为单病种的背痛、膝痛，因而没有被合法化。情况远比这复杂得多。生物治疗的疾病如癌症，疗效在提高，各种疾病存活时间在增加，而同时药物负担也在增加，药物费用突显出对"相应工作"的需求，其中包括在长期的疾病约束之下生活，如何照顾自己的方法（Thygeson et al.，2010）。针刺作为躯体感觉刺激而针对神经调节，似乎是一个完美的可选方法，可以作为治疗范围的一部分。问题是治疗关系如何能够被加入一个慢性医疗管理网络。看待针刺的一种方法是不在于它能做什么，而在于它不能做什么：它没有像许多药物的不良反应（胃肠道副作用、镇静状态、体重增加、肾衰竭），干预和治疗关系的非特异性作用可能具有额外的益处，这可能使这种干预值得做。有多少价值？对谁？多长时间？在资助关系中利益相关者的利益是什么？问题是：具有什么样的经济、教育和政府模型，才能将这种治疗融入日常的医疗呢？伴有共病的慢性病的医疗引出了许多有希望的术语："以人际关系为中心的医疗""以目标为中心的医疗"，只举两个例子（Frankel and Quill，2005；Beach et al.，2006；Adams et al.，2004；Reuben and Tinetti，2012）。其中一个关键要素是患者的参与和社区的参与度。针刺目前在市场定位中进行，整体上被针具两端的人所认可（即指患者和医生，译者注）。它依赖于信任。它依赖于偏爱和接受。这是不能违背患者意愿的治疗方法之一。如果有关关系中的所有利益相关方的"选择加入"，它可能是值得追求的一种具有交互性作用的治疗方式。这在很大程度上取决于组织环境。信任和当地知识可能是解决一个无法笼统回答的问题的特殊方式和类型。

（杜元灏　译）

参考文献

Adams, K., Greiner, A.C., Corrigan, J.M. (Eds.), 2004. The 1st Annual Crossing the Quality Chasm Summit: A Focus on Communities. Institute of Medicine (US) Committee on the Crossing the Quality Chasm: Next Steps Toward a New Health Care System. National Academies Press, Washington, DC.

Adler, H.M., 2002. The sociophysiology of caring in the doctor-patient relationship. J. Gen. Intern. Med. 17, 883–890.

Affaitati, G., Costantini, R., et al., 2011. Effects of treatment of peripheral pain generators in fibromyalgia patients. Eur. J. Pain 15 (1), 61–69.

Aggarwal, V.R., Mcbeth, J., et al., 2006. The epidemiology of chronic syndromes that are frequently unexplained: do they have common associated factors? Int. J. Epidemiol. 35, 468–476.

Allen, J., Gay, B.G., Crebolder, H., Catholic, J., Svab, I., Maastricht, P., 2011. In: Evans, P. (Ed.), European Definition of General Practice/Family Medicine. The European Society of General Practice/Family Medicine.

Anderson, N.B., 1998. Levels of analysis in health science: a framework for integrating sociobehavioral and biomedical research. Ann. N. Y. Acad. Sci. 840, 563–576.

Apkarian, A.V., Baliki, M.N., et al., 2009. Towards a theory of chronic pain. Prog. Neurobiol. 87, 81–97.

Apkarian, A.V., Hashmi, J.A., et al., 2011. Pain and the brain: specificity and plasticity of the brain in clinical chronic pain. Pain 152, S49–S64.

Aronowitz, R.A., 2009. The converged experience of risk and disease. Milbank Q. 87, 417–442.

Asprey, A.P., Paterson, C., White, A., 2012. "All in the same boat": a qualitative study of patients' attitudes and experiences in group acupuncture clinics. Acupunct. Med. 30 (3), 163–169.

Baarts, C., Tulinius, C., et al., 2000. Reflexivity – a strategy for a patient-centred approach in general practice. Fam. Pract. 17, 430–434.

Bair, M.J., Wu, J., et al., 2008. Association of depression and anxiety alone and in combination with chronic musculoskeletal pain in primary care patients. Psychosom. Med. 70, 890–897.

Bardes, C.L., Gillers, D., et al., 2001. Learning to look: developing clinical observational skills at an art museum. Med. Educ. 35, 1157–1161.

Bayliss, E.A., Edwards, A.E., et al., 2008. Processes of care desired by elderly patients with multimorbidities. Fam. Pract. 25, 287–293.

Beach, M., Inui, T., et al., 2006. Relationship-centered care. J. Gen. Intern. Med. 21, S3–S8.

Bell, S.E., Figert, A.E., 2012. Medicalization and pharmaceuticalization at the intersections: looking backward, sideways and forward. Soc. Sci. Med. 75, 775–783.

Bellon, J.A., Rodriguez-Bayon, A., et al., 2008. Successful GP intervention with frequent attenders in primary care: randomised controlled trial. Br. J. Gen. Pract. 58, 324–330.

Berk, S.N., Moore, M.E., et al., 1977. Psychosocial factors as mediators of acupuncture therapy. J. Consult. Clin. Psychol. 45, 612–619.

Berkovitz, S., Cummings, M., et al., 2008. High volume acupuncture clinic (HVAC) for chronic knee pain – audit of a possible model for delivery of acupuncture in the National Health Service. Acupunct. Med. 26, 46–50.

Bhui, K., Abdi, A., et al., 2003. Traumatic events, migration characteristics and psychiatric symptoms among Somali refugees. Soc. Psychiatry Psychiatr. Epidemiol. 38, 35–43.

Biro, D., 2010. Is there such a thing as psychological pain? And why it matters. Cult. Med. Psychiatry 34,

658–667.

Bishop, F.L., Amos, N., et al., 2012. Health-care sector and complementary medicine: practitioners' experiences of delivering acupuncture in the public and private sectors. Prim. Health Care Res. Dev. 13, 269–278.

Boyd, C.M., Fortin, M., 2010. Future of multimorbidity research: how should understanding of multimorbidity inform health system design? Public Health Rev. 32, 451–474.

Braff, D.L., Freedman, R., et al., 2007. Deconstructing schizophrenia: an overview of the use of endophenotypes in order to understand a complex disorder. Schizophr. Bull. 33, 21–32.

Butler, C.C., Evans, M., et al., 2004. Medically unexplained symptoms: the biopsychosocial model found wanting. J. R. Soc. Med. 97, 219–222.

Carnes, D., Parsons, S., et al., 2007. Chronic musculoskeletal pain rarely presents in a single body site: results from a UK population study. Rheumatology 46, 1168–1170.

Carr-Hill, R., Rice, N., et al., 1996. Socioeconomic determinants of rates of consultation in general practice based on fourth national morbidity survey of general practices. BMJ 312, 1008–1012.

Clauw, D.J., 2009. Fibromyalgia: an overview. Am. J. Med. 122, S3–S13.

Cocksedge, S., Greenfield, R., et al., 2011. Holding relationships in primary care: a qualitative exploration of doctors' and patients' perceptions. Br. J. Gen. Pract. 61, e484–e491.

Coker, A.L., Smith, P.H., et al., 2005. Intimate partner violence and disabilities among women attending family practice clinics. J. Womens Health 14, 829–838.

Colloca, L., Benedetti, F., 2009. Placebo analgesia induced by social observational learning. Pain 144, 28–34.

Conboy, L.A., Macklin, E., et al., 2010. Which patients improve: characteristics increasing sensitivity to a supportive patient-practitioner relationship. Soc. Sci. Med. 70 (3), 479–484.

Cook, A., England, R., 2004. Pain in the heart: primary care consultations with frequently attending refugees. Prim. Care Ment. Health 2, 107–113.

Croft, P., 2009. The question is not "have you got it"? But "how much of it have you got"? Pain 141, 6–7.

Crombez, G., Vlaeyen, J.W.S., et al., 1999. Pain-related fear is more disabling than pain itself: evidence on the role of pain-related fear in chronic back pain disability. Pain 80, 329–339.

Crombez, G., Beirens, K., et al., 2009. The unbearable lightness of somatisation: a systematic review of the concept of somatisation in empirical studies of pain. Pain 145, 31–35.

Dadabhoy, D., Crofford, L., et al., 2008. Biology and therapy of fibromyalgia. Evidence-based biomarkers for fibromyalgia syndrome. Arthritis Res. Ther. 10, 211.

Dale, J., 1996. Practising acupuncture today: a postal questionnaire of medical practitioners. Acupunct. Med. 14, 104–108.

Davies, K.A., Silman, A.J., et al., 2009. The association between neighbourhood socio-economic status and the onset of chronic widespread pain: results from the EPIFUND study. Eur. J. Pain 13, 635–640.

De Kloet, E.R., Joels, M., et al., 2005. Stress and the brain: from adaptation to disease. Nat. Rev. Neurosci. 6, 463–475.

Department of Health, 2011. Equity and Excellence – Liberating the NHS. The Crown, London.

Dunbar, R.I.M., 2010. The social role of touch in humans and primates: behavioural function and neurobiological mechanisms. Neurosci. Biobehav. Rev. 34, 260–268.

Duran, A., Sheiman, I., Schneider, M., Øvretveit, J., 2005. Purchasers, providers and contracts. In: Figueras, J., Robinson, R., Jakubowski, E. (Eds.), Purchasing to Improve Health Systems Performance. Open University Press, Maidenhead.

Edwards, R.R., Kronfli, T., et al., 2008. Association of catastrophizing with interleukin-6 responses to acute pain. Pain 140, 135–144.

Eisenberger, N.I., Lieberman, M.D., et al., 2003. Does rejection hurt? An FMRI study of social exclusion. Science 302, 290–292.

Epstein, S.A., Kay, G., et al., 1999. Psychiatric disorders in patients with fibromyalgia: a multicenter investigation. Psychosomatics 40, 57–63.

Feldman, R., 2006. Primary health care for refugees and asylum seekers: a review of the literature and a framework for services. Public Health 120, 809–816.

Fiscella, K., Epstein, R.M., 2008. So much to do, so little time: care for the socially disadvantaged and the 15-minute visit. Arch. Intern. Med. 168, 1843–1852.

Foell, J., 2013. Conventional and complementary approaches to chronic widespread pain and its comorbidities. Acupunct. Med. 31, 309–314.

Fortin, M., Dionne, J., et al., 2006. Randomized controlled trials: do they have external validity for patients with multiple comorbidities? Ann. Fam. Med. 4, 104–108.

Frank, A.W., 2004. Asking the right questions about pain: narrative and phronesis. Lit. Med. 23, 209–229.

Frank, A.W., 2005. What is dialogical research, and why should we do it? Qual. Health Res. 15, 964–974.

Frankel, R.M., Quill, T., 2005. Integrating biopsychosocial and relationship-centered care into mainstream medical practice: a challenge that continues to produce positive results. Fam. Syst. Health 23, 413–421.

Freedman, J., 2002. An audit of 500 acupuncture patients in general practice. Acupunct. Med. 20, 30–34.

Freedman, J., 2011. Cardioversion as a cause of persistent myofascial trigger points and pain. Acupunct. Med. 29 (1), 71.

Freedman, J., Richardson, M., 2008. Setting up an acupuncture knee clinic under practice based commissioning. Acupunct. Med. 26, 183–187.

Gale, N.K., 2011. From body-talk to body-stories: body work in complementary and alternative medicine. Sociol. Health Illn. 33, 237–251.

Gallace, A., Spence, C., 2010. The science of interpersonal touch: an overview. Neurosci. Biobehav. Rev. 34, 246–259.

Garcia-Moreno, C., Jansen, H.A., Ellsberg, M., et al., 2006. Prevalence of intimate partner violence: findings from the WHO multi-country study on women's health and domestic violence. Lancet 368, 1260–1269.

Ge, H.Y., Nie, H., et al., 2009. Contribution of the local and referred pain from active myofascial trigger points in fibromyalgia syndrome. Pain 147, 233–240.

Gianaros, P.J., Manuck, S.B., 2010. Neurobiological pathways linking socioeconomic position and health. Psychosom. Med. 72, 450–461.

Gili, M., Sesé, A., et al., 2011. Mental disorders, chronic conditions and psychological factors: a path analysis model for healthcare consumption in general practice. Int. Rev. Psychiatry 23, 20–27.

Greenhalgh, T., Wessely, S., 2004. 'Health for me': a sociocultural analysis of healthism in the middle classes. Br. Med. Bull. 69, 197–213.

Gregory, A., Lau, J., et al., 2008. Finding gene-environment interactions for generalised anxiety disorder. Eur. Arch. Psychiatry Clin. Neurosci. 258, 69–75.

Gwilym, S.E., Filippini, N., et al., 2010. Thalamic atrophy associated with painful osteoarthritis of the hip is reversible after arthroplasty: a longitudinal voxel-based morphometric study. Arthritis Rheum. 62, 2930–2940.

Gwilym, S.E., Oag, H.C., et al., 2011. Evidence that central sensitisation is present in patients with shoulder impingement syndrome and influences the outcome after surgery. J. Bone Joint Surg. (Br.) 93, 498–502.

Hadler, N.M., 1996. If you have to prove you are ill, you can't get well: the object lesson of fibromyalgia. Spine (Phila Pa 1976) 21, 2397.

Harborow, P.W., Ogden, J., 2004. The effectiveness of an acupuncturist working in general practice – an audit. Acupunct. Med. 22, 214–220.

Hartog, C.S., 2009. Elements of effective communication – rediscoveries from homeopathy. Patient Educ. Couns. 77, 172–178.

Harvey, G., Orpen, M., 2010. The move of an acupuncture service from secondary care to primary care. In: Cummings, M. (Ed.), BMAS Spring Conference, Manchester.

Hasselström, J., Liu-Palmgren, J., et al., 2002. Prevalence of pain in general practice. Eur. J. Pain 6, 375–385.

Henbest, R.J., Stewart, M.A., 1989. Patient-centredness in the consultation. 1: a method for measurement. Fam. Pract. 6, 249–253.

Heywood, P.L., Blackie, G.C., et al., 1998. An assessment of the attributes of frequent attenders to general practice. Fam. Pract. 15, 198–204.

Hinton, D., Lewis-Fernández, R., 2010. Idioms of distress among trauma survivors: subtypes and clinical utility. Cult. Med. Psychiatry 34, 209–218.

Holliday, K.L., Macfarlane, G.J., et al., 2010. Genetic variation in neuroendocrine genes associates with somatic symptoms in the general population: results from the EPIFUND study. J. Psychosom. Res. 68, 469–474.

Hopton, A.K., Curnoe, S., et al., 2012. Acupuncture in practice: mapping the providers, the patients and the settings in a national cross-sectional survey. BMJ Open 2, e000456.

Hudon, C., Fortin, M., et al., 2005. Cumulative illness rating scale was a reliable and valid index in a family practice context. J. Clin. Epidemiol. 58, 603–608.

Hughes, G., Martinez, C., et al., 2006. The impact of a diagnosis of fibromyalgia on health care resource use by primary care patients in the UK: an observational study based on clinical practice. Arthritis Rheum. 54, 177–183.

Huntley, A.L., Johnson, R., et al., 2012. Measures of multimorbidity and morbidity burden for use in primary care and community settings: a systematic review and guide. Ann. Fam. Med. 10, 134–141.

Insel Tr, W.P.S., 2010. Rethinking mental illness. JAMA 303, 1970–1971.

Johns Hopkins University, The Johns Hopkins ACG system (Online). http://acg.jhsph.org/index.php/the-acg-system-advantage/acgs 1991 (accessed 2015_11_3).

Johnson, G., White, A., et al., 2008. Do general practices which provide an acupuncture service have low referral rates and prescription costs? A pilot survey. Acupunct. Med. 26, 205–213.

Jones, G.T., Power, C., et al., 2009. Adverse events in childhood and chronic widespread pain in adult life: results from the 1958 British Birth Cohort Study. Pain 143, 92–96.

Jones, D.S., Podolsky, S.H., et al., 2012. The burden of disease and the changing task of medicine. N. Engl. J.

Med. 366, 2333–2338.

Jordan, K.P., Croft, P., 2008. Opportunities and limitations of general practice databases in pain research. Pain 137, 469–470.

Jordan, K.P., Thomas, E., et al., 2008. Social risks for disabling pain in older people: a prospective study of individual and area characteristics. Pain 137, 652–661.

Jutel, A., 2009. Sociology of diagnosis: a preliminary review. Sociol. Health Illn. 31, 278–299.

Kamaleri, Y., Natvig, B., et al., 2009. Change in the number of musculoskeletal pain sites: a 14-year prospective study. Pain 141, 25–30.

Kaptchuk, T., 2002. The placebo effect in alternative medicine: can the performance of a healing ritual have clinical significance? Ann. Intern. Med. 136, 817–825.

Katerndahl, D., Parchman, M., et al., 2010. Trends in the perceived complexity of primary health care: a secondary analysis. J. Eval. Clin. Pract. 16, 1002–1008.

Katon, W., Sullivan, M., et al., 2001. Medical symptoms without identified pathology: relationship to psychiatric disorders, childhood and adult trauma, and personality traits. Ann. Intern. Med. 134, 917–925.

Kelley, J.M., Lembo, A.J., et al., 2009. Patient and practitioner influences on the placebo effect in irritable bowel syndrome. Psychosom. Med. 71, 789–797.

Khan, N.F., Harrison, S.E., et al., 2010. Validity of diagnostic coding within the general practice research database: a systematic review. Br. J. Gen. Pract. 60, e128–e136.

Kirkengen Al, U.E., 2007. Heavy burdens and complex disease – an integrated perspective. Tidsskr. Nor. Laegeforen. 127, 228–231.

Kirmayer, L.J., 2002. The refugee's predicament. Evol. Psychiatr. 67, 724–742.

Kirmayer, L.J., 2004. The cultural diversity of healing: meaning, metaphor and mechanism. Br. Med. Bull. 69, 33–48.

Kirmayer, L.J., 2007. Editorial: refugees and forced migration: hardening of the arteries in the global reign of insecurity. Transcult. Psychiatry 44, 307–310.

Kirmayer, L.J., Young, A., 1998. Culture and somatization: clinical, epidemiological, and ethnographic perspectives. Psychosom. Med. 60, 420–430.

Kirmayer, L.J., Groleau, D., et al., 2004. Explaining medically unexplained symptoms. Can. J. Psychiatry 49, 663–672.

Koenen, K., Nugent, N., et al., 2008. Gene-environment interaction in posttraumatic stress disorder. Eur. Arch. Psychiatry Clin. Neurosci. 258, 82–96.

Kraemer, H.C., Stice, E., et al., 2001. How do risk factors work together? Mediators, moderators, and independent, overlapping, and proxy risk factors. Am. J. Psychiatry 158, 848–856.

Launer, J., 2002. Narrative-Based Primary Care – A Practical Guide. Radcliffe, Oxford.

Launer, J., 2009. Medically unexplored stories. Postgrad. Med. J. 85, 503–504.

Lim, J.H., 2010. Provision of medical acupuncture service in general practice under practice-based commissioning. Acupunct. Med. 28, 103–104.

Lindall, S., 1999. Is acupuncture for pain relief in general practice cost-effective? Acupunct. Med. 17, 97–100.

Löfvander, M.B., Furhoff, A.-K., 2002. Pain behaviour in young immigrants having chronic pain: an exploratory study in primary care. Eur. J. Pain 6, 123–132.

Lundeberg, T., Kurosawa, M., 2010. Acupuncture from a physiological and clinical perspective. Auton. Neurosci. 157, 1.

Macfarlane, G.J., Mcbeth, J., et al., 2001. Widespread body pain and mortality: prospective population based study. BMJ 323, 662–665.

Macpherson, H., Mercer, S.W., et al., 2003. Empathy, enablement and outcome: an exploratory study on acupuncture patients' perceptions. J. Altern. Complement. Med. 9, 869–876.

Mäntyselkä, P., Miettola, J., et al., 2008. Chronic pain, impaired glucose tolerance and diabetes: a community-based study. Pain 137, 34–40.

Marmot, M.G., Stansfeld, S., et al., 1991. Health inequalities among British civil servants: the Whitehall II study. Lancet 337, 1387–1393.

Matthias, M.S., Bair, M.J., 2010. The patient–provider relationship in chronic pain management: where do we go from here? Pain Med. 11, 1747–1749.

May, A., 2008. Chronic pain may change the structure of the brain. Pain 137, 7–15.

Mcbeth, J., Macfarlane, G.J., et al., 1999. The association between tender points, psychological distress, and adverse childhood experiences – a community-based study. Arthritis Rheum. 42, 1397–1404.

McDaniel, S.H., Campbell, T., et al., 1989. Somatic fixation in patients and physicians: a biopsychosocial approach. Fam. Syst. Med. 7, 5–16.

McEwen, B.S., 1998. Stress, adaptation, and disease: allostasis and allostatic load. Ann. N. Y. Acad. Sci. 840, 33–44.

McEwen, B.S., 2010. Neurobiology of Interpreting and Responding to Stressful Events: Paradigmatic Role of the Hippocampus. John Wiley & Sons.

McFarlane, A.C., 2007. Stress-related musculoskeletal pain. Best Pract. Res. Clin. Rheumatol. 21, 549–565.

Mead, N., Bower, P., 2000. Patient-centredness: a conceptual framework and review of the empirical literature. Soc. Sci. Med. 51, 1087–1110.

Meeus, M., Nijs, J., 2007. Central sensitization: a biopsychosocial explanation for chronic widespread pain in patients with fibromyalgia and chronic fatigue syndrome. Clin. Rheumatol. 26, 465–473.

Mercer, S.W., Fitzpatrick, B., et al., 2007. More time for complex consultations in a high-deprivation practice is associated with increased patient enablement. Br. J. Gen. Pract. 57, 960–966.

Mewes, R., Rief, W., et al., 2009. What is "normal" disability? An investigation of disability in the general population. Pain 142, 36–41.

Nicholl, B.I., Macfarlane, G.J., et al., 2009. Premorbid psychosocial factors are associated with poor health-related quality of life in subjects with new onset of chronic widespread pain – results from the EPIFUND study. Pain 141, 119–126.

Niles, B.L., Mori, D.L., et al., 2005. Depression in primary care: comorbid disorders and related problems. J. Clin. Psychol. Med. Settings 12, 71–77.

Nordin, H., Eisemann, M., et al., 2006. The accuracy of the DSM-IV pain disorder and the ICD-10 persistent somatoform pain disorder in chronic pain patients. J. Clin. Psychol. Med. Settings 13, 303–310.

Ong, L.M.L., De Haes, J.C.J.M., et al., 1995. Doctor-patient communication: a review of the literature. Soc. Sci. Med. 40, 903–918.

Pareto, V., 1964. Cours d'Économie Politique, Nouvelle ed. Librairie Droz, Geneva.

Paterson, C., Britten, N., 2008. The patient's experience of holistic care: insights from acupuncture research. Chronic Illn. 4, 264–277.

Paterson, C., Taylor, R.S., et al., 2011. Acupuncture for frequent attenders with medically unexplained symptoms: a randomised controlled trial (CACTUS study). Br. J. Gen. Pract. 61, e295–e305.

Paterson, C., Evans, M., et al., 2012. Communication about self-care in traditional acupuncture consultations: the co-construction of individualised support and advice. Patient Educ. Couns. 89 (3), 467–475.

Patterson Susan, M., Hughes, C., et al., 2012. Interventions to improve the appropriate use of polypharmacy for older people. Cochrane Database Syst. Rev. http://www.mrw.interscience.wiley.com/cochrane/clsysrev/articles/CD008165/frame.html. http://onlinelibrary.wiley.com/store/10.1002/14651858.CD008165.pub2/asset/CD008165.pdf?v=1&t=h4s0u9fm&s=e388072ba322785ffbd962188d13bf463fc7bffe. Art. No.: CD008165.

Peek, C.J., Baird, M.A., et al., 2009. Primary care for patient complexity, not only disease. Fam. Syst. Health 27, 287–302.

Reuben, D.B., Tinetti, M.E., 2012. Goal-oriented patient care – an alternative health outcomes paradigm. N. Engl. J. Med. 366, 777–779.

Ridd, M., Lewis, G., et al., 2012. Detection of patient psychological distress and longitudinal patient-doctor relationships: a cross-sectional study. Br. J. Gen. Pract. 62, e167–e173.

Robinson, T.W., 2012. Western acupuncture in a NHS general practice: anonymized 3-year patient feedback survey. J. Altern. Complement. Med. 18, 555–560.

Robinson, N., Lorenc, A., et al., 2012. Exploring practice characteristics and research priorities of practitioners of traditional acupuncture in China and the EU – a survey. J. Ethnopharmacol. 140, 604–613.

Rohrbeck, J., Jordan, K., et al., 2007. The frequency and characteristics of chronic widespread pain in general practice: a case-control study. Br. J. Gen. Pract. 57, 109–115.

Rosenberg, C.E., 2002. The tyranny of diagnosis: specific entities and individual experience. Milbank Q. 80, 237–260.

Ross, J., 2001. An audit of the impact of introducing microacupuncture into primary care. Acupunct. Med. 19, 43–45.

Ross, J., White, A., et al., 1999. Western, minimal acupuncture for neck pain: a cohort study. Acupunct. Med. 17, 5–8.

Rugg, S., Paterson, C., et al., 2011. Traditional acupuncture for people with medically unexplained symptoms: a longitudinal qualitative study of patients experiences. Br. J. Gen. Pract. 61, e306–e315.

Sambo, C.F., Howard, M., et al., 2010. Knowing you care: effects of perceived empathy and attachment style on pain perception. Pain 151, 687–693.

Scaife, B., Gill, P., et al., 2000. Socio-economic characteristics of adult frequent attenders in general practice: secondary analysis of data. Fam. Pract. 17, 298–304.

Schön, D.A., 1991. The Reflective Turn: Case Studies in and on Educational Practice. Teachers Press, Columbia University, New York.

Schwartz, L., Slater, M.A., et al., 1991. Depression in spouses of chronic pain patients: the role of patient pain and anger, and marital satisfaction. Pain 44, 61–67.

Sharpe, M., Carson, A., 2001. "Unexplained" somatic symptoms, functional syndromes, and somatization: do we need a paradigm shift? Ann. Intern. Med. 134, 926–930.

Silverman, J., Kinnersley, P., 2010. Doctors' non-verbal behaviour in consultations: look at the patient before you look at the computer. Br. J. Gen. Pract. 60, 76–78.

Sim, J., Madden, S., 2008. Illness experience in fibromyalgia syndrome: a metasynthesis of qualitative studies. Soc. Sci. Med. 67, 57–67.

Singh, C., Leder, D., 2012. Touch in the consultation. Br. J. Gen. Pract. 62, 147–148.

Smart, K.M., Blake, C., et al., 2010. Clinical indicators of 'nociceptive', 'peripheral neuropathic' and 'central' mechanisms of musculoskeletal pain. A Delphi survey of expert clinicians. Man. Ther. 15, 80–87.

Smith Susan, M., Soubhi, H., et al., 2012. Interventions for improving outcomes in patients with multi-morbidity in primary care and community settings. Cochrane Database Syst. Rev. http://www.mrw.interscience.wiley.com/cochrane/clsysrev/articles/CD006560/frame.html, http://onlinelibrary.wiley.com/doi/10.1002/14651858.CD006560.pub2/abstract Art. No.: CD006560.

Smits, F., Brouwer, H.J., et al., 2009. Predictability of persistent frequent attendance: a historic 3-year cohort study. Br. J. Gen. Pract. 59, 114–119.

Soler, J.K., Okkes, I., 2012. Reasons for encounter and symptom diagnoses: a superior description of patients' problems in contrast to medically unexplained symptoms (MUS). Fam. Pract. 29, 272–282.

Starfield, B., 1998. Primary Care: Balancing Health Needs, Services, and Technology. Oxford University Press, USA.

Starfield, B., Shi, L., et al., 2005. Contribution of primary care to health systems and health. Milbank Q. 83, 457–502.

Stewart, M., Brown, J.B., et al., 2000. The impact of patient-centered care on outcomes. J. Fam. Pract. 49, 796–804.

Swinglehurst, D., Roberts, C., et al., 2011. Opening up the "black box" of the electronic patient record: a linguistic ethnographic study in general practice. Commun. Med. 8, 3–15.

Tan, S., Tillisch, K., et al., 2004. Functional somatic syndromes: emerging biomedical models and traditional Chinese medicine. Evid. Based Complement. Alternat. Med. 1, 35–40.

Thompson, C., Troester, M., 2002. Consumer value systems in the age of postmodern fragmentation: the case of the natural health microculture. J. Consum. Res. 28, 550–571.

Thorpe, K.E., Florence, C.S., et al., 2005. The rising prevalence of treated disease: effects on private health insurance spending. Health Aff.

Thygeson, M., Morrissey, L., et al., 2010. Adaptive leadership and the practice of medicine: a complexity-based approach to reframing the doctor–patient relationship. J. Eval. Clin. Pract. 16, 1009–1015.

Townsend, A., 2008. Frequent consulting and multiple morbidity: a qualitative comparison of 'high' and 'low' consulters of GPs. Fam. Pract. 25, 168–175.

Tracey, I., Mantyh, P.W., 2007. The cerebral signature for pain perception and its modulation. Neuron 55, 377–391.

Trilling, J.S., Jaber, R., 1993. Formulation of the physician/patient impasse. Fam. Syst. Med. 11, 281–286.

Turk, D.C., Flor, H., et al., 1987. Pain and families. I. Etiology, maintenance, and psychosocial impact. Pain 30, 3–27.

Undeland, M., Malterud, K., 2007. The fibromyalgia diagnosis – hardly helpful for the patients? Scand. J. Prim. Health Care 25, 250–255.

Unwin, J., Peters, D., 2009. Gatekeepers and the Gateway – a mixed-methods inquiry into practitioners' referral behaviour to the Gateway Clinic. Acupunct. Med. 27, 21–25.

Valderas, J.M., Starfield, B., et al., 2009. Defining comorbidity: implications for understanding health and health services. Ann. Fam. Med. 7, 357–363.

Van Lerberghe, W., Evans, T., 2008. Primary Health Care – Now More than Ever. World Health Organization, Geneva.

Vedsted, P., Christensen, M.B., 2005. Frequent attenders in general practice care: a literature review with special reference to methodological considerations. Public Health 119, 118–137.

Vedsted, P., Fink, P., et al., 2001. Psychological distress as a predictor of frequent attendance in family practice: a cohort study. Psychosomatics 42, 416–422.

Vogeli, C., Shields, A.E., et al., 2007. Multiple chronic conditions: prevalence, health consequences, and implications for quality, care management, and costs. J. Gen. Intern. Med. 22 (Suppl. 3), 391–395.

Von Korff, M., Alonso, J., et al., 2009. Childhood psychosocial stressors and adult onset arthritis: broad spectrum risk factors and allostatic load. Pain 143, 76–83.

Watt, G., 2004. General practice and the epidemiology of health and disease in families. Br. J. Gen. Pract. 54, 939–944.

Watt, G., 2011. Alcohol problems in very deprived areas. Br. J. Gen. Pract. 61, 407.

Watt, G., 2012. Reflections at the deep end. Br. J. Gen. Pract. 62, 6–7.

Watt, A., Cameron, A., et al., 2008. Rapid reviews versus full systematic reviews: an inventory of current methods and practice in health technology assessment. Int. J. Technol. Assess. Health Care 24, 133–139.

Weingarten, M.A., Guttman, N., et al., 2010. An anatomy of conflicts in primary care encounters: a multi-method study. Fam. Pract. 27, 93–100.

White, A., Cummings, M., et al., 2008. Defining an adequate dose of acupuncture using a neurophysiological approach – a narrative review of the literature. Acupunct. Med. 26, 111–120.

White, P., Bishop, F.L., et al., 2012. Practice, practitioner, or placebo? A multifactorial, mixed-methods randomized controlled trial of acupuncture. Pain 153, 455–462.

Yunus, M.B., 2008. Central sensitivity syndromes: a new paradigm and group nosology for fibromyalgia and overlapping conditions, and the related issue of disease versus illness. Semin. Arthritis Rheum. 37, 339–352.

第三十八章　针刺在牙科学中的应用

M.L.T.Thayer

引言

　　针刺在牙科中的应用是近年来出现的新进展。由于强烈的干预性方法在牙科(即填充或拔牙)是需要的,针刺在应用中遵循一个共同的主题——通过辅助常规牙科治疗而提高治疗的质量,改善结局和减少副作用或发病率,而不是作为一种单独的治疗方式。牙医或其他人很容易将针刺用于牙科的治疗,刺激的大部分有用部位位于头和颈部。在英国,人们对这项技术产生了浓厚的兴趣,少数牙医经常使用针刺,作为他们更加广泛实践的一个领域,这项技术现在已经在一些研究生课程中进行教授。针刺通常上在手术环境中进行,期望快速起效,但为了延长刺激所使用的留置针也可能是最有效的。

解剖学

　　在牙科中针刺的应用是以三叉神经为中心,在一定程度上还包括舌咽和迷走神经。三叉神经是口颌面结构的主要感觉神经,也有部分来自颈神经,并且三叉神经有一支运动根到咀嚼肌,并且它的许多分支都带有"搭车"的自主性纤维,或者附有感觉纤维,如鼓索。在牙科问题的管理中,最重要的是对疼痛的控制,大部分是通过三叉神经的末端分支来调节的,包括在上颌骨的上牙槽神经和下颌骨的下牙槽神经,虽然口面部和牙结构的牵涉痛是一个常见问题,并通过一定范围的其他神经调节,特别是上颈部脊神经。节段性针刺的应用是突出的特征,按照闸门 - 调控抑制感觉功能以管理疼痛和触物感痛,但在一些情况下超节段途径也可发挥作用。

然而,肌肉的激痛点是许多病例的口面痛的一个显著特征,这些病例并没有显示出特定的牙科病因(即牙髓炎或牙科感染),治疗选择常以这些激痛点为目标。咀嚼肌是主要涉及的肌肉,特别是在肌肉起源和插入处附近部位(Simons and Travell,1998),因为这些肌肉常常与源于牙结构的副功能(牙科术语,意思是与功能的改变和增强相关)性疼痛有关。然而,常见的发现是口面部结构的疼痛是由颈部和肩部肌肉引起的,特别是胸锁乳突肌和斜方肌,当考虑选择针刺部位时,应该对这些肌肉进行评估。

牙科治疗的具体思路

针刺经常在肌肉激痛点进行直接治疗,而在这些部位经历的得气感也常十分强烈,在检查过程中这些部位的敏感性也往往会反映出来。同时,即使得气感不明显的话,针刺也还是有帮助的,但当出现得气感时,似乎反应会更明显,而在某些部位针刺,似乎对确信有效的治疗几乎是必选的。临床经验表明,部位的大小各不相同,同时某些部位可能只跨越0.5mm,而其他一些部位可能是一个或许直径达 10mm 的更大区域。传统针刺在大多数情况下是非常有效的,大多将针具置入肌肉内 5~15mm 的深度。偶尔骨膜刺激也可使用,在少数情况下,电针可达到更大的效果;然而,这被证明的确是有问题的,因为这样会频繁地刺激面神经,可能会出现刺激阈值大大降低,导致面部表情肌的收缩,有些患者会觉得难以忍受。

咽反射

针刺在牙科中或许最重要和最引人注目的用途是对咽反射的管理。牙科医疗在口腔中引发的大量介入性事件发作成为必然。许多患者对这些事件感到紧张,无论是由于牙科医疗引起的焦虑,或者是由于治疗本身遇到的困难。这种情况一个非常明显的例子就是产生恶心的患者。咽反射是一种正常的保护性反射,但在一些患者中,它被提高到如此的水平以至于干扰到了患者对常规牙科医疗的接受能力;一些患者确实让医生感到非常困难,甚至难以在其口腔内放置牙镜。如此严重的恶心甚至不能进行理想的检查,包括口腔内发射线摄像的使用,从而影响了持续进行充分的牙科治疗。在这样的情景下,要提供大量的任何方面的牙科医疗都是极其困难的,因而结果就是妥协而放弃。对于一些患者而言,由于重要的功能和社会活动会受到影响,从而难以接受戴义齿。

由于牙科中咽反射很严重,多年来它已经成为许多不同治疗方法所要共同解决的问题。选择范围从简单的分散注意力疗法到吸入或静脉给予镇静剂以延续更长时间,以及复杂的治疗(Basi et al.,2004)。催眠术也被推荐作为一种方式。决定采用哪种方式的关键在于患者的焦虑程度:那些有严重的牙科焦虑症的人需要焦虑管理,由于咽反射代表着防御活动,至少部分是,或是因焦虑而显著的加剧。此类患者对镇静反应很好,但对针刺反应不佳。另一方面,那些几乎没有焦虑的患者,或许只是简单地表现为生理上敏感的咽反射,通常更适合用针刺作为控制咽反射的方法。

Rosted 建议针刺可用于控制牙科呕吐（Rosted, 2000, 2004 ; Rosted et al., 2006），它推荐选用任脉（Conception Vessel, CV）穴承浆；图 38.1。报道有效的其他部位是内关（（Lu et al., 2000）和耳穴，无论是将位于外耳轮和耳屏之间（Fiske and Dicenson, 2001）（有时英国牙医称其为"Fiske"点，图 38.2）作为一个部位，或者是将耳穴的舌和放松相结合来应用。

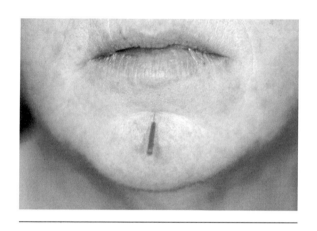

图 38.1 牙科治疗前针刺任脉穴 24 以控制呕吐(见彩版)

临床方法

承浆（见图 38.1)在中线上的唇颏沟底部的中点很容易进行定位。该穴位对触诊很敏感，临床经验表明它的直径不超过 0.5mm。针刺深度约 5~8mm，强烈的得气反应是至关重要的。如果得气不明显，需要调整针具。通常报道该局部区域感觉异常，可能扩散到下切牙，舌软组织，甚至在某些情况下扩展到舌尖。该部位的应用对技术高度敏感，但对针刺的反应是迅速的，在许多情况下，60 秒之内可抑制咽反射，具有高度的可靠性。大多数患者的咽反射在很大程度上或完全地被抑制，至于其余一些人，敏感性可能降低。在治疗持续时间内于原位进行留针，治疗完成后拔针。可见到一些患者咽反射会非常迅速地复发，但大多数在 20 分钟左右后才复发，偶尔有患者报告说咽反射的敏感性被长期降低了。

通常认为的一个问题是，针刺的位置可能会影响治疗，虽然在实践中，这是一个比预期要少的问题。更重要的是局部麻醉的影响，由于麻醉影响到颏唇区域会阻滞该部位的有效性。

承浆也对压针法有反应：将坚实的手指按压用于该部位 60~90 秒可抑制咽反射。这不如针刺有效，但对那些针具恐惧症患者，被证明是非常有效的，可能更容易使用。也可以向患者教授这项技术，以助于他们的口腔保健的手术操作，因为这些手术经常因受到干扰性呕吐反射的影响而放弃。

"Fiske"耳穴通常在针灸图中没有描绘（见图 38.2)，但可能比承浆更有优势，因为这是远离口腔的穴位，因此，不太可能会影响到在治疗过程中的使用。它也不会受到常规口腔局麻方法的影响。

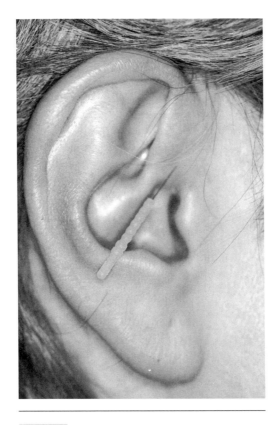

图 38.2 控制呕吐的耳穴"Fiske"

这个部位可能实际上是一个面部穴位,而不是一个真正的耳穴,被认为与承浆一样有效。它可能会更容易在临床上使用,因为临床观察似乎表明,该部位比承浆更大,因此,可能对于技术依赖性会少一些。该部位应该针刺双侧,为了增加效果也可用双针针刺该部位。

在实践中上述两个穴位之间不存在哪个穴应优先考虑,在严重的呕吐情况下,可以使用三个部位——承浆以及双侧耳部位。传统的耳穴也可以使用,但无法提供何者更优,因为确认有更多困难。

内关治疗恶心和呕吐已经被应用了很长时间,恶心和呕吐之间的联系使应用这一部位成为一个合乎逻辑的选择。常规针刺内关与安慰对照相比,显示出能抑制咽反射(Lu et al., 2000),但在某些情况下这种效果可能需要 20 分钟才会变得更加明显。

在实践中内关是有用的,因为它距离口腔很远,但在忙碌的诊所可能由于起效缓慢而不太实用。用直径 0.20mm 的短针针刺是有效的,但使很多患者感觉非常不舒服。对于那些装有新义齿的患者,内关作为一种替代用法可支持对其出现的咽反射进行持续控制。有些人对装的义齿难以适应,可在双侧内关放置留置针 3~7 天,以持续控制咽反射,促进适应过程,常常证明是很有效的。

针刺比咽反射常规治疗的更大优势在于,它可显著降低与治疗相关的发病率。静脉给予镇静剂被提倡作为一种管理方法,在一些严重的情况下需要全身麻醉(比如第三磨牙手术),但这会给患者带来严重的影响,也限制了获得医疗的机会,尤其是在紧急情况下。针刺通过最简单的培训就能很快掌握而易于应用,并且可避免这些不良的影响。

牙科焦虑

牙科焦虑也可能对获得医疗的机会形成重大障碍,也可能会加剧一些患者的呕吐反应。常规的做法可能需要药理方法来管理,但放松通常被视为针刺治疗的附带作用,在适宜的患者中可被用来管理轻度~中度牙科焦虑(Bosted et al.,2010)。严重的焦虑似乎无法控制,但针刺也可被视为一种"术前用药法",并与其他行为学管理方法相结合,在这种情况下,应在其他干预方法之前使用。

临床方法

对于轻度~中度的牙科焦虑,针刺部位如百会(结合或不结合四神聪)通常被推荐(Bosted,2004),可显示出极大的镇静效果。百会位置的识别似乎是成功的关键。关于承浆,我们的经验是这个穴位似乎非常小,可能只有0.5~1mm的大小,由于临床上得气被确定为仅仅出现在一个特定的穴位上,因此它对技术非常敏感(Shen et al.,2011)。其他部位如合谷、太冲在增强镇静作用方面也是很有用的。针刺可以作为其他药理性镇静方法的一种补充-如静脉给药的镇静-如果在治疗过程中有焦虑发作,可增强焦虑控制的质量。

然而,少数患者对针刺百会似乎表现出相反的反应,针刺该部位时变得更加烦躁。

耳针也可用于焦虑的控制(Karst et al.,2007;Machalek-Sauberer et al.,2012),在治疗前可以放置留置针24小时或更长时间,可在许多部位双侧应用-或单独应用或联合应用。这是一种快捷的方法,需要很少的诊疗时间,而且可由经过培训的牙科治疗师或护士实施。

牙科疼痛

在牙科实践中,疼痛可能是最常见的最重要的主诉。牙科病是很常见的,很重要的一点是首先要对患者进行全面的评估,以确定和排除任何可能引起他们疼痛的牙病原因,只有当这种情况一旦被明确之后,才应考虑其他引起疼痛的原因。需要牢记的是牙科病变和其他口面疼痛的原因可能并存。

牙源性疼痛可从三个方面来考虑——作为一个(术前的)主诉,作为一个治疗术中的方面,或作为一个治疗术后的后果。

术前

术前牙齿疼痛通常是由于牙髓病所致,牙髓炎和根尖周炎是两个最常出现的诊断。这些病变引起的疼痛在性质上具有特征,并常呈持续性、重度,影响睡眠,可能导致痛苦。在这种情况下,虽然从理论上讲针刺可用于辅助镇痛药处方,但对这种疼痛的唯一有效控制是明确的牙科治疗。

术中疼痛

一旦需要确立一种治疗方法,以改善牙科治疗中的镇痛控制问题,针刺便可有机会来提供。临床实践中,在牙科治疗期间要获得充分麻醉所遇到的困难已有很详尽的记载,特别是在急性炎症存在时,增强镇痛效果常常是有益的。

　　有些患者热衷于用针刺来作为常规局部镇痛的一种替代。确实有些患者有可能实现一定程度的针刺镇痛效果 - 但效果的不可靠性问题和延迟性起效则意味着在常规的牙科实践中这项技术本身的应用是站不住脚的。针刺更有希望的一个用途在于增强局部的镇痛作用;Rosted 和 Bundgaard(2003)证明,在使用下牙槽神经阻滞技术时(一种被牙医常规使用的技术,对于下颌骨进行无痛治疗至关重要),节段性针刺能缩短局部镇痛作用的起效时间,并改善其可靠性。这种作用可能是由于针刺对下牙槽神经产生节段性(闸门)阻滞的结果。

临床方法

　　针刺局部穴位期间,通常要看口面部结构感觉改变的区域,当针刺下关时,舌感觉异常是常见的效应。因此,节段性穴位如在胃经、大肠经、小肠经上的那些穴位很可能有用。肩贞穴被作为主穴,下颌骨加大迎、颊车,上颌骨加巨髎和下关。

术后疼痛

　　牙科手术后疼痛也是一个一直受到关注的重要领域,它可能由外科创伤所致(如拔牙后),或由于牙科病在干预治疗后(如根管治疗)出现的急性炎症反应没有及时解决。研究已包括了简单的针刺镇痛,或针刺结合口服镇痛药。

　　证据的总体趋势表明,针刺对于术后牙痛的控制是有效的,能减少镇痛药的使用,并且使手术后需要使用镇痛药的时间有所增加(Lao et al.,1999;Sun et al.,2008)。

临床方法

　　作为减轻术后疼痛的镇痛穴位,可能是常规的身体部位,包括一些节段性和超节段性的,或者是耳部。常规的部位将包括如前所述的穴位,在局部麻醉前使用,并结合使用这些穴位,如双侧合谷或太冲,并在整个手术过程中原位留针。

　　耳部将包括一个目标区域——下颌或上颌,与镇痛穴一起应用,结合用神门,出院后可通过使用留置针数天以延长疗效来进行管理。

口颌面(非牙科)疼痛

颞下颌关节紊乱

　　颞下颌关节紊乱(temporomandibular disorders,TMDs)是一种常见的慢性疼痛性疾病,在牙科实践中它是继头痛和背痛之后患病率居第三位的疾病(Dworkin,2011),TMDs 代表了最常见的非牙源性疼痛,虽然据报道仅有 2%~3% 的人群在临床上具有明显的症状。虽然病因是混合和复杂的,但似乎疾病的心理轴在症状的发作和持续中起着重要的作用(Maixner et al.,2011)。颞下颌关节紊乱的患者可能会消耗巨大的医疗资源,可用的一系列干预措施包括物理疗法、认知行为疗法、咬合夹板疗法,药理学干预方法如非甾体消炎药、抗抑郁药,以及最近的肉毒杆菌毒素,还有对关节紊乱的手术干预。同时 TMDs 通常被认为是相当良性的和自限性的,但症状可能对患者有严重的影响,在某些情况下,严重的功能缺陷很明显。治疗往往是持久的,结局可能是多变的。

对于有 TMDs 的某些方面表现的患者(Fernandez-Carnero et al.,2010;La Touche et al.,2010;List and Axelsson,2010),针刺提供了一种有吸引力的、有效的干预方法。常见的 TMDs 表现通常起源于咀嚼肌的功能异常,某些情况下,也与颈面部肌源性疼痛相重叠而呈现出一幅整个区域疼痛的景象。患者通常会出现上颌关节(temporomandibular joint,TMJ)疼痛或功能缺陷,一些情况下可同时兼有。正如与其他肌肉骨骼问题一样,那些肌源性疼痛的患者往往是针刺的适宜人群(Shen et al.,2009)。针刺应直接对咀嚼肌的激痛点和压痛区(Smith et al.,2006),尤其是接近咬肌起源和插入位置的那些部位(Simons and travell,1998),这些部位正好对应于传统穴位大迎、颊车、下关。在某些情况下,肌肉的激痛点可能出现在咬肌体的中心。听会在咬肌的后缘,通常对触诊也是非常显著的敏感,可能也代表了一个肌肉激痛点。应该对肌肉进行触诊 - 用双手在可能的地方 - 确定敏感点,将针刺入已被确认的活跃的肌肉激痛点或压痛区。通常颊车位置是一个相当大的区域,重要的痛源是来自远端结构,而通常会被误诊为牙源性疼痛(尤其与智齿有关)。在某些情况下,如果没有牙科病变存在,针刺可被作为一种诊断性干预,如果能有效减少症状可帮助对肌源性疼痛的确诊。

太阳穴(EX2)位于颞肌前部肌纤维体内,也通常是 TMDs 症状起源的一个位置。源于该部位的疼痛转移也是头痛常见的一个组成部分,作为 TMDs 的一个方面,针刺该部位通常被纳入 TMDs 管理之中。起源于颞肌体内激痛点的疼痛转移到牙结构 - 尤其是上臼齿 - 也是造成误诊和不恰当干预的原因。

临床方法

所以,治疗 TMDs 的一个代表性方法就是对咀嚼肌进行触诊,以找出最敏感的部位,通常是大迎、颊车、下关和太阳等穴。随后针刺这些部位以尽力控制咀嚼肌的激痛点和异常功能活动。在这种治疗过程中,同时经典的疼痛闸门控制可能是镇痛形成的一个方面,但针刺产生的肌肉内环境变化很可能是其主要的方面。在异常功能活动期间 - 传统上的夜间磨牙症(牙齿磨动和紧咬)- 咀嚼肌区域可能出现显著的缺血。在绝大多数肌源性疼痛的 TMD 病例中,异常功能活动是一个突出的特点。针刺能使病变区内血管产生舒张,通过增加病变区的供氧而减轻缺血,从而减轻疼痛。这种变化可能会随之减少肌纤维的活动,并恢复该部位更多的正常功能,通过降低组织的氧需求而减少疼痛。这可在临床上观察到触诊时肌肉的压痛减轻,部分病例下颌开口活动增加。在支持这一结论方面,热成像影像也显示肌肉温度上升,提示干预后血流量增加,控制了磨牙症(Barao et al.,2011)。治疗通常需要双侧针刺,虽然这并非总是对称性的。反应通常(但并非一定)立竿见影,总体上患者在经过 4~5 次的一个疗程治疗后症状会有所改善。一般不需要延长治疗疗程,如果症状控制不佳,这可能意味着在疾病的其他方面管理不足,特别是心理轴的管理不够。

长期控制肌肉异常的功能活动是治疗 TMDs 的一个重要方面。没有这样的话,症状的复发是必然的。长期的控制需要将针刺与其他常规疗法相结合。由于病因研究支持的论点是,精神紧张在 TMDs 的进展和维持以及有关的疼痛方面起着非常重要的部分作用,针刺可能有助于改善放松。针刺的目的应该是支持TMDs的疼痛治疗,降低肌肉张力,改善功能。此外,针刺可与夜间佩戴咬合夹板相结合,以增强控制肌肉活动。另一种替代性方法可在激痛点部位使用肉毒杆菌毒素来长期抑制肌纤维的活动。事实上,针刺可以作为肉毒杆菌毒素潜在效果的一种预测方法。然而,在针刺控制症状的同时,重要的是要认识到对于部分患者而言,心理学管理如认知行为疗法可能也是必要的。

有关TMJ的力学问题更难以管理。这些可分为引起TMJ弹响的因素和导致TMJ功能受限的因素。这两个方面可能都有证据。在某些情况下,针刺可能提供益处,但对于那些有明显而严重的关节病变或紊乱(如具有关节髁头破坏的类风湿性关节炎,或半月板全脱位)的患者,手术往往是唯一适当的干预方法。

最常见的力学问题就是TMJ弹响-弹响的首要问题是TMJ的半月板前移位。正常情况下,它应该位于下颌髁突头部关节的中央位置,但出现弹响时它会出现比正常位置前移。这是由于翼外肌的张力增加,再加上反侧韧带的延伸。当张口时,间盘被下颌髁裹入,弯曲,随后变平-产生弹响。

在实践中针刺旨在减轻肌肉的张力,尤其是翼外肌,同时使反侧韧带紧缩。为了实现这一目标,在翼外肌上可进行针刺的激痛点位置是最有用的,深刺下关穴是针对这一目标的,同时在颞下颌关节自身的前部直接进行更浅表的针刺。可再加上针刺肩贞穴-针刺为了在韧带上产生炎症反应,然后会起到"收紧"反侧韧带的作用。此外,针刺减轻咀嚼肌邻近的肌张力通常也是必要的,由于翼外肌功能紊乱罕见独立发病,先前所述的部位是一般常用的。

TMDs相关的疼痛诊断

头部、颈部结构的疼痛地图可指导临床医生找到不明原因的疼痛所起源的部位。Simons和Travell(1998)的工作是非常有帮助的,而且在颜面部结构范围内是很精确的。在有TMDs相关疼痛的情况下,如疼痛集中在眶下区,伴有或没有耳前或耳道疼痛,常被证明是由翼外肌所致,这可能要用深刺(30~35mm)下关来治疗。上磨牙的疼痛可能源于颞肌,要针刺该肌肉体上的激痛点来治疗。诊断方面的更多挑战就是激痛点的识别,从来自颈肌的更远部位到面部结构,尤其是胸锁乳突肌,可在面部结构产生一些意想不到的牵涉痛模式。

持续性特发性面痛和非典型性牙痛

持续性特发性面痛(以前称为非典型性面痛)是一种复杂的疾病,以集中在面部组织(通常在上颌或下颌区)的持续性疼痛为特征,应用从牙科治疗到镇痛药等一系列的干预措施而无法减轻。这些患者采用常规治疗非常困难,而目前的管理方案考虑该疾病更可能为一种神经病理性疼痛。机制依然不明,但通常在多种(牙科)手术干预后发作,可能表现为三叉神经病变的一种形式。

非典型性牙痛被认为是持续性特发性面痛的一种变异,虽然通常被认为是一个单独的疾病。他们的症状相似,尤其是持续性疼痛只集中于牙体组织。这种疾病可能也呈现出神经病理性疼痛的一些方面,但其机制可能不同于持续性特发性面痛。

口腔感觉障碍(或灼口综合征)是患者主诉口腔软组织持续性灼热或感觉改变部位的一

种变异类型,大部分通常是舌头,但它可能会影响到口腔软组织的任何区域。

这些非牙源性疾病可能都表现为神经病理性疼痛的一些方面。这些疾病主要的混合因素就是强烈的心理叠加,在这类病例中常常很明显。

通过使用节段性的方法降低特定神经的敏感性,并减轻由于压力和焦虑所引起的相关肌肉功能异常活动所伴随的肌肉压痛,在这些患者中通常会发现,针刺有一定的缓解作用(Scardina et al.,2010)。作为一种识别和排除肌肉激痛点的诊断工具,即当其他起源引起的类似疼痛而表现在面部结构时,针刺也具有重要的诊断作用。

临床方法

在治疗这些疾病中反应通常较差,但对治疗最敏感的疾病似乎是灼口综合征,它可对一系列的局部方法都会有反应,如廉泉、承浆、胃经穴和"放松"穴如百会。在远部区域进行强烈的刺激,如合谷、太冲,也能以提高整体痛阈的形式成为管理策略的重要组成部分。

三叉神经痛

三叉神经痛(trigeminal neuralgia,TN)是一种特殊的疾病,其特征是在三叉神经的一个或多个分支的分布区出现短暂的、阵发性的、电击样刺痛,在疼痛始发的软组织中有一个特征性的小的神经病理性扳机区。常规治疗一般包括抗癫痫药物的使用,一些人需行外科手术,如三叉神经节微血管减压术,可能通常会非常有效(Zakrzewska and Coakham,2012)。针刺可能有助于 TN 的治疗(Rosted,2004),在轻度情况下可作为单独治疗方法,或者当患者已经用药治疗,可作为一种辅助方法,在某些情况下,可增强常规治疗的疗效和减少其副作用,或者更特别的是可用于不适合手术的患者。然而,这种方法可能是有益的同时,一些患者会经历短暂的而令人烦恼的症状加重。针刺不应被视为可"治愈"TN,在大多数情况下,也不能作为常规治疗的替代方法,因为通常该病是持续性的,而且可能是难治性的。

临床方法

针刺 TN 采用两部分:听宫作为所有处方的主穴,同时可一起应用三叉神经病损的分支分布区的许多局部穴位。因此,对于下颌支症状的患者,部位如地仓、大迎、颊车和下关是理想的开始用穴,对于上颌分支,部位如巨髎和地仓或迎香将是理想的。刺激是短暂的,但可依据反应而增加。可根据情况选用远端穴位如合谷、太冲,可能对提高总体的痛阈值是有用的,然而这将不会存在节段性的影响。

鼻窦炎

牙医可能会将急性上颌窦炎误诊为牙痛(Hegarty and Zakrzewska,2011),它可能是如此激烈而导致拔除上颌牙。窦底位于靠近,或涉及上颌前磨牙和磨牙的根部,窦内的炎症可引起运行在窦壁的上牙槽神经的刺激,导致牙痛。在这种情况下,针刺治疗应针对减少鼻窦分泌物和提高疼痛阈值。涉及其他鼻窦的鼻窦炎可能更加严重,应该进行常规治疗。

对于牙医而言,慢性上颌窦炎一般不太常见,但有时在牙痛诊断中会涉及。"慢性鼻窦炎"的另一种表现形式就是源自翼外肌的肌源性痛,导致患者出现面部疼痛并集中在窦区,尽管缺乏明显的病理变化。该肌肉的疼痛转移模式就是向耳前、颞下颌关节及眶下区的转移,在肌肉内激痛点进行治疗常会缓解"鼻窦"疼痛症状。

临床方法

辨别鼻窦症状是由于病理(包括牙科病变)所致,还是由肌源性疼痛引起,这很重要。真正的鼻窦炎症状应该用局部穴位巨髎、颧髎、印堂(EX1)、攒竹和迎香来治疗。其中,巨髎是最重要的。严重的疼痛,可用远端穴位如合谷和太冲来增强镇痛效果。对于那些表现为肌源性疼痛,应在下关穴上深刺翼外体,正好刺入到髁头的前面,通常能有效缓解症状。远端穴位一般不涉及。

头痛

头痛具有多因素起源,应在干预之前进行仔细诊察和诊断。第二十四章论述了头痛的整体情况,但在一些患者中,头痛可表现为颞下颌关节紊乱的一个方面,但并非所有患者。针刺治疗头痛可能非常有效(Linde et al.,2009a,b;Sun and Gan,2008)。许多看牙医的患者一直在接受广泛的诊察,但尚没有结果,因为问题大部分在于头部和颈部肌肉的功能性变化,而不是出现了一种病理变化。颞下颌关节紊乱相关的头痛通常是紧张型头痛,疼痛感觉通常在额颞部位,可能起源于颞肌的激痛点。

然而,在某些情况下,头痛主要集中在颈部肌肉,尤其是当表现为广泛性的肌源性颈面部疼痛,放射至面部结构,以及枕部和颞区。转移路径具有特征,并遵循 Simons 和 Travell 的激痛点疼痛转移地图(1998)。

头颈部肌肉的仔细触诊可能会揭示出许多肌肉激痛点。激痛点通常形成于斜方肌和胸锁乳突肌,出现在风池和肩井穴,这些部位通常与头部和面部结构的疼痛有关,以及天柱或本神穴,或肩外俞-养老穴。在颞肌可能存在多个激痛点,或有可能是一个单一的部位。激痛点沿着颞线而位于肌肉内,常常出现在前部的纤维,以及肌肉体内,并经常伴有头痛,包括紧张型头痛和偏头痛。

从牙科观点来看,头痛或偏头痛患者,特别是当与 TMDs 相关时,可能对针刺有很好的反应,至于其他的 TMDs,为了使针刺激痛点在肌肉中引起的变化能够保持,为患者提供咬合夹板可能是有益的。

临床方法

确定患者疼痛起源的首先部位是非常重要的。头痛处方可以随之采取分层的方法,每层则治疗疼痛的肌肉起源的一个具体方面。针刺具有代表性的部位主要是颞肌中的局部激痛点,如瞳子髎到率谷穴,太阳穴,同时与远端穴位如合谷、太冲一起应用,以提高整体的疼痛阈值和促进放松。

对于有很强的颈部成分的头痛,应将颞肌与颈肌中的穴位结合起来用于治疗,其中最重要的是风池和肩井,但也可结合其他部位,如肩外俞或肩中俞,天柱或大杼,以及局部激痛点(表38.1)。

表 38.1 牙科病的治疗参考

疾病	原因	参与肌肉	针刺部位	治疗时间
呕反射	生理性反射	不适用（N/A）	承浆和/或耳穴 内关	用于整个疗程。耳穴双侧，根据需要可加倍针刺，5~7天，用于假牙适应，双侧
牙科焦虑	心理性	不适用（N/A）	百会和四神聪。如果需要加合谷。可考虑耳穴法	治疗期间 可于术前应用
牙痛 术中	病理或 手术	不适用（N/A）	听宫，下颌加大迎、颊车，或上颌加巨髎、地仓、下关	术前应用数分钟，以增强局部麻醉 为治疗区域单侧
牙痛 术后	手术性 损伤	不适用（N/A）	听宫，下颌加大迎、颊车，或上颌加巨髎，或地仓和下关	应用于从开始治疗和持续治疗直到治疗完成 单侧或双侧
TMD				
1. 肌源性疼痛	功能异常性肌肉活动，以及激痛点形成	1. 咬肌 2. 翼外肌 3. 颞肌 4. 斜方肌	1. 大迎、颊车、下关、头维、听会 2. 下关，深刺 3. 太阳、下关、率谷，加激痛点 4. 风池、肩井	10~20min。单侧或双侧。部位取决于触诊和先前的反应 与常规疗法结合
2. 关节弹响	功能异常性肌肉活动	翼外肌	下关深刺，听宫，以及髁颈前浅刺	识别其他涉及的咀嚼肌并相应治疗
三叉神经痛	神经性的	不适用（N/A）	主穴听宫，加： 第一支-印堂、太阳、头维、阳白或络却 第二支-巨髎或地仓，或下关、迎香 第三支-地仓、大迎或颊车、下关，如果需要加承浆	简短刺激。仅治疗病区
窦炎	感染性	不适用（N/A）	巨髎、下关、颧髎、迎香、印堂、攒竹	仅治疗病侧。排除肌肉源性疼痛的转诊
头痛	多因素，特异性-肌源性与TMD有关	1. 咬肌 2. 翼外肌 3. 颞肌 4. 斜方肌	1. 大迎、颊车、下关、头维、听会 2. 下关，深刺 3. 太阳、下关、率谷，加激痛点 4. 风池、肩井、天柱、大杼、肩外俞、肩中俞加激痛点	10~20min。单侧或双侧。部位取决于触诊和先前的反应 排除其他头痛原因

结语

　　不论在促进治疗或者与常规治疗相结合以提高结局方面,针刺在牙科都是一种可补充常规治疗的有用技术。最重要的是要辨别牙源性疼痛和肌源性疼痛,因为它们的治疗目标是不同的。因此,牙科针刺在很大程度上依赖于节段性作用,并与激痛点方法一起应用。

(李　晶　译,杜元灏　审校)

参考文献

Barão, V.A., Gallo, A.K., Zuim, P.R., Garcia, A.R., Assunção, W.G., 2011. Effect of occlusal splint treatment on the temperature of different muscles in patients with TMD. J. Prosthodont. Res. 55 (1), 19–23.

Basi, G.S., Humphris, G.M., Longman, L.P., 2004. The etiology and management of gagging: a review of the literature. J. Prosthet. Dent. 91 (5), 459–467.

Dworkin, S.F., 2011. The OPPERA study: act one. J. Pain 12, T1–T3.

Fernández-Carnero, J., La Touche, R., Ortega-Santiago, R., Galan-del-Rio, F., Pesquera, J., Ge, H.Y., Fernández-de-Las-Penas, C., 2010. Short-term effects of dry needling of active myofascial trigger points in the masseter muscle in patients with temporomandibular disorders. J. Orofac. Pain 24 (1), 106–112.

Fiske, J., Dickenson, C., 2001. The role of acupuncture in controlling the gagging reflex using a review of ten cases. Br. Dent. J. 190 (11), 611–613.

Hegarty, A.M., Zakrzewska, A.M., 2011. Differential diagnosis for orofacial pain, including sinusitis, TMD, trigeminal neuralgia. Dent. Update 38 (6), 396–400.

Karst, M., Winterhalter, M., Münte, S., Francki, B., Hondronikos, A., Eckardt, A., Hoy, L., Buhck, H., Bernateck, M., Fink, M., 2007. Auricular acupuncture for dental anxiety: a randomized controlled trial. Anaesth. Analg. 104 (2), 295–300.

La Touche, R., Goddard, G., De la Hoz, J.L., Wang, K., Paris-Alemany, A., Angula-Díaz-Parreño, S., Mesa, J., Hernández, M., 2010. Acupuncture in the treatment of pain in temporomandibular disorders: a systematic review and meta-analysis of randomized controlled trials. Clin. J. Pain 26 (6), 541–550.

Lao, L., Bergman, S., Hamilton, G.R., Langenberg, P., Berman, B., 1999. Evaluation of acupuncture for pain control after oral surgery: a placebo-controlled trial. Arch. Otolaryngol. Head Neck Surg. 125 (5), 567–572.

Linde, K., Allais, G., Brinkhaus, B., Manheimer, E., Vickers, A., White, A.R., 2009a. Acupuncture for migraine prophylaxis. Cochrane Database Syst. Rev. (1). Art. No.: CD001218.

Linde, K., Allais, G., Brinkhaus, B., Manheimer, E., Vickers, A., White, A.R., 2009b. Acupuncture for tension-type headache. Cochrane Database Syst. Rev. (1). Art. No.: CD007587.

List, T., Axelsson, S., 2010. Management of TMD: evidence from systematic reviews and meta-analyses. J. Oral Rehabil. 37 (6), 430–451.

Lu, D.P., Lu, G.P., Reed, J.F., 2000. Acupuncture/acupressure to treat gagging dental patients: a clinical study of anti gagging effects. Gen. Dent. 48 (4), 446–452.

Machalek-Sauberer, A., Gusenleitner, E., Gleiss, A., Tepper, G., Deusch, E., 2012. Auricular acupuncture effectively reduces state anxiety before dental treatment – a randomised controlled trial. Clin. Oral Investig. 16, 1517–1522.

Maixner, W., Diatchenko, L., Dubner, R., Fillingim, R.B., Greenspan, J.D., Knott, C., Ohrbach, R., Weir, B., Slade, G.D., 2011. Orofacial pain prospective evaluation and risk assessment study – the OPPERA study. J. Pain 12 (11 Suppl.), T4–T11.e2. http://dx.doi.org/10.1016/j.jpain.2011.08.002.

Rosted, P., 2000. Introduction to acupuncture in dentistry. Br. Dent. J. 189 (3), 136–140.

Rosted, P., 2004. Acupuncture for Dentists – 10 Central Treatments. Forlaget Klim, Arhus N.

Rosted, P., Bundgaard, M., 2003. Can acupuncture reduce the induction time of a local anaesthetic? – a pilot study. Acupunct. Med. 21 (3), 92–99.

Rosted, P., Bundgaard, M., Fiske, J., Pendersen, A.M., 2006. The use of acupuncture in controlling the gag reflex in patients requiring an upper alginate impression: an audit. Br. Dent. J. 201 (11), 721–725.

Rosted, P., Bundgaard, M., Gordon, S., Pendersen, A.M., 2010. Acupuncture in the management of anxiety related to dental treatment: a case series. Acupunct. Med. 28 (1), 3–5.

Scardina, G.A., Ruggieri, A., Provenzano, F., Messina, P., 2010. Burning mouth syndrome: is acupuncture a therapeutic possibility? Br. Dent. J. 209 (1), E2.

Shen, Y.F., Younger, J., Goddard, G., Mackey, S., 2009. Randomized clinical trial of acupuncture for myofascial pain of the jaw muscles. J. Orofac. Pain 23 (4), 353–359.

Shen, E.Y., Chen, F.J., Chen, Y.Y., Lin, M.F., 2011. Locating the acupoint Baihui (GV20) beneath the cerebral cortex with MRI reconstructed 3D neuroimages. Evid. Based Complement. Alternat. Med. 2011, http://dx.doi.org/10.1093/ecam/neq047. Article ID 362494.

Simons, D.G., Travell, J.G., 1998, second ed. Travell and Simon's Myofascial Pain and Dysfunction: The Trigger Point Manual (Upper Half of Body), vol. 1 Lippincott Williams & Wilkins, Baltimore, MD.

Smith, P., Mosscrop, D., Davies, S., Sloan, P., Al-Ani, Z., 2006. The efficiency of acupuncture in the treatment of temporomandibular joint myofascial pain: a randomised controlled trial. J. Dent. 35 (3), 259–267.

Sun, Y., Gan, T.J., 2008. Acupuncture for the management of chronic headache: a systematic review. Anesth. Analg. 107 (6), 2038–2047.

Sun, Y., Gan, T.J., Dubose, J.W., Habib, A.S., 2008. Acupuncture and related techniques for postoperative pain: a systematic review of randomized controlled trials. Br. J. Anaesth. 101 (2), 151–160.

Zakrzewska, J.M., Coakham, H.B., 2012. Microvascular decompression for trigeminal neuralgia: update. Curr. Opin. Neurol. 25 (3), 296–301.

39

第三十九章　针刺在兽医学中的应用

S.Lindley

引言

人们常说自从针刺被用于人类以来,它就被用于兽医物种。有一些关于跛马在战斗中中箭受伤后而重返健康的传说,于是人们就产生了猜测,刺透皮肤可能具有治疗性能。如果没有合理的理由,这似乎有点不太现实。更可能的是,一旦动物成为驯养,对于他们的拥有者而言其中具有物质和经济价值,这些业主们会寻找各种治愈疾病的方法,疾病会导致它们健康不良(即身体状况差,外观上不健壮)和功能障碍。此外,在动物身上使用一些人们用于治疗自己的疼痛和其他症状的相同方法也是合乎逻辑的。我们知道,针刺和类针刺样刺激,已经在全世界的文化中兴起(Bivins,2000),不只是在中国,所以看起来可能动物主人会对动物应用同样的这些方法,不管动物是否"适合"于经络理论的传统概念,以及疾病与健康的五行或阴阳方法。

应用现状

目前兽医本科培训不包括针刺,除了一些专题讲座,也可能在兽医学校的慢性疼痛门诊的医疗中观察到。然而,越来越多的兽医开始对针刺感兴趣,因为宠物(狗、猫、马)活得更长,因此,它们在生活中伴有慢性疼痛和疾病的比例会更大。家畜种类如牛、羊和猪在当今都不太会接受针刺治疗,因为在农业中的经济利润微薄,为一只动物不断地提供相关成本及耗时治疗是不可行的。针刺有时被所谓的"业余"农民们所要求,他们的牲畜数量很少,这是出于情感而不是经济价值。在实践中兽医针刺也用于治疗家禽(母鸡、鸭、鹅)和野外动物,包括鸟类如鹦鹉;"小毛皮类动物"如家兔、大鼠和豚鼠;甚至爬行动物。应用针刺的兽医师的实际数量未知,但有 1000 名左右的兽医已学过(无论是通过中医途径或"西方科学"的方法,主要是后者),现在有一所大学在西方兽医针刺和慢性疼痛管理方面具有公认的专业认证资格。

医疗针灸师往往是由于各种原因而对兽医针刺感兴趣。鉴于人类医学所熟悉的技术应用的新奇感,似乎引起了医学爱好者的兴趣。关于兽医针刺的使用,通常要问的第一个问题是,患者是否可以保持静止足够长的时间来针刺。经过更多地考虑之后,人们的兴趣通常会具体化到提出假设:

"如果它对动物起作用,针刺不可能只是'安慰剂'"。

这句话的两个部分都存在难题。第一个是最重要的即"如果它起作用"。当然有大量的关于针刺对动物疗效的文献是阳性的实验室研究,以及大量的在兽医实践中作为临床效果的传闻证据,这主要是基于针刺对人体已知的作用而进行的推断(Lindley and Cummings,2006)。仍然缺乏高质量的临床试验以证明有效率(当与标准治疗相比时),或有效性(与假治疗对照),以及针刺在兽医医疗中被经常用于治疗的任何一种疾病。2006 年的一项系统综述(Habacher et al.,2006)结论是几乎没有证据表明针刺在兽医学上的有效性,但该系统综述只纳入了 14 项 RCTs 和 17 项对照试验。其中的许多试验质量很差,经常以针刺作为一种"假对照"方法,涵盖的疾病范围很广泛,其中许多人通常不会考虑针刺的适应证问题,如仔猪腹泻(因为通常有更特定的治疗),不过该病和由库欣病诱发的狗腹泻被认为值得进一步研究。后者尤其奇特,由于它实际上是指诱发的肾上腺皮质功能减退,而不是肾上腺皮质功能亢进(Lin et al., 1991)。所有兽医学研究的一个主要问题就是小样本,通常患者总数不超过 20 例。即使通过使用交叉研究来改善这一缺陷也是有问题的,因为当使用针刺时"洗脱期"存在困难。兽医研究面临的另一个挑战是物种多样性和差异,几乎可以肯定对针刺会有不同的反应。

假设部分的"如果它起作用"所面临的另一个挑战就是规定,特别在英国。在英国的一项动物临床试验中,按规定人们必须为试验指明"治疗的意向",这考虑到伦理学问题(这与称为 ITT 的统计分析不同)。因此,临床试验很可能是有效性研究——将针刺与一个标准治疗进行比较,或者将针刺加标准治疗与单独的标准治疗相比较。

一旦开始进行疗效的研究,若将针刺与完全无干预的方法进行比较,就存在缺乏治疗意向,因此,临床试验就变成了实验,按照所有的内政部(Home Office)的规定,表明治疗意向这是理所当然的必需的。这里的关键是,动物不能在知道自己可能在假治疗组或对照组的情况下而选择进入试验。它不是一个对动物更好保护的问题,而是一个缺乏选择的问题,而使动物比人更容易遭受伤害。

然后,就是定义"起作用"出现的问题。除了疼痛之外的疾病,可能会有清晰和明确的结局测量,但在动物种类上应用有效的疼痛量表上仍有困难。有一些有效的急性疼痛量表(Holton et al.,2001)和一个长期的"生活质量"量表(Wiseman-Orr et al.,2004,2006),在犬骨科患者中已得到了验证,而且使过程变得更加简捷,但一个可靠的、有效的慢性疼痛积分依然是难以捉摸的。针刺最常用于宠物的慢性疼痛问题,而慢性疼痛是疼痛评估最难的一种,因此,判定针刺是否"起作用"在一定程度上取决于实验者对成功的定义。

似乎所有这些都还不够棘手,但仍然存在的就是"安慰剂"问题。按字面可译为"令患者愉悦",现在我们知道它远不止这些,它还作为一种真正的、通常是有效的神经生理效应而存在,这种效应可以被靶向和阻断。众所周知,动物有"安慰剂"效应,而这些必须在任何临床研究中给予考虑。所以，即使假设的第一部分被确定（即针刺对动物有作用），如果不考虑安慰剂效应，则假设的第二部分也是不能确定的。就增加的困难而言，也存在着主人期望值的影响，这包括他们对执业者和技术的信任 - 通常称为"代理安慰剂"。不太可能的是这些影响会改变很"硬"的结局指标（例如，创面愈合率，血流多普勒超声扫描测量的血流），但是，鉴于动物疼痛的测量往往至少部分是通过行为上的改变，主人对他们的宠物在态度上的变化也能改变其行为，因此，是一个干预可观察到的结果。例如，不断地给予宠物同情关注和操心，可能会促进与感觉不适或疼痛有关的行为和态度的改善。主人更加积极的身体语言和轻拍方法，可以改变宠物的其中一些行为并给予奖励，使宠物的行为朝着更加积极的方向发展。

因此，出于严谨的科学的立场，按照循证方法对兽医物种针刺的研究，留给我们的是实验动物研究所证明的，这是相当多的。有人可能会对推断它们与人类的相关性提出异议，但很显然，与自然发生的疾病相比，人工创造的病理状况与进行研究的动物物种有着直接的临床关系。

兽医针刺的临床方法

动物物种的针刺治疗原则和治疗方法大致与人类相同。从主人那里获得病史，随后要对患者进行全面检查，如果问题是肌肉骨骼疼痛，要进行步态观察。把针尽可能置入接近痛源的部位，但不能使疼痛加重。通常动物使用的针具比人类多，主要原因有两个：通常就诊患者的疼痛有很长一段时间，触诊显示的压痛是广泛的；其次，虽然通过触诊在某些区域比其他区域更能识别疼痛，但患者不能用词语表达哪种疼痛反应与它们的病变有关，当然它们也不能将肌筋膜激痛点的疼痛描述为"它们的痛"。因此，在针具置入中，有一定数量的针具是为了对冲人们的预测可能出现的偏差，通常每次使用多达 15 根或更多的针具，刺入患者有慢性疼痛或多发性病变的地方。

治疗全身性的疾病如过敏或恶心，往往使用容易进行强烈刺激的穴位，但同时要使患者能够耐受。这些往往是动物的上肢穴位和背部穴位。

针刺刺激与"剂量"

一些兽医针灸师持有的观点是，人工刺激针具没有必要，因为动物通常比人类患者活动性更大，因此，能"自我刺激"。然而，大多数临床医生使用提插和捻转手法，按照动物对感觉的即刻反应以及它们对治疗的临床反应来调整刺激频率。治疗时间可以短至 20 秒或长至 30 分钟，当用电针（EA）来缓解严重的疼痛时，后者是尤其重要的。

当患者需要更强的刺激时，EA 常用于兽医物种，也就是说即使有针刺的治疗指征，如果干针似乎不可能有效时，或者由于病理过程在进展以至于针刺刺激必须能够与之对抗才会更有效。从业者所使用的频率有所不同，但作者倾向于使用密疏程序，即 2 和 100Hz 或 2 和 80Hz，除非证据对某一特定情况另有说明。

针刺治疗的评估

疼痛评分和生活质量评分可用于一些物种，虽然对于某一些动物群而言它们的确认通常受限，如犬骨科患者。它们依赖于主人良好的观察和一定程度上的动物行为学变化的评估。

动物似乎对针刺的整体反应好于人类患者,但仍有一些明显的"无反应者"。在这些情况下,必须确认这样一种可能性,即原来的诊断可能是错误的,针刺并不是一个适当的技术,而用于治疗这些特定的体征或者这个特定的患者。另一种可能性就是反应是由遗传所决定的。在比较大的物种如马,一个明确的诊断可能实际上比小宠物诊断要付出更高的花费,于是业主中就有一种重视使用疗法的诱惑,如针刺和那些缺乏可信来历的方法,作为在诊断上花钱的替代方案。这使得更可能会出现治疗方法不当。

兽医针刺:实用性方法

宠物的急慢性疼痛

大多数参加西方科学针刺课程的兽医外科医师表示,他们愿意学习针刺以帮助他们的慢性疼痛患者。慢性疼痛医学在兽医学中还处于初级阶段;人类医学所熟悉的那种慢性疼痛诊所已寥寥无几(但它正在快速地成为更常见的),而且方案和方法还远远没有标准化。然而,主人们和兽医越来越意识到动物慢性疼痛的出现及其影响,如患者生活质量的降低。因此,未经当局许可的止痛药正在越来越多地被广泛使用于宠物,因为许可的药物大部分局限于非甾体消炎药(NSAIDs)。人们越来越意识到更多的能够而且应该为我们的慢性疼痛患者来治疗。越来越多的主人担心药物潜在的副作用,而寻找更安全的替代或辅助治疗。因此,虽然支持其使用的临床数据很少,看来应用针刺最常见的适应证就是动物物种的慢性疼痛。

急性疼痛的治疗

在一些兽医师中有一个错误的看法,即疼痛一定是慢性疼痛,之后才能针刺治疗。没有理由说明为什么应该是如此,而且在急性疼痛动物模型上已经完成的大多数实验研究证明了其镇痛效果和机制。兽医行业确实已经可以随时使用,并经常使用强效止痛药,如阿片类药物和多种模式的方法如吗啡—利多卡因和氯胺酮联合应用以治疗急性痛(其疼痛部位能够被识别)和围术期的镇痛。人们可能有一种观念认为急性疼痛比慢性疼痛好管理,无需辅助治疗。令人遗憾的是,即使是急性疼痛在动物中也可能难以识别(因为有时候动物并不做出任何反应 - 发声并不像人们预计的那样会经常出现),急性疼痛治疗不足仍很常见。

有研究将针刺用于犬的围术期:一个小型(n=30)研究对接受乳房切除术的犬分别给予吗啡,或 EA,或假治疗(针刺"非穴"不刺激),并进行疗效比较,结果表明吗啡和真实或假针刺组之间无差异,但电针后需要补救镇痛剂的频次更低(Gakiya et al.,2011)

一项研究(n=12)比较了卵巢子宫切除术中应用电针与布托啡诺的疗效,结果显示针刺组在手术过程中血 β- 内啡肽的浓度更高,异氟醚的需求量更低(呼气末测量),给予补救镇痛药更少(Gropetti et al.,2011)。

Cassu 等(2012)观察了接受卵巢子宫切除术的犬(n=18)术后镇痛,分别采用电针双侧后肢,或将针纵向放置在皮肤切口两侧并与白线平行,或用肢体 EA 加皮肤针刺。研究表明,肢体肌肉内的 EA 与皮下针刺 2 针而不刺激相比,达到了更好的镇痛效果,然而作者声称虽然该技术可以在实践中使用,但镇痛达到的程度(1/3 的狗未到达足够的镇痛效果)是不足以支持 EA 可作为这种手术的单独镇痛方法。

针刺是急性镇痛的一种有用的辅助方法。按照格拉斯哥大学兽医学院的该作者经验，针刺偶尔也可单独的，或者作为附加干预，似乎可减轻急性疼痛而足以让一个痛苦的患者入眠。

为马提供急性镇痛是具有挑战性的，除非在给予镇静的情况下，由于急性疼痛往往使马产生很明显的反应（特别是那些有腹痛的），会有踢、呛咳、打滚、出汗、跺脚和其他行为，如果对其不能维持的话，这些行为将使治疗技术的实施出现危险。但对于不太严重的表现它可能是可行的和有用的。穴位选择将取决于疾病；节段性、椎旁穴位会选择用于治疗内脏疾病，而局部针刺，包括激痛点，用于肌肉骨骼问题。

慢性疼痛性疾病

骨关节炎是狗和猫常见的一种病。狗的该病通常是继发性的（即由于关节发育不良和结构欠佳所致），因此，发生在动物生命的早期，尽管它直到患者老年时，才常常可能会导致问题。所以，主人也将面临着对动物潜在的致残性疾病进行管理的可能性，这是常见的一件事，如当狗在一岁以下时，它经常出现多个关节病变。

猫患原发性骨关节病，即是由于"磨损和破坏"，因此，它主要是老年猫病（8 岁以上，年龄在 12 岁以上则发病率快速增长，Godfrey，2005；Clarke and Bennett，2006）。但猫的疼痛甚至比狗更难以辨认，因此，许多猫的骨关节病留给自己来"应对"，而主人们只是认为它们正在衰老。

狗和猫的骨关节病似乎与受损关节相关肌肉的继发性肌筋膜疼痛有关，但也很常见于其他肌肉，即因动物试图通过转移体重以缓解关节疼痛而变得紧张的肌肉。因为认识动物的疼痛如此困难，这些患者可能在疼痛中度过更长的时间，在得到帮助之前就已适应了这种痛苦。因此，在许多宠物患者中存在广泛的肌筋膜疼痛和经常的慢性疼痛变化，如痛觉过敏和触诱发性痛，提示有中枢敏化，这不足为奇。

由于针刺可能是治疗人类肌筋膜疼痛综合征最好的方法之一，甚至在应用非常强力的镇痛药失败之后，由于针刺治疗这些患者的情况通常都很好，这是可以预期的（而且常常可以看到）。对于一个已确诊的关节炎，在评估任何干预方法时有一个问题就是，它存在一系列的疼痛状况，从肌筋膜疼痛到中枢敏化，这实际上可能会出现治疗不足，这些情况通常会以不同的方法来治疗。

在解释以下 2 项（可以说是最严格的）有关针刺治疗犬骨关节炎（OA）的研究中，那正是其局限性之一，结果是阴性的。第一项研究涉及检测在穴位上用金珠植入物治疗髋骨性关节炎，比较了通过 14g 针在髋关节周围刺入金珠（真实针刺组）与单独在髋关节周围刺入 14g 针（对照组）的疗效（Hielm Bjorkman et al.，2001）。两组均有改善，但组间无差异。正如作者自己指出的那样，这项研究是在夏天完成的，所有的主人都接受了关于 OA 管理的一般性建议（也就是说，每一个主人都将期望着无论如何狗能得到改善）。从本质上讲，这两组之间的差异在于髋带针刺创伤加金珠，与髋带针刺创伤之间的比较。无论是什么关系，这一方法可纳入针刺，但它不是针刺。

一项肘骨关节炎研究（n=9，Kapatkin et al.，2006）使用测力板评估和疼痛评分是合理的设计，结果阴性。但是，作者自己讨论了许多可能的混杂因素，其他因素前面已讨论过。这项研究是一个交叉设计,比较了每周1次共3周的 EA 与假 EA。人们将感兴趣的是想知道,是否这些相同的犬在强力药物镇痛之后评分得到了改善。

如同人类的情况一样,狗和猫的生命比以前更长。宠物并没有死或被给予安乐死,所以通常见到的是突发性或无法治愈的器官衰竭,或甚至是癌症。因此,它们遭受疼痛的折磨时间会更漫长。由此可见,兽医老年医学必须包括慢性疼痛的治疗,以及由于肌肉骨骼功能障碍而不能正确使用肌肉所出现的肌肉无力的治疗。

马易于患骨、肌腱、韧带和肌肉疼痛。因为,施加在它们肌肉骨骼系统上的压力潜在着深远的影响,而且因为临床调查本质上是复杂而昂贵的(一切都是大规模的),所以它们会接受各种疼痛治疗方法,从正统的方法到表面上显得怪异的治疗方法,比如一种源自特定的"'背部'人形"的方法,在其肋骨上用单个指关节进行刺拳治疗。针刺经常和似乎成功地被用于各种类型马的慢性疼痛,从童年的小马到贵重的赛马和做表演的马匹。针刺和其他非药物治疗的一个主要优点就是没有"休药期",而药物制剂可能存在"休药期",因此,马将在治疗后就能允许参加竞赛而不受限制。

皮肤病

兽医物种的皮肤疾病是具有挑战性的,可能是令人沮丧的,它们的每一点都和人类医学中一样让患者痛苦。瘙痒的程度和影响以及自我创伤可在特应性动物中出现,可以说是一种比某些疼痛性疾病更严重的需要福利事业关注的问题。

犬最常见的皮肤病,作为一种自残性表现就是"肢端的舌舔性皮炎"。这是一个由过度和强迫性舌舔任何肢体的远端部位所引起的肉芽肿性损伤,通常在腕或跗(踝)关节上或附近(Veith,1986;Walton,1986)。有多方面的病因:肿瘤;非治愈性损伤;神经瘤;局部或相关性关节炎或肌肉疼痛;特异反应性;感染。因此,令人吃惊的是遇到许多从业者,他们声称通过用针刺治疗该病取得了巨大成功,这取决于潜在的病因。治疗方法各不相同,从简单的"盘龙刺"方法到针刺远离该部位的肢体远端。"围刺"法应该能优化伤口愈合,但是关于这些损伤的治疗要点通常情况是,如果我们能够停止患者舔舔伤口(通常使用锥形项圈以阻止狗舔舔到该部位),它将会愈合而无需进一步治疗,也就是说大多数情况下治疗失败似乎不会出现而成为一个问题。此病最常见的品种是大型犬如拉布拉多,这些犬也常患骨关节病,所以,大部分的成功是由于简单地治疗了肢体的疼痛,这是很可能的。

猫也患有自残性问题——这些可能是从过度梳理到主动自残而发生的任何事情。有时这些是真正的心因性,以及对不合适环境的反应;有时它们是体外寄生虫侵扰的结果;有时是疼痛所致。猫比犬往往更可能少地表现出由腰椎间盘脱出而引起的神经系统体征,因此,可能"仅仅"表现为疼痛。正如前面所提到的它们也常患有骨关节炎性疼痛。对临床医生而言遗憾的是,这种疼痛可表现为攻击性(敌对心理,译者注);或焦虑;或孤僻;或不恰当的如厕;或自残。这些行为学异常对于任何特定的疾病都不是特异性病征,如果可能的话,应仔细地了解病史,这对于确定病因是必要的。猫可能对针刺反应非常好,慢性椎间盘性疼痛和骨关节病的针刺治疗能够很成功,但自残作为一个指征的起点,距离决定尝试将针刺作为一种疗法还有很长一段时间。

特应性犬在皮肤病病例中占很大比例。标准治疗的范围包括识别和减少所涉及的过敏原(如有可能的情况下);用抗组胺药、糖皮质激素;免疫抑制剂如环孢菌素;自体疫苗等进行管理。有些患者对这些方法的任何一种都没有反应,或者出现严重的不良副作用。似乎在这种情况下,一些犬对针刺的反应却非常好,查明这种现象是否是真的非常有益,如果是这样,特应性患者有反应的比例是多少。情况确实是这样,那些对针刺治疗疼痛性疾病反应良好的,而有并发特应性疾病的患者在特应性体征方面并没有变化,所以,对针刺的反应总体上是不足以为特应性疾病的治疗提供一个良好的预后。

犬外耳炎是一个有问题的疾病,可以作为一个独立的疾病或作为广义皮肤病的组成部分而出现。Sánchez Araujo 和 Puchi(1997)已证明,采用皮节区和耳区穴位,在短期内以及在一年的随访研究中,针刺对这种疾病具有有益的效果(Sánchez Araujo and Puchi,1997)。

伤口愈合

猫和狗经常遭受创伤性伤害,并可能由于没有制动或感染而破裂,而留有外科伤口。这些伤口往往是留待于二期愈合来治愈,患者需要佩戴"伊丽莎白项圈"或者用一个大塑料圆锥体套在它们的头上,以尽可能阻止它们不断地舔舐伤口。任何一个曾经与大型或烈性犬一起生活的人,用这些物品连续敲击犬腿或有关它熟悉的东西将会欣然地看到具有加速伤口愈合过程的前景。临床和实验证据表明应用针刺达到这样的结果,提示它是非常值得一试的(Lundeberg et al.,1988;Jansen et al.,1989a,b),作者在很多病例中都曾使用过针刺并获得了成功。

马在下肢受到创伤后,往往易患"赘肉",或过度生长的肉芽组织。这个问题很常见,需要强化治疗、修整,有时为了帮助愈合需要"接种"皮肤移植。针刺已被证明可以优化愈合,所以,在这些情况下应该是一个有用的技术,虽然至今没有报道。鉴于伤口需要定期地检查和修整,在治疗过程中加入针刺环节是很简单的。

神经性疾病

针刺在神经疾病中的主要用途就是在疼痛的管理方面。椎间盘突出、神经根刺激和椎间孔狭窄是常见的疾病,并常伴有继发性肌筋膜疼痛和中枢敏化。

一些研究可能显示对犬椎间盘疾病的治疗有良好效果,鉴于这些疾病的流行以及对福利事业的影响,值得进行跟踪调查研究。Han 等(2010)报道了 80 只犬胸腰椎间盘突出和截瘫的回顾性研究(深痛觉完好无损)。37 只犬接受了皮质类固醇治疗,43 只接受皮质类固醇、EA 和针刺治疗。EA 选用中枢和长强 - 腰俞,用 2~15Hz,25~30 分钟;针刺选用病变局部的膀胱经穴和后肢穴环跳、阳陵泉和足三里。与单用皮质类固醇组相比,接受电针和针刺加皮质类固醇组似乎恢复更快,而且复发率更低。另一项研究纳入 40 只椎间盘疾病犬(Joaquim et al.,2010),比较了减压手术与 EA,以及与减压手术后加 EA。研究显示,单用电针比单纯手术或手术后加 EA 效果更好,不过后者优于单纯手术。这既是一项具有回顾性试验,也有前瞻性临床研究,回顾性部分取自最后 10 只接受减压手术的犬。

对于适合针刺而言,虽然人们不希望有直接的神经参与体征(通过跳跃 / 启动类型的行为来推断),但它们似乎经常有神经体征。这最有可能的是,因为这些体征是一个人正在处理的疼痛类型的非常粗略的指标,看起来像是真正的神经性疼痛可能实际上是伤害性的,或者在其起因上是混合性的。在体征和影像学结果都强烈地提示疼痛是神经病理性的情况下,可以预见针刺不可能改善主要体征。其中最明显的就是 Chiari 脊髓空洞症(Chiari syringomyedia，CSM，人类 Arnold-Chiari 畸形的一种犬变异)，流体填充了空洞和小脑疝通过枕骨大孔会导致强迫性"幻觉"抓伤颈部，以及尖叫突然发作。相对而言，针刺往往非常有助于减轻抑郁体征和继发性肌筋膜疼痛引发的不适(常有并发病症如 OA、椎间盘疾病)，但是，虽然总体上狗会更快乐，而抓挠和尖叫的频率和严重程度通常却不会改变。

梅花头综合征

这种病发生在杜宾犬和大丹犬身上，但也见于马，并涉及颈椎的异常，主要引起后肢的共济失调。一项对 40 只犬(Sumano et al.，2000)的研究，用 125Hz 电针，选 10 个针刺穴位(包括颈部局部)，隔天治疗 1 次，结果提示对该病做进一步的临床研究是值得的。

泌尿道问题

膀胱炎是猫的一个主要的慢性问题，也是造成重大痛苦的原因。犬确实也出现膀胱炎，偶尔也会有难治性症状表现，如滤泡性膀胱炎，但一般来说犬膀胱炎通过短期的抗生素、止痛就能很好地管理。猫科动物患者很容易出现下尿路的许多疾病，并有多个因素在起作用：饮食；不足量的饮水(通常是因为水碗放置太靠近喂食碗)；缺乏活动导致排尿次数减少；结石形成和极大的全方位"应力"(Westropp and Buffington，2004)。膀胱炎最难治疗的类型是特发性膀胱炎，通常是无菌的，复发并常由猫生活中的某些可以预见的事件所触发(去兽医诊所；客人来家里；房内一件新的家具)。

猫对于所谓的它们的"核心领域"(包括空间、常住的房子，在这些地方它们希望感到安全和易于得到它们的资源)的变化非常敏感。同时主人可能对这个空间看起来认为不错，但它常常对猫的友好性却相差甚远，而许多猫愿意生活在应对危机的边缘上。当它们无法应对时，会引发许多身体上和行为上的问题。特发性膀胱炎是一种复杂的疾病，优化核心领域是应对它的一个有用方法(Buffington et al.，2006)，但是，针刺可能在许多方面是有帮助的，只要被送往诊所和接受针刺的行为本身并无太大的压力。在发作时针刺可以缓解疼痛和轻度焦虑。

有些猫患有膀胱炎并发背痛，已经在一些病例中发现，背痛的治疗也降低了该病发作的频率和严重程度。这可能有很多原因：背部疼痛可能是压力源；背痛可能是继发于膀胱炎发作的疼痛；治疗背痛也对膀胱给予了节段性治疗。人们也发现这些猫似乎处在相当于慢性疼痛的状态，至少就方式而言，它们的膀胱甚至对正常尿液也有反应。用反复的针刺剂量来"放松"这种状态，这应该至少在理论上是可能的。

尿失禁

尿失禁是犬患者常见的一种问题。母犬常在常规子宫卵巢切除术(绝育)后一段时间出现尿失禁。这种尿失禁是由许多因素导致的，包括雌激素对生理性膀胱括约肌的影响丧失(所谓的括约肌机制不全，Holt and Thrusfield，1993)，合并或在某些情况下加重膀胱从腹腔内移动到盆腔位置(因为子宫缺失)，在此位置膀胱壁的压力比其在腹腔位时更大。在某些情况下，这种问题是手术直接造成的并发症；而在一些情况下，是存在着先天性输尿管异位。

从针刺的神经生理学效应来看，它似乎应该不太可能对有这些原因的任何尿失禁有积极作用，尽管它可能确实对括约肌机制有影响，鉴于它并不全是雌激素驱动的。然而，人们常报道针刺对尿失禁能产生影响，这些报道似乎与所描述的病理生理学并不一致。可是雄性和雌性犬都可以出现尿失禁并发腰痛。当用常规性治疗或用针刺治疗腰痛时,尿失禁会得到解决。由于腰痛是常见的,治疗尿失禁的"传统穴位"包括沿内侧膀胱线的最长肌内的穴位(当治疗背痛时,这些相同的穴位都会被发现有疼痛,并进行针刺),据报道尿失禁被"治愈"是治疗这种疼痛的次生效应,这似乎是可能的。因此,将治疗目标放在表现为腰痛和尿失禁的犬患者群似乎是符合逻辑的,而不是那些被证明有括约肌机制的尿失禁/盆腔内膀胱和没有明显背痛的患者群。

胃肠道疾病

先天性巨结肠症是猫的一种疾病,由于结肠功能受损,而出现严重的便秘结果。这是一种功能性疾病,似乎是适用于针刺治疗。在兽医物种中,沿腰椎旁(多裂肌)的肌肉以及在骶骨部进行节段性针刺是非常方便的,而且对该病可能是有效的。

必须要说的是,许多研究已经探讨了刺激足三里对肠的影响,而且推测是增加了迷走神经活动的作用。两项犬实验研究显示了对肠道传输的一些阳性结果,提示针刺可能在犬肠道的功能性问题方面有意义。Sun 的研究(n=6)在双侧足三里上用电针,选用 25Hz、6mA(Sun et al.,2010)。Yin 等(2010)观察了电针对直肠扩张引起的胃固体排空延迟(人类患者的便秘型肠易激综合征的一种推荐模型)的影响,也使用了双侧足三里,电针采用 25Hz、6mA,与"假电针"-针刺"非经"于大腿上距离足三里约 20cm 的部位并无电刺激进行对照;并与对照组以及电针加纳洛酮进行对照。结果显示,与对照组相比,EA 加速了胃排空;假电针无效;而纳洛酮能阻断电针的效果。

"青草病",或马自主神经异常,是一种令马非常痛苦的疾病,可出现急性肠功能衰竭,往往是致命的,但也有更多的慢性表现即部分肠道功能依然存在,已有针刺有助于该病管理的报道。再一次表明应用节段性方法,以背侧椎旁肌肉为目标。

马的肠梗阻通常发生在术后,而家兔则常发生在它们停止进食时,以及手术、干预或疾病之后。然而并没有已经完成的研究,也无病例报告指出,但这些应该是针刺应用的很好候选者。

恶心和呕吐

有一项研究表明,针刺内关但不是足三里或胃俞,可以抑制血管升压素诱发的犬呕吐。作者认为这种作用是通过中枢阿片途径所介导的,但不清楚为什么其他穴位不能刺激同样的通路(Tatewaki et al.,2005)。

生育能力

在本章的开头已经指出,针刺可能也被用于家养动物中,当它们成为对主人具有有形资产价值时,主人们需要尽可能地保护它们的功能。一个主要的功能是繁殖,增加所拥有的物种数量,也可以引发奶牛、绵羊和山羊泌乳。因此,有许多论文和综述推测使用针刺来增强母猪、母牛和马的生育力,这就不足为奇了(Schofield,2008)。有关对这些物种的生育能力影响已观察到的阳性结果,可能是通过优化子宫动脉血流而实现的,正如人类的报道(Stener-Victorin et al.,2000),但也可能是治疗并发疼痛的次生效应,从而减轻压力,让受孕更有可能。

适应证总结

针刺似乎已被用于家养动物出现的大多数疾病,包括农场动物和外来物种,这里不再赘述。这并不奇怪,因为历史上有许多兽医通过学习传统方法而可能仅仅学会了针刺。传统的方法总会作出一个诊断,而且也总会有一个治疗。使用西方方法的临床医生注重正统的诊断,并试图从神经生理学原理来探讨是否针刺可能对这些问题发挥作用,哪些体征(症状)有可能会被针刺改善(如疼痛或功能;恶心;免疫调节;焦虑)等,基于动物的验证,在什么地方进行针刺。因此,这种方法对可能会产生反应的疾病要更加小心谨慎。

兽医针刺的优点和缺点

缓解疼痛

针刺可以在某些情况下提供有效的疼痛缓解。虽然还没有被证明,作者提出被捕食种群(马、家兔、牛、羊)和猫(因为它是独居的和有高度反应能力的)会比狗或人对针刺有更好的反应,因为这些动物一般对于任何生理刺激反应更强烈。

针刺的耐受性

大多数动物患者似乎能很好地接受这种治疗。对于针刺的反应范围与人类很相似,即一些动物会反应剧烈,似乎是不喜欢的感觉,然而其他一些动物似乎没有任何感觉。猫和家兔能非常好地接受治疗,超过它们主人的预期。许多动物似乎变得很镇静,不论在治疗之时或者治疗之后,但这只是一个主观的观察,应该就确实对患者具有较长一段时间的"好"效果进行比较研究。

针刺治疗的非特异性益处

兽医外科医师与医疗行业的许多同行们相比,在诊断和提供治疗上要花更多的时间来处理他们的患者,但仍然有一些令人满意的事情,即通过物理疗法的直接作用能够减轻疼痛,如针刺。虽然这种疗法可以相当快地提供,但几乎不可避免的是,一旦针刺到位,要比平时花更多的时间用于与客户和动物的相互交流。将时间花费在教育客户进一步了解动物病情和各种不同治疗方法的重要性(尤其是疼痛控制)是有用的,而且这种做法的次生效应就是加强了患者、客户和临床医生之间的联系,产生了更大的职业和个人满意度。对于患者而言可能还会有其他的效果,此时此刻只能凭借人们的想象,但它们很可能是非常重要的。

对安全性的看法

有一个假设,被认为是自然的一切事情一定是安全的,但对动物针刺也存在潜在性的安全问题,虽然目前在实践中的问题极少报道(这可能仅仅是因为没有正式地集中收集此类数据)。安全性问题与人类的大部分问题是类似的,主要注意的是有免疫抑制的患者;有出血性障碍的患者;以及可能导致化脓性关节炎、出血和瘀伤。有在三匹马身上发生断针的报道:一匹是暴跳碰上马厩屋顶的横梁而折断针具,而另两匹是起针后有针具的碎片留在体内。对犬而言主要危险是在针具本身方面,针具可能会被吃到,尤其是犬在孕育时,它们会对吃的东西不加选择,如拉布拉多。气胸是人类最常见的严重的不良副作用,动物针刺后出现气胸还没有报道。这可能是因为动物的寿命期限更短,肺的病理损伤更少,也就是说肺大泡或气泡更少;它可能已经发生了,但在治疗和病变间人们并没有进行过联系;以及由于它更容易避免在肋骨之间针刺,因为动物物种往往有桶状胸,更容易把针放置在切线上。

治疗费用

除了安全问题(必须牢记的是,除了缺乏熟练的技术,针刺将是大多数兽医通常实施的最安全的操作之一),在兽医实践中,使用针刺几乎没有什么真正的坏处。对于一些客户来说成本可能高得离谱,因为临床医生的时间通常比他们开的处方用药要昂贵得多。大部分宠物保险公司将会涵盖针刺费用,但愿意给宠物保险花费的主人依然相当少。针刺治疗成本也可以通过客户所花费的时间来衡量,而对某些人来说定期预约所承担的义务可能也太多。

患者的福利

很少碰到有动物会由于针刺治疗时过于紧张,以至于成为该动物使用针刺的一种严重障碍。在这些情况下,患者是痛苦的,除非认为对动物的整体福利而言是必须做的事情,否则就连简单的治疗也不会继续进行,在这种情况下,针刺可以很容易地用于镇静。

结语

兽医针刺应用于整个物种:伴侣动物、农场畜种、鸟类和爬行动物。成功的报道是广泛的,但良好质量的疗效证据是有限的。然而,技术是相当安全的,能感知到的益处也是明显的,实用主义者应继续使用,希望那些有能力这样做的人们受到足够的启发,并能提供令人信服的证据,证明减轻动物痛苦有时可以通过简单的针刺以及复杂的化学物质来实现。

(李 晶 译,杜元灏 审校)

参考文献

Bivins, R.E., 2000. Acupuncture, Expertise, and Cross-Cultural Medicine. Palgrave, New York.

Buffington, C.A., Westropp, J.L., Chew, D.J., Bolus, R., 2006. Clinical evaluation of multimodal environmental modification (MEMO) in the management of cats with idiopathic cystitis. J. Feline Med. Surg. 8 (4), 261–268.

Cassu, R.N., Silva, D.A., Genari Filho, T., Stevanin, H., 2012. Electroanalgesia for the postoperative control of pain in dogs. Acta Cir. Bras. 27 (1), 43–48.

Clarke, S.P., Bennett, D., 2006. Feline osteoarthritis: a prospective study of 28 cases. J. Small Anim. Pract. 47 (8), 439–445.

Gakiya, H.H., Silva, D.A., Gomes, J., Stevanin, H., Cassu, R.N., 2011. Electroacupuncture versus morphine for the postoperative control pain in dogs. Acta Cir. Bras. 26 (5), 346–351.

Godfrey, D.R., 2005. Osteoarthritis in cats: a retrospective radiological study. J. Small Anim. Pract. 46 (9), 425–429.

Gropetti, D., Pecile, A.M., Sacerdote, P., Bronzo, V., Ravasio, G., 2011. Effectiveness of electroacupuncture analgesia compared with opioid administration in a dog model: a pilot study. Br. J. Anaesth. 107 (4), 612–618.

Habacher, G., Pittler, M.H., Ernst, E., 2006. Effectiveness of acupuncture in veterinary medicine: systematic review. J. Vet. Intern. Med. 20 (3), 480–4888.

Han, H.J., Yoon, H.Y., Kim, J.Y., Jang, H.Y., Lee, B., Choi, S.H., Jeong, S.W., 2010. Clinical effect of additional electroacupuncture on thoracolumbar intervertebral disc herniation in 80 paraplegic dogs. Am. J. Chin. Med. 38 (6), 1015–1025.

Hielm-Bjorkman, A., Raekallio, M., Kuusela, E., Saarto, E., Markkola, A., Tulamo, R.-M., 2001. Double blind evaluation of implants of gold wire at acupuncture points in the dog as a treatment for osteoarthritis induced by hip dysplasia. Vet. Rec. 149, 452–456.

Holt, P.E., Thrusfield, M.V., 1993. Association in bitches between breed, size, neutering and docking, and acquired urinary incontinence due to incompetence of the urethral sphincter mechanism. Vet. Rec. 133, 177–180.

Holton, L., Reid, J., Scott, E.M., Pawson, P., Nolan, A., 2001. Development of a behaviour based scale to measure acute pain in dogs. Vet. Rec. 148, 525–531.

Jansen, G., Lundeberg, T., Samuelson, U.E., Thomas, M., 1989a. Increased survival of ischaemic skin flaps in rats after acupuncture. Acta Physiol. Scand. 135, 555–558.

Jansen, G., Lundeberg, T., Kjartansson, J., Samuelson, U.E., 1989b. Acupuncture and sensory neuropeptides increase cutaneous blood flow in rats. Neurosci. Lett. 97 (3), 305–309.

Joaquim, J.G., Luna, S.P., Brondani, J.T., Torelli, S.R., Rahal, S.C., de Paula, F.F., 2010. Comparison of decompressive surgery, electroacupuncture, and decompressive surgery followed by electroacupuncture for the treatment of dogs with intervertebral disk disease with long-standing severe neurologic deficits. J. Am. Vet. Med. Assoc. 236 (11), 1225–1229.

Kapatkin, A., Tomasic, M., Beech, J., Meadows, C., Boston, R.C., Mayhew, P.D., Powers, M.Y., Smith, G.K., 2006. Effects of electrostimulated acupuncture on ground reaction forces and pain scores in dogs with chronic elbow joint arthritis. J. Am. Vet. Med. Assoc. 228 (9), 1350–1354.

Lin, J.H., Su, H.L., Chang, S.H., Shien, Y.S., Wu, L.S., 1991. Treatment of iatrogenic Cushing's syndrome in dogs with electroacupuncture stimulation of stomach 36. Am. J. Chin. Med. 19 (1), 9–15.

Lindley, S., Cummings, M., 2006. Essentials of Western Veterinary Acupuncture. Blackwell, Oxford.

Lundeberg, T., Kjartansson, J., Samuelson, U., 1988. Effect of electrical nerve stimulation on healing of ischaemic skin flaps. Lancet 2 (8613), 712–714.

Sánchez-Araujo, M., Puchi, A., 1997. Acupuncture enhances the efficacy of antibiotics treatment for canine otitis crises. Acupunct Electrother. Res. 22 (3–4), 191–206.

Sánchez-Araujo, M., Puchi, A., 2011. Acupuncture prevents relapses of recurrent otitis in dogs: a 1-year follow-up of a randomised controlled trial. Acupunct. Med. 29 (1), 21–26. http://dx.doi.org/10.1136/aim.2010.002576.

Schofield, W.A., 2008. Use of acupuncture in equine reproduction. Theriogenology 70 (3), 430–434.

Stener-Victorin, E., Lundeberg, T., Waldenström, U., Manni, L., Aloe, L., Gunnarsson, S., Janson, P.O., 2000. Effects of electro-acupuncture on nerve growth factor and ovarian morphology in rats with experimentally induced polycystic ovaries. Biol. Reprod. 63 (5), 1497–1503.

Sumano, H., Bermudez, E., Obregon, K., 2000. Treatment of wobbler syndrome in dogs with electroacupuncture. Dtsch. Tierarztl. Wochenschr. 107 (6), 231–235.

Sun, Y., Song, G., Yin, J., Chen, J., Chen, J.H., Song, J., Chen, J.D.Z., 2010. Effects and mechanisms of electroacupuncture on glucagon-induced small intestinal hypomotility in dogs. Neurogastroenterol. Motil. 22 (11), 1217–1223. http://dx.doi.org/10.1111/j.1365-2982.2010.01565.x.

Tatewaki, M., Strickland, S., Fukuda, H., Tsuchida, D., Hoshino, E., Pappas, T.N., Takahashi, T., 2005. Effects of acupuncture on vasopressin-induced emesis in conscious dogs. Am. J. Physiol. Regul. Integr. Comp. Physiol. 288 (2), 401–408.

Veith, L., 1986. Acral lick dermatitis in the dog. Canine Pract. 13, 15–22.

Walton, D.K., 1986. Psychodermatoses. In: Current Veterinary Therapy IX, Small Animal Practice. W.B. Saunders, Philadelphia, PA, pp. 557–592.

Westropp, J.L., Buffington, C.A., 2004. Feline idiopathic cystitis: current understanding of pathophysiology and management. Vet. Clin. North Am. 34, 1043–1045.

Wiseman-Orr, M.L., Nolan, A.M., Reid, J., Scott, E.M., 2004. Development of a questionnaire to measure the effects of chronic pain on health related quality of life in dogs. Am. J. Vet. Res. 65 (8), 1077–1084.

Wiseman-Orr, M.L., Scott, E.M., Reid, J., Nolan, A., 2006. Validation of a structured questionnaire as an instrument to measure chronic pain in dogs on the basis of effects on health-related quality of life. Am. J. Vet. Res. 67 (11), 1826–1836.

Yin, J., Jiande, J., Chen, D.Z., 2010. Electroacupuncture improves rectal distension-induced delay in solid gastric emptying in dogs. Am. J. Physiol. Regul. Integr. Comp. Physiol. 301 (2), R465–R472. http://dx.doi.org/10.1152/ajpregu.00271.2010.

第七篇
附　录

附录一　皮节/肌节图

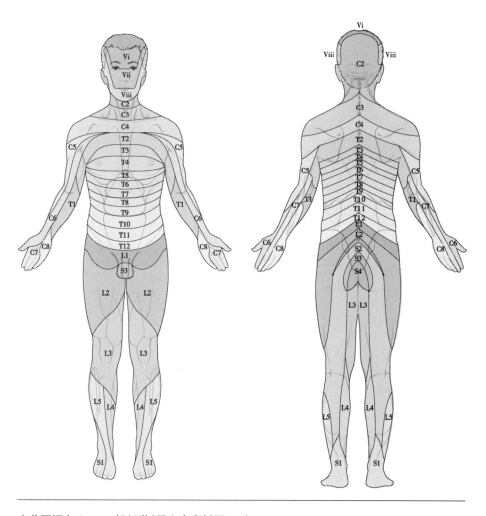

皮节图源自 Gray's 解剖学（见文末彩插图 7.1）

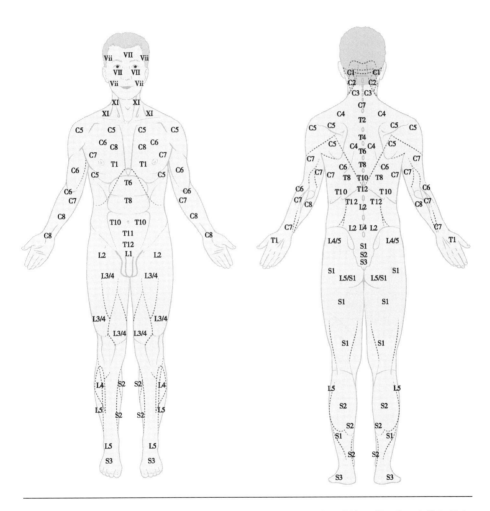

针灸师用的肌节图——这幅图展示了从针刺到肌肉组织区域可能的肌节目标,这些肌节由节段命名法表示。源自 Gray's 解剖学

附录二 经/脉图

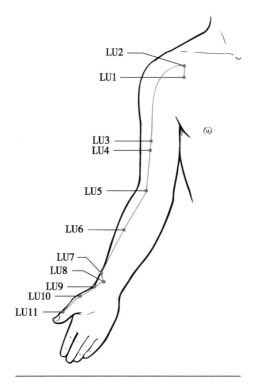

LU2
LU1
LU3
LU4
LU5
LU6
LU7
LU8
LU9
LU10
LU11

附录 2.1 肺经

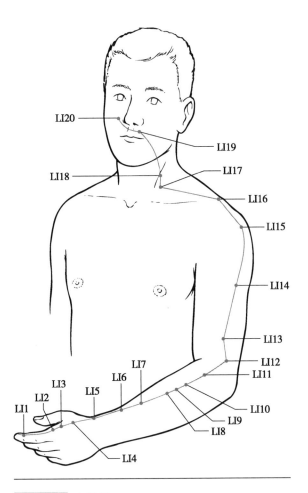

附录 2.2 大肠经

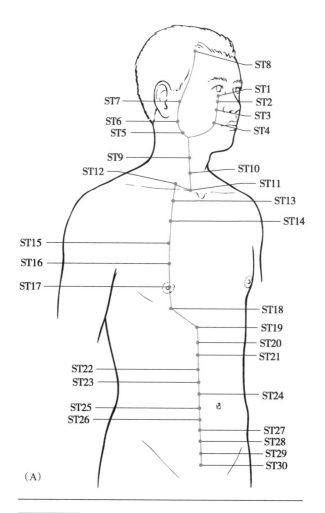

（A）

附录 2.3A　胃经

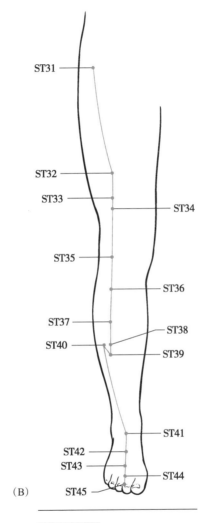

附录 2.3B 胃经

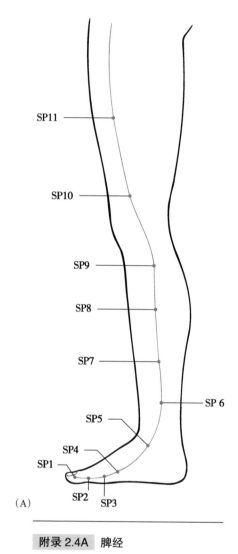

（A）

附录 2.4A　脾经

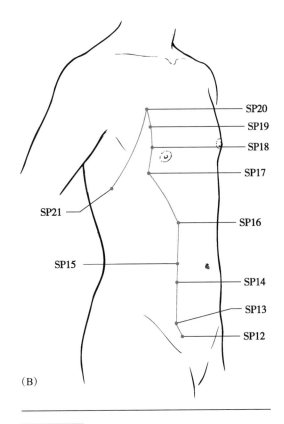

SP20
SP19
SP18
SP17
SP21
SP16
SP15
SP14
SP13
SP12

(B)

附录 2.4B 脾经

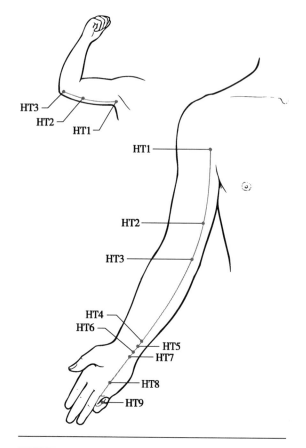

附录2.5 心经

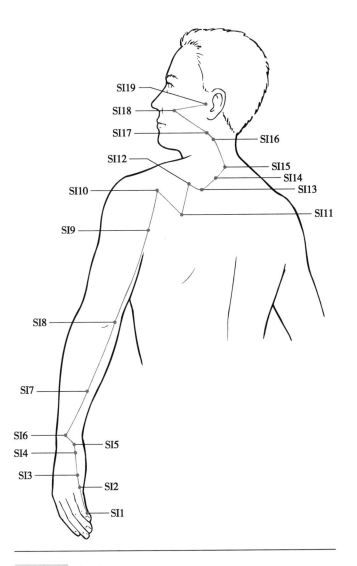

附录 2.6 小肠经

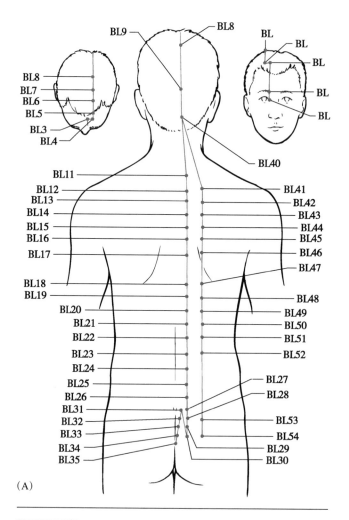

附录 2.7A 膀胱经

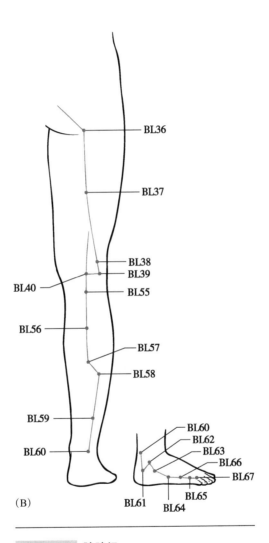

（B）

附录 2.7B 膀胱经

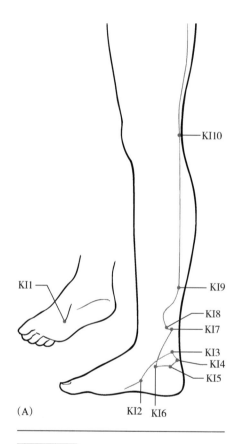

（A）

附录 2.8A 肾经

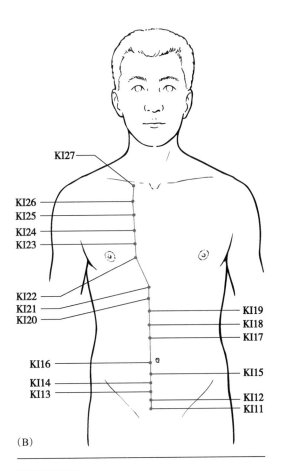

(B)

附录 2.8B 肾经

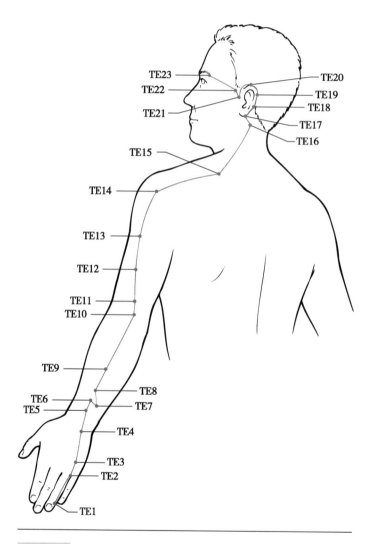

附录 2.9 三焦经

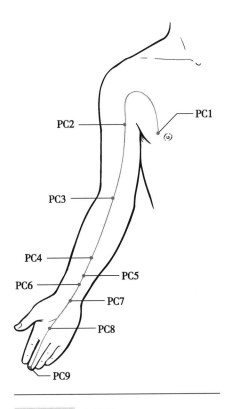

附录 2.10 心包经

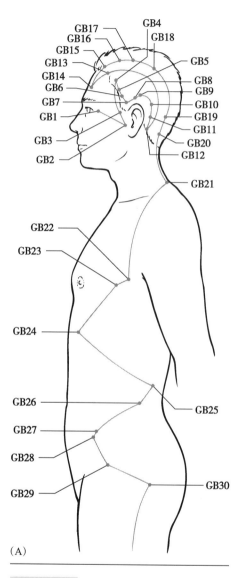

附录2.11A 胆经

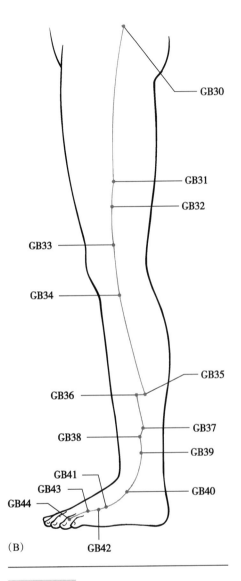

（B）

附录 2.11B 胆经

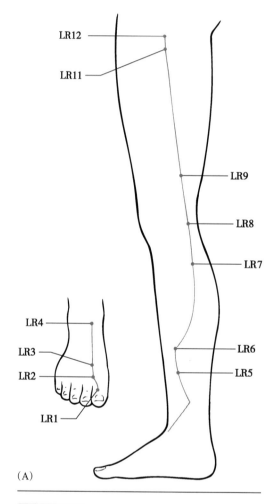

附录 2.12A 肝经

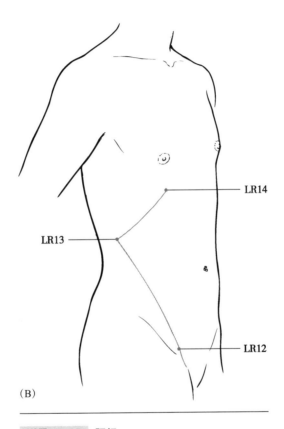

LR14

LR13

LR12

(B)

附录 2.12B 肝经

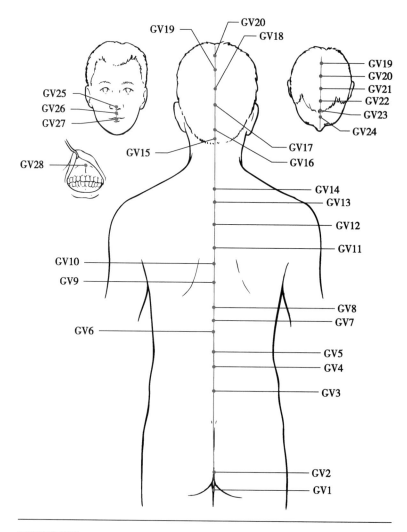

附录 2.13 督脉

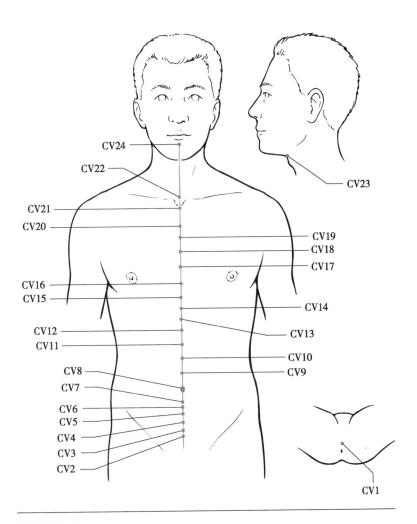

附录 2.14 任脉

附录三　十四经国际标准术语

经名	字母代码	
	协定的	曾用的
肺	LU	Lu,P
大肠	LI	CO,Co,IC
胃	ST	S,St,E,M
脾	SP	Sp,LP
心	HT	H,C,Ht,He
小肠	SI	Si,IT
膀胱	BL	B,Bi,UB
肾	KI	Ki,R,Rn
心包	PC	P,Pe,HC
三焦	TE	T,TW,SJ,3H,TB
胆	GB	G,VB,VF
肝	LR	Liv,LV,H
督脉	GV	Du,Du Go,Gv,TM
任脉	CV	Co,Cv,J,REN,Ren

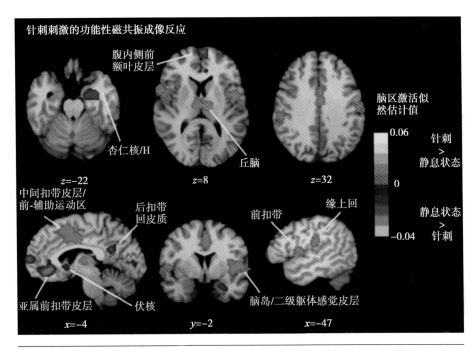

图 4.1　一项 Meta 分析纳入了 34 项观察针刺脑反应特征的 fMRI 研究,发现各研究间有一个相同的反应模式:躯体感觉区(S1 区、S2 区、丘脑)和对刺激有突显性(脑岛和中扣带)区域被激活,而情感性边缘系统(杏仁核、伏核、默认模式网络)区则去活化

(转自 Huang, W., Pach, D., Napadow, V., Park, K., Long, K., Neumann, J., et al.2012.Characterizing acupuncture stimuli using brain imaging with fMRI-a systematic review and meta-analysis of the literature.PLoS One 7(4), e32960.)

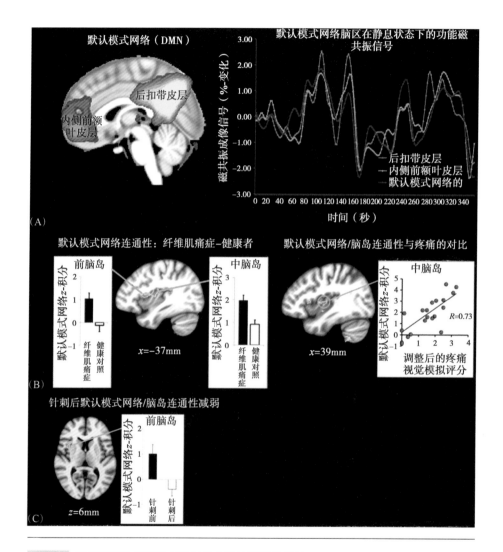

图 4.2 针刺对慢性疼痛患者静息状态脑连通性的调控

（A）功能磁共振成像（fMRI）可以用来评估不同脑区和网络内及其之间的静息状态下的功能连通性，如默认模式网络（DMN），fMRI 信号在内侧前额叶皮层（MPFC）和后扣带皮层（PCC）之间具有高度相关性。（B）患纤维肌痛症（FM）的慢性疼痛患者表现出静息 DMN 与脑岛的连通性增强，且扫描结果显示疼痛程度越高，这种连通性就越强（Napadow et al.，2010）。（C）研究发现针刺（包括假针刺和真实针刺）可以减轻疼痛，并减弱 DMN/ 脑岛连通性（Napadow et al.，2012a，b）。

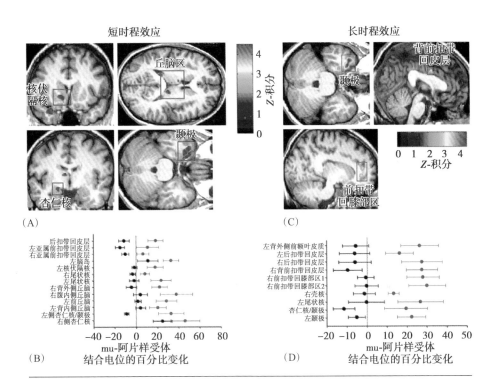

图 4.3 针刺和假针刺对 MOR 结合电位(BP)具有不同的短时程和长时程影响

(A) 与假针刺治疗相比,针刺后关注区域 MOR BP 增加。左上:左核伏隔核(INAC);右上:3 个丘脑区(THA);左下和右下:分别为左侧杏仁核(IAMY)和左颞极(Itmpole)。(B) 所有识别区域 MOR BP 的短时程百分比变化。红色圆圈(TA,真实针刺)和黑色圆圈(SA,假针刺)代表各组均值和标准误差条。所有针刺都引起了 MOR BP 的增加,而假治疗主要表现为 BP 无变化或轻微降低。(C) 与假治疗相比,针刺后关注区显示 MOR BP 的长时程增加。左上:颞极(Itmpole);右上:背前扣带回皮层(dACC);左下:2 个前扣带回膝部区(pgACC)。(D) 所有识别区域 MOR BP 的百分比变化。红色圆圈(TA,真实针刺)和黑色圆圈(SA,假针刺)代表各组均值和标准误差条。所有针刺都引起了 MOR BP 的长时程增加,而假治疗产生的结果是无变化或者结合能力降低

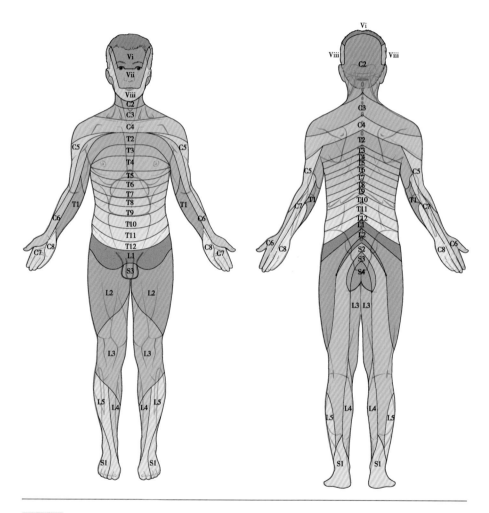

图 7.1 皮节图依据来自 Gray 解剖学

Vi, Vii, Viii= 第五对脑神经的第一、第二、第三分支, C= 颈, T= 胸, L= 腰, S= 骶

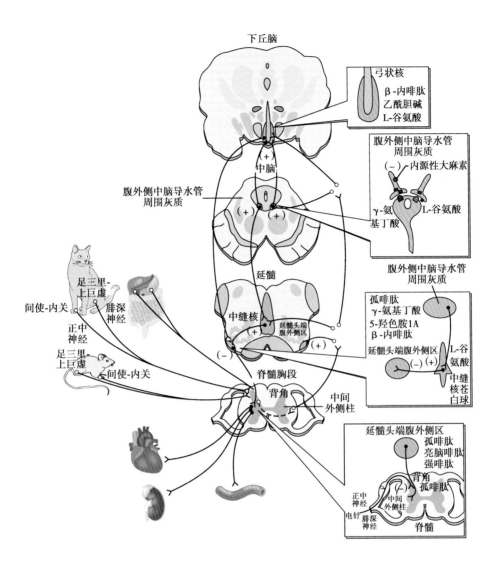

图 23.3　针刺对猫胆囊和 / 或大鼠胃扩张应用缓激肽诱发内脏反射引起的心血管交感性传出变化的影响作用之神经环路

电针间使 + 内关和足三里 + 上巨虚体穴刺激正中神经（MN）和腓深神经（DPN）引起腹侧下丘脑弓状核（ARC），中脑腹外侧导水管周围灰质（vlPAG），中缝核（NR）尤其是中缝苍白球（NRP）和延髓头端腹外侧区（rVLM）以及背角（DH）和脊髓的中间外侧柱（IML）的活动。已经表明在 EA 调节中，脑和脊髓中的许多神经递质，包括乙酰胆碱（ACh）、L- 谷氨酸（L-GLu）、β - 内啡肽（β -End）、内源性大麻素、γ- 氨基丁酸（GABA）、甲硫氨酸和亮脑啡肽（Enk）、血清素或 5- 羟色胺（5-HT）、孤啡肽和强啡肽（Dyn），通过兴奋（+）或抑制（−）主要内脏反射引起的活动而参与了这些脑核团的作用。弓状核和延髓头端腹外侧区之间的长环通路表明 β - 内啡肽是主要的原因。更详细的内容参见正文。（经 Elesvier 许可，转自 Li P., Longhurst, J.C., 2010.Neural mechanism of electroacupuncture's hypotensive effects.Auton. Neurosci.157, 24-30.）

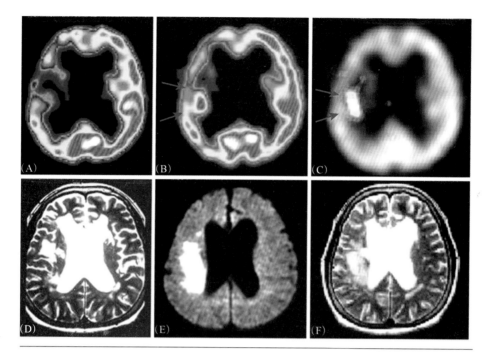

图 24.1（A~F）针刺后缺血区局部脑血流（rCBF）增加

（A）使用单光子发射计算机断层扫描（SPECT）获取的右侧大脑中动脉（MCA）闭塞患者症状发生后 3 周的基线灌注，表现为右侧额叶灌注缺损伴周围低灌注。（B）SPECT 8 天后表现为低灌注区针刺诱导的局部脑血流增加（箭头）。（C）基线和针刺后图像的减影这种情况更加清晰（箭头）。（D,E）：T_2 和弥散加权 MRI（DWI）：D 中该区表现出正常信号而 E 中为高密度信号则被认为代表在存活的缺血区内出现了细胞毒性水肿。（F）C 和 D 的叠加：针刺诱导的局部脑血流量增加出现在梗死周围的缺血区。（转自 Lee,J.D.et al.,2003.The cerebrovascular response to traditional acupuncture after stroke.Neuroradiology.45,780-784. 图 1,Springer-Verlag 2003,承蒙 Springer Science+Business Media 惠准）

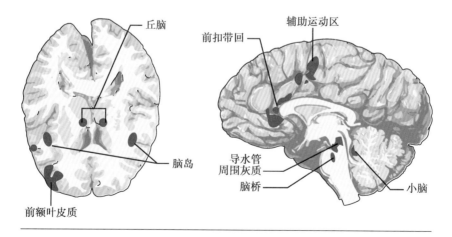

图 27.1　参与尿储存调节的脑区

丘脑、脑岛、前额皮质、前扣带回、导水管周围灰质、脑桥、小脑和辅助运动区参与了尿储存的调节。［经出版者许可,转自 Fowler,C.J.,Griffiths,D.,de Groat,W.C.,2008.The neural control of micturition.Nat.Rev.Neurosci.9（6）,453-466.］

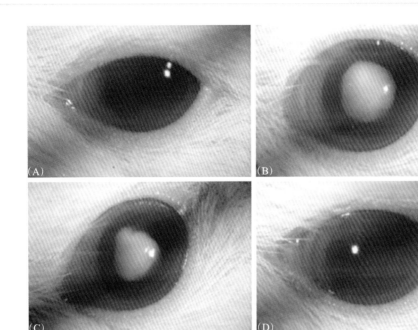

图 30.1 针刺预防白内障

通过皮下注射亚硝酸盐诱发白内障动物模型。(A)对照组:无白内障。(B)亚硝酸盐注射:100% 白内障 4~6 级。(C)亚硝酸盐和麻醉:100% 白内障 4~5 级。(D)亚硝酸盐和麻醉下电针:45% 无白内障,20% 白内障为 1~3 级,35% 为 4~5 级。(E)亚硝酸盐和麻醉下假针刺:100% 白内障 4~5 级(Cariello et al.,2006)

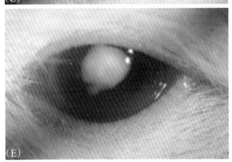

图 34.1 治疗显示的节段性和激痛点

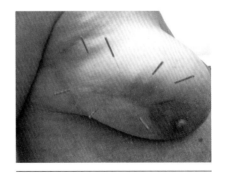

图 34.2 盘龙围刺方法

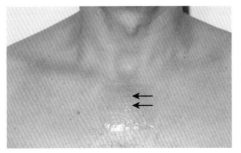

图 34.3 胸骨上端的两个穴,也称 ASAD 点,在英国常用于治疗焦虑(anxiety)、恶心(sickness)、镇痛(analgesia)和呼吸困难(dyspnoea)

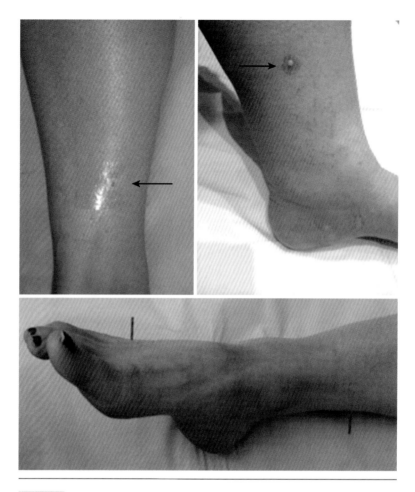

图 34.5 三阴交留置针和自行实施的"一个偏离"三阴交的针刺位置及太冲

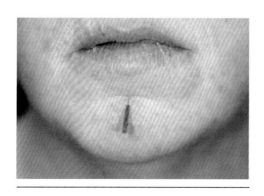

图 38.1 牙科治疗前针刺任脉穴 24 以控制呕吐

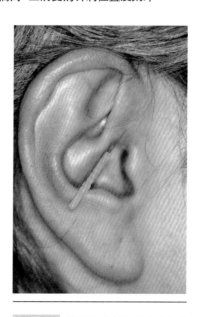

图 38.2 控制呕吐的耳穴"Fiske"